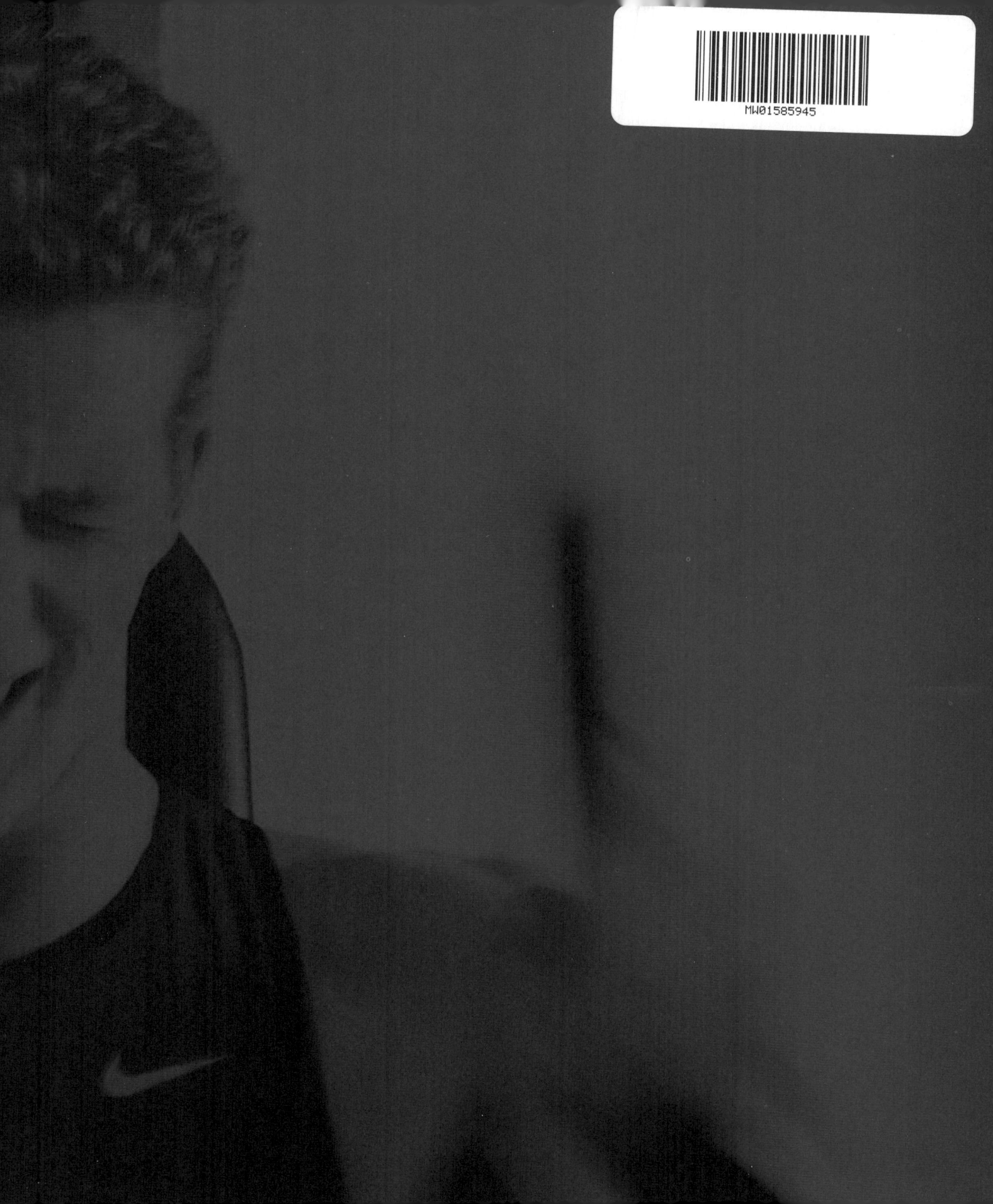

Fitness
à *vous* la forme

© 1998 Könemann Verlagsgesellschaft mbH
Bonner Straße 126, D-50968 Cologne

Direction artistique et design : Peter Feierabend
Coordination de projet : Kirsten E. Lehmann
Assistance : Miriam Rodriguez Startz
Maquette : Erill Vinzenz Fritz
Index : Regine Ermert
Fabrication : Mark Voges
Reproductions : TIFF Digital Repro, Dortmund

Titre original : Fitness Manual

© 1999 pour l'édition française :
Könemann Verlagsgesellschaft mbH
Traduction de l'allemand : Catherine Métais-Buhrendt (p. 8-50),
Dominique Hiernaux de Saint-Ours (p. 51-157), Frank Straschitz (p. 158-264),
Annick de Scriba (p. 268-352)
Responsable de l'édition : Aggi Becker
Assistance et lecture : Sybille Kornitschky
Réalisation : Libris / Imagis, Seyssinet-Pariset
Chef de fabrication : Detlev Schaper
Impression et reliure : Neue Stalling, Oldenbourg
Imprimé en Allemagne
ISBN 3-8290-0439-7

10 9 8 7 6 5 4 3 2

Oliver Barteck

Fitness
à *vous* la forme

Photographies de
Irmgard Elsner, Jürgen Schulzki

Avec la contribution de
Knuth Kröger, Alex Morkramer,
Simon Oswald, Dr. Gunnar Wöbke

KÖNEMANN

Sommaire

Préface 8
Introduction 9

Entraînement programmé

Diagnostic, niveau initial 13
Pronostics / objectifs 25
Planification de l'entraînement 26
Contrôle de l'entraînement 34

L'unité d'entraînement

Échauffement 38
Exercices de musculation –
comment fonctionnent-ils ? 40
Liste d'exercices 46

RM1 Élévation latérale 50
RM2 Antépulsion avec petits haltères 52
RM3 Rétropulsion en position inclinée 53
RM4 Développé nuque avec petits haltères 54
RM5 Développé nuque à la machine 56
RM6 Tirage vertical avec barre 58
RM7 Haussement d'épaules avec petits haltères 59
RM8 Tirage nuque à la poulie haute 60
RM9 Tirage à la poulie haute devant le corps 62
RM10 Rameur horizontal 64
RM11 Rameur avec un petit haltère 66
RM12 Développé couché sur banc horizontal 68
RM13 Développé sur banc incliné 69
RM14 Presse à pectoraux 70
RM15 Pullover 72
RM16 Butterfly 74
RM17 Écarté latéral 76
RM18 Curl avec barre droite 77
RM19 Curl avec petits haltères, position assise 78
RM20 Curl avec petits haltères, debout 79
RM21 Curl au banc Larry Scott 80
RM22 Curl en concentration 81
RM23 Machine à biceps 82
RM24 Extension des bras à la poulie haute 83
RM25 Extension au-dessus de la tête
avec petit haltère 84
RM26 Kickback 85
RM27 Développé sur banc, prise serrée 86
RM28 Machine à dip 88
RM29 Extension, position couchée 89
RM30 Extension avec petit haltère,
position couchée 90
RM31 Flexion du poignet avec barre 92
RM32 Flexion du poignet avec petit haltère 94
RM33 Extension du poignet avec barre 96
RM34 Extension du poignet avec petit haltère 97
RM35 Abdominaux 98
RM36 Abdominaux en oblique 99
RM37 Machine à abdominaux 100
RM38 Rotation de la taille 102
RM39 Élévation du bassin 104
RM40 Extension du dos à la machine 105
RM41 Banc romain 106
RM42 Extension de la hanche 107
RM43 Squat 108
RM44 Squat barre devant 110
RM45 Presse à cuisses 112
RM46 Extension des jambes 113
RM47 Flexion des jambes, position couchée 114
RM48 Flexion des jambes, position assise 115
RM49 Adduction, position assise 116
RM50 Abduction, position assise 117
RM51 Adduction, position debout 118
RM52 Abduction, position debout 119
RM53 Extension arrière de la cuisse 120
RM54 Presse à mollets 122

Gymnastique 124

G1 Élévation latérale avec tube 126
G2 Antépulsion avec tube 128
G3 Bras en U 130
G4 Tirage vertical avec tube 131
G5 Tirage nuque avec tube 132
G6 Rameur assis avec tube 133
G7 Développé couché sur step avec tube 134
G8 Pompe 135
G9 Curl avec tube 136
G10 Extension des bras avec tube : kickback 137
G11 Dip 138
G12 Extension du buste en couché ventral 139
G13 Banc arrière 140
G14 Élévation jambe-bras en diagonale
en couché ventral 141
G15 Extension des jambes avec rubberband 142
G16 Flexion des jambes avec rubberband 143
G17 Squat 144
G18 Fente avant 145
G19 Élévation de la jambe à quatre pattes 146
G20 Entraînement des adducteurs
position couchée sur le côté 147
G21 Entraînement des abducteurs
position couchée sur le côté 148

G22 Élévation des talons sur un step ou sur une marche	149
G23 Exercice à deux : épaules	150
G24 Exercice à deux : partie supérieure du dos	151
G25 Exercice à deux : Butterfly	152
G26 Exercice à deux : bras	153
G27 Exercice à deux : flexion des jambes	154
G28 Exercice à deux : presse à cuisses	156
G29 Exercice à deux : abduction et adduction	157

L'entraînement d'endurance, comment cela fonctionne-t-il ?	158
Le cyclisme	164
La marche (« walking »)	172
Le jogging	178
Natation	184
Le roller en ligne	192
Le ski de fond	200
L'aérobic	206
Cross-Training	212

L'assouplissement, comment cela fonctionne-t-il ?	218
Liste des exercices	222
A1 Inclinaison latérale de la tête	226
A2 Enroulement de la tête vers l'avant	227
A3 Étirement des pectoraux	228
A4 Étirement des triceps	229
A5 Étirement des fléchisseurs du poignet	230
A6 Étirement des muscles du dos	231
A7 Étirement des extenseurs du dos	232
A8 Étirement des muscles antérieurs du tronc	233
A9 Étirement des muscles latéraux du tronc	234
A10 Étirement des adducteurs en décubitus dorsal	235
A11 Étirement des adducteurs en position debout	236
A12 Étirement des abducteurs et des obliques de l'abdomen	237
A13 Étirement des fessiers	238
A14 Étirement des extenseurs du membre inférieur et des fléchisseurs de la hanche	239
A15 Étirement des fléchisseurs des hanches en fente arrière	240
A16 Étirement des fléchisseurs du membre inférieur en décubitus dorsal	241
A17 Étirement des fléchisseurs du membre inférieur en position debout	242
A18 Étirement du mollet, jambe tendue	243
A19 Étirement du mollet, jambe fléchie	244
A20 Étirement du jambier antérieur	245

Mobilisation	246
M1 Inclinaison latérale de la tête	248
M2 Repousser la tête en arrière	249
M3 Rotation de la tête	250
M4 Rotation de la tête	252
M5 Bascule du bassin en position debout	253
M6 Déplacement du bassin en position allongée	254
M7 Rotation des hanches	255
M8 Rotation des épaules	256
M9 Pendule des bras	257

La récupération – un épilogue parfait	258
Assurer la régénération : détente et récupération	260
Relaxation musculaire progressive	262
Sauna	264

Perdre du poids

Le métabolisme	268
L'apport énergétique	271
L'alimentation	274
Les composants des aliments et leurs particularités	277
Dix règles pour une alimentation saine	288
Les compléments alimentaires	292
Les compléments du sport et de l'alimentation	294

Anatomie

La musculature du corps humain	298
Le squelette humain	312
Les articulations	314
Biomécanique	316

Programme

Conditions de base	320
Exemples de programme	326
Alternatives à l'entraînement aux appareils	328
Programmes à deux	330

Annexes

Modèles de fiches de travail	332
Glossaire	334
Index	344
Bibliographie	348
Remerciements / Auteurs	350
Crédits photographiques	352

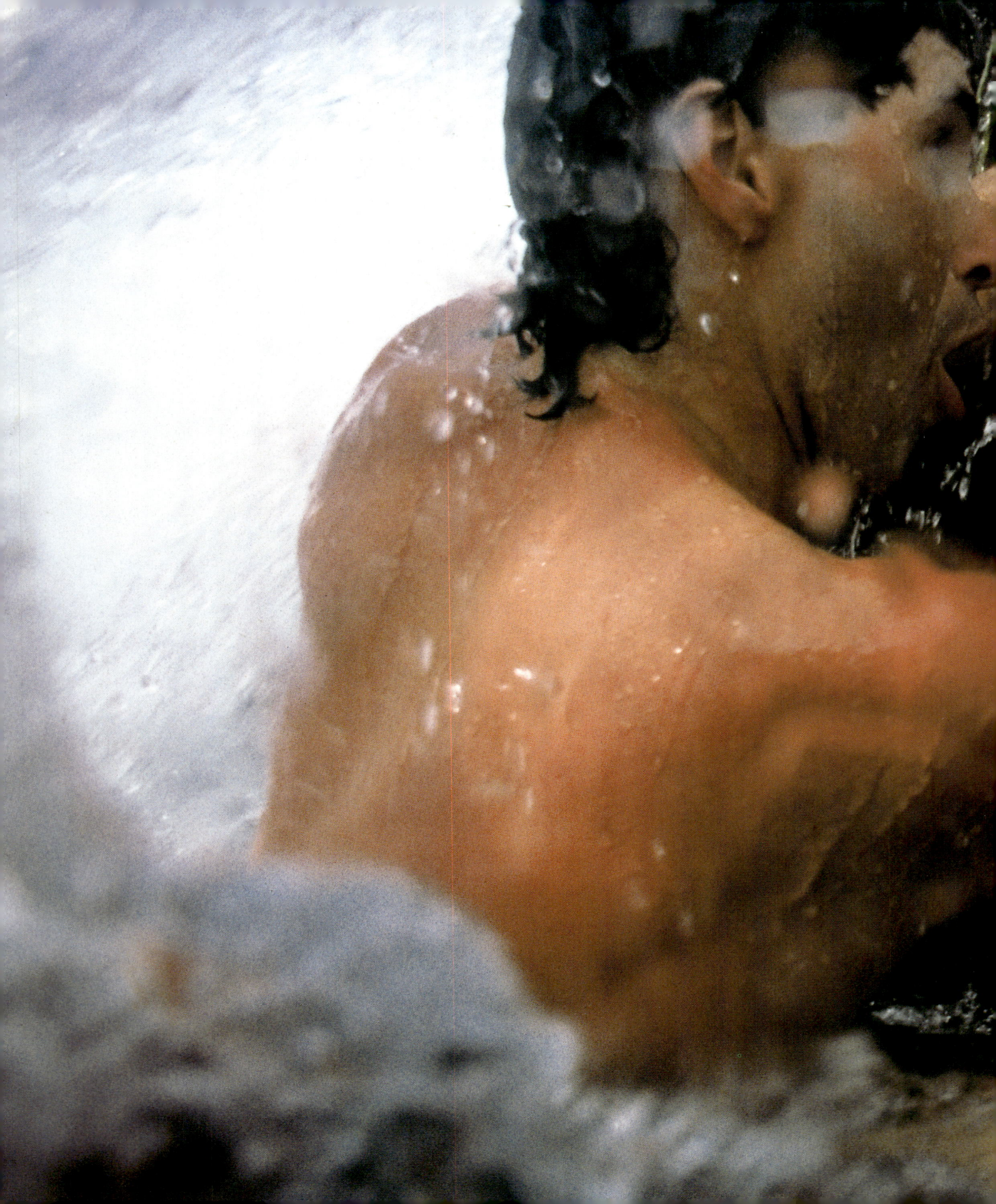

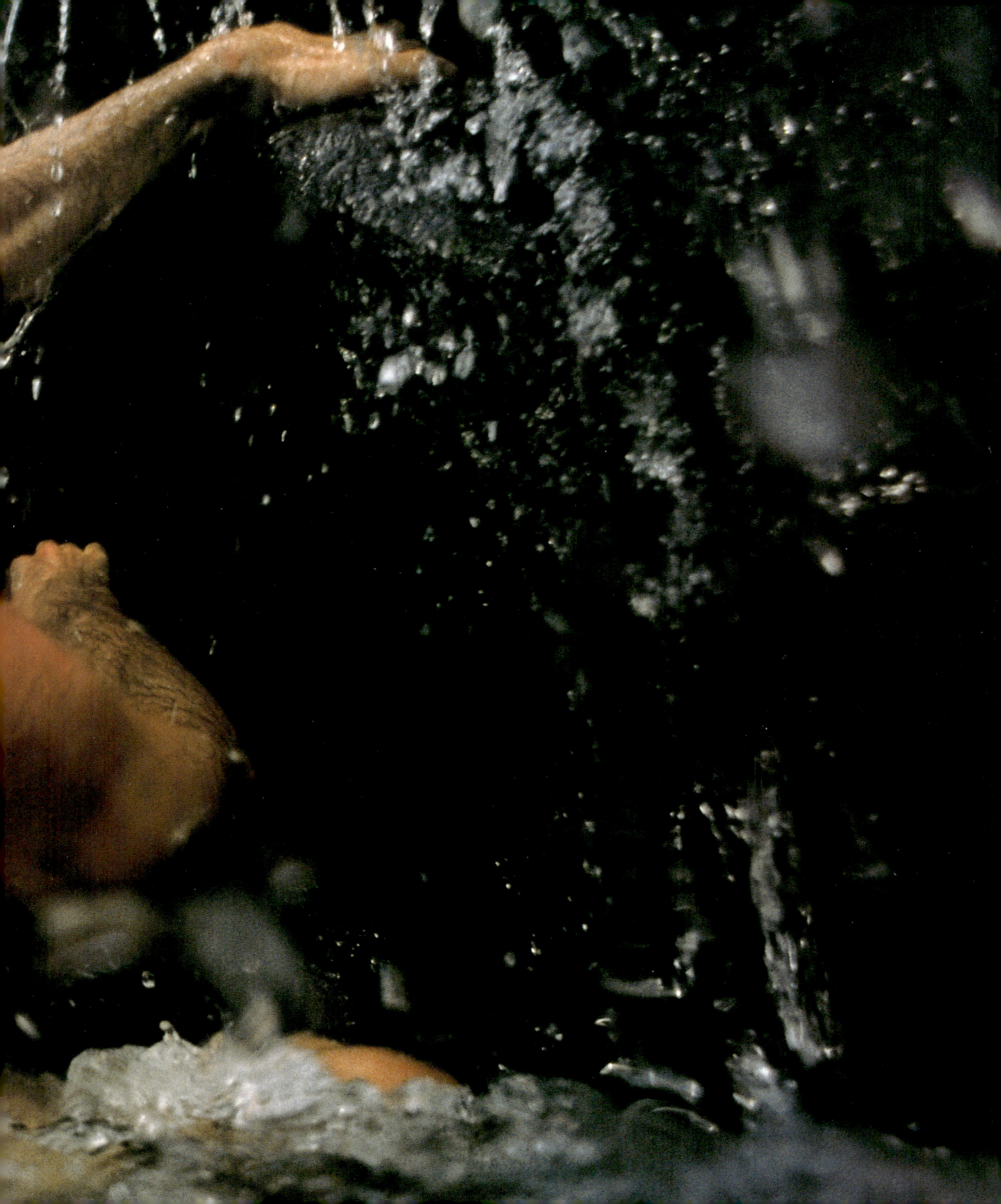

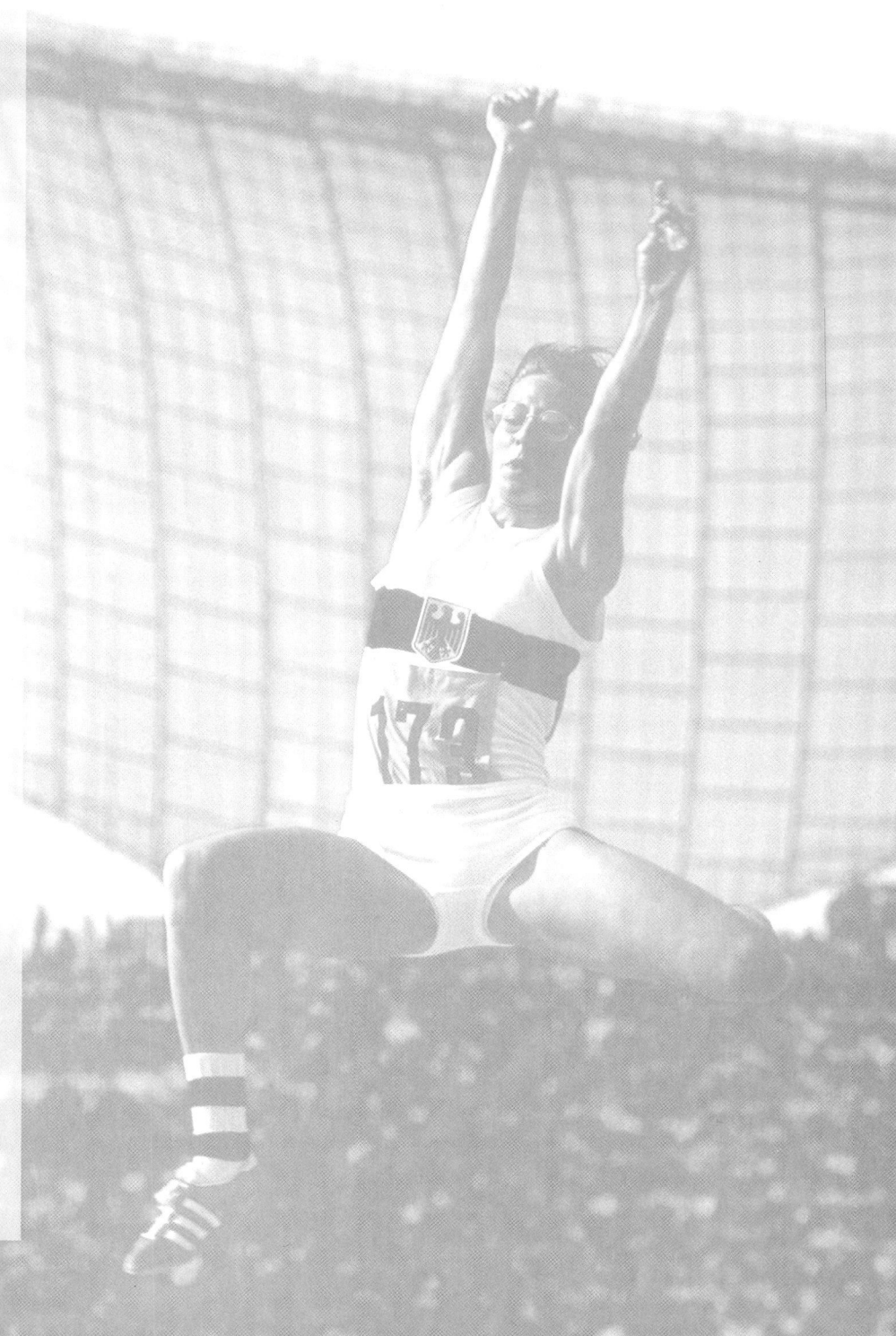

En tant qu'ancienne athlète de compétition, une chose est certaine à mes yeux : c'est la qualité de l'entraînement qui détermine le succès ou l'échec. Ceci ne vaut pas uniquement dans la lutte pour une médaille olympique, mais aussi dans le cadre des sports de loisirs et de masse. Quiconque veut pratiquer un sport ou améliorer sa condition physique dispose de tout un éventail de possibilités.

Les centres modernes de fitness proposent des activités très diversifiées et un encadrement très compétent. Toutefois, les circonstances peuvent vous contraindre à vous entraîner seul à la maison. Dans ce cas, il est préférable de se référer à un support écrit. Mais vous constaterez très vite que les ouvrages spécialisés sont souvent difficiles à comprendre pour un novice, que les recueils de conseils pratiques destinés aux débutants restent souvent très superficiels et qu'ils ne contiennent pas les connaissances nécessaires.

Ce manuel comble une lacune en fournissant des informations précises grâce à une présentation rationnelle qui permettra, même au débutant, de comprendre rapidement les enjeux. Quant aux vétérans du fitness, ils y puiseront de nombreuses astuces et informations. Ce livre sera pour vous le support d'une mise en forme quotidienne.

Je vous souhaite d'y prendre un grand plaisir.

Heide Rosendahl

Introduction

N'est-ce pas merveilleux d'observer les jeux et les mouvements des enfants et l'immense plaisir qu'ils prennent à se dépenser ? Mais cette énergie naturelle s'est, hélas, souvent étiolée chez beaucoup « d'adultes ». L'accélération des progrès technologiques a conduit à une sédentarisation que ne connaissaient pas nos ancêtres. Le nombre croissant de personnes souffrant d'obésité et de douleurs dorsales montre que beaucoup d'entre nous ignorent que leur corps a besoin d'exercice.

Si vous avez envie de bouger, si vous êtes décidé à ne pas perdre votre agilité naturelle, alors cet ouvrage vous aidera à vivre en pleine forme, à être « fit ». Mais il faut d'abord expliquer ce que nous entendons par être « fit ».

Le fitness, tel qu'il est actuellement pratiqué dans le monde, puise ses sources dans le bodybuilding. Ce mouvement, qui connut son heure de gloire aux États-Unis pendant les années 1950 et 1960, est associé au nom d'un athlète autrichien : Arnold Schwarzenegger. À la suite de ses succès sportifs de la fin des années 1960 et 1970, de plus en plus d'hommes jeunes se passionnèrent pour le travail des haltères. En 1980, Arnold Schwarzenegger fit un retour sur la scène sportive qui accéléra sa carrière cinématographique. Dès lors, le public porta un intérêt accru à la musculation. Au cours des années 1980 et 1990, les « caves de musculation » des bobybuilders s'agrandirent pour donner naissance aux « clubs de gymnastique » polyvalents où, parallèlement à la musculation, on développait les autres aptitudes motrices. L'endurance, la souplesse, la coordination et la rapidité étaient désormais traitées à égalité. Actuellement, toutes les couches représentatives de la société fréquentent les clubs de fitness.

De nos jours, le terme de « bodybuilding » évoque les « paquets de muscles », et l'image d'Arnold Schwarzenegger nous vient à l'esprit. En revanche, le terme « fitness », ou mise en forme, n'est pas encore réellement employé. Il dérive d'un sigle qui définit les points forts de l'entraînement des athlètes :

Frequency (fréquence)
Intensity (intensité)
Time (temps)

On considère donc comme « fit » toute personne qui, s'entraînant selon une certaine fréquence, produit le degré d'effort adapté pendant une durée donnée.

Dans le premier chapitre consacré à l'entraînement programmé, nous répondrons systématiquement aux questions que pose le sigle « fit », et nous traiterons de l'entraînement « adapté ». Nous verrons aussi comment organiser son emploi du temps et individualiser son entraînement. À partir de vos capacités actuelles, vos performances seront évaluées au moyen de tests, et vous définirez vous-même les objectifs à atteindre. Ensuite, une grille succincte vous aidera à établir un programme d'entraînement personnalisé en fonction de vos besoins. Des analyses régulières du travail effectué viendront compléter l'entraînement programmé.

Le chapitre suivant présentera l'unité d'entraînement idéale. Nous expliquerons chaque séance, des exercices d'échauffement au travail de musculation, d'endurance et d'assouplissement, sans oublier la phase de relaxation et les méthodes régénératrices. Une multitude d'informations et d'astuces utilisées dans les cercles d'initiés seront également évoquées.

Certains lecteurs préféreront peut-être commencer par le troisième chapitre qui parle de l'amaigrissement, mais ils constateront très vite qu'il ne faut guère espérer de perte de poids durable sans un programme d'exercices physiques adaptés. Même si le sport contribue au succès de l'amaigrissement, des connaissances en diététique, une meilleure organisation de la vie quotidienne et un travail psychologique sont indispensables. Autant d'aspects dont traitera ce chapitre.

Le lecteur, qui désire approfondir sa compréhension du déroulement des mouvements exécutés par les sportifs, trouvera dans le quatrième chapitre les bases d'anatomie nécessaires. Ici, nous avons mis l'accent sur la fonction musculaire et sur les propriétés spécifiques de l'appareil moteur passif.

Enfin, le cinquième chapitre proposera des exemples de programmes d'entraînement tenant compte de la diversité des niveaux et des objectifs. Vous pourrez y puiser des idées pour planifier votre entraînement à long terme. Toutefois, même si ce manuel de fitness ne saurait se substituer à un professeur de gymnastique, il fera de vous le meilleur des juges puisqu'il vous enseignera comment mieux connaître votre corps et ses limites.

Ce manuel est conçu de façon à ce que vous puissiez commencer votre programme d'exercices dès maintenant. Vous pourrez vous référer à une liste d'exercices claire et précise, même lorsque vous aurez atteint un niveau avancé. En annexe à cet ouvrage, un glossaire complet ainsi que des fiches destinées à être photocopiées faciliteront l'exécution des mouvements présentés sur les illustrations.

L'éditeur et les auteurs souhaitent que ce manuel soit pour vous un ouvrage de référence, une aide et le fil conducteur de votre entraînement.

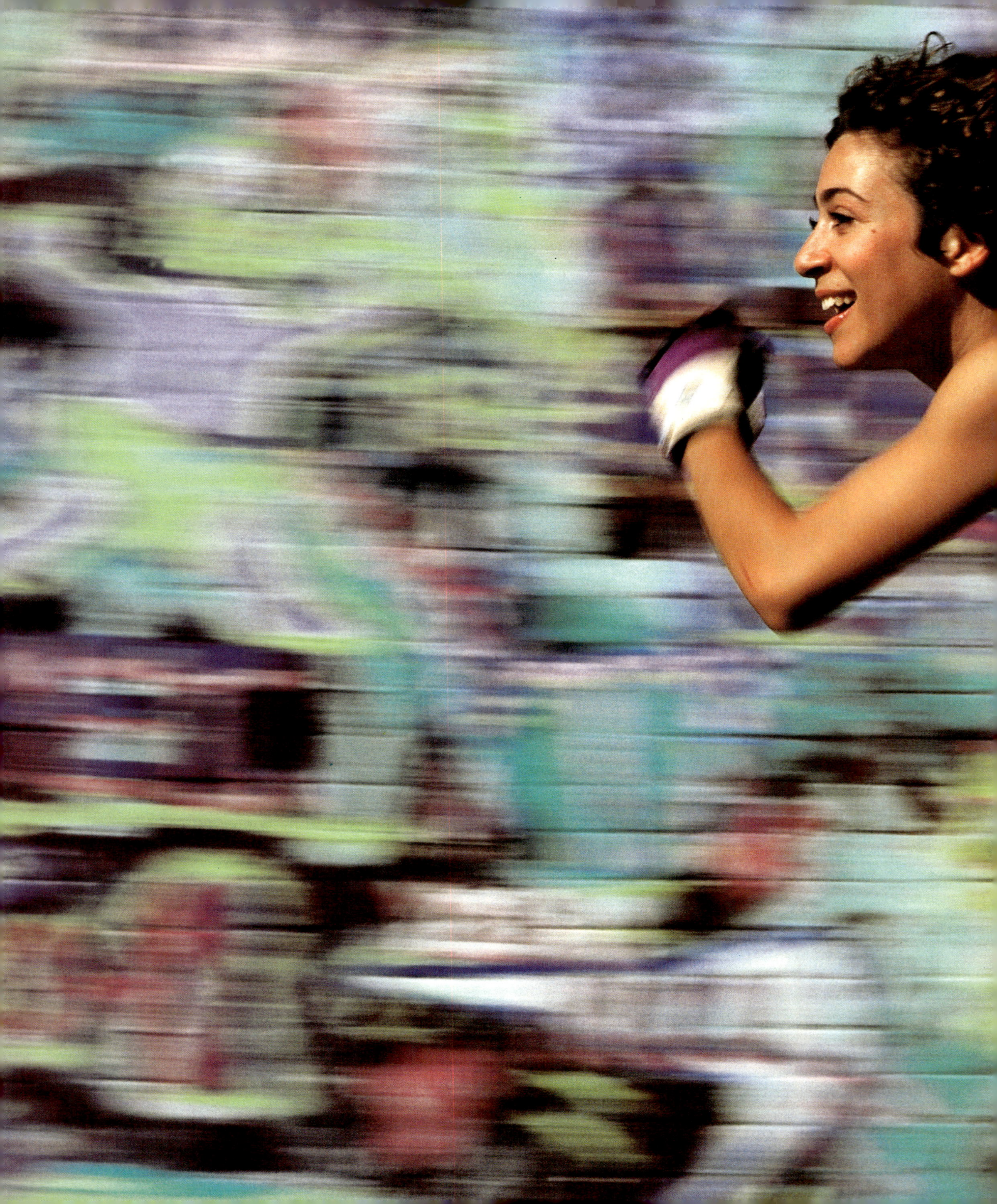

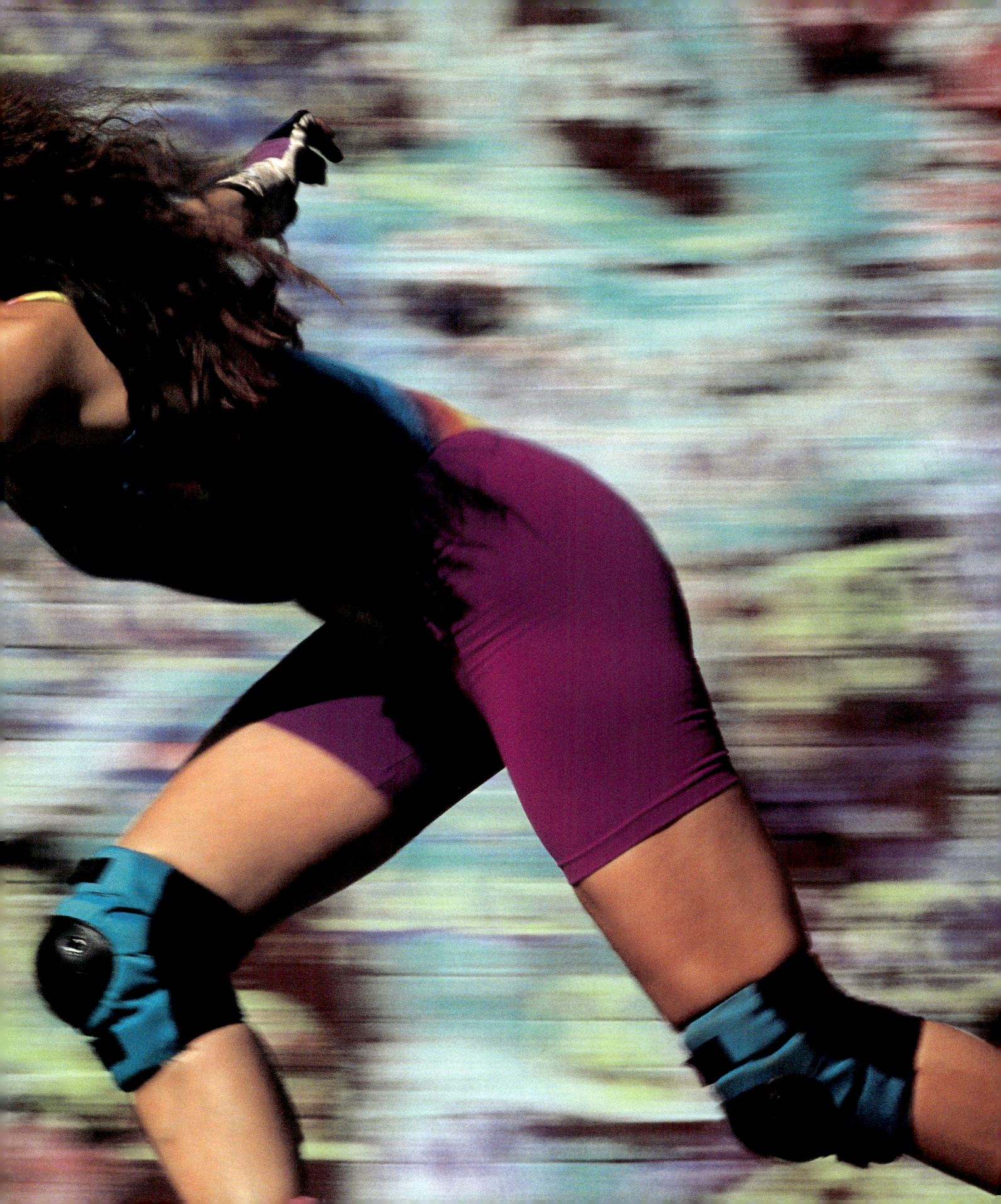

Entraînement programmé

Chacun d'entre nous, ou presque, est fasciné par les champions. Les prises de vue au ralenti d'un mouvement à son paroxysme montrant des muscles en plein effort, où chaque fibre affleure sous la peau, et l'espace d'un instant, nous nous laissons aller à rêver de posséder nous-mêmes un pareil corps. C'est alors que nous réalisons que les performances exceptionnelles exigent non seulement des dispositions héréditaires spécifiques, mais aussi un entraînement quotidien organisé dans le moindre détail.

Si nous comparons le patrimoine génétique des plus grands athlètes à celui des sportifs en général, nous constatons que celui-ci ne présente que de légères différences qui ne suffisent pas à expliquer l'écart des performances. Mais si nous analysons leur entraînement, alors les différences apparaissent nettement. En règle générale, le sportif de haut niveau a non seulement commencé à s'entraîner plusieurs années auparavant, mais il a en outre bénéficié de l'aide d'un entraîneur expérimenté, et a adapté son travail quotidien à sa condition physique. L'entraînement est programmé avec précision, puis contrôlé régulièrement pour vérifier s'il a produit les résultats escomptés.

Le sportif amateur qui désire améliorer ses performances procède souvent sans plan défini. Il imite parfois le programme d'entraînement d'un athlète célèbre. Cette pratique retarde généralement la progression, provoque un surmenage des muscles et des articulations, et parfois une fatigue du système cardio-vasculaire. Cette envie d'un « programme spécial » optimal, valable pour tous et ayant fait ses preuves, est légitime. Mais l'inimaginable complexité et la diversité des processus d'adaptation qui se déroulent dans un corps sollicité par l'entraînement ne permettent pas de recourir à toutes sortes de recettes patentées. Peu importe que l'entraînement vise à vous muscler, à acquérir force, endurance, rapidité, souplesse ou une meilleure coordination de vos mouvements, les conditions initiales seront toujours différentes de celles du voisin ou d'un athlète de haut niveau.

Le but de l'entraînement programmé est d'améliorer les performances. Or, il ne faut pas associer mentalement ce terme aux performances de pointe. Sportif amateur, vous vous entraînez peut-être pour perdre du poids, ou simplement parce que vous voulez vous sentir en meilleure forme.

La performance optimale sera, par exemple, d'être capable de courir pendant cinq minutes de plus, au même rythme et sans interruption, ou d'arriver à augmenter le nombre de pompes par rapport à la séance précédente.

Au cours des dernières années, la recherche sur l'aptitude de l'organisme à l'entraînement sportif a fait d'immenses progrès. Les effets de levier qu'effectue le corps humain ont fait l'objet d'examens biomécaniques aussi approfondis que les processus biochimiques du métabolisme pendant l'effort physique. Même si, dans ce domaine, de nombreuses questions restent encore sans réponse, les connaissances acquises en médecine sportive et dans les disciplines annexes ont eu des répercussions dans la pratique et servent en priorité aux sportifs de haut niveau. Pourtant, les principes qui président à l'entraînement des athlètes peuvent naturellement être appliqués à chaque individu qui exerce une activité sportive et qui souhaite améliorer ses performances.

Contrôle de la condition physique

Pour chaque volet de votre programme d'entraînement (musculation, endurance, souplesse, rapidité, coordination des mouvements), il vous faudra « situer » votre niveau au moyen de tests sportifs. Mais dans un premier temps, vous devez consulter un médecin qui dressera un bilan de santé :

- si vous avez dépassé 35 ans ;
- si vous n'avez pas pratiqué de sport depuis longtemps ;
- si vous avez une surcharge pondérale ;
- si certains mouvements vous sont déconseillés ;
- si vous devez prendre régulièrement un médicament (par exemple des *bêtabloquants*) ;
- si vous souffrez de pathologies graves ou chroniques des voies respiratoires ;
- si vous souffrez de pathologies du métabolisme, par exemple de *diabète sucré* ;
- si vous souffrez d'infections ;
- si vous souffrez de maladies entraînant des poussées de fièvre ;
- si vous souffrez de maladies infectieuses ;
- si vous souffrez de troubles organiques ;
- si vous souffrez d'hypertension ;

- si vous souffrez de maladies articulaires (chroniques, infectieuses) ;
- si vous souffrez de douleurs articulaires ;
- ou si votre état général n'est pas satisfaisant.

Si votre état de santé est satisfaisant, vous pouvez commencer à planifier votre entraînement. Mais avant d'entreprendre un entraînement programmé, faites un bilan de vos capacités initiales — ou un diagnostic — qui vous permettra de définir les objectifs. Dès lors seulement, vous établirez le programme d'entraînement qui convient pour atteindre votre but. Enfin, vous contrôlerez régulièrement vos progrès afin de pouvoir éventuellement réagir et corriger les écarts effectués par rapport au programme. Le schéma suivant explique l'interaction entre les quatre composantes d'un entraînement programmé efficace.

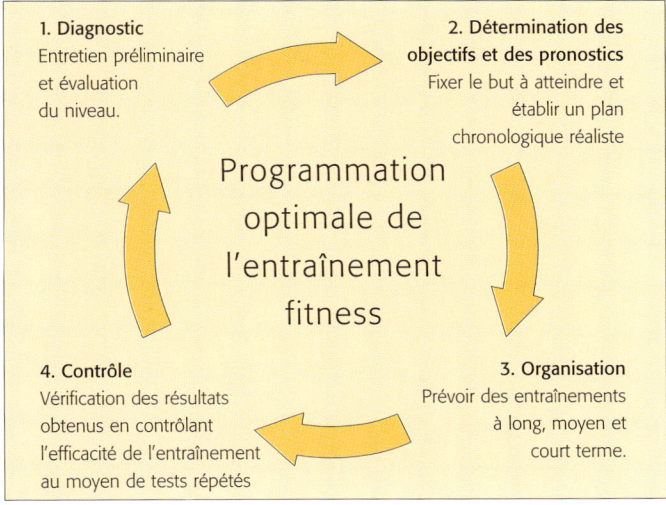

1. Diagnostic, niveau initial

Avant d'élaborer un programme sur mesure, il faut noter certains paramètres et prendre vos mensurations. Cette pratique sert davantage à déterminer votre condition physique initiale que vos mensurations comme le tour de taille, etc. Elle vise à réunir des données concernant votre personnalité, votre santé et vos performances.

• Données individuelles : âge, sexe, type morphologique, poids, pourcentage de graisse corporelle, mensurations, photos, etc.

• Données relatives à la santé : tension artérielle, médicaments, atteintes orthopédiques, pathologies du métabolisme, maladies graves, séquelles d'accidents, etc.

• Données relatives aux performances : en fitness, les tests d'endurance, de mobilité, de force et de rapidité sont rarement nécessaires. En revanche, la coordination des mouvements fait l'objet d'exercices qui doivent être exécutés correctement puisque la qualité du mouvement est primordiale.

« Être gauche » signale le plus souvent un manque d'exercice ! Le moment venu, vous vous référerez aux modules d'exercices de coordination même si vous pratiquez des sports d'endurance.

Tout test — qu'il soit intellectuel ou physique — doit toujours refléter les capacités individuelles à un moment donné. Si vos résultats en mathématiques sont insuffisants à un moment donné, ceux que vous obtiendrez, après avoir passé le même test une semaine plus tard, seront déjà nettement meilleurs, surtout si, ayant analysé les résultats du premier test et constaté vos faiblesses, vous avez travaillé de façon à combler vos lacunes.

On procédera de la même manière pour le corps. Supposons que vous avez fait un test d'endurance générale et que, disposant de données comparatives, vous constatez que votre niveau est de 20 % inférieur à la performance moyenne. Ce résultat vous permettra d'élaborer une stratégie ciblée (programme) pour faire de vous un individu capable d'atteindre des performances moyennes. Le test (niveau initial) est donc la base à partir de laquelle vous établirez un programme pour passer de votre niveau de performance actuel au niveau que vous voulez atteindre. Dans la pratique, il faudra vérifier constamment si les performances évoluent conformément aux prévisions. Le cas échéant, vous interviendrez et procéderez à des corrections.

Les données concernant les performances permettent non seulement de comparer les résultats à ceux du niveau moyen, mais surtout de constater les progrès à intervalles réguliers. À ces fins, on recommencera le même test au bout de six semaines. Il indiquera alors si les performances se sont améliorées pendant les semaines passées, et dans quelle proportion. Les données sur lesquelles s'appuie ce diagnostic seront expliquées par la suite.

Caractéristiques physiques

Poids

Que l'on soit satisfait ou non de sa silhouette, la balance sert souvent de baromètre. On aspire au poids défini comme le poids idéal, ou, du moins, comme le poids normal. Les formules les plus connues permettant de calculer une norme sont les suivantes :

- Poids normal = taille en centimètres moins 100
- Poids idéal chez les femmes = poids normal moins 15 %
- Poids idéal chez les hommes = poids normal moins 10 %

Cette formule établie par *Broca* reflète un idéal qui, d'après les connaissances actuelles, a une valeur très limitée. Mais, si de nouvelles méthodes de calcul plus « précises » se sont imposées depuis, l'image que renvoie le miroir en dit plus long que n'importe quels chiffres. Cependant, bon nombre de personnes se sentent rassurées quand elles disposent de repères et de normes. Si celles-ci tiennent lieu de bases sur lesquelles on s'appuiera pour modifier son comportement physique et alimentaire, il est raisonnable de les connaître.

Les données dont il faut tenir compte sont *l'Indice de Masse Corporelle (IMC)*, la proportion de *graisse corporelle* exprimée en pourcentage et, avec certaines réserves, le *Waist to Hip Rate* (rapport tour de taille/tour de hanches).

Indice de masse corporelle (IMC)

L'IMC correspond au rapport entre le poids et la surface du corps, ce qui, d'après des experts reconnus, permet d'établir une

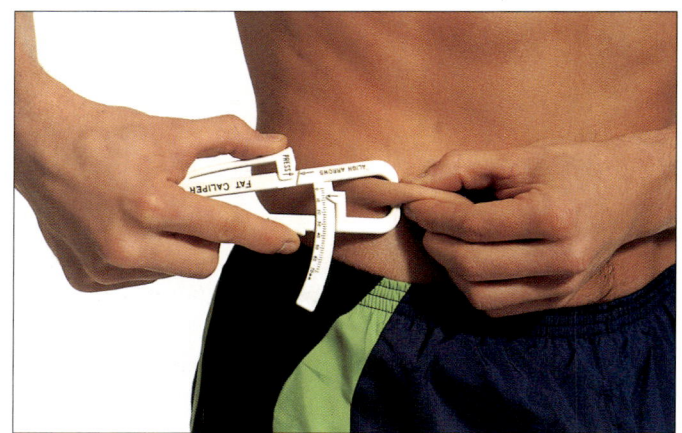

IMC : poids (kg) : taille en m²	Valeurs	
	Femmes	Hommes
Poids inférieur à la normale	<19	<20
Poids normal	19–24	19–25
Surcharge pondérale	>24	>25
Adiposité	>30	>30
Obésité	>40	>40

norme plus exacte que la formule de Broca. L'IMC = le poids actuel (kg) : taille corporelle en m². Pour un homme de 70 kg mesurant 1,70 m, on obtient donc un IMC de 70 : 1,7 m² = 24,22.

À l'aide du tableau suivant, vous pourrez interpréter les chiffres qui vous concernent. Ces données n'ont toutefois qu'une valeur indicative et ne sont pas garanties, surtout si les masses aqueuses sont mal réparties, par exemple en cas de maladie ou chez les enfants et chez les personnes âgées.

Proportion de graisse corporelle

La proportion de graisse corporelle exprimée en pourcentage est plus parlante que les chiffres fournis par le rapport poids/taille. Pour définir la répartition des masses adipeuses, on fait intervenir des paramètres dépendant de l'âge qui permettent de constater si les écarts par rapport à la norme sont trop importants dans un sens comme dans l'autre. On mesure la proportion de graisse corporelle de différentes façons. Récemment encore, les examens au calibre, par infrarouge ou appelés Analyse d'Impédance Bioélectrique (AIB), exigeaient la présence d'une personne compétente. Depuis peu, nous disposons d'un autre procédé de mesure qui repose sur l'AIB. On utilise un appareil très précis qui ressemble à

Proportion de graisse corporelle

Normes définissant la proportion relative de graisse corporelle en fonction de l'âge.

Âge	Hommes	Femmes
17–29 ans	15 %	25 %
30–39 ans	17,5 %	27,5 %
au-delà de 40 ans	20 %	30 %

un pèse-personne et qui fournit des résultats fiables quand on répète l'opération. L'appareil envoie une faible impulsion électrique dans le corps. La vitesse de circulation du courant permet de déterminer la constitution des tissus. Si vous envisagez de perdre du poids, la proportion de graisse corporelle est un critère plus parlant que le poids en soi, puisqu'il s'agit avant tout de faire fondre cette graisse.

Waist to Hip Rate (rapport tour de taille/tour de hanches)

Après avoir appliqué la méthode exposée précédemment, vous avez constaté une proportion de graisse corporelle nettement supérieure à la norme. Cette graisse n'a pas toujours le même impact sur la santé. Un test simple, que vous pourrez réaliser seul à la maison, vous permettra d'évaluer les risques d'atteintes cardiaques.

Pour procéder à ce test, mesurez votre tour de taille au-dessus du nombril sans rentrer le ventre, mais en restant détendu. Mesurez ensuite votre tour de hanches à l'endroit le plus large. Divisez le tour de taille par le tour de hanches. Si le résultat est inférieur à 0,9 chez les hommes et à 0,8 chez les femmes, le risque de maladie cardio-vasculaire n'excède pas la moyenne.

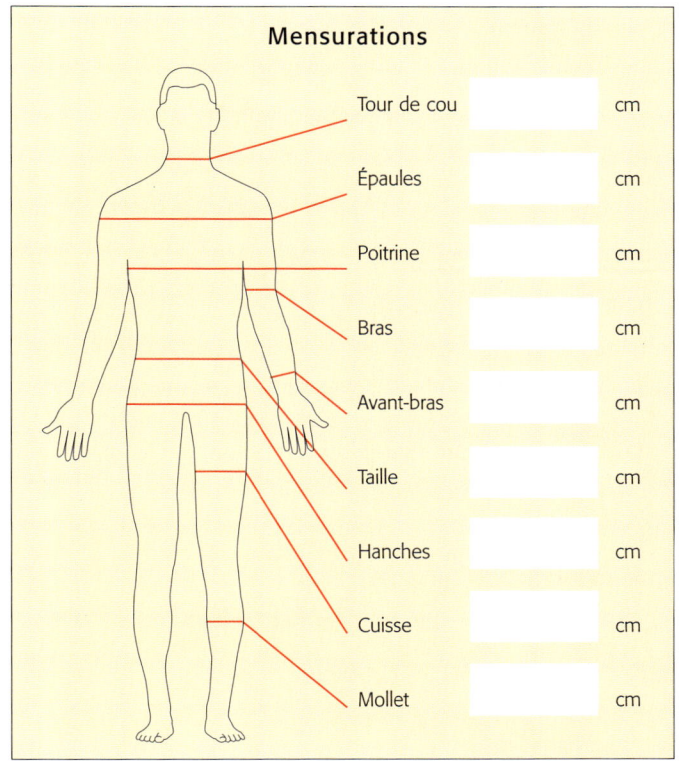

Mensurations

En plus de votre tour de taille et de hanches, prenez vos autres mensurations. Si le but recherché est de remodeler votre silhouette, les données signaleront les modifications survenues chaque fois que vous procéderez à cette opération. Même si se mesurer n'est plus à la mode, cette méthode reste très précise, bon marché, rapide. Veillez à être détendu, et à prendre les mesures au même endroit, au milieu des membres. Vous prendrez les mensurations suivantes : tour de cou, d'épaules, de poitrine, de bras et d'avant-bras, de taille, de hanches, de cuisse et de mollet.

Photos

Les photos de face et de profil, prises légèrement vêtu (maillot deux pièces ou slip de bain), sont un instrument de diagnostic très efficace. Comme nous avons souvent du mal à percevoir les modifications de notre corps, ces photos reflètent notre image à un moment donné en même temps qu'elles permettent de constater les moindres changements. Nous conseillons de faire des clichés à intervalles réguliers, et de les comparer aux précédents. Soyez détendu et prenez vos photos à la même distance et avec la même ouverture.

Constitution et morphotypes

Dans la vie quotidienne, on apprécie des dispositions et des talents souvent considérés comme intéressants et attirants. Il en va de même pour la silhouette — également appelée morphotype (d'après le modèle de Sheldon). Si l'on ne correspond pas à certains critères, on cherche presque toujours à modifier son apparence physique d'une manière ou d'une autre. Mais force est de constater que jamais une personne de type « Fred Astaire » ne deviendra un « Arnold Schwarzenegger ».

De même, jamais une femme « à la Rubens » ne se métamorphosera en « top model ». Alors, avant de partir en guerre contre les moulins à vent, essayez plutôt de tirer parti de votre morphologie. Faut-il ressembler à tout prix à un modèle donné ? Les modes et les engouements pour une apparence physique changent en fonction des époques. Mais les morphotypes énumérés ci-dessous existent rarement à l'état pur. La plupart des personnes que nous rencontrons présentent presque toujours des caractéristiques intermédiaires.

Le leptosome/type ectomorphe

Les caractéristiques suivantes déterminent la morphologie du leptosome :

- grand et mince ;
- bassin plus large que les épaules ;
- articulations très souples (hypermobilité) ;
- faible développement musculaire (souvent associé à une mauvaise posture corporelle) ;
- tension artérielle faible ;
- pouls élevé au repos ;
- faiblesse circulatoire dans l'ensemble (peu d'endurance) ;
- mains et pieds froids, sujet à des étourdissements en se relevant ;
- forte activité du système nerveux ;
- métabolisme peu efficace (prend difficilement du poids).

Comparé à d'autres types comme les mésomorphes et les endomorphes, le type ectomorphe ne présente guère de dispositions aux performances sportives qui requièrent force, effort prolongé et endurance. Mais un entraînement approprié peut considérablement améliorer ses capacités. Comme les conditions initiales sont peu favorables, l'entraînement devra porter sur les points faibles.

La silhouette de l'ectomorphe fait beaucoup d'envieux chez ceux que l'on classe parmi les endomorphes. L'ectomorphe (leptosome) appartient notamment à la catégorie de ceux pour qui « manger ne profite pas », et qui peuvent s'alimenter à leur guise puisqu'ils grossissent rarement.

L'athlète/type mésomorphe

Les caractéristiques suivantes déterminent la morphologie du mésomorphe :

- corps musclé et fort ;
- épaules plus larges que les hanches ;
- sa musculature et son système circulatoire le prédisposent aux performances ;
- tension artérielle et pouls faibles au repos chez les mésomorphes actifs ;
- chez les mésomorphes inactifs, le pouls et la tension artérielle augmentent ;
- faible sensibilité au froid ;
- attitude corporelle généralement correcte ;
- digestion normale ;
- en cas d'inactivité ou de suralimentation, la graisse tend à se fixer dans la partie médiane du corps.

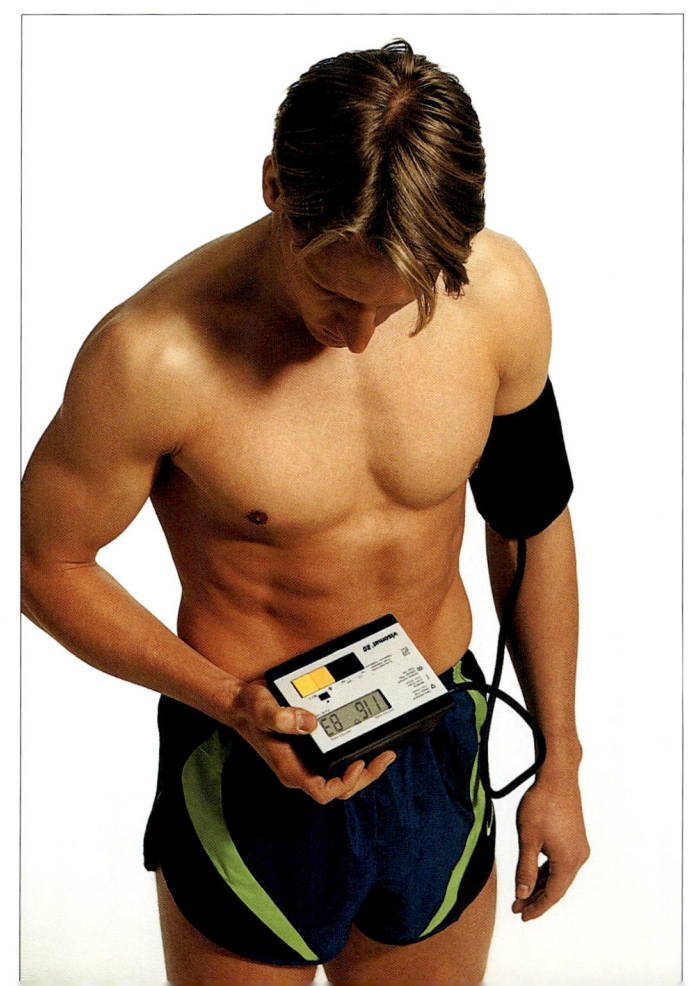

Compte tenu de ces prédispositions, un entraînement modéré suffit au mésomorphe pour qu'il améliore ses performances. Chez lui, le risque de lésion est plus élevé car le développement musculaire n'est pas proportionnel à l'élasticité des muscles. On recommande par conséquent de consacrer beaucoup de temps au travail de l'élasticité musculaire.

Comme la silhouette du mésomorphe actif, ou du type athlétique, reflète l'idéal de beauté des années 80 et 90, beaucoup tentent en vain de lui ressembler même s'ils appartiennent plutôt aux types ectomorphe ou endomorphe. Ceux qui refusent d'admettre que ce désir de ressembler à un idéal est plus ou moins voué à l'échec vivent une frustration permanente.

Le pycnique/type endomorphe

Les caractéristiques suivantes déterminent la morphologie de l'endomorphe :
- tendance aux rondeurs et à retenir la graisse ;
- les épaules sont aussi larges, voire plus larges que le bassin (le plus souvent dissimulé par la surcharge pondérale) ;
- répartition plus uniforme du poids que chez les deux autres types ;
- ses capacités physiques le situent entre les deux types précédents ;
- son attitude corporelle est également intermédiaire ;
- bonnes prédispositions pour les performances mettant en œuvre force et endurance ;
- sa bonne absorption alimentaire et sa digestion lente le prédisposent à prendre du poids ;
- pouls lent au repos, tension artérielle normale (chez l'endomorphe actif).

Le type endomorphe est prédisposé à accroître force, endurance et mobilité. Toutefois, son poids, souvent trop élevé, peut être un handicap dans certaines circonstances. Il faudra veiller à une alimentation saine, adaptée aux besoins, et mettre l'accent sur le travail d'endurance afin de stabiliser le poids.

Compte tenu de l'idéal actuel de beauté, la silhouette de l'endomorphe fait peu d'envieux. Mais les caractéristiques décrites ci-dessus montrent que l'endomorphe actif possède d'excellentes prédispositions autant en termes de santé qu'en termes d'aptitudes sportives. Si l'endomorphe tire parti de son potentiel génétique, quelques kilos en trop ne lui nuiront pas.

Données relatives à la santé

En principe, c'est au médecin d'interpréter les données concernant la santé. Si, lors du premier contrôle, un des points de la liste indique qu'il vaut mieux consulter un médecin, n'hésitez pas un instant et prenez un rendez-vous pour vous faire examiner. De même, si vous craignez que votre état de santé impose des restrictions, demandez l'avis d'un spécialiste avant de commencer à vous entraîner régulièrement. Si vous fréquentez un club de fitness sans avis médical, le moindre problème de santé sera vite détecté sur place. En revanche, le danger est réel si vous vous entraînez seul : lésions et surmenage seront à prévoir.

Dès l'inscription dans un club, la tension artérielle est fréquemment mesurée. Il est étonnant de constater le nombre de personnes qui présentent une tension élevée, voire excessive, et qui l'apprennent dans un centre sportif. Si vous avez la possibilité de prendre votre tension artérielle à la maison (voir photo), référez-vous au tableau suivant pour vérifier si les valeurs obtenues correspondent aux normes. Le terme *hypertension* signifie que les données sont trop élevées, et le terme *hypotension* qu'elles sont trop basses. La tension systolique (la valeur supérieure) désigne la

Tension normale	120/80 mm Hg
Tension systolique normale	100 + âge (jusqu'à 160 mm Hg chez les personnes âgées de plus de 60 ans)
Légère hypertension Hypertension Hypertension grave	tension diastolique : 90–104 mm Hg tension diastolique : 105–114 mm Hg tension diastolique : >115 mm Hg
Valeurs limites pour l'hypertension	140–159/90–94 mm Hg
Hypotension	<105/65 mm Hg

phase pendant laquelle le ventricule envoie le sang dans les artères, la tension diastolique indique la tension pendant la phase de relâchement du muscle cardiaque. Cette donnée est plus parlante : en effet, peu de facteurs l'influencent et elle correspond à la tension minimale exercée sur les parois des vaisseaux sanguins.

Test de force

Méthode de mesure de l'effort maximal

La force étant un facteur essentiel de certaines disciplines olympiques comme l'haltérophilie, les méthodes d'entraînement programmé utilisées concernent en priorité la capacité à produire un effort maximal. Pour évaluer cet effort, on mesure la force développée au niveau initial, même si le but de l'entraînement est de travailler l'*endurance*, l'*hypertrophie*, la *force instantanée* ou la musculation. Ce test est particulièrement important pour le sportif dont les performances en compétition dépendent avant tout de cet effort maximal. En revanche, si l'on pratique le fitness, l'effort maximal ne sera pas l'axe principal du travail puisque le but recherché est avant tout un développement équilibré. La mesure de l'effort maximal utilisée en compétition est néanmoins une méthode très utile pour programmer l'intensité du travail sur une période d'entraînement de plusieurs semaines. C'est elle qui permet de doser l'augmentation progressive du travail pendant une période déterminée.

Après un échauffement complet, on sélectionne un poids en fonction de l'exercice de musculation prévu. Ce poids est choisi de façon à ce que le sujet puisse répéter l'effort maximal qu'il aura produit. Lors de la répétition de l'exercice, le poids ne devra bouger ni vers le haut, ni vers le bas. L'effort maximal obtenu par cette méthode sert de base de calcul pour les semaines d'entraînement à venir. Dans la théorie classique, on établit les classifications suivantes :

Objectif de l'entraînement : effort maximal
Marge des charges supportées : 75 à 100 % de l'effort maximal testé
Nombre de répétitions : 1 à 6
Nombre de séries : 5 à 8
Pauses entre les séries : 2 à 5 minutes

Objectif de l'entraînement : effort instantané
Marge des charges supportées : 50 à 70 % de l'effort maximal testé
Nombre de répétitions : 6 à 10
Nombre de séries : 4 à 6
Pauses entre les séries : 1 à 4 minutes

Objectif de l'entraînement : endurance
Marge des charges supportées : 25 à 50 % de l'effort maximal testé
Nombre de répétitions : 20 à plus de 30
Nombre de séries : 3 à 5
Pauses entre les séries : « repos actif », jusqu'à ce que le pouls soit redescendu à 130.

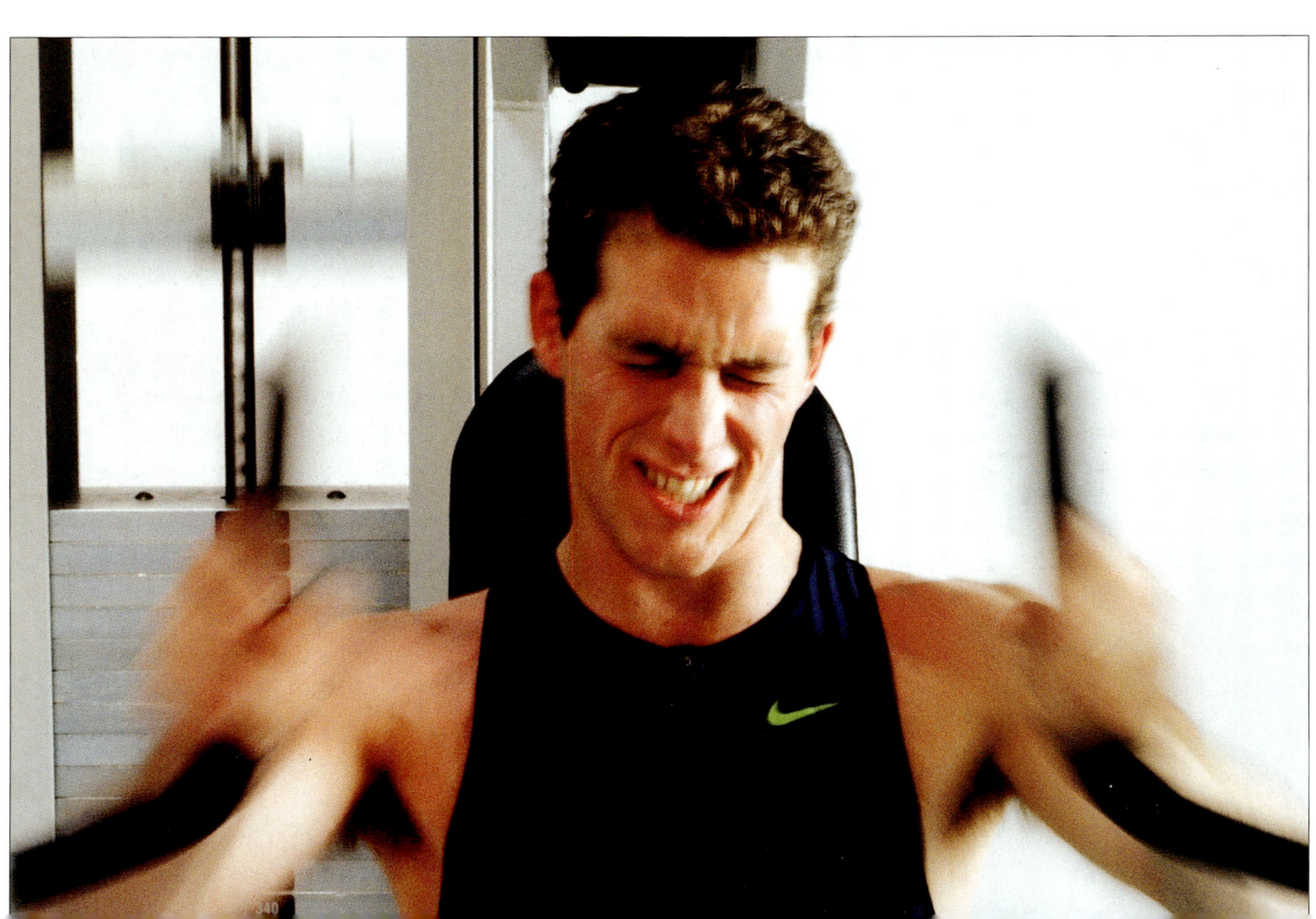

Méthode du tableau des performances individuelles (TPI)

Si le but recherché n'est pas d'acquérir davantage de force par l'entraînement aux poids et aux haltères, la méthode de l'effort maximal n'est pas celle qui convient le mieux. Mais en adaptant ces techniques, en les faisant intervenir dans l'organisation de l'entraînement, on diversifie l'intensité du travail. En relation avec le poids testé, les résistances augmentent continuellement sur une période de plusieurs semaines, au cours desquelles on tiendra compte des variations de la courbe d'adaptation biologique (voir « *Programmation de l'effort selon la méthode TPI* »). Par ailleurs, le test de l'effort maximal comporte des risques de lésions relativement élevés. Quant aux exercices qui servent à contrôler cet effort maximal, leur nombre est relativement restreint (il n'est guère imaginable ni raisonnable de pratiquer un tel test pour des mouvements spécifiques ne sollicitant qu'une seule articulation.)

C'est pour cette raison qu'un institut de formation pour le secteur fitness a mis au point, il y a une dizaine d'années, une autre méthode de tests, appelée « méthode du tableau des performances individuelles » (méthode TPI), qui présente les avantages de la méthode classique tout en évitant ses inconvénients.

	Aperçu schématique de la mise en œuvre de la méthode TPI	
1re étape	Choix de l'objectif, des exercices et du nombre de répétitions	Endurance à l'effort : 15 à 25 répétitions Hpertrophie : 10 à 12 répétitions Effort maximal : 5 à 8 répétitions
2e étape	Test TPI et nombre de répétitions : 1. échauffement général 2. échauffement spécifique 3. séries de tests et nombre de répétitions prévues	Entraînement hypertrophique, par exemple : Développé couché sur banc horizontal : 10 fois de suite avec 80 kg Écartés latéraux : 12 fois avec 15 kg Ramer avec petit haltère : 10 fois avec 50 kg etc…
3e étape	Exploitation des résultats du test pour la programmation de l'entraînement	Sélectionner l'intensité de l'entraînement en se référant à la grille (programmation des efforts d'après la méthode TPI)

L'idée qui a présidé à l'élaboration de cette méthode est assez simple : comme il existe plusieurs types de sportifs, les uns possédant des fibres musculaires qui se contractent rapidement, et les autres possédant des fibres musculaires tendant à se contracter lentement, ainsi que des types intermédiaires, on accordera davantage d'attention aux tests portant sur le domaine sollicité par l'entraînement afin de personnaliser l'effort programmé. S'il s'agit d'endurance, on ne testera pas l'effort maximal et la force, mais on évaluera la capacité à la performance prolongée. On procédera de la même manière dans le domaine de l'hypertrophie et de la musculation. En résumé, on effectuera un test pour chaque exercice prévu par le programme d'entraînement, test qui servira à déterminer le nombre de répétitions et la qualité des mouvements à effectuer.

Si nous comparons la méthode de l'effort maximal et la méthode TPI, il s'avère que le test TPI permet d'éviter tous les inconvénients de la méthode classique, et en particulier les risques de lésions, puisqu'il est adapté à chaque individu. De plus, l'impossibilité de tester certains exercices est résolue, car le test porte sur un nombre prévu de répétitions et sur la qualité d'un exercice de musculation qui, lui, ne sera pas répété avec une intensité maximale. Il permet également d'éviter un autre inconvénient grave de la méthode maximaliste. En effet, celle-ci ne tient pas suffisamment compte de la constitution musculaire des sportifs, car elle ne teste que les muscles qui seront sollicités par l'entraînement.

Les applications pratiques des différentes étapes de la méthode TPI apparaissent à la lecture du tableau ci-dessus. Quand vous effectuerez le test, veillez toujours à ce qu'un assistant stabilise et retienne les poids. Lors d'une troisième étape que nous développerons ensuite au cours des explications sur la programmation de l'effort selon la méthode TPI, les résultats seront interprétés en vue de programmer l'entraînement.

Test d'endurance

Sachez que dans les circonstances suivantes, vous ne devrez effectuer aucun test d'endurance, sauf s'il a lieu sous contrôle médical :

- maladies graves et chroniques des voies respiratoires ;
- maladies accompagnées de poussées de fièvre ;
- maladies infectieuses ;
- hypertension grave ;
- lésions organiques (par exemple du cœur et des poumons) ;
- infections ;
- prise de médicaments (par exemple de bêtabloquants) ;
- impression de mal-être.

Le test Cooper est sans doute le test d'endurance le plus souvent cité dans les ouvrages spécialisés en sport. L'enjeu de l'exercice est de parcourir en douze minutes la plus longue distance sur terrain plat, en courant le plus vite possible. Toutefois, même si le but est de ne pas s'arrêter, il est permis de ralentir et de marcher lorsque l'on a l'impression de faire des efforts excessifs. La distance parcourue est notée, puis comparée aux critères figurant sur la fiche du test Cooper. Ce tableau renseigne sur le niveau de performances.

Le test Cooper présente l'avantage de pouvoir être exécuté sans assistant à condition de disposer d'une piste de longueur connue et d'un chronomètre. Toutefois, l'inconvénient notoire de ce test est qu'il requiert un minimum d'expérience de la course, et qu'un effort incomplet, ou des signes de fatigue précoces, peuvent fausser les résultats. De plus, comme le sportif doit accomplir un effort maximal, ce test ne saurait être recommandé qu'aux personnes ayant déjà un bon niveau. En cas d'impression de malaise (douleur, vertiges, nausées, etc.), tout test d'endurance doit être immédiatement interrompu.

Il existe un autre test d'endurance, appelé Harvard-Step-Test (d'après *Fixx*), que l'on peut effectuer sans encadrement. Pour cela, il vous suffit d'avoir un appareil mesurant la fréquence cardiaque, un chronomètre, une marche d'escalier ou un banc. Si vous ne disposez pas de l'appareil requis, vous pourrez calculer votre fréquence cardiaque par palpation en appliquant le bout de vos doigts sur la carotide. La hauteur de la marche, ou du banc, sur laquelle vous monterez sera proportionnelle à votre taille.

Pour effectuer ce test, montez et descendez du banc (ou de la marche) toutes les deux secondes. Vous monterez donc

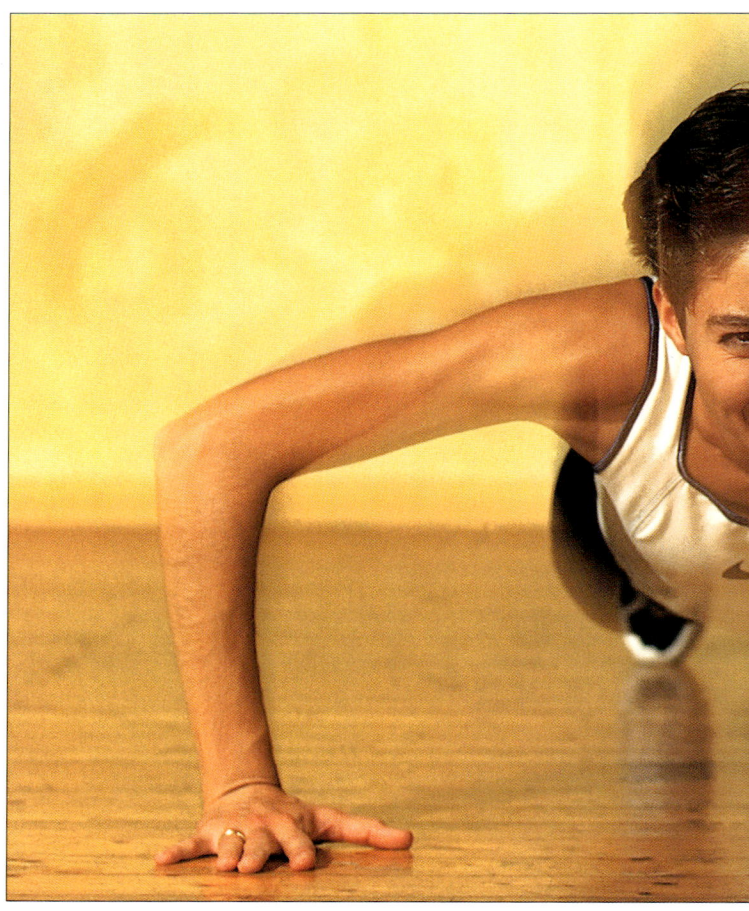

Test Cooper		Données en kilomètres, M = masculin, F = féminin			
Âge		20–29	30–39	40–49	50–59
Très bien	M	2,64–2,81	2,51–2,70	2,46–2,64	2,32–2,53
	F	2,16–2,32	2,08–2,22	2,00–2,14	1,90–2,08
Bien	M	2,40–2,63	2,34–2,50	2,24–2,45	2,10–2,31
	F	1,97–2,15	1,90–2,07	1,79–1,99	1,70–1,89
Moyen	M	2,11–2,39	2,10–2,33	2,00–2,23	1,87–2,09
	F	1,79–1,96	1,70–1,89	1,58–1,78	1,50–1,69
Faible	M	1,95–2,10	1,89–2,09	1,82–1,99	1,65–1,86
	F	1,54–1,78	1,52–1,69	1,41–1,57	1,34–1,49
Très faible	M	<1,95	<1,89	<1,82	<1,65
	F	<1,54	<1,52	<1,41	<1,34

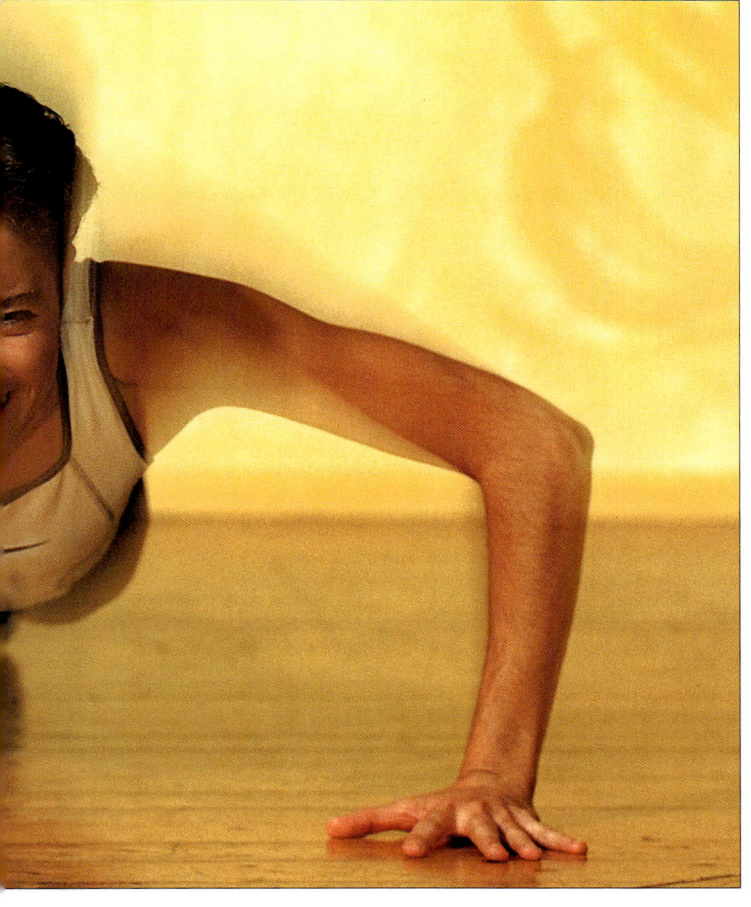

Harvard-Step-Test	
Taille en cm	Hauteur de la marche
<152 cm	30 cm
<160 cm	35 cm
<175 cm	40 cm
<180 cm	48 cm
>180 cm	50 cm

100 au bout de deux minutes (pouls c), nous obtenons l'indice d'endurance suivant :
  3 000 divisé par 160 = 18,75
  3 000 divisé par 120 = 25,00
  3 000 divisé par 100 = 30,00
  Indice d'endurance = 18,75 + 25,00 + 30,00 = 73,75

Les résultats du test figurent dans le tableau suivant. Quand vous programmerez votre entraînement, ce tableau vous aidera à doser les efforts et à les situer dans la tranche de fréquences cardiaques inférieures ou supérieures. D'après ce tableau, le sportif qui a atteint les valeurs indiquées dans l'exemple précédent possède des capacités satisfaisantes s'il a moins de 35 ans, et de bonnes capacités s'il a plus de 35 ans.

trente fois par minute, ce qui fait un total de cent vingt montées et descentes. Le fait de changer de jambe ou d'effectuer des séries entières avec la même jambe n'a aucune incidence sur le résultat du test. Mesurez votre fréquence cardiaque (pouls) au terme du travail, soit au bout de quatre minutes.

Mesurez ensuite votre pouls soixante secondes après la fin de l'effort, puis une minute plus tard. Vous obtiendrez donc trois données avec lesquelles vous appliquerez la formule suivante : 3 000 divisé par le pouls a + 3 000 divisé par le pouls b + 3 000 divisé par le pouls c = indice d'endurance. Exemple : si la fréquence cardiaque à la fin de l'effort est de 160 (pouls a), de 120 une minute plus tard (pouls b) et de

Indice d'endurance (évaluation)		
	Moins de 35 ans	Plus de 35 ans
<50	insuffisant	médiocre
51–60	médiocre	moyen
61–70	moyen	satisfaisant
71–76	satisfaisant	bon
77–85	bon	très bon
86–90	très bon	excellent
>90	excellent	exceptionnel

Test de souplesse

Même si, habituellement, les exercices d'assouplissement ne requièrent pas le même type d'entraînement que le travail de musculation ou d'endurance, ils devront être précédés d'un bilan initial. Ce bilan reflétera la façon dont vous utilisez votre corps dans la vie quotidienne. Il permettra aussi d'évaluer le tonus des muscles dont dépend la mobilité d'une articulation, ainsi que la propension à la souplesse.

Comme nous sommes fréquemment contraints à la position assise, certains muscles tendent à se raccourcir, et d'autres à s'allonger. Si nous changeons de position, les muscles raccourcis tirent sur les articulations qu'ils commandent, entraînant souvent une mauvaise posture. Les muscles, dont la fonction est de contrecarrer ce déséquilibre, ne peuvent opposer qu'une faible résistance à cette traction, puisqu'en position assise, ils sont constamment en extension. Ils tendent par conséquent à s'atrophier. Il faut alors renforcer les muscles atrophiés et allonger ceux qui tendent à se raccourcir.

Dans un premier temps, on vérifiera si les muscles appartenant à un groupe ou à l'autre ont besoin d'être renforcés ou étirés.

Le test de fonction musculaire présenté ci-dessous ne remplace pas un diagnostic médical en cas de problème d'ordre orthopédique. On le considère comme un procédé « semi-objectif » qui n'équivaut pas à la mesure exacte de la souplesse. Toutefois, il est suffisamment précis et renseigne sur la souplesse de la musculature dans la perspective d'un entraînement fitness. Pour exécuter le test de fonctions musculaires et pour interpréter les résultats, vous devrez être assisté par une personne connaissant les règles à respecter. L'idéal serait de faire appel à un entraîneur qualifié. Vous aurez besoin d'un banc assez haut ou d'une table stable, et éventuellement d'un mètre gradué en centimètres. Vous ne commencerez le travail qu'après vous être échauffé.

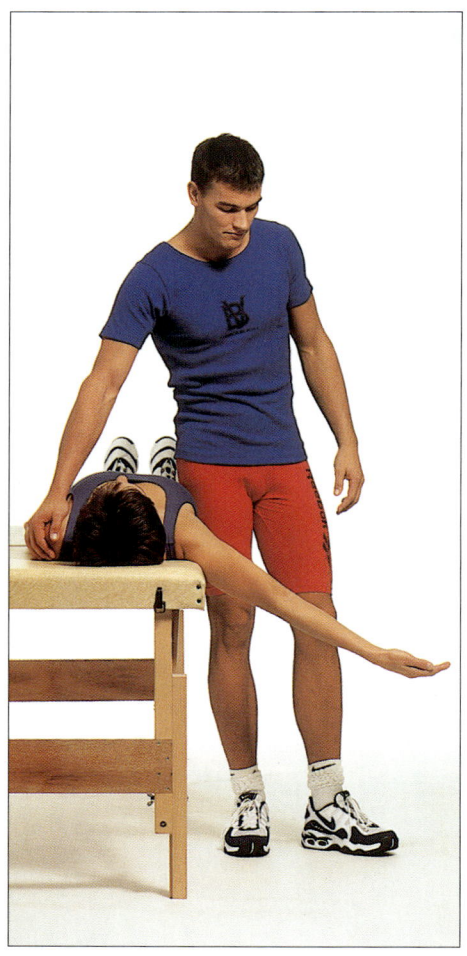 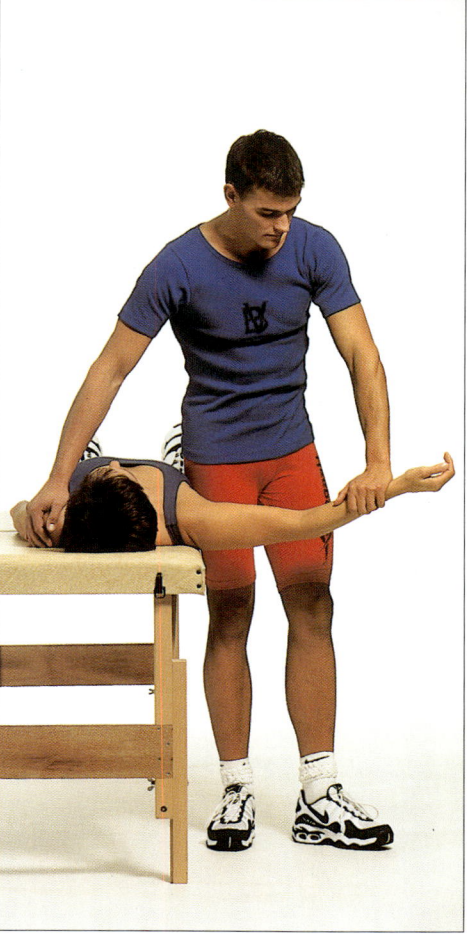

Muscles pectoraux (m. pectoralis major)

• Position initiale : la personne testée est allongée, le dos reposant sur le banc. Le corps est placé au bord du banc de façon à ce que le bras tombe librement du côté du corps.

• Exécution du test : l'assistant ou l'entraîneur stabilise le corps en maintenant l'épaule opposée, ou la cage thoracique.

• Observation : l'angle, que forme le bras tendu latéralement par rapport au niveau du corps, renseigne sur la souplesse du muscle pectoral (m. pectoralis major).

• Évaluation : le bras descend en dessous de l'horizontale = bon.
Le bras n'est pas tout à fait à l'horizontale, ou l'atteint seulement après une légère pression = légèrement raccourci.
Le bras se tourne vers l'intérieur, l'épaule effectue un mouvement vers le haut = fortement raccourci.

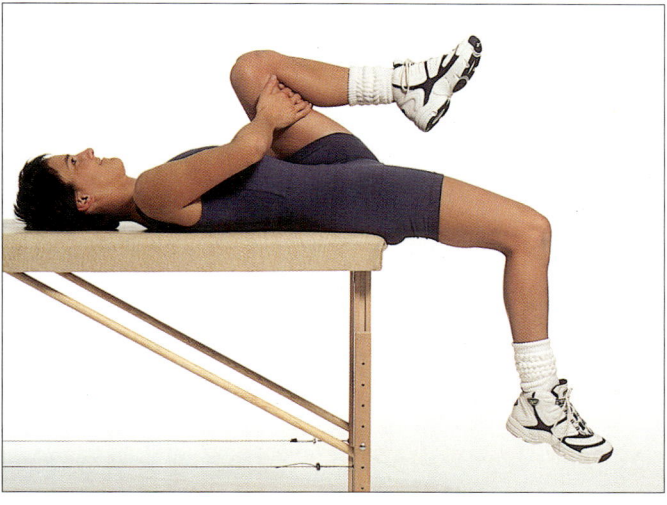

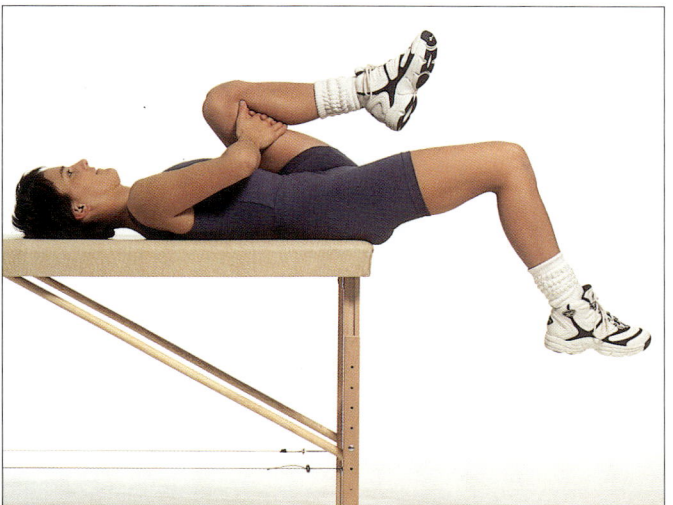

Extension de la hanche (m. psoas et m. iliaque) **et face antérieure de la cuisse** (m. quadriceps)

• Position initiale : le sujet est allongé sur le dos, sur une couchette ou une table, les fesses reposent au bord. Des deux mains, le sujet saisit une jambe à l'arrière du genou et la tire vers sa poitrine en la pliant. Cet exercice sert à stabiliser le bassin. La jambe testée est celle qui est orientée vers le sol.

• Exécution du test : l'évaluation de la souplesse des muscles psoas et iliaque est testée lors de la position initiale.
Observation : l'angle que forme la cuisse par rapport au bord de la table indique l'élasticité de ces deux muscles qui relient le bassin au fémur.

• Pour diagnostiquer la souplesse du muscle quadriceps (droit antérieur) qui relie la hanche et l'articulation du genou, l'assistant maintient le membre inférieur à l'horizontale en appuyant sur la cuisse. Il pousse la jambe en direction du banc en exerçant une légère pression. L'angle obtenu entre la jambe et la cuisse indique la souplesse du muscle qui relie deux articulations.

Évaluation des muscles psoas et iliaque
$> 0°$ = fortement raccourci
　$0°$ = légèrement raccourci
$< 0°$ = bon

• Évaluation du muscle quadriceps (droit antérieur)
jusqu'à $90°$ = bon
　　　$90°$ = légèrement raccourci
　　$> 90°$ = fortement raccourci

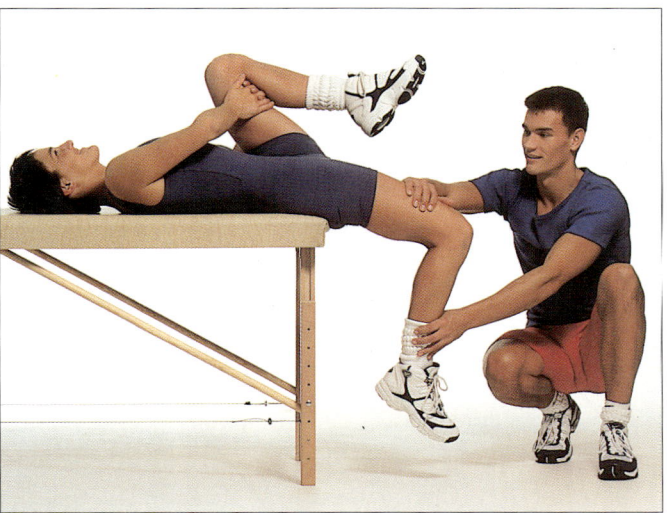

Test de souplesse

Muscles ischio-jambiers

• Position initiale : le sujet est allongé sur le dos, sur une couchette ou un banc, les bras sont placés le long du corps. D'une main, l'assistant le maintient en appuyant sur la hanche ou la cuisse opposée.

• Exécution du test : de sa main libre, l'assistant saisit le membre inférieur au niveau de la jambe et le dirige vers le haut. La jambe doit rester tendue.

• Observation : l'élément décisif est la hauteur atteinte par la jambe tendue, sans que le bassin suive le mouvement, et sans que l'étirement provoque une douleur ou un tremblement. L'angle obtenu entre les deux cuisses indique la souplesse de ces muscles.

• Évaluation :
> 90° = bon
90° à 80° = légèrement raccourci
< 80° = fortement raccourci

• Erreur possible : quand le bassin réagit par un mouvement compensatoire, ou quand les jambes ne restent pas tendues, les muscles ischio-jambiers manquent d'élasticité.

Répétez le test d'évaluation du niveau initial tous les trois à six mois.
Vous pourrez ainsi constater les changements à vue d'œil.

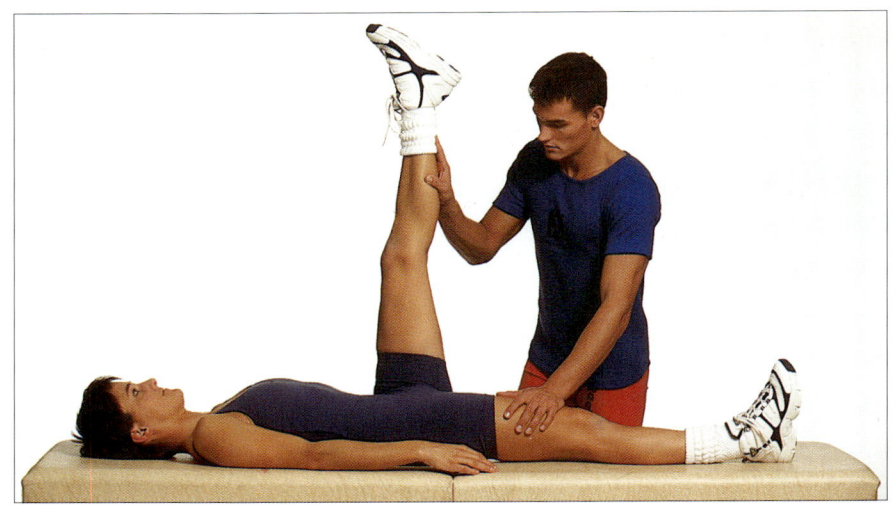

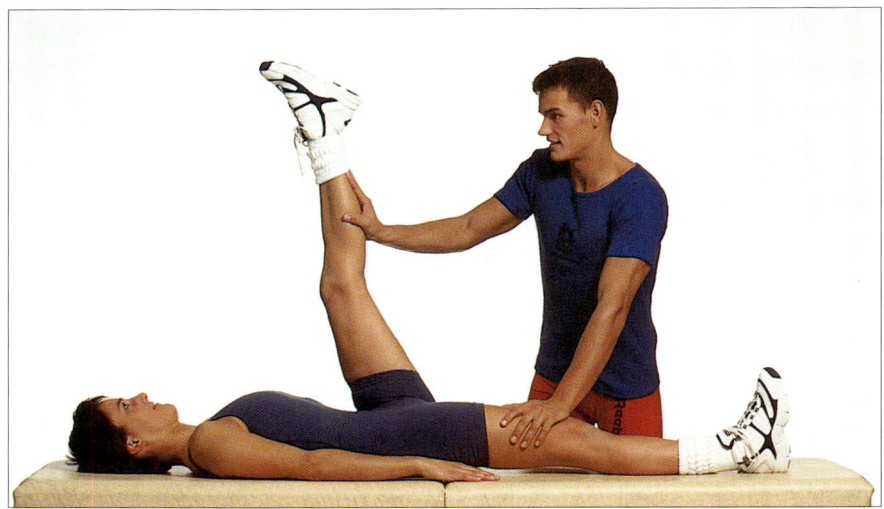

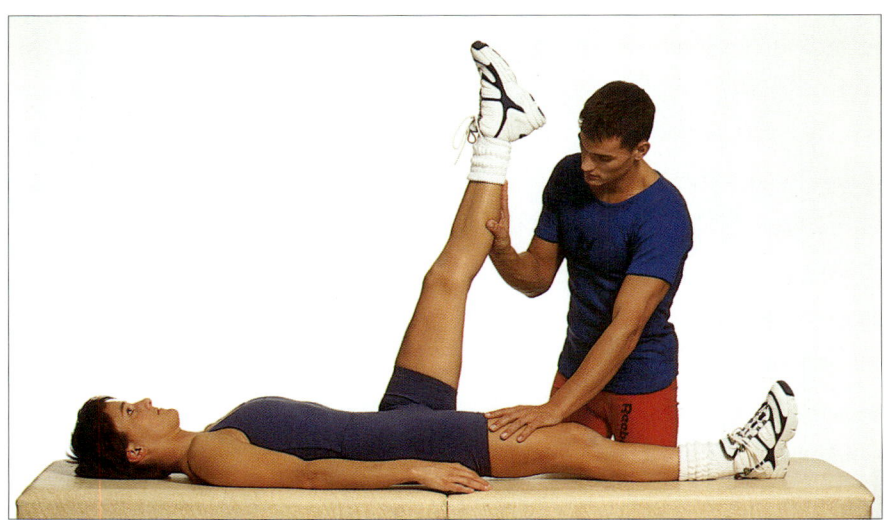

2. Pronostics / objectifs

Il ressort des innombrables consultations et entretiens qui ont lieu dans les clubs de fitness que les débutants expriment toujours les mêmes désirs : perdre du poids, lutter contre le mal au dos, se muscler, acquérir davantage d'endurance etc. Ces souhaits ne sont souvent que des voeux pieux car beaucoup oublient de leur donner une dimension concrète (« perdre 10 kilos ») ou de fixer une « date butoir » (par exemple la fin de l'année). Seul un programme défini et des délais précis font qu'un souhait devient un objectif. Or, si tant d'entre nous hésitent à « déclarer » ainsi leurs désirs, c'est parce que le résultat peut être vérifié.

Une fois l'objectif dans la ligne de mire, vous serez en mesure de trouver le cadre nécessaire à sa réalisation. Si atteindre ce but présuppose trois entraînements par semaine, vous devrez vous ménager les temps de loisirs requis. À chaque étape qui vous rapprochera du but, votre motivation augmentera tout comme votre opiniâtreté. Pour franchir ces étapes et parvenir au but, il est indispensable de répartir son temps avec réalisme. Même si, théoriquement, il est possible de perdre dix kilos en six semaines, un tel amaigrissement n'est guère recommandé quand on veut qu'il soit durable.

L'idéal est de vous faire aider par un entraîneur compétent dès que vous formulerez les objectifs à atteindre : perdre du poids, vous muscler, acquérir davantage de force, renforcer votre système cardio-vasculaire, augmenter vos capacités aux performances, avoir une meilleure tenue corporelle. Cet entraîneur évaluera objectivement la faisabilité ainsi que la durée requise en tenant compte de vos dispositions et de vos caractéristiques physiques. Si aucun entraîneur ne se tient à votre disposition, les données figurant sur le tableau suivant pourront vous servir de repères.

Ces chiffres indiquent les prises de poids par augmentation du tissu musculaire, calculées à partir du niveau débutant, pour une personne en bonne condition physique. Ces valeurs peuvent être nettement inférieures quand les conditions sont moins bonnes. Mais on peut aussi obtenir des résultats supérieurs si les dispositions physiques et les conditions d'entraînement sont excellentes. En fait, le patrimoine génétique est un des facteurs qui détermine dans une large mesure les possibilités de progression après trois années d'entraînement. En général, l'augmentation de la masse musculaire décroît d'année en année jusqu'à ce que les limites génétiques soient atteintes.

Dans certaines circonstances favorables, la perte de poids et la réduction de la graisse corporelle peuvent atteindre entre 250 et 500 g par semaine, sans préjudice pour la santé. Hormis quelques écarts insignifiants, le poids diminue de façon relativement constante jusqu'à ce qu'il atteigne le niveau « normal ». Quand on tente de faire fondre sa graisse « par tous les moyens », on parvient, certes, sans trop de peine à des pertes de poids importantes, mais celles-ci sont souvent dues à une diminution du tissu musculaire et à une perte d'eau. Procéder de manière aussi radicale agit sur le métabolisme qui tend à ralentir. La perte de poids stagne souvent bien avant que l'on ait éliminé les graisses superflues.

En ce qui concerne le développement de la force et des capacités cardio-vasculaires, il est plus difficile d'établir un pronostic chiffré. Le débutant présentant une légère atrophie musculaire ou un manque d'endurance devrait pouvoir atteindre des valeurs moyennes, et même normales, dès les six premiers mois d'entraînement.

Si les déficits sont importants, il lui en coûtera jusqu'à un an pour approcher cette moyenne. Les personnes de niveau moyen, ou mieux entraînées, devront déterminer leurs objectifs en fonction des derniers cycles d'entraînement. Mais ici, comme dans le domaine de la musculation, il faut savoir que les succès comptabilisés au début sont nettement supérieurs à ceux que l'on obtiendra par la suite.

L'assouplissement est un domaine qui fait aussi l'objet d'un entraînement spécifique, surtout si le test des fonctions musculaires a permis de détecter le raccourcissement d'un certains groupe de muscles. Il vous faudra alors prévoir une période d'environ six mois d'entraînement, et des exercices appropriés, pour combler les déficits constatés.

Développement musculaire par année d'entraînement		
	Femmes	Hommes
1re semaine	jusqu'à 3 kg	jusqu'à 5 kg
2e semaine	jusqu'à 2 kg	jusqu'à 3 kg
3e semaine	jusqu'à 1 kg	jusqu'à 2 kg
... semaine	0,5-1 kg	1–2 kg

3. Planification de l'entraînement

Surcompensation/Surentraînement

L'entraînement implique un effort, c'est-à-dire une consommation des réserves énergétiques, et par conséquent un recul des aptitudes à la performance. Ce recul ne peut être limité et compensé que si l'organisme a le temps de se reconstituer et de se reposer. Toute planification intelligente de l'entraînement sous-entend autant l'effort que le repos. Effort et repos forment une unité. Le véritable effet de l'entraînement, à savoir l'augmentation de la courbe des performances, s'explique par le fait que si les stimulations des entraînements précédents ont été suffisamment intenses, les effets des efforts produits sont non seulement équilibrés, mais « surcompensés » au-delà du niveau initial.

Si une autre stimulation survient pendant la phase de surcompensation (Schéma 1, phase 3), il y a accroissement constant des performances (Schéma 2). Mais comme il n'existe aucune méthode de mesure permettant de définir cette période avec précision, on comble cette lacune en planifiant l'entraînement. Or, la

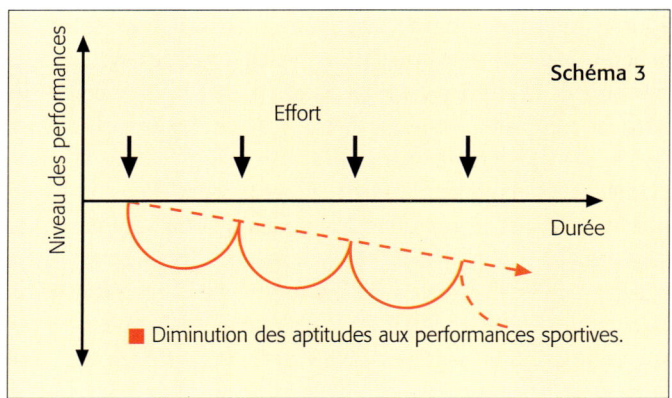

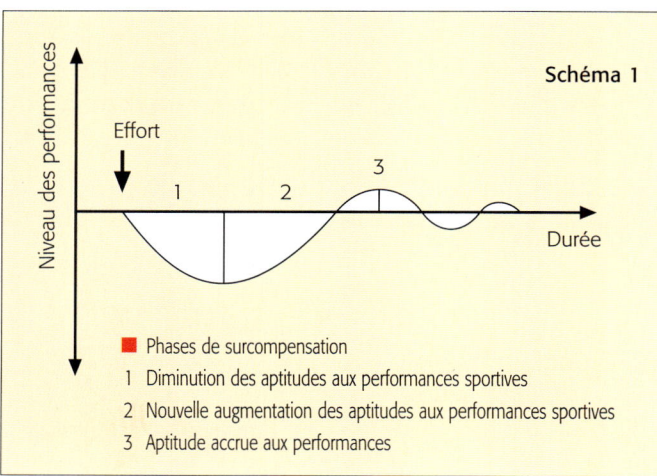

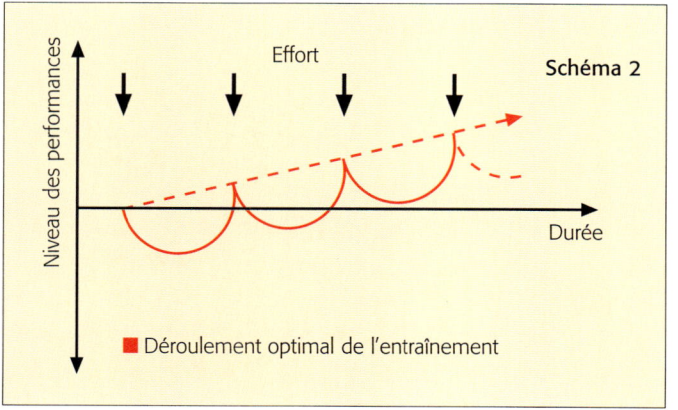

tâche est rendue d'autant plus difficile que le degré de fatigue due à l'entraînement dépend de plusieurs facteurs variables, comme l'ampleur, le nombre de séries et de répétitions, la durée des temps de repos, les poids utilisés, etc. Par ailleurs, les muscles ne se reposent pas tous à la même vitesse. Un petit muscle peut déjà être prêt au travail, alors qu'un grand muscle n'est pas encore assez reposé.

Pour planifier l'entraînement de façon intelligente, il est recommandé de maintenir plusieurs paramètres à un niveau constant pendant une période d'entraînement limitée. Dans la pratique, chaque paramètre variable intervient dans la programmation d'une série. L'intensité de l'entraînement se mesure, par exemple, à la distance de déplacement d'un haltère. Si l'on ne constate aucun progrès alors que les autres facteurs restent constants, il suffit de modifier l'intensité du travail et de contrôler ensuite l'effet de ce changement.

Le schéma 3 indique ce qui se passe quand on n'attend pas jusqu'à la régénération de l'organisme, après un effort important (= surentraînement). Si la stimulation suivante intervient avant régénération complète, on constate que la fatigue due à l'entraînement précédent diminue automatiquement. Ce processus tend à faire baisser la courbe de performance. La première chose à faire pour lutter contre le surentraînement est de s'arrêter pendant plusieurs jours. On constate alors très vite que l'on retrouve les mêmes capacités au terme de ce repos. Parallèlement à la stagnation et à la baisse des performances, l'augmentation de la fréquence cardiaque au repos signale qu'il y a un surentraînement, et donc souvent un risque accru de lésions.

Périodes d'entraînement à la musculation

Pour éviter un surmenage physique dû au surentraînement et pour progresser constamment, il est recommandé de ne pas consacrer plus de quatre à six semaines au travail d'un domaine. Ainsi découpe-t-on l'entraînement en plusieurs périodes en changeant régulièrement le programme.
- L'unité d'entraînement : elle représente la séance elle-même.
- Le microcycle : il regroupe les unités d'entraînement d'une semaine.
- Le mésocycle : il regroupe de façon générale 3 à 5 microcycles. Le macrocycle correspond à plusieurs mésocycles et peut s'étaler sur six ou douze mois. En musculation, le mésocycle est un programme d'entraînement pendant lequel on mettra l'accent soit sur l'endurance, soit sur l'hypertrophie, soit sur la force.
- Le macrocycle : il regroupe plusieurs mésocycles et peut durer plusieurs mois.

Nous exposerons ci-dessous les principales caractéristiques de chaque domaine.

Endurance

Une course de 400 mètres requiert de l'endurance et de la force. L'entraînement d'endurance à l'effort présuppose des séries d'une durée donnée, et des répétitions. Les temps de repos jouent également un rôle important. En cas de fatigue croissante, l'acide lactique s'accumule dans les muscles et provoque une sensation de brûlure.

L'un des effets majeurs de l'entraînement à l'effort prolongé est d'augmenter la tolérance à l'acidité musculaire en générant le mécanisme suivant : il y a apparition de divers agents qui neutralisent une partie de l'acide lactique ; le muscle cesse de s'acidifier aussi rapidement, il peut alors accomplir un effort prolongé durant quelques secondes encore, ou le répéter, avant qu'il ne refuse de continuer.

Hypertrophie

D'après nos connaissances actuelles, la croissance de la cellule musculaire est déclenchée par un stimulus prolongé qui la sollicite fortement. La consommation des phosphates très énergétiques de la cellule musculaire est réduite au minimum. Le noyau cellulaire ainsi excité produit de nouvelles chaînes protidiques qui, sous forme de fibrilles musculaires, agissent sur l'épaisseur moyenne du muscle.

Effort maximal

L'effort maximal produit par un muscle dépend de son épaisseur moyenne ainsi que du nombre de fibres musculaires sollicitées par le mouvement. L'interaction entre les nerfs et la musculature détermine la capacité d'un muscle à l'effort.

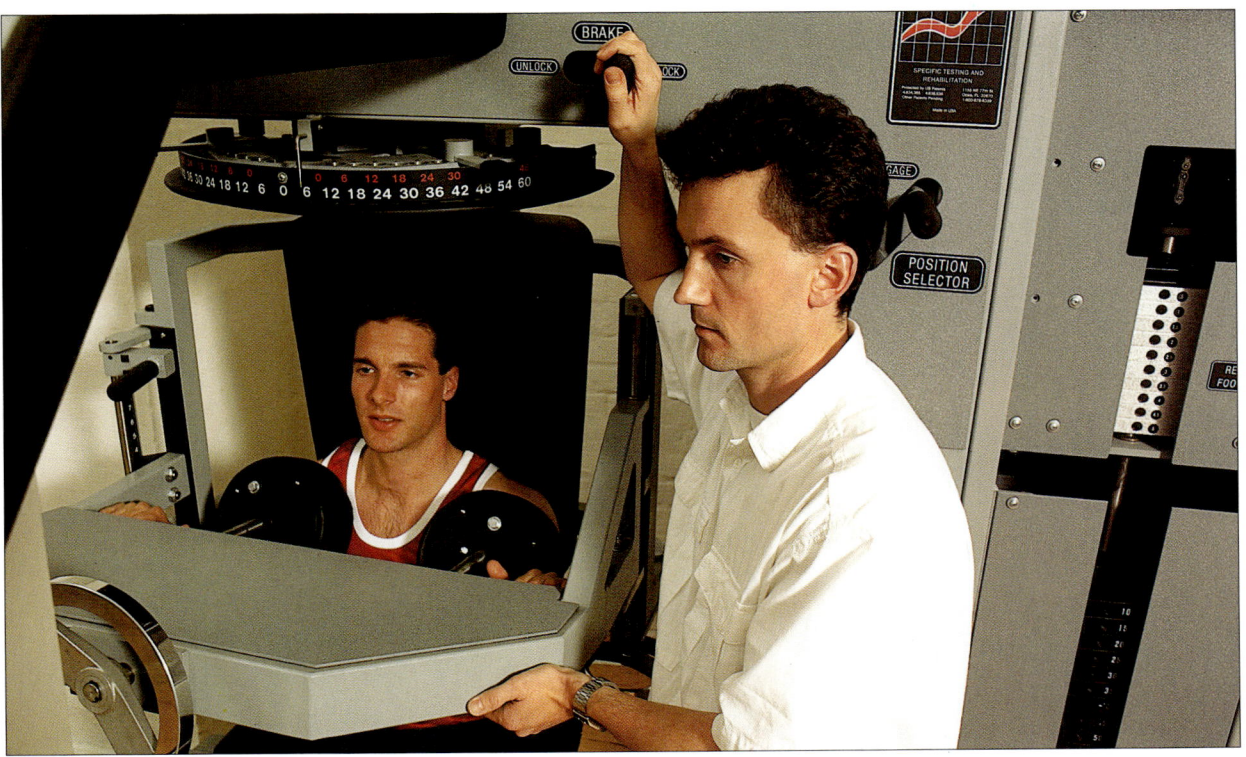

Périodes d'entraînement à l'endurance

Le sport de compétition est également à l'origine de l'entraînement programmé en matière d'endurance. Ici aussi, le sportif amateur tirera profit de certains principes fondamentaux appliqués dans l'organisation de l'entraînement du sportif de haut niveau. Tandis qu'en musculation, le poids et le nombre de répétitions susceptibles d'être effectuées servent à mesurer le degré de fatigue, les sports d'endurance disposent d'un paramètre bien plus parlant : la fréquence cardiaque (FC, voir photo, page de droite : mesure précise de la fréquence cardiaque avec un capteur thoracique). Si la fréquence cardiaque au repos permet de déduire certaines informations sur le niveau d'entraînement d'un sujet, elle permet aussi de détecter d'autres aspects intéressants quand on la mesure après l'effort. Avant de faire des recommandations concrètes concernant l'entraînement cardio, il est important de connaître la fréquence cardiaque maximale. On la détermine au moyen de tests qui exigent un travail maximal du système cardio-vasculaire. Nous signalons néanmoins que ces examens ne sont pas destinés au sportif amateur. D'un point de vue arithmétique, on calcule la fréquence cardiaque théorique maximale en appliquant la formule suivante : « fréquence cardiaque maximale (FC MAX) = 220 moins l'âge ».

Partant de cette formule, le rythme cardiaque optimal en fonction de l'âge se situe entre 70 % et 85 % de la fréquence cardiaque maximale atteinte pendant une séance d'entraînement du système cardio-vasculaire, et de 60 % à 70 % pour un entraînement du métabolisme. Dans les sports d'endurance, on distingue diverses méthodes de travail :

- Entraînement continu
- Travail par intervalles
- Entraînement répété
- Entraînement à la compétition

Dans le sport de loisirs, on utilise surtout l'entraînement continu et, dans certaines limites, le travail par intervalles. Comme l'entraînement répété et la préparation à la compétition exigent des efforts extrêmement intenses, ils ne sont guère recommandés aux sportifs amateurs.

La méthode de l'entraînement continu se caractérise par un travail s'étalant sur une longue période, sans interruption de l'effort. La plupart des sportifs amateurs y ont recours plus ou moins automatiquement. Ils obtiennent de bons résultats quand le niveau de l'effort correspond au rythme cardiaque optimal pour une tranche d'âge.

En ce qui concerne le travail par intervalles, on programme une série de phases de travail et de phases de relaxation. Les phases de relaxation sont des moments de repos partiel. Dans les clubs de fitness, cet entraînement se pratique à l'aide de programmes cycliques que l'on recommande surtout aux sportifs de bon niveau comme complément de la méthode de l'entraînement continu. Étant donné qu'en sports d'endurance, la méthode de la performance continue représente entre 80 % et 90 %, le sportif amateur devra aussi lui accorder la priorité.

Âge	FC MAX/min.	60 % de la FC MAX/min.	65 % de la FC MAX/min.	70 % de la FC MAX/min.	75 % de la FC MAX/min.	80 % de la FC MAX/min.	85 % de la FC MAX/min.
20	200	120	130	140	150	160	170
25	195	117	127	137	146	156	166
30	190	114	124	133	143	152	162
35	185	111	120	130	139	148	157
40	180	108	117	126	135	144	153
45	175	105	114	123	131	140	149
50	170	102	111	119	128	136	145
55	165	99	107	116	124	132	140
60	160	96	104	112	120	128	136
65	155	93	101	109	116	124	132
70	150	90	98	105	113	120	128

Effort programmé selon la méthode TPI

Le sportif est certes libre de décider à quel rythme il travaillera avec les poids, et d'organiser son travail en alternant son contenu sous forme de mésocycles de quatre à six semaines, mais il existe une autre manière d'éviter le surmenage et le surentraînement tout en garantissant une progression continue.

Qu'il soit sportif amateur ou qu'il pratique la compétition, celui qui cherche toujours à mobiliser 100 % de ses réserves pour augmenter ses performances physiques remarquera tôt ou tard que cette méthode n'est pas la meilleure, et qu'il peut ainsi provoquer une stagnation des performances et même des lésions. Pour comprendre pourquoi la ligne droite n'est pas toujours la plus rapide, il

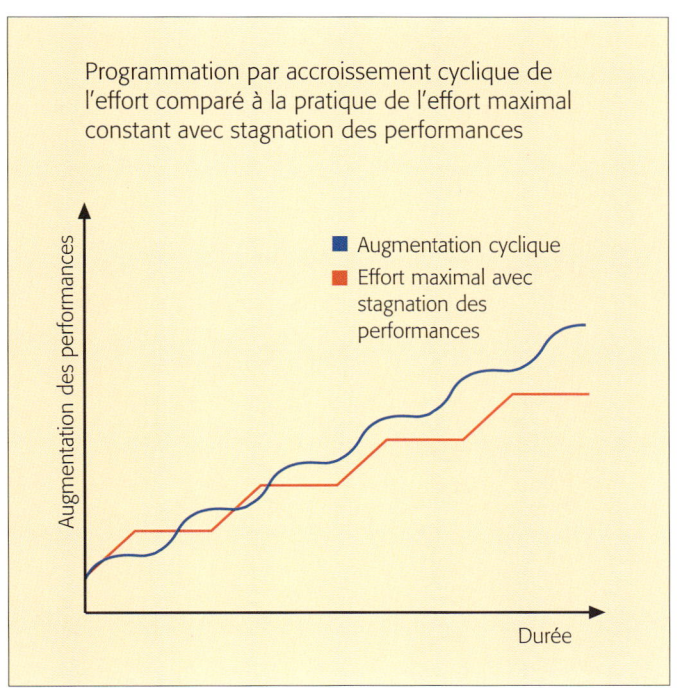

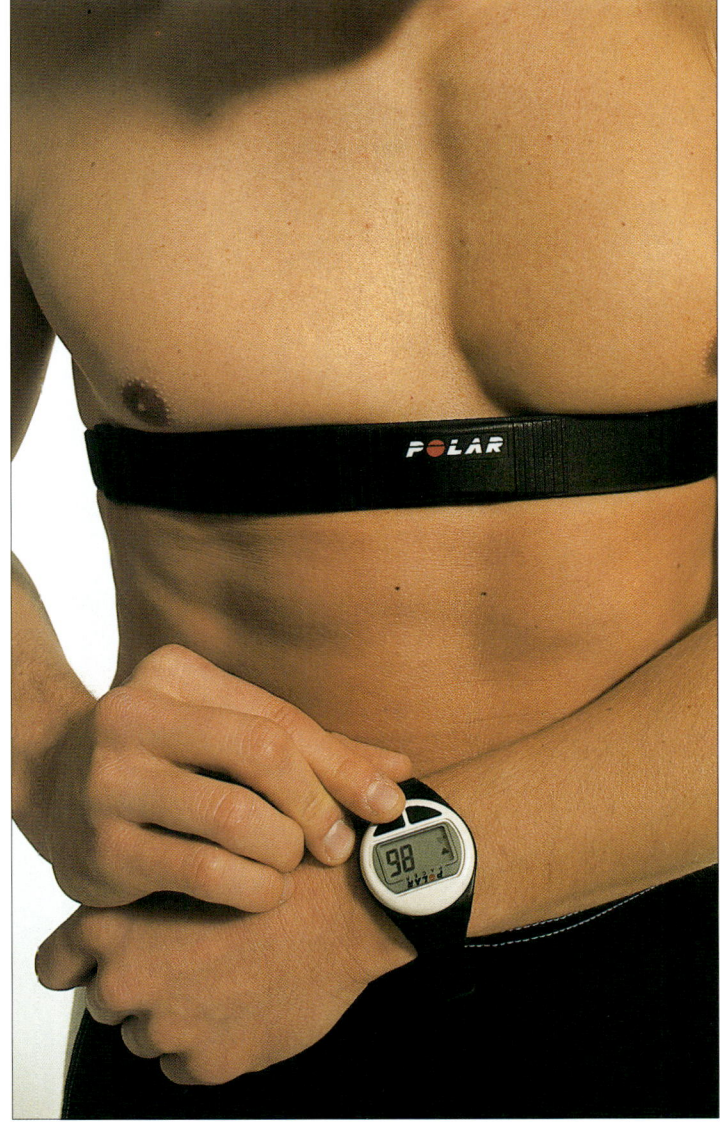

suffit d'examiner d'autres processus physiologiques. On constate alors que la plupart des mécanismes naturels sont soumis à certains rythmes : les menstruations chez la femme, le cycle lunaire, les marées, etc. Le graphique ci-dessus montre que les résultats dépendent de l'attitude que l'on adopte : certains recherchent un accroissement continu des performances, d'autres préfèrent une progression par paliers qui permet d'accéder à un niveau supérieur bien que l'intensité des efforts soit variable.

Indépendamment de la discipline pratiquée, presque tous les sportifs de compétition optent pour un entraînement d'intensité variable. Ils travaillent à un certain rythme, alternent les efforts modérés et importants tout en augmentant progressivement l'intensité du travail. S'inspirant de ce modèle, l'entraînement du sportif amateur sera programmé de façon à augmenter l'intensité de l'effort par paliers afin qu'il puisse s'entraîner toute l'année pendant la phase de surcompensation.

La grille, qui figure à la page suivante, résume l'organisation optimale d'un entraînement selon la méthode TPI. On l'appliquera en veillant à ce que des facteurs tels que le nombre de répétitions, de séries, d'exercices, etc. restent constants pendant une période de quatre à six semaines. Seule l'intensité de l'effort (haltères d'entraînement) augmentera au cours des semaines en fonction des résultats du dernier test, et dans la marge prévue pour chaque niveau de performances (par exemple, entre 70 % et 90 % du poids test pour les sportifs de niveau avancé). Ceci permet de détecter le moment où le muscle sollicité a surcompensé après une stimulation. Si la progression est insuffisante, l'intensité est le seul paramètre susceptible d'être « modulé ». Le principe de base de la méthode TPI est le suivant : optimal vaut mieux que maximal !

La grille qui figure ci-dessous a été élaborée de façon empirique. Elle se fonde sur l'expérience et les connaissances de nombreux sportifs et spécialistes de l'entraînement. Son but est d'aider le sportif amateur à éviter certains déboires. Il ne s'agit pas d'un programme spécifique destiné à un sportif donné mais cette grille retient certains facteurs qui permettent une individualisation du programme.

- Elle permet de découper le contenu de l'entraînement en périodes de quatre à six semaines.
- La programmation de l'effort dépend de l'intensité de l'entraînement. Les paramètres de référence sont de nouveau testés pour chaque période.
- On procède au classement du sujet en fonction de son expérience et des performances recherchées.

Le chapitre intitulé *Programmes* vous aidera à interpréter cette grille dans la pratique.

Que vous soyez sur le point d'entamer un entraînement aux haltères ou que vous le pratiquiez depuis longtemps, vous pourrez vous situer sur la grille et commencer au niveau indiqué. Pendant les six premières semaines d'orientation, le débutant apprendra les techniques requises pour effectuer un exercice, le bon rythme des mouvements et la maîtrise respiratoire. Il ne passera le premier test d'endurance et de résistance à l'effort qu'après cette phase

Grille de programmation optimale de l'entraînement selon la méthode TPI

	Phase d'orientation	Débutant/ Sujet non entraîné	Expérimenté	Avancé	Sportif de compétition
Durée en mois	Jusqu'à 1,5	1,5–6	6–12	12–36	36 et plus
Système d'entraînement	Tout le corps +	Tout le corps +	Tout le corps + deux modules*	Deux modules*	Deux et trois modules*
Fréquence / semaine	2	2	2–3	3–4	4–6
Nombre d'exercices par groupe de muscles	1–2	1–2	2	2–3	2–4
Nombre de séries par exercice	1–2	1–2	2	2–3	3–4
Nombre de répétitions par série	10–12	min. 8, max. 15	min. 8, max. 20	min. 5, max. 25	min. 5, max. 25
Intensité en % du TPI	Faible	50–70 #	60–80 #	70–90 #	80–100 #

préparatoire. Le test qui porte sur le nombre de répétitions sert à réduire le risque de lésions. Les personnes expérimentées, qui reprennent l'entraînement après un arrêt, devront elles aussi effectuer un premier test d'après la méthode TPI pour connaître leur endurance à l'effort. Vous pratiquerez successivement l'hypertrophie et l'effort maximal au cours des cycles suivants même si vous avez commencé l'entraînement programmé. Des tests réguliers vous permettront d'évaluer vos capacités et de prévoir les résultats de l'entraînement. Ceci peut être motivant.

Sur la grille de programmation, les divers niveaux de performance sont classés en fonction de l'expérience exprimée en durée. Même si, d'emblée, cette classification semble plausible, elle peut être sujette à corrections. Les exemples suivants montreront pourquoi le degré d'effort et les performances doivent respecter certains paramètres.

Prenons le cas de deux sportifs très différents : un gymnaste de vingt ans s'entraîne intensivement dans sa discipline depuis qu'il a six ans, sans avoir jamais fréquenté un club de fitness. Dès les premières semaines, il aura sans doute l'impression de ne pas être assez sollicité par ce type d'entraînement. En revanche, une femme cadre de cinquante ans qui s'entraîne déjà depuis cinq ans, mais qui, compte tenu de ses obligations familiales et professionnelles, ne parvient pas à pratiquer son sport plus de deux fois par semaine, ne saurait être classée dans la catégorie « sportif de compétition » car la fréquence de son entraînement est insuffisante. Dans un cas comme dans l'autre, un entraîneur compétent devra corriger la classification. Ainsi, le gymnaste pourra passer plus rapidement d'une catégorie à l'autre, tandis que notre cadre, sera certes classée à un niveau élevé en terme d'intensité, mais elle restera dans la catégorie des personnes expérimentées.

Explications du tableau de la page précédente :
+ *le système d'entraînement impliquant tout le corps signifie que les muscles les plus importants sont tous sollicités directement ou indirectement lors d'une unité d'entraînement.*
* *Dans l'entraînement en deux modules, l'unité d'entraînement ne sollicite pas tous les groupes de muscles, en revanche le travail est réparti sur deux unités d'entraînement ou davantage. On distingue alors le programme A du programme B. Le sportif avancé qui s'entraîne quatre fois par semaine et opte pour le système à deux modules effectuera un programme A portant sur les abdominaux, les jambes, le dos, les biceps ainsi qu'un programme B concernant le bas du dos, les pectoraux, les épaules, les triceps.*
# *Les intensités indiquées ne concernent pas la performance maximale, mais le meilleur résultat obtenu au cours d'un certain nombre de répétitions.*

On comprend aisément qu'un débutant ne doive pas se soumettre à un entraînement aussi fréquent et aussi complet qu'une personne plus expérimentée. Chez le novice, un travail trop fréquent et trop complet risque de se solder par un surmenage et des résultats insuffisants. Quand on ne respecte pas la courbe des temps des repos qui doivent succéder à l'effort, et qu'on sollicite le corps trop tôt, il y a risque de surentraînement, et la force et la masse musculaire n'augmentent plus. Il est également évident qu'une personne sans entraînement doit limiter l'intensité du travail. Toutefois, quand on note les poids avec lesquels le débutant s'entraîne, on constate très vite que l'entraînement programmé ne le sollicite pas outre mesure.

Pour comprendre pourquoi le travail des haltères et des poids ne correspond pas au niveau pouvant être atteint dès les premières semaines, il suffit de comparer la capacité d'adaptation de la musculature à celle des tendons, ligaments et cartilages (cf. graphiques de la page suivante).

Pourquoi un muscle s'adapte-t-il plus rapidement à l'effort que le tissu cartilagineux ou le tendon ? Comme chaque cellule mus-

Exemple de calcul des poids pour l'entraînement d'un débutant

Exercice testé	Presse à cuisses
But de l'entraînement	Endurance avec 15 répétitions
Résultat du test/Presse à cuisses	15 répétitions avec 50 kg

Poids pour deux séries et 15 répétitions

1re semaine	25,0 kg	50 % du poids TPI
2e semaine	27,5 kg	55 %
3e semaine	30,0 kg	60 %
4e semaine	32,5 kg	65 %
5e semaine	35,0 kg	70 %

culaire (fibre musculaire) est irriguée par des vaisseaux sanguins qui l'alimentent en oxygène et en nutriments, celle-ci se reconstitue relativement vite après l'effort. En revanche, l'irrigation sanguine des tendons, des ligaments et du tissu cartilagineux (d'un adulte) est moins importante. Pour que les cartilages des disques, par exemple, soient bien nourris il faut que pressions et décompressions se succèdent constamment. Le temps nécessaire à nourrir les cartilages est donc bien plus long, surtout en position immobile. Les blessures et lésions dues aux efforts excessifs sont fréquentes chez les haltérophiles trop ambitieux qui veulent augmenter leur masse musculaire et leur force dès la première année.

Programmer son entraînement en respectant la grille de la méthode TPI contribuera à éviter des accidents pendant la phase critique qu'est cette première année. On ne commencera à augmenter l'intensité du travail d'un muscle souvent très sollicité pendant une partie du cycle, que lorsque l'appareil moteur passif se sera suffisamment habitué aux charges croissantes auxquelles il est soumis. Pendant ces semaines d'entraînement intensif, on veillera toujours à la qualité technique des mouvements. À ce stade, mieux vaut être assisté par une personne compétente.

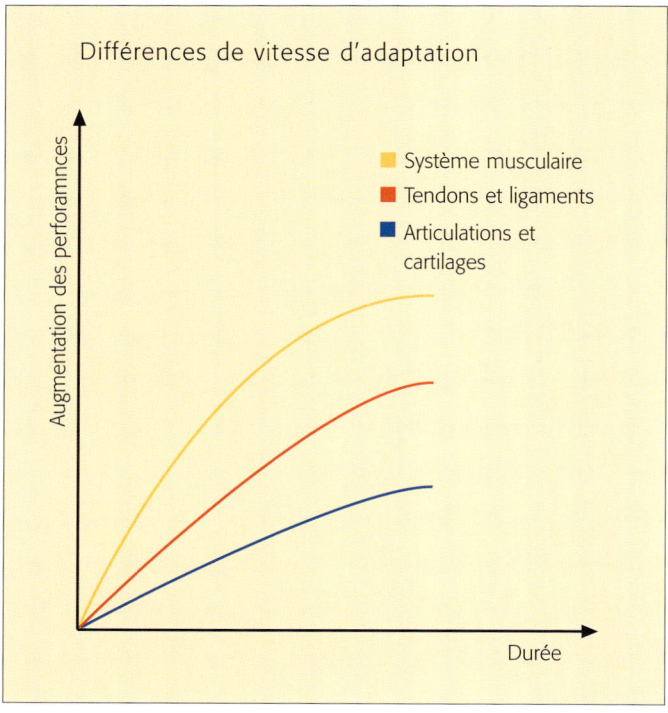

Questions sur la méthode TPI

Bien que le tableau des performances individuelles soit rationnel et très convaincant dans son application, bon nombre de questions se posent dans la pratique, questions auxquelles nous nous proposons de répondre :
Question : « Que faire si je dois interrompre l'entraînement prévu pendant une brève période (une semaine environ) ?
Réponse : En règle générale, lorsque l'interruption ne dépasse pas une semaine, vous pouvez reprendre l'entraînement avec la même intensité qu'avant. Si l'interruption est un peu plus longue, mieux vaut revenir au niveau d'intensité de la semaine précédant l'arrêt.
Question : Comment faire, si je ne peux éviter d'interrompre l'entraînement pendant plusieurs semaines ?
Réponse : Quel que soit le cycle où vous vous trouviez, il est recommandé de reprendre le cycle d'entraînement à son début. Bien entendu, vous effectuerez un nouveau test avec des poids.
Question : Comment procéder si je veux acquérir davantage de tonus pour améliorer mes performances dans une autre discipline sportive sans trop augmenter la masse musculaire ? Dans ce cas, est-ce utile d'appliquer la grille de programmation ?
Réponse : Le tonus musculaire dépend de la taille des muscles. Mais on peut aussi acquérir une force optimale pour un volume musculaire donné. Hormis le fait que la musculation est étroitement liée à l'alimentation, on peut rééquilibrer les priorités de l'entraînement tout en améliorant constamment ses capacités aux performances sans que le volume musculaire augmente démesurément. Pour cela, il suffit de diminuer sensiblement l'intensité du cycle de musculation, de renoncer à ce type d'exercices, et d'alterner constamment les cycles d'endurance à l'effort et les cycles de travail en force.
Question : Est-ce intéressant pour moi, en tant que femme, de pratiquer une méthode qui vise, entre autres, à la musculation et à l'accroissement de la force ?
Réponse : La réponse dépendra principalement des objectifs que vous vous fixez. La plupart des personnes qui fréquentent les centres de fitness, déclarent vouloir modeler leur silhouette et renforcer leur dos. Ces deux objectifs ne peuvent être atteints sans renforcer la musculature. Même si les résultats ne doivent pas être aussi spectaculaires chez une femme que chez un homme, elle devra pratiquer un entraînement intensif et régulier pour obtenir ce qu'elle veut. Dans ce cas, un entraînement bien pensé, comme la méthode TPI, peut au moins économiser du temps, des frustrations et des blessures.
Question : Faut-il que je fasse un test TPI pour chaque nouveau cycle d'entraînement ?
Réponse : Oui, bien sûr, puisque les derniers résultats du test peuvent avoir été obtenus avec des exercices différents que ceux du cycle suivant. De plus, le dernier test a été fait au moment où les performances étaient encore à un niveau plus faible.
Question : Si j'opte pour un programme à modules, faut-il que je passe un test spécifique les jours où je suis un entraînement différent ?
Réponse : Oui, nous le recommandons. Compte tenu de la fatigue accumulée à la fin d'une journée de test, les résultats peuvent être faussés, ce qui pourrait vous amener à vous entraîner avec des poids trop légers.

Question : Le jour du test est-il un jour perdu pour l'entraînement ?
Réponse : Non, car le but de chaque exercice étant d'obtenir le meilleur résultat et de mobiliser 100 % de ses capacités, le test est un entraînement très intensif. Il n'est pas rare que certains aient des courbatures les jours suivants, ce qui indique que l'effort a été particulièrement intense.
Question : Mon emploi du temps m'empêche de m'entraîner plus de deux fois par semaine. Pourtant, je désire progresser constamment, et arriver à travailler avec la même intensité que le groupe des plus avancés, est-ce possible ?
Réponse : Si vous vous êtes au moins entraîné pendant un an avec la méthode TPI, votre appareil moteur passif sera suffisamment adapté pour que vous puissiez supporter un entraînement plus intensif.

Les sportifs qui s'entraînent régulièrement mais qui, redoutant l'emploi du temps qu'impose l'entraînement programmé, ne souhaitent pas suivre la méthode TPI, peuvent appliquer deux des grands principes qui sous-tendent cette méthode. D'une part, ils alterneront les périodes d'entraînement à l'endurance, l'hypertrophie et la musculation, et programmeront l'intensité du travail par cycles. D'autre part, ils modifieront les paramètres de travail toutes les quatre ou six semaines. L'intensité est facile à moduler puisqu'il suffit de choisir entre des exercices simples, moyennement difficiles, difficiles et très difficiles. Au cours des deux premières semaines d'un nouveau cycle d'entraînement, les exercices sont faciles et ne font pas l'objet de tests, puis viennent des exercices de difficulté moyenne pendant les deux semaines suivantes, et enfin, deux semaines de travail difficile et très difficile. Mais il faudra attendre une année avant de procéder de cette manière, car seule l'expérience permet d'éviter le surmenage de l'appareil moteur passif pendant les dernières semaines d'entraînement. Ce dosage subjectif de l'effort fait certes perdre de nombreux avantages de la programmation détaillée, mais il réduit le risque de lésions ou de surentraînement et empêche les performances de stagner.

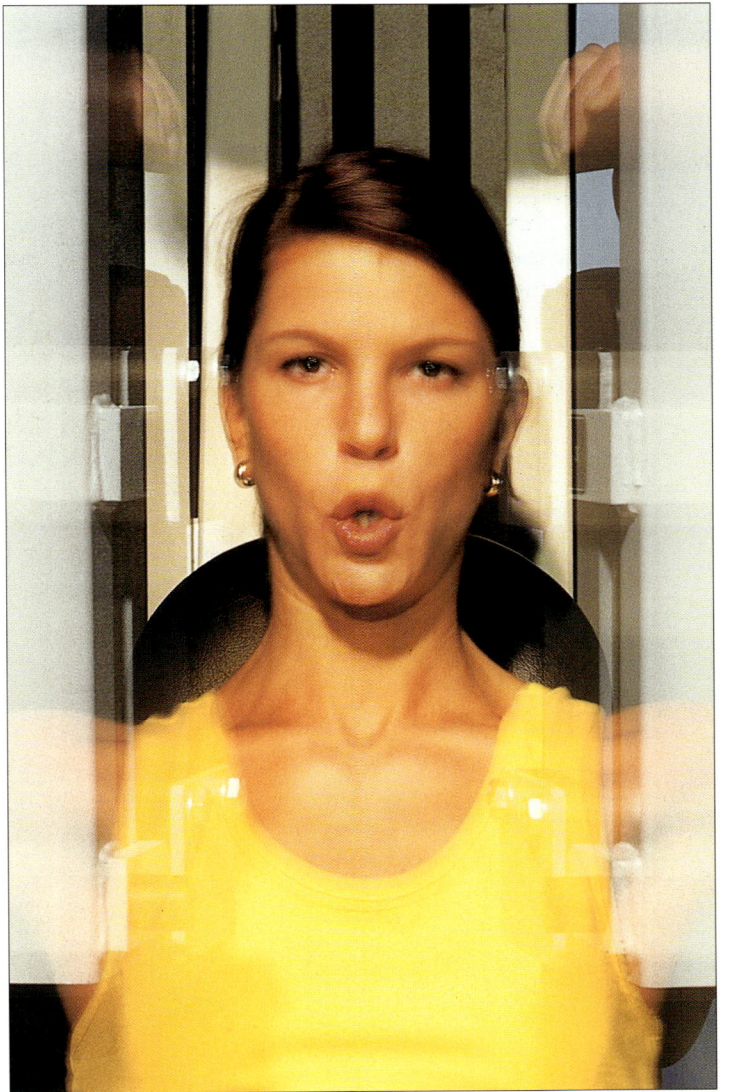

4. Contrôle de l'entraînement

L'entraînement programmé ne saurait être efficace sans contrôle, bien que le terme de controlling convienne mieux car on évalue les données présentes dans la perspective de programmer les cycles suivants. Même si le diagnostic a été soigneusement établi et si les objectifs sont réalistes, il est toujours possible que le programme d'un mésocycle ne puisse être que partiellement réalisé. Ceci peut avoir plusieurs causes : une maladie, une blessure, des exigences professionnelles, ou autres motifs, sont susceptibles d'interrompre l'entraînement. Si vous avez déjà atteint certains objectifs mais pas tous, il faudra adapter les programmes d'entraînement des mésocycles suivants.

Vous avez aussi peut-être constaté de vous-même que l'entraînement prévu vous sollicite trop, ou pas assez. Dans ce cas, l'analyse de votre programme d'entraînement jouera un rôle comparable à celui de l'altimètre d'un avion : si l'altitude atteinte par l'avion diffère de l'altitude voulue, il faut y remédier, vous effectuerez alors des corrections à la hausse ou à la baisse. Mais des résultats s'écartant trop des pronostics peuvent être aussi dus à des erreurs lors des tests.

Le journal d'entraînement

Tenir un journal d'entraînement vous aidera à détecter les raisons pour lesquelles certains objectifs n'ont pas été atteints. Votre journal servira de mémoire que vous consulterez pour rechercher les causes d'échec. Vous y consignerez les données qui ont servi à établir le programme d'entraînement, les indications sur votre alimentation et compléments alimentaires, vos périodes de repos et de sommeil, les résultats marquants etc… Une visite chez le dentiste peut avoir autant d'impact sur les résultats que la préparation d'un examen.

Le modèle reproduit ici vous guidera pour noter vos observations. De plus, vous trouverez un formulaire destiné à la photocopie en annexe à ce livre. En fonction de vos centres d'intérêts, vous pourrez ajouter d'autres indications, renseignements concernant la nutrition, certaines mensurations ou les points qui vous semblent importants. En adaptant votre programme aux circonstances, vous éviterez les phases de stagnation et vous progresserez constamment. Les ajustements les plus fréquents portent sur les points suivants : intensité de l'entraînement, succession des exercices, répétitions des tests et changement de programme en fonction des résultats.

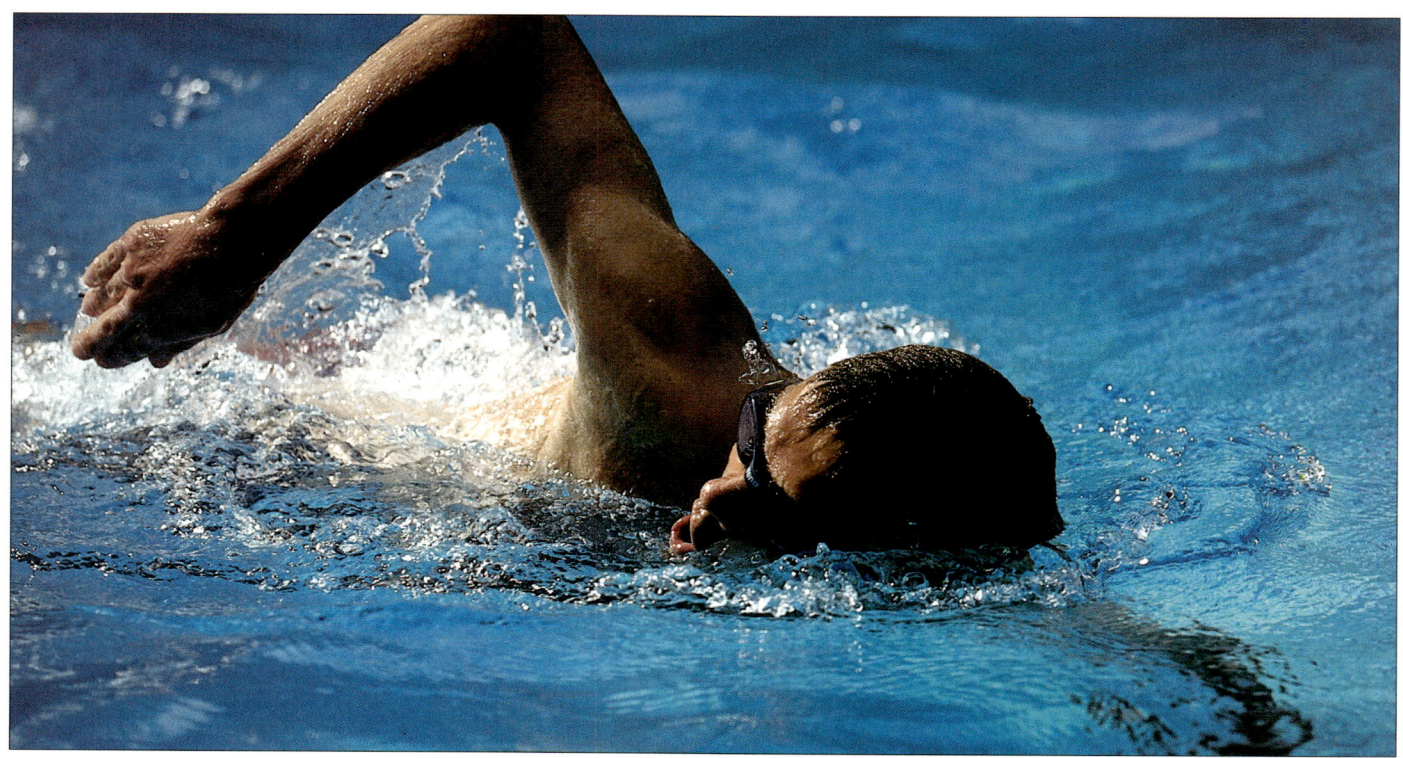

		Date	27. Mai		Poids	80,5 kg

Entraînement

Muscles concernés	Exercice	Nombre de série	Reprises	Poids par série
Tronc	Pression ventrale	3	15	/
Jambes	Pression des jambes	3	15	120 120 120
Torse	Presse	3	16	52,5 52,5 52,5
Épaules	Élévation latérale	2	15	7,5 7,5

Durée de l'entraînement 40 min.

Activités aérobies

Appareil/discipline	Durée	Effort/Watt	Pouls début	Pouls milieu	Pouls fin	Pouls au repos
Vélo	10	125 Watt	68	130	143	/
Stepper	30	Niveau 1	95	146	139	103

Durée de l'entraînement 40 min

Phases de repos

de	à	durée	Remarques
23:30	5:00	5,5 h	

Total 5,5 h

Entraînement programmé - résumé

- Vérifiez si entreprendre un entraînement fitness vous pose un problème de santé.
- Évaluez votre niveau initial en ce qui concerne la force, l'endurance, la souplesse, la rapidité et la coordination.
- Déterminez des objectifs réalistes dans divers domaines en tenant compte de vos caractéristiques physiques.
- Programmez votre entraînement sur une période assez longue (par exemple six à douze mois).
- Répartissez votre planning à long terme sur plusieurs cycles (mésocycles) de quatre à six semaines.
- Diversifier régulièrement le programme de travail de musculation en pratiquant alternativement l'endurance à l'effort, l'hypertrophie et la musculation pure (effort maximal).
- Pour la programmation de l'entraînement aux sports d'endurance, alternez régulièrement le travail de courte durée, de durée moyenne et de longue durée.
- Au cours d'un mésocycle, augmentez l'intensité de votre entraînement en musculation comme en endurance. Limitez l'intensité du travail pendant la première phase de chaque nouveau cycle.
- Vérifiez régulièrement si votre entraînement est sur la bonne voie et si vous pensez atteindre les objectifs principaux; dans le cas contraire :
  – réagissez lors du mésocycle suivant,
  – refaites régulièrement le test initial décrit précédemment,
  – effectuez d'autres tests intermédiaires à la fin de chaque mésocycle.

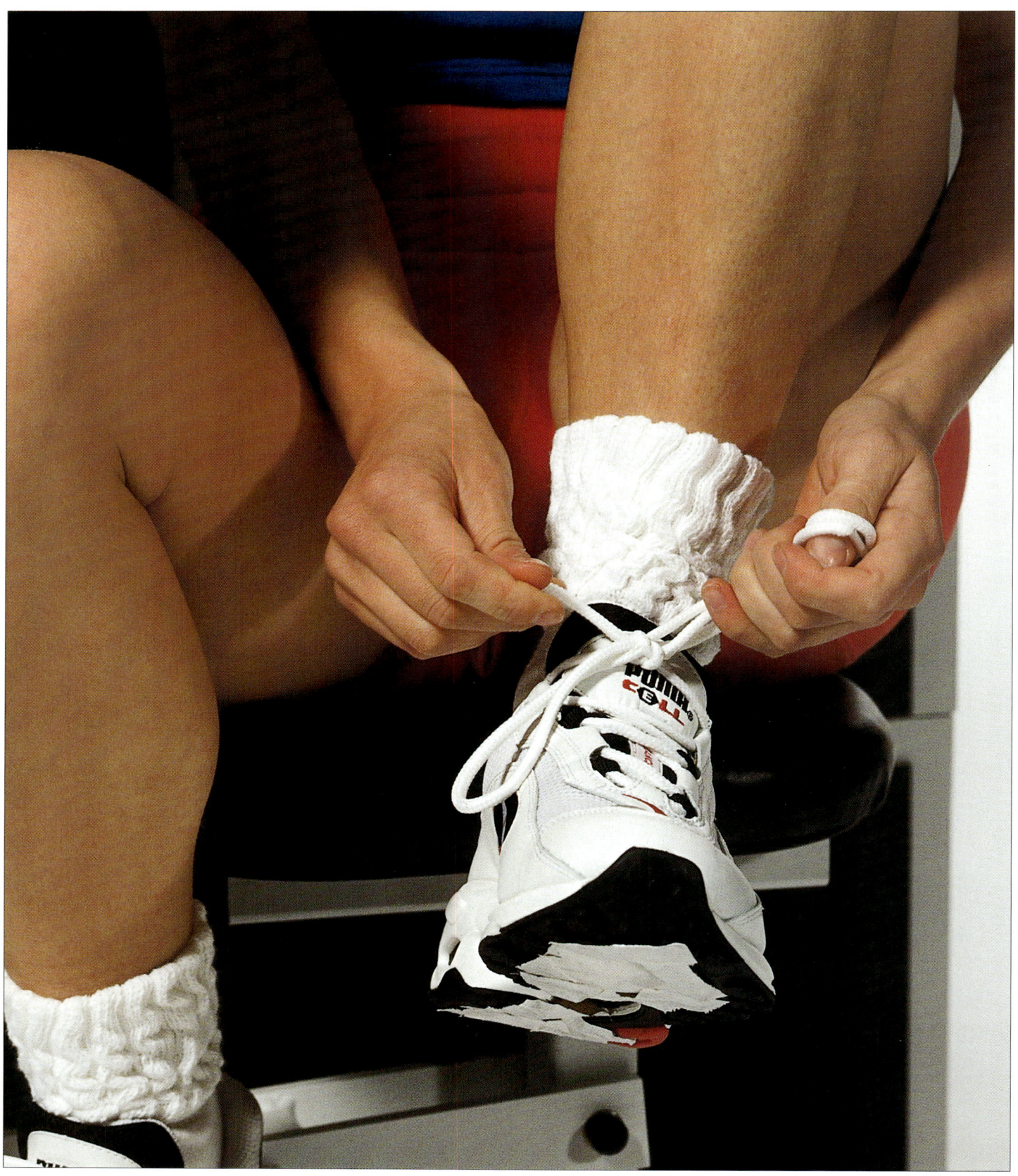

L'unité d'entraînement

Les diverses étapes de l'entraînement pour un résultat optimal

En fitness, les sportifs moyens s'entraînent environ une heure et demie, deux fois par semaine. Par conséquent, pour mieux tirer partie du temps investi, chaque unité d'entraînement doit tenir compte de toutes les composantes du fitness et les harmoniser. Bien évidemment, les écarts par rapport à cette moyenne sont parfois considérables. Toutefois, les sportifs qui consacrent beaucoup plus ou moins de temps à leur entraînement respecteront eux aussi les lignes de conduite exposées par la suite. Nous recommandons tout particulièrement aux personnes s'entraînant fréquemment de répartir les axes de travail, par exemple musculation ou endurance, sur plusieurs unités d'entraînement. S'il s'agit pour vous de développer toutes vos capacités physiques, l'organisation d'une unité d'entraînement devra obéir à la logique qui fournira les meilleurs résultats.

Aperçu d'une unité optimale d'entraînement

1. Échauffement
2. Musculation
3. Endurance
4. Assouplissement
5. Récupération
6. Régénération

Que votre entraînement soit long ou bref, vous ne pourrez pas vous soustraire à un échauffement complet, également appelé warm-up. Les transformations subies par votre corps pendant cette phase d'entraînement ainsi que les conseils pratiques pour un échauffement optimal seront expliqués aux pages suivantes.

Votre organisme n'est en mesure d'accomplir une performance qu'après échauffement. Vous avez fait le plein d'énergie quand vient le moment de vous entraîner avec des haltères de poids variables. Le succès du travail dépend essentiellement de l'harmonie entre le cerveau et le système nerveux avec la musculature. Si le travail des haltères succédait à un exercice d'endurance, il serait moins efficace, et la fatigue augmenterait le risque de lésions pendant les exercices de musculation. Les exercices d'endurance doivent donc obligatoirement succéder au travail de musculation.

Pour progresser et parvenir à adapter son corps par les exercices d'endurance, nous recommandons de s'entraîner au moins une heure par semaine. Cette heure sera elle-même divisée en unités de trente minutes ou au plus, en cinq unités de douze minutes par semaine. Si vous vous entraînez trois fois par semaine, par exemple, consacrez alors vingt minutes au travail des poids et la même durée à l'endurance. Pour accroître les capacités cardiovasculaires, prévoyez une durée totale de trois heures par semaine que vous répartirez sur trois à six unités d'entraînement.

Vous devrez aussi consacrer un temps suffisant à la mobilité articulaire. Pour que l'entraînement fitness soit optimal, il faut que chaque unité d'entraînement comporte des exercices d'assouplissement musculaire qui succéderont au travail en force. Vous éviterez ainsi les crampes et le raccourcissement du muscle soumis à un travail intensif. Prévoyez une séquence à part après vos exercices d'endurance. Pour cela, référez-vous au chapitre *Assouplissement*, vous y trouverez des exercices d'étirement à pratiquer entre les séries de travail de musculation. Nous conseillons aussi d'introduire une phase de récupération après l'entraînement à l'endurance, ainsi que de faire des exercices d'étirement à la fin du programme.

Les phases de récupération visent à ramener l'organisme, qui travaillait à un rythme accéléré, à l'état normal. La récupération est un moment charnière entre la fatigue due à l'entraînement et la reconstitution des ressources. La période de repos qui commence par une relaxation musculaire peut être suivie de méthodes régénératrices. Ces phases sont indispensables pour que votre corps puisse reprendre un entraînement profitable.

Même si vous consacrez une unité à part aux exercices d'endurance sans faire d'exercices de musculation, vous respecterez les séquences d'échauffement et de relaxation. De plus, vous consacrerez quelques exercices à l'assouplissement et vous pratiquerez la relaxation en fin de séance.

Échauffement

Souvent négligé, l'échauffement, aussi appelé warm-up, écarte le risque de lésions, prépare l'organisme au travail et aux performances. Ses avantages sont les suivants :

- il accroît la disponibilité du corps à la performance ;
- il améliore les dispositions psychiques ;
- il améliore la coordination des mouvements ;
- il réduit le risque de lésions.

Le terme d'échauffement désigne la phase initiale d'une unité d'entraînement. Toutefois, on distingue plusieurs types d'échauffements. Il se divise en trois phases :

- échauffement global ;
- échauffement individuel ;
- échauffement spécifique.

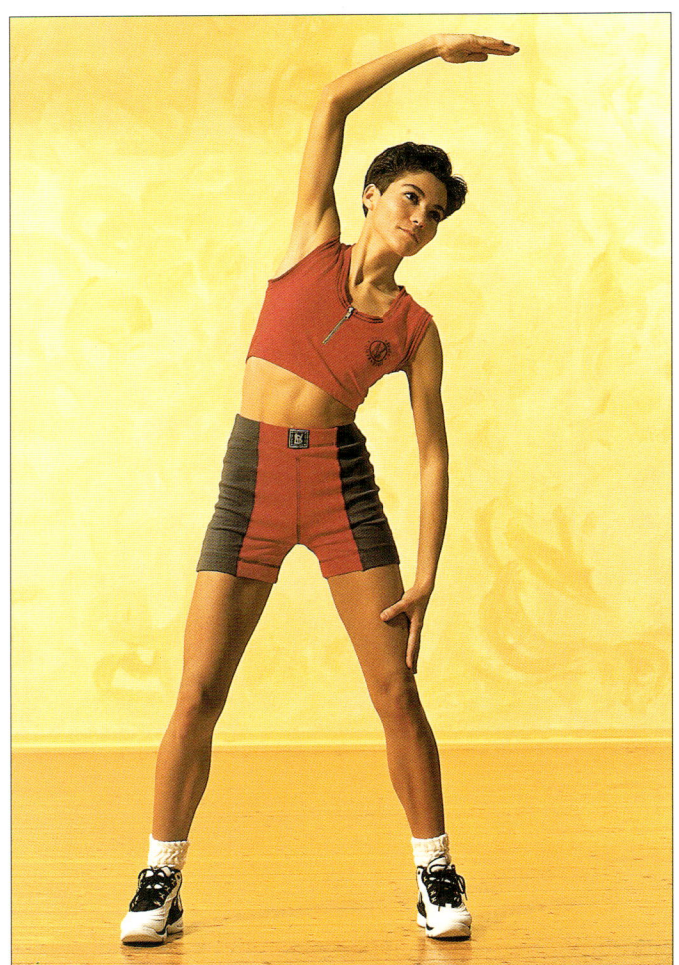

L'échauffement global vise à améliorer la circulation sanguine, à élever la température corporelle et à accélérer la sudation. La température corporelle augmentant, le sang et les liquides du tissu musculaire se fluidifient. L'élasticité du muscle est accrue et le risque de blessures diminue. Une bonne irrigation sanguine favorise l'apport en oxygène et en énergie dans le muscle qui doit travailler, et augmente ainsi ses capacités à la performance. La phase d'échauffement global devrait durer entre huit et douze minutes quand on prévoit des efforts de niveaux faible et moyen. En salle de sport, il se pratique sur les vélos ergonomiques, les steppers et les tapis de marche. L'échauffement global en plein air ne devrait pas être négligé. Les dix premières minutes seront consacrées au vélo ou à la course à pied, sans forcer. La fréquence cardiaque s'accélère en une dizaine de minutes quand on limite l'intensité du travail pendant la première partie de l'échauffement, pour l'augmenter ensuite progressivement. Le pouls d'un quadragénaire devrait atteindre 120 à 140 pulsations à la fin de l'échauffement global (160 à 180 pulsations par minute moins l'âge). Ne prolongez pas la durée de cette première phase au-delà de douze minutes. Vous risqueriez de vous fatiguer et de dépenser trop d'énergie, ce qui nuirait ensuite à votre entraînement.

L'échauffement individuel est entièrement adapté aux prédispositions et aux affinités de chaque sportif. En cas de raccourcissement de certains muscles, on pratiquera des étirements qui mobiliseront les articulations concernées, dès la phase d'échauffement. Les autres sportifs ne négligeront pas ces exercices qui constituent une excellente préparation de l'articulation qui sera la plus sollicitée pendant l'entraînement.

L'échauffement spécifique prépare les exercices de musculation. Il prépare les muscles, les articulations ainsi que les cartilages

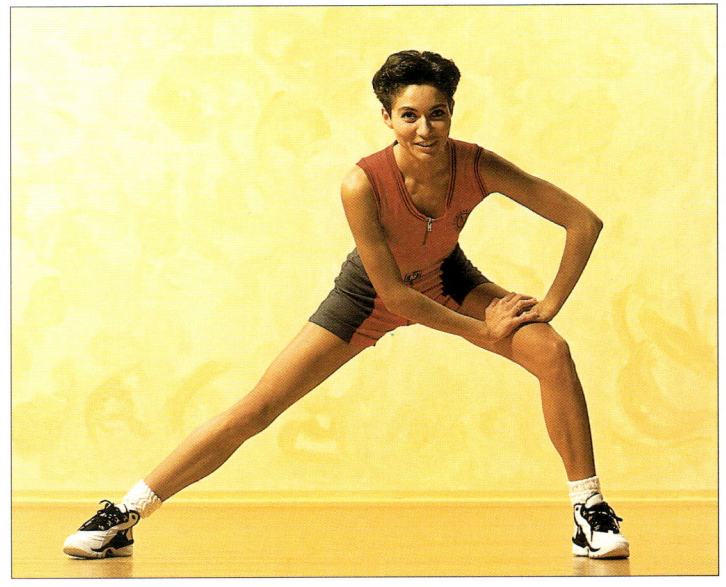

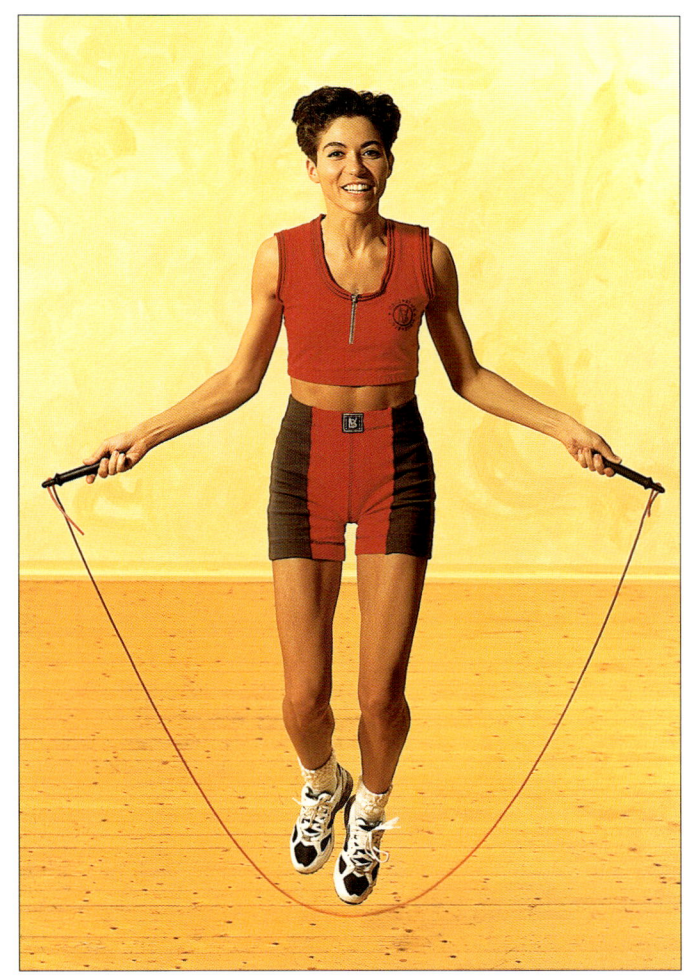

à l'effort. L'échauffement entraîne une production accrue de lubrifiant articulaire et empêche ainsi les frottements tout en augmentant l'élasticité du cartilage qui absorbe ce liquide. Le cartilage s'épaissit. Son effet tampon est plus important. Et comme sa surface augmente, les pressions dues à l'effort sont mieux réparties. Par ailleurs, cet échauffement améliore considérablement la corrélation entre le système nerveux et le muscle. La meilleure façon d'échauffer un muscle à des fins spécifiques est d'effectuer les mêmes exercices qu'à l'entraînement en commençant par travailler avec des poids relativement légers tout en augmentant le nombre de répétitions. Exemple : si l'on veut effectuer des squats de 60 kg avec 10 répétitions, on s'échauffera en commençant par 20 répétitions avec 30 kilos ; après une pause de 90 secondes, on passera à 15 répétitions avec 45 kilos ; puis, après une dernière pause, on effectuera une véritable série d'entraînement avec 60 kilos et 10 répétitions.

Pour être rigoureux, il faut tenir compte de l'échauffement mental. Le sportif se concentrera alors sur l'unité d'entraînement qui l'attend. Ce travail mental aide à oublier les problèmes quotidiens pour ne penser qu'à la série d'exercices à effectuer. Ceux qui réussissent anticipent souvent le déroulement des gestes qu'ils feront ensuite. Ils visualisent le geste et se l'imaginent. Dans les compétitions de saut en hauteur, les athlètes se représentent la succession des mouvements jusqu'au saut. Souvent, on voit même leur corps esquisser le saut réel comme s'ils mimaient leur essai avant de se lancer. Les meilleurs sauteurs rapportent qu'ils sont incapables de passer la barre s'ils sont dérangés pendant la phase de concentration. Ce travail mental n'est pas réservé à l'athlète de haut niveau. Nous le recommandons aussi au sportif amateur car il contribue à améliorer les performances tout en réduisant le risque de blessures.

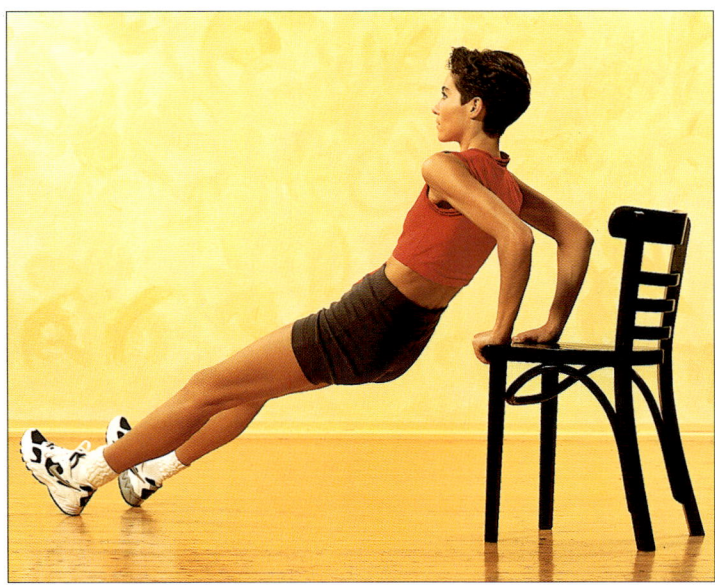

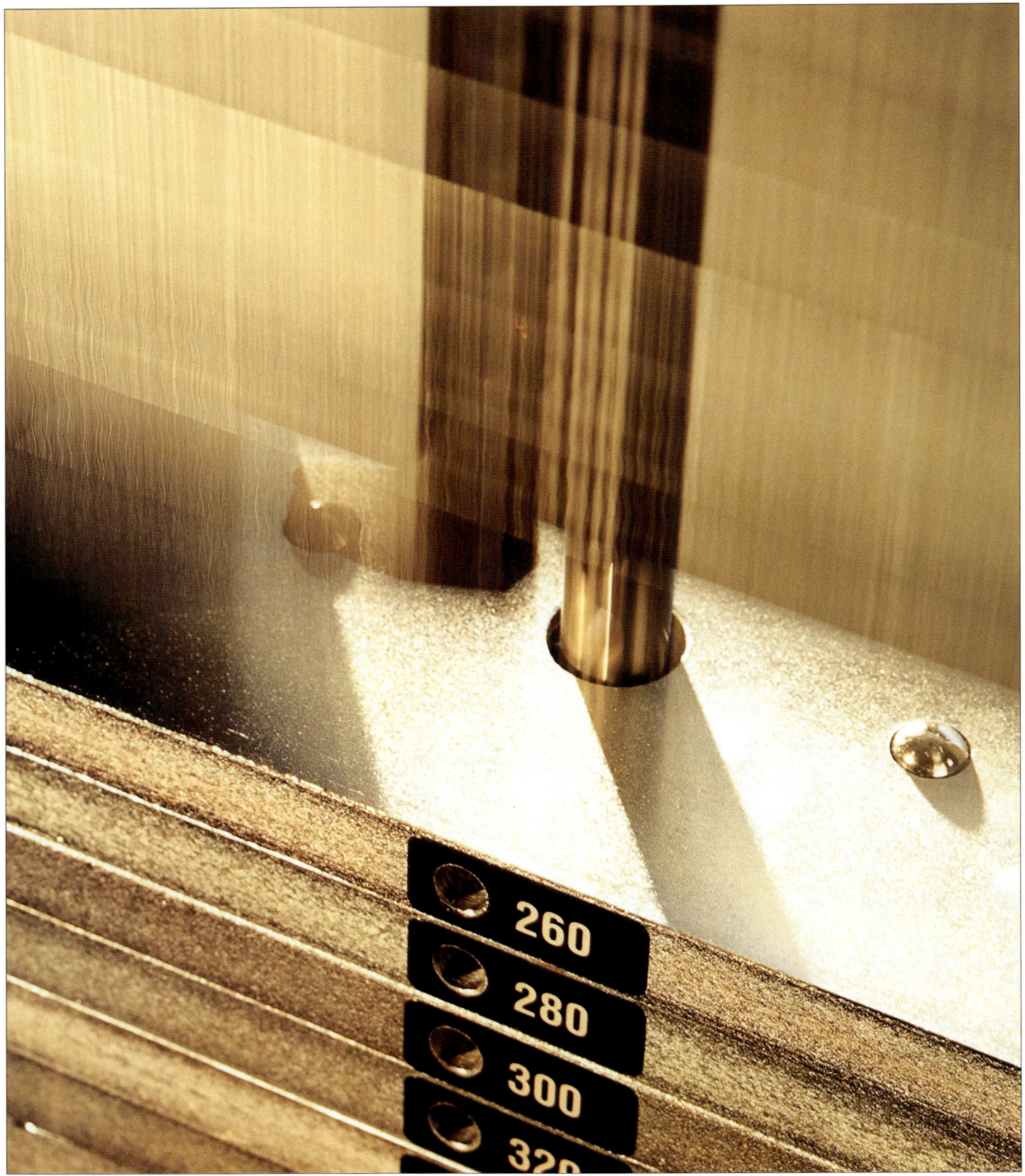

EXERCICES

Exercices de musculation – comment fonctionnent-ils ?

D'un point de vue mécanique, la seule fonction des fibres musculaires est de se rétracter. Le muscle se contracte. La fibre musculaire travaille selon le principe du « tout ou rien ». Soit elle entre en action et se rétracte entièrement en développant une force donnée, soit elle reste inerte. Si le stimulus nerveux qui parvient à la fibre musculaire est assez fort, il provoque la contraction de tout le muscle. S'il est trop faible, le muscle est entraîné de façon passive. Les muscles qui produisent les mouvements des articulations appartiennent aux muscles squelettiques. Le muscle cardiaque, les muscles des vaisseaux sanguins et du système digestif font partie des muscles lisses. Ceux qui dépendent de la volonté sont appelés muscles striés.

Notre squelette comporte plus de 210 os reliés entre eux par des articulations. Chaque articulation est actionnée par deux muscles, au moins, qui sont fixés à l'os par un tendon. Si l'on commande au muscle de se rétracter, le tendon exerce une force sur les os. Le muscle qui, en se contractant, contribue à rapprocher les os d'une articulation est appelé *agoniste.* Sa contraction n'étant qu'active, il est incapable de ramener les os de l'articulation dans leur position initiale. Pour cela, il faut une force allant dans la direction contraire. Celle-ci est produite par le muscle qui agit de l'autre côté de l'articulation. Le muscle qui inverse le mouvement induit par l'agoniste est appelé antagoniste. Si une articulation est commandée par plusieurs muscles qui agissent ensemble dans la même direction, on parle de synergistes. Les points où le muscle est raccordé à l'os par l'intermédiaire du tendon sont appelés insertion ou origine. L'origine se situe en règle générale plus près du milieu du corps, dans une partie fixe, tandis que l'insertion concerne la partie mobile qui, d'ordinaire, est plus éloignée du centre du corps.

Nous possédons plus de 400 muscles squelettiques. Chacun d'entre eux est susceptible d'actionner une articulation d'une manière bien définie. Leur action dépend autant de la constitution de l'articulation que de l'endroit où se situent l'insertion et l'origine du muscle.

Vous trouverez des informations plus détaillées dans le chapitre intitulé *Anatomie*. Avant de choisir un exercice destiné à faire travailler un muscle ou un ensemble de muscles, il faut connaître sa fonction et savoir comment il agit sur l'articulation. Par principe, les muscles les plus importants pour nos mouvements sont ceux qui relient deux os en dessinant la ligne la plus courte. Plus ils ont été étirés, c'est-à-dire plus la distance à parcourir lors de la contraction est longue, plus ils sont sollicités par l'exercice choisi.

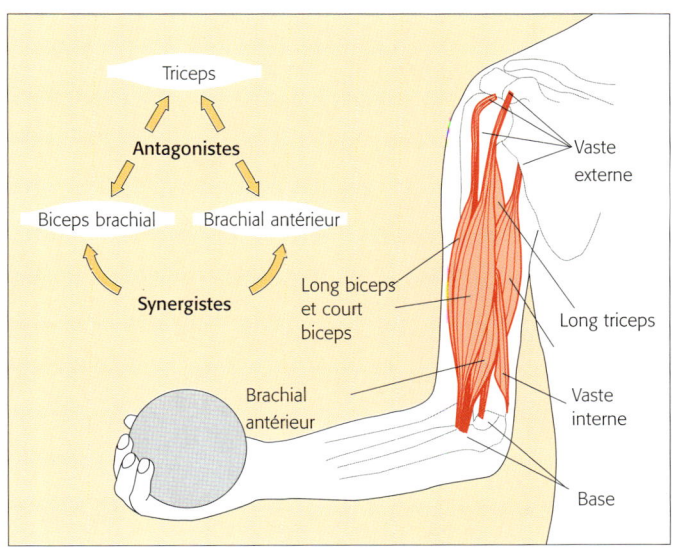

Musculature du bras : muscle agoniste, son contraire (antagoniste) et les coéquipiers (synergistes) qui commandent la flexion et l'extension du bras.

Prévenir les atrophies et y remédier

Les pages suivantes ainsi que la liste d'exercices contiennent de nombreux renseignements qui vous aideront à mieux comprendre le fonctionnement de chaque muscle. Le chapitre *Anatomie* présentera certains de ces exercices de manière plus approfondie au moyen d'illustrations. Quand vous aurez acquis une certaine expérience en matière de musculation, vous constaterez que mieux connaître le travail d'un muscle présente un avantage notoire. Vous ne manipulerez les haltères que dans une certaine direction, vous contracterez consciemment certains muscles et vous déplacerez naturellement les poids. Vous remarquerez très vite la différence, car étant capable de contracter volontairement un muscle donné, vous prendrez conscience de votre corps et des mouvements qu'il effectue. Vous utiliserez mieux votre musculature dans les activités quotidiennes, ce qui se répercutera sur votre attitude corporelle.

Deux autres types de muscles se trouvent sous les muscles squelettiques. Les uns exercent une fonction de soutien tandis que les autres ont un rôle dynamique. Les muscles chargés du soutien font partie de la *musculature tonique*, et les muscles dynamiques appartiennent à la *musculature phasique*. En cas d'efforts répétés, de mouvements incorrects ou d'un travail excessif, les muscles toniques sont trop tendus, ce qui entraîne leur raccourcissement. La tension de la musculature phasique diminue, et les muscles s'atrophient. Le déséquilibre qui en résulte est appelé d*éséquilibre musculaire*. Dans le chapitre consacré à la *souplesse*, nous présenterons dans le détail les muscles qui tendent à se raccourcir, puis nous expliquerons comment leur rendre l'élasticité souhaitée. Mais ici, nous examinerons la musculature phasique parce qu'elle est la plus sujette à l'atrophie.

On peut pallier l'atrophie de ce groupe de muscles (voir graphique) au moyen d'exercices appropriés. Mais avant de se mettre au travail, nous recommandons de rechercher les causes de cette faiblesse. Les facteurs suivants peuvent perturber l'équilibre musculaire :

- manque de mouvement en général ;
- mauvaise position au travail (observée par exemple chez les coiffeurs, photographes, dentistes, etc.) ;

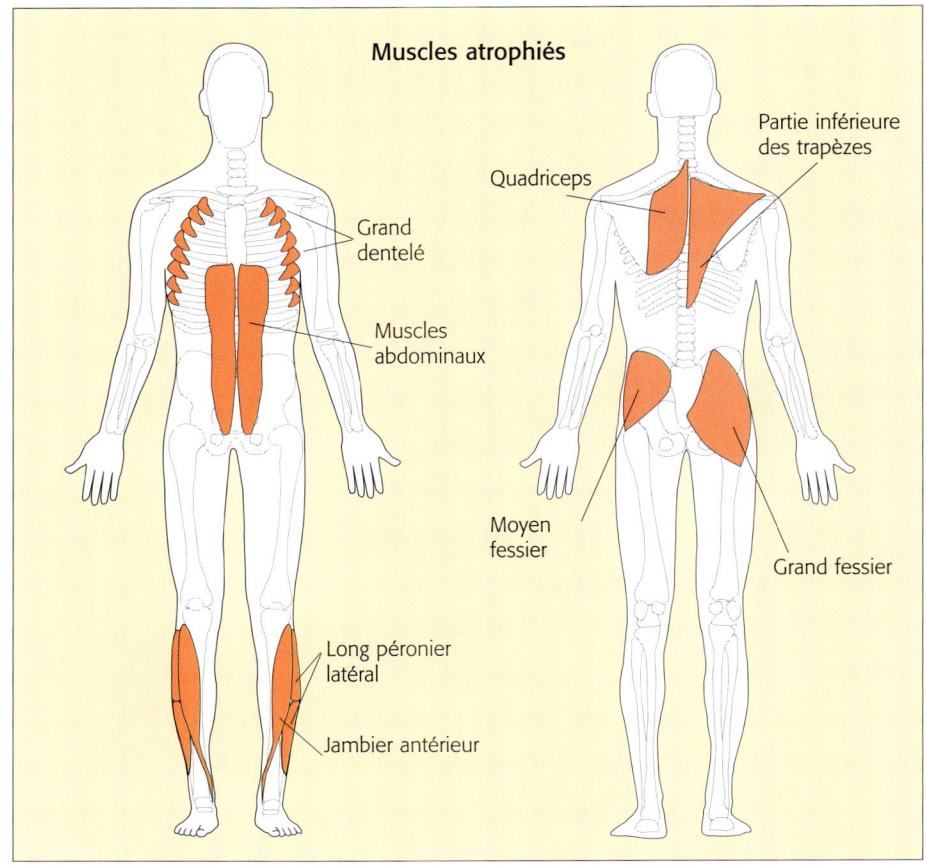

- position assise prolongée ou fréquente (sièges non ergonomiques) ;
- chaussures inadaptées ;
- déformations innées du squelette ;
- problèmes psychiques graves.

Beaucoup d'entre nous sont contraints de rester assis pendant de longues heures. Dans cette position, certains muscles restent en extension et s'atrophient, par exemple les muscles fessiers. Chez d'autres personnes, l'appareil moteur est sollicité de façon répétitive, même par les activités sportives. Les sportifs des disciplines les plus diverses trouveront dans le chapitre intitulé *Programmes* des conseils sur la manière de remédier à ces inconvénients en pratiquant des exercices complémentaires.

Terminologie

Si vous discutez avec une personne qui pratique le fitness, vous constaterez très vite qu'on emploie une terminologie spécifique comme il en existe dans d'autres domaines. Vous trouverez ci-dessous quelques explications sur les termes employés en musculation.

La *phase positive du mouvement* ou *travail musculaire concentrique* sert à augmenter le tonus. C'est le moment où l'on vient à bout d'une résistance, en levant un poids par exemple.

La *phase négative du mouvement* ou *travail musculaire excentrique* sert aussi à augmenter le tonus musculaire. Elle désigne le moment où l'on cède à la résistance en faisant descendre le poids.

Travail musculaire statique : le muscle se contracte contre une résistance sans qu'il y ait rapprochement entre l'insertion et l'origine du muscle.

Travail musculaire dynamique : le muscle surmonte une résistance en se contractant. L'insertion et l'origine se rapprochent.

Répétition : il s'agit du déroulement d'un mouvement à partir de la position initiale (où le muscle est étiré) à la position intermédiaire (où il est raccourci), jusqu'à la position finale (où le muscle est de nouveau étiré). La répétition comprend un mouvement positif et un mouvement négatif.

Série : désigne une succession continue de plusieurs répétitions. Si vous travaillez l'endurance, l'hypertrophie ou la musculation, référez-vous au chapitre intitulé *Entraînement programmé.* Dans l'entraînement fitness axé sur la mise en forme, le nombre de répétitions se situe entre 5 et 25 au maximum.

Contraction musculaire isométrique : il y a contraction isométrique, quand la tension musculaire augmente, tandis que l'allongement du muscle reste constant. Ceci correspond à un travail musculaire statique.

Contraction musculaire isotonique : la tension du muscle reste élevée et constante tandis que l'allongement du muscle varie. Cette tension musculaire implique plusieurs types de travail : on la rencontre rarement dans la pratique. Chaque effort fourni pour vaincre une résistance provoque des effets de levier et des variations de la tension musculaire. Comme l'effet du travail de musculation est optimal quand la tension musculaire reste longtemps au niveau le plus élevé, les appareils d'entraînement sont équipés de cames. Celles-ci servent à compenser les variations de la tension en modifiant l'effet de levier.

Contraction musculaire auxotonique : la tension musculaire varie avec le degré d'allongement du muscle. Ce type de contraction résulte des différents effets de levier produits par presque tous les mouvements dynamiques de la vie quotidienne. Peu importe que l'on déplace un poids ou que le corps soit seulement en mouvement.

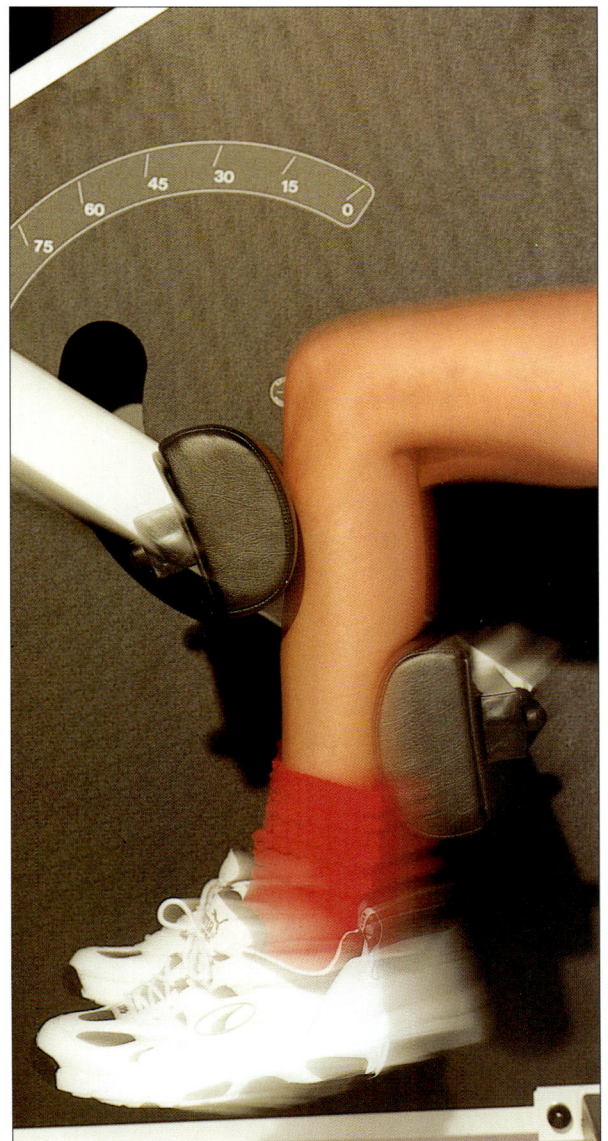

EXERCICES

Explications d'ordre général

Règles d'or

Avant d'utiliser des haltères ou un appareil d'entraînement, procédez aux vérifications suivantes :

- l'haltère est-il équipé du poids désiré ? Vérifiez aussi si le poids est bien fixé.
- votre position — debout, assis ou allongé — est-elle correcte ?
- êtes-vous libre de vos mouvements ?
- les poids sont-ils bien répartis des deux côtés de la barre ?
- les disques de la barre possèdent-ils une fixation de sécurité ?
- vérifiez l'état de l'appareil, et surtout les détails techniques : lanière rugueuse, torons d'une corde ou d'un câble servant à la musculation.

Veillez aussi à respirer correctement pendant les exercices de musculation. Expirez au moment où vous soulevez la charge (quand le muscle se contracte). Inspirez de nouveau quand vous la baissez (quand le muscle s'allonge).

Quand vous vous entraînez avec les poids, respectez les consignes suivantes : contrôlez toujours le déplacement du poids, évitez de prendre de l'élan ou de faire des mouvements brutaux. À chaque phase du mouvement, vous devez être capable d'arrêter immédiatement le poids au signal. La musculature sera entièrement sollicitée si vous respectez ces règles fondamentales. De plus, vous éviterez le surmenage musculaire et les lésions.

La description du déroulement des exercices contient des conseils qui vous aideront à protéger les articulations concernées. Certains exercices pourraient, certes, être effectués sans crainte pendant une période plus longue que celle indiquée dans les explications, mais ceci risquerait de solliciter inutilement l'articulation concernée. Lors de l'entraînement fitness, la préservation des articulations et de l'appareil moteur passif a toujours priorité sur l'efficacité du travail musculaire. Le muscle ne profite d'un exercice que si l'appareil passif produit un effort minimal.

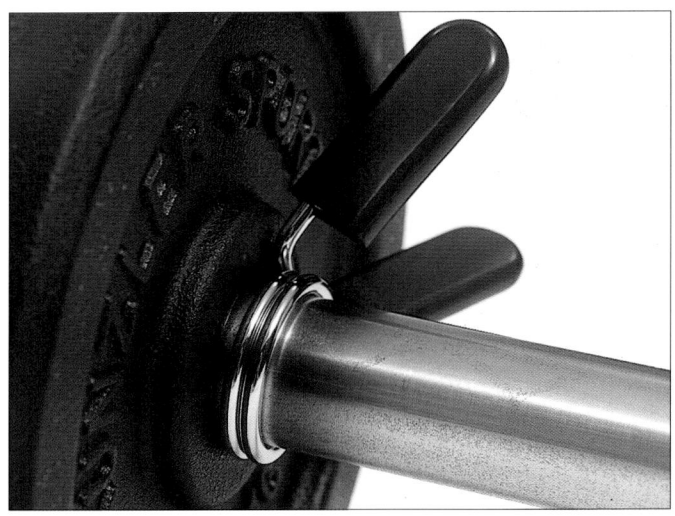

Appareils

En musculation, on utilise des appareils qui agissent comme des résistances. Les plus courants sont les suivants :

- appareils avec systèmes de fixation des poids ;
- appareils à air comprimé ;
- appareils à pression hydraulique ;
- haltères (courts ou sous forme de barres) ;
- dispositifs de traction en divers matériaux élastiques, par exemple, extenseurs en ressorts métalliques, lanières en caoutchouc (rubberband), tubes ;
- le poids du corps ou d'une partie du corps.

Même quand les mécanismes musculaires mis en œuvre pour vaincre une résistance restent identiques, la courbe d'effort ainsi que la force développée varient en fonction de l'appareil ou du matériel utilisé. Tandis que pour les exercices avec les haltères ou les exercices qui concernent tout le corps ou une partie de celui-

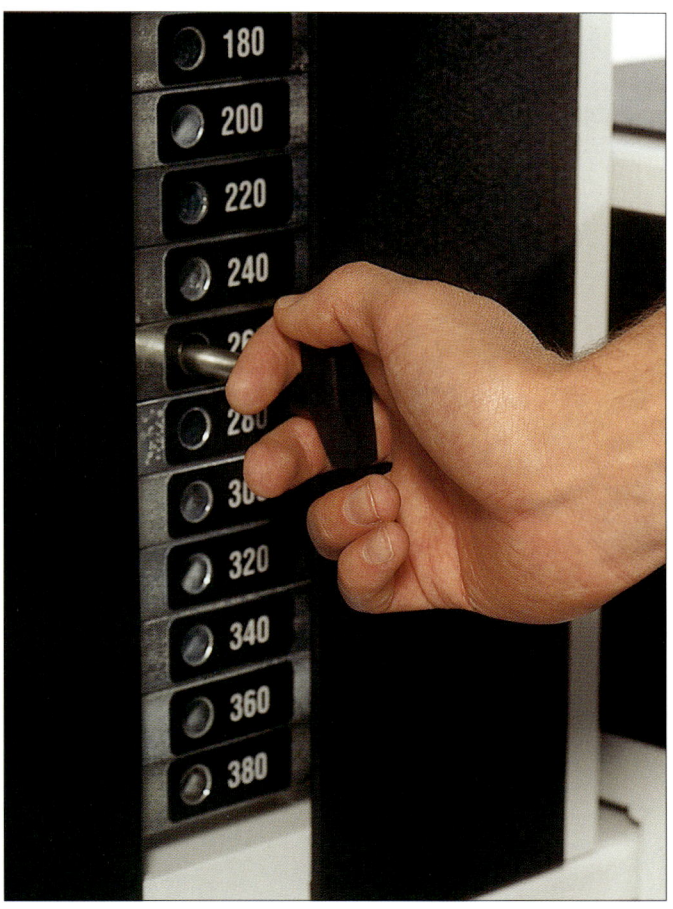

modernes de musculation sont pourvus d'extenseurs (appelés cames) qui transmettent directement la charge choisie à la musculature du sportif. La came est conçue de façon à produire une tension musculaire constante.

Chaque appareil agissant différemment, il est conseillé de varier et de combiner leur utilisation pendant l'entraînement. Ceci permettra d'entraîner de façon optimale les muscles concernés. La force développée par le muscle est régulière pendant tout le déroulement du mouvement, tout comme sont prises en compte l'endurance, l'hypertrophie et la force parmi les objectifs fixés.

ci, l'effet de levier correspond à l'apesanteur, les systèmes de traction et les machines modernes d'entraînement modifient considérablement les forces qui agissent sur les muscles.

Les tubes ou les rubberband destinés à intensifier l'exercice varient en fonction du niveau de chacun. Ils sont de couleurs différentes pour aider les sportifs à les choisir en tenant compte de leur niveau. Ils permettent d'alterner rapidement l'intensité des efforts sans devoir changer les disques comme pour des haltères. De plus, ce matériel est très léger et se transporte facilement. On peut ainsi l'emporter en vacances ou en voyage d'affaires et poursuivre l'entraînement. Nous signalons aussi que le déroulement des mouvements effectués diffère en fonction du matériel utilisé : extenseur, tube ou haltère. Dans le maniement des haltères, la résistance est relativement uniforme pendant tout l'exercice. Celle qu'exerce l'extenseur ou le tube augmente entre le début et la fin du mouvement. Avec l'extenseur ou le tube, la phase finale du mouvement est la plus difficile, tandis qu'avec les haltères, cette phase semble plus facile que la phase intermédiaire. Les appareils

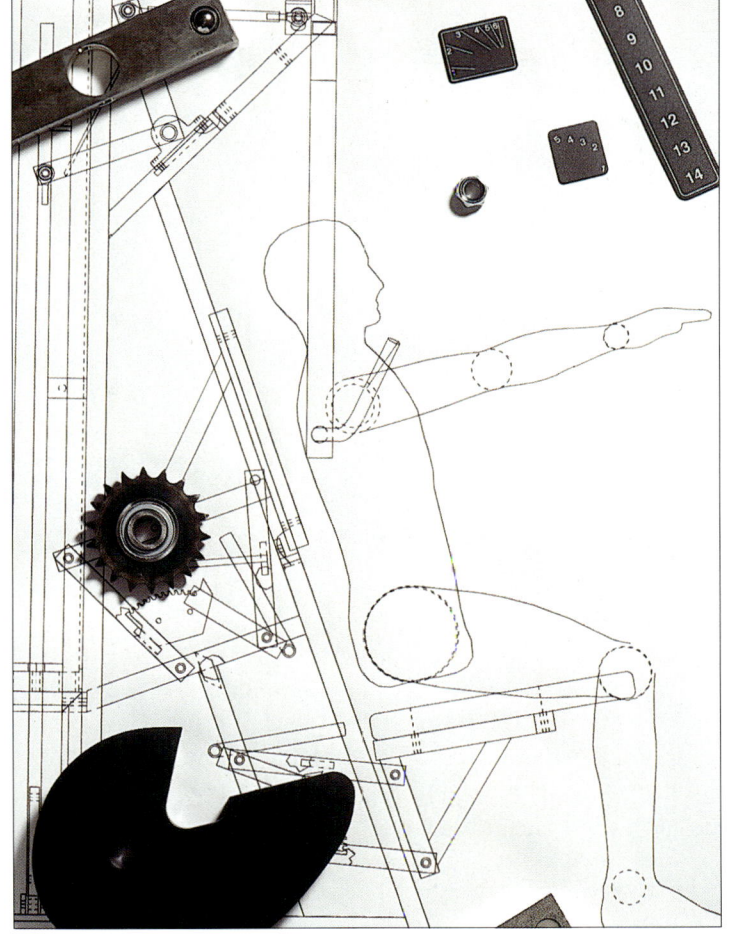

Liste d'exercices

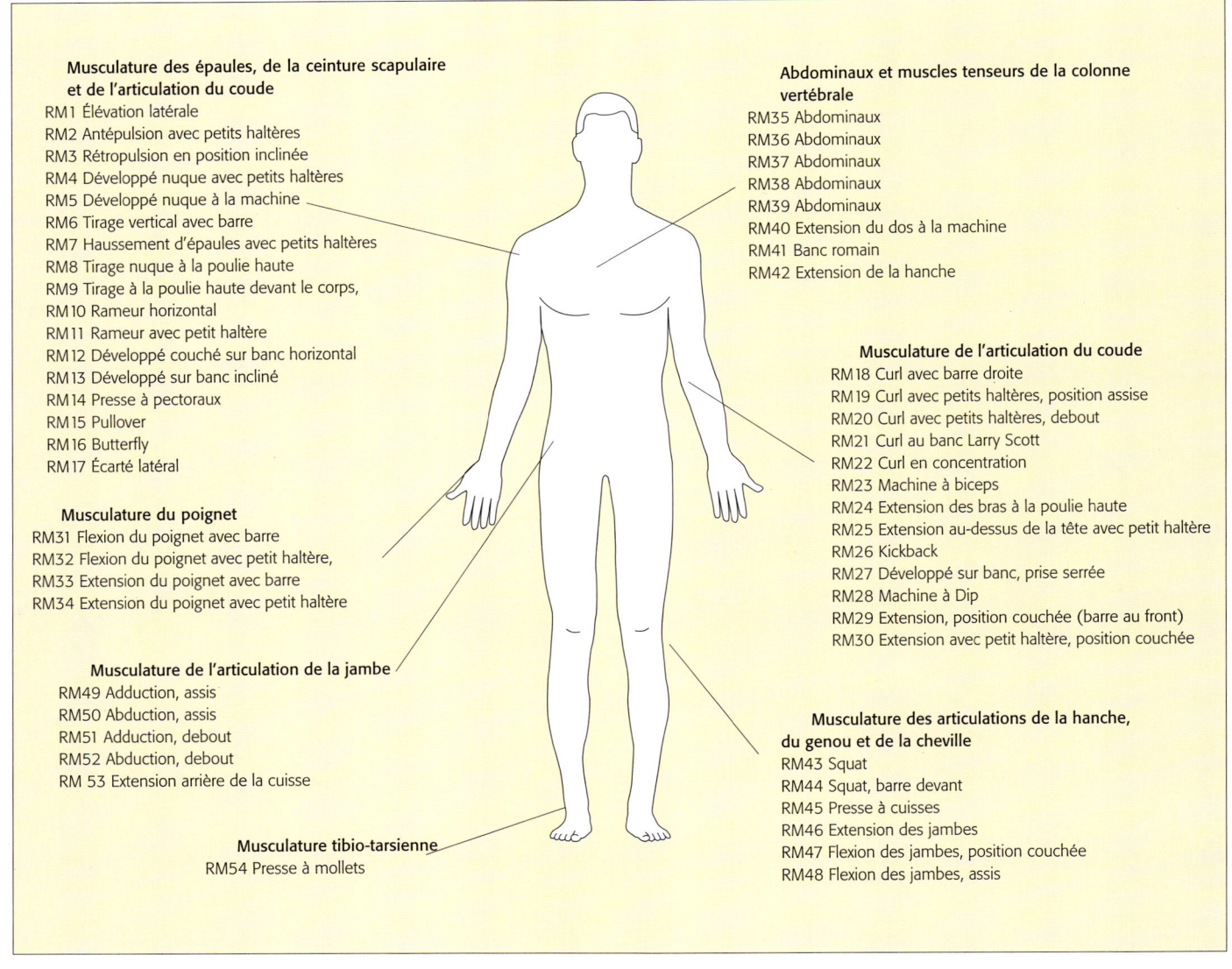

Musculature des épaules, de la ceinture scapulaire et de l'articulation du coude
RM1 Élévation latérale
RM2 Antépulsion avec petits haltères
RM3 Rétropulsion en position inclinée
RM4 Développé nuque avec petits haltères
RM5 Développé nuque à la machine
RM6 Tirage vertical avec barre
RM7 Haussement d'épaules avec petits haltères
RM8 Tirage nuque à la poulie haute
RM9 Tirage à la poulie haute devant le corps,
RM10 Rameur horizontal
RM11 Rameur avec petit haltère
RM12 Développé couché sur banc horizontal
RM13 Développé sur banc incliné
RM14 Presse à pectoraux
RM15 Pullover
RM16 Butterfly
RM17 Écarté latéral

Musculature du poignet
RM31 Flexion du poignet avec barre
RM32 Flexion du poignet avec petit haltère,
RM33 Extension du poignet avec barre
RM34 Extension du poignet avec petit haltère

Musculature de l'articulation de la jambe
RM49 Adduction, assis
RM50 Abduction, assis
RM51 Adduction, debout
RM52 Abduction, debout
RM 53 Extension arrière de la cuisse

Musculature tibio-tarsienne
RM54 Presse à mollets

Abdominaux et muscles tenseurs de la colonne vertébrale
RM35 Abdominaux
RM36 Abdominaux
RM37 Abdominaux
RM38 Abdominaux
RM39 Abdominaux
RM40 Extension du dos à la machine
RM41 Banc romain
RM42 Extension de la hanche

Musculature de l'articulation du coude
RM18 Curl avec barre droite
RM19 Curl avec petits haltères, position assise
RM20 Curl avec petits haltères, debout
RM21 Curl au banc Larry Scott
RM22 Curl en concentration
RM23 Machine à biceps
RM24 Extension des bras à la poulie haute
RM25 Extension au-dessus de la tête avec petit haltère
RM26 Kickback
RM27 Développé sur banc, prise serrée
RM28 Machine à Dip
RM29 Extension, position couchée (barre au front)
RM30 Extension avec petit haltère, position couchée

Musculature des articulations de la hanche, du genou et de la cheville
RM43 Squat
RM44 Squat, barre devant
RM45 Presse à cuisses
RM46 Extension des jambes
RM47 Flexion des jambes, position couchée
RM48 Flexion des jambes, assis

Ce schéma facilitera l'utilisation de la liste d'exercices. Avec un peu d'expérience, vous pourrez vous y référer pour établir vous-même votre programme en l'adaptant à vos besoins. Chaque exercice indique l'articulation et la partie de la musculature qui sont directement concernées. Les remarques « une articulation/plusieurs articulations » signalent l'articulation, ou les articulations sollicitées par l'ensemble du mouvement. Toutefois, des muscles dépendant d'une autre articulation peuvent également se contracter et participer directement même aux exercices portant la mention « une articulation ». Ainsi, par exemple, le RM 18, caractérisé comme exercice mobilisant une articulation, fait surtout intervenir deux muscles, le biceps brachial et le brachial antérieur tout en impliquant l'épaule et le coude bien que le mouvement présenté dans cet exercice ne mobilise apparemment que le coude. La remarque « une articulation » sert donc de repère pour contrôler l'exécution de l'exercice, car la personne extérieure qui observe le sportif en train de réaliser son exercice ne voit travailler qu'une articulation. Si ces exercices sont effectués à l'aide d'un appareil pourvu d'un axe fixe, on évitera tout effort nuisible à l'articulation en veillant à ce que l'axe de rotation du corps corresponde à celui de la machine.

Liste d'exercices : plan d'ensemble

Les exercices de musculation décrits dans cette liste sont classés en fonction des muscles et des articulations qu'ils sollicitent. On commence par le haut du corps, la région épaules/nuque et les membres supérieurs, pour terminer par le bas et les muscles de la cheville. Toutefois, certains exercices concernant plusieurs articulations rendent cette classification délicate. Dans le cas du squat (RM43), les muscles des trois articulations — hanche, genou et cheville — effectuent une action dynamique. De plus, l'ensemble de la musculature du torse et du dos joue un rôle statique. Pour ce genre d'exercice, nous tiendrons compte de la musculature la plus sollicitée d'un point de vue dynamique.

La classification de la page précédente vous aidera à composer vous-même votre programme d'entraînement de façon à ce qu'il soit équilibré. Chaque exercice est expliqué selon le schéma suivant :

Variante
Les variantes de l'exercice type permettent de diversifier l'entraînement et de le rendre plus agréable. Les variantes destinées aux sportifs avancés sont signalées. Comme l'angle de travail du muscle sollicité par la variante n'est pas le même, cela permet donc un travail différent de la musculature concernée.

Conseils
Ces conseils, très appréciables, sont destinés aux débutants comme aux sportifs expérimentés. Souvent, un détail anodin est susceptible d'augmenter l'efficacité et la qualité d'un mouvement.

Musculature humaine de face et de dos
Les parties colorées en rouge donnent un bref aperçu des muscles sollicités par l'exercice.

Numéro d'exercice et caractéristiques
Ce système de numérotation permet de retrouver rapidement l'exercice en question afin de l'intégrer au programme d'entraînement.

Muscles principalement concernés
À l'aide des indications figurant dans cette rubrique, le lecteur pourra se référer au chapitre consacré à l'anatomie où il trouvera des explications sur le contexte fonctionnel de l'exercice. Elles vous serviront à équilibrer votre programme et à choisir les exercices en fonction des muscles qui tendent à s'atrophier.

Position de départ
Cette rubrique contient une description de la position de départ ainsi que certains détails à respecter pour éviter les faux mouvements et les mauvais placements.

Déroulement de l'exercice
Vous y trouverez une description détaillée des phases positives et négatives. Ici aussi, nous donnons des indications qui vous aideront à exécuter correctement et efficacement le mouvement.

RM25 Extension au-dessus de la tête avec petit haltère

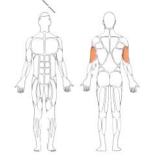

Muscles principalement concernés :
Cet exercice sollicite le triceps brachial (triceps brachii) et ses trois chefs.

Position de départ : dans la posture de base, vous êtes debout les pieds parallèles, un bras replié et la main appuyée sur la hanche, l'autre bras est levé à la verticale aussi haut que possible, légèrement fléchi. Votre main enserre un petit haltère, la paume tournée vers l'avant et le poignet dans le prolongement exact de l'avant-bras.

▶ Déroulement de l'exercice : le haut du bras reste vertical, seul l'avant-bras se fléchit au coude jusqu'à former un angle d'environ 45° avec le haut du bras. Ensuite, vous ramenez votre bras à sa position de départ dans un mouvement régulier. Après avoir effectué cet exercice d'un côté, répétez-le de la même manière de l'autre côté.

Variante : les pratiquants confirmés sachant bien stabiliser leur buste, peuvent effectuer cet exercice avec un haltère dans chaque main.

⚠ Conseil : asseyez-vous à l'envers sur un banc Larry Scott ou sur une machine à biceps. Votre dos bénéficie ainsi d'un appui jusqu'au bord inférieur des omoplates environ, si bien qu'en abaissant les haltères vous ne pouvez pas heurter le dossier, comme ce serait le cas sur un banc incliné articulé.

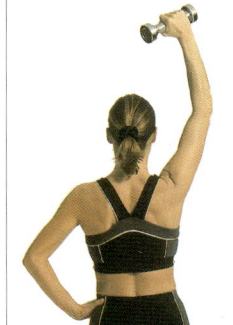

EXERCICES 47

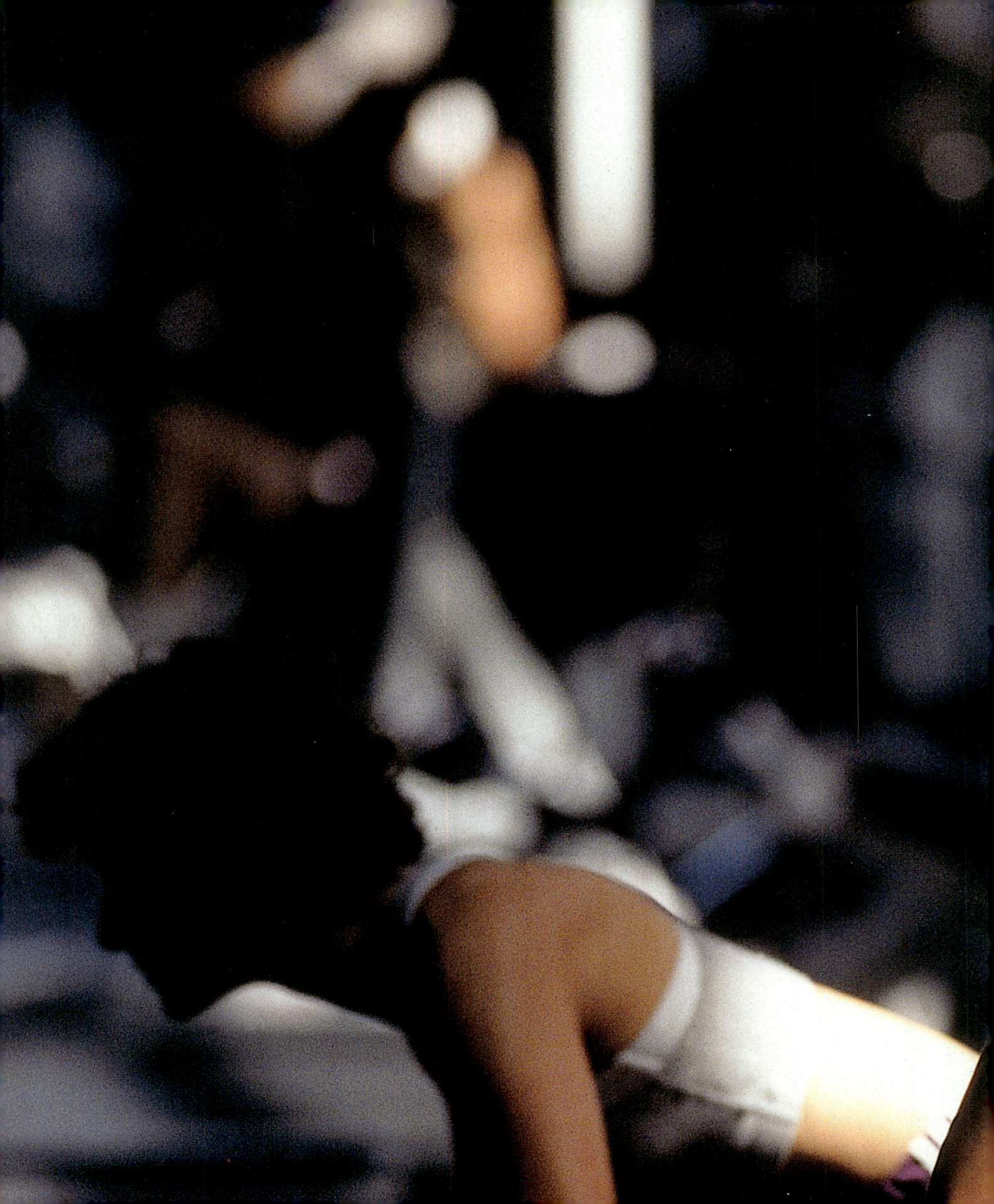

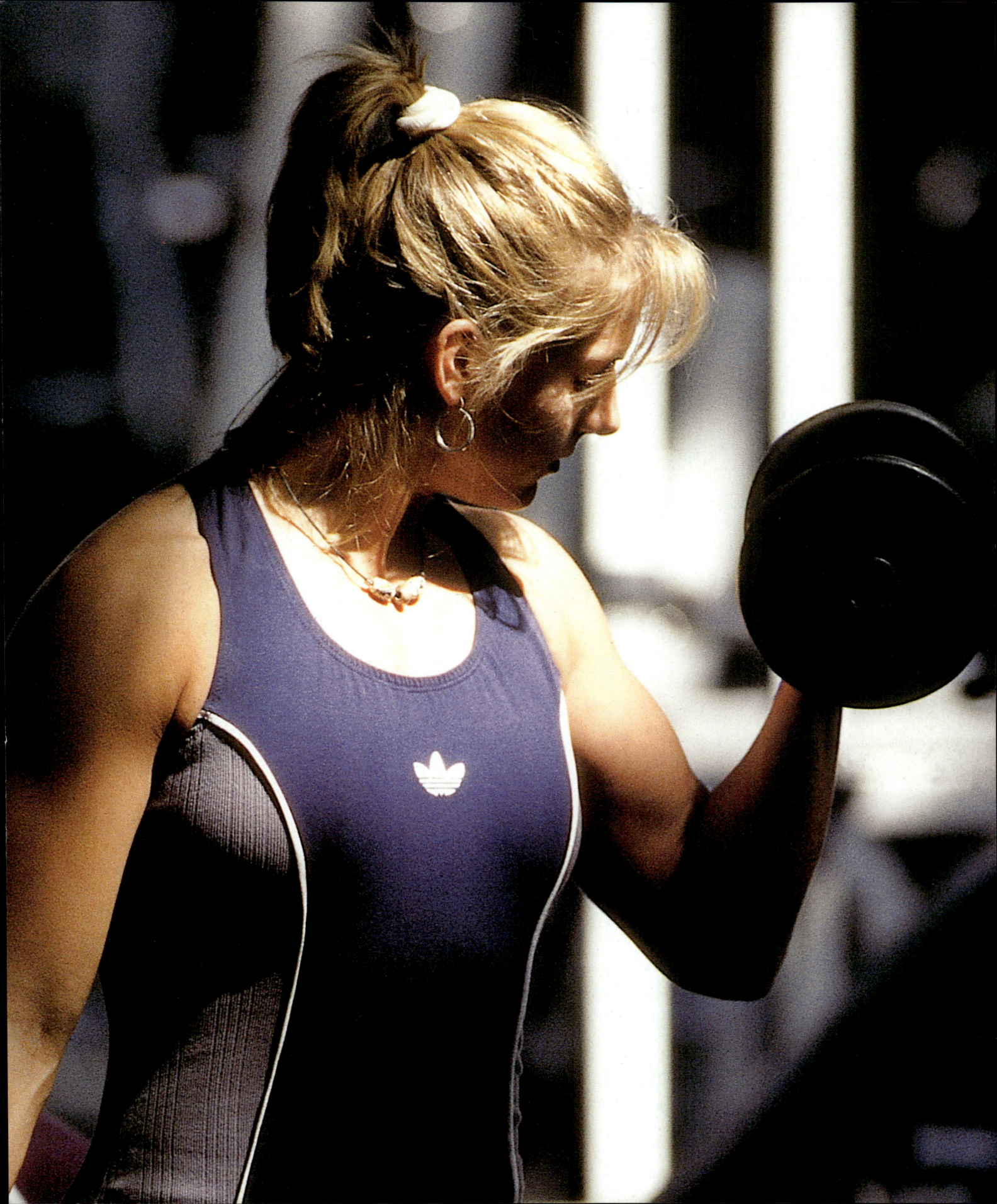

RM1 Élévation latérale

Muscles principalement concernés :
Les élévations latérales avec petits haltères font intervenir en premier lieu le muscle deltoïde (deltoideus) et surtout son faisceau latéral.

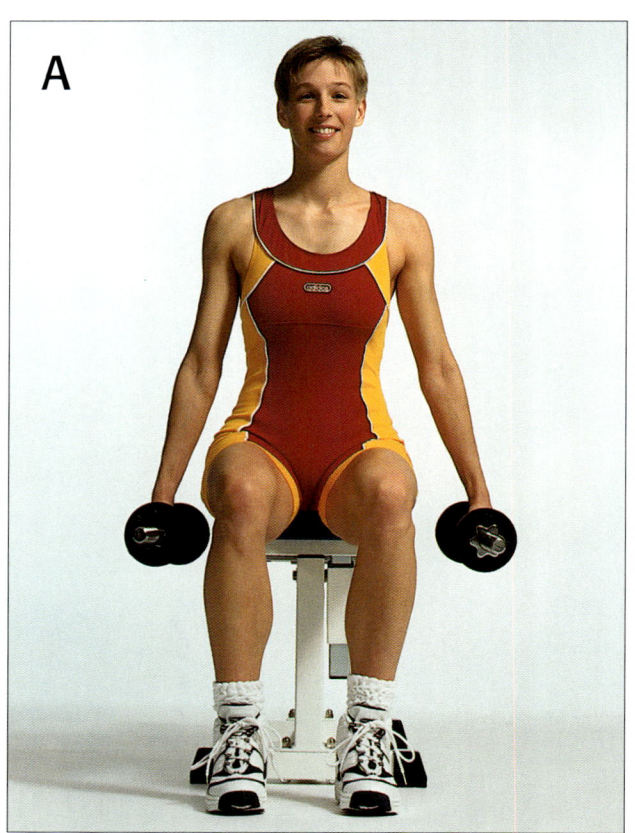

Position de départ : asseyez-vous et prenez la posture de base. Les bras sont légèrement fléchis, les mains enserrent la poignée des haltères, les paumes sont tournées vers l'intérieur. L'écartement entre les mains et les cuisses est d'environ 10 cm. Si vous vous entraînez appuyé à un dossier, vous évitez automatiquement que la partie supérieure du corps ne bouge. Le mouvement ainsi exécuté permet un travail très isolé du muscle concerné, ce qui nécessite souvent de prendre des poids plus légers.

▶ Déroulement de l'exercice : montez les bras simultanément et de façon régulière en décrivant un arc de cercle jusqu'à hauteur des épaules. Les bras montent de chaque côté du buste. Veillez à ce que les poignets restent fermes, en les maintenant dans le prolongement des avant-bras. Du point de départ du mouvement jusqu'à son point terminal, conservez les bras légèrement fléchis, les coudes à la même hauteur que les poignets. Si vous élevez les bras au-dessus du niveau des épaules, la charge sera en grande partie supportée par la partie supérieure du muscle trapèze (trapezius) et l'efficacité recherchée

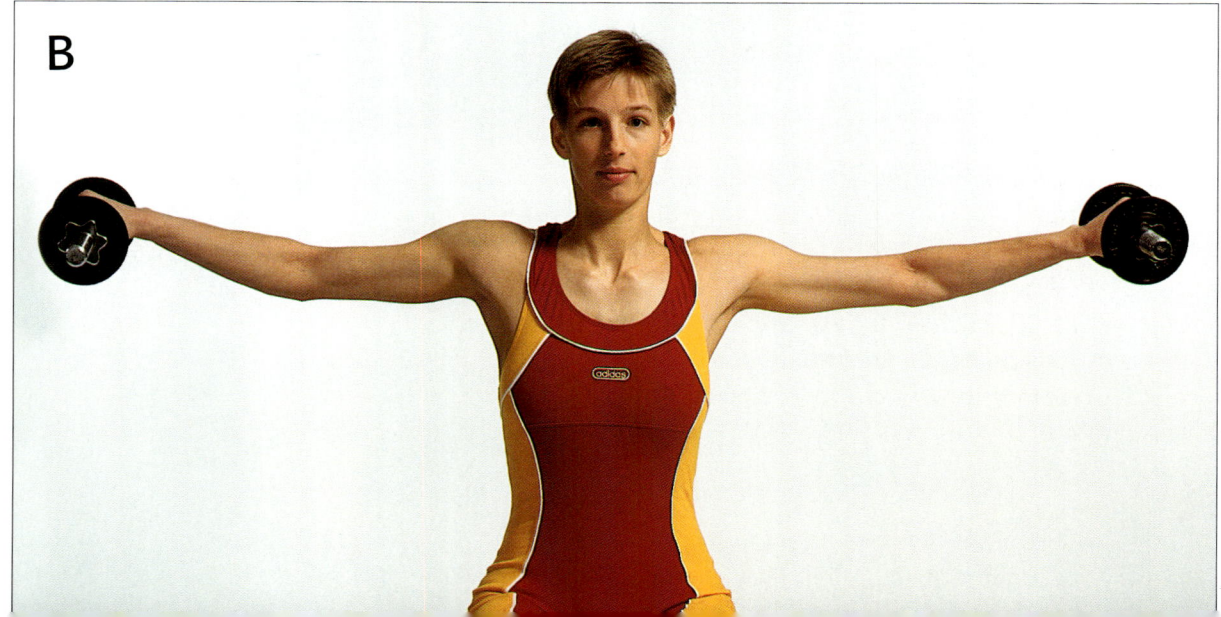

50

Élévation latérale RM1

VARIANTE

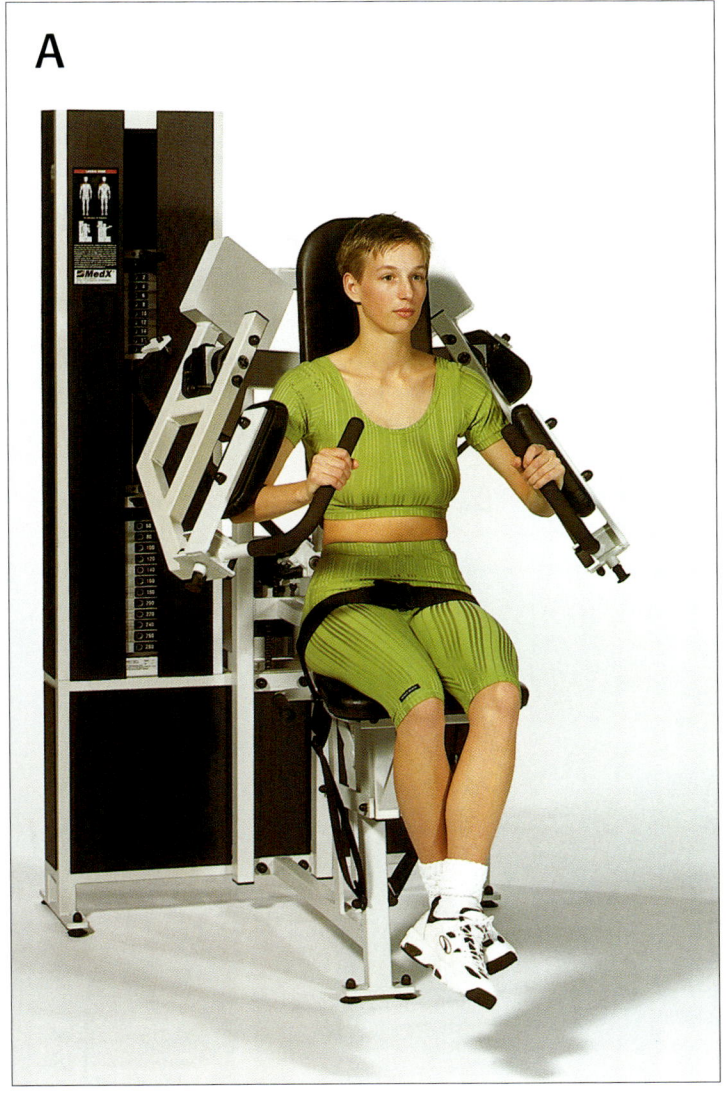

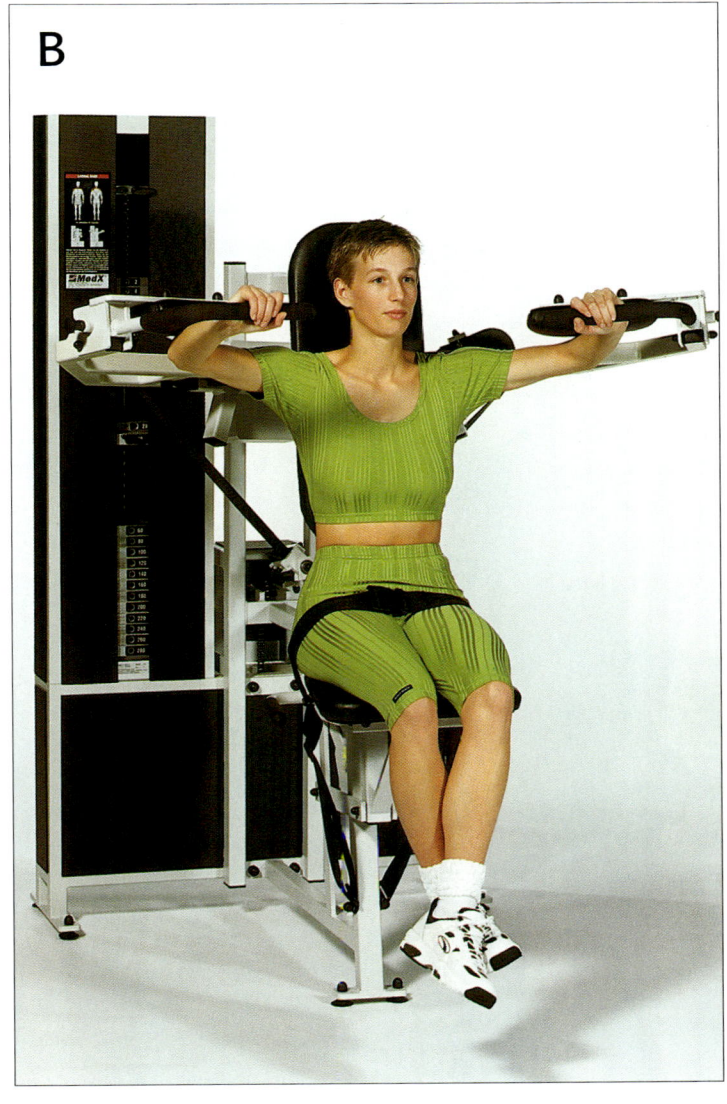

au niveau des deltoïdes sera réduite ; et si vous étendez les bras, ce sont les articulations des coudes qui seront trop sollicitées.

Variante : les élévations latérales peuvent aussi être effectuées sur une machine. Réglez la hauteur du siège de manière à ce que le centre de rotation de vos épaules se trouve à la même hauteur que l'axe rotatif de la machine. Faites porter la force non pas au-dessus des mains posées sur les bras de levier de l'appareil, mais sur les coudes qui reposent sur le revêtement capitonné.

Conseil : pour une sensation optimale du mouvement, imaginez que vous videz une cafetière en décrivant une grande courbe. Ainsi, le haut du bras tourne autour de l'articulation de l'épaule et le faisceau latéral du deltoïde est particulièrement sollicité.

RM2   Antépulsion avec petits haltères

Muscles principalement concernés :
Les antépulsions permettent de travailler avant tout le muscle deltoïde (deltoideus) et plus particulièrement, son faisceau antérieur.

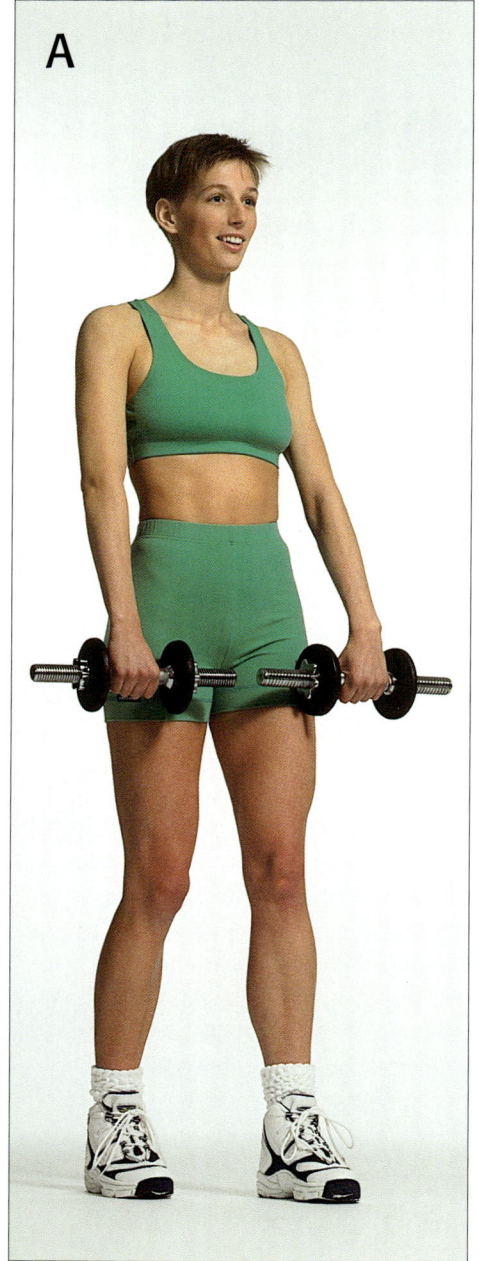

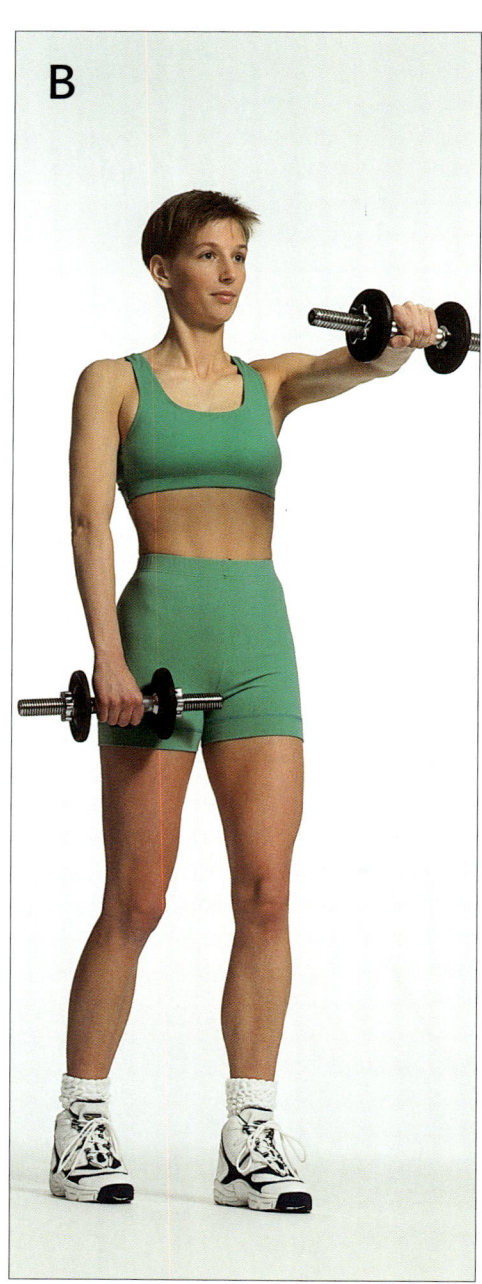

Position de départ : placez-vous dans la position de base, les pieds légèrement écartés et parallèles, les bras dans l'alignement du corps, les paumes des mains tournées vers les cuisses. Les poignets sont droits et la tête est dans le prolongement naturel de la colonne vertébrale.

▶ Déroulement de l'exercice : levez alternativement les deux bras devant le corps. Veillez à ce que vos bras soient légèrement fléchis. Conservez absolument la position de base. L'écart entre les bras doit être approximativement équivalent à la largeur des épaules.
Pendant que vous élevez un haltère, l'autre descend. En position terminale, la paume de la main est tournée vers le sol.

Variante : vous pouvez exécuter des antépulsions en levant et en abaissant les deux haltères en même temps. Le buste est légèrement penché en avant. Le mouvement s'arrête à peu près à hauteur des yeux. Pour cette variante, conservez la position de base, un pied placé devant l'autre.

⚠ Conseil : si vous voulez empêcher à coup sûr une oscillation de la partie supérieure du corps, appuyez votre dos contre un mur. Les pieds sont alors positionnés devant le mur à environ une longueur équivalente à celle de votre pied.

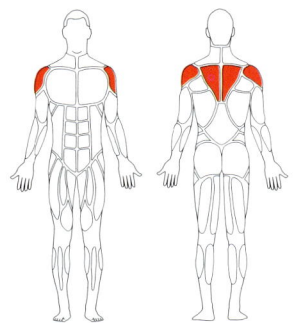

Rétropulsion en position inclinée RM3

Muscles principalement concernés :
Essentiellement le faisceau postérieur du muscle deltoïde (deltoideus) ainsi que le muscle rhomboïde (rhomboideus major) et la partie centrale du muscle trapèze (trapezius).

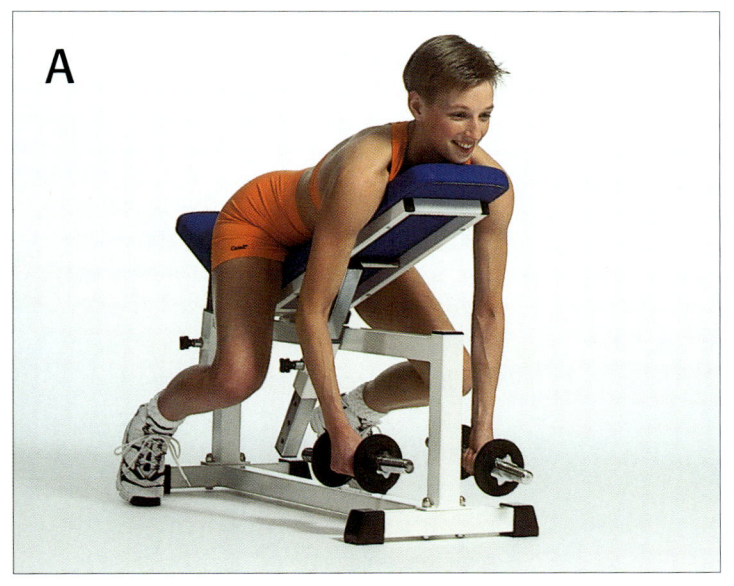

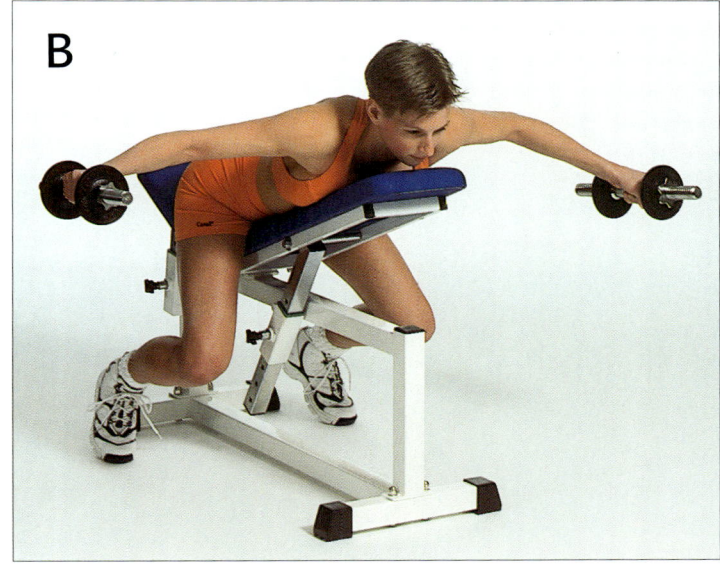

Position de départ : pour exécuter cet exercice, le mieux est de vous allonger à plat ventre sur un banc légèrement incliné vers le haut selon un angle d'environ 30°.
Si le dossier du banc est plus long que votre buste, appuyez votre front sur le banc. Dans le cas contraire, maintenez votre tête dans le prolongement naturel de la colonne vertébrale. Vous tenez dans chaque main un petit haltère, devant votre corps.
En position de départ, les mains se trouvent sous le banc, écartées d'environ 10 cm de plus que la largeur des épaules. Le dos des mains est tourné vers l'extérieur.
Toujours en position de départ, fléchissez légèrement les bras au niveau des coudes.

▶ Déroulement de l'exercice : élevez vos deux bras en même temps et progressivement jusqu'à hauteur des épaules dans un mouvement arrondi. Pendant toute la durée de l'exercice, les bras restent dans l'axe des épaules et conservent leur léger fléchissement. Votre buste doit rester en contact avec le plan d'appui à chaque étape du mouvement.

Variante : si vous n'avez pas de banc incliné à votre disposition, vous pouvez néanmoins accomplir cet exercice en position debout, penché en avant. Les jambes sont sensiblement fléchies et le buste légèrement penché en avant suivant le même angle, soit environ 30°, que sur le banc incliné. Avec cette technique, il est très important d'adopter un bon gainage de base dans tout le corps, sinon le buste risque d'osciller légèrement.

❗ Conseil : choisissez d'abord des poids relativement légers. En utilisant des poids plus lourds, vous sollicitez des muscles plus grands et plus forts qui, avec les rétropulsions, ne doivent absolument pas travailler, comme par exemple le grand muscle dorsal (latissimus dorsi) ou la partie supérieure du muscle trapèze (trapezius).

RENFORCEMENT MUSCULAIRE

RM4 Développé nuque avec petits haltères

Muscles principalement concernés :
En plus du faisceau antérieur du muscle deltoïde (deltoideus), le triceps brachial (triceps brachii) et la partie supérieure du muscle trapèze (trapezius) sont également sollicités.

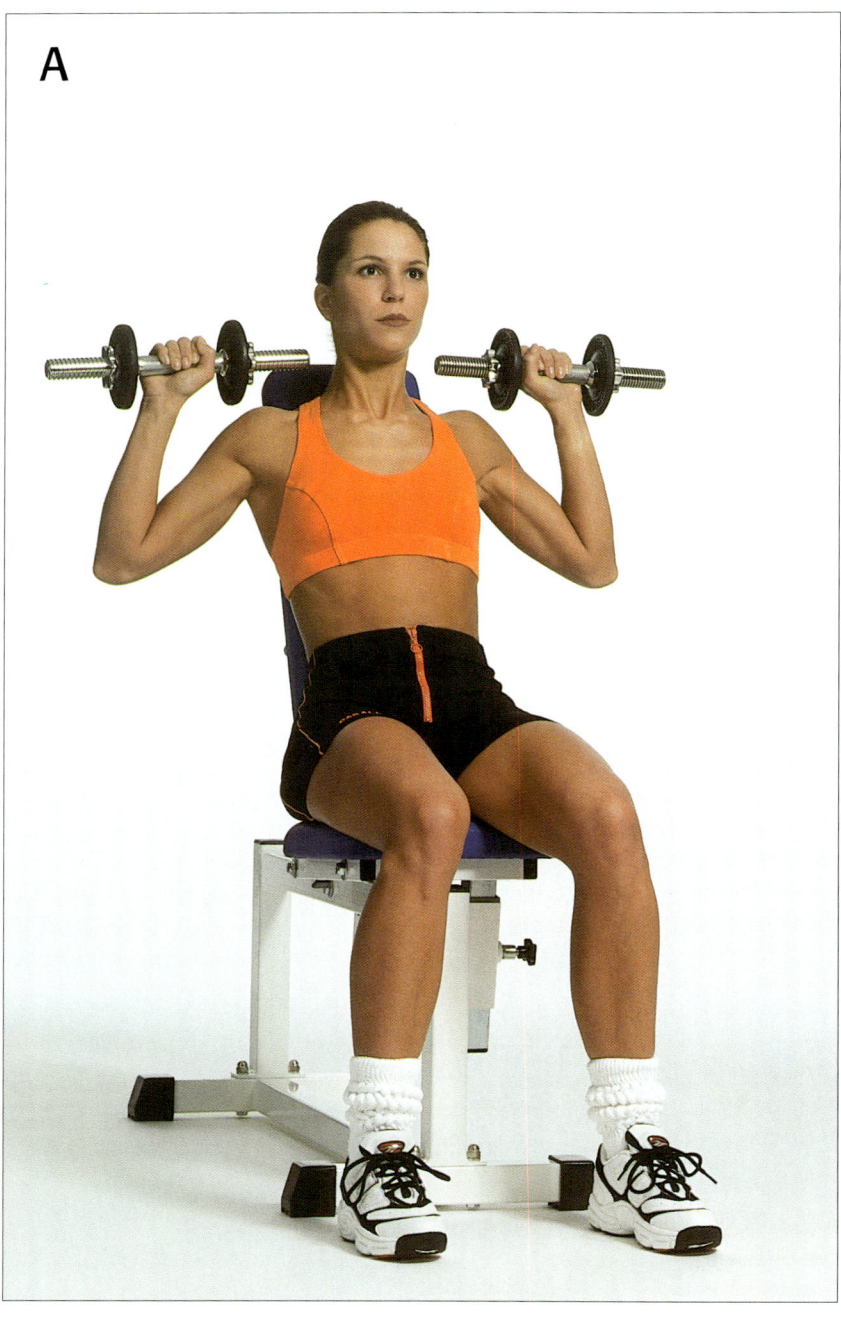

Position de départ : vous êtes assis sur un banc dont le dossier est remonté à 90°. La tête et le buste sont solidement plaqués contre le dossier, les pieds bien posés au sol, écartés de la même largeur environ que celle des épaules. Si le dossier n'est pas assez haut pour que vous puissiez y appuyer votre tête, tenez celle-ci dans le prolongement naturel de la colonne vertébrale. Dans chaque main, vous tenez un petit haltère de même poids, si possible à hauteur de vos oreilles. Les paumes des mains sont tournées vers l'avant et les mains sont distantes de 10 à 20 cm de chaque côté des épaules. Les coudes sont fléchis et les haltères sont alignés avec les épaules.

▶ Déroulement de l'exercice : allongez vos bras progressivement et de façon symétrique vers le haut. Le mouvement courbe des haltères décrit un arc léger. En position terminale, les mains sont alignées perpendiculairement aux épaules, les bras légèrement fléchis au niveau des coudes.

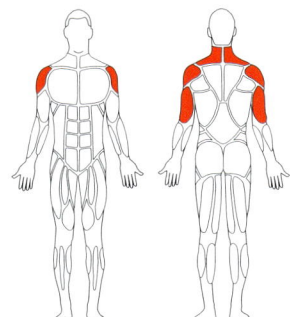

Développé nuque avec petits haltères — RM4

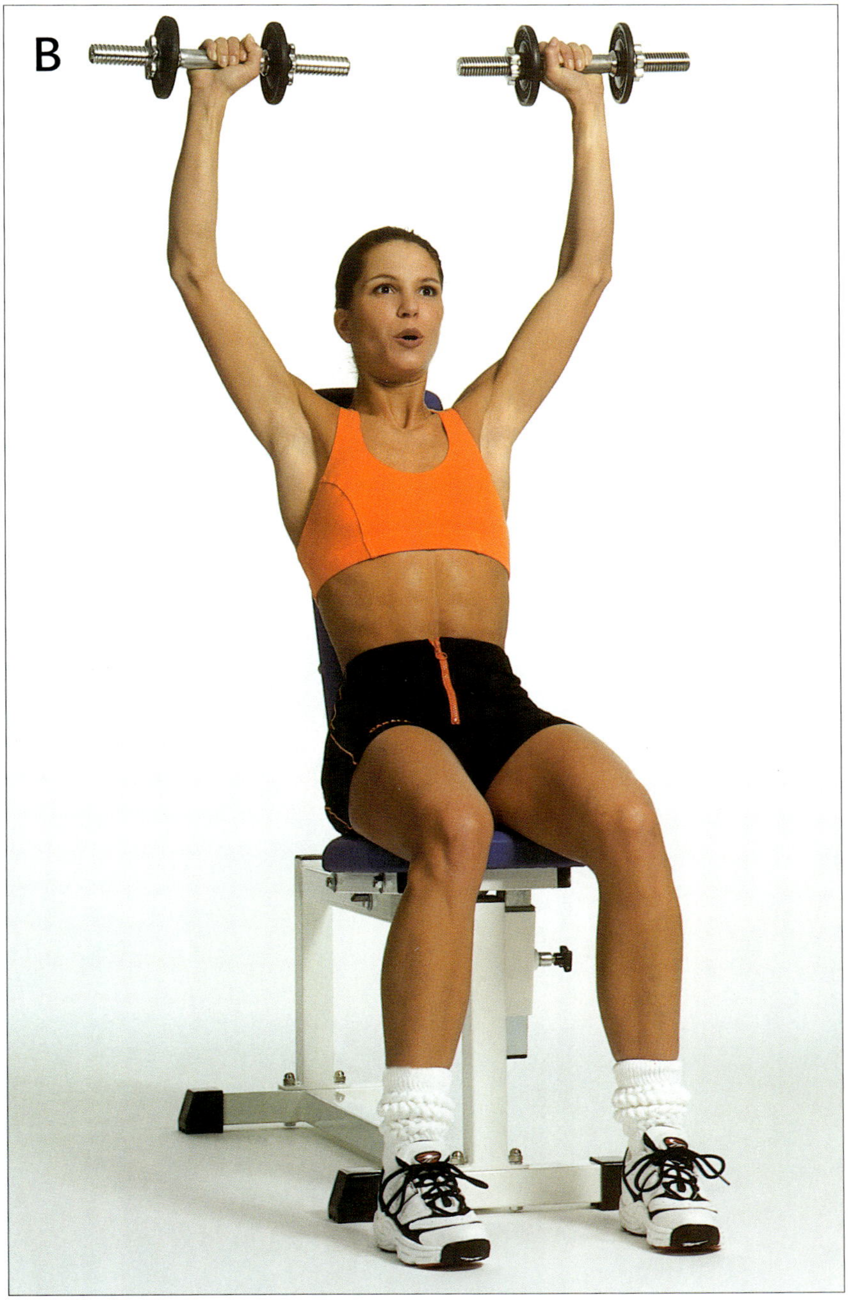

Variante : tenez vos haltères à environ 20 cm devant votre buste dans la même position de départ que celle décrite dans l'exercice de base. Les mains se trouvent juste devant les épaules et les paumes sont tournées vers vous. En allongeant vos bras, replacez les haltères dans l'axe de vos épaules. Ainsi, les mains se retournent, de sorte que la position terminale correspond exactement à la position terminale de l'exercice de base. Cette variante est recommandée pour les pratiquants déjà expérimentés, car elle exige une bonne coordination. On l'a baptisée « compression d'Arnold », du nom de son inventeur, Arnold Schwarzenegger.

⚠ Conseil : cet exercice est à faire devant un miroir, afin de bien contrôler la régularité du mouvement. Si vous ne disposez pas d'un banc avec dossier, vous pouvez vous entraîner debout. Exécutez cet exercice de façon symétrique et maintenez la position ainsi que le gainage de base.

RENFORCEMENT MUSCULAIRE

RM5   Développé nuque à la machine

Muscles principalement concernés :
Les mêmes muscles que ceux décrits dans l'exercice RM4.

Position de départ : vous êtes assis, le dos entièrement appuyé contre le dossier de la machine. Réglez la hauteur de votre siège ou des poignées des bras de la machine de telle manière que vos mains, en position de départ, se trouvent approximativement à la hauteur de vos épaules. Vos paumes sont tournées vers l'intérieur et vos bras sont fléchis de chaque côté de votre buste. Les poignets sont verrouillés et dans le prolongement des avant-bras. La tête s'appuie également contre le dossier de la machine. Les pieds sont, si possible, posés au sol. Sinon, croisez les jambes à hauteur des chevilles.

▶ Déroulement de l'exercice : avec les deux mains, poussez vers le haut dans un mouvement régulier. À la position la plus haute, les bras restent légèrement fléchis au niveau des coudes. Tout au long du mouvement, veillez à maintenir un gainage de vos abdominaux et à ne pas décoller votre dos du dossier de la machine. Pendant toute la durée de l'exercice, pensez aussi à maintenir vos poignets solidement verrouillés dans le prolongement de vos avant-bras.

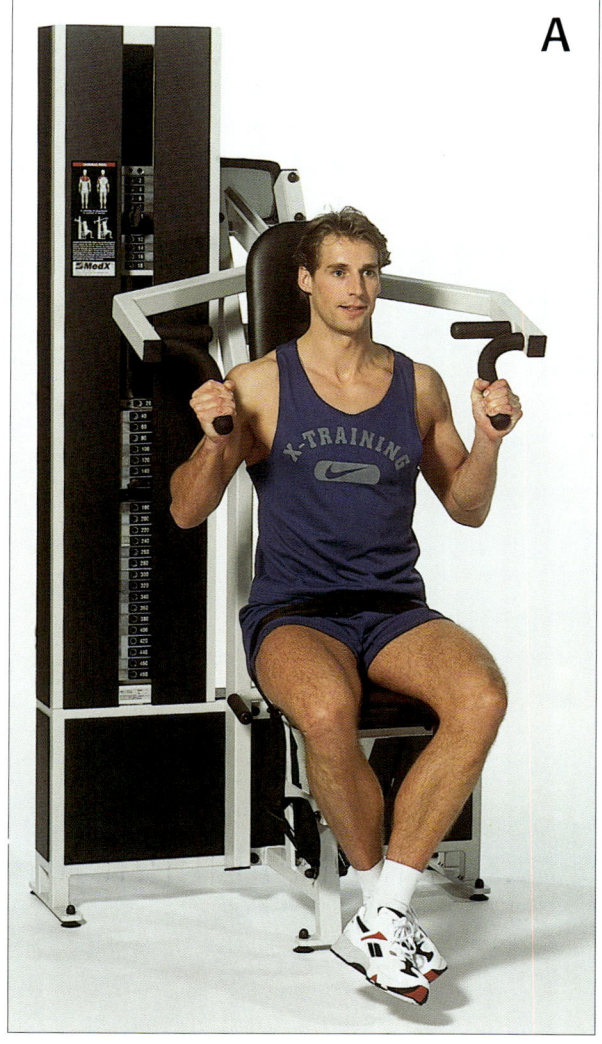

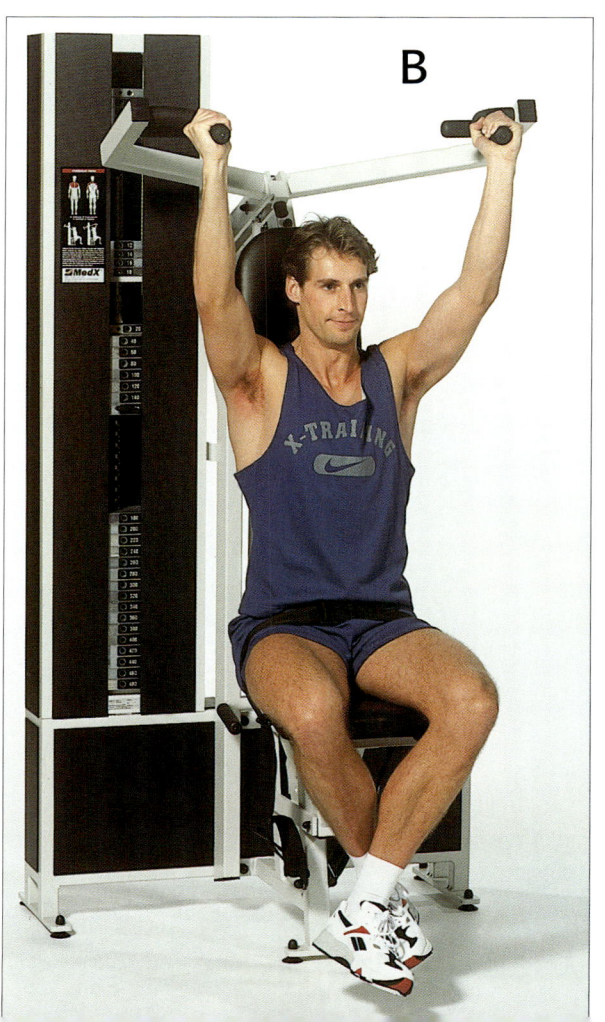

Développé nuque à la machine RM5

VARIANTE

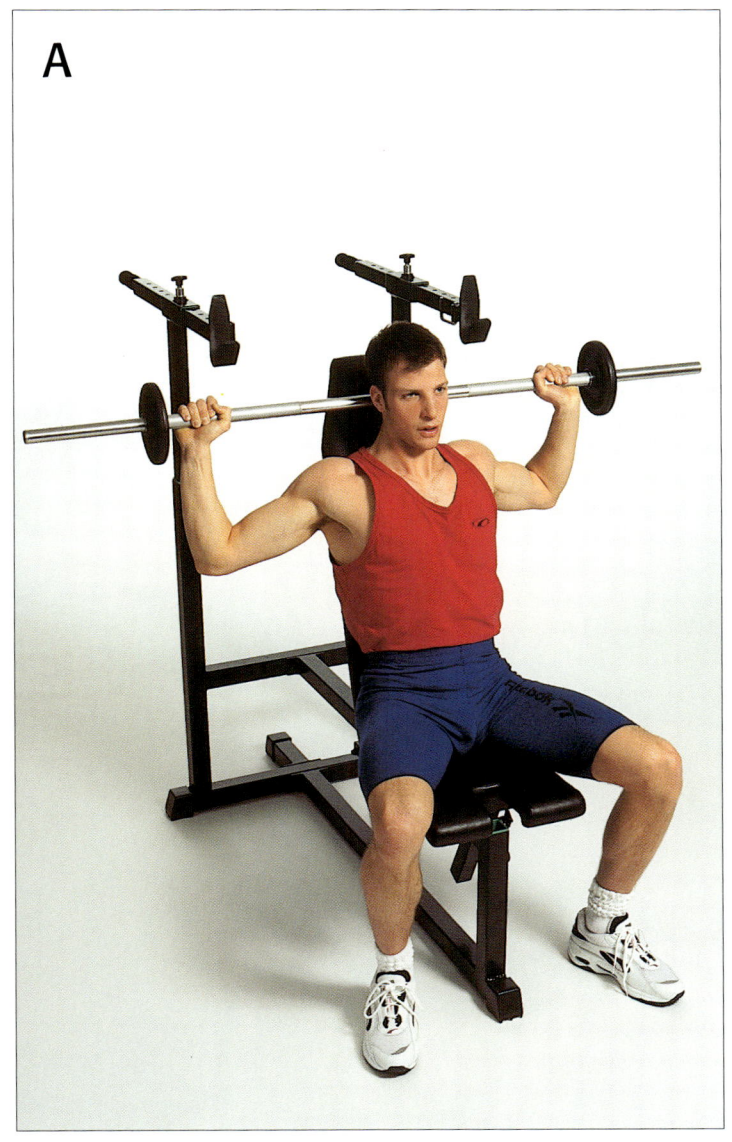

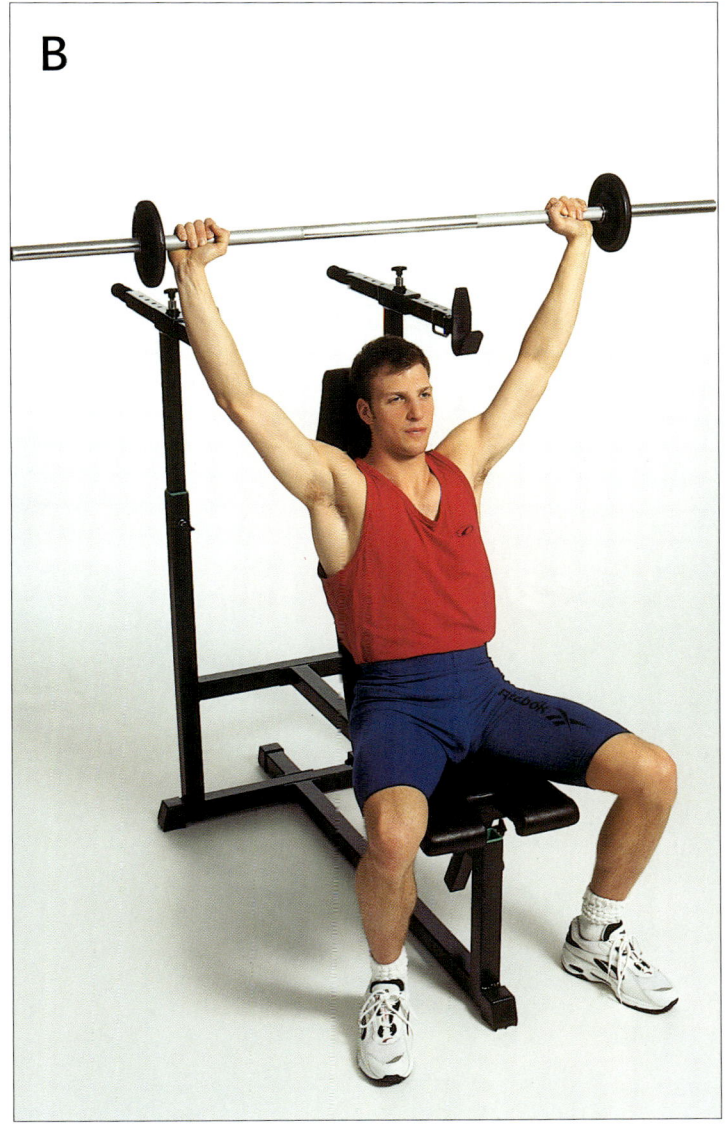

Variante : vous pouvez aussi exécuter cet exercice avec une barre, sur un banc dont le dossier est relevé perpendiculairement à l'assise. Saisissez la barre de manière à ce que vos bras soient parallèles au sol et vos avant-bras perpendiculaires à la partie supérieure des bras. Maintenez vos poignets dans le prolongement exact de vos avant-bras. Votre dos et votre tête doivent s'appuyer contre le dossier du banc. Pendant l'exercice, ne descendez la barre que jusqu'au niveau des oreilles et maintenez votre tête dans le prolongement naturel de la colonne vertébrale, même si la barre se trouve derrière la tête.

⚠ Conseil : si vous sentez que cet exercice vous gêne au niveau de l'articulation des épaules, n'insistez pas et reportez-vous à l'exercice RM 4, développé nuque avec petits haltères.

RENFORCEMENT MUSCULAIRE

RM6 Tirage vertical avec barre

Muscles principalement concernés :
Sont ici particulièrement sollicités la partie supérieure du muscle trapèze (trapezius), le muscle deltoïde (deltoideus), ainsi que le muscle rhomboïde (rhomboideus major) et le biceps brachial (biceps brachii).

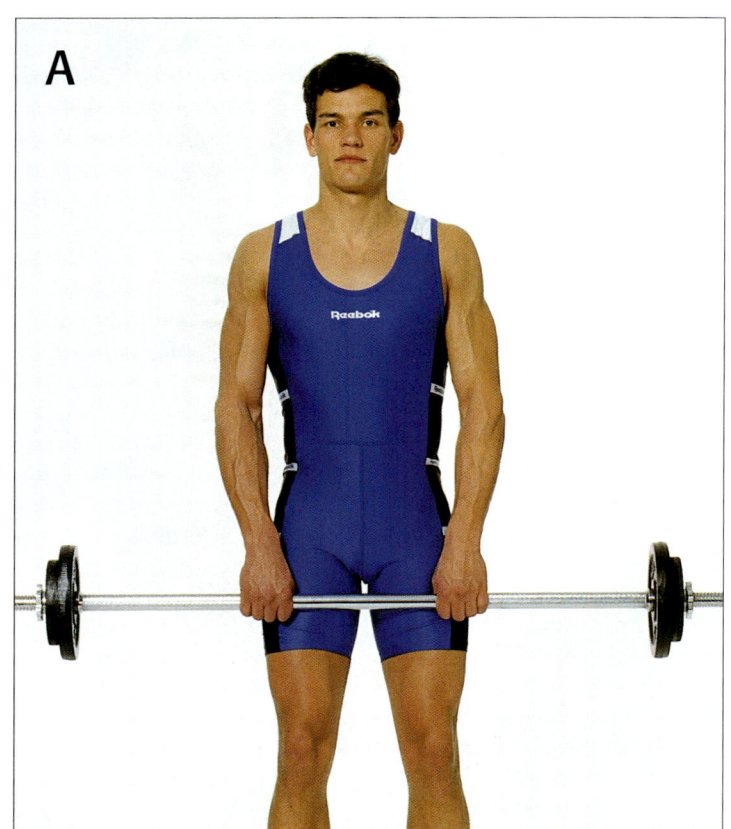

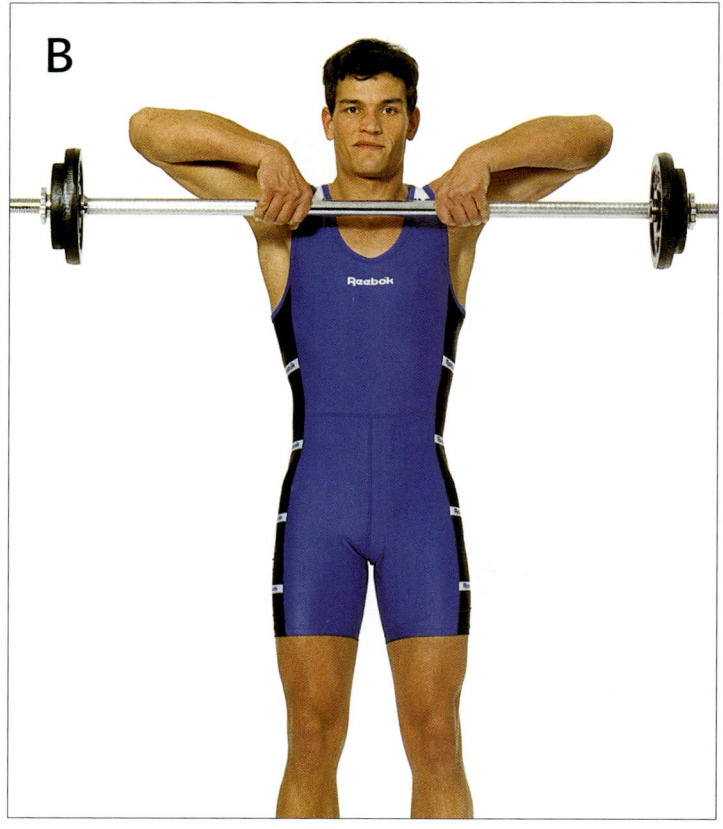

Position de départ : vous êtes debout en posture de base, les pieds parallèles. Les bras sont placés devant le corps, légèrement fléchis. Les mains tiennent une barre. Les paumes des mains sont tournées vers les cuisses et l'intervalle entre les mains sur la barre est à peu près équivalent à la largeur des épaules.

▶ Déroulement de l'exercice : tirez verticalement la barre près du corps, mais sans l'effleurer. Les coudes s'orientent vers l'extérieur et vers le haut, et se situent toujours au-dessus des mains et de la barre. En position terminale, les mains sont à hauteur entre le menton et le buste, et les coudes à peu près au même niveau que les oreilles. La barre est ensuite redescendue jusqu'à la position de départ, les coudes descendant en dernier.

Variante : vous pouvez aussi exécuter cet exercice à la poulie, avec une barre droite ou courbe. La technique est identique à celle du tirage vertical.

⚠ Conseil : pour un effet optimal, imaginez que vos coudes soient tirés vers l'extérieur et vers le haut par une corde.

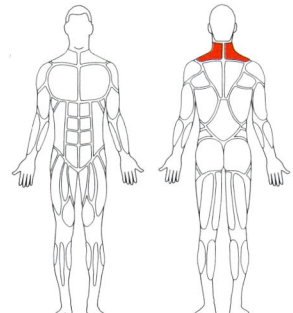

Haussement d'épaules avec petits haltères RM7

Muscles principalement concernés :
En tout premier lieu, la partie supérieure du muscle trapèze (trapezius).

Position de départ : vous êtes debout, les pieds écartés et parallèles. Dans chaque main, vous tenez un petit haltère, les bras légèrement fléchis de chaque côté du corps. Les paumes de vos mains sont tournées vers votre corps. Vous laissez descendre vos épaules tirées par les poids, aussi bas que possible.

▶ Déroulement de l'exercice : tirez vos épaules en même temps et progressivement en ligne droite vers le haut, comme si vous vouliez toucher vos oreilles avec vos épaules. Ainsi, les bras conservent le même fléchissement aux coudes que dans la position de départ : seules les épaules remontent, entraînant ainsi avec elles les haltères vers le haut. Laissez les haltères redescendre progressivement pour reprendre la position de départ.

Variante : vous pouvez aussi tenir les haltères, le dessus des mains tourné vers l'avant. Ainsi, les bras tournent en quelque sorte autour de l'articulation des épaules, ce qui provoque une légère rotation vers l'extérieur des omoplates et, par-là même, un effet quelque peu différent de l'exercice.

❗ Conseil : si vous êtes déjà initié, vous pouvez faire cet exercice dans un mouvement légèrement circulaire de l'avant vers l'arrière et de bas en haut. La coordination est certes plus difficile, mais les muscles subissent un entraînement plus intensif.

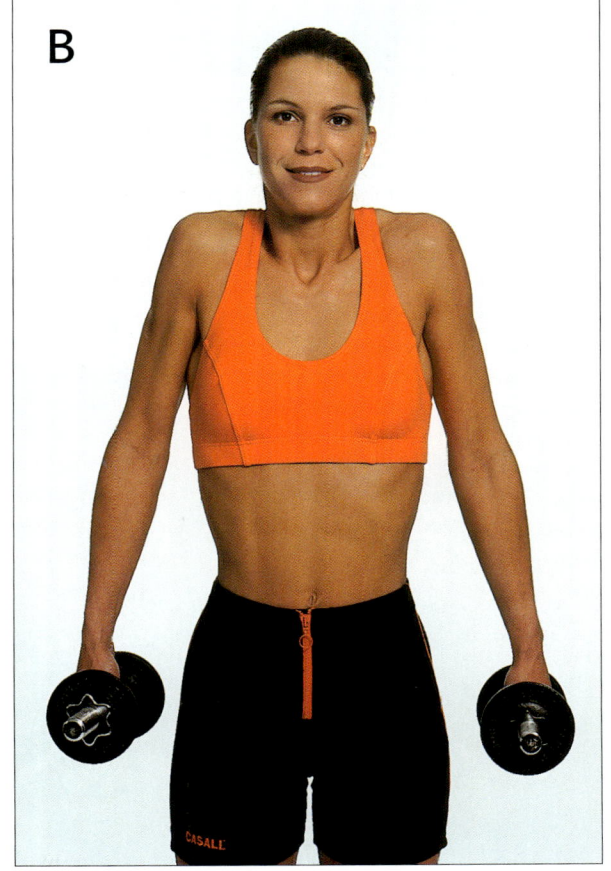

RENFORCEMENT MUSCULAIRE

RM8 Tirage nuque à la poulie haute

Muscles principalement concernés :
Le tirage nuque sollicite le muscle grand dorsal (latissimus dorsi), les parties inférieure et centrale du muscle trapèze (trapezius) et le muscle rhomboïde (rhomboideus major).

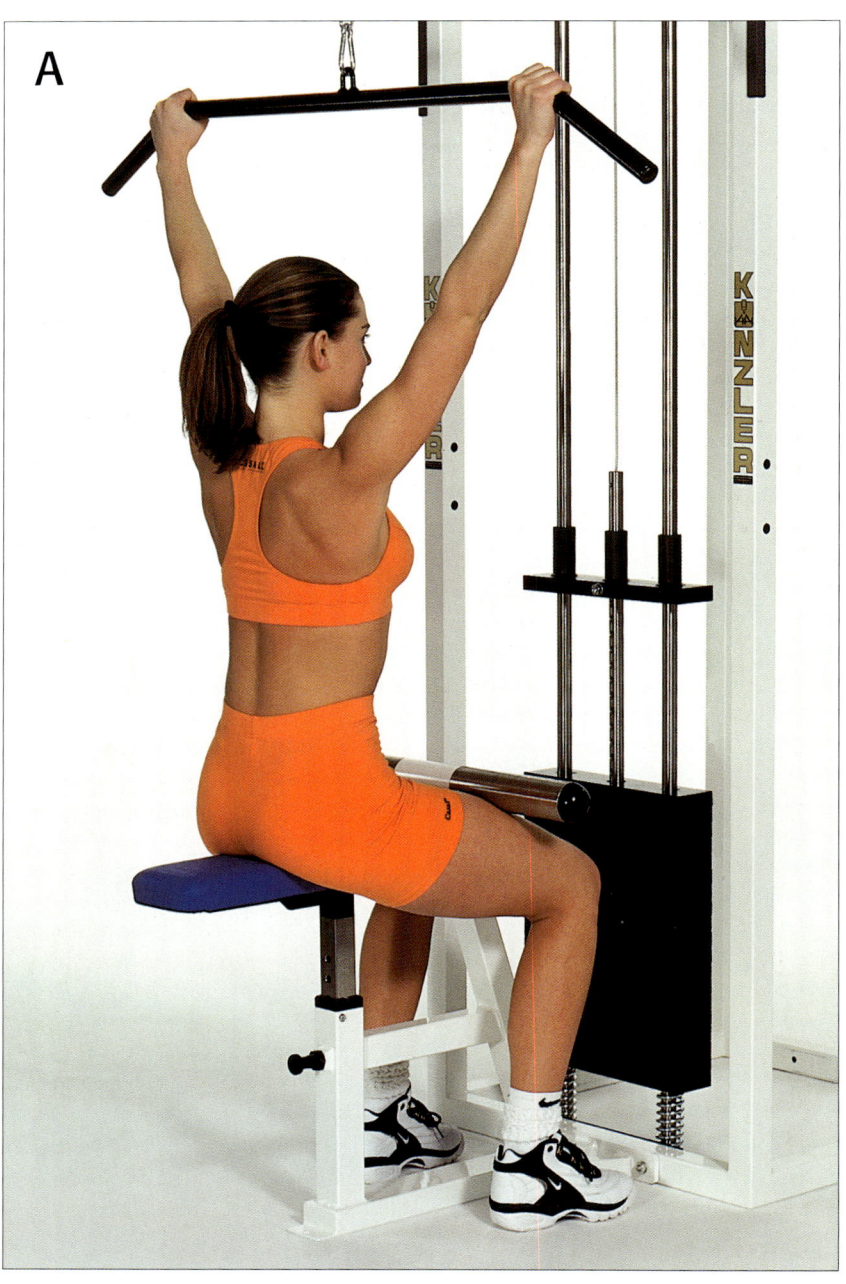

A

Position de départ : vous êtes assis le visage tourné vers l'appareil. Les pieds sont posés au sol et les cuisses sont retenues sous un manchon ou une barre d'appui à hauteur variable. Le bassin doit, si possible, être plus élevé que les genoux. Le buste est perpendiculaire au siège de la machine et se situe exactement sous la barre. Maintenez votre tête dans le prolongement naturel de la colonne vertébrale. Les mains sont à égale distance du centre de la barre coudée. Faites particulièrement attention à ce que vos deux mains soient bien équidistantes du centre. Les paumes sont tournées vers la machine, les bras légèrement fléchis et les épaules un peu tirées vers le haut.

▶ Déroulement de l'exercice : abaissez la barre dans un mouvement régulier derrière votre tête jusqu'à la nuque. L'idéal est que ni votre buste ni votre tête ne penchent vers l'avant. Avec les bras, tirez en même temps vos épaules vers le bas. Pour reprendre la position de départ, dépliez vos bras vers le haut en même temps que vos épaules.

Tirage nuque à la poulie haute — RM8

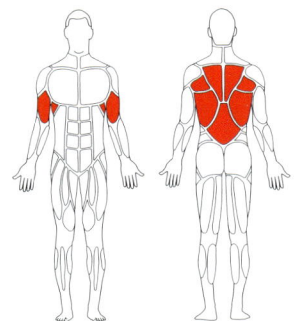

... Les muscles grand rond et petit rond (teres major et minor), la partie inférieure de l'aponévrose lombo-sacrée (infraspinatus), ainsi que le biceps brachial (biceps brachii). Les muscles érecteurs spinaux (erector spinae) restent statiques.

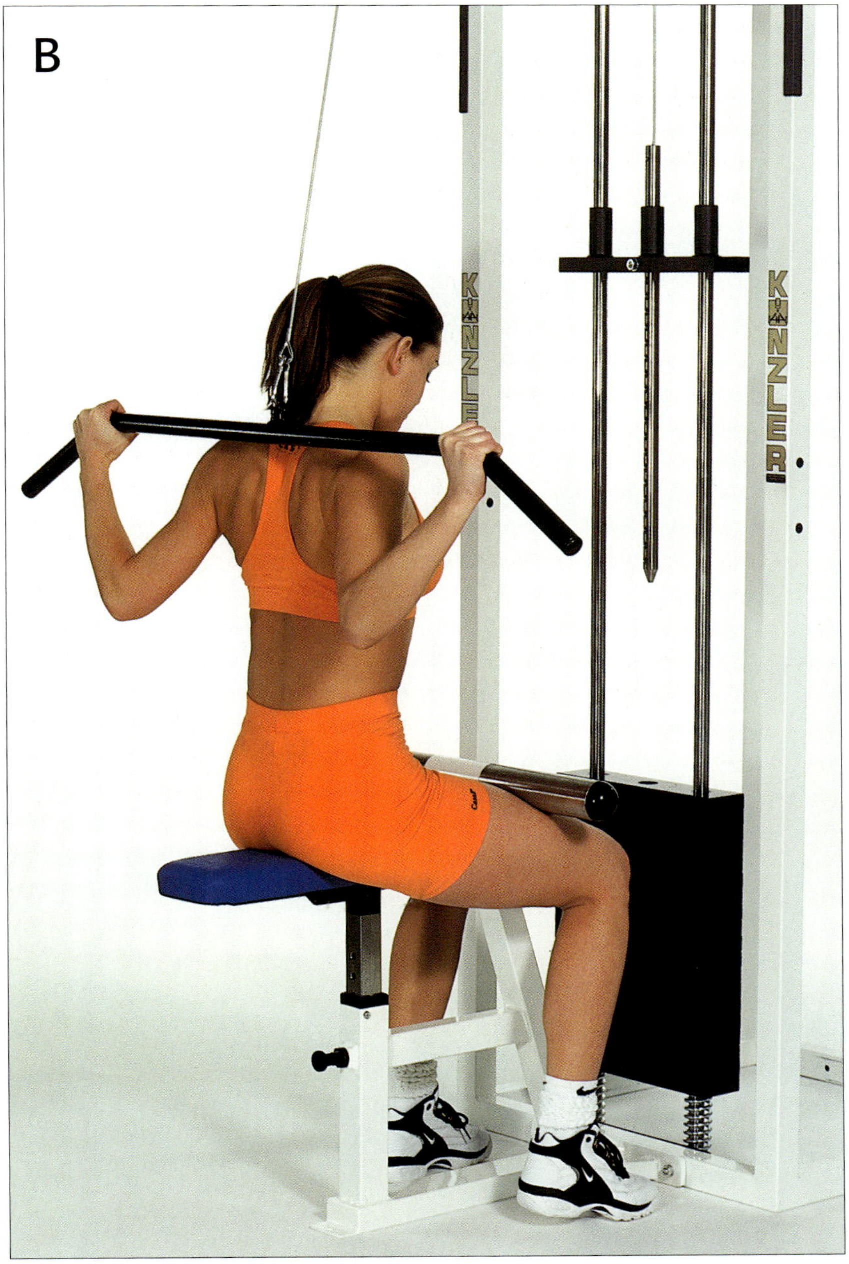

Variante : vous pouvez modifier la largeur de la prise. Dans l'exercice de base, la prise devait assurer la perpendicularité des avant-bras par rapport à la partie supérieure des bras, lorsque ceux-ci se trouvent parallèles au sol. Si votre prise est plus étroite ou plus large, ne serait-ce que de 10 cm, l'effet recherché par l'exercice sera quelque peu différent. Cet exercice nécessite des prises spéciales, qui vous permettent diverses positions des mains. Ainsi, si la poignée forme par exemple un T par rapport à la barre, les paumes des mains se font face pendant tout le mouvement et les muscles concernés travaillent de manière sensiblement différente.

❶ Conseil : si, par suite de raideurs au niveau de la ceinture scapulaire, vous éprouvez des difficultés à abaisser la barre derrière votre tête sans vous pencher en avant ou sans incliner le buste, faites passer la barre devant vous, comme indiqué dans l'exercice RM 9.

RENFORCEMENT MUSCULAIRE

RM9 Tirage à la poulie haute devant le corps

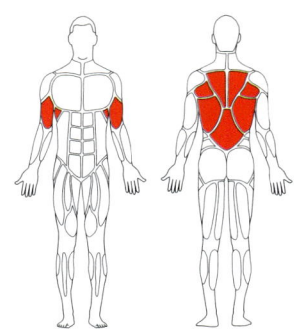

Muscles principalement concernés :
Les différentes variantes font d'abord travailler les mêmes muscles que ceux décrits dans l'exercice RM 8. Mais avec l'angle d'entraînement modifié, la répartition de la charge sur les groupes musculaires concernés sera légèrement différente.

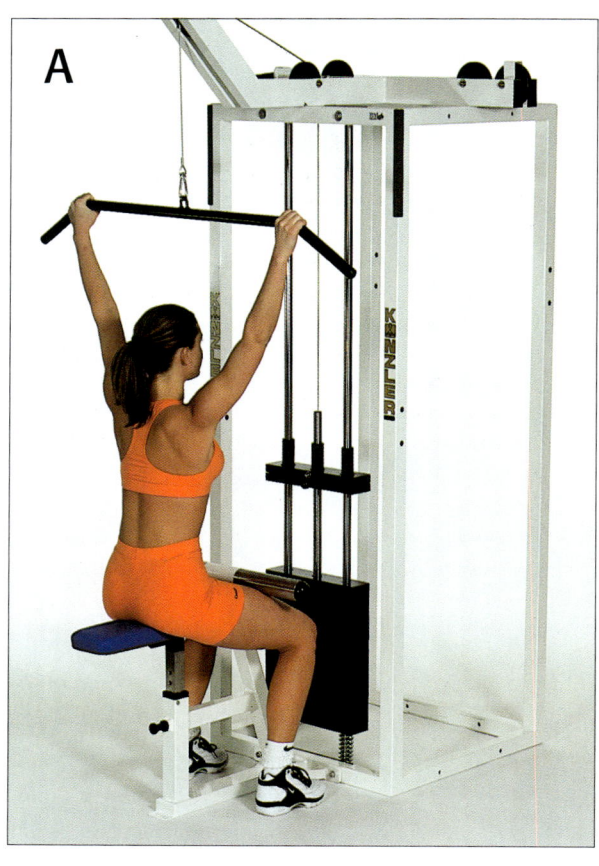

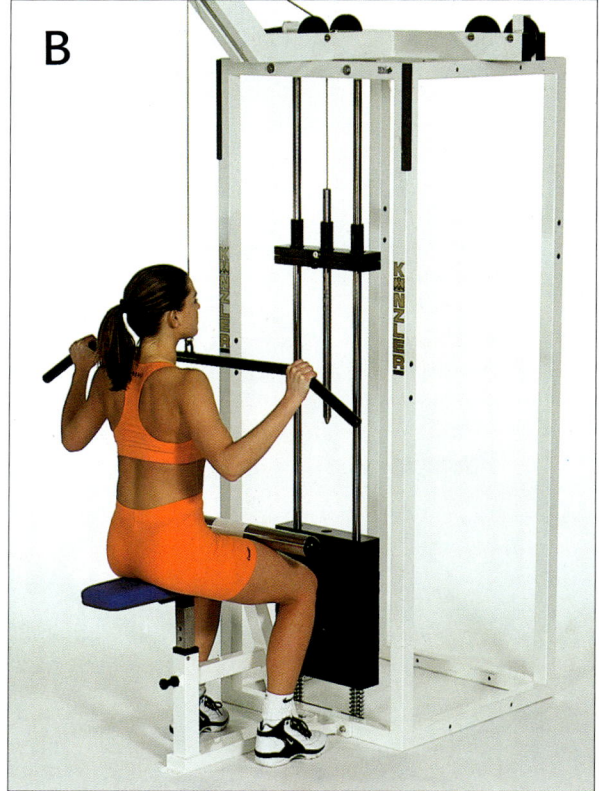

Position de départ : vous êtes assis face à la machine, devant une tour à poulie. Les pieds sont posés bien à plat au sol, les genoux bloqués sous le manchon et les jambes éventuellement fixées par une gouttière. Le buste est légèrement penché en arrière, la tête dans le prolongement naturel de la colonne vertébrale. Le bassin se trouve exactement sous la barre, et l'axe des épaules, du fait de la légère inclinaison arrière du buste, est un peu en retrait. Les mains qui tiennent la barre sont un peu plus espacées que la largeur des épaules. Les épaules sont légèrement étirées vers le haut et en avant.

▶ Déroulement de l'exercice : dans un mouvement régulier, tirez la barre vers votre corps, comme si vous vouliez le traverser. La barre touche le haut de la poitrine. Pendant le mouvement, les coudes s'orientent vers l'extérieur et les épaules s'abaissent vers l'arrière. La barre est ensuite ramenée de la même manière à sa position de départ, sans que l'inclinaison du buste ne soit modifiée.

Tirage à la poulie haute devant le corps — RM9

Variante : vous pouvez aussi descendre la barre de tirage devant votre corps avec une prise resserrée, c'est-à-dire avec les paumes de vos mains tournées vers vous - ou bien avec une prise serrée et neutre, où les paumes des mains se font face. Dans cette variante, les muscles des bras, ainsi que le grand dorsal (latissimus dorsi), travaillent plus intensément et plus longtemps pendant le mouvement.

❶ Conseil : le rôle d'une partie des muscles sollicités par l'exercice ne consiste pas seulement à abaisser les bras le long du corps à la fin du mouvement, mais également à tirer les épaules vers l'arrière pour resserrer les omoplates. À la fin du mouvement, alors que vos bras sont allongés, faites en sorte de lever également les épaules et de les descendre lors du mouvement contraire.

VARIANTE

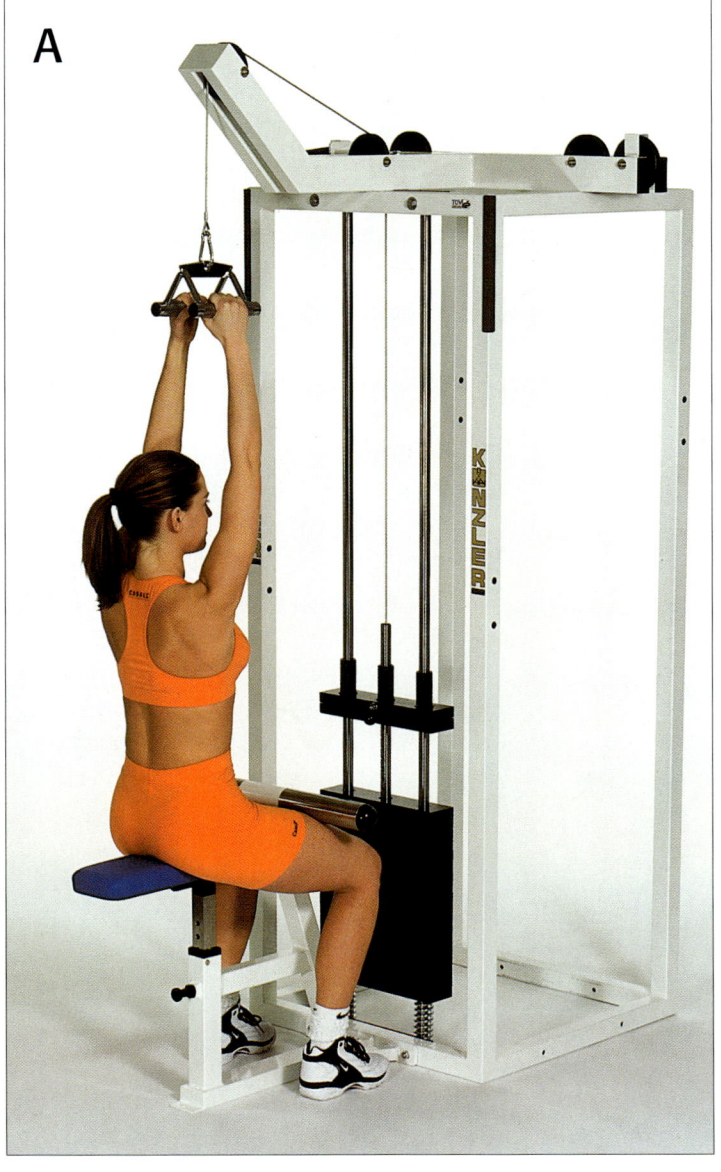

A

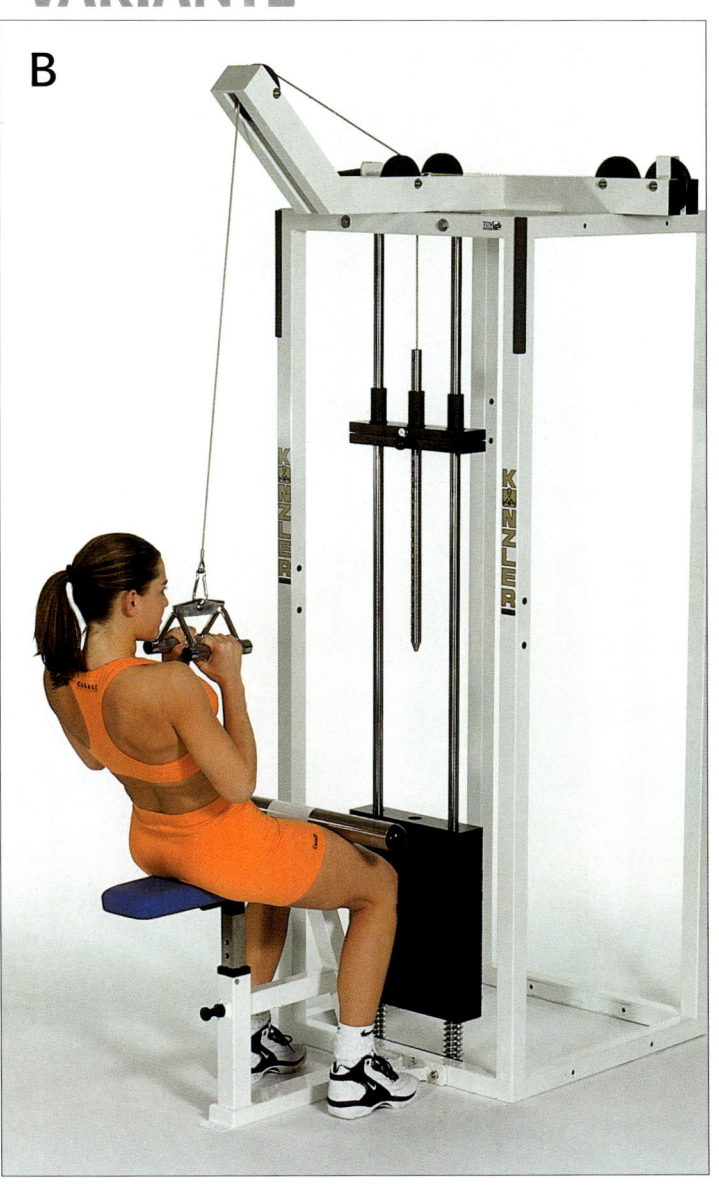

B

RM 10 Rameur horizontal

Muscles principalement concernés :
En plus du muscle grand dorsal (latissimus dorsi), les efforts vont principalement porter sur la partie centrale du muscle trapèze (trapezius), sur le muscle rhomboïde (rhomboïdus major), ainsi que sur les muscles déjà sollicités par l'exercice RM 8. Le faisceau postérieur du muscle deltoïde (deltoideus) intervient également lors de cet exercice.

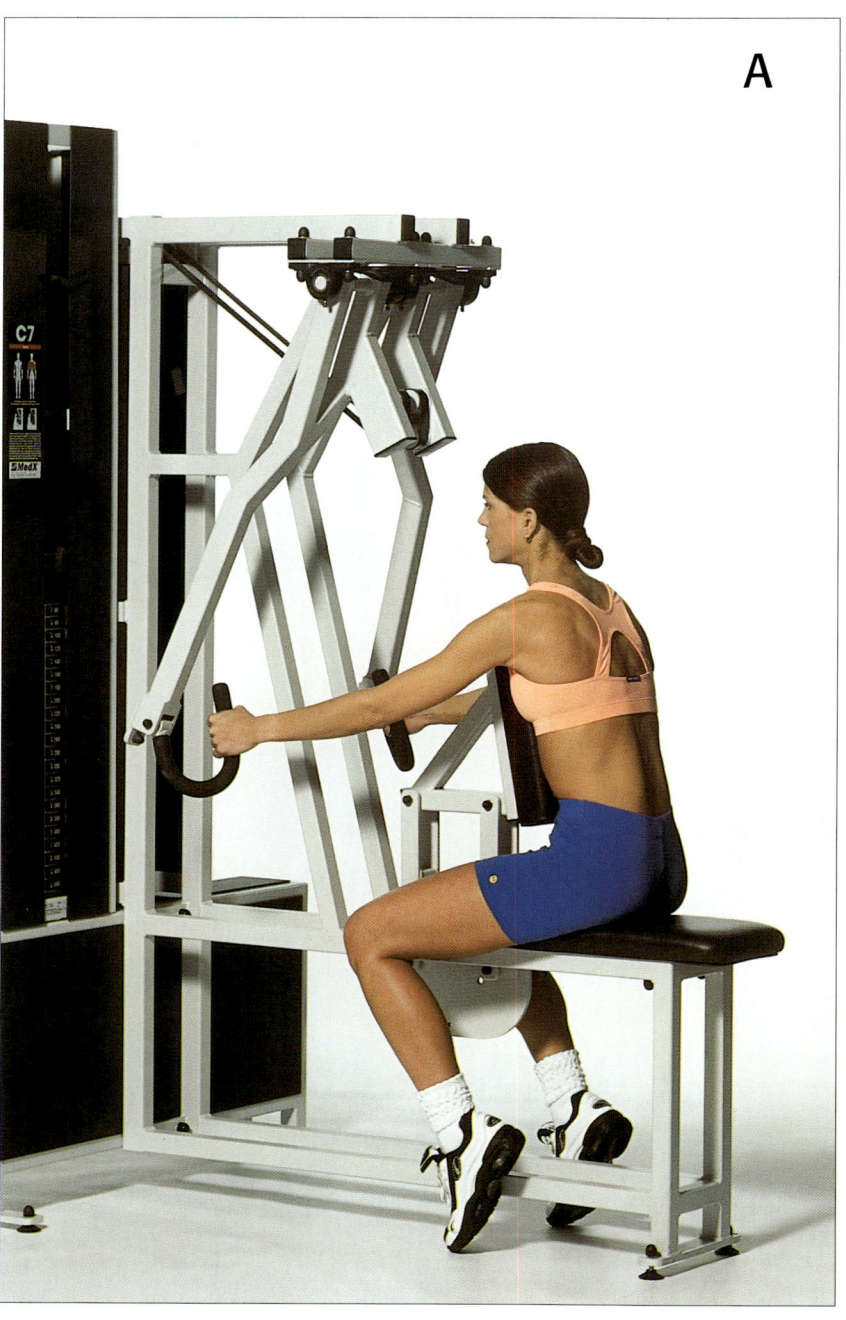

A

Position de départ : vous êtes assis sur une machine à ramer, équipée d'un siège réglable en hauteur et d'un coussin capitonné articulé pour appuyer la poitrine. Votre buste adhère complètement au coussin. Vos pieds touchent le sol si possible, et vos genoux sont placés plus bas que votre bassin. Vos mains enserrent les poignées, inférieures au niveau des épaules, les paumes tournées l'une vers l'autre, et vos coudes sont légèrement fléchis. En position de départ, vos épaules sont tirées au maximum vers l'avant. La tête se trouve dans le prolongement naturel de la colonne vertébrale.

▷ Déroulement de l'exercice : sans vous crisper, tirez sur vos bras pour les rapprocher de votre corps. En même temps, les épaules reviennent en arrière en accompagnant les bras. En position terminale, les omoplates sont si proches l'une de l'autre qu'elles se touchent presque. Ensuite, repoussez les poignées aussi loin que possible vers l'avant, c'est-à-dire que non seulement vous allongez les bras, mais vous avancez également vos épaules. Ainsi, les omoplates s'écartent l'une de l'autre.

Rameur horizontal RM10

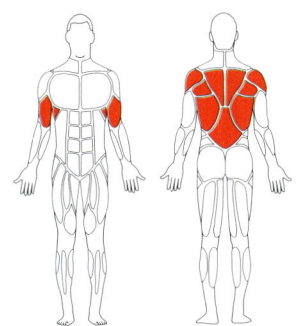

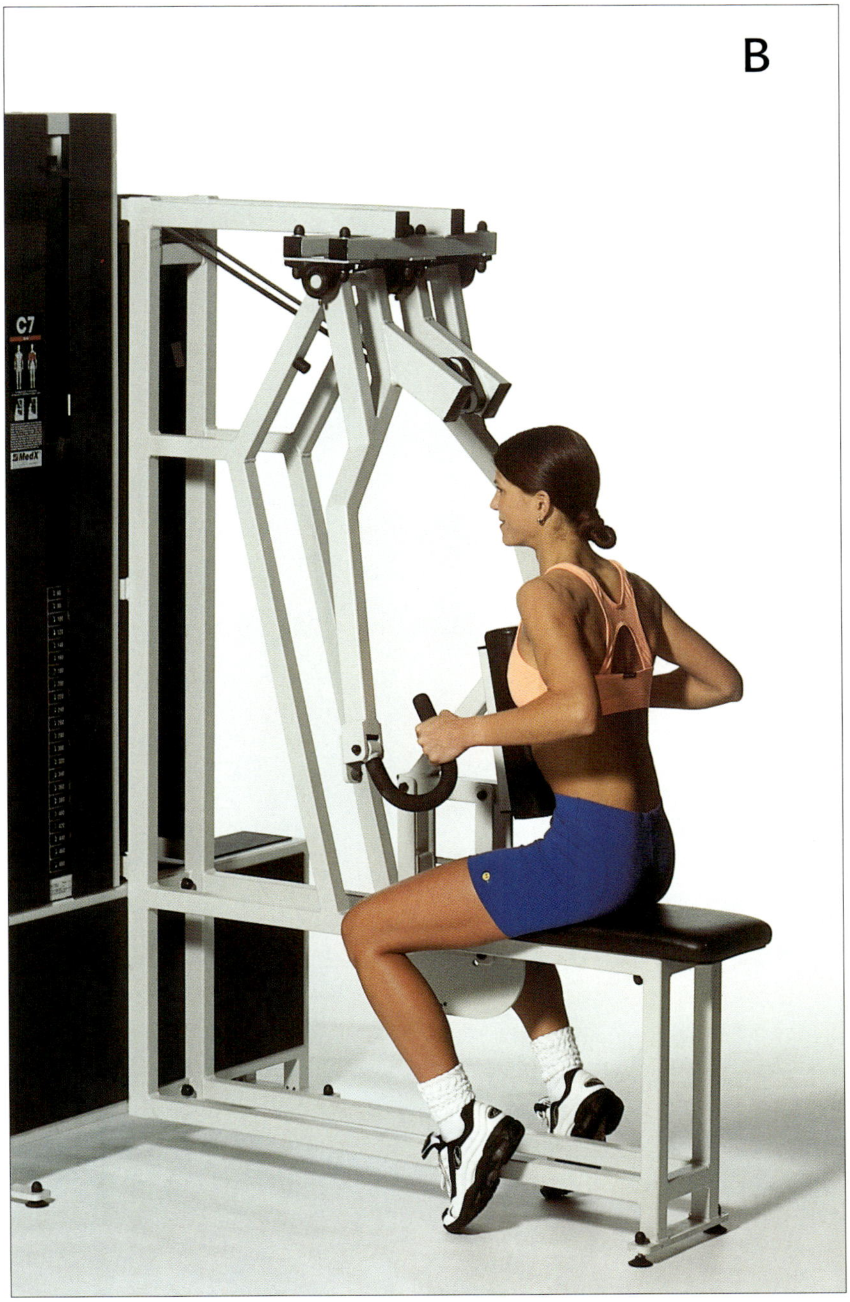

Variante : grâce à sa structure modulable, la machine permet de varier cet exercice. Ainsi, les appareils sur lesquels les poignées sont parallèles au sol, à un niveau à peine inférieur à celui des épaules, font davantage travailler les muscles. Dans ce cas, les coudes ne sont pas ramenés vers le corps, mais de l'intérieur vers l'extérieur. Avec cette variante, le muscle grand dorsal (latissimus dorsi) est moins sollicité. C'est la raison pour laquelle tous les muscles supérieurs subissent un entraînement plus intensif.

❶ Conseil : sur les machines équipées d'un siège plus long mais dépourvues d'un appui matelassé pour la poitrine, où les pieds sont posés sur deux petites plates-formes devant le corps et la poignée est fixée à une poulie, veillez à ce que vos jambes soient bien fléchies. Sinon, avec la traction du fléchisseur de la cuisse, le bassin s'incline vers l'arrière et bascule, si bien que le dos subit une surcharge dans la région lombaire. Pour ménager votre dos sur ces machines, il est très important de maintenir le buste totalement immobile pendant toute la durée de l'exercice.

RENFORCEMENT MUSCULAIRE

RM11 Rameur avec un petit haltère

Muscles principalement concernés :
Les mêmes groupes de muscles que ceux décrits dans l'exercice RM 10.

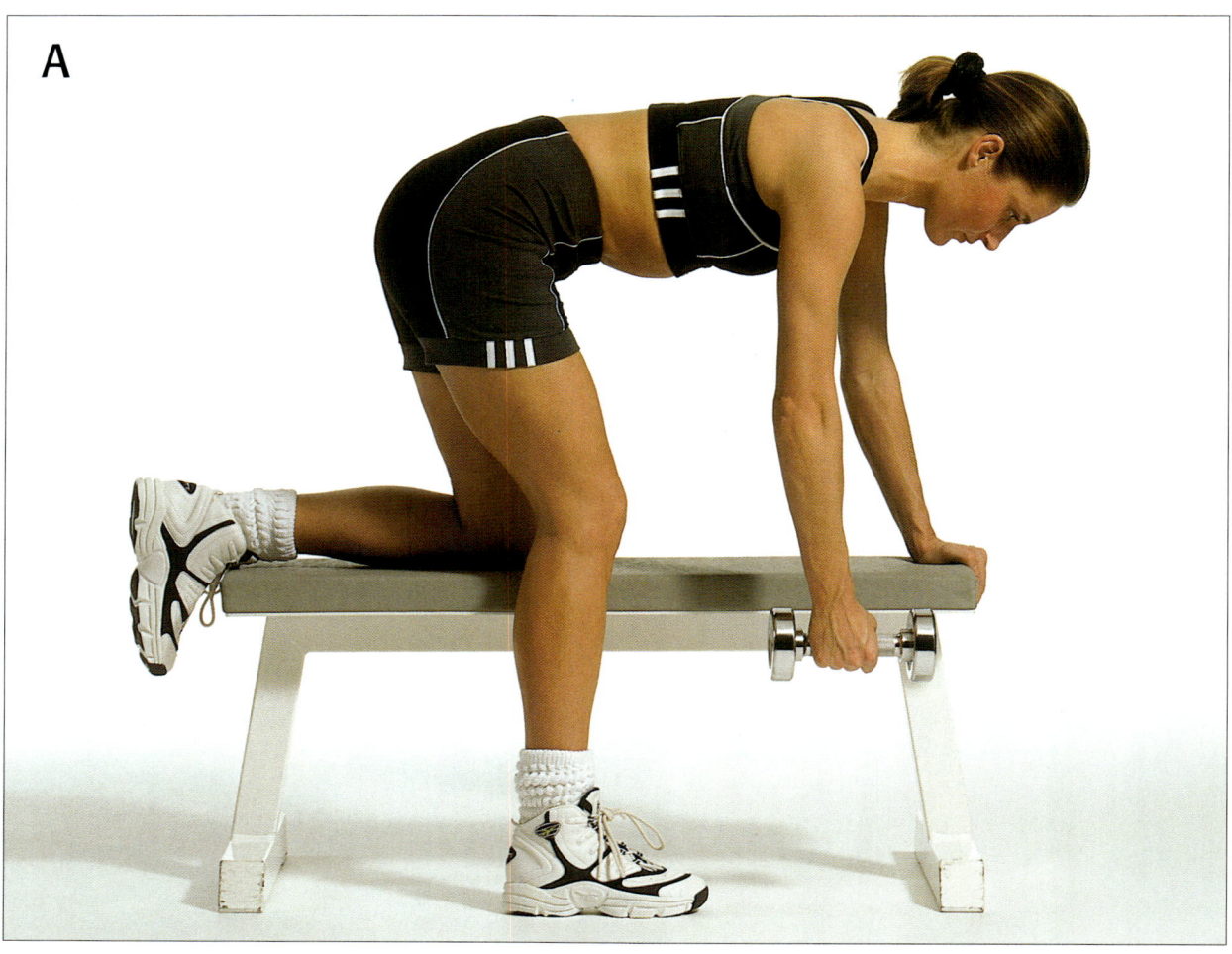

Position de départ : votre jambe gauche pliée repose à une extrémité d'un banc de musculation, votre main gauche à l'autre extrémité. Le buste est parallèle au sol ou légèrement incliné vers le haut, la ceinture scapulaire un peu plus haute que le bassin. La jambe droite est légèrement fléchie et soutient latéralement le corps. La main droite tient un petit haltère, la paume tournée vers l'intérieur. Le bras droit est légèrement fléchi et tire l'épaule vers le bas. Votre tête est dans le prolongement naturel de la colonne vertébrale. La ceinture scapulaire et le bassin sont parallèles.

▶ Déroulement de l'exercice : ramenez latéralement l'haltère près du corps. Le coude se fléchit et l'épaule remonte aussi haut que possible sans que le buste bouge. Pendant toute la durée du mouvement, l'avant-bras reste perpendiculaire au sol. En redescendant l'haltère, votre bras s'éloigne de la même manière de votre corps et l'épaule s'abaisse autant que possible vers le sol, sans modifier la position du buste. Après avoir exécuté ainsi une série de mouvements, changez de côté en reprenant la même position et refaites l'exercice.

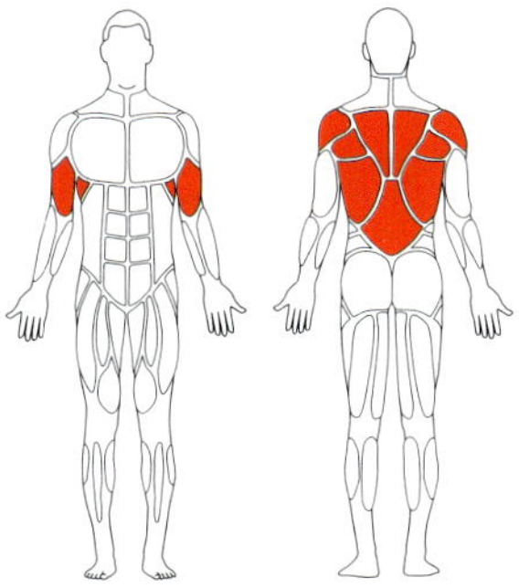

Rameur avec un petit haltère RM11

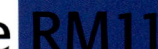

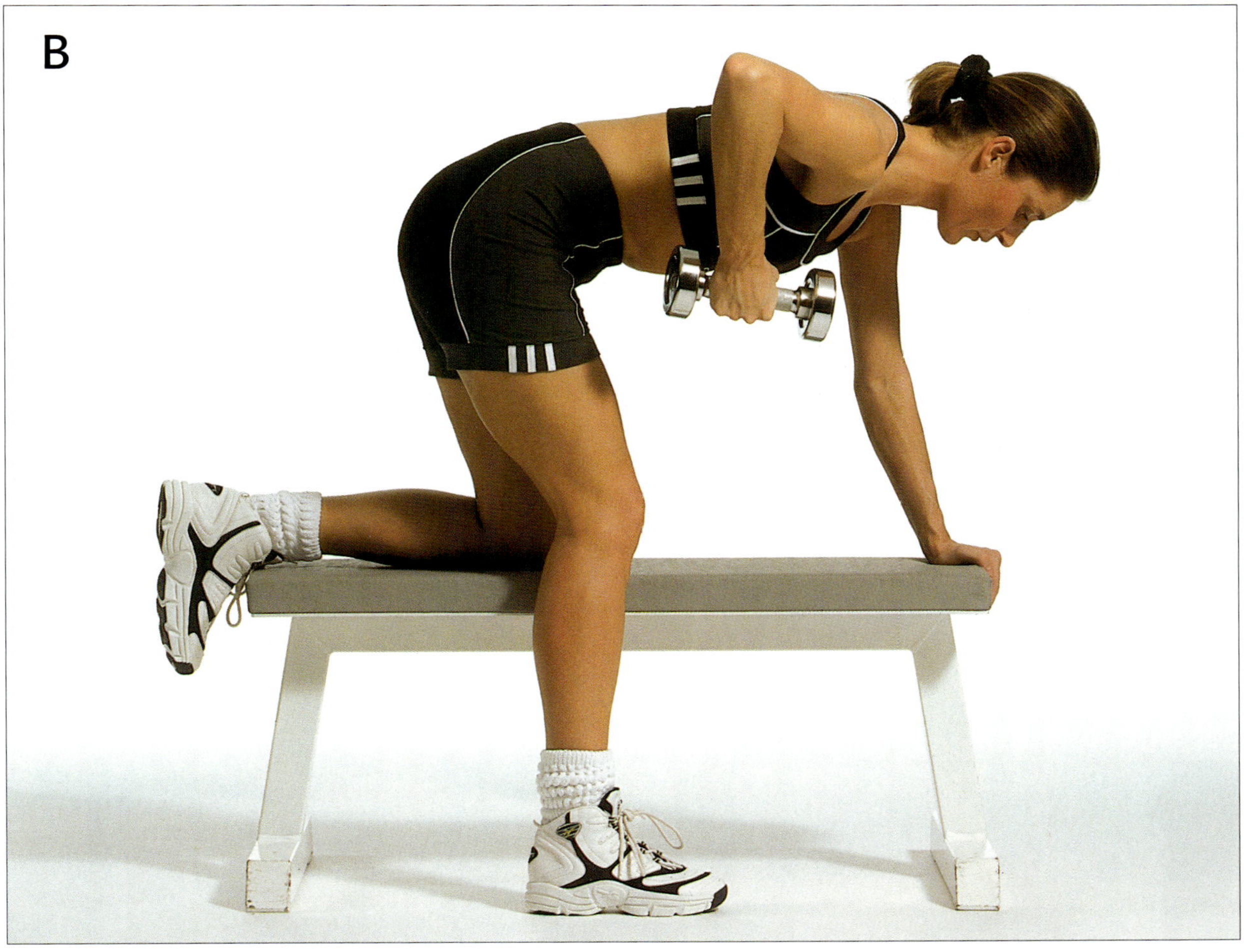

B

Variante : pour remonter, vous pouvez aussi utiliser un poids sensiblement plus léger que celui employé pour l'exercice de base. Tandis que vous tirez votre coude vers le haut, le bras reste dans l'axe de l'épaule. Avec cette technique, à la fin du mouvement, le dos de la main est tourné vers l'avant lorsque la main se trouve approximativement à la hauteur de l'épaule tirée au maximum vers le haut. Cette variante soulage un peu le muscle grand dorsal (latissimus dorsi), tandis que les autres muscles sollicités par l'exercice travaillent davantage.

 Conseil : si vous disposez d'un banc de musculation articulé et réglable, remontez le dossier et inclinez-le selon un angle de 45° environ. Le genou repose alors sur le siège et le bras est fléchi avec l'avant-bras sur la partie relevée. De cette manière, le corps est nettement mieux stabilisé et il vous est beaucoup plus facile de maintenir la ceinture scapulaire parallèle au bassin, ce qui évite une torsion de la colonne vertébrale dans la région lombaire.

RENFORCEMENT MUSCULAIRE

RM12 Développé couché sur banc horizontal

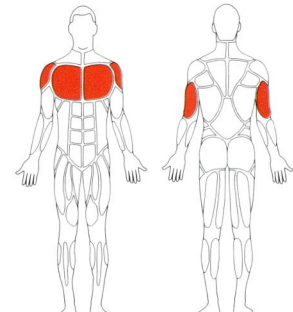

Muscles principalement concernés :
Ici, c'est surtout le muscle grand pectoral (pectoralis major) qui travaille - puis le faisceau antérieur du muscle deltoïde (deltoideus), le triceps brachial (triceps brachii) et le muscle petit pectoral (pectoralis minor).

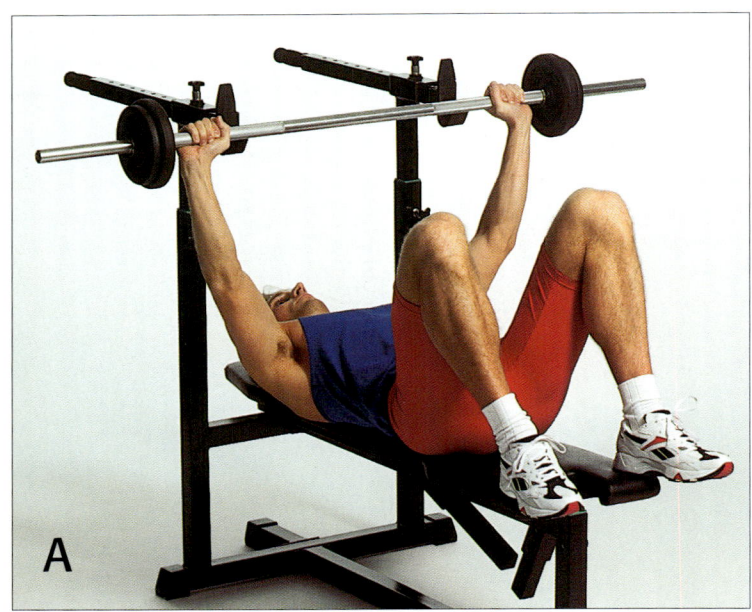

A

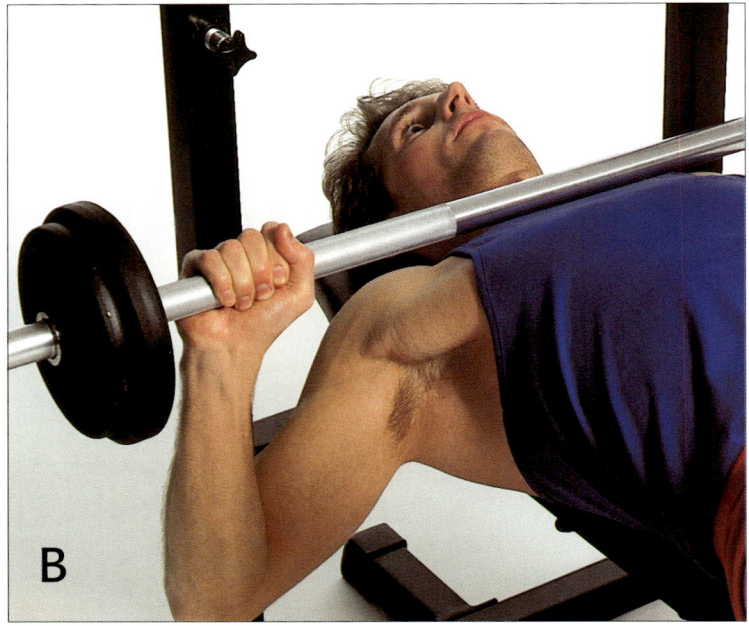

B

Position de départ : vous êtes couché sur le dos sur un banc horizontal, votre regard est tourné vers le plafond, vos jambes repliées, et les talons posés au bout du banc. Vos yeux sont sous la barre et pour l'exercice de base, les mains qui tiennent la barre sont suffisamment éloignées l'une de l'autre pour que les avant-bras soient perpendiculaires à la partie supérieure des bras, lorsque ces derniers se trouvent parallèles au sol. La barre doit être accrochée suffisamment haut sur le râtelier pour que vos bras soient légèrement fléchis en position de départ. Vos poignets sont verrouillés et restent dans le prolongement des avant-bras, les paumes des mains orientées vers vos pieds.

▶ Déroulement de l'exercice : dans un mouvement régulier, dégagez la barre de son râtelier et, les bras légèrement fléchis, immobilisez-la au-dessus de votre poitrine. Toujours dans un mouvement régulier, amenez la barre jusqu'à votre poitrine. La barre repose doucement au centre de votre sternum et ensuite, vos bras la repoussent vers le haut, sans mouvements saccadés, jusqu'à la position terminale où ils sont à nouveau légèrement fléchis.

Variante : si vous déplacez votre prise sur la barre de 10 cm environ de chaque côté vers l'intérieur ou vers l'extérieur, les muscles qui participent à l'exercice seront sollicités différemment. Cela vaut surtout pour le muscle grand pectoral (pectoralis major) et pour le triceps brachial (triceps brachii).

❗ Conseil : pour soulager la région lombaire, surtout près des muscles raccourcis comme l'iliaque et le psoas (iliopsoas), évitez de travailler les jambes dépliées avec les pieds au sol mais ramenez les genoux fléchis vers vous et croisez les pieds. Dans tous les cas, faites-vous assister d'un partenaire lors de cet exercice, afin de réduire notablement les risques d'accidents et/ou de blessures. Veillez à stabiliser la répartition du poids pour éviter une surcharge ou une blessure de votre dos.

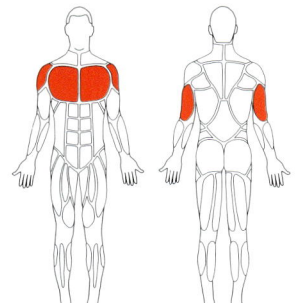

Développé sur banc incliné RM13

Muscles principalement concernés :
Avec le banc incliné, ce sont les mêmes muscles que ceux décrits dans l'exercice RM 12 qui travaillent. Le muscle grand pectoral (pectoralis major) est tout particulièrement sollicité dans sa partie supérieure.

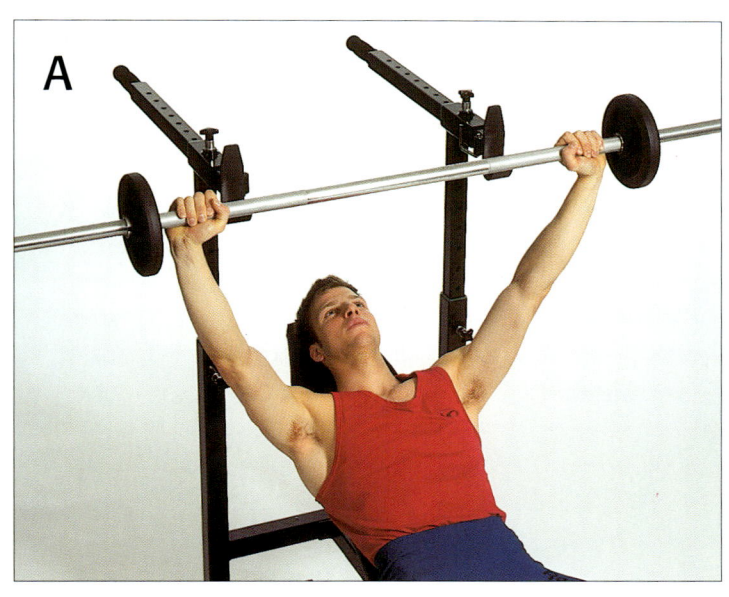

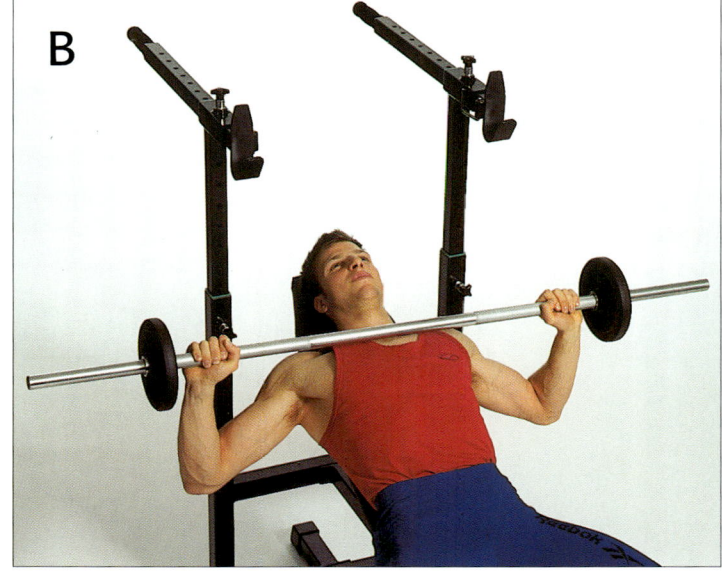

Position de départ : vous êtes couché sur le dos sur un banc de musculation, dont le dossier est incliné entre 30° et 45°. Vos pieds s'appuient sur le sol, ou bien sur une plate-forme prévue à cet effet à l'extrémité inférieure du banc. Vos mains tiennent la barre de la même manière que dans l'exercice précédent sur le banc horizontal. Sur le banc incliné comme sur le banc horizontal, vos yeux se trouvent approximativement sous la barre. Gainez vos abdominaux et votre région lombaire. La barre doit être accrochée suffisamment haut sur le râtelier pour qu'avant de la lever, vos bras soient légèrement fléchis.

▶ Déroulement de l'exercice : dégagez la barre du cran du râtelier et, les bras légèrement fléchis, immobilisez-la à la verticale au-dessus de la région supérieure de vos muscles pectoraux. Abaissez lentement la barre, jusqu'à ce qu'elle frôle vos pectoraux, puis remontez-la en dépliant vos bras vers le haut. En position terminale, les bras sont à nouveau légèrement fléchis. Pendant tout le mouvement, veillez à ce que vos poignets restent bien dans le prolongement de vos avant-bras. Maintenez le gainage dans la partie centrale de votre corps.

Variante : déplacez votre prise sur la barre d'environ 10 cm vers l'intérieur ou vers l'extérieur pour modifier l'intensité des efforts supportés par les muscles concernés lors de l'exercice. Modifiez aussi l'inclinaison du dossier entre 30° et 45° pour faire travailler des régions différentes du muscle grand pectoral (pectoralis major).

❗ Conseil : si vous ne disposez pas d'un banc incliné équipé d'une plate-forme pour les pieds et si le banc est trop haut pour que vos pieds puissent prendre fermement appui sur le sol, installez un banc de musculation perpendiculairement à l'extrémité du premier et posez vos pieds dessus.

RENFORCEMENT MUSCULAIRE

RM14 Presse à pectoraux

Muscles principalement concernés :
Avant tout le muscle grand pectoral (pectoralis major), puis le faisceau antérieur du muscle deltoïde (deltoideus), le triceps brachial (triceps brachii) et le muscle petit pectoral (pectoralis minor).

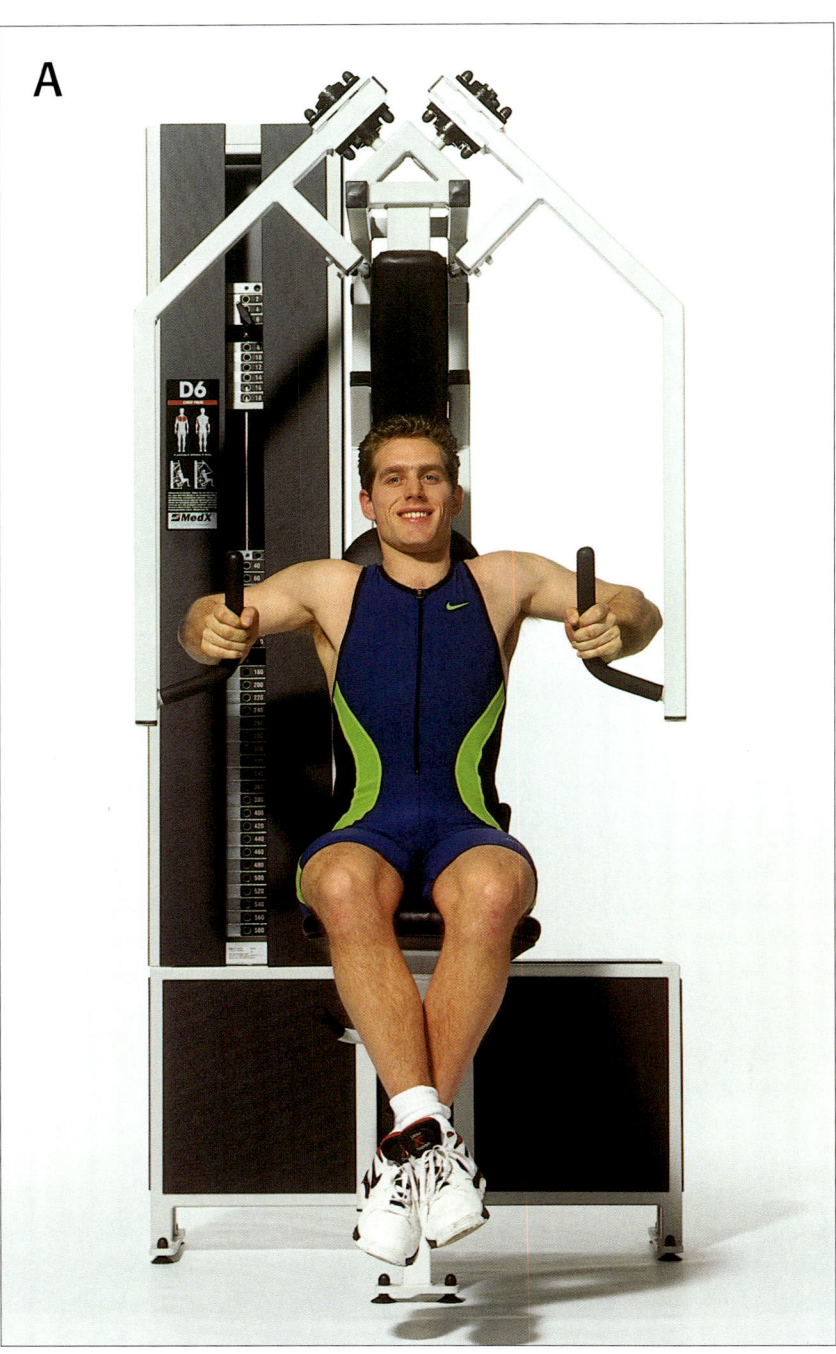

Position de départ : installez-vous de manière à ce que l'axe de vos épaules soit à quelques centimètres au-dessus des poignées, celles-ci se trouvant environ à mi-hauteur du sternum. Asseyez-vous les deux pieds posés au sol, si votre siège le permet. Sinon, croisez les chevilles. Votre buste adhère complètement au dossier et votre tête est dans le prolongement naturel de votre colonne vertébrale. Vos bras sont légèrement fléchis aux coudes et vos mains tiennent les poignées de l'appareil en avant de votre corps. Les paumes de vos mains sont tournées vers l'intérieur (prise en prono-supination) et les poignets sont dans le prolongement de vos avant-bras.

▶ Déroulement de l'exercice : ramenez lentement et progressivement vos bras vers votre corps. Les coudes restent très légèrement au-dessous du niveau des épaules. Cessez de ramener vos bras lorsque vos mains se trouvent alignées avec la poitrine. Commencez alors, sans décélération et sans élan, à déplier vos bras et ramenez les poignées en position de départ, les bras toujours légèrement fléchis.

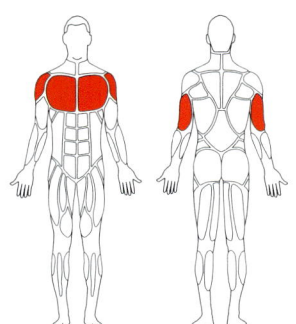

Presse à pectoraux RM 14

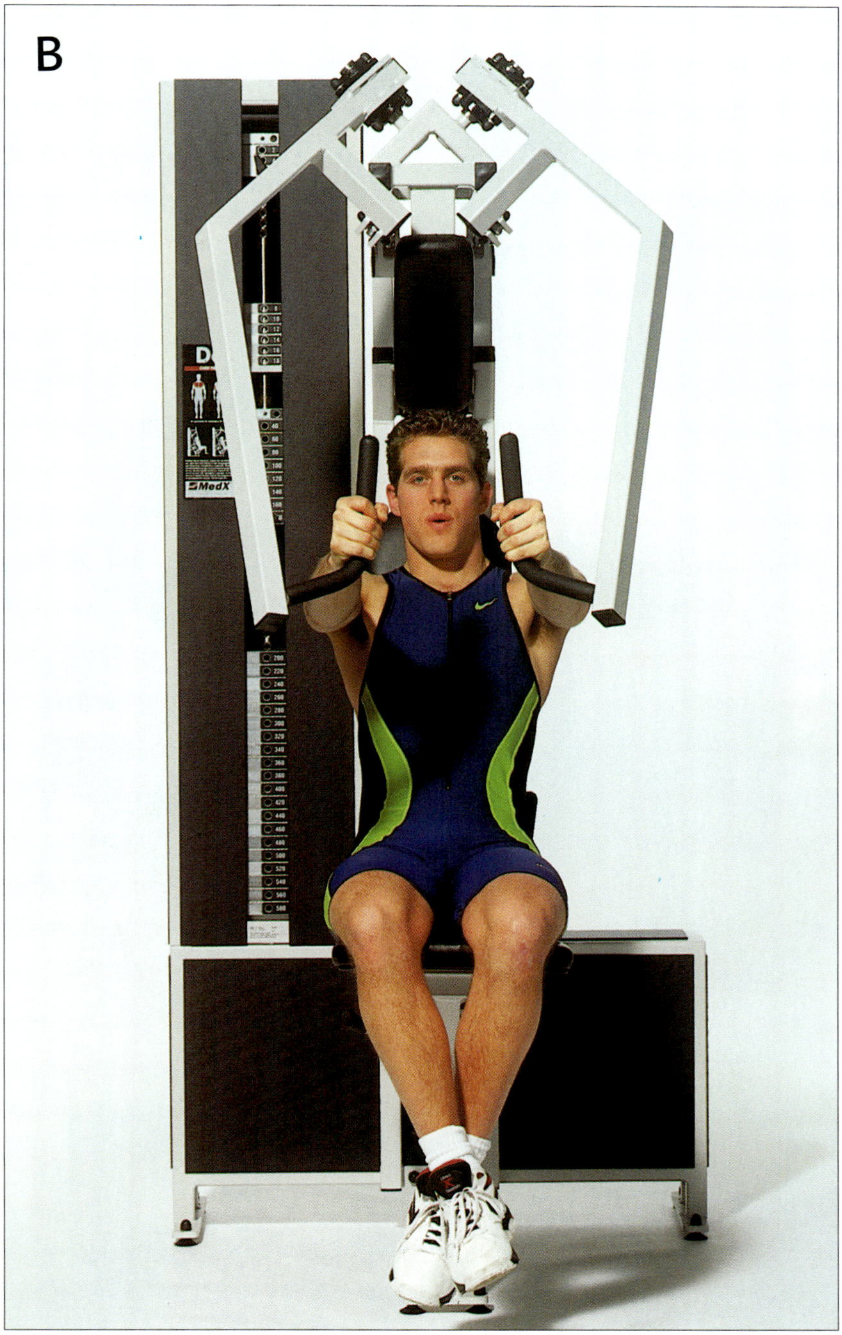

Variante : sur un grand nombre de ces presses, vous pouvez également effectuer cet exercice avec une prise en pronation – c'est-à-dire les paumes de mains tournées vers le bas. Généralement, vous pouvez modifier la largeur de votre prise. Dans l'exercice de base, elle devrait être calculée de manière à ce que l'avant-bras et la partie supérieure du bras forment un angle droit à mi-course. Si vous modifiez votre prise de 10 cm environ vers l'extérieur ou vers l'intérieur, la musculature de la poitrine et des bras sera sollicitée de différentes façons.

⚠ Conseil : la plupart des presses à pectoraux modernes sont équipées d'un système qui, une fois en position de départ, permet d'alléger le poids avec l'aide des jambes. Cela soulage avant tout la ceinture scapulaire, qui serait inutilement sollicitée lors de la première répétition en raison d'une mauvaise position de départ. Si la presse ne possède pas cet équipement, vous devez, pour la première répétition, vous faire aider par un partenaire d'entraînement.

RM 15 Pullover

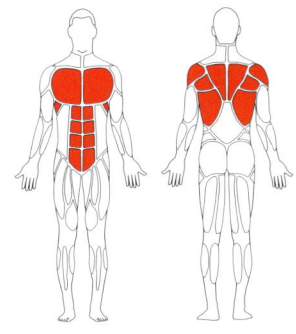

Muscles principalement concernés :
Cet exercice baptisé « Pullover » concerne, directement ou indirectement, la quasi totalité des muscles du buste : aussi bien le muscle grand dorsal (latissimus dorsi) que le muscle grand pectoral (pectoralis major)...

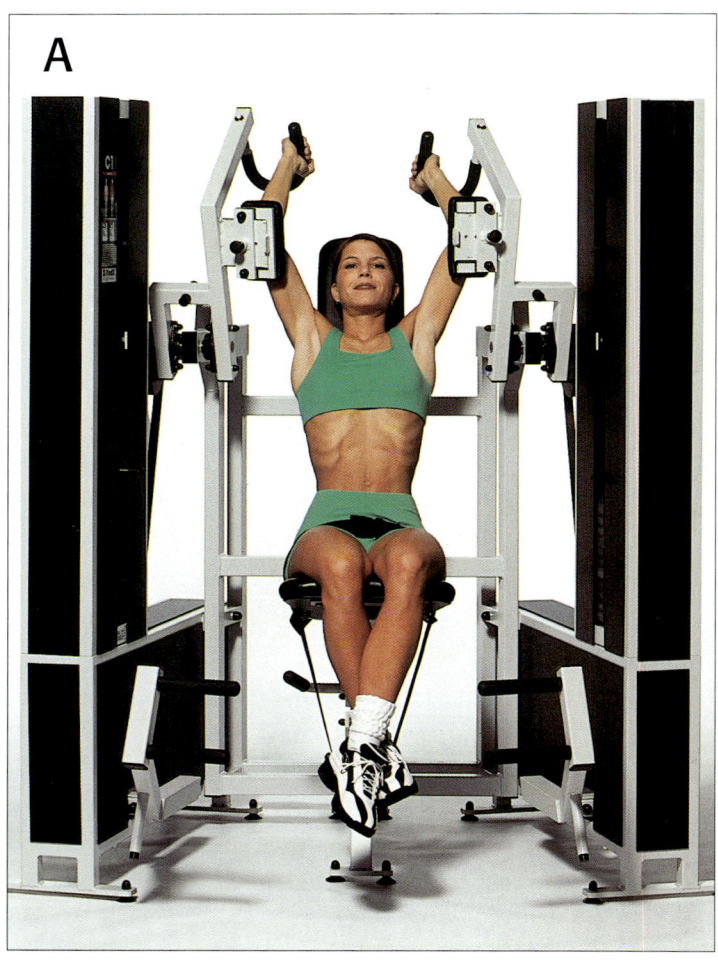

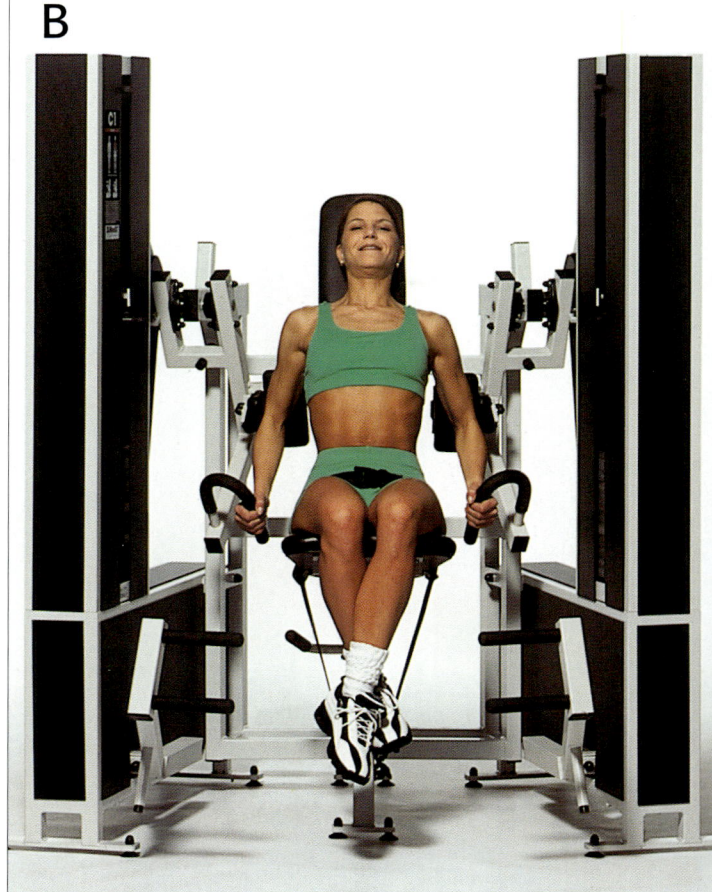

Position de départ : lorsque vous vous entraînez sur une machine « Pullover », assurez-vous que le siège est réglable en hauteur. Positionnez le siège de manière à ce que l'axe de vos épaules soit aligné avec l'axe pivotant de la machine. Si vous avez la possibilité d'immobiliser votre bassin avec une ceinture, faites-le, même si la charge que vous choisissez est relativement légère. Votre buste est complètement collé au dossier, ainsi que la tête qui se trouve dans le prolongement naturel de la colonne vertébrale. Si l'appareil est équipé d'un système pour amener les bras de la machine vers l'avant, utilisez-le. Ceci vous permettra d'attraper plus facilement les poignées. En fonction du type d'appareil, les coudes reposent sur un manchon ou restent libres. En position de départ, le haut des bras est dans le prolongement vertical du buste.

Pullover RM15

... le muscle grand droit de l'abdomen (rectus abdominus), les parties inférieure et centrale du muscle trapèze (trapezius), le muscle rhomboïde (rhomboideus major) et le triceps brachial (triceps brachii).

VARIANTE

▶ Déroulement de l'exercice : descendez vos bras légèrement fléchis dans un mouvement en demi-cercle devant le corps. En position terminale, les bras se trouvent un peu en retrait de l'axe du corps. De là, remontez vos bras lentement et progressivement vers leur position de départ.

Variante : l'exercice peut aussi être accompli couché, à plat dos sur un banc. Les mains tiennent ensemble un petit haltère par une extrémité et, en position de départ, les bras sont légèrement fléchis et presque à la verticale au-dessus du corps. Dans un mouvement en demi-cercle, abaissez maintenant l'haltère derrière votre tête. Conservez toujours le même fléchissement de vos bras. Vous êtes en position terminale lorsque le haut des bras se trouve dans le prolongement du buste. Redécrivez ensuite le même arc en sens inverse et ramenez vos bras avec le petit haltère à la position de départ.

❗ Conseil : si vous voulez faire travailler davantage le triceps brachial, augmentez la flexion des bras pendant le mouvement descendant et dépliez-les lors du mouvement ascendant.

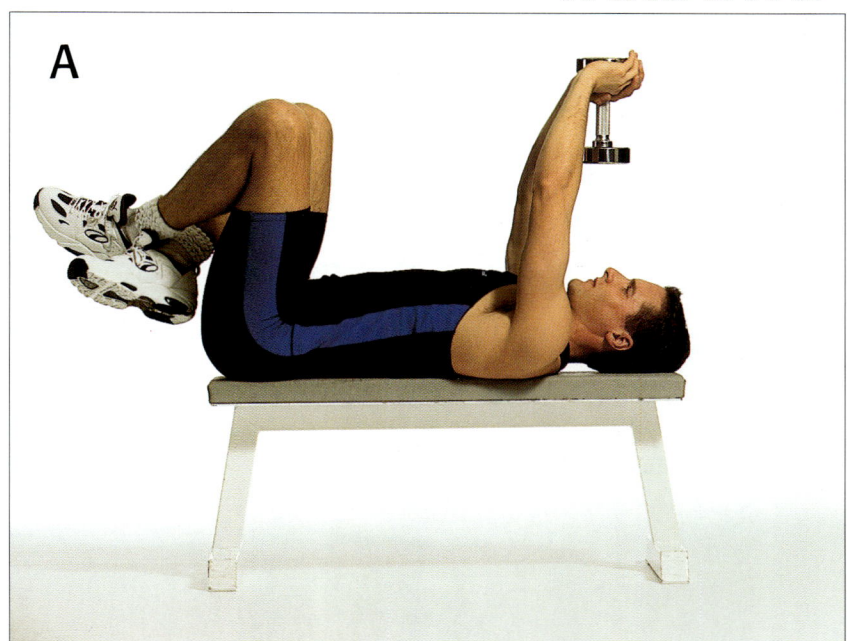

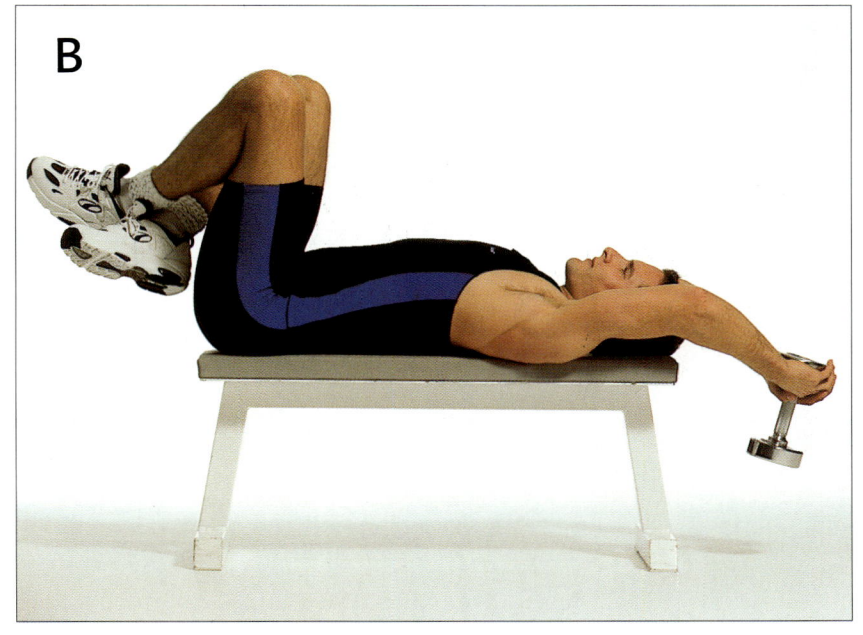

RENFORCEMENT MUSCULAIRE

RM 16 Butterfly

Muscles principalement concernés :
La machine (butterfly) sollicite les muscles grand pectoral et petit pectoral (pectoralis major et minor) de manière relativement isolée, puis s'ajoute le faisceau antérieur du muscle deltoïde (deltoideus).

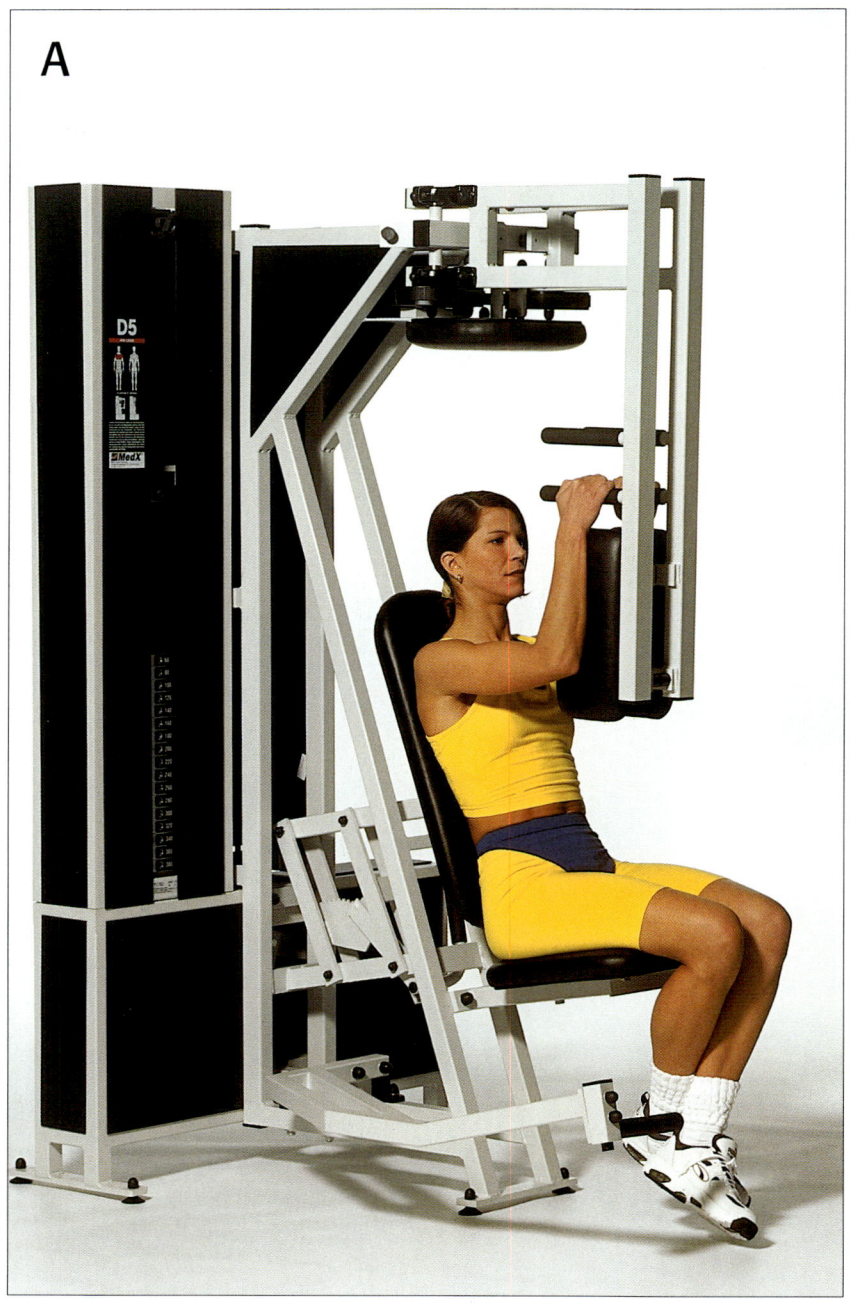

A

Position de départ : vous êtes assis, le buste entièrement appuyé au dossier. Si la hauteur du dossier est trop courte pour permettre à la tête de s'appuyer également, maintenez celle-ci dans le prolongement naturel de la colonne vertébrale. Les pieds sont posés au sol ou, si ce n'est pas possible, croisés à hauteur des chevilles. Si l'appareil est équipé d'un système pour soulager la charge, actionnez-le avec vos jambes afin que les bras de la machine puissent être ramenés devant vous sans résistance. Les avant-bras sont placés sur les manchons de manière à ce qu'ils soient perpendiculaires au sol, le haut des bras est parallèle au sol. Vous obtenez cette posture des bras en réglant la hauteur du siège. En position de départ, vous tenez les poignées ramenées l'une contre l'autre devant le corps. Selon la configuration de l'appareil, la force s'exerce à la surface des avant-bras et sur les coudes.

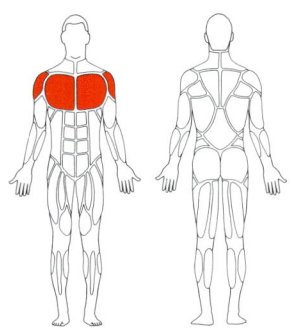

Butterfly RM 16

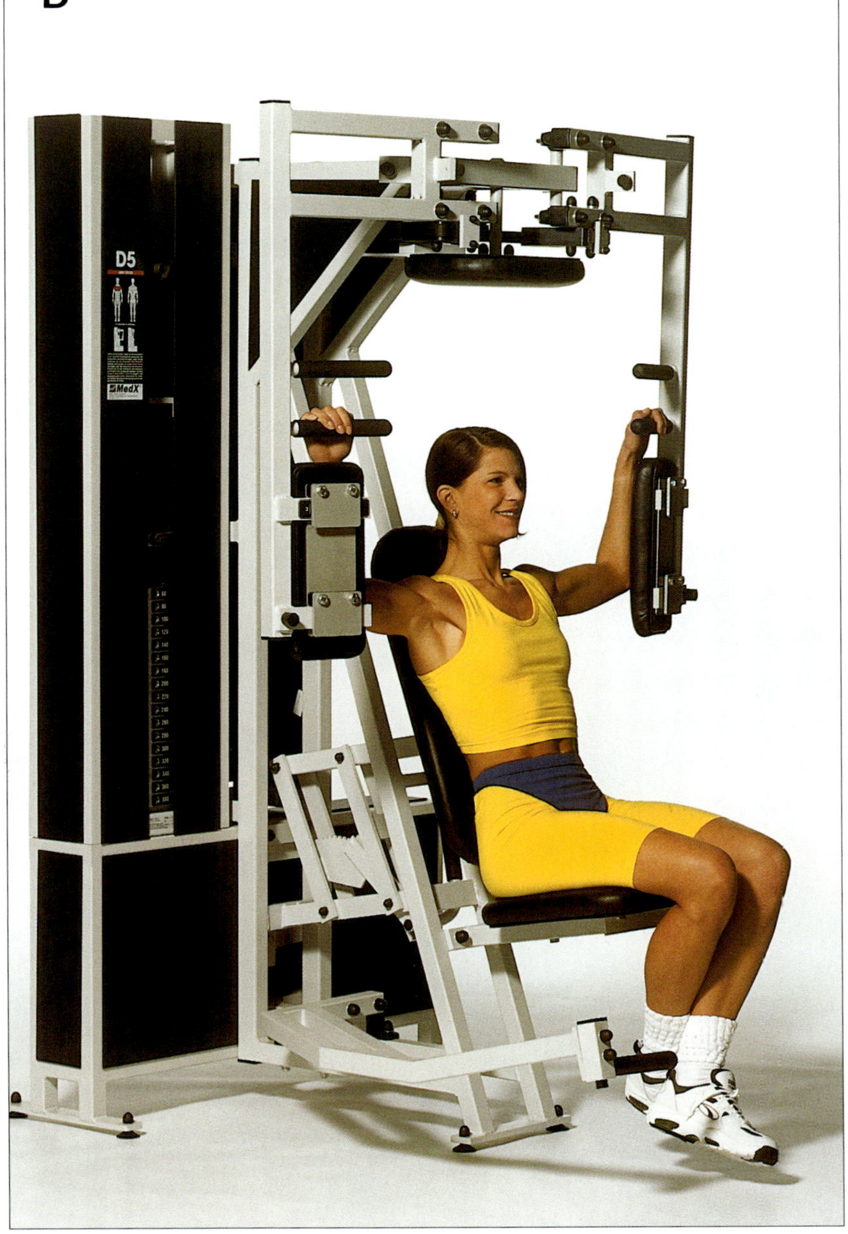

▷ **Déroulement de l'exercice :** ouvrez les bras dans un mouvement régulier et symétrique. En position terminale, les bras se trouvent de chaque côté du buste. Puis les bras de la machine sont ramenés dans un mouvement régulier et sans élan à leur position de départ devant le corps, où ils doivent se toucher brièvement.

Variante : selon la configuration de l'appareil, vous pouvez enserrer les poignées uniquement avec les mains. Les coudes sont alors relevés presque jusqu'à hauteur des épaules et le haut des bras se trouve sur un même niveau que les avant-bras, parallèle au sol. De cette manière, vous diminuez encore l'effort de l'articulation des épaules, si celles-ci sont sensibles. Sinon, l'exercice se déroule comme l'exercice de base déjà décrit.

❗ **Conseil :** maintenez la tension dans la position contractée pendant une ou deux secondes, afin d'intensifier l'effet de l'exercice.

RENFORCEMENT MUSCULAIRE

RM 17 Écarté latéral

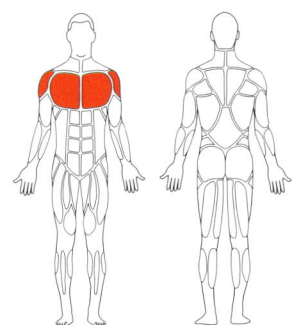

Muscles principalement concernés :
Les mêmes groupes de muscles que ceux décrits dans l'exercice RM 16.

Position de départ : vous êtes couché sur le dos, sur un banc. Vos jambes sont repliées et vos pieds reposent à l'extrémité du banc. À la perpendiculaire de vos épaules, les bras légèrement fléchis, vous tenez dans chaque main un petit haltère. Les paumes des mains se font face et vos poignets sont bien droits.

▶ Déroulement de l'exercice : dans un mouvement en demi-cercle, abaissez les haltères de chaque côté de votre corps. Pendant le mouvement descendant, le fléchissement des bras s'accentue quelque peu. Les haltères ne doivent pas descendre derrière l'axe des épaules. Selon votre souplesse, vous pouvez abaisser les haltères jusqu'au niveau des épaules ou quelques centimètres plus bas. Du point le plus bas, ramenez sans à-coups les poids vers le haut dans un mouvement régulier.

Variante : si vous utilisez un banc équipé d'un dossier articulé, vous pouvez exercer les muscles pectoraux sous des angles différents. Dans des positions obliques jusqu'à environ 45°, la partie supérieure du grand pectoral (pectoralis major) sera davantage sollicitée.

❗ Conseil : pour cet exercice, utilisez un banc étroit, afin que les omoplates puissent se rapprocher plus facilement et que les bras ne soient pas freinés par les bords du banc dans leur mouvement descendant. Ainsi, le muscle pectoral est plus étiré, ce qui provoque une contraction plus soutenue à la fin du mouvement.

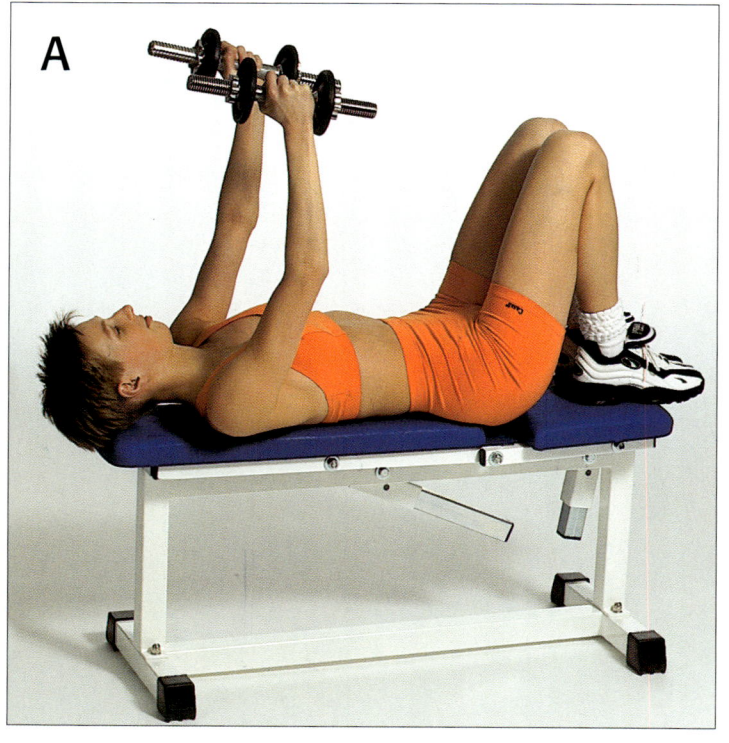

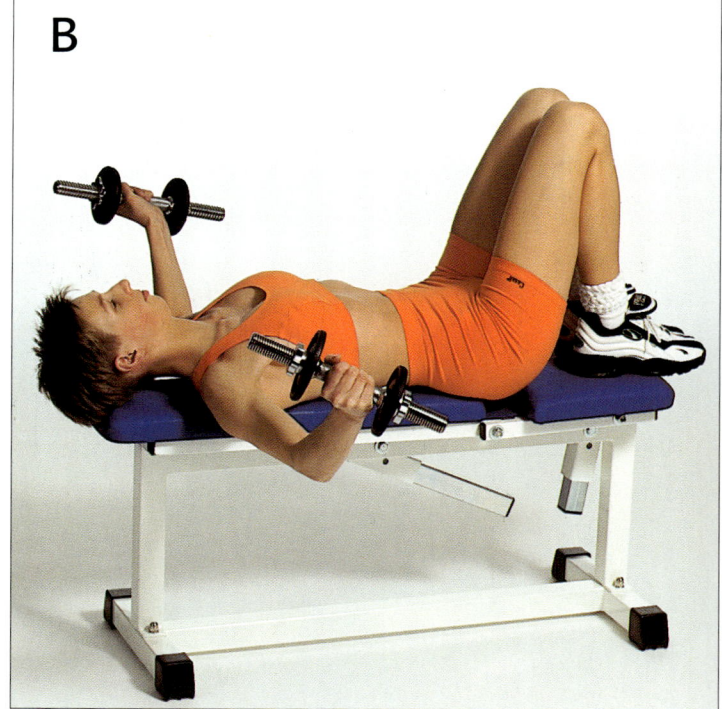

Curl avec barre droite RM18

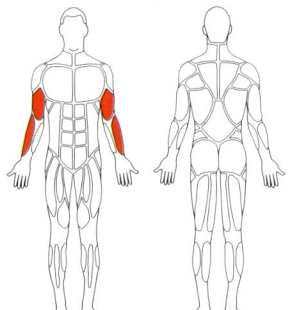

Muscles principalement concernés :
La flexion des bras à la barre sollicite avant tout le biceps brachial (biceps brachii) et le muscle brachial antérieur (brachialis).

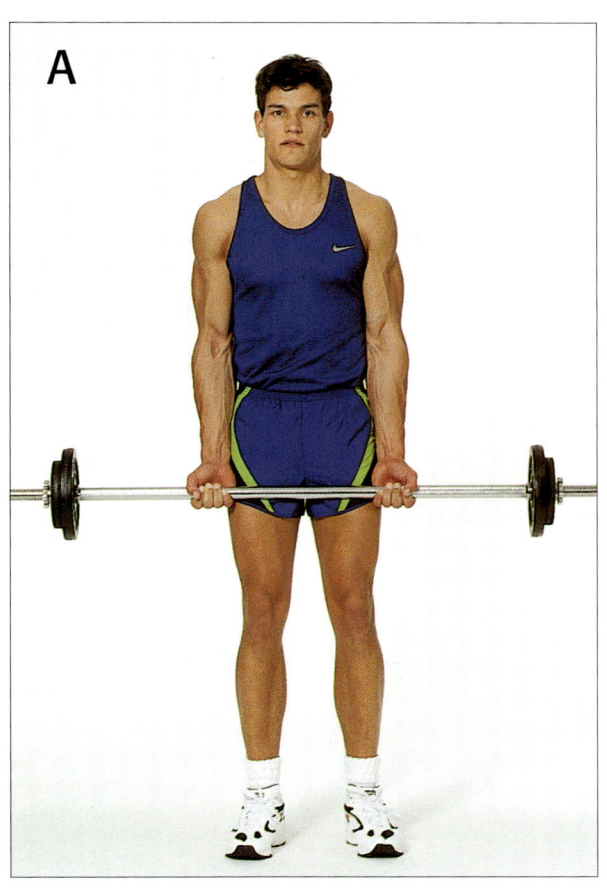

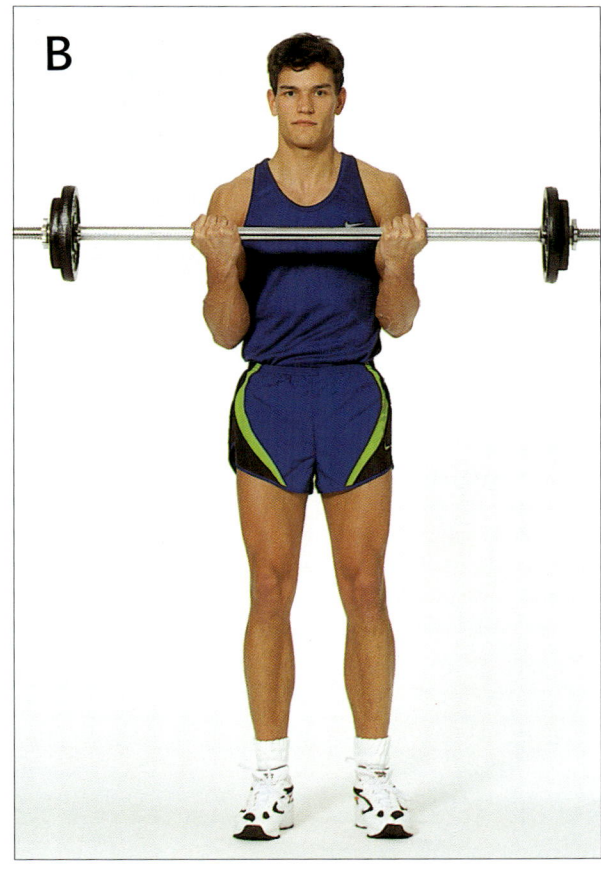

Position de départ : vous êtes debout les pieds parallèles. Vos bras sont légèrement fléchis, de chaque côté de votre corps. Vos mains tiennent la barre avec une prise en supination correspondant à l'écartement de vos épaules, les paumes tournées vers l'avant. Conservez vos poignets bien droits et une position correcte de la tête, dans le prolongement naturel de la colonne vertébrale.

▶ Déroulement de l'exercice : dans un mouvement en demi-cercle, levez progressivement la barre. Les coudes servent d'axe de rotation et restent immobiles, collés au buste. Le mouvement s'arrête en haut, lorsque les biceps sont contractés au maximum, sans que le haut des bras ne soit amené vers l'avant. Dans le mouvement descendant des bras, les coudes restent également collés au corps. Dans la position la plus basse, les bras restent toujours légèrement fléchis.

Variante : au lieu d'une barre droite, utilisez une barre coudée et, à partir de son milieu, saisissez-la après le deuxième coude.

⚠ Conseil : si vous avez tendance à laisser participer la partie supérieure de votre corps, appuyez tout simplement votre dos contre un mur. Vos pieds sont parallèles et placés à environ une longueur de pied devant le mur.

RENFORCEMENT MUSCULAIRE

RM19 Curl avec petits haltères, position assise

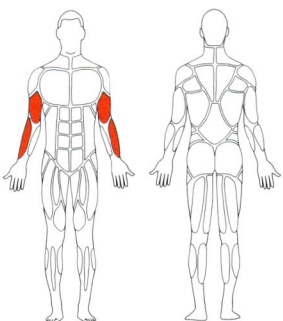

Muscles principalement concernés :
Ce mouvement sollicite le biceps brachial (biceps brachii), le muscle brachial antérieur (brachialis) et le muscle long supinateur (brachioradialis).

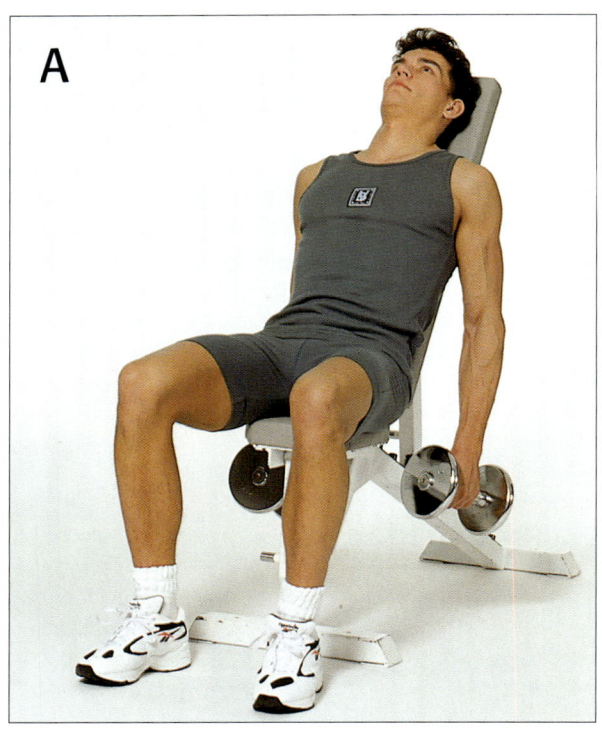

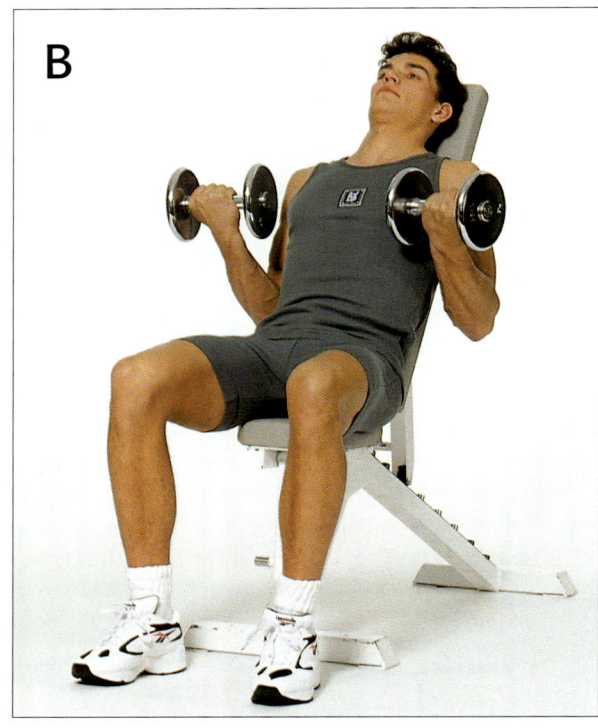

Position de départ : vous êtes assis sur un banc incliné, le buste et la tête appuyés au dossier orienté d'environ 30° vers l'arrière. Dans chaque main, vous tenez un petit haltère de même poids avec une prise en prono-supination, c'est-à-dire que les paumes se font face. Du fait de l'inclinaison du dossier, vos bras sont légèrement fléchis en arrière de l'axe du corps.

▶ Déroulement de l'exercice : dans un mouvement régulier, symétrique et proche du corps, montez les haltères. Le haut du bras reste immobile et perpendiculaire au sol, tandis que l'avant-bras pivote vers le haut à l'articulation du coude. Au cours du mouvement ascendant, l'avant-bras décrit un quart de cercle vers le haut. En position finale, les paumes des mains sont orientées vers vous. Pendant le mouvement descendant, les paumes des mains se retournent vers l'intérieur.

Variante : vous pouvez aussi exécuter cet exercice dans un mouvement alterné de chaque côté, c'est-à-dire pendant que vous levez un bras, vous abaissez l'autre et vice versa.

⚠ Conseil : pour rendre le mouvement rotatif de l'avant-bras vers le haut plus difficile, appelé aussi supination, vous pouvez charger plus lourdement la partie intérieure de l'haltère que sa partie extérieure. Cela n'est naturellement possible qu'avec de petits haltères, que vous pouvez vous-même alourdir avec des disques. Grâce à cette astuce, le biceps brachial (biceps brachii) qui, parmi ses fonctions, assure aussi la supination de l'avant-bras, est soumis à un effort plus intensif.

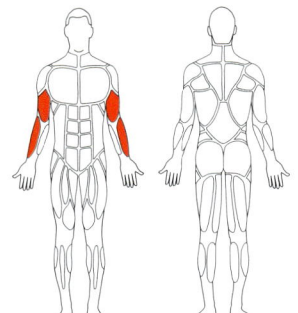

Curl avec petits haltères, debout RM20

Muscles principalement concernés :
Ici aussi, le biceps brachial (biceps brachii), le muscle brachial antérieur (brachialis) et le muscle long supinateur (brachioradialis) sont sollicités.

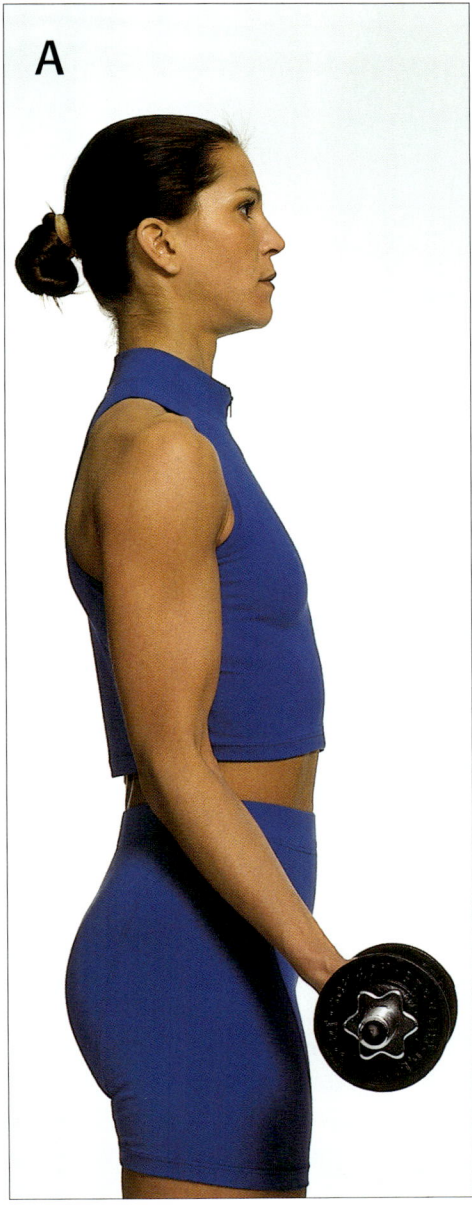

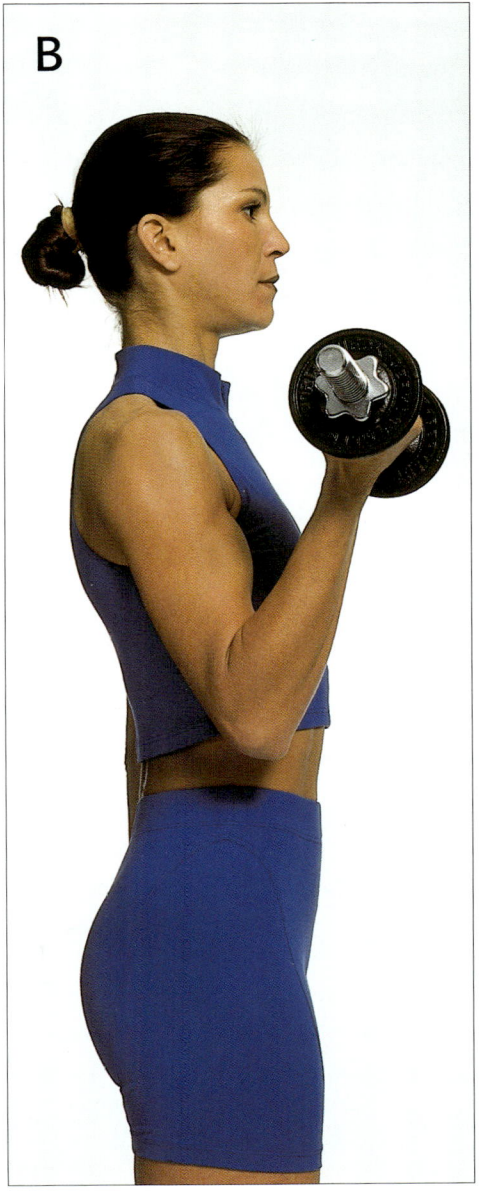

Position de départ : vous êtes debout, les pieds parallèles. Vos bras, légèrement fléchis, sont placés de chaque côté de votre corps. Vos mains, écartées de la largeur de vos épaules, tiennent les petits haltères dans une prise en supination, les paumes tournées vers l'avant. Gardez les poignets bien droits et une position correcte de la tête, dans le prolongement naturel de la colonne vertébrale.

▶ Déroulement de l'exercice : dans un mouvement régulier et symétrique, montez les haltères. Les coudes restent immobiles de chaque côté du buste tandis que les avant-bras s'élèvent. En position terminale, le dos des mains est tourné vers l'avant.

Variante : vous pouvez élever les haltères en alternance. Vous pouvez aussi modifier l'effet de l'exercice en faisant pivoter vos avant-bras vers l'extérieur dans la phase ascendante du mouvement.

❗ Conseil : si vous avez tendance à faire participer votre corps au mouvement, essayez de modifier votre posture de base en mettant un pied devant de la largeur d'un pas, ou bien, pour stabiliser votre buste, appuyez-le tout simplement contre un mur, les pieds parallèles, à environ une longueur de pied devant le mur.

RM21 Curl au banc Larry Scott

Muscles principalement concernés :
Les mêmes muscles que ceux décrits dans l'exercice RM 20.

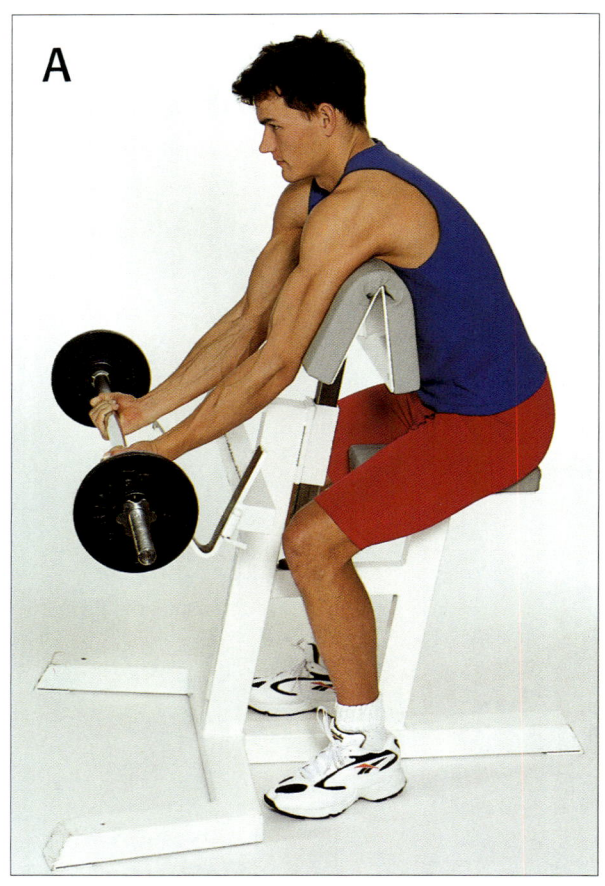

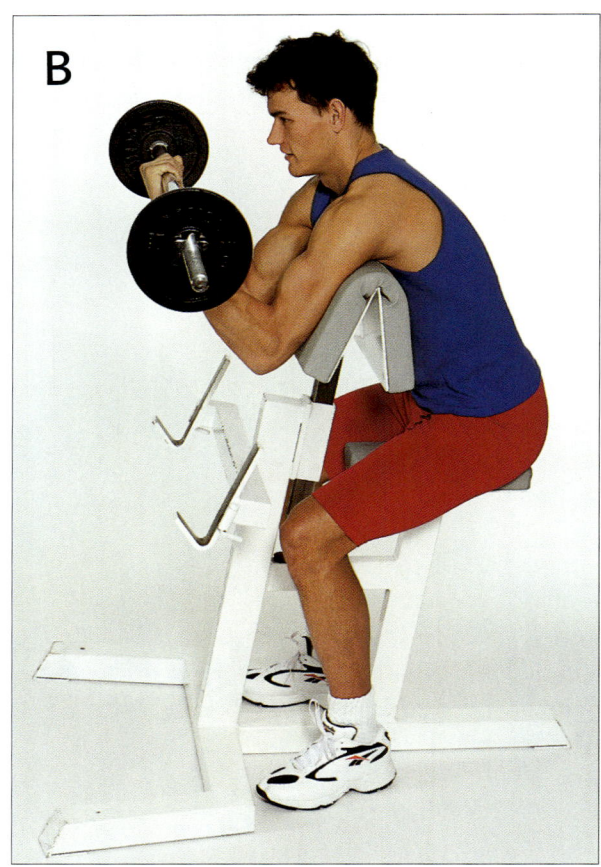

Position de départ : pendant l'exercice au banc « Larry Scott », l'arrière de la partie supérieure des bras s'appuie complètement sur le coussin de ce banc. Le dos et la tête sont droits et les aisselles reposent directement sur le bord du coussin. Les mains en supination enserrent la barre avec un écartement correspondant environ à la largeur des épaules, les bras légèrement fléchis. Maintenez vos poignets bien droits, dans le prolongement des avant-bras.

▶ Déroulement de l'exercice : dans un mouvement en demi-cercle, amenez la barre aussi loin que possible vers le haut, afin que vous sentiez encore la contraction des muscles fléchisseurs des bras. Ensuite, descendez la barre sans interruption vers sa position de départ, les bras légèrement fléchis.

Variante : vous pouvez aussi effectuer le curl au banc Larry Scott avec un seul bras à la fois, à l'aide d'un petit haltère - l'avantage étant que vous pouvez, si besoin est, prendre appui sur votre main libre pendant le mouvement.

❗ Conseil : si le banc Larry Scott dont vous disposez n'est pas équipé d'un râtelier, faites-vous, si possible, remettre la barre par un partenaire d'entraînement.

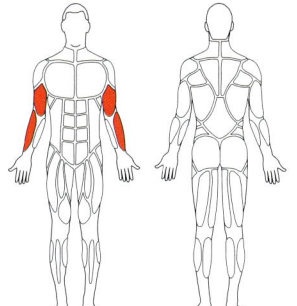

Curl en concentration RM22

Muscles principalement concernés :
Les mêmes muscles que ceux décrits dans l'exercice RM 21.

Position de départ : vous êtes assis sur un banc de musculation. Votre main gauche repose sur votre jambe gauche, le buste légèrement penché en avant et tourné vers le côté gauche. Dans votre main droite, vous tenez un petit haltère avec une prise en supination. Votre coude droit est légèrement fléchi et se trouve devant la face interne de votre cuisse droite.

▶ Déroulement de l'exercice : pliez votre bras droit au coude et déplacez simultanément le haut de votre bras droit de quelques centimètres vers la gauche. En position terminale, le coude droit s'est éloigné de 10 à 20 cm de votre cuisse droite et l'avant-bras est fléchi au maximum vers le haut du bras. Tenez cette position pendant deux secondes, puis ramenez l'haltère vers le bas dans un mouvement inverse. Après une série avec le bras droit, répétez le même exercice avec le bras gauche.

Variante : pour modifier quelque peu l'effet de l'exercice, commencez exactement comme dans l'exercice de base, avec une prise en prono-supination. Puis, pendant le mouvement, faites pivoter votre avant-bras d'un quart de tour vers l'extérieur. Ainsi, le biceps brachial (biceps brachii) est davantage sollicité pendant l'exercice.

❗ Conseil : pour parvenir à un mouvement optimal, imaginez que vous voulez montrer à quelqu'un le volume musculaire du haut de votre bras en contractant fermement vos muscles devant votre corps. C'est exactement ce que vous devez ressentir en exécutant le curl en concentration. Comme il s'agit d'un mouvement très isolé, cet exercice nécessite un poids beaucoup plus léger que dans les autres exercices proposés avec petits haltères pour les muscles fléchisseurs des bras.

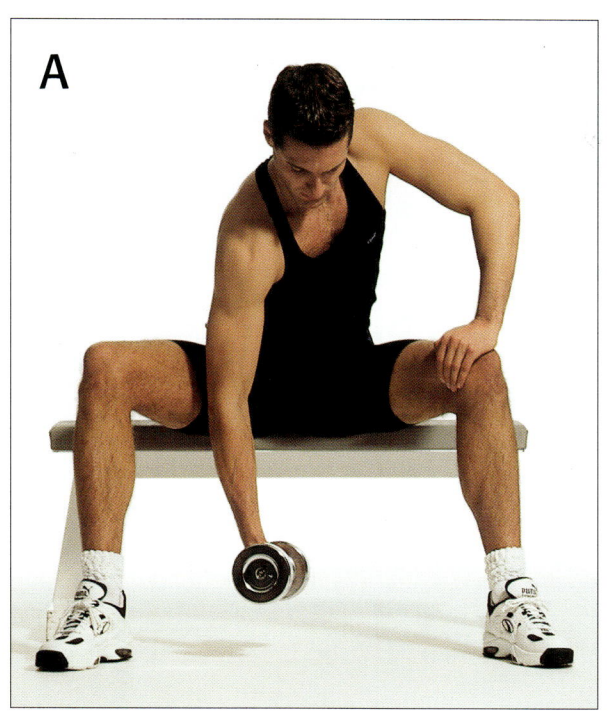

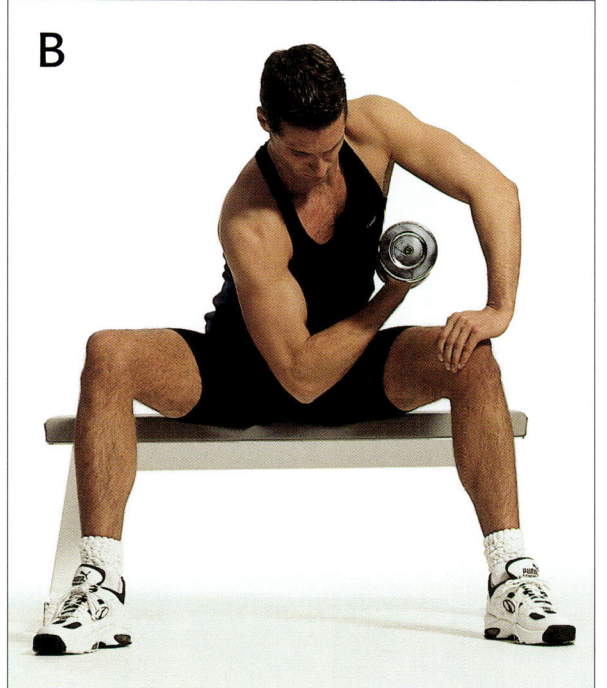

RENFORCEMENT MUSCULAIRE

RM23 Machine à biceps

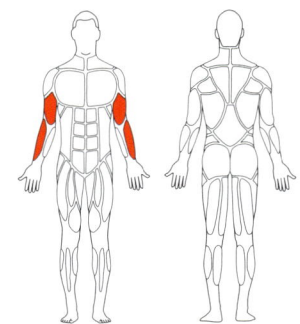

Muscles principalement concernés :
Les mêmes muscles que ceux décrits dans l'exercice RM 20.

Position de départ : asseyez-vous sur la machine, la colonne vertébrale bien droite. Réglez la hauteur de votre siège de manière à ce que l'arrière de la partie supérieure des bras repose totalement sur le coussin capitonné. Veillez à ce que vos coudes se trouvent à la même hauteur que l'axe pivotant de la machine, et que vos bras, en position de départ, ne soient pas tendus mais légèrement fléchis. Vos mains, avec une prise en supination, enserrent les poignées.

▶ Déroulement de l'exercice : dans un mouvement régulier, montez la ou les poignées de la machine, puis rabaissez-les tout aussi progressivement. Pendant le mouvement, veillez à ce que la partie supérieure de vos bras ne décolle pas du coussin de la machine.

Variante : la largeur des prises peut varier selon le type de machine. Certaines machines à biceps offrent la possibilité de prises en prono-supination ou en pronation et permettent ainsi de faire travailler les muscles fléchisseurs des bras avec des charges variables.

❗ Conseil : si l'appareil ne permet pas d'aligner l'axe des coudes avec l'axe rotatif de la machine, renoncez à cet entraînement et exercez-vous plutôt avec un haltère.

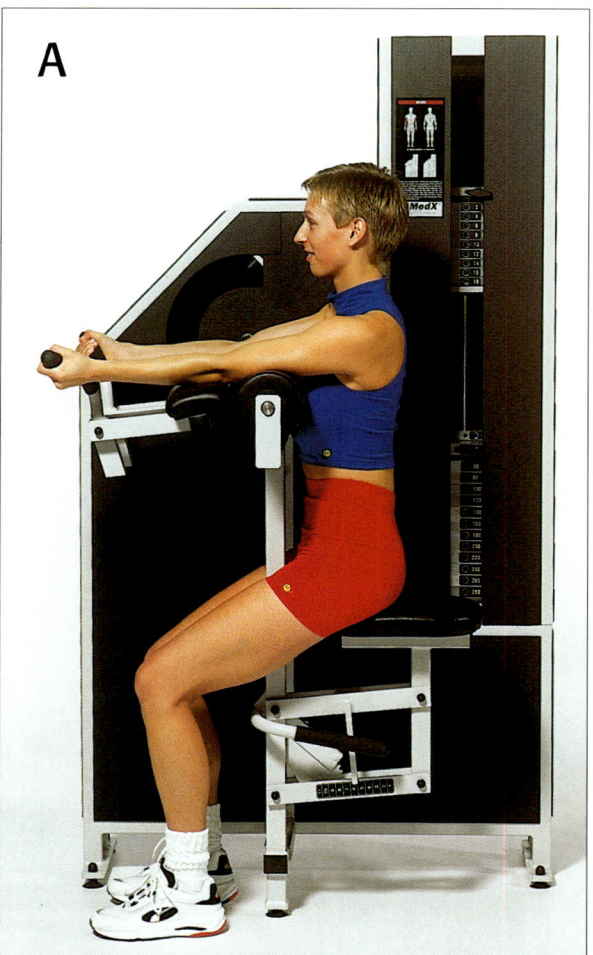

A

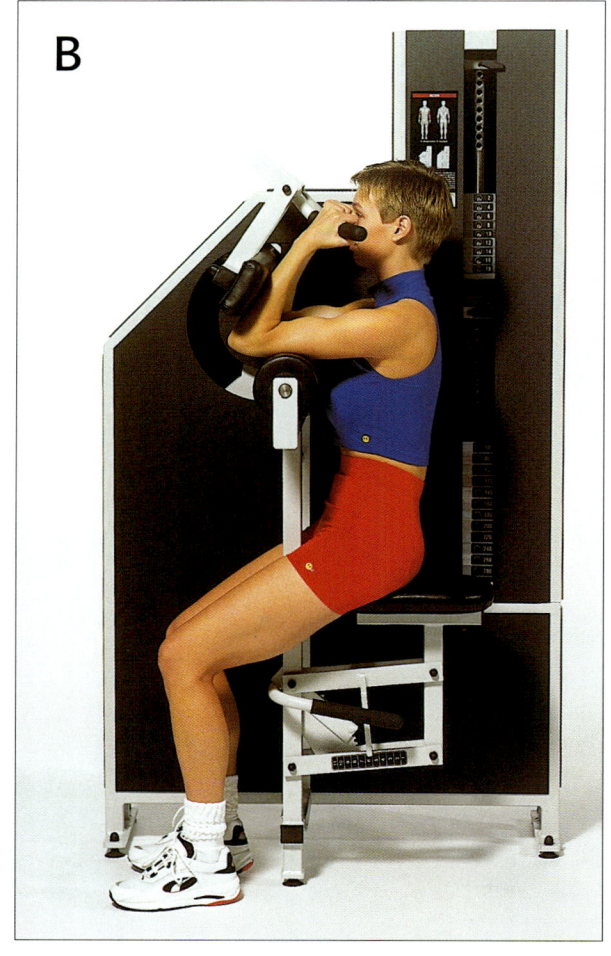

B

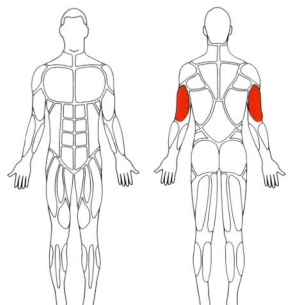

Extension des bras à la poulie haute RM24

Muscles principalement concernés :
L'extension des bras à la poulie haute sollicite le triceps brachial (triceps brachii) et, surtout, le vaste externe et la partie centrale (long triceps) du muscle.

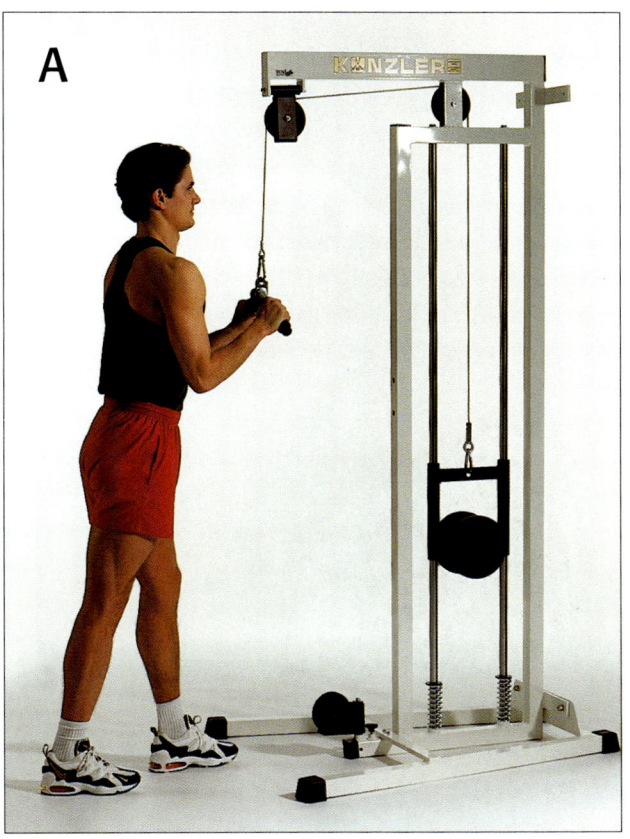

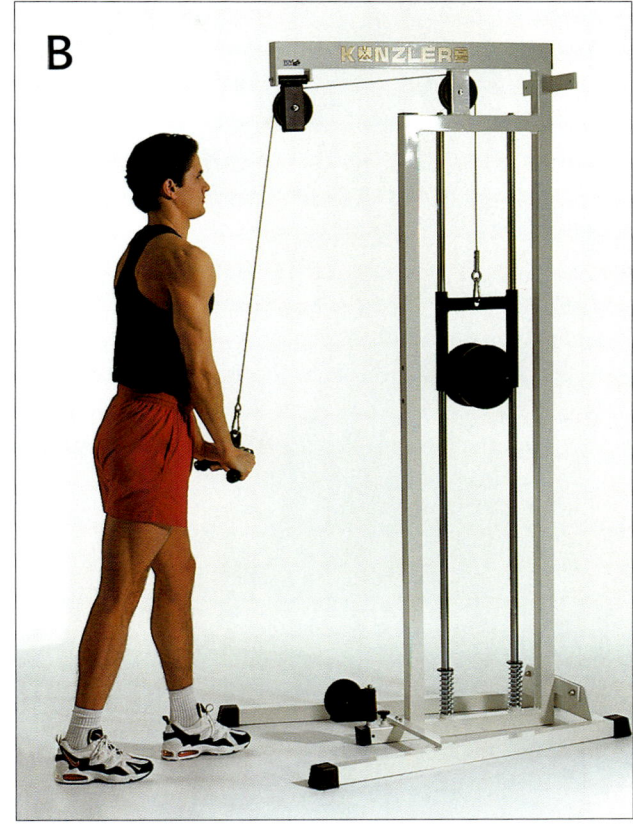

Position de départ : en posture de base, vous êtes debout les pieds parallèles, ou décalés de la longueur d'un pas, les coudes de chaque côté du corps. Les avant-bras forment un angle d'environ 45° avec le haut des bras et les mains avec une prise en pronation tiennent une barre rotative incurvée.

▶ Déroulement de l'exercice : dans un mouvement en demi-cercle régulier, dépliez vos bras vers le bas jusqu'à ce qu'ils soient presque totalement tendus. Pendant le déroulement de l'exercice, gardez fermement les coudes près du buste. Ramenez ensuite la barre à sa position de départ avec un mouvement inverse. Veillez à ce que vos poignets restent alignés avec vos avant-bras.

Variante : l'extension des bras à la poulie haute peut aussi être exécutée avec des barres de traction différentes, par exemple avec une barre droite ou à poignée unique. Dans les deux cas, l'exercice peut être accompli avec une prise en supination. Le long triceps est alors davantage sollicité.

⚠ Conseil : si, en cours de mouvement, il vous est difficile d'empêcher votre buste de participer au mouvement, décalez vos pieds de la longueur d'un pas en posture de base. Attention, dans ce cas, le bassin ne doit pas être orienté vers l'arrière, mais doit toujours rester parallèle à la ceinture scapulaire.

RM25 Extension au-dessus de la tête avec petit haltère

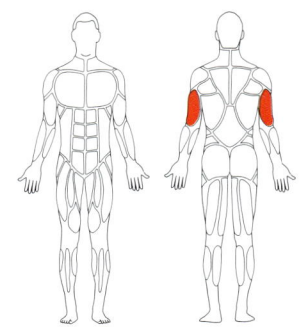

Muscles principalement concernés :
Cet exercice sollicite le triceps brachial (triceps brachii) et ses trois chefs.

Position de départ : dans la posture de base, vous êtes debout les pieds parallèles, un bras replié et la main appuyée sur la hanche, l'autre bras est levé à la verticale aussi haut que possible, légèrement fléchi. Votre main enserre un petit haltère, la paume tournée vers l'avant et le poignet dans le prolongement exact de l'avant-bras.

▶ Déroulement de l'exercice : le haut du bras reste vertical, seul l'avant-bras se fléchit au coude jusqu'à former un angle d'environ 45° avec le haut du bras. Ensuite, vous ramenez votre bras à sa position de départ dans un mouvement régulier. Après avoir effectué cet exercice d'un côté, répétez-le de la même manière de l'autre côté.

Variante : les pratiquants confirmés sachant bien stabiliser leur buste, peuvent effectuer cet exercice avec un haltère dans chaque main.

❗ Conseil : asseyez-vous à l'envers sur un banc Larry Scott ou sur une machine à biceps. Votre dos bénéficie ainsi d'un appui jusqu'au bord inférieur des omoplates environ, si bien qu'en abaissant les haltères vous ne pouvez pas heurter le dossier, comme ce serait le cas sur un banc incliné articulé.

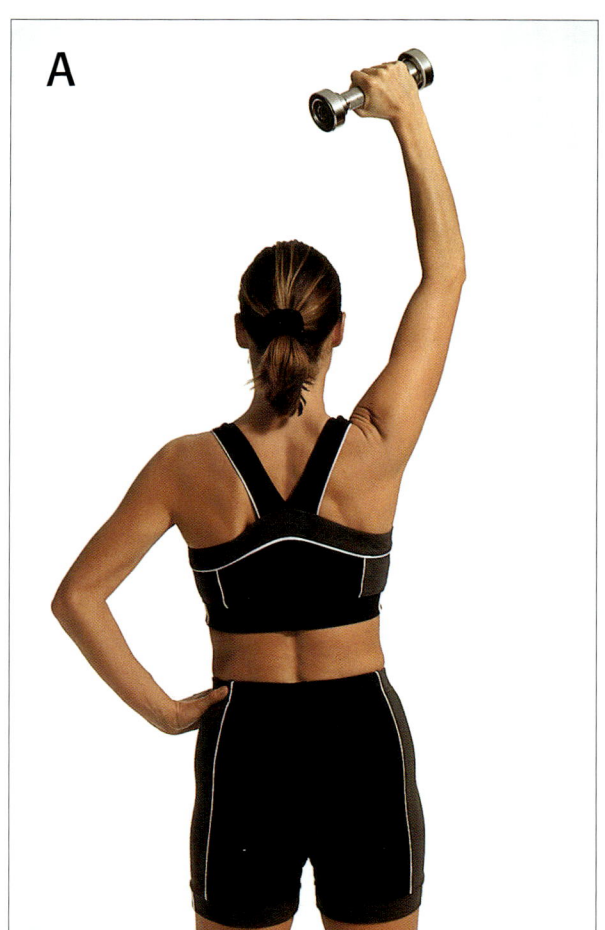

A

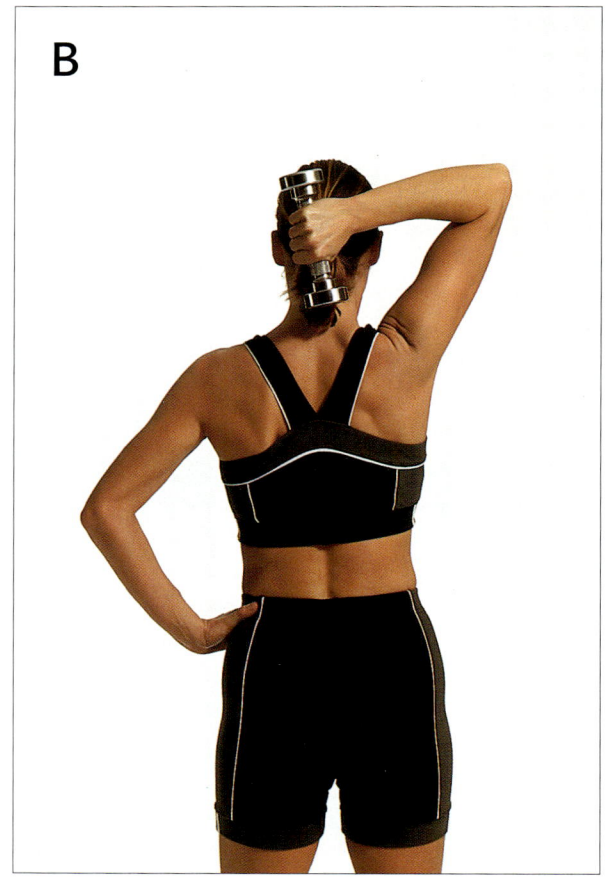

B

Kickback RM26

Muscles principalement concernés :
Le même groupe de muscles que celui décrit dans l'exercice RM 25.

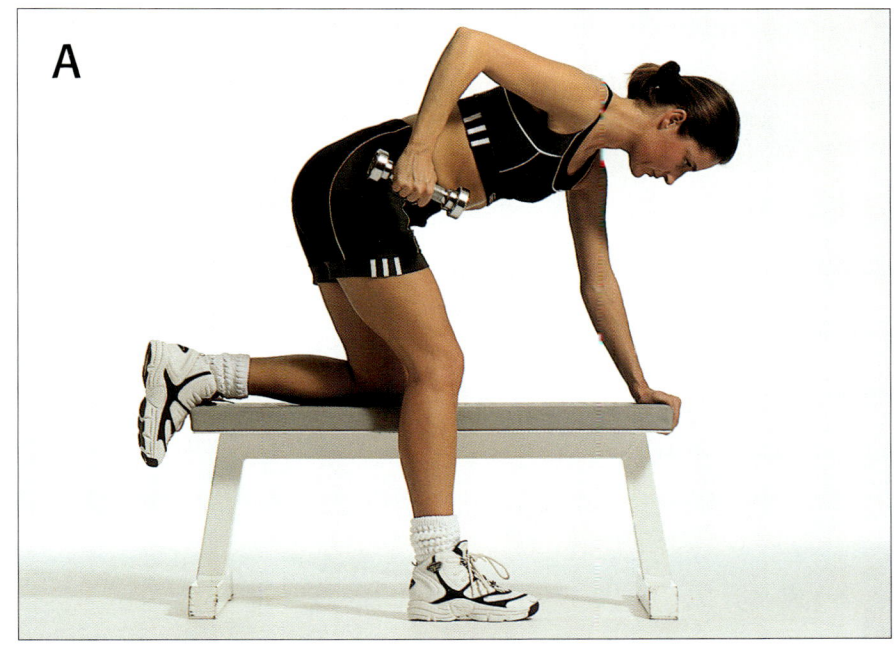

Position de départ : votre jambe gauche s'appuie avec le genou et le tibia à une extrémité d'un banc de musculation, la main gauche à l'autre extrémité. Le buste est parallèle au sol, ou forme un angle léger vers le haut, c'est-à-dire que la ceinture scapulaire se trouve un peu plus haut que le bassin. La jambe droite est légèrement fléchie et soutient le corps sur la droite. La main droite enserre un petit haltère, la paume tournée vers l'intérieur. Le haut du bras droit est parallèle au sol ou, si possible, incliné vers le haut ; l'avant-bras droit forme un angle à 90° avec la partie supérieure du bras.

▷ Déroulement de l'exercice : dépliez lentement votre bras droit en ligne droite, jusqu'à ce qu'il soit presque tendu. Le haut du bras reste immobile et l'articulation du coude toujours à la même hauteur. Ramenez lentement l'avant-bras à sa position de départ. Après avoir fait cet exercice pour le bras droit, répétez-le pour le côté gauche.

Variante : faites cet exercice les deux bras en même temps, le ventre appuyé sur un banc incliné dont le dossier forme un angle d'environ 45°.

⚠ Conseil : si vous disposez d'un banc incliné articulé, redressez le dossier selon un angle d'environ 45°. Le genou s'appuie alors sur le siège et le bras est fléchi avec l'avant-bras sur le dossier incliné. Le corps est ainsi mieux stabilisé.

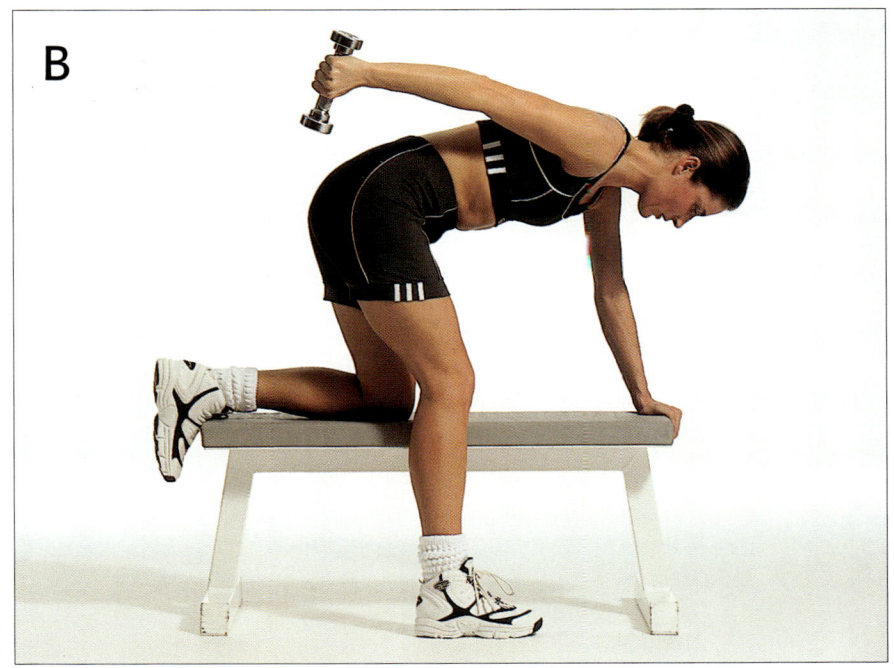

RENFORCEMENT MUSCULAIRE

RM27 Développé sur banc, prise serrée

Muscles principalement concernés :
Le développé en prise serrée sur banc fait travailler le triceps brachial (triceps brachii), ainsi que le muscle grand pectoral (pectoralis major).

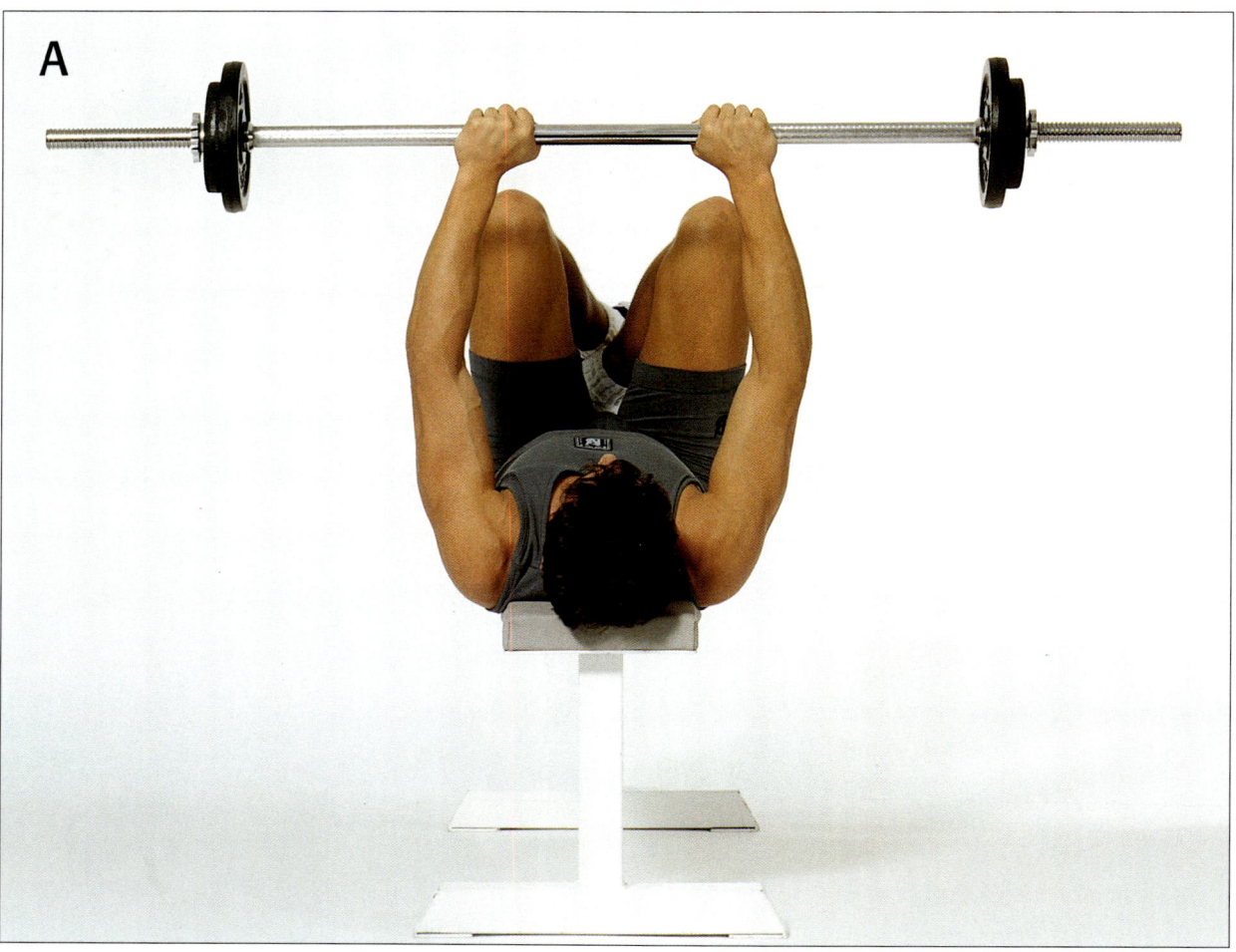

Position de départ : vous êtes couché sur le dos sur un banc, le regard tourné vers le plafond, les jambes ramenées sur le buste et les chevilles croisées. Vos yeux sont sous la barre, vos mains, écartées d'une largeur équivalente à celle de vos épaules, enserrent la barre. La hauteur de la barre sur le râtelier doit laisser vos bras légèrement fléchis en position de départ. Vos poignets sont solidement verrouillés et dans l'alignement des avant-bras. Les paumes des mains sont orientées vers les pieds.

▶ Déroulement de l'exercice : dans un mouvement régulier, dégagez la barre du râtelier et, les bras légèrement fléchis, immobilisez-la au-dessus de la poitrine. Dans un mouvement progressif, abaissez la barre jusqu'à votre poitrine. La barre frôle la poitrine à l'extrémité inférieure du sternum environ, elle est ensuite repoussée sans à-coups vers le haut. En position terminale, les bras sont à nouveau légèrement fléchis. Pendant toute la durée de l'exercice, les coudes restent à proximité du corps.

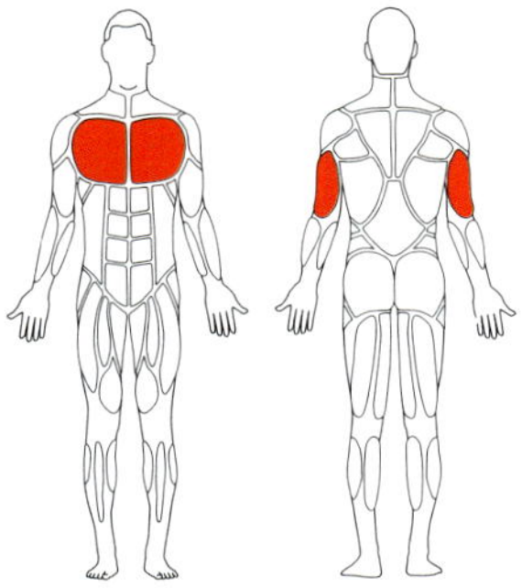

Développé sur banc, prise serrée RM27

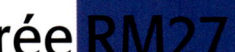

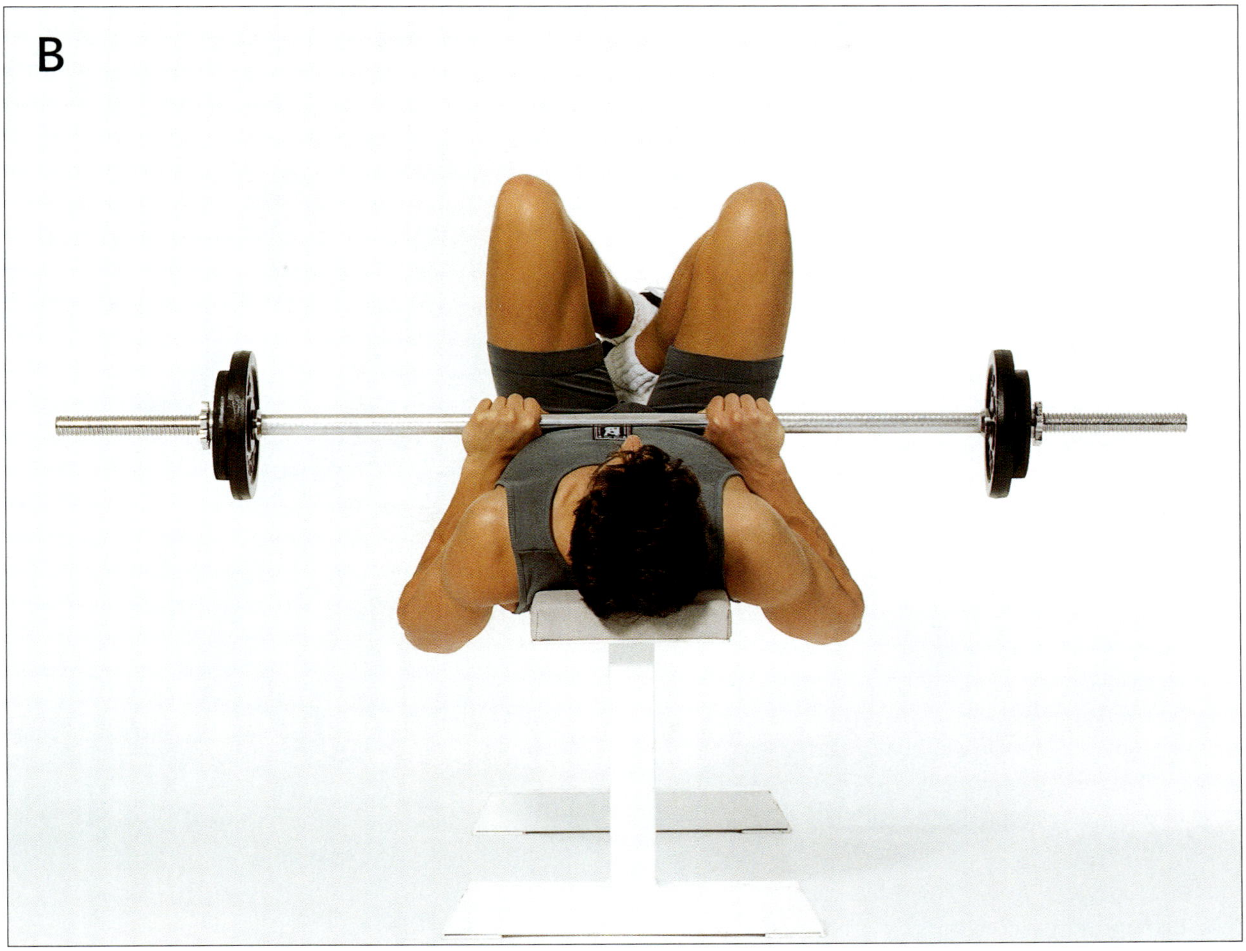

Variante : empoignez la barre non pas avec une prise en pronation, mais en supination. Faites l'exercice exactement comme précédemment. Ainsi, le vaste interne du triceps brachial est davantage sollicité.

Vous pouvez aussi réaliser cet exercice avec une barre coudée. Les muscles travaillent, certes, de la même manière, mais les poignets sont légèrement moins sollicités. Le même exercice avec de petits haltères offre une plus grande liberté de mouvement et soulage davantage les poignets - il exige cependant une bonne maîtrise du mouvement pour équilibrer les haltères.

❶ Conseil : ne succombez pas à la tentation de saisir la barre avec une prise plus étroite que la largeur de vos épaules. Le triceps ne sera pas sollicité efficacement, car non seulement l'angle de fléchissement des coudes ne changera pas, mais les poignets seront inutilement surchargés.

RM28 Machine à dip

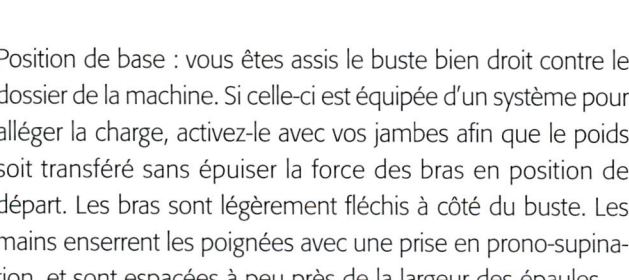

Muscles principalement concernés :
Le dip fait travailler la majeure partie de la musculature du torse. En plus du triceps brachial (triceps brachii) et du muscle grand pectoral (pectoralis major), le muscle grand dorsal (latissimus dorsi), les parties inférieure et centrale du muscle trapèze (trapezius) et le muscle rhomboïde (rhomboideus major) sont également sollicités.

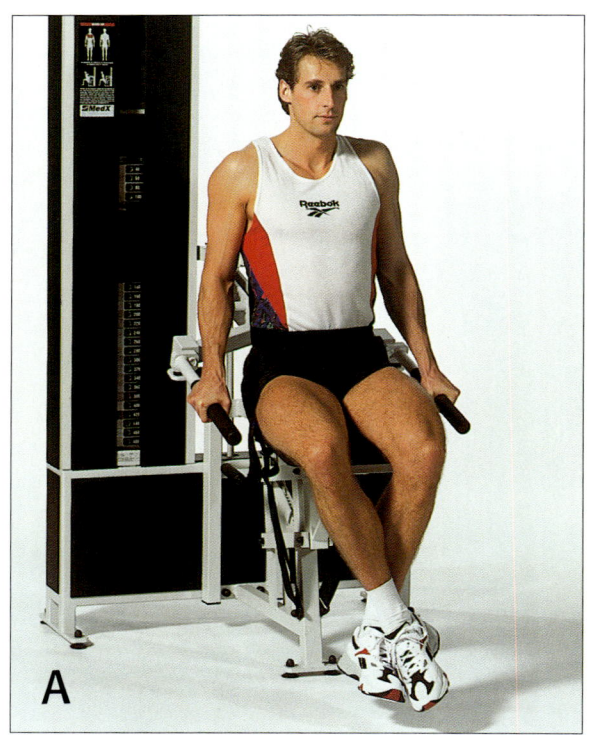

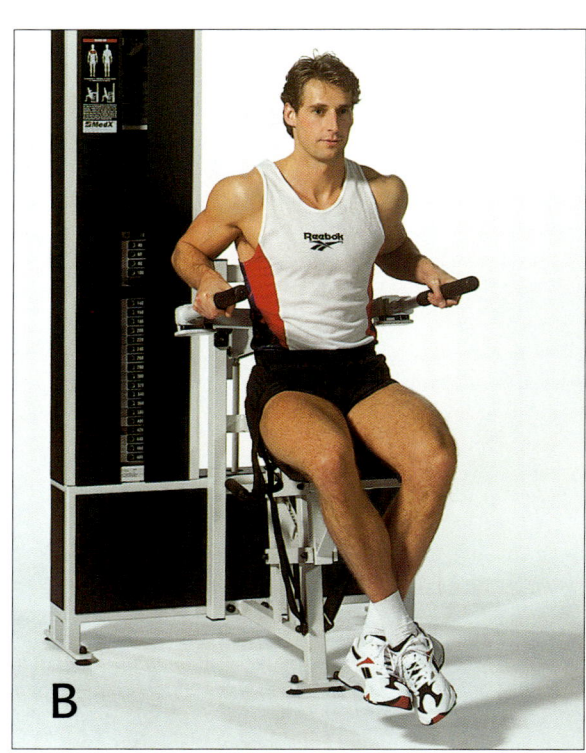

Position de base : vous êtes assis le buste bien droit contre le dossier de la machine. Si celle-ci est équipée d'un système pour alléger la charge, activez-le avec vos jambes afin que le poids soit transféré sans épuiser la force des bras en position de départ. Les bras sont légèrement fléchis à côté du buste. Les mains enserrent les poignées avec une prise en prono-supination, et sont espacées à peu près de la largeur des épaules.

▶ Déroulement de l'exercice : pliez les bras aux coudes pour former un angle de 45° avec vos avant-bras. Vos bras doivent rester tout près de votre buste qui, avec votre tête, reste appuyé sur le dossier de la machine. Dépliez vos bras et revenez à la position de départ en gardant les coudes légèrement fléchis.

Variante : de nombreuses machines offrent la possibilité d'une prise en pronation des mains et conviennent particulièrement bien aux variantes avec les coudes écartés, qui sollicitent davantage le muscle grand dorsal (latissimus dorsi). Dans ce cas, les bras ne sont pas rapprochés, mais volontairement éloignés du corps.

⚠ Conseil : lorsque vous utilisez des poids presque équivalents au vôtre, lestez-vous, si possible, avec une ceinture pour stabiliser votre corps.

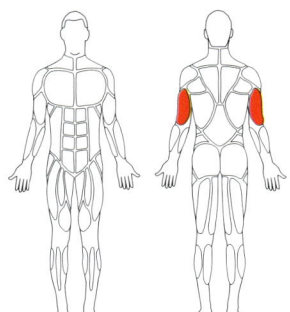

Extension, position couchée (barre au front) RM29

Muscles principalement concernés :
Les trois chefs du triceps brachial (triceps brachii).

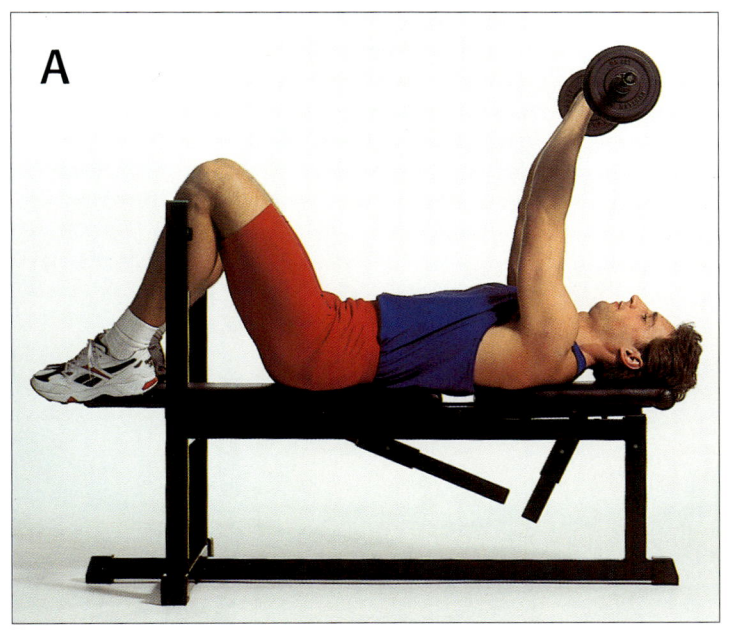

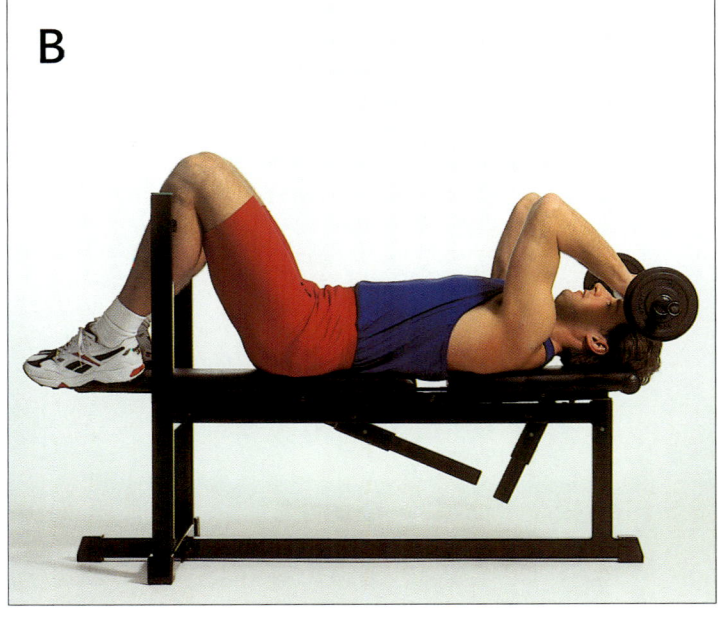

Position de départ : vous êtes couché sur le dos, sur un banc, les yeux tournés vers le plafond, les jambes fléchies. Vos pieds reposent sur l'extrémité du banc. Faites-vous apporter une barre coudée par un partenaire d'entraînement et immobilisez-la au-dessus de la partie supérieure de votre poitrine. Vos poignets sont solidement verrouillés dans le prolongement des avant-bras, les paumes des mains orientées vers vos pieds. Vos mains, en pronation, enserrent la barre après le deuxième coude à partir du milieu de la barre.

▶ Déroulement de l'exercice : dans un mouvement en demi-cercle, amenez la barre jusqu'à votre front, tout en fléchissant les bras à hauteur des coudes. Le haut du bras reste immobile comme dans la position de départ. Seuls les avant-bras se déplacent. Arrêtez le mouvement juste avant de frôler le front, puis remontez vos avant-bras jusqu'à la position de départ en gardant les coudes légèrement fléchis. Pendant tout le mouvement, les poignets restent alignés dans le prolongement des avant-bras.

Variante : le travail est nettement différent lorsque vous abaissez la barre non pas sur le front, mais juste derrière la tête. Le haut des bras doit alors naturellement se déplacer légèrement en direction de la tête et ensuite, se redresser.

⚠ Conseil : si vous vous entraînez sans partenaire, évitez de poser votre tête à l'extrémité du banc, afin de pouvoir y poser la barre en cas de besoin. Si le banc est trop court, installez, si possible, un deuxième banc derrière la tête.

RENFORCEMENT MUSCULAIRE

RM30 Extension avec petit haltère, position couchée

Muscles principalement concernés :
Les mêmes muscles que ceux décrits dans l'exercice RM 29.

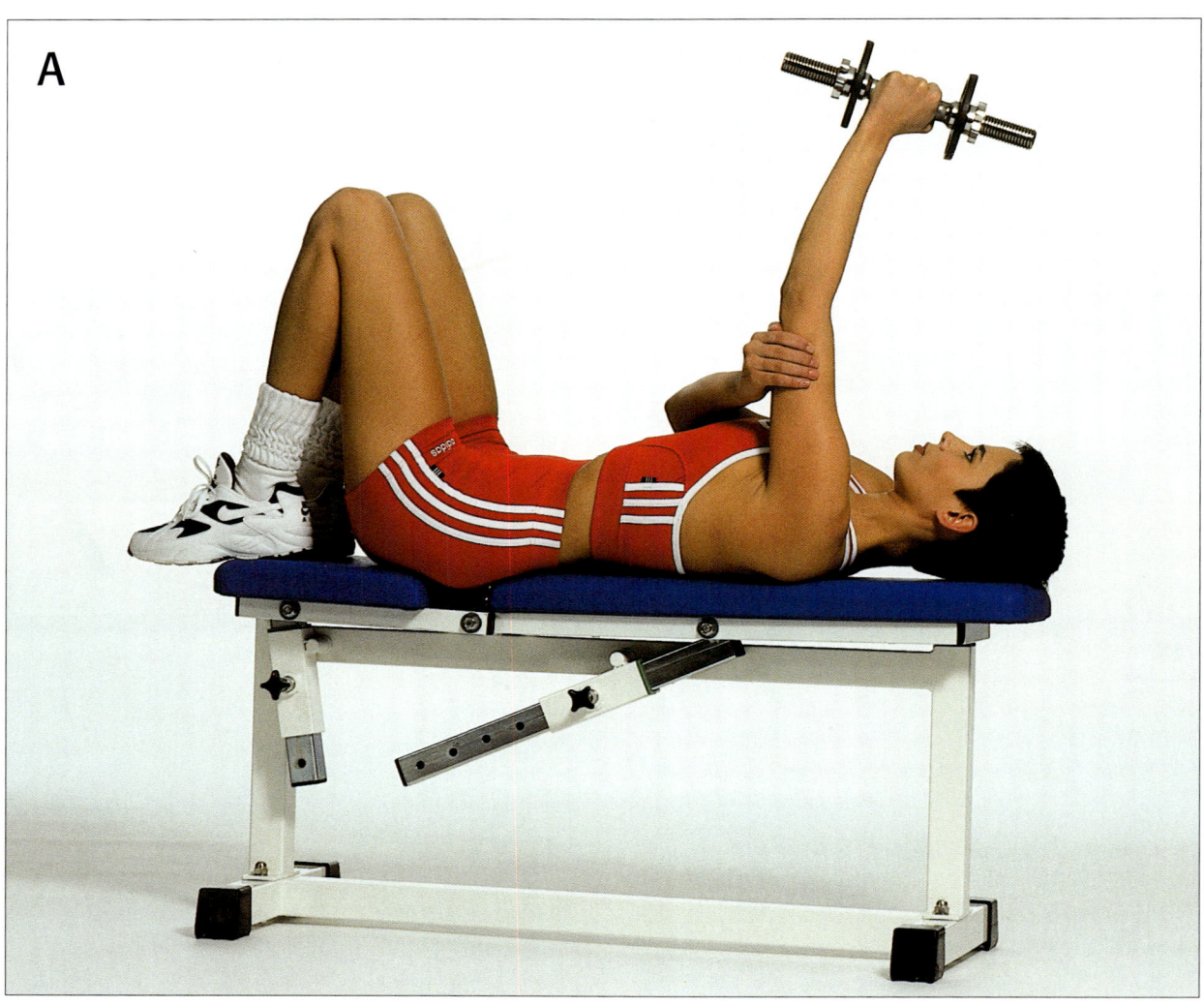

A

Position de départ : vous êtes couché sur le dos sur un banc, le regard tourné vers le plafond, les jambes repliées et les pieds posés à l'extrémité du banc. Dans une main, vous tenez un petit haltère avec une prise en prono-supination. Votre bras, légèrement fléchi, tient le petit haltère à la perpendiculaire de la partie supérieure de votre poitrine. Votre poignet est ferme et s'aligne avec l'avant-bras.

L'autre main immobilise verticalement le haut du bras qui travaille.

▶ Déroulement de l'exercice : dans un mouvement en demi-cercle, abaissez le petit haltère près de votre tête, en repliant l'avant-bras au coude. Le haut du bras conserve sans bouger sa posture initiale, seul l'avant-bras se déplace. Lorsque la

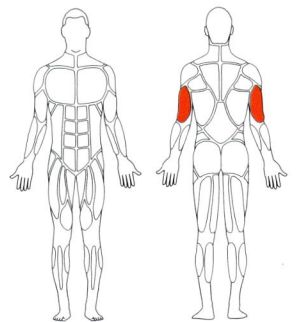

Extension avec petit haltère, position couchée

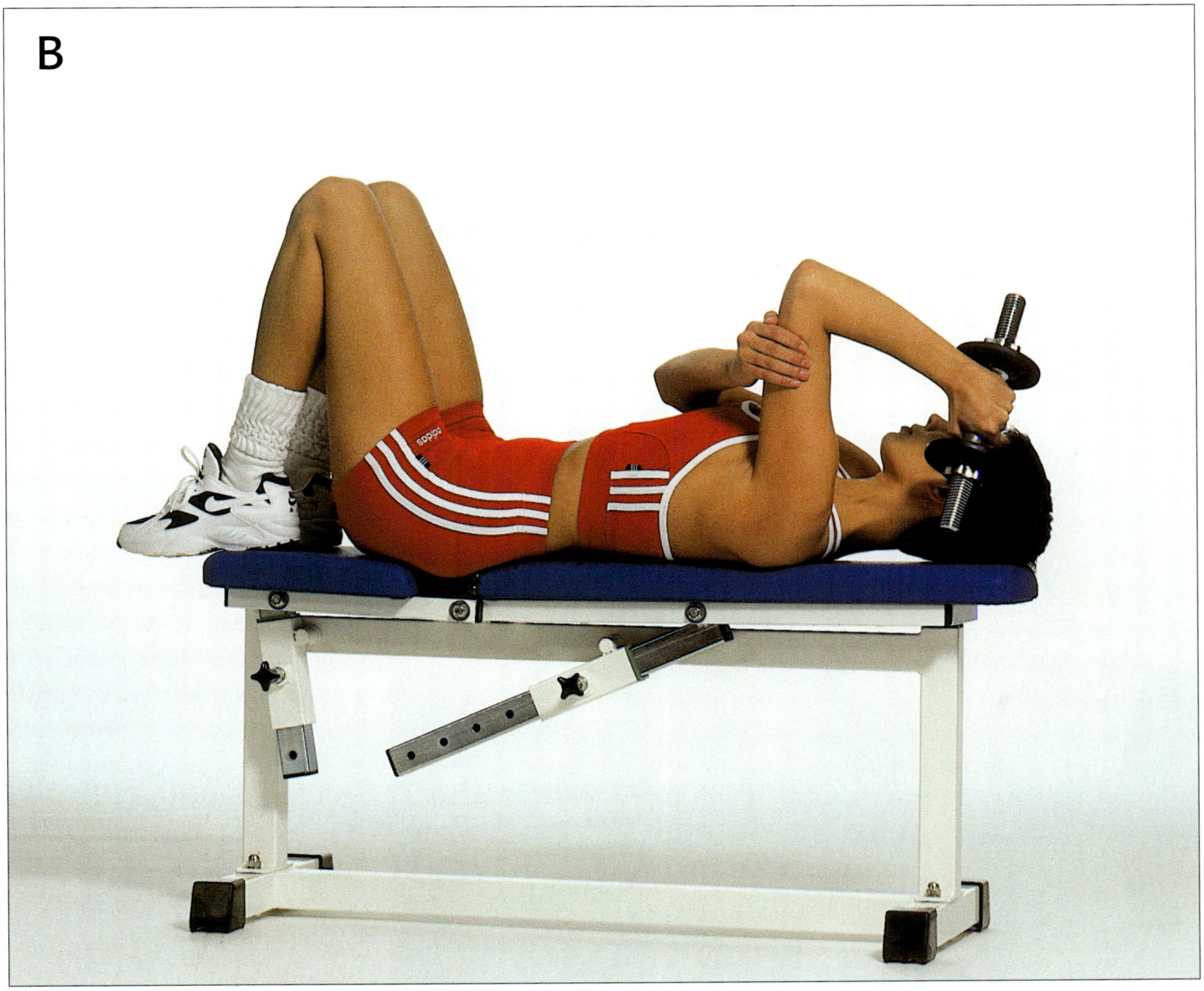

RM30

main se trouve à hauteur du front, arrêtez le mouvement puis remontez l'avant-bras vers sa position de départ, le bras légèrement fléchi. Pendant toute la durée de l'exercice, veillez à ce que votre poignet ne plie pas : il doit rester dans le prolongement exact de l'avant-bras.

Variante : vous pouvez réaliser cet exercice en faisant travailler les deux bras en même temps. Immobilisez bien la partie supérieure des bras.

⚠ Conseil : faites un essai comparatif en plaçant votre main en prono-supination puis en orientant la paume vers le bout de vos pieds, afin de trouver la position qui vous convient le mieux.

RENFORCEMENT MUSCULAIRE

RM31 Flexion du poignet avec barre

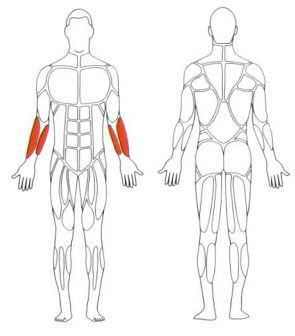

Muscles principalement concernés :
La flexion du poignet avec une barre fait surtout travailler les muscles fléchisseurs ulnaire et radial du carpe (flexores carpi ulnaris et radialis).

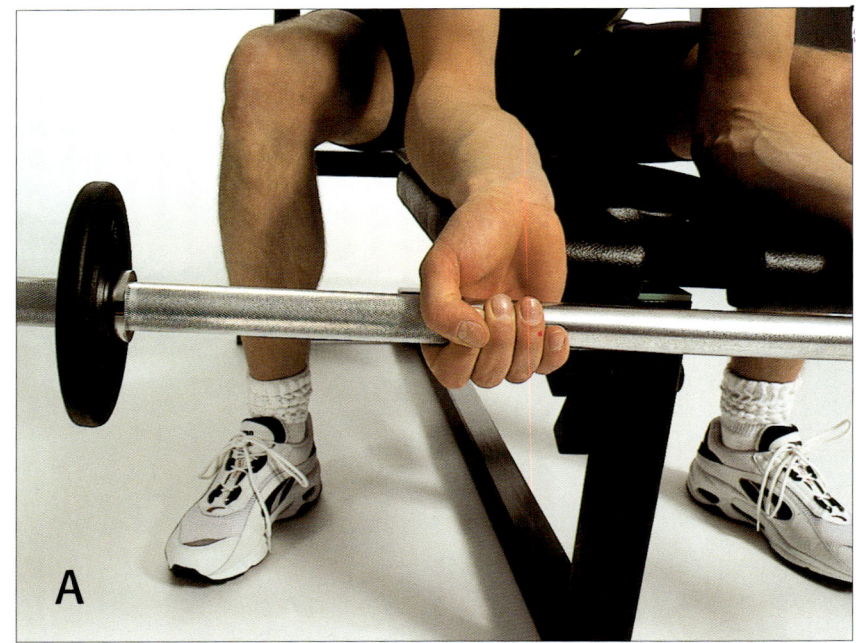

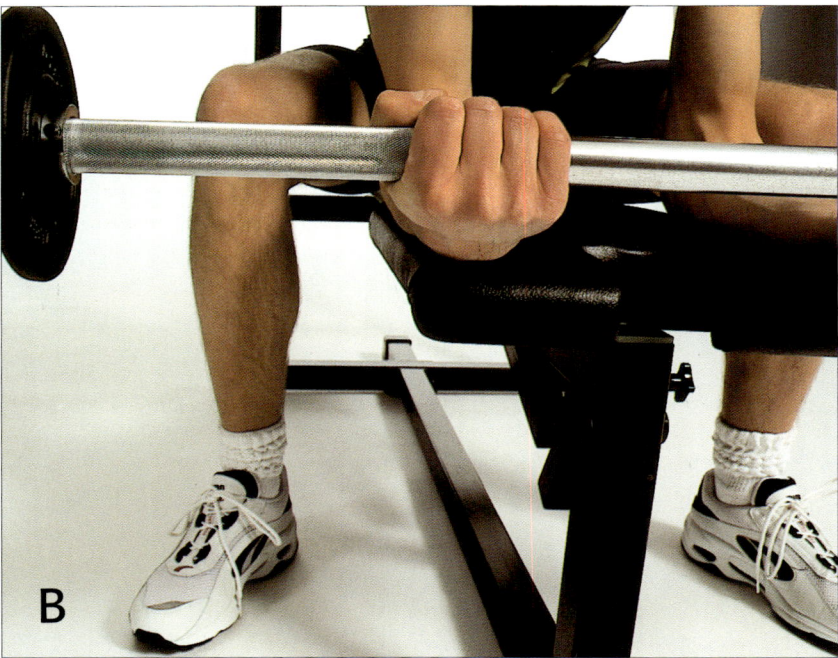

Position de départ : vous êtes assis sur un banc de musculation dans le sens de la longueur. Vos bras sont nettement fléchis et vos avant-bras reposent complètement sur la surface du banc, tout en laissant les poignets et les mains dépasser du bord du banc. Vos mains, avec une prise en supination correspondant à la largeur de vos épaules, tiennent la barre. En position de départ, elles sont fléchies aux poignets, de sorte que les paumes, légèrement ouvertes, sont tournées vers l'avant et orientées vers le haut. L'haltère ne repose pas sur les paumes, il est retenu uniquement par vos doigts.

▶ Déroulement de l'exercice : commencez par refermer vos paumes à la force de vos mains en faisant rouler la barre vers le haut, puis continuez à la ramener plus haut sans ralentir. Fléchissez alors vos mains au niveau des poignets vers vos avant-bras. Laissez ensuite la barre redescendre d'un mouvement régulier jusqu'à sa position de départ, où elle est uniquement retenue par vos doigts.

Variante : vous pouvez accomplir cet exercice à partir de la posture immobile de base, ou assis en tenant la barre derrière le dos. Le dos des mains est alors tourné vers votre corps et la barre, en position de départ, n'est tenue que par les doigts. Faites rouler la barre vers le haut en refermant les mains. Ensuite, entre les mains enserrées, la barre est poussée encore plus haut, suivant un mouvement en

Flexion du poignet avec barre RM31

VARIANTE

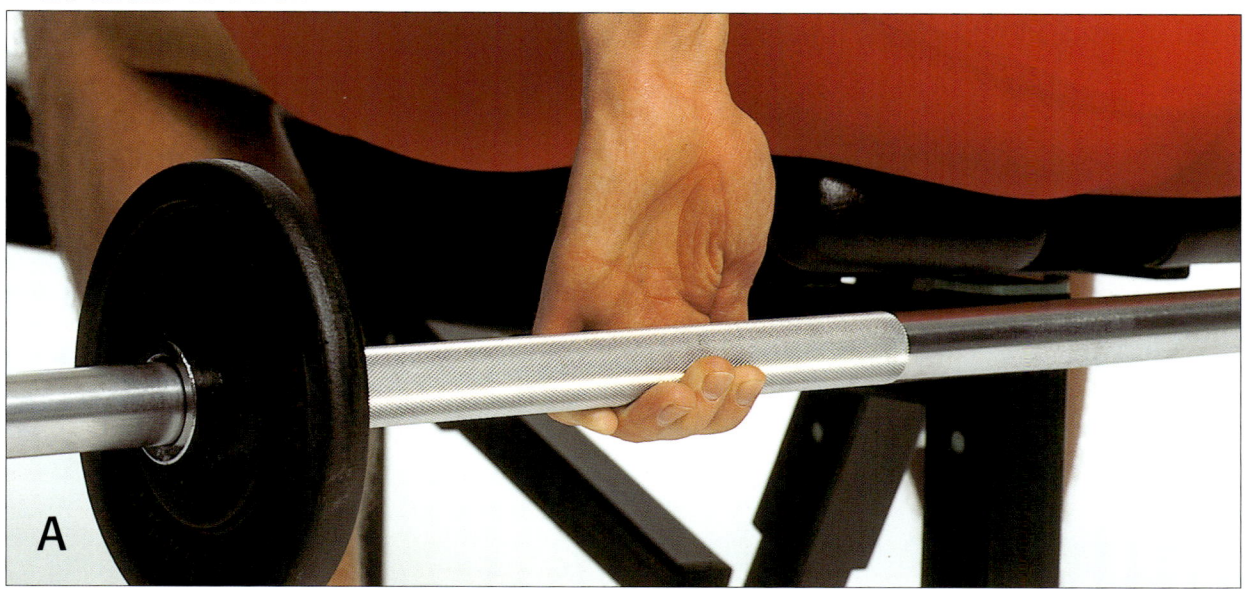

demi-cercle formé par la flexion des mains aux poignets. Le mouvement est ensuite exactement inversé pour ramener la barre à sa position de départ.

❗ Conseil : avancez prudemment dans cet exercice. Commencez d'abord avec un poids nettement plus léger que celui que vous pouvez manipuler, afin d'accoutumer vos muscles, et surtout vos articulations à ce mouvement peu commun.

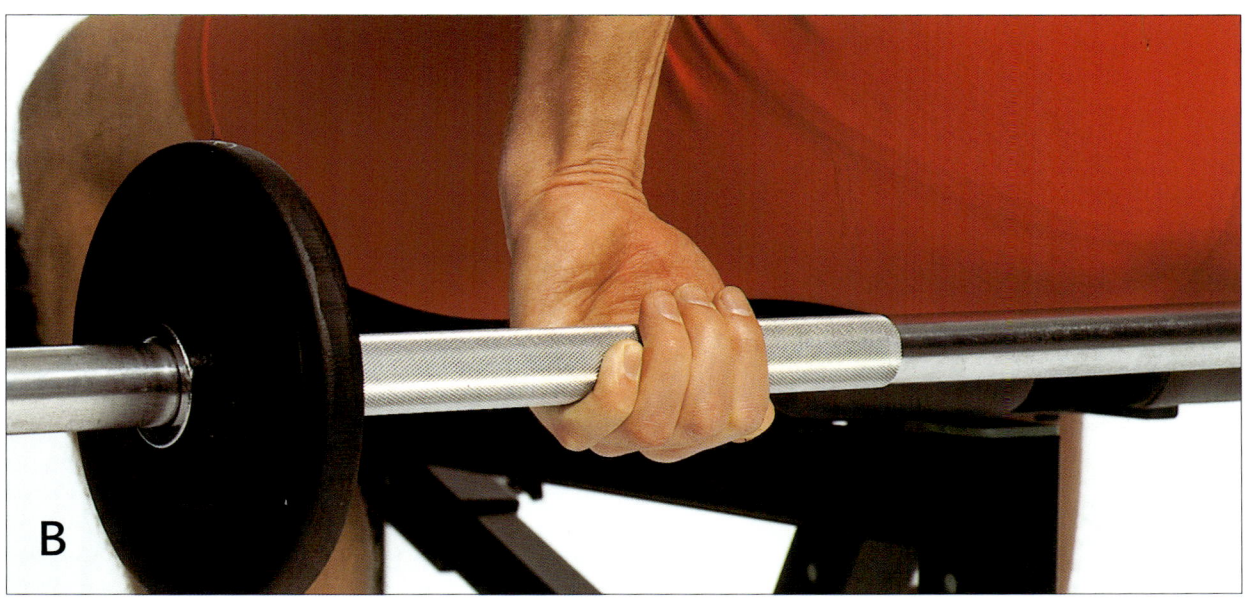

RM32 Flexion du poignet avec petit haltère

Muscles principalement concernés :
Les mêmes muscles que ceux décrits dans l'exercice RM 31.

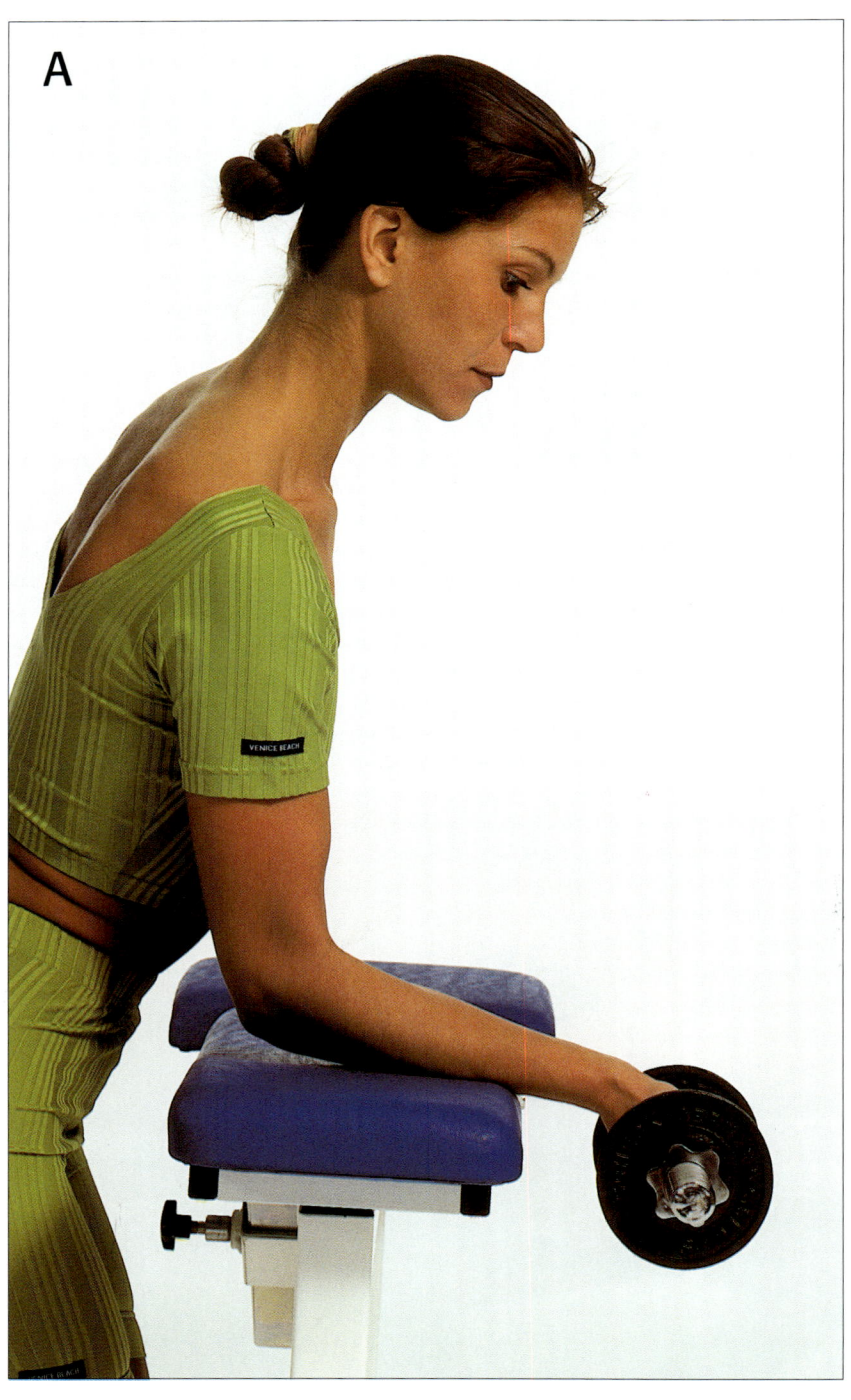

Position de départ : vous êtes agenouillé sur un tapis devant un banc de musculation installé en travers. Votre bras est fléchi, votre avant-bras repose complètement sur le banc, tout en laissant le poignet et la main dépasser du bord du banc. Vous tenez un petit haltère avec une prise en supination. En position de départ, votre main est fléchie au poignet, de sorte que la paume est tournée vers l'avant et orientée vers le haut. Votre main est légèrement ouverte, l'haltère ne repose pas sur la paume mais est seulement retenu par les doigts. Votre autre main se tient fermement au bord du banc de musculation, ou s'appuie sur votre hanche.

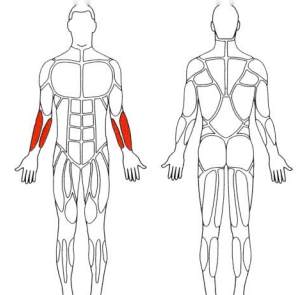

Flexion du poignet avec petit haltère RM32

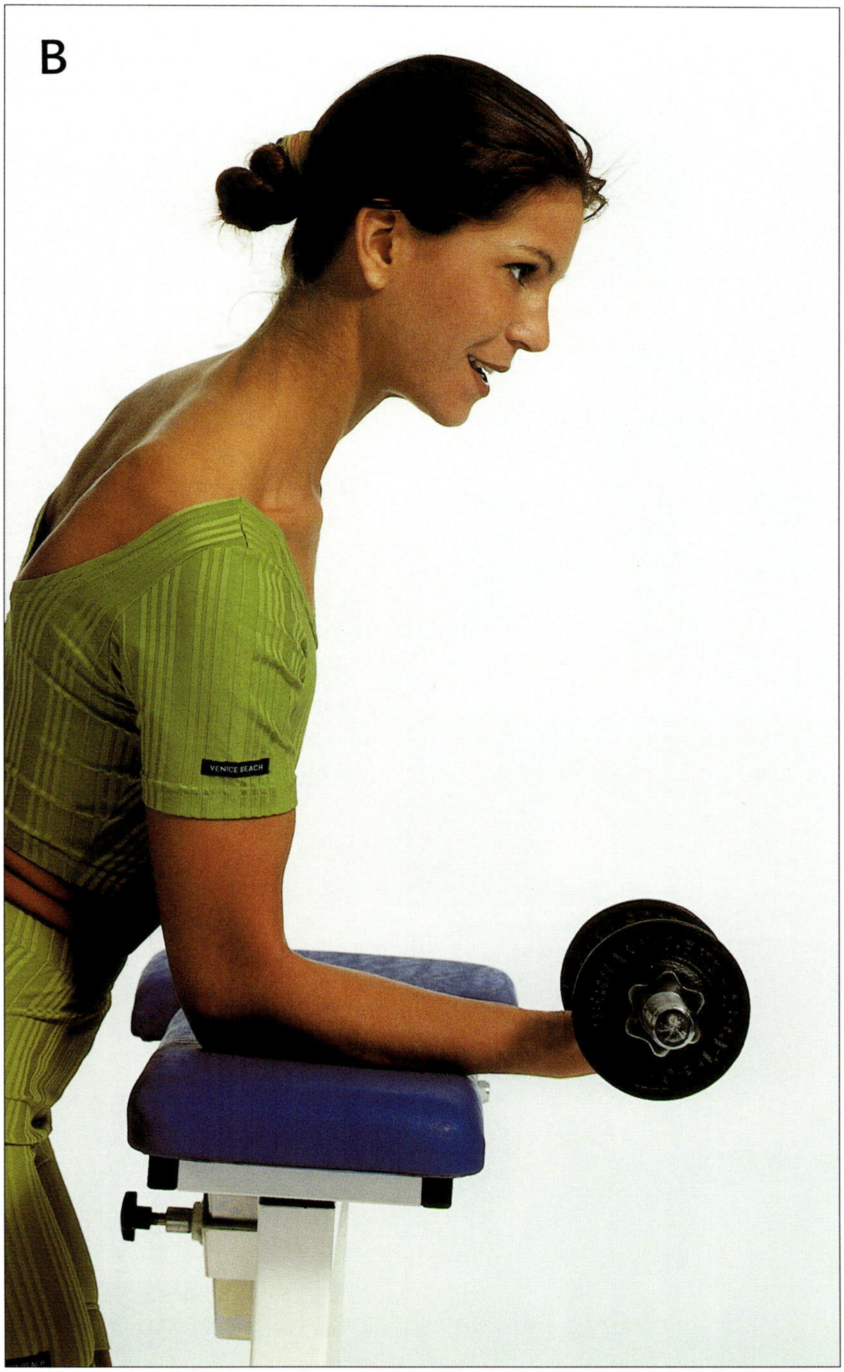

B

▶ **Déroulement de l'exercice :** commencez par refermer votre paume à la force de votre main en faisant rouler l'haltère vers le haut, puis continuez à le ramener vers le haut sans ralentir. Fléchissez votre main au niveau du poignet vers votre avant-bras. Laissez ensuite l'haltère redescendre d'un mouvement régulier jusqu'à sa position de départ, où il est uniquement retenu par vos doigts.

Variante : vous pouvez réaliser cet exercice avec vos deux mains en même temps.

⚠ **Conseil :** lors des premiers exercices, n'ouvrez pas la main trop brusquement car, faute d'expérience, vous risquez de ne pouvoir retenir l'haltère avec vos doigts et de le laisser tomber.

RM33 Extension du poignet avec barre

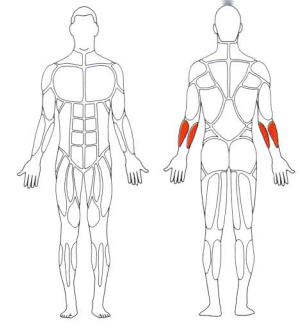

Muscles principalement concernés :
Cet exercice fait surtout travailler la zone postérieure de l'avant-bras en utilisant les muscles extenseurs ulnaire et radial du carpe (extensores carpi ulnaris et radialis).

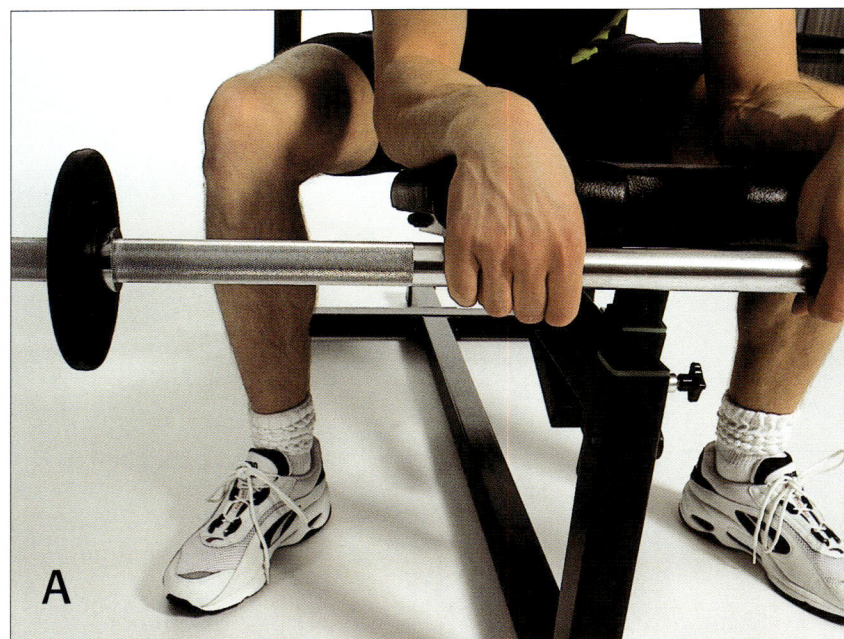

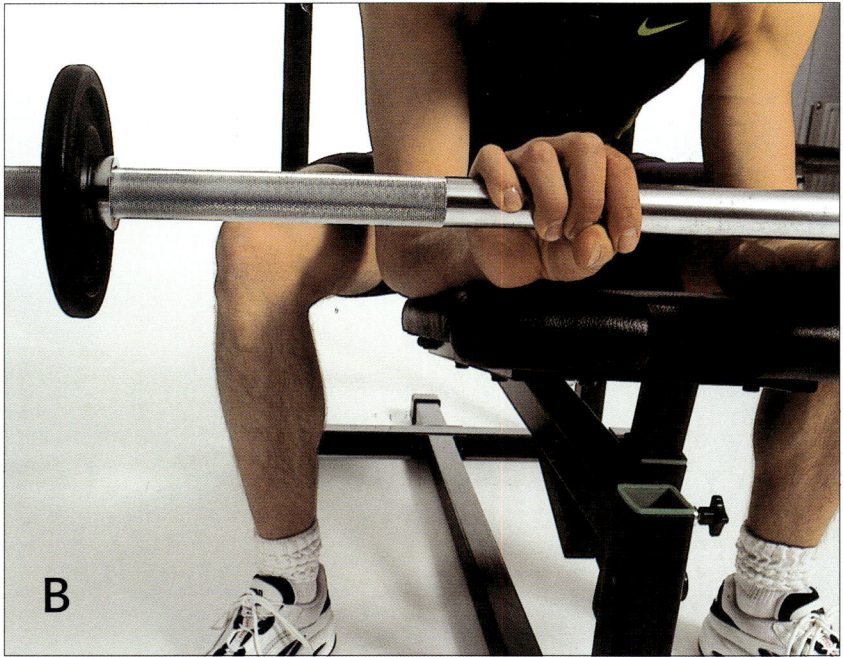

Position de départ : vous êtes assis sur un banc de musculation dans le sens de la longueur, vos bras fléchis. Vos avant-bras reposent complètement sur la surface du banc, tout en laissant les poignets et les mains dépasser du bord du banc. Vos mains, avec une prise en pronation correspondant à la largeur de vos épaules, enserrent une barre. En position de départ, elles sont fléchies aux poignets, le dos des mains tourné vers l'avant et orienté vers le haut.

▷ Déroulement de l'exercice : dans un mouvement en demi-cercle uniforme, amenez vos deux mains avec la barre aussi loin que possible vers le haut, jusqu'à ce que leur dos soit orienté dans votre direction. Ramenez ensuite lentement la barre à sa position de départ. Veillez à conserver une certaine tension dans la position la plus basse. Seuls les poignets pivotent.

Variante : faites ce mouvement avec une poulie, de bas en haut avec une prise droite sur un roulement à billes. La transmission de puissance par le câble modifie ainsi le développement de la tension dans les muscles.

⚠ Conseil : si vous travaillez avec une barre, demandez, si possible, à un partenaire d'entraînement de vous décharger du poids à la fin d'une série d'exercices. Sinon, par suite de la fatigue accumulée dans les muscles extenseurs des poignets, vous risquez de perdre le contrôle du poids et de laisser tomber la barre.

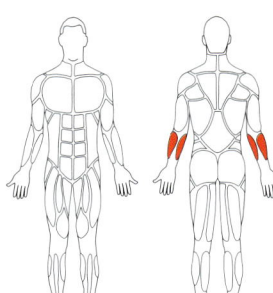

Extension du poignet avec petit haltère RM34

Muscles principalement concernés :
Les mêmes muscles que ceux décrits dans l'exercice RM 33.

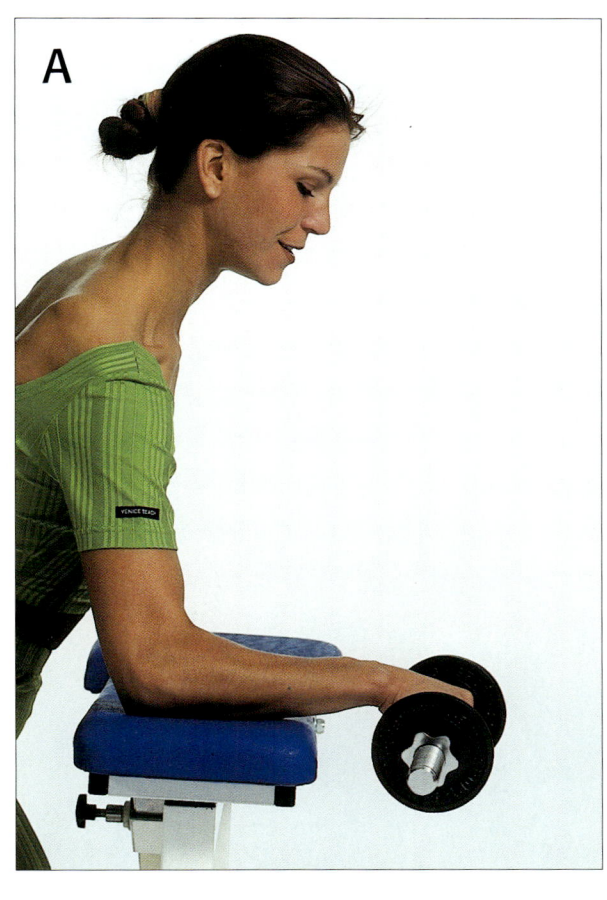

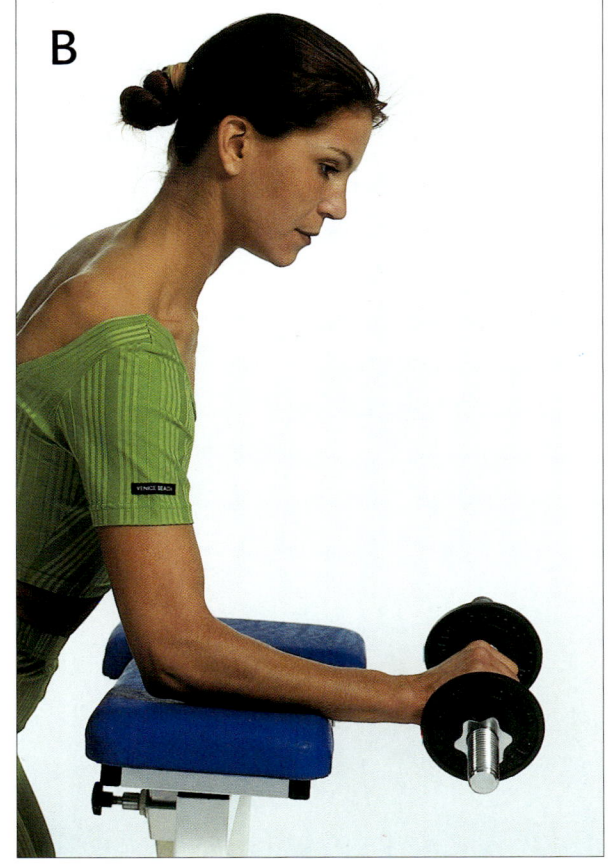

Position de départ : vous êtes agenouillé sur un tapis devant un banc de musculation installé en travers. Votre bras est fléchi, votre avant-bras repose complètement sur le banc, tout en laissant le poignet et la main dépasser du bord du banc. Vous tenez un petit haltère avec une prise en pronation. En position de départ, votre main est fléchie au niveau du poignet, de sorte que le dos est tourné vers l'avant et orienté vers le haut.

▶ Déroulement de l'exercice : dans un mouvement régulier décrivant un arc, vous tirez l'haltère aussi loin que possible vers le haut, pour qu'en position terminale, le dessus de votre main soit tourné vers vous. Puis vous abaissez lentement l'haltère vers sa position de départ. Veillez à conserver une certaine tension dans la position la plus basse. Pendant tout le mouvement, seul le poignet effectue une rotation.

Variante : vous pouvez aussi exécuter cet exercice avec vos deux mains en même temps.

❗ Conseil : en position basse, tenez l'haltère souplement, puis resserrez votre prise pendant le mouvement ascendant, afin de soulager votre poignet.

RENFORCEMENT MUSCULAIRE

RM35 Abdominaux

Muscles principalement concernés :
D'abord le muscle grand droit de l'abdomen (rectus abdominis), soutenu par les muscles abdominaux grand et petit obliques (obliquus externus et internus abdominis), ainsi que par le muscle abdominal transverse (transversus abdominis).

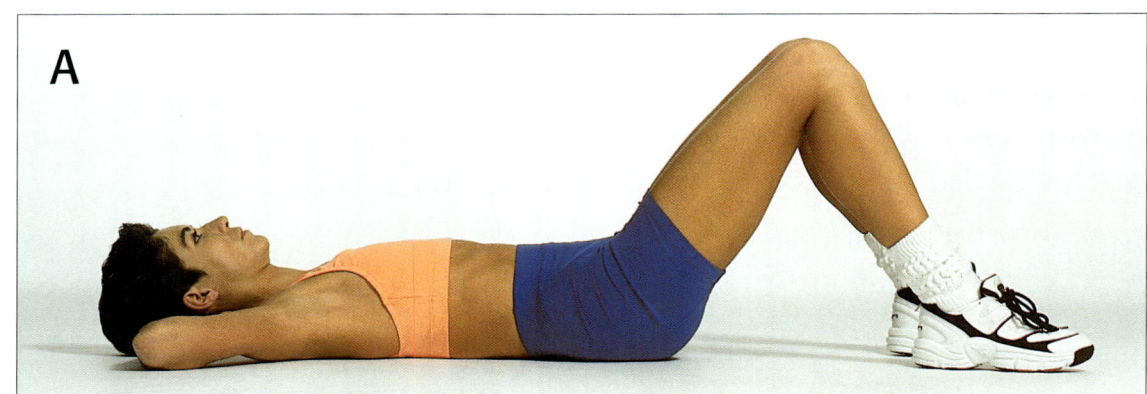

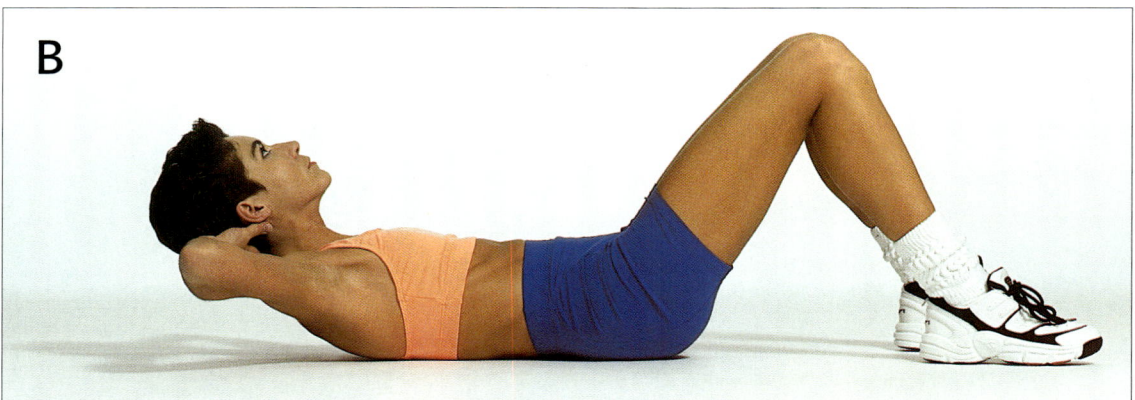

Position de départ : vous êtes couché sur le dos, les jambes repliées et les pieds posés au sol, écartés d'une largeur égale à celle de vos hanches. Vos bras sont fléchis aux coudes de part et d'autre de votre tête. Vos pieds exercent une résistance sur le sol.

▶ Déroulement de l'exercice : soulevez votre buste de quelques centimètres vers le haut. Pendant tout le mouvement, vos mains sont détendues de chaque côté de votre tête, qui conserve toujours la même position par rapport au corps. Redescendez ensuite votre buste lentement et progressivement, mais sans le reposer complètement au sol.

Variante : pour atténuer la difficulté de l'exercice, vous pouvez aussi croiser vos bras sur la poitrine. Ce sera plus facile encore si, pendant l'effort, vous glissez vos bras, légèrement fléchis, de chaque côté de vos jambes. Cette technique convient particulièrement aux débutants, car le poids des bras se fait moins sentir et le risque de tirer la tête avec les mains est écarté.

⚠ Conseil : pour éviter tout mouvement de la tête, fixez les yeux sur le plafond pendant toute la durée de l'exercice.

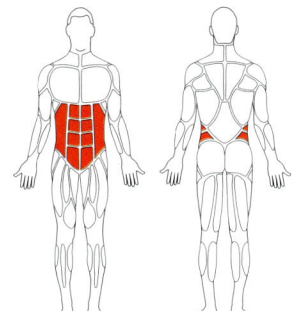

Abdominaux en oblique RM36

Muscles principalement concernés :
Les abdominaux en oblique font travailler le muscle grand droit de l'abdomen (rectus abdominis), ainsi que les muscles abdominaux petit et grand obliques (obliquus externus et internus abdominis) et le muscle abdominal transverse (transversus abdominis) respectifs du côté entraîné.

Position de départ : vous êtes couché sur le dos, les jambes repliées en angle droit, les pointes des pieds tendues et les talons bien appuyés au sol. Vos bras sont fléchis à hauteur de la tête, le bout de vos doigts frôle vos tempes ou, le cas échéant, soutient légèrement les vertèbres cervicales, mais sans tirer sur la nuque. Vos épaules sont déjà légèrement soulevées.

▷ Déroulement de l'exercice : en utilisant vos abdominaux, soulevez une épaule en direction de la hanche opposée. De cette manière, votre buste s'enroule de quelques centimètres en avant et vers le haut. Puis abaissez votre épaule lentement et sans interruption et répétez l'exercice.

Variante plus facile : ne maintenez pas le bras plié près de votre tête, mais faites-le glisser, légèrement fléchi, le long de votre jambe. Pour stabiliser la position de votre corps, vous pouvez aussi croiser par-dessus l'autre la jambe vers laquelle l'épaule se soulève.

❗ Conseil : n'essayez pas d'atteindre le genou opposé avec le coude de votre bras replié ; cela accentue uniquement la torsion de la colonne vertébrale, sans pour autant améliorer l'efficacité de l'exercice.

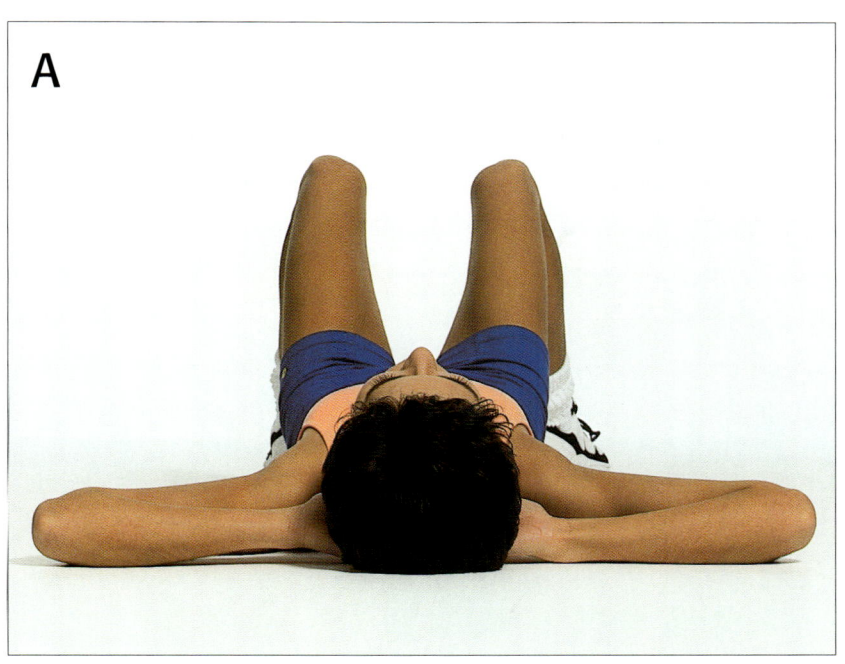

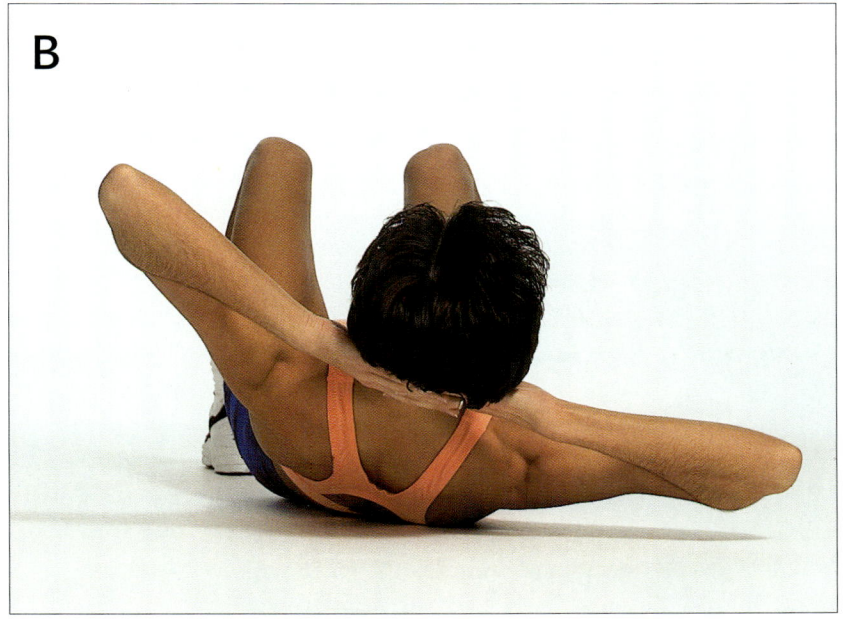

RENFORCEMENT MUSCULAIRE

RM37 Machine à abdominaux

Muscles principalement concernés :
Les mêmes muscles que ceux décrits dans l'exercice RM 35.

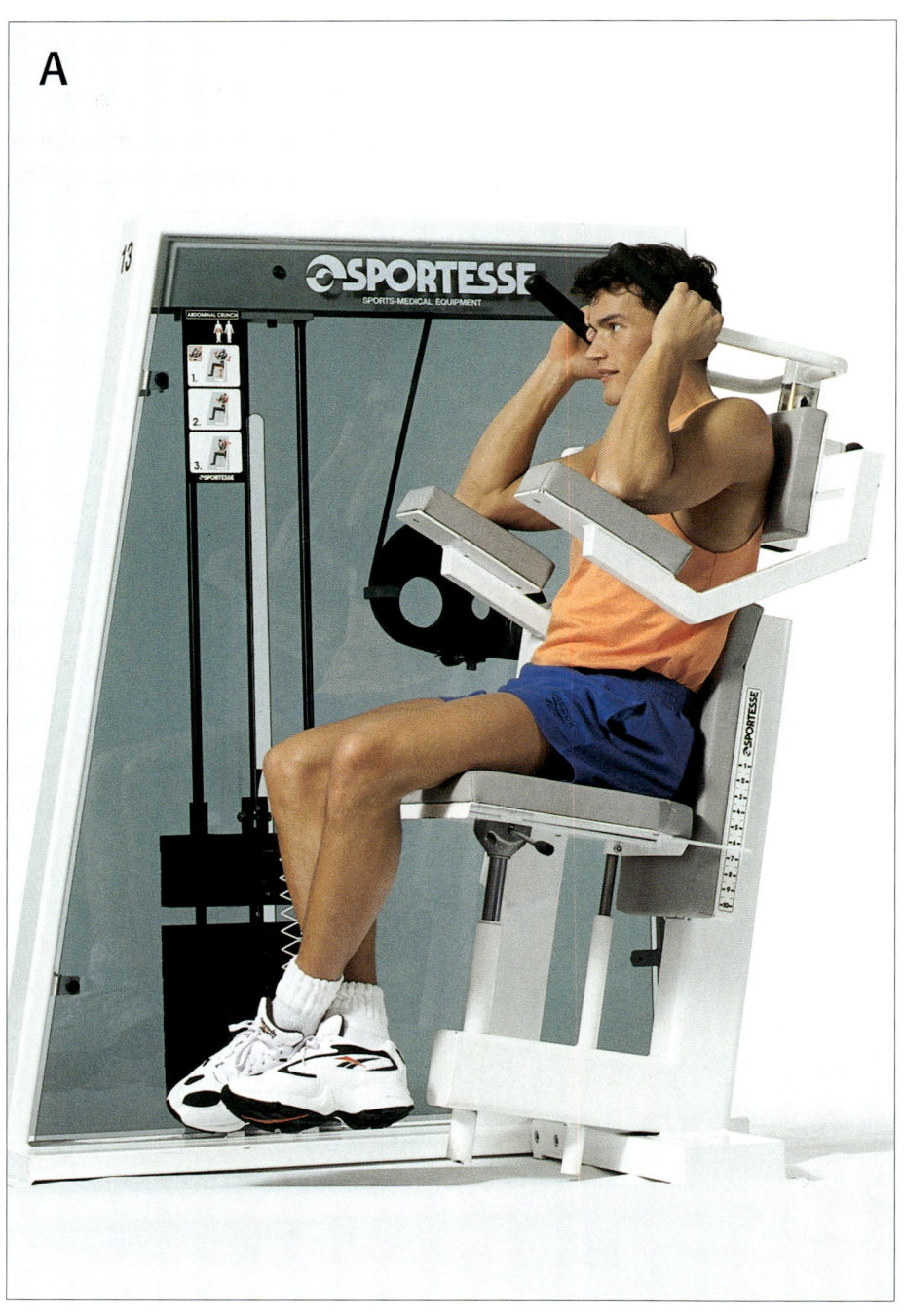

A

Position de départ : (la machine décrite dans cet exercice est légèrement différente de celle présentée dans l'illustration) asseyez-vous sur la machine de manière à ce que votre bassin soit immobilisé en arrière et à ce que le manchon de la machine soit bien devant, à hauteur de vos épaules. Pour vous installer dans cette position, réglez en hauteur l'appui matelassé ou le siège de la machine. Vos jambes sont fléchies et vos pieds s'appuient, si possible, sur une plate-forme. Si la machine est équipée d'une ceinture pour immobiliser les cuisses ou le bassin, attachez-la.

▷ Déroulement de l'exercice : dans un mouvement lent et régulier, enroulez votre buste tout en gardant le bassin immobile. La tête s'enroule dans les mêmes proportions que le reste de la colonne vertébrale. Si l'appareil comporte des poignées, veillez à exécuter l'exercice non pas avec la force de vos bras, mais uniquement avec vos abdominaux. Au point le plus bas du mouvement, vos abdominaux doivent être contractés au maximum. Puis, avec le même mouvement uniforme, déroulez votre buste assez loin mais assurez-vous qu'il soit encore très légèrement arrondi en fin de mouvement et puis recommencez.

Machine à abdominaux RM37

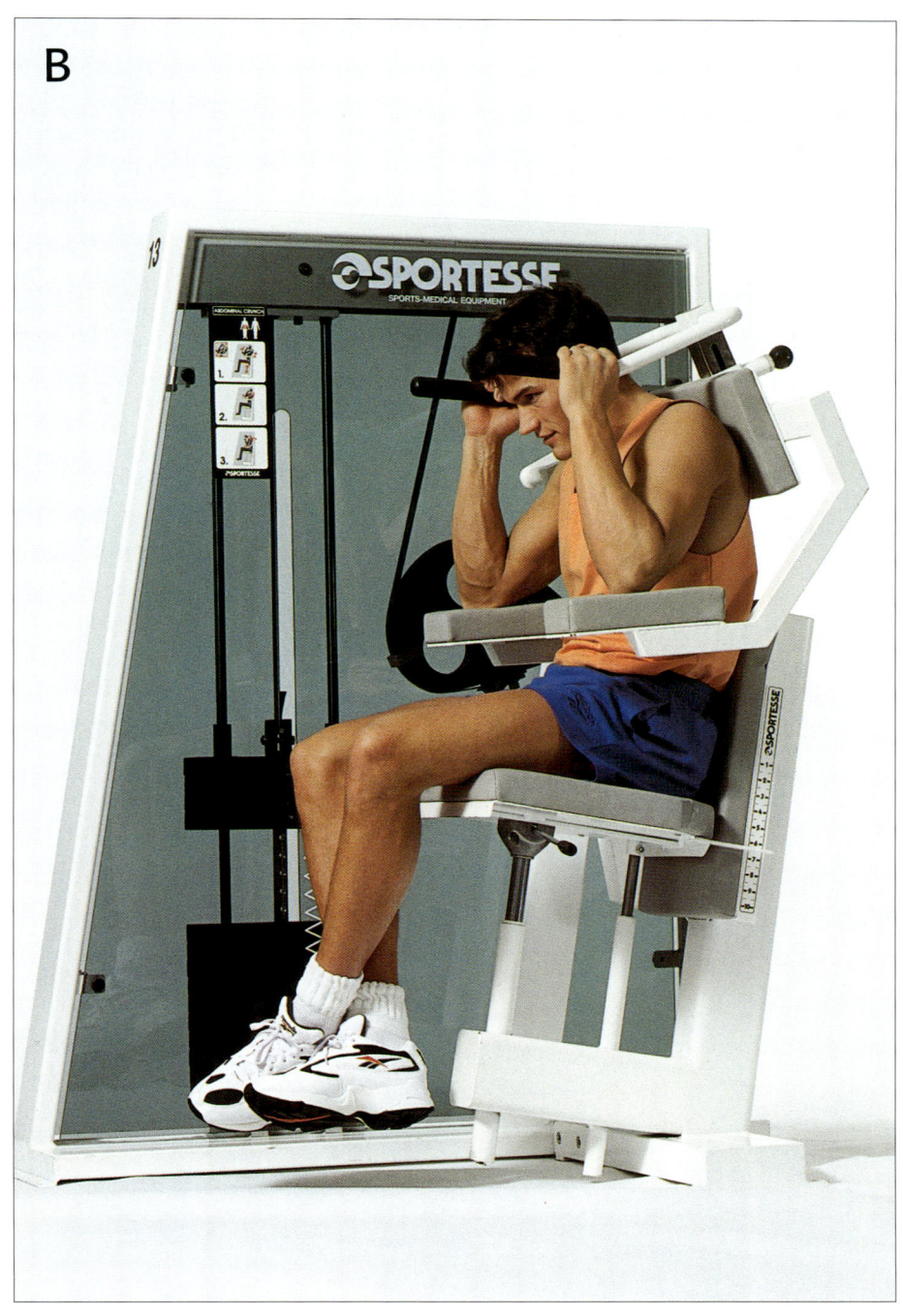

B

Variante : selon la configuration de la machine, il existe différentes fixations pour le corps, et plus particulièrement pour le bassin. Le transfert de force du buste sur la machine peut aussi s'effectuer différemment. Habituellement, l'appui matelassé déjà mentionné se trouve devant l'épaule : il a la forme d'un rouleau, constitué d'une seule pièce ou de deux parties séparées qui s'appuient sur chaque épaule. Le transfert de force est également possible par l'intermédiaire des coudes. Les coudes s'appuient alors sur les manchons prévus à cet effet, les bras sont fortement fléchis et les mains enserrent les poignées qui se trouvent au-dessus des manchons des coudes. Le dos s'appuie à un manchon contre lequel les bras poussent le buste, qui s'enroule vers l'avant avec le manchon.

❗ Conseil : pour garantir un enroulement régulier de la colonne vertébrale, imaginez que vous observez un objet en train de tomber. Ainsi, la tête s'incline et se relève en suivant le mouvement du corps. Si la machine est équipée d'une plate-forme pour les pieds, appuyez-vous solidement dessus. Sinon, croisez les jambes à hauteur des chevilles et concentrez-vous pour pousser votre bassin contre le dossier.

RM38 Rotation de la taille

Muscles principalement concernés :
Les mêmes muscles que ceux décrits dans l'exercice RM 36.

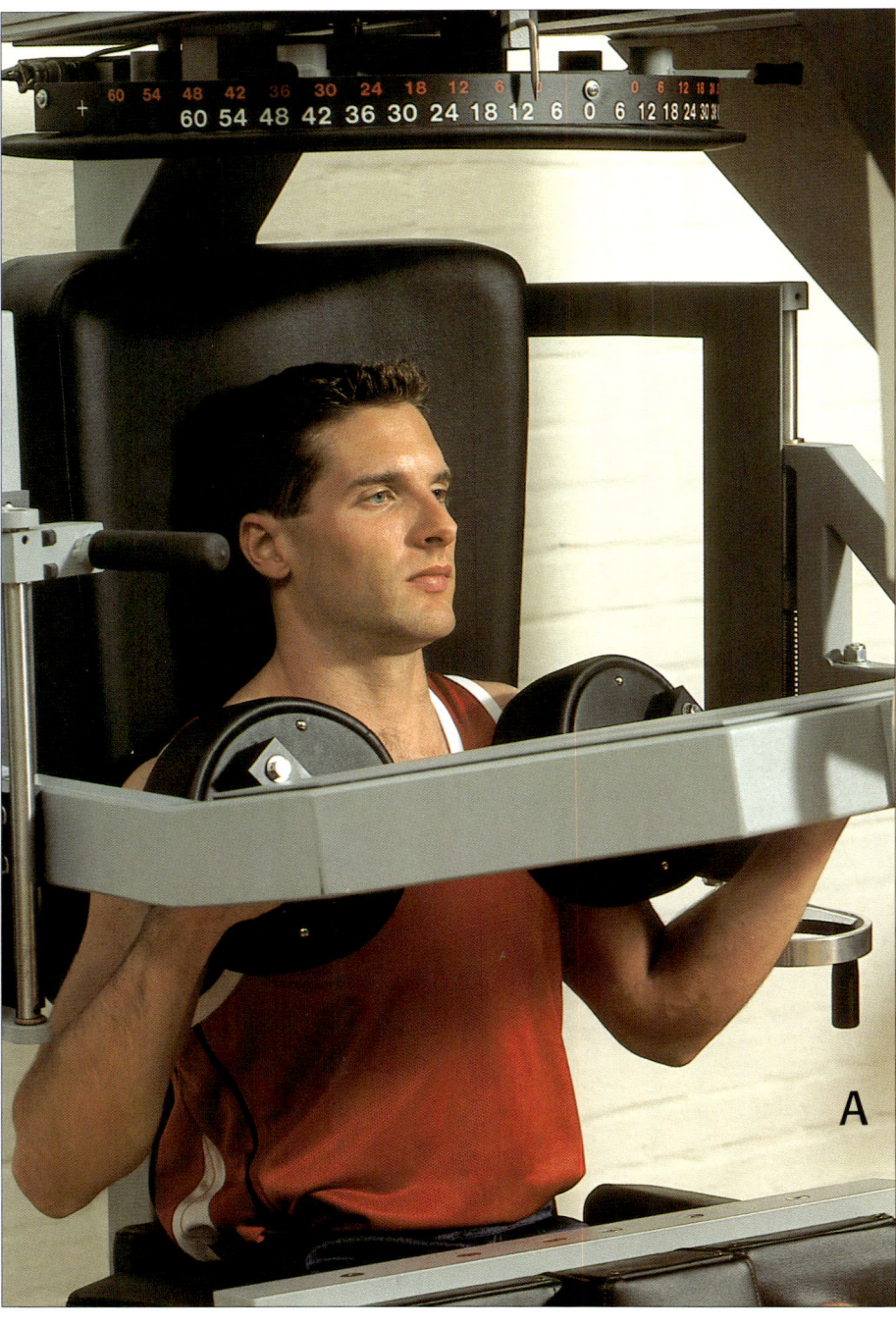

A

Position de départ : vous êtes assis, la colonne vertébrale appuyée sur le siège rotatif de la machine. Veillez à ce que l'axe de votre colonne vertébrale se trouve bien exactement au-dessus de l'axe pivotant de la machine. Votre tête est dans le prolongement naturel de votre colonne vertébrale et vos mains immobilisent votre buste en tenant les poignées prévues à cet effet. Vos pieds reposent sur la plate-forme.

▶ Déroulement de l'exercice : pour cet exercice, l'amplitude maximale de rotation est d'environ 35° dans les deux sens, soit 70° au total. La rotation d'un côté ne doit donc pas atteindre 45°. Vous tournez votre buste lentement et d'un mouvement régulier du côté en activité. Pendant l'exercice, les épaules restent aussi immobiles que possible dans un axe et la tête suit le mouvement, tout en restant toujours bien perpendiculaire à la ceinture scapulaire.

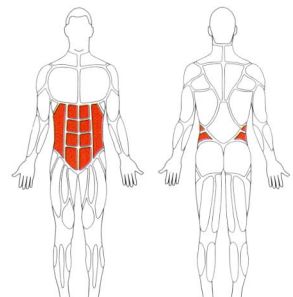

Rotation de la taille RM38

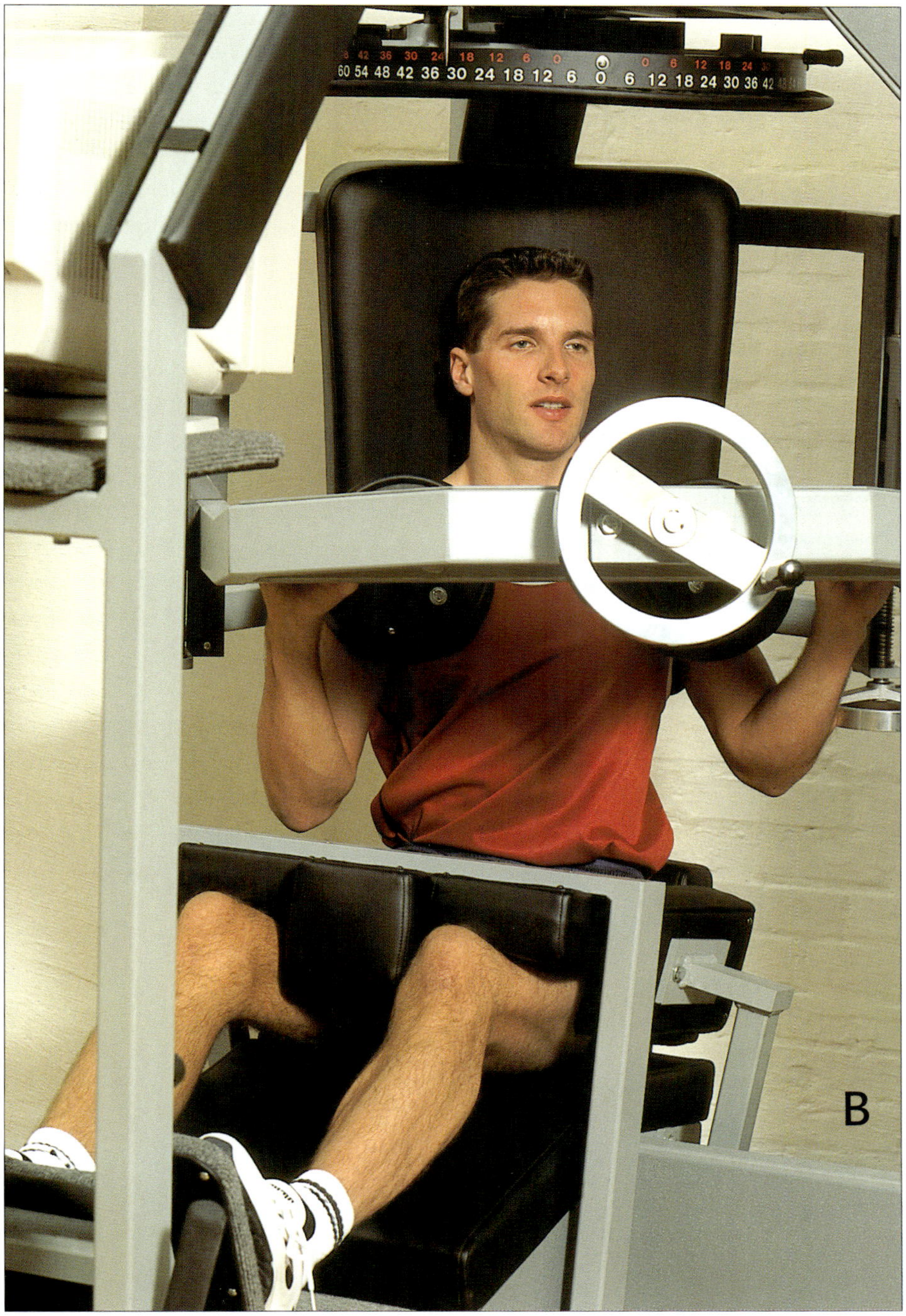

Variante : certains fabricants proposent des machines à double rotation inversée, c'est-à-dire que, pendant que l'axe des épaules, lesté, tourne dans un sens, le bassin, également lesté, pivote dans l'autre. Cependant, ces appareils demandent un meilleur sens du mouvement, afin d'empêcher une torsion trop importante du buste.

❗ Conseil : demandez à un observateur de vous signaler lorsque l'amplitude maximale du mouvement d'environ 70° est atteinte et prenez éventuellement des points de repère optiques dans la pièce pour faciliter l'appréhension de cet angle. Il faut éviter d'aller au-delà de l'angle de rotation recommandé sinon les cartilages de vos vertèbres et vos disques intervertébraux subissent une pression inutile et une tension indésirable, ce qui peut provoquer leur usure prématurée.

B

RM39 Élévation du bassin

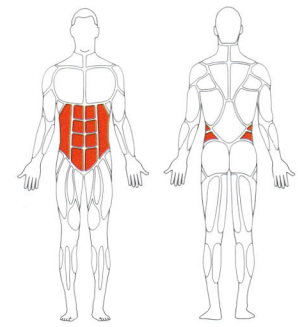

Muscles principalement concernés :
Les mêmes muscles que ceux décrits dans l'exercice RM 35.

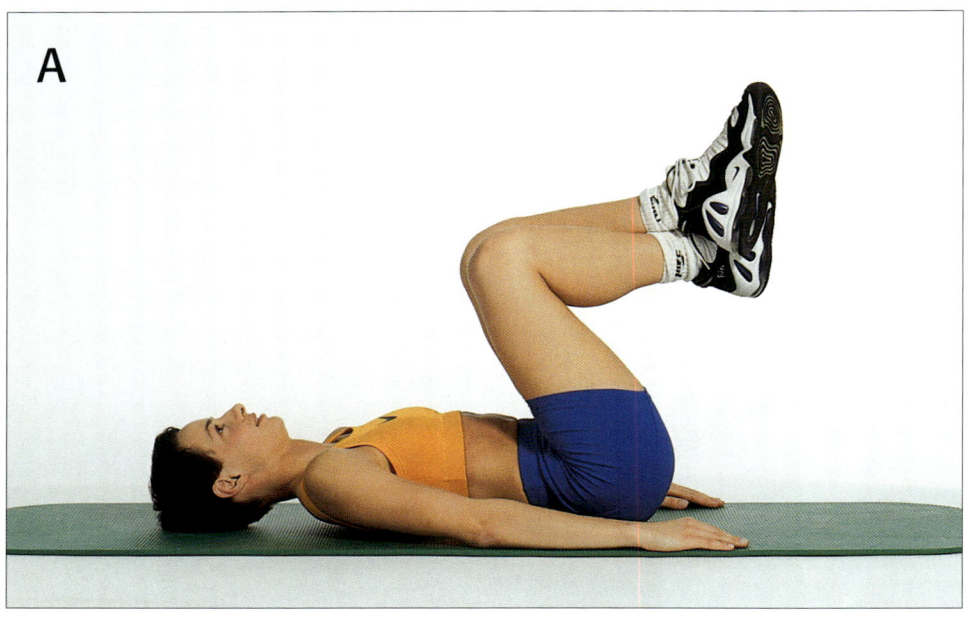

Position de départ : vous êtes couché sur le dos sur un tapis de gymnastique, votre tête est relâchée sur le sol, vos bras sont étendus de chaque côté du corps, les paumes de vos mains contre le tapis. Vos jambes, croisées à hauteur des chevilles, sont repliées au-dessus de votre abdomen.

▷ Déroulement de l'exercice : soulevez votre bassin dans un mouvement enroulant de quelques centimètres vers le haut et en direction de votre tête. Puis abaissez-le, mais sans toucher le sol.

Variante : placez vos jambes à la verticale légèrement fléchies aux genoux et poussez votre bassin vers le haut, comme si quelqu'un tirait vos pieds.

❗ Conseil : pour mieux stabiliser votre buste, installez votre tapis de gymnastique à l'extrémité d'un banc, afin de pouvoir vous accrocher aux pieds du banc avec vos deux mains.

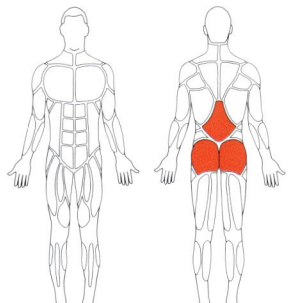

Extension du dos à la machine RM40

Muscles principalement concernés :
D'abord les muscles érecteurs spinaux (erector spinae), puis le muscle grand fessier (glutaeus maximus).

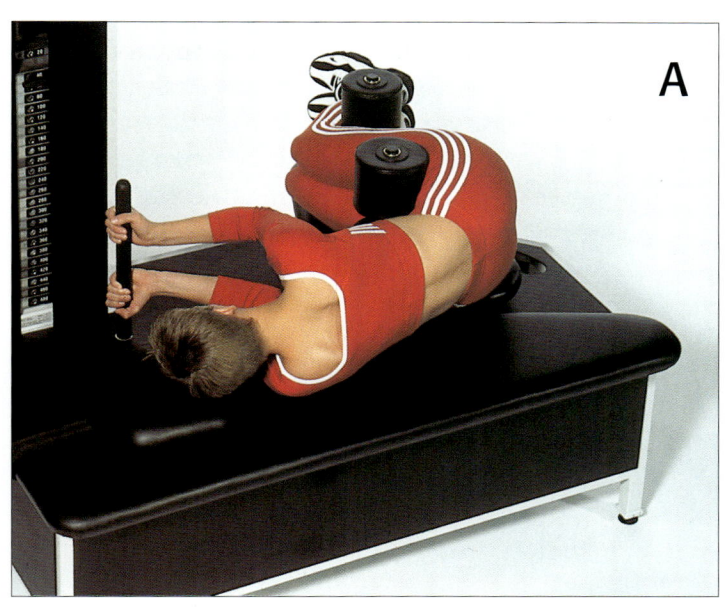

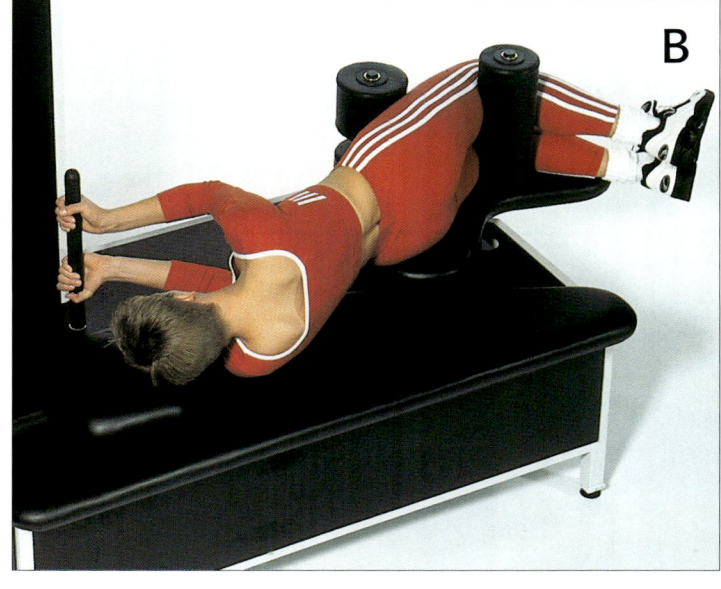

Position de départ : vous êtes couché latéralement sur la machine, votre bassin placé devant le rouleau des hanches de manière à ce que le point de rotation des hanches se trouve exactement au-dessus du pivot de la machine. Le deuxième rouleau est positionné derrière les cuisses juste au-dessus du creux poplité. Le buste est immobilisé par son propre poids et la poignée avec une prise en supination ; les bras sont fléchis.
Les jambes sont suffisamment ramenées vers l'avant pour que votre dos, dans la région lombaire, forme un léger arrondi.

▶ Déroulement de l'exercice : étirez votre corps à hauteur des hanches vers l'arrière, jusqu'à ce que votre buste soit aligné avec vos cuisses. Pendant toute la durée de l'exercice, le buste reste rigide et la tête dans le prolongement de la colonne vertébrale. Amenez votre corps suffisamment loin en avant pour que le poids ne se pose pas et que votre dos conserve sa tension dans la région lombaire.

Variante : sur d'autres types d'appareils, vous n'êtes pas couché latéralement sur la machine comme précédemment, mais assis. L'axe rotatif de vos hanches est placé de manière à correspondre à celui de la machine. Le dossier pour le transfert de force se trouve à hauteur des omoplates. Veillez à ce que votre bassin reste mobile et à ce que votre colonne vertébrale, en position terminale, présente sa cambrure naturelle.

❗ Conseil : n'augmentez les poids que très progressivement, car avec cet exercice, beaucoup de structures passives sont sollicitées, alors qu'elles ont une période d'adaptation plus longue que les muscles entretenus activement.

RM41 Banc romain

Muscles principalement concernés :
En plus des muscles érecteurs spinaux (erector spinae) et du muscle grand fessier (glutaeus maximus), les muscles fléchisseurs des jambes sont également sollicités. Ce groupe se compose avant tout du biceps crural (biceps femoris), du muscle demi-tendineux (semitendinosus) et du muscle demi-membraneux (semimembranosus).

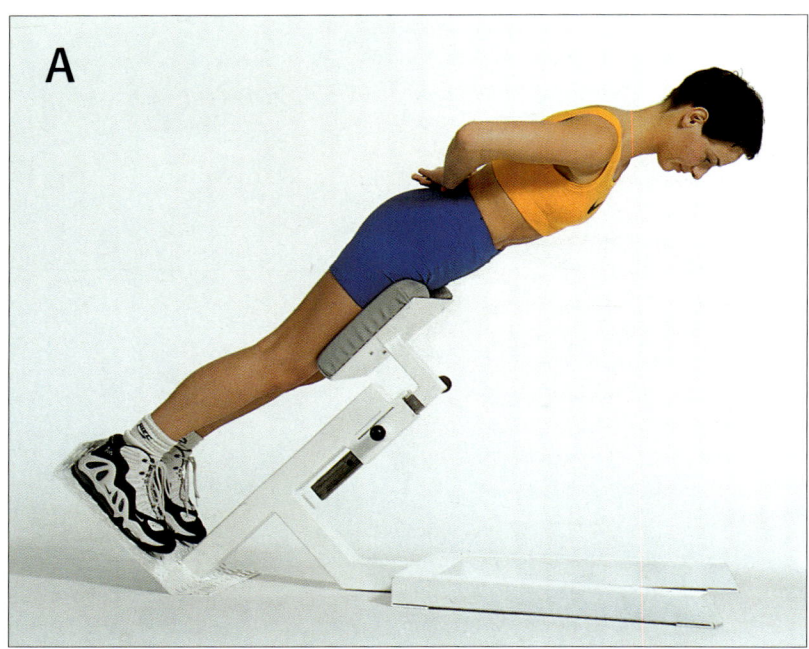

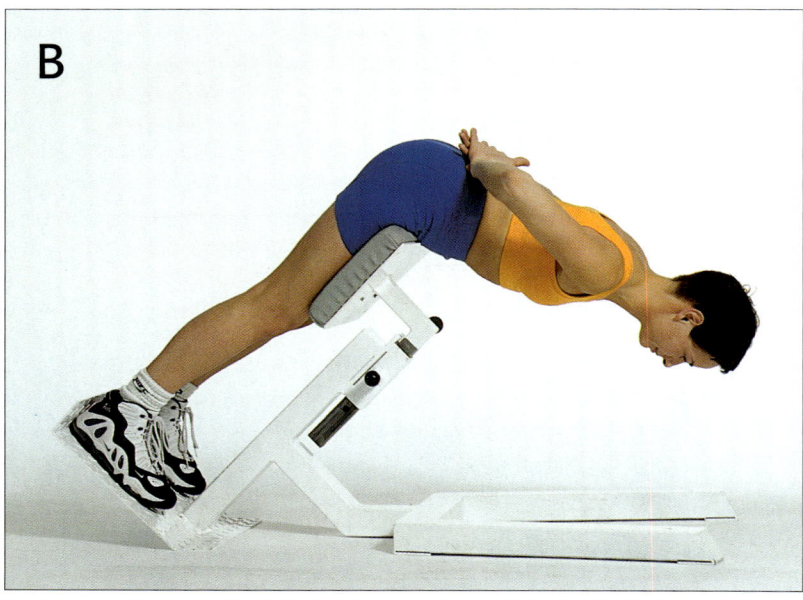

Position de départ : immobilisez l'arrière de vos talons sur le marchepied et installez le coussin capitonné des jambes de manière à ce que vos cuisses soient bien soutenues : vos hanches doivent rester entièrement libres au-dessus du bord du coussin. En position de départ, tout le corps forme une ligne droite, la tête dans le prolongement naturel de la colonne vertébrale.

▶ Déroulement de l'exercice : penchez votre buste en avant, mais uniquement au niveau de vos hanches. Selon votre mobilité, votre buste, qui reste par ailleurs totalement gainé, descend suffisamment bas de façon à ce que les lombaires puissent rester droites aussi. Buste et cuisses peuvent former un angle - maximal - de 90°.

Variante : comme dans l'exercice de base, penchez-vous en avant en fléchissant uniquement au niveau de vos hanches. En même temps, enroulez votre colonne vertébrale de bas en haut, vertèbre après vertèbre. Quand votre dos est complètement arrondi, commencez le mouvement ascendant tout en déroulant une vertèbre après l'autre jusqu'à ce que votre buste se retrouve dans le prolongement exact de vos jambes. Cette variante exige une coordination nettement plus difficile que la technique avec le dos droit. Ainsi, les muscles intervertébraux sont-ils soumis à un entraînement dynamique, ce qui est impossible avec l'autre technique.

⚠ Conseil : veillez à ne pas effectuer cet exercice si vous avez une tension artérielle trop élevée ou trop basse. Cet exercice est également déconseillé en cas de douleurs dorsales, car il est alors impossible de bien transférer le poids du buste.

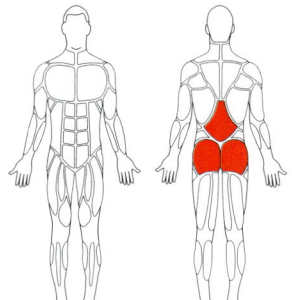

Extension de la hanche RM42

Muscles principalement concernés :
D'abord les muscles érecteurs spinaux (erector spinae), puis le muscle grand fessier (glutaeus maximus).

Position de départ : vous êtes couché sur le ventre jusqu'aux hanches sur une surface surélevée. Vous pouvez utiliser le plan d'une table. Vos mains immobilisent votre buste à la surface du banc en tenant les poignées prévues à cet effet (ou sur la table en s'agrippant aux pieds). Vos jambes pendent par-dessus le bord du banc (ou de la table), repliées aux genoux pour former un angle droit ; elles sont parallèles et espacées de la largeur équivalente à celle de vos hanches.

▶ Déroulement de l'exercice : dans un mouvement régulier, montez et dépliez vos jambes. Les pointes de vos pieds restent tendues. En position terminale, vos cuisses et votre buste forment une ligne droite.

Variante : si, après quelques séances d'entraînement, cet exercice est trop facile, vous pouvez fixer des bandes lestées à vos chevilles. Autre possibilité : faites cet exercice sur une machine spéciale, équipée d'un rouleau à travers lequel le poids est transféré sur les jambes, placé sur l'arrière des cuisses juste au-dessus du creux poplité.

⚠ Conseil : si cet exercice vous pose problèmes au début, essayez d'abord avec une seule jambe.

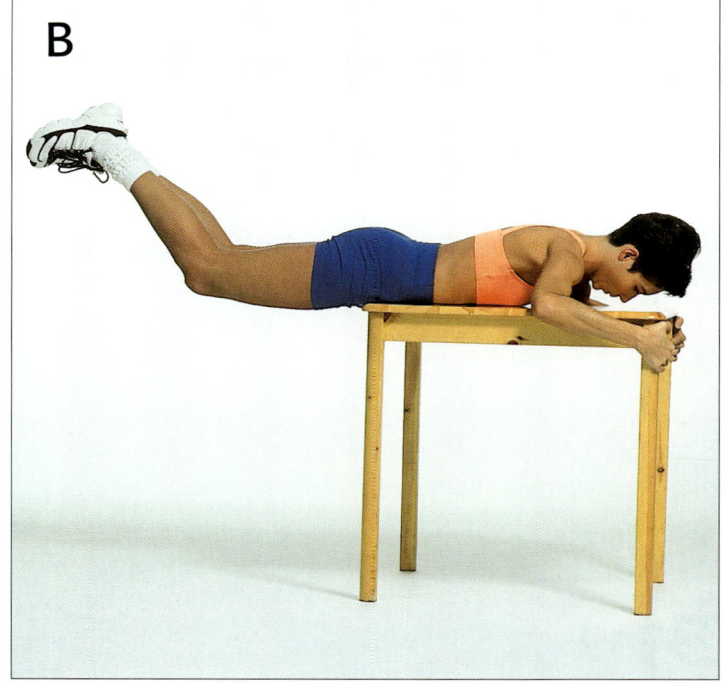

A

B

RENFORCEMENT MUSCULAIRE

RM43 Squat

Muscles principalement concernés :
Le squat compte parmi les exercices qui font travailler, directement ou indirectement, la plupart des muscles du corps : d'abord la partie inférieure du corps avec le muscle grand fessier (glutaeus maximus), le muscle quadriceps (quadriceps femoris) et le muscle soléaire (soleus) ; puis l'ensemble des muscles du dos et surtout, les muscles érecteurs spinaux (erector spinae)...

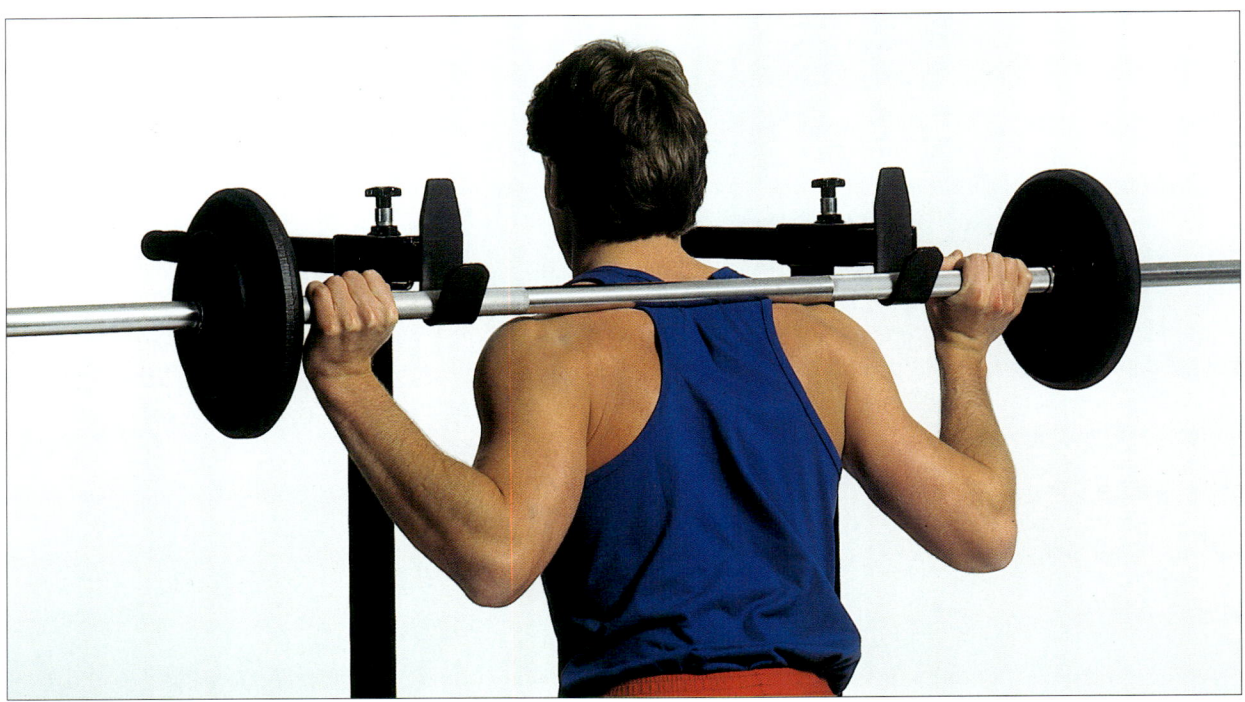

Position de départ : vous êtes debout, les pieds écartés de la largeur de vos hanches, la pointe légèrement tournée vers l'extérieur. La barre est posée en travers des épaules, derrière la tête, sur la partie supérieure du muscle trapèze. La prise de vos mains sur la barre doit être légèrement plus large que vos épaules. Le poids du corps est également réparti sur vos deux pieds. Vos genoux et vos hanches sont légèrement fléchis.

▶ Déroulement de l'exercice : après avoir dégagé la barre du râtelier et vous être reculé de deux pas environ, contracter le dos et relâchez un peu les muscles des articulations des hanches, des genoux et des pieds, puis fléchissez lentement vos genoux. Vos talons ne décollent pas du sol et vous vous concentrez sur la descente de votre bassin. Lors de la descente, vos genoux s'avancent un peu, vos fesses se déplacent d'abord un peu en arrière, puis en ligne droite vers le bas ; votre buste est légèrement penché en avant. Jusqu'en position terminale, la colonne vertébrale conserve sa posture légèrement courbée. Le mouvement descendant s'arrête lorsque vos cuisses forment un angle droit avec vos jambes. Une fois cette position atteinte, le mouvement est inversé, vous remontez avec la force de vos cuisses et de vos fessiers. En position debout, vos genoux restent légèrement fléchis.

Squat RM43

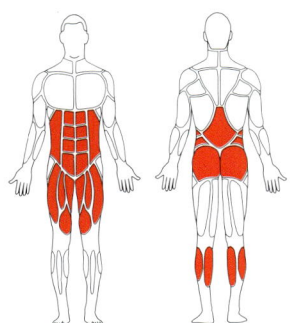

... et les muscles abdominaux avec le grand droit de l'abdomen (rectus abdominis), ainsi que les muscles abdominaux petit et grand obliques (obliquus externus et internus abdominis) et le muscle abdominal transverse (transversus abdominis), qui jouent un rôle prépondérant dans la stabilité nécessaire du buste.

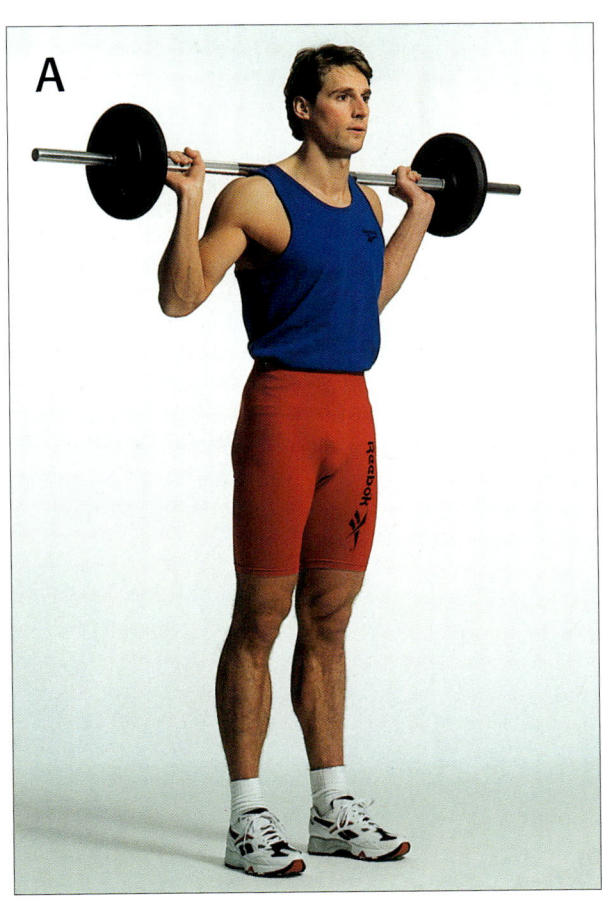

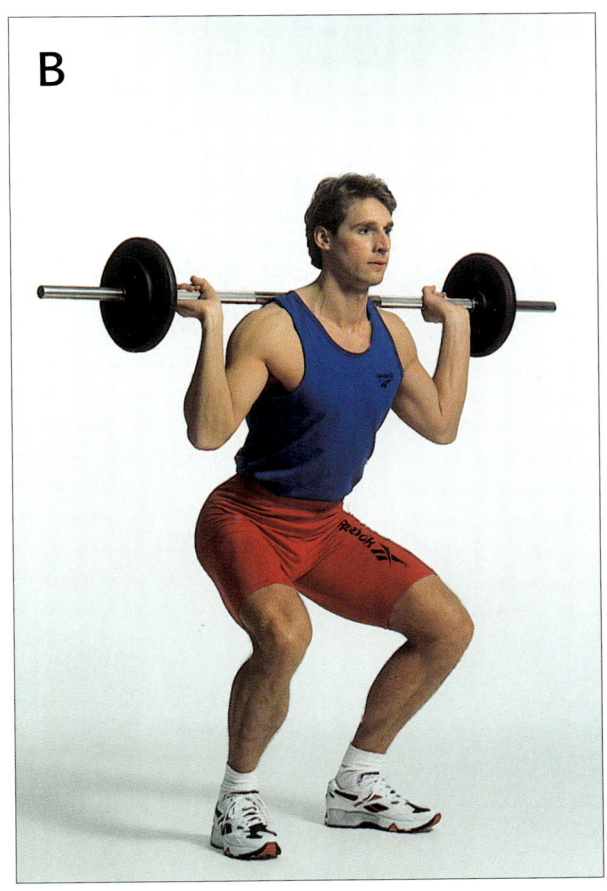

Variante : en posture de base, vos pieds peuvent être placés de la largeur correspondant à celle de vos hanches ou être écartés davantage. Cependant, veillez à toujours maintenir la pointe de vos pieds alignée avec vos genoux et vos cuisses. Avec cette posture, vous faites travailler vos muscles adducteurs (adductores).

❗ Conseil : demandez à un observateur de vérifier le fléchissement de vos jambes. Utilisez un miroir disposé latéralement pour contrôler l'angle de flexion, mais n'oubliez pas cependant qu'en regardant sur le côté, vos vertèbres cervicales ne sont plus dans leur position naturelle. Aussi, après un rapide coup d'œil de contrôle, ramenez la tête dans le prolongement de la colonne vertébrale et cherchez à ressentir la bonne exécution de l'exercice.

RM44 Squat barre devant

Muscles principalement concernés :
Essentiellement, les mêmes muscles que ceux décrits dans l'exercice RM 43.

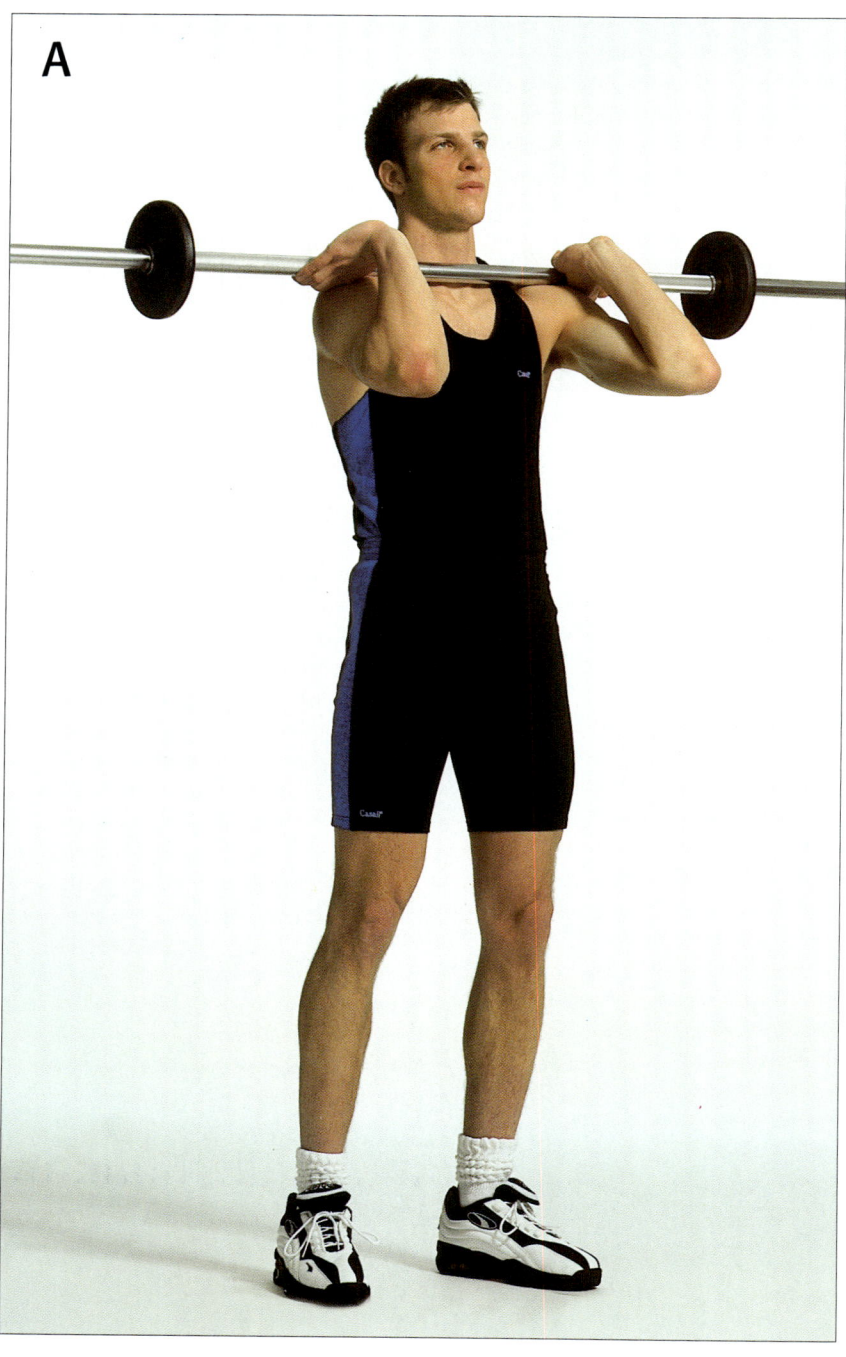

Position de départ : vous êtes debout les pieds parallèles. Saisissez la barre avec une prise un peu plus large que celle de vos épaules. Vos mains sont sous la barre et vos coudes remontés le plus possible vers l'avant. Les paumes de vos mains sont inclinées vers le haut, en direction du plafond. Avec cette prise, votre dos reste vertical dans sa partie supérieure. Vos poignets sont davantage sollicités. Les haltérophiles olympiques s'entraînent avec cette prise, car elle permet de soulever les barres.

▶ Déroulement de l'exercice : contractez les muscles de votre dos tout en relâchant un peu les articulations des genoux, des hanches et des pieds, puis fléchissez lentement vos genoux. Vos talons ne décollent pas du sol et vous vous concentrez sur la descente de votre bassin. Au mouvement ascendant, vos genoux s'avancent un peu, vos fesses se placent d'abord légèrement en arrière, puis en ligne droite vers le bas ; votre buste reste vertical. Jusqu'en bas, la colonne vertébrale conserve sa posture légèrement courbée. Le mouvement descendant s'arrête lorsque vos cuisses forment un angle droit avec vos jambes. Une fois cette position atteinte, le mouvement est inversé, vous remontez avec la force de vos cuisses et de vos fessiers pour retrouver la posture de base avec les genoux légèrement fléchis.

Squat barre devant RM44

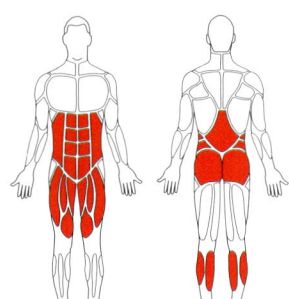

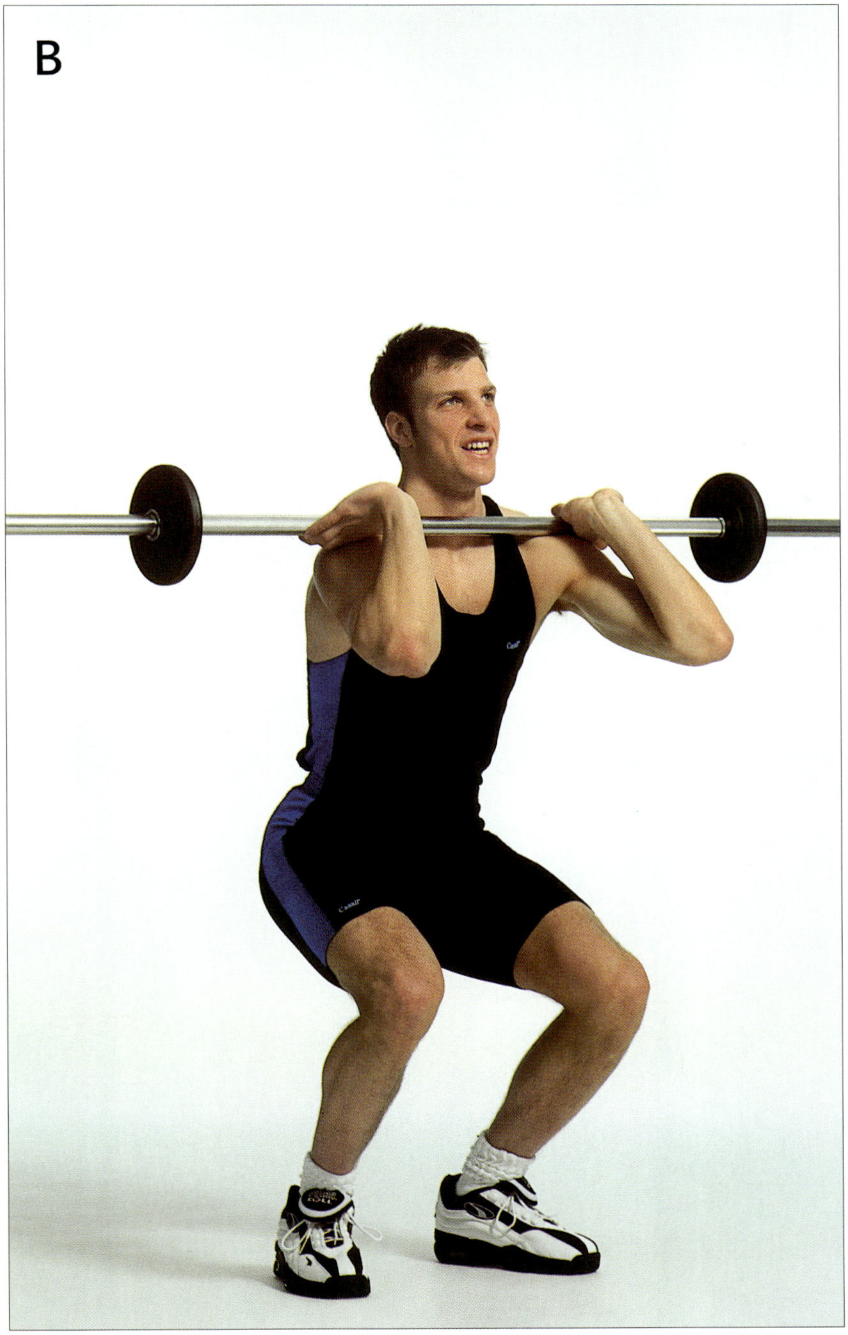

Variante : vous êtes debout les pieds parallèles. La barre repose devant votre corps, sur la région supérieure des pectoraux et sur les muscles des épaules. Le haut des bras est presque relevé à l'horizontale, les avant-bras sont croisés devant le corps. Vos mains tiennent la barre avec une prise en pronation.

❗ Conseil : il est plus difficile de supporter la barre lorsqu'elle se trouve devant. Il est donc recommandé d'enrouler une serviette au centre de la barre, ou bien d'utiliser un manchon de mousse de nylon adapté à cet effet.

RM45 Presse à cuisses

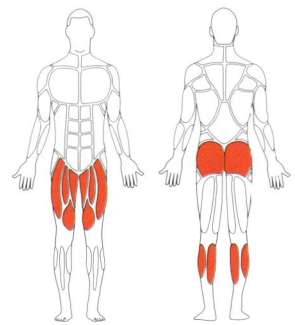

Muscles principalement concernés :
Dans la région inférieure du corps, les mêmes muscles que ceux décrits dans l'exercice RM 43 travaillent. Les muscles du buste sont nettement moins sollicités.

Position de départ : le buste et la tête sont totalement appuyés au dossier de la machine et ce, indépendamment de la position dans laquelle la presse est utilisée. Vos pieds, écartés de la largeur de vos épaules, reposent sur la plate-forme prévue à cet effet. La pointe de vos pieds, vos genoux et vos cuisses sont alignés et vos jambes légèrement fléchies aux genoux. Vous pouvez, à l'aide d'un système prévu à cet effet, amener le poids à la position de départ par une technique de levier, ce qui permet de soulager les muscles concernés avant la première répétition.

▶ Déroulement de l'exercice : fléchissez vos genoux lentement et progressivement vers votre buste, sans bouger le bassin. Arrêtez le mouvement lorsque vos jambes forment un angle droit aux cuisses. Pour regagner la position de départ, dépliez les jambes et gardez-les légèrement fléchies en fin de mouvement.

Variante : installez vos pieds, plus haut ou plus écartés l'un de l'autre, sur une plate-forme suffisamment grande pour faire travailler différemment les muscles concernés. Veillez cependant à ce que la pointe de vos pieds, vos genoux et vos cuisses soient toujours alignés.

⚠ Conseil : si la machine que vous utilisez n'est pas équipée de mécanismes de renfort adéquats, faites-vous aider, si possible, d'un partenaire d'entraînement lors des premières répétitions. Ainsi, les articulations concernées lors du mouvement seront moins sollicitées.

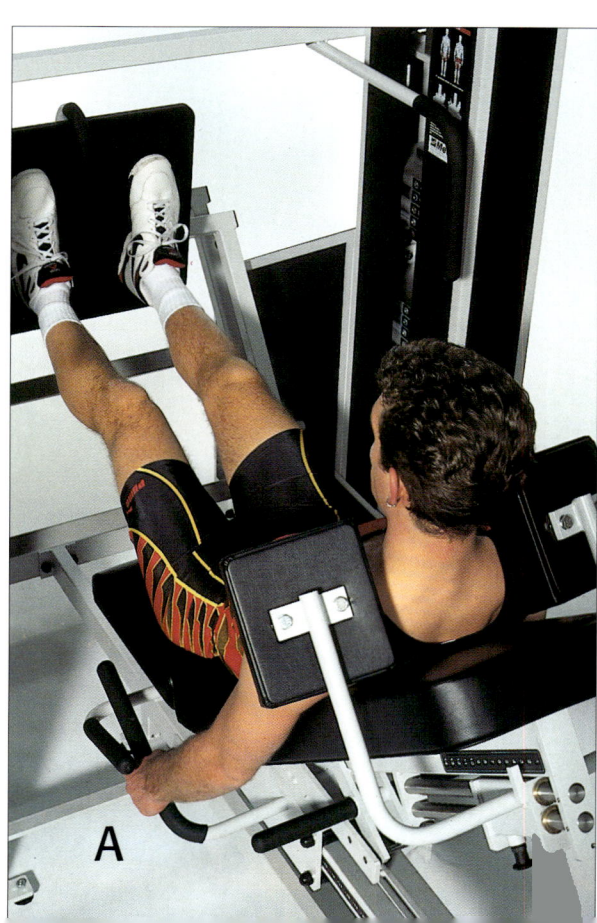

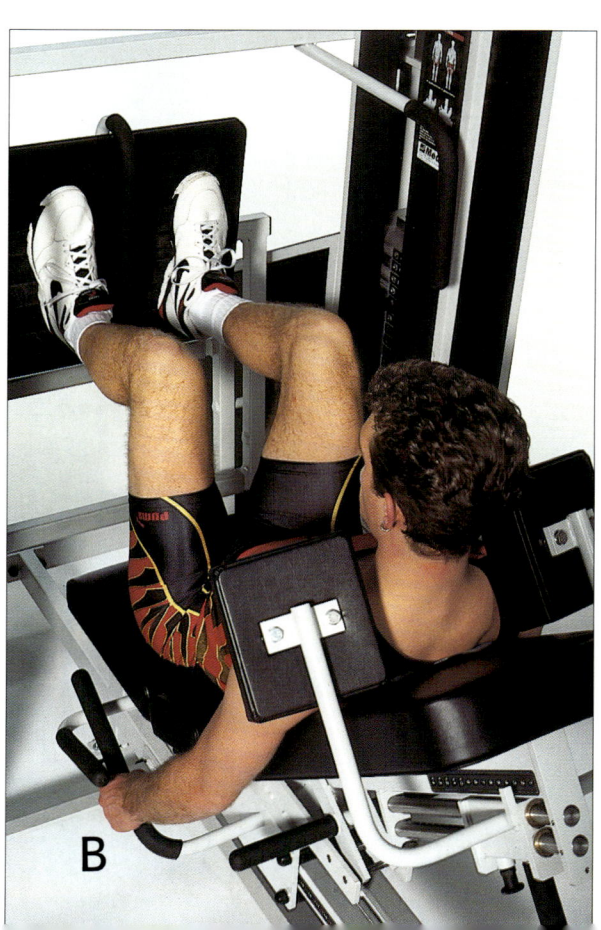

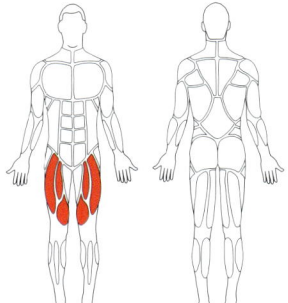

Extension des jambes RM46

Muscles principalement concernés :
Surtout le muscle quadriceps de la cuisse (quadriceps femoris).

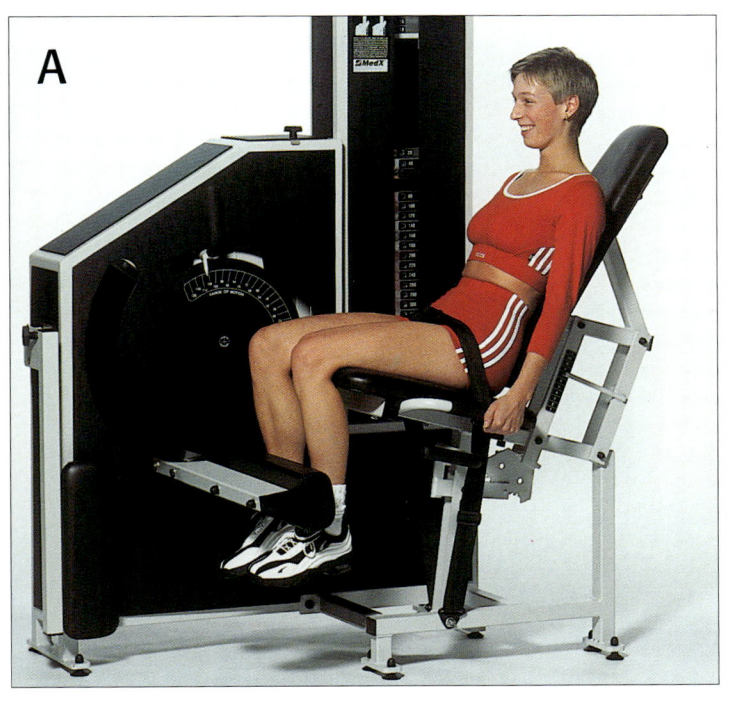

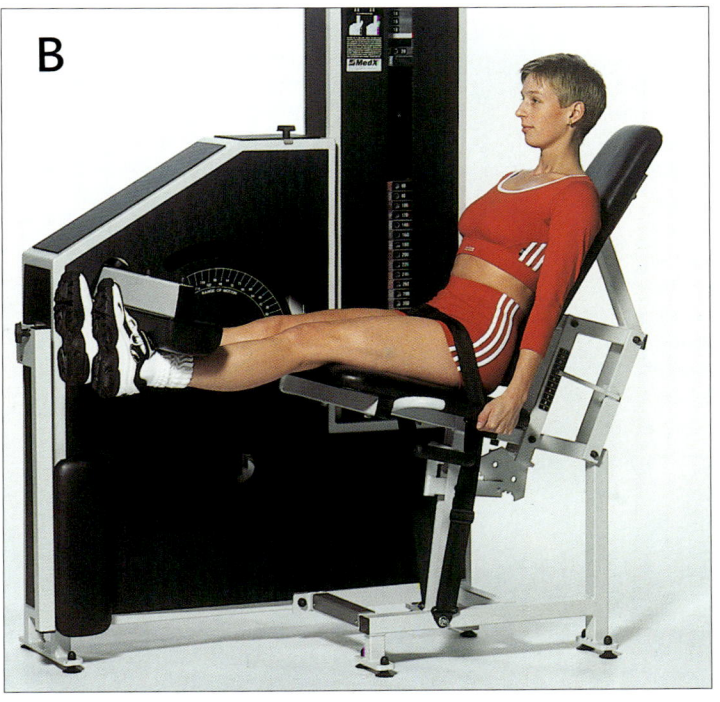

Position de départ : vous êtes assis sur le siège afin que l'axe d'articulation de vos genoux coïncide avec l'axe rotatif de la machine. Installez ensuite le dossier pour que votre dos et votre bassin prennent appui. Les manchons des pieds doivent être placés sur l'articulation du pied avec la cheville. Ramenez les pointes des pieds vers les tibias pour stabiliser l'articulation des genoux. Vos mains immobilisent votre corps en tenant les poignées de l'appareil prévues à cet effet. En position de départ, vos jambes sont pliées aux genoux et forment un angle maximal de 90°.

▶ Déroulement de l'exercice : tendez vos jambes lentement de manière régulière presque jusqu'à l'horizontale. Puis avec la même régularité, ramenez-les jusqu'à leur position de départ.

Variante : vous ne devez pas, ce faisant, modifier la position de la pointe de vos pieds car les articulations des genoux, en particulier, seraient soumises à un effort inutile.

❗ Conseil : si vous vous entraînez sur un appareil moderne équipé d'un limitateur d'amplitude qui vous permet de déterminer votre position au cours de l'exercice, pliez vos jambes à 90° en position de départ. L'exercice arrive en position terminale lorsque vos jambes sont presque tendues. De cette manière, vous évitez une trop forte extension de vos jambes en position terminale et, par là même, un effort trop intensif au niveau des genoux.

RENFORCEMENT MUSCULAIRE

RM47 Flexion des jambes, position couchée

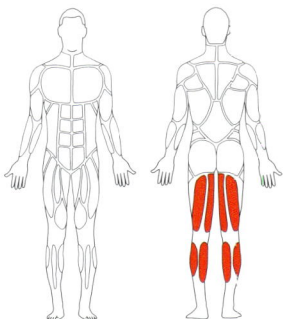

Muscles principalement concernés :
Essentiellement le biceps crural (biceps femoris), le muscle demi-tendineux (semitendinosus) et le muscle demi-membraneux (semimembranosus). L'extension de la pointe des pieds vers les tibias sollicite en plus le jumeau interne (gastrocnemius).

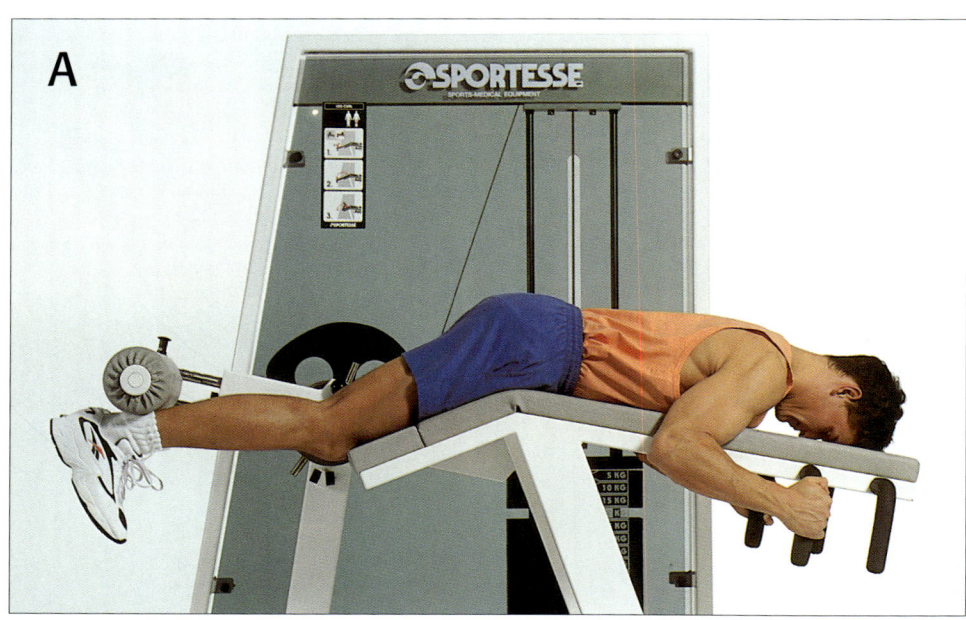

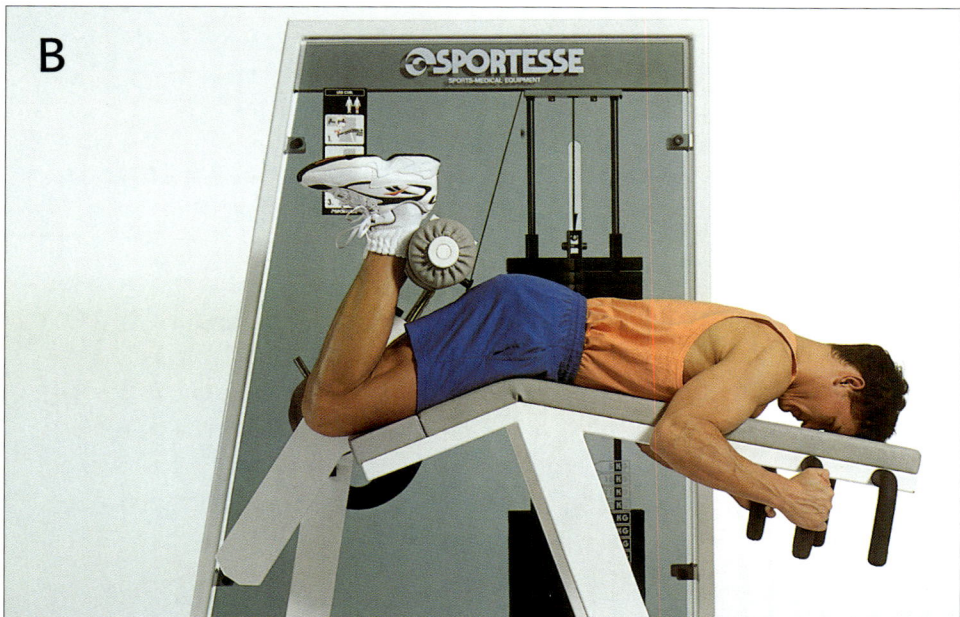

Position de départ : vous êtes à plat ventre sur l'appareil. L'axe de rotation de vos genoux est aligné avec celui de la machine. Immobilisez vos jambes juste au-dessous des mollets à l'aide du rouleau matelassé. Les pointes de vos pieds sont ramenées vers vos tibias et vos jambes sont légèrement fléchies.

▷ Déroulement de l'exercice : portez le rouleau lentement et de façon régulière aussi loin que possible vers le haut. Veillez à ce que votre bassin ne décolle pas du banc d'appui. Une fois en haut, abaissez le poids lentement et de façon constante jusqu'à la position de départ, les jambes légèrement fléchies.

Variante : si vous réalisez cet exercice les pointes de pieds tendues vers l'extérieur, le jumeau interne (gastrocnemius) participe activement au mouvement. Allongez vos pieds en position de saut, évaluez la contraction du jumeau interne et concentrez-vous davantage sur les muscles fléchisseurs des cuisses.

❗ Conseil : une serviette roulée, ou un équivalent, placée sous le bassin, peut soulager la région lombaire de la colonne vertébrale.

Flexion des jambes, position assise RM48

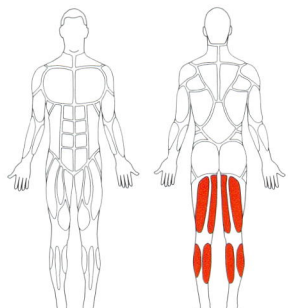

Muscles principalement concernés :
Les mêmes muscles que ceux décrits dans l'exercice RM 47.

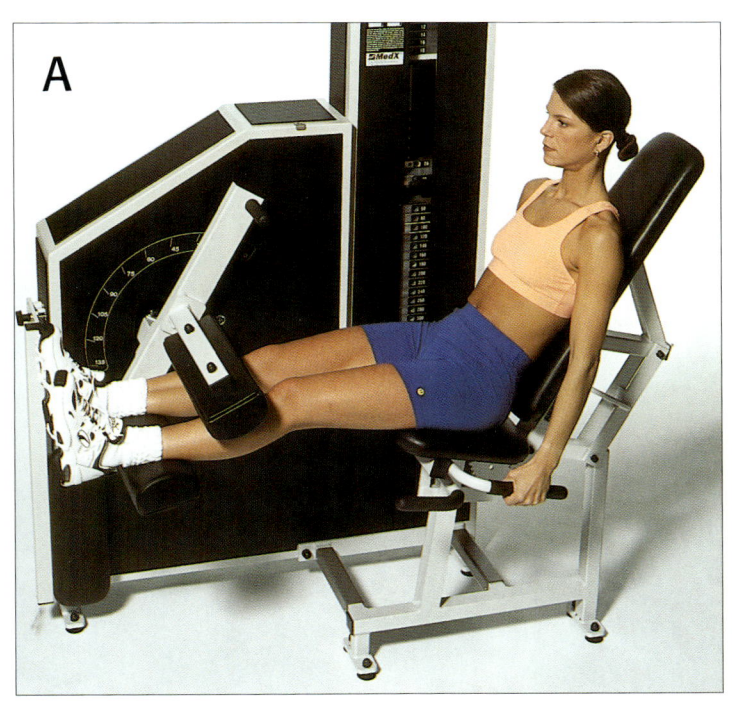

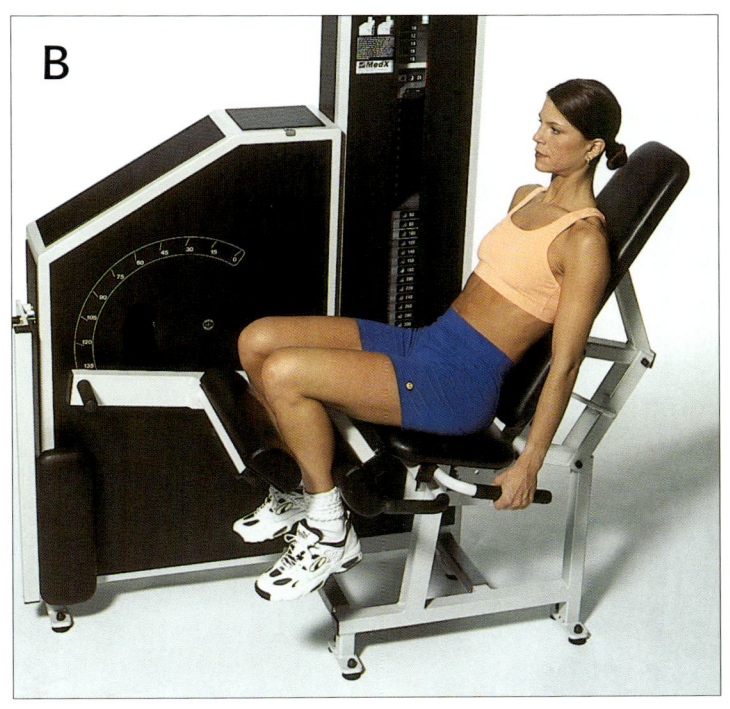

Position de départ : vous êtes assis sur le siège de telle manière que l'axe de rotation de vos genoux coïncide avec celui de la machine. Installez ensuite le dossier pour que votre dos s'y appuie totalement et pour que votre bassin soit soutenu. Placez le manchon des pieds ou le manchon des jambes juste au-dessous des mollets, derrière vos jambes. Ramenez les pointes de vos pieds vers vos tibias. Vos mains immobilisent votre corps en tenant les poignées de l'appareil prévues à cet effet. En position de départ, vos jambes sont légèrement fléchies aux genoux. L'appareil dont vous vous servez comporte peut-être un manchon supplémentaire pour fixer les cuisses sur le siège. Dans ce cas, mettez-le en place pour que vos cuisses soient maintenues et pour qu'elles ne bougent pas inutilement.

▷ Déroulement de l'exercice : amenez le rouleau ou l'appui matelassé des jambes lentement et de manière constante le plus loin possible vers le bas. Seule la partie inférieure de la jambe doit travailler dans cet exercice. Une fois vos jambes fléchies en position terminale, ramenez-les lentement et progressivement à leur position de départ, vos genoux étant alors à nouveau légèrement fléchis.

Variante : si vous réalisez cet exercice les pieds allongés en position de saut, pointes de pieds tendues vers l'extérieur, vous faites intervenir les muscles jumeaux internes et vous cherchez à isoler davantage les muscles fléchisseurs des cuisses.

⚠ Conseil : veillez à ce que le rouleau des pieds ne soit pas décalé sur les mollets. Si tel est le cas, vous n'êtes pas encore assis exactement dans l'axe. Vérifiez et modifiez la position de votre siège, jusqu'à ce que le rouleau soit bien en place.

RM49 Adduction, position assise

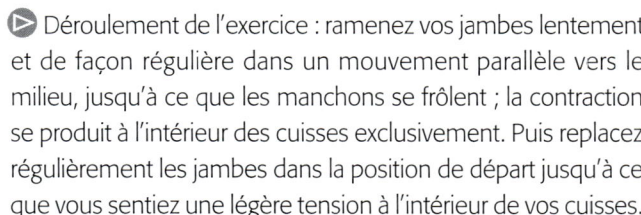

Muscles principalement concernés :
Les adductions des jambes font travailler les muscles petit, moyen et grand adducteurs (adductores longus, brevis et magnus), ainsi que le muscle droit interne (gracilis), puis la partie antérieure du muscle grand fessier (glutaeus maximus).

Position de départ : vous êtes assis, le dos complètement appuyé contre le dossier, sur le siège prévu à cet effet, la tête dans le prolongement naturel de la colonne vertébrale. Vos jambes sont plus ou moins fléchies vers l'extérieur, sur les manchons, généralement disposés dans la région des genoux, juste au-dessus ou juste au-dessous de l'articulation. Les appareils modernes sont équipés d'un système qui facilite l'installation avec les jambes écartées l'une de l'autre. Vos mains immobilisent votre corps sur l'appareil à l'aide des poignées prévues à cet effet.

▷ Déroulement de l'exercice : ramenez vos jambes lentement et de façon régulière dans un mouvement parallèle vers le milieu, jusqu'à ce que les manchons se frôlent ; la contraction se produit à l'intérieur des cuisses exclusivement. Puis replacez régulièrement les jambes dans la position de départ jusqu'à ce que vous sentiez une légère tension à l'intérieur de vos cuisses.

Variante : les angles de travail sont différents selon le type de machines. Cependant, le travail musculaire reste pratiquement identique.

❗ Conseil : cet exercice prétendument « féminin » convient aussi parfaitement aux hommes.

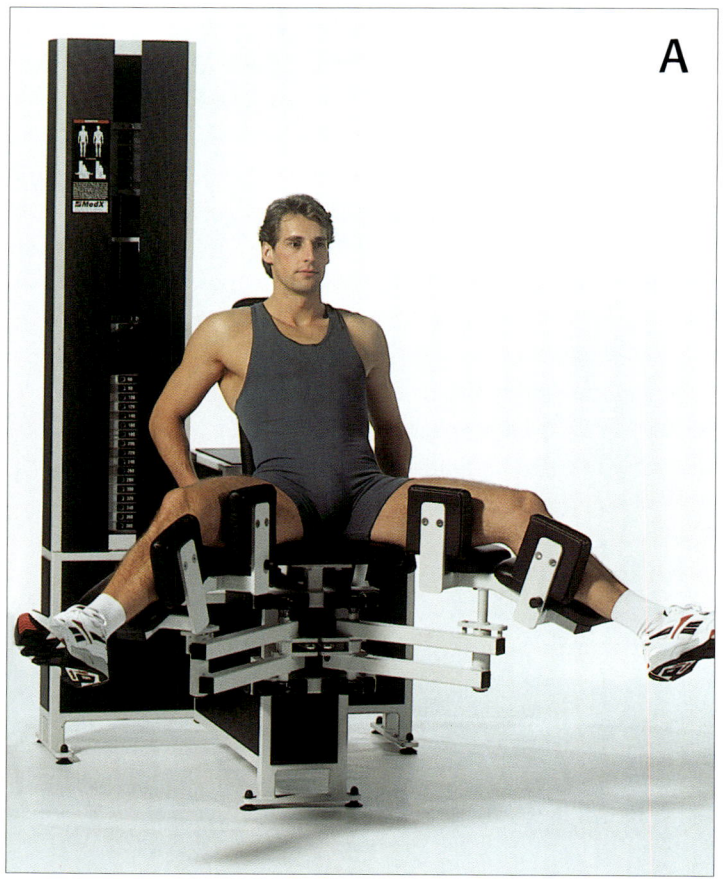

A

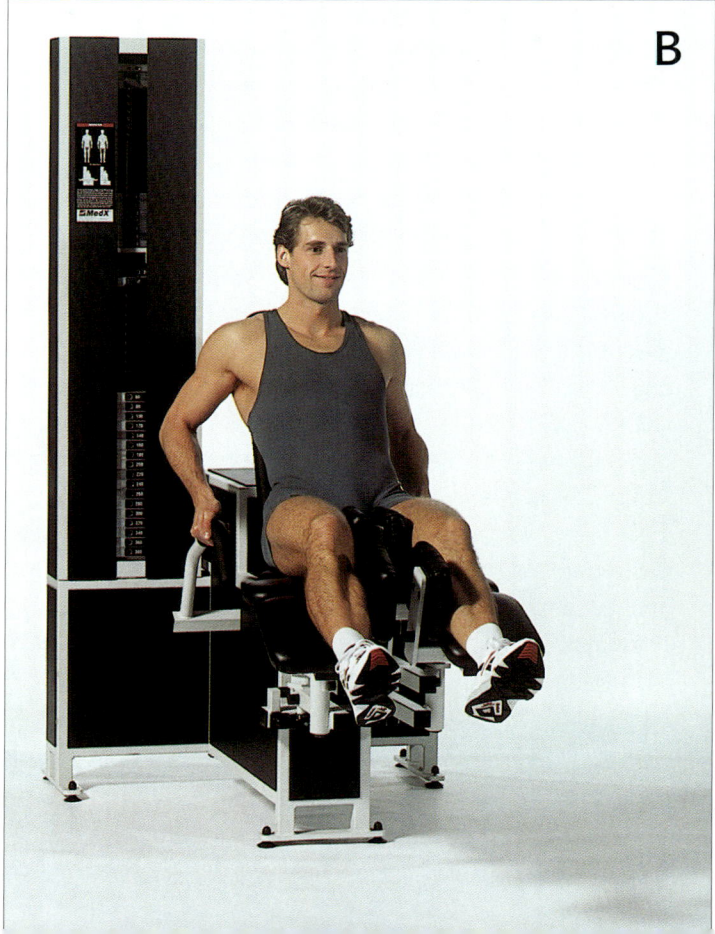

B

RENFORCEMENT MUSCULAIRE

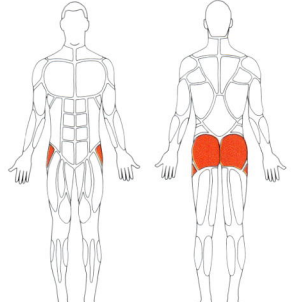

Abduction, position assise RM50

Muscles principalement concernés :
L'abduction des cuisses sollicite les muscles petit et moyen fessiers (glutaeus medius et minimus), ainsi que la partie supérieure du muscle grand fessier (glutaeus maximus).

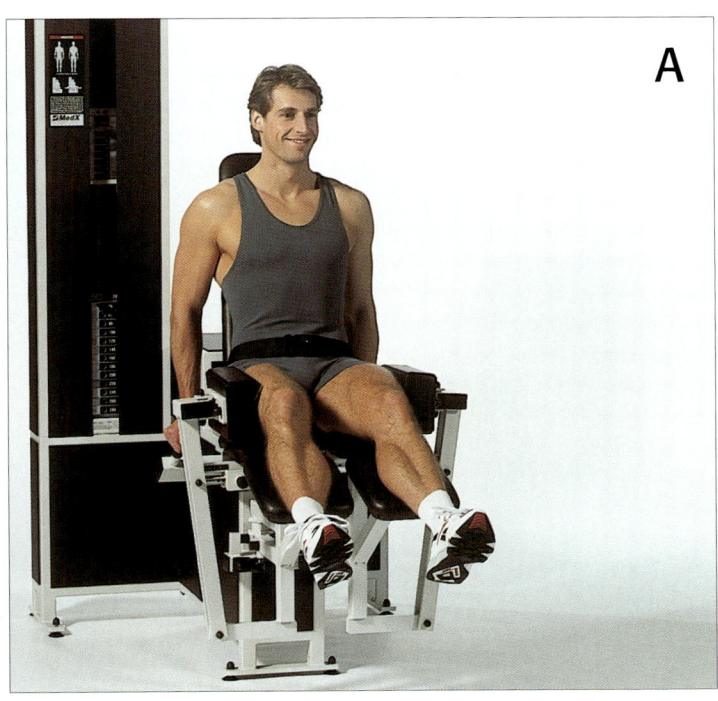

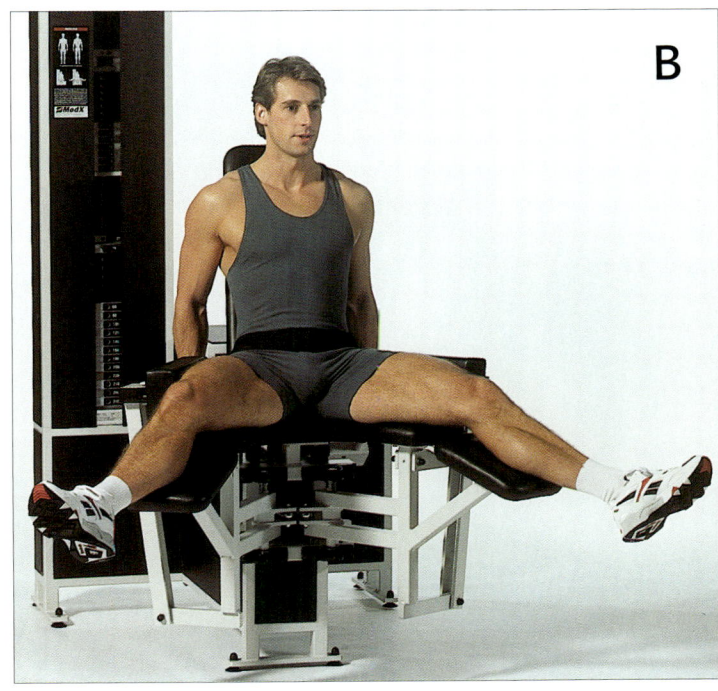

Position de départ : vous êtes assis, le dos complètement appuyé contre le dossier, sur le siège. Vos jambes sont plus ou moins repliées et soutenues par des manchons, généralement disposés dans la région des genoux, juste au-dessus ou juste au-dessous de l'articulation. Vos mains immobilisent votre corps sur les poignées prévues à cet effet. En position de départ, le poids est déjà légèrement soulevé. Ainsi, les muscles qui vont travailler sont déjà un peu contractés.

▶ Déroulement de l'exercice : poussez vos jambes simultanément et progressivement dans un mouvement symétrique vers l'extérieur. Le mouvement se produit exclusivement dans la région des hanches. Ramenez ensuite dans un même mouvement, les jambes à la position de départ.

Variante : selon le type de machines, les jambes sont plus ou moins fléchies dans la région des genoux et l'angle entre le bassin et les cuisses diffère. Cependant, les muscles sont sollicités quasiment de la même façon.

⚠ Conseil : si vous entraînez les muscles de vos hanches depuis peu, des crampes se font facilement sentir dans les muscles sollicités et vous avez alors du mal à vous accommoder d'une contraction aussi isolée. Si tel est votre cas, vous devez étirer ces muscles après chaque série d'exercices. Pensez aussi à vous échauffer systématiquement avant chaque entraînement. Si les crampes surviennent malgré tout, interrompez immédiatement l'exercice, puis étirez les muscles douloureux, cela vous soulagera (voir chapitre *Stretching*). Pour mieux dissiper les crampes, vous pouvez masser doucement vos muscles.

RM51 Adduction, position debout

Muscles principalement concernés :
Les mêmes muscles que ceux décrits dans l'exercice RM 49.

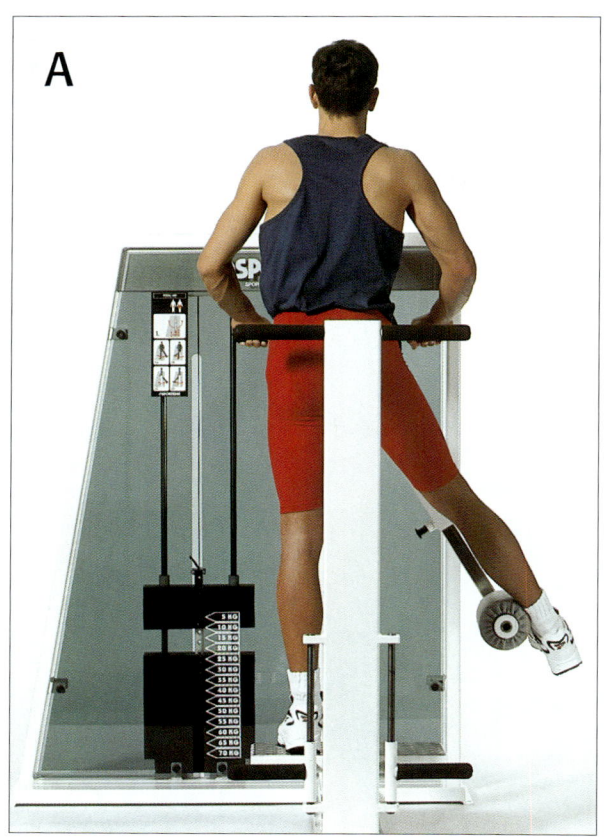

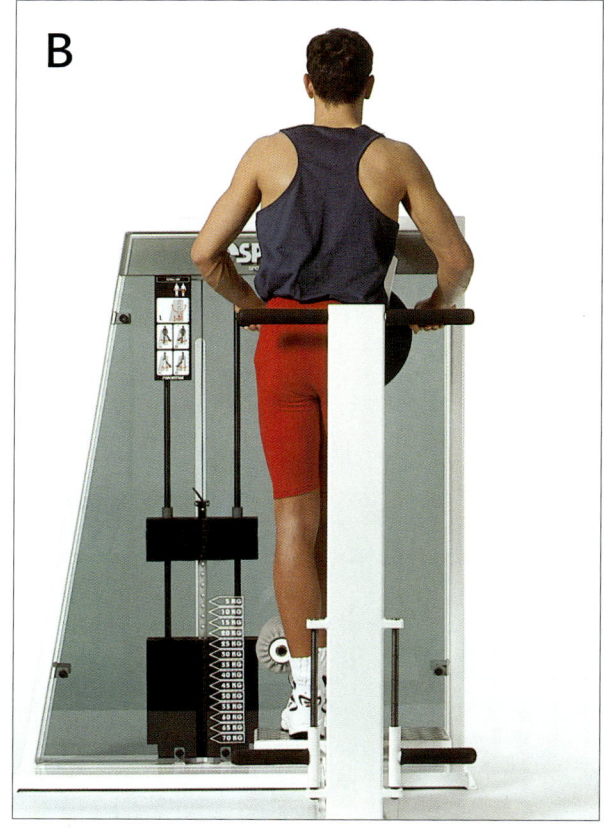

Position de départ : vous êtes debout sur la plate-forme de la machine dite « balancier de la hanche ». La posture verticale de base de votre corps lui assure le maintien nécessaire. Vos mains immobilisent et stabilisent votre corps grâce aux poignées prévues à cet effet. Veillez à ce que, du côté en activité, l'axe de l'articulation de votre hanche coïncide avec l'axe de rotation de la machine et à ce que votre bassin soit parallèle à vos épaules. Vous pouvez généralement modifier votre position en changeant la hauteur de la plate-forme ou votre posture sur cette plate-forme. La jambe qui va être mobilisée est à l'extérieur, contre le rouleau des pieds. En position de départ, vous devez ressentir une légère tension sur la face intérieure de la cuisse qui va travailler. Vos deux jambes sont légèrement fléchies.

▷ Déroulement de l'exercice : dans un mouvement régulier, ramenez votre jambe légèrement fléchie avec le rouleau dans l'axe du corps. En position terminale, la jambe qui travaille est juste devant la jambe de soutien, et le bassin ne pivote pas. Pendant la durée du mouvement, votre buste reste aussi immobile que possible et conserve son maintien de base.

Variante : penchez légèrement votre buste en avant à hauteur de l'articulation de la hanche.

❗ Conseil : corrigez votre posture en vous regardant dans un miroir. Pendant l'exercice, veillez à ce que votre hanche ne suive pas le mouvement, mais reste parallèle à l'axe de vos épaules.

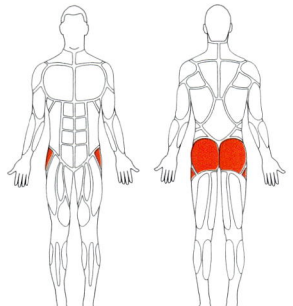

Abduction, position debout RM52

Muscles principalement concernés :
Les mêmes muscles que ceux décrits dans l'exercice RM 50.

Position de départ : debout en position de base, installez-vous sur la plate-forme de manière à ce que l'articulation de la hanche du côté sollicité se trouve dans le même axe que l'axe de rotation de la machine. Modifiez si possible la hauteur de la plate-forme et votre posture afin d'assurer l'alignement des deux axes. De vos deux mains, stabilisez la posture verticale de votre corps à l'aide des poignées prévues à cet effet. Contractez vos muscles fessiers, abdominaux et dorsaux pour garantir un bon gainage de votre corps. Veillez à ce que le rouleau du pied soit suffisamment haut pour que l'axe de la hanche se déplace parallèlement à celui des épaules. Comme dans les exercices d'adduction debout, vous devez également, en position de départ, ressentir une légère tension sur la face intérieure de la cuisse en activité. Vos jambes légèrement fléchies se croisent légèrement en position de départ, afin que le rouleau soit aligné avec la jambe de soutien.

▷ Déroulement de l'exercice : depuis la position de départ, poussez latéralement le rouleau du pied avec votre jambe légèrement fléchie. Élevez votre jambe jusqu'à ce que votre bassin, en position terminale, soit toujours parallèle à l'axe de vos épaules : votre bassin ne doit pas pivoter. Pendant l'exercice, maintenez votre corps aussi immobile que possible.

Variante : ramenez la pointe du pied de la jambe qui travaille vers l'intérieur pour mieux localiser le travail des muscles abducteurs.

❗ Conseil : réalisez d'abord cet exercice avec votre jambe la plus faible, puis avec la plus forte et contrôlez son déroulement dans un miroir.

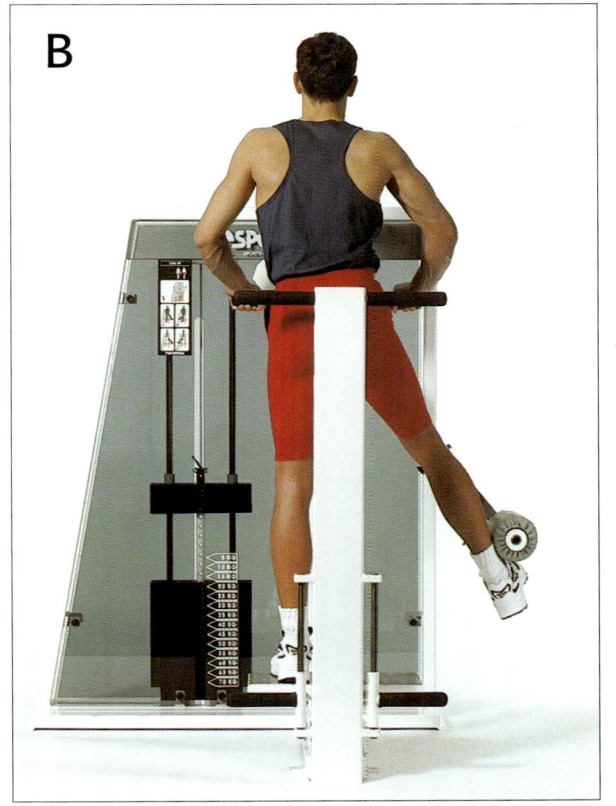

RENFORCEMENT MUSCULAIRE

RM53 Extension arrière de la cuisse

Muscles principalement concernés :
Essentiellement le muscle grand fessier (glutaeus maximus).

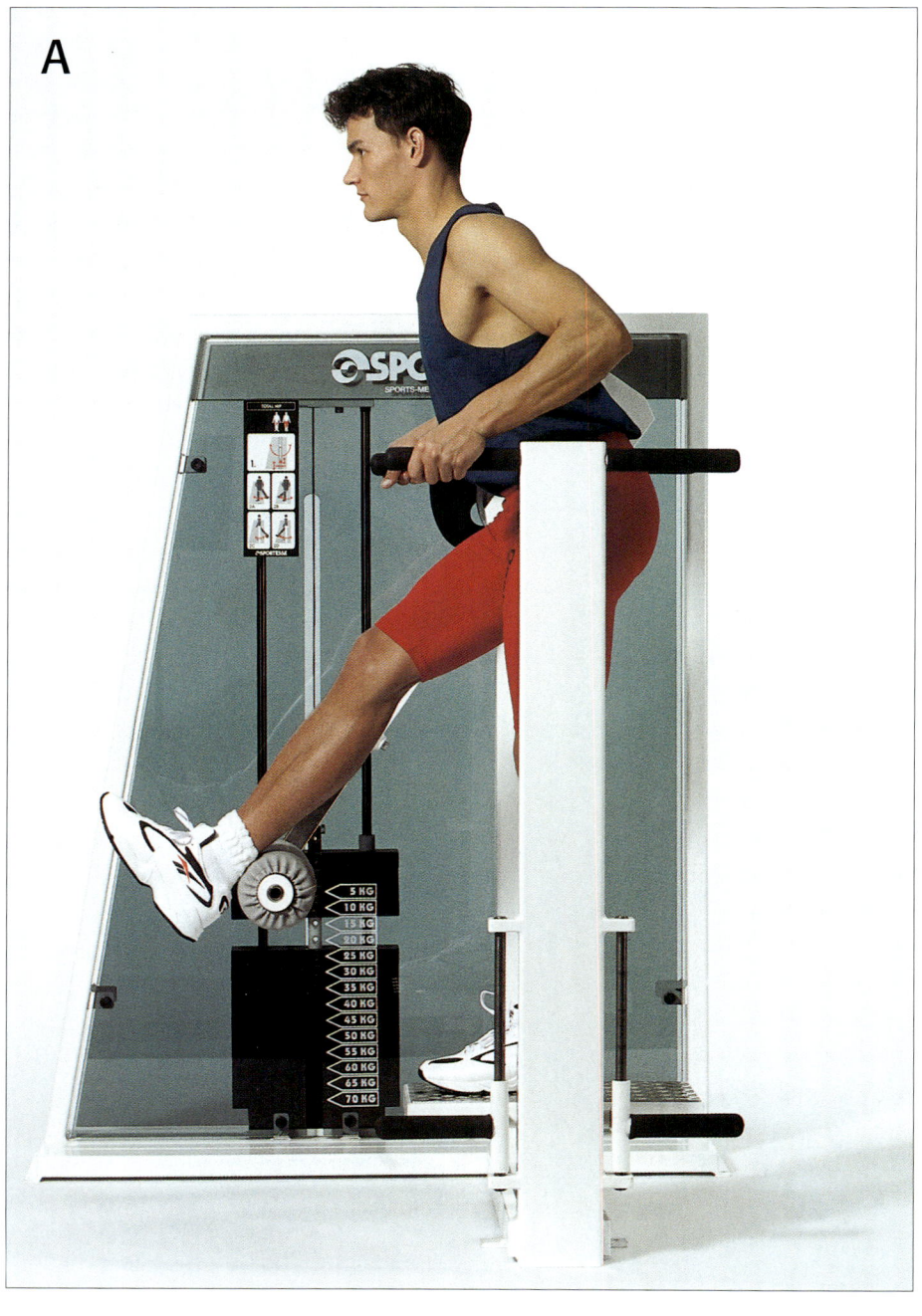

Position de départ : faites pivoter votre buste légèrement en avant à partir des hanches. Une fois dans cette position, gainez votre corps, comme dans la position debout. Appuyez votre buste sur les poignées prévues à cet effet et immobilisez ainsi son inclinaison. Cet exercice doit être effectué alternativement, d'abord avec votre jambe la plus faible, puis avec la plus forte. Votre corps est placé latéralement à la machine. Veillez à ce que l'axe de vos hanches coïncide avec l'axe rotatif de l'appareil. Vous pouvez modifier votre position aussi bien en réglant la hauteur de la plate-forme qu'en modifiant votre posture sur cette plate-forme. Le rouleau du pied est placé derrière la jambe, juste au-dessous du mollet. En position de départ, le rouleau se trouve aussi loin que possible devant la hanche. Vous devrez déterminer cette position en fonction de la mobilité des muscles fléchisseurs de la hanche, sans qu'apparaisse une tension dans la région lombaire. Vos deux jambes sont légèrement fléchies.

Extension arrière de la cuisse RM53

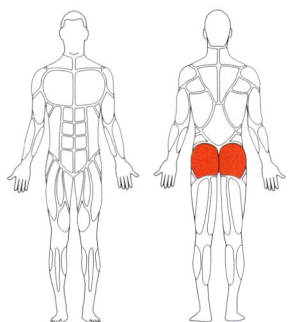

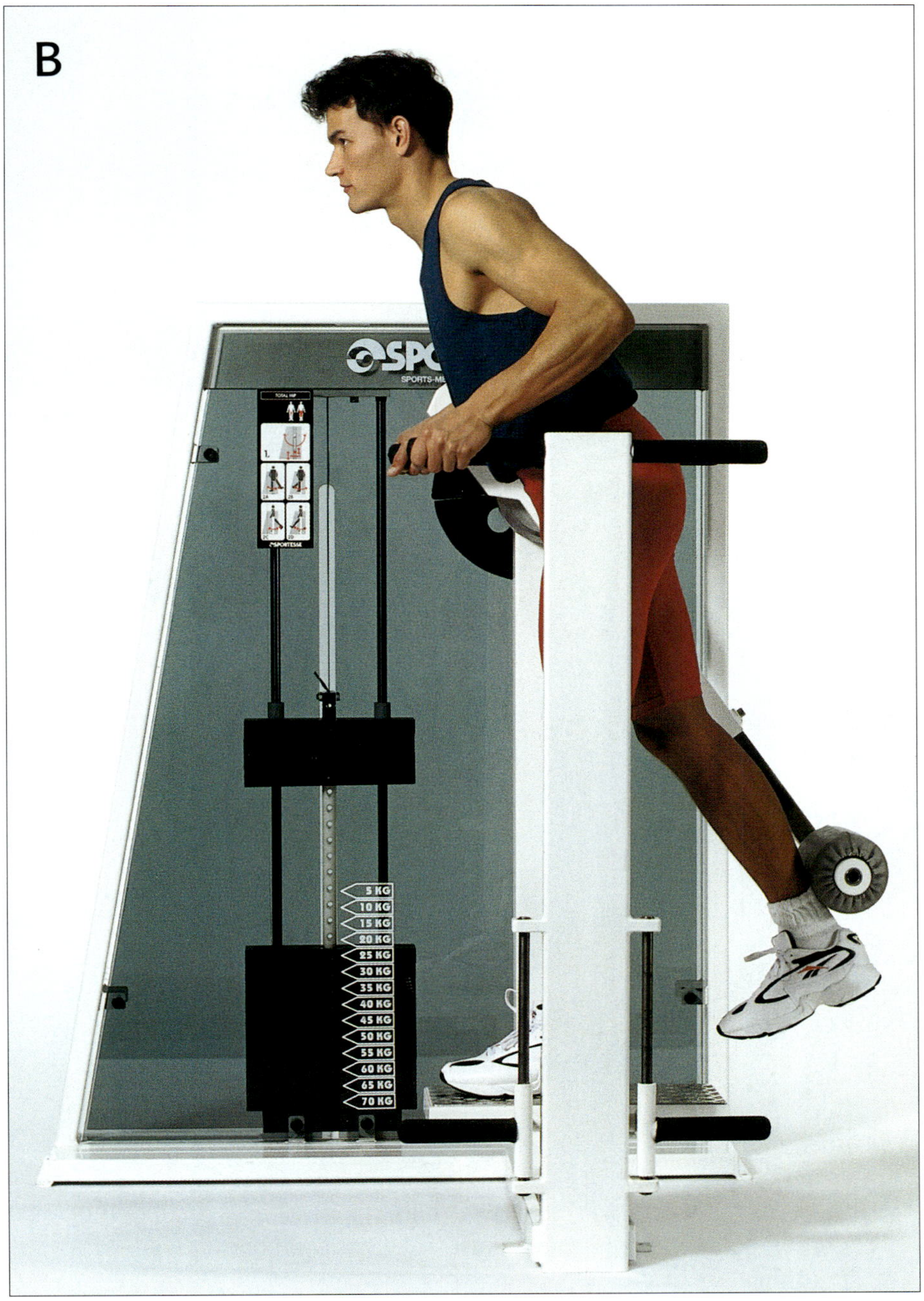

▷ Déroulement de l'exercice : depuis la position de départ, amenez progressivement votre jambe légèrement fléchie avec le rouleau de l'avant vers l'arrière. En position terminale, l'ensemble de votre corps forme une ligne droite. L'axe de vos épaules et celui de vos hanches sont parallèles. Pendant toute la durée du mouvement, le reste de votre corps demeure immobile. Ramenez ensuite lentement et dans un mouvement régulier le rouleau à sa position de départ.

Variante : si vous penchez davantage votre buste en avant à partir des hanches, vous obtiendrez une meilleure extension arrière de la cuisse et vos muscles fessiers seront davantage sollicités. Cette variante ne doit cependant être exécutée que par les pratiquants confirmés, car il est alors plus difficile de stabiliser le corps.

⚠ Conseil : observez la pointe du pied de la jambe qui travaille. Pendant tout le mouvement, elle doit être tournée vers l'avant ou vers le bas. Si elle pivote vers l'extérieur, cela signifie que votre hanche exerce une trop forte rotation et qu'elle n'est plus parallèle à l'axe de vos épaules.

RENFORCEMENT MUSCULAIRE

RM54 Presse à mollets

Muscles principalement concernés :
Essentiellement le jumeau interne (gastrocnemius) et le muscle soléaire (soleus) - soutenus par d'autres muscles qui travaillent aussi mais que l'on ne peut détailler ici.

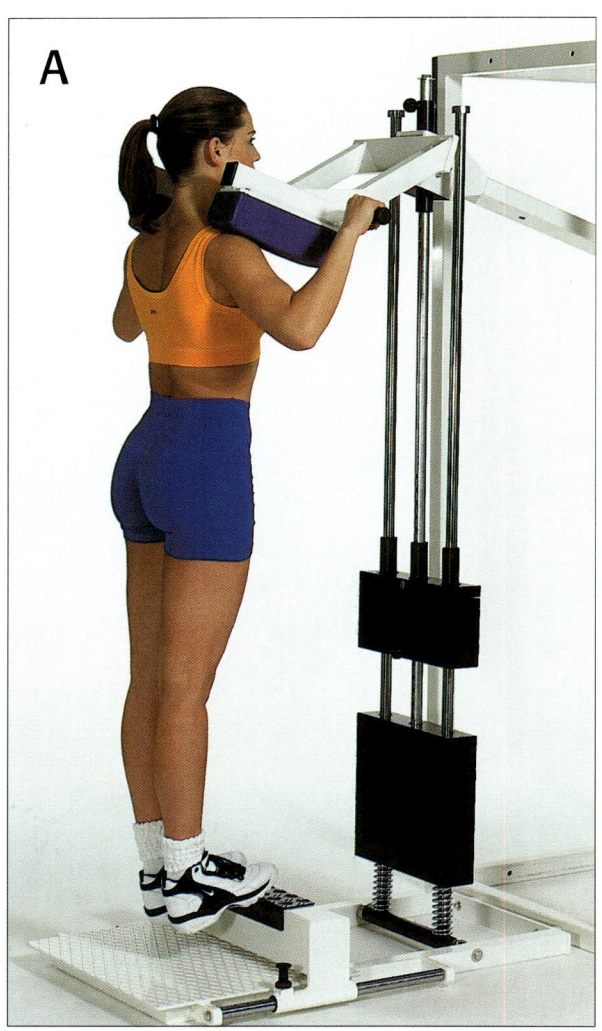

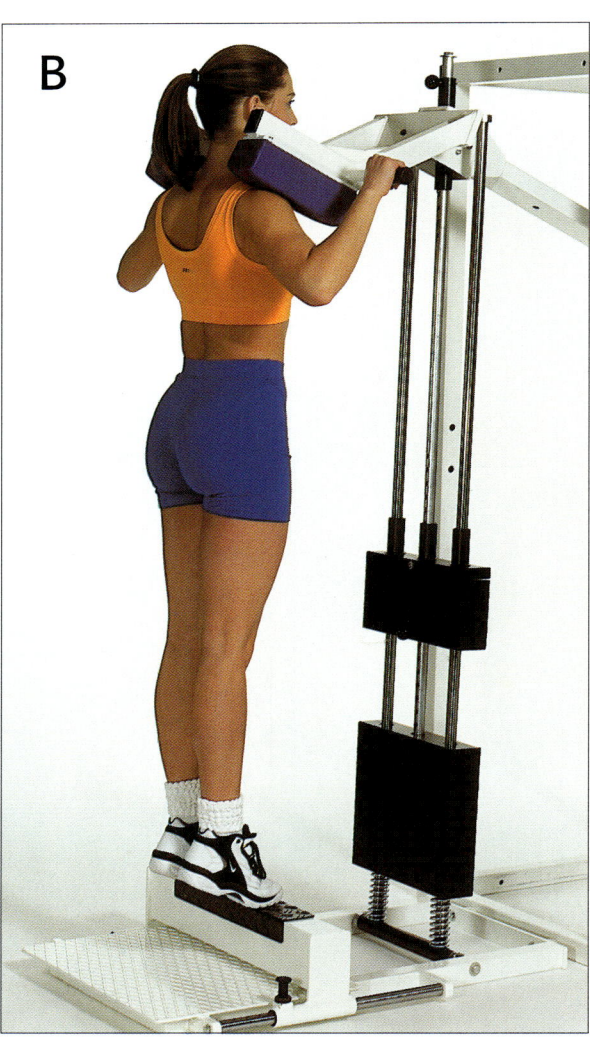

Position de départ : vous êtes debout sur la marche de la presse ; le poids est transféré sur les deux manchons posés sur les épaules. Les mains posées sur les poignées de la machine vous permettent de vous stabiliser. En position de départ, vos jambes sont légèrement fléchies et vos pieds espacés de la largeur de votre bassin sur le bord de la marche. Seuls le haut de la plante des pieds et les orteils s'appuient sur la marche. La pointe des pieds est relevée vers vos tibias, les mollets sont donc étirés. Veillez à ce que les muscles fessiers, abdominaux et dorsaux vous assurent un bon gainage dans le reste du corps que vous devrez conserver pendant toute la durée du mouvement.

Presse à mollets RM54

▷ Déroulement de l'exercice : dans un mouvement lent et régulier, soulevez vos talons le plus haut possible. Le reste de votre corps demeure parfaitement inactif. Évitez de verrouiller les articulations des genoux. En position terminale, les muscles de vos mollets sont contractés au maximum et raccourcis. Revenez ensuite lentement à la position de départ.

Variante : si vous disposez de la machine adéquate, vous pouvez également effectuer cet exercice en position assise. Le poids est alors transféré aux appuis matelasés prévus à cet effet, posés sur les cuisses juste au-dessus des genoux. La machine est équipée d'un levier avec lequel vous pouvez soulever le poids et les manchons suffisamment haut pour que vous puissiez facilement glisser vos cuisses en-dessous. Pendant cet exercice, ne modifiez pas la position de la pointe de vos pieds pour ne pas traumatiser l'articulation des genoux.

❗ Conseil : lorsque vous commencez à vous entraîner avec cette machine, vous pouvez ressentir des crampes dans les mollets et aurez alors du mal à vous accommoder d'une contraction aussi isolée, inconnue dans votre vie quotidienne. Si tel est le cas, vous devez absolument étirer vos mollets avant l'exercice et entre les séries de mouvements.

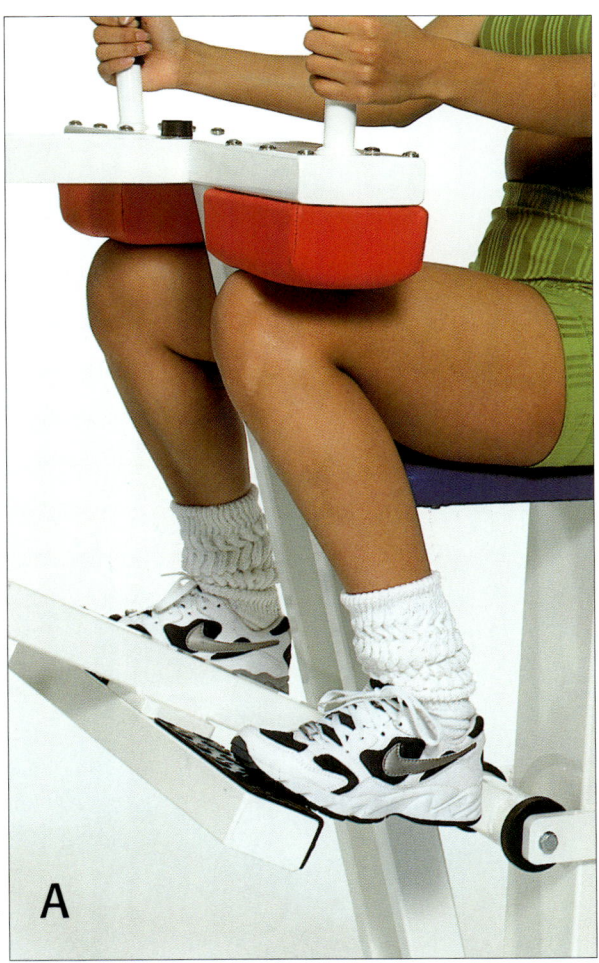

A

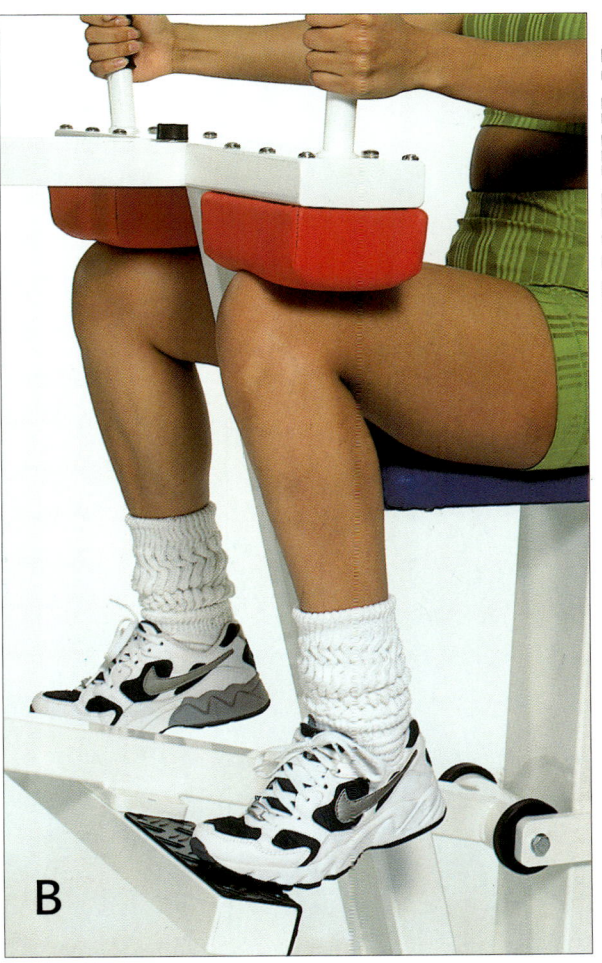

B

VARIANTE

RENFORCEMENT MUSCULAIRE

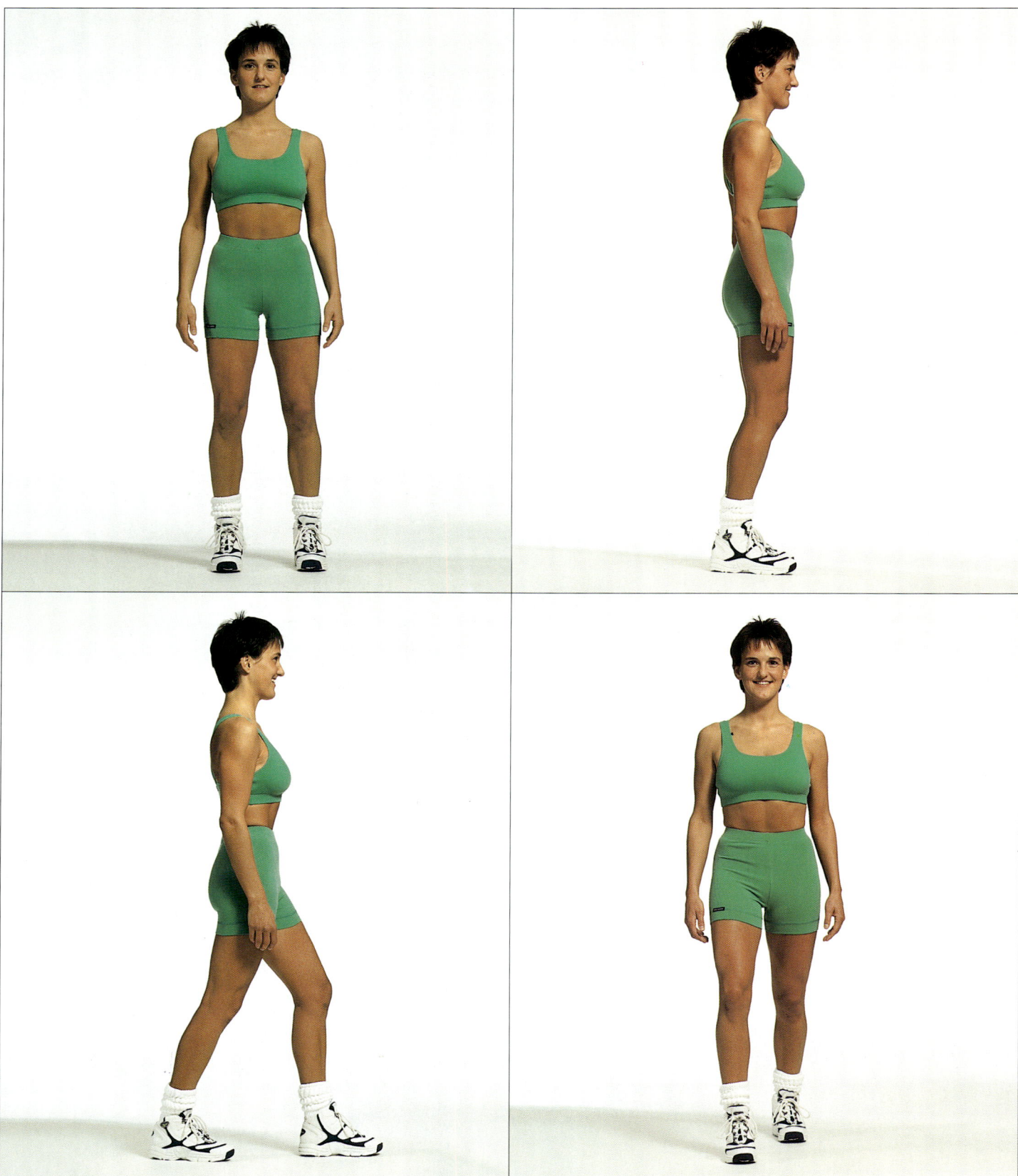

Exercices gymniques de développement musculaire

Que ce soit dans des associations, des clubs de remise en forme ou à l'école, environ quelques millions de Français pratiquent régulièrement la gymnastique. Cette discipline, qui exige peu de matériel et qui peut être exercée partout et par tout le monde, connaît un engouement constant. Dans les pages qui suivent, vous trouverez non seulement un large éventail d'exercices, mais aussi, pour chacun, de nombreuses suggestions et conseils qui vous aideront à établir un programme d'entraînement personnel, efficace et motivant.

L'utilisation de poids avec des machines de musculation et des haltères (petits et longs) permet de progresser très régulièrement. Ici, la montée en puissance se répartit uniformément sur l'ensemble de l'exécution du mouvement. Au contraire, les exercices de musculation qui sollicitent une partie du poids du corps ou qui ne demandent que de simples accessoires (rubberband, tube, élastique, etc.) font apparaître une montée en puissance particulière, qui augmente continuellement du début à la fin de l'exercice. Ces différences limitent quelque peu les possibilités de contrôle de l'exercice. Dans les mouvements gymniques qui impliquent une partie du poids du corps, l'effort s'exerce différemment en fonction de la position des bras et des jambes. Si l'on travaille avec des accessoires de traction, on peut choisir différents niveaux de puissance. Malgré et à cause de ces possibilités d'efforts progressifs, l'entraînement gymnique reste le meilleur moyen pour améliorer l'endurance physique. Les principes de base de la musculation sur machines s'appliquent également aux exercices gymniques, surtout ceux qui demandent un déroulement lent et contrôlé.

Certains exercices gymniques de musculation nécessitent l'utilisation de petits haltères recouverts pour la plupart d'un revêtement en matière plastique. Ainsi qu'il a déjà été dit et répété au chapitre précédent, veillez à ce que, pendant toute la durée de l'exercice, vos poignets se trouvent dans le prolongement exact de vos avant-bras. Si vous utilisez des bandes lestées pour augmenter la résistance, veillez à les enrouler assez étroitement autour de vos poignets et de vos chevilles et à bien les attacher avec les bandes Velcro prévues à cet effet. Les bandes doivent être suffisamment serrées pour ne pas glisser pendant les mouvements, mais sans toutefois comprimer l'articulation. Pour tous les exercices en position debout, il convient d'adopter la posture de base suivante, à défaut d'une autre indication.

Position de base, pieds parallèles : vos jambes sont légèrement fléchies et écartées de la largeur de vos hanches. Les muscles fessiers et abdominaux assurent un bon gainage du milieu du corps. Vos épaules sont légèrement inclinées vers l'arrière, la tête dans le prolongement naturel de la colonne vertébrale et donc l'occiput étiré vers le haut ; vous regardez droit devant vous (photos du haut).

Position de base, un pied en avant : vos pieds sont décalés de la longueur d'un pas, c'est-à-dire d'une longueur de pied environ entre le bout du pied arrière et le talon du pied avant. Établissez également un gainage du milieu de votre corps et tenez votre tête dans le prolongement naturel de la colonne vertébrale. Faites particulièrement attention à ce que votre bassin et vos épaules soient parallèles (photos du bas).

Règles d'or

- Échauffez-vous avant les exercices gymniques.
- Expirez toujours pendant la phase de contraction des muscles qui travaillent et inspirez pendant la phase de relâchement.
- Calculez votre résistance aux accessoires de traction ou autres appareils équivalents de manière à pouvoir exécuter 15 à 25 répétitions.
- Si vous êtes débutant, répétez deux fois les séries d'exercices, trois fois si vous êtes expérimenté.
- Développez votre puissance musculaire avec les exercices qui font travailler un côté du corps avec un bras ou une jambe, puis l'autre côté de la même manière.
- Entraînez-vous avec des exercices qui font travailler successivement chaque côté du corps et d'abord votre côté le plus faible.
- Même la dernière répétition d'une série doit être exécutée correctement. Sinon, choisissez une résistance moindre ou une variante plus facile à réaliser.
- Après chaque séance d'entraînement, étirez les muscles qui viennent de travailler.

G 1 — Élévation latérale avec tube

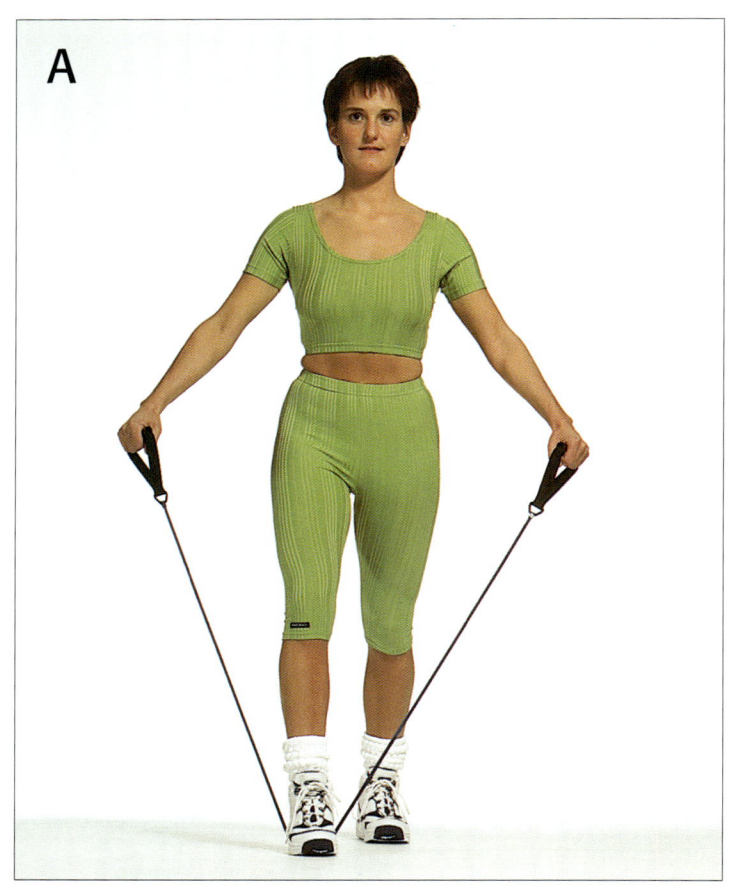

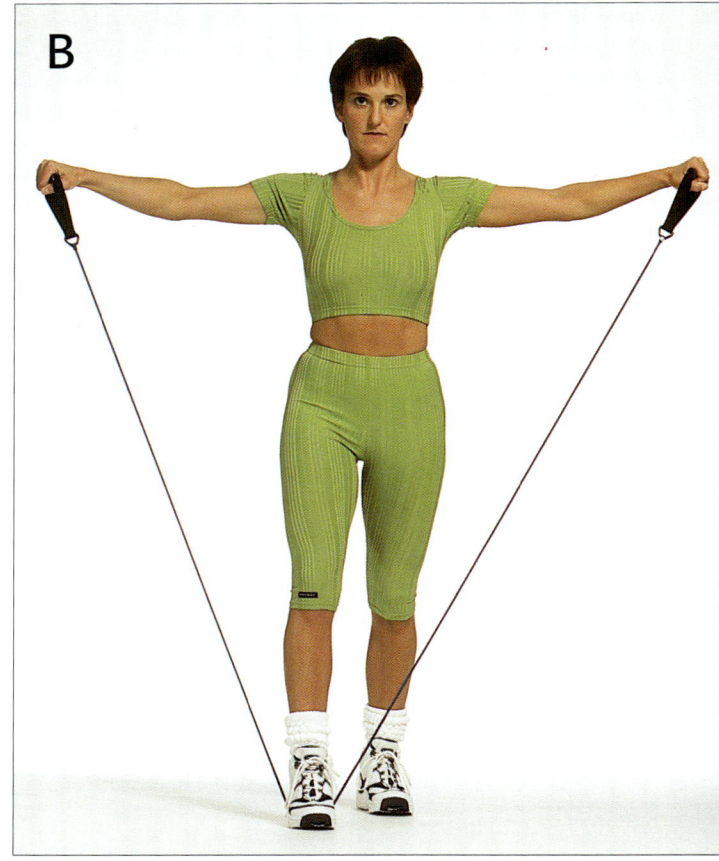

Position de départ : prenez la position de base en avançant un pied de la longueur d'un pas. Veillez à ce que votre bassin et vos épaules restent sur des plans parallèles. Le pied en avant est posé au milieu du tube, vos mains tiennent une poignée, respectivement à droite et à gauche de votre corps. Vos bras sont légèrement fléchis.

▶ Déroulement de l'exercice : remontez latéralement, simultanément et de façon régulière vos bras dans un arc de cercle jusqu'à hauteur de vos épaules. Vos bras bougent dans l'alignement de votre corps, ils ne remontent donc pas devant votre corps, mais latéralement. Veillez à ce que vos poignets restent solidement verrouillés, dans le prolongement des avant-bras. Du début jusqu'à la fin du mouvement, conservez vos bras légèrement fléchis et montez vos coudes à la même hauteur que celle de vos poignets. Pendant la durée du mouvement, il faut absolument que les poignets restent fermes, la colonne vertébrale bien droite, le bassin et la ceinture scapulaire parallèles et les bras légèrement fléchis. En effet, dans cet exercice, le fléchissement des poignets et une torsion de la colonne vertébrale – ce qui signifie que le bassin n'est plus parallèle à la ceinture scapulaire – constituent des erreurs fréquentes. En outre, si les bras s'élèvent au-dessus du niveau des épaules, l'effort porte alors en grande partie sur la partie supérieure du muscle trapèze (trapezius). Et si vous raidissez vos bras, les articulations des coudes subissent une tension trop intense.

Élévation latérale avec tube — G 1

Variante : cet exercice peut aussi être réalisé en posant vos deux pieds sur le tube. Vos pieds sont alors parallèles. Cette variante implique un effort plus grand, car les extrémités libres du tube sont plus courtes et il est plus difficile de les amener à hauteur des épaules en position terminale.

❶ Conseil : les sportifs de grande taille, ou ceux qui ont de longs bras ne doivent pas négliger le fait que, pour parvenir au même niveau de tension du tube, ils sont obligés de déployer davantage de puissance que les sportifs de petite taille, car le tube se tend davantage et offre donc plus de résistance.

VARIANTE

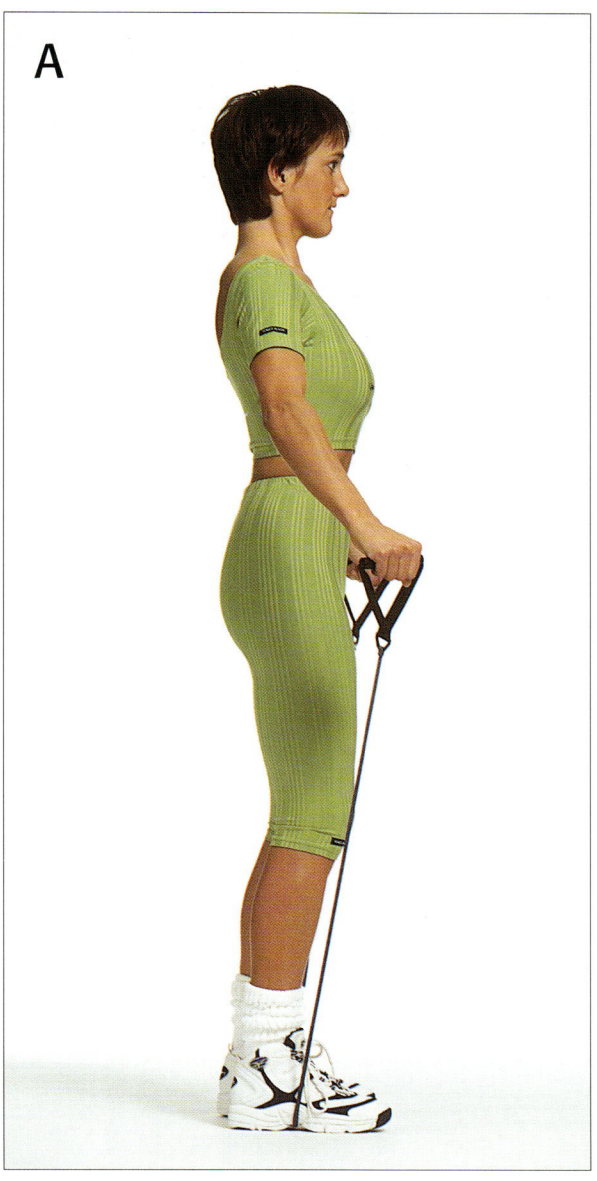

A

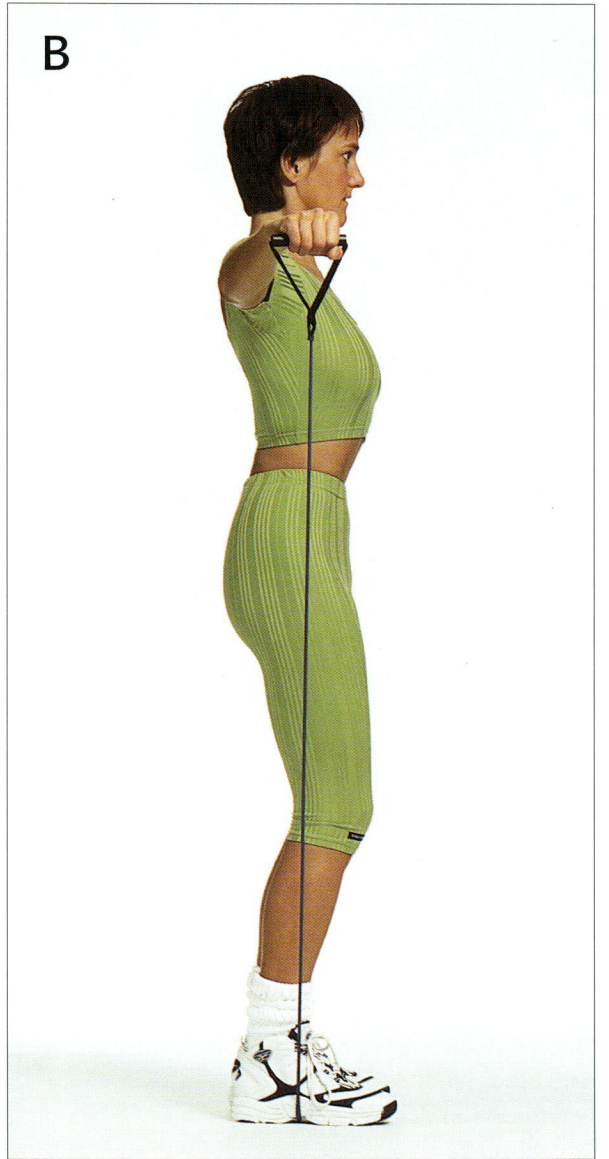

B

GYMNASTIQUE 127

G2 Antépulsion avec tube

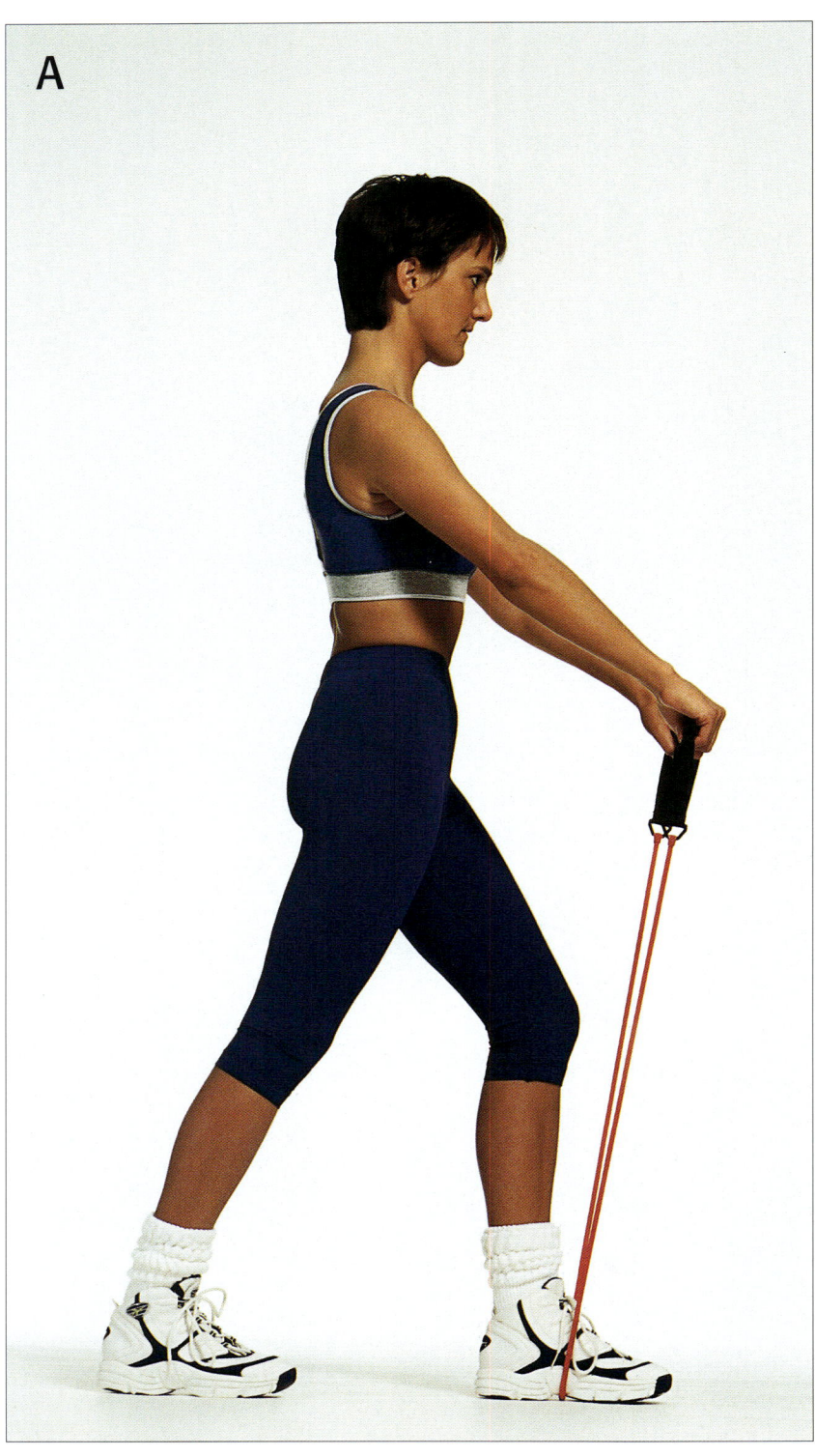

Position de départ : vous êtes debout dans la position de base, un pied en avant, de la longueur d'un pas. Le pied avancé immobilise le tube au sol en son milieu. Le dos de vos mains est tourné vers l'avant.

▶ Déroulement de l'exercice : élevez vos deux bras progressivement et parallèlement devant votre corps. Veillez à ce que vos coudes soient légèrement fléchis. Conservez absolument le gainage de base. Votre buste est un peu penché en avant. Le mouvement s'arrête approximativement à hauteur des épaules. En position terminale, le dos de vos mains est tourné vers le haut. La distance qui sépare vos deux bras est à peu près équivalente à la largeur de vos épaules. Ne penchez en aucun cas votre buste vers l'arrière et maintenez vos poignets dans le prolongement de vos avant-bras.

Antépulsion avec tube — G 2

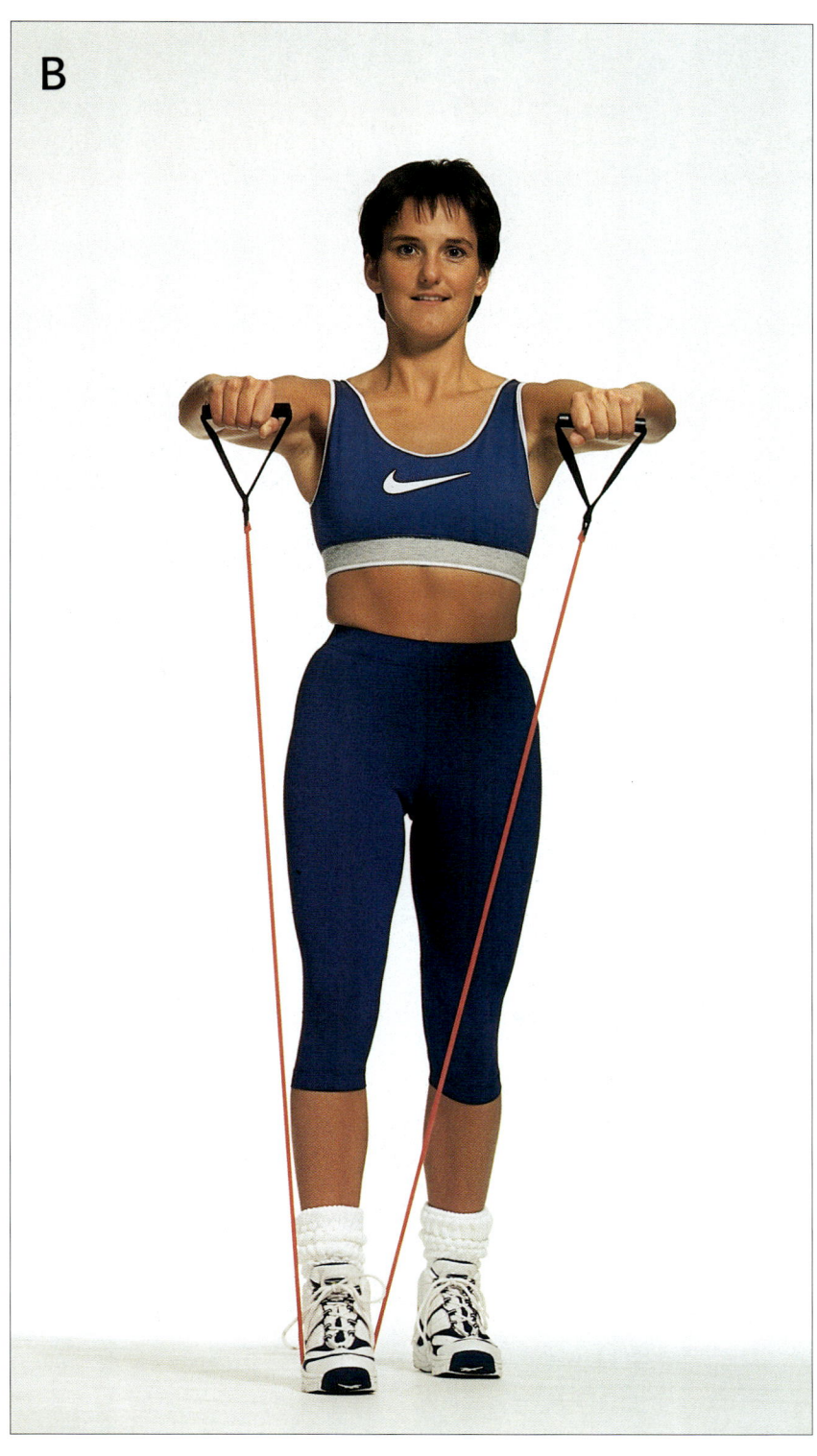

Variante : vous pouvez aussi réaliser des antépulsions avec un seul bras à la fois. Avec cette technique, faites bien attention à ce que, pendant tout le mouvement du bras, votre buste ne se tourne pas, surtout pendant les dernières répétitions, qui sont aussi les plus difficiles. Si c'est le faisceau antérieur du deltoïde droit qui travaille, immobilisez le tube au milieu en avançant votre pied droit - votre main gauche tenant la poignée de l'autre extrémité sur votre cuisse gauche. Si vous entraînez le faisceau antérieur de votre deltoïde gauche, inversez exactement le processus. Dans une autre variante, vous élevez un bras pendant que l'autre s'abaisse : vous suivez alors un changement de rythme permanent. Pour cette technique, vous devez adopter, en position de départ, la posture de base, pieds parallèles, afin que la tension soit plus grande dans les extrémités libres du tube.

❗ Conseil : abaissez vos bras jusqu'au point où vous sentez encore une certaine tension dans les muscles des épaules.

G 3 — Bras en U

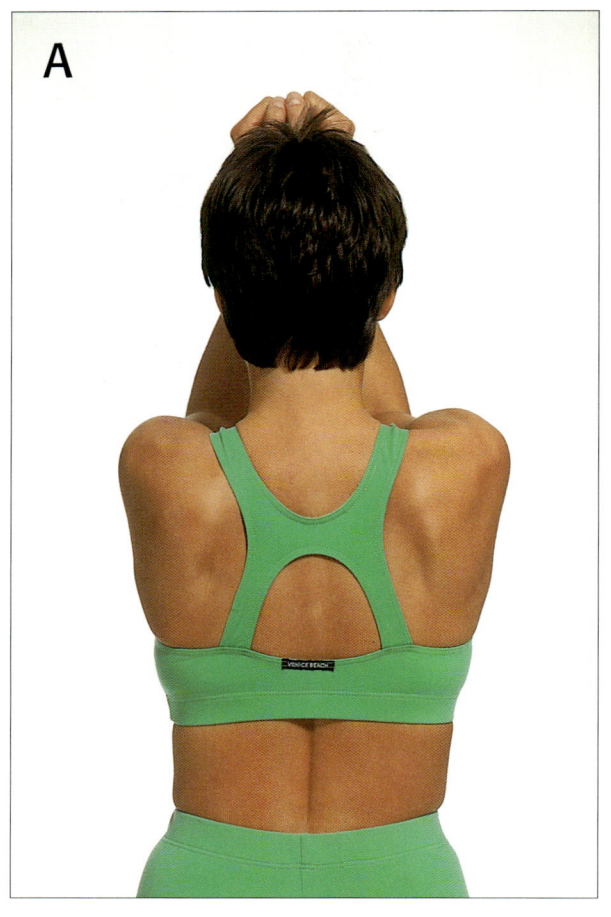

Position de départ : vous êtes debout en position de base et vous tenez vos bras pliés à angle droit devant votre corps. Les coudes sont à hauteur des épaules et les paumes de vos mains sont face à face. Vos poings sont fermés. Mains et avant-bras se touchent légèrement au milieu devant vous.

▶ Déroulement de l'exercice : dans un mouvement régulier en demi-cercle, ramenez vos bras en arrière jusqu'à ce que vos coudes se trouvent sur l'axe de vos épaules. En position terminale, les paumes de vos mains sont tournées vers l'avant, vos coudes toujours à la même hauteur que vos épaules et vos avant-bras perpendiculaires à la partie supérieure de vos bras. Vos omoplates se sont rapprochées. Veillez à ce que vos coudes ne descendent pas et à ce que vos bras restent à angle droit.

Variante : pour faire travailler plus intensément les muscles de votre dos, vous pouvez aussi réaliser cet exercice assis en tailleur sur le sol. Il importe alors que ces muscles soient suffisamment contractés pour empêcher votre bassin de basculer en arrière.

❗ Conseil : cet exercice ne nécessitant pas de matériel particulier, vous pouvez le faire assis n'importe où, au bureau, en voyage. Pratiqué régulièrement, il prévient l'affaissement des épaules et des douleurs au dos.

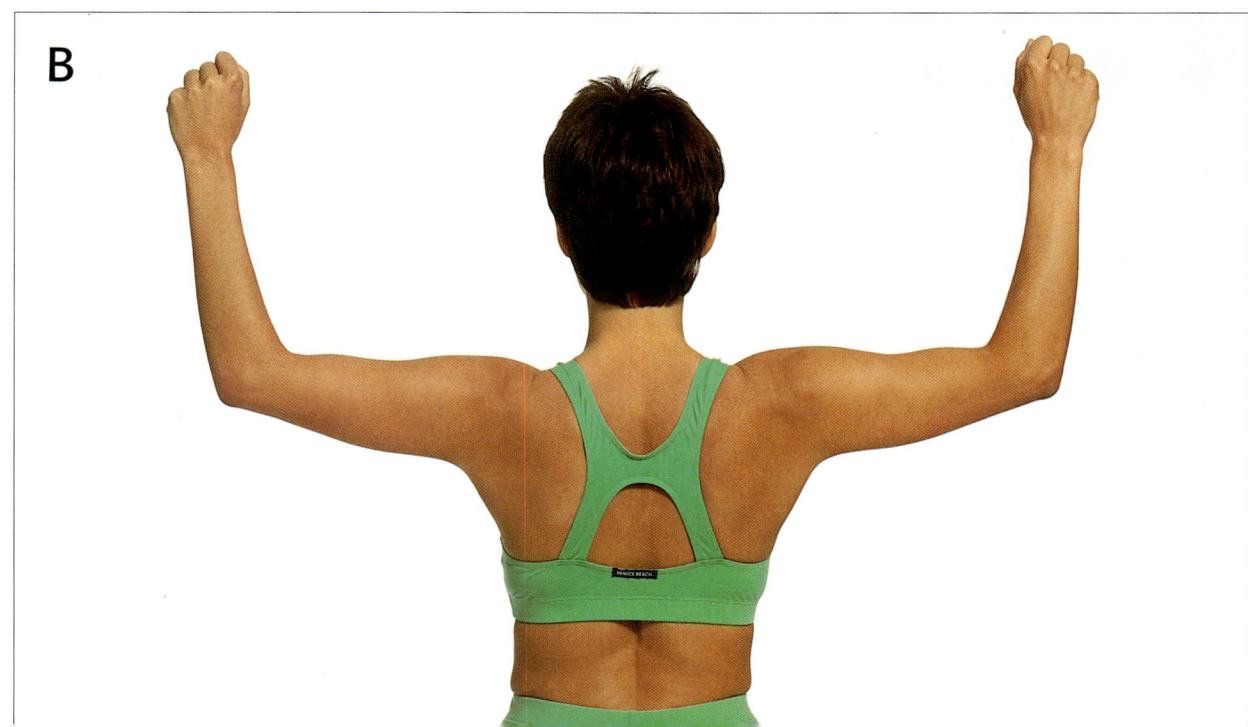

Tirage vertical avec tube G 4

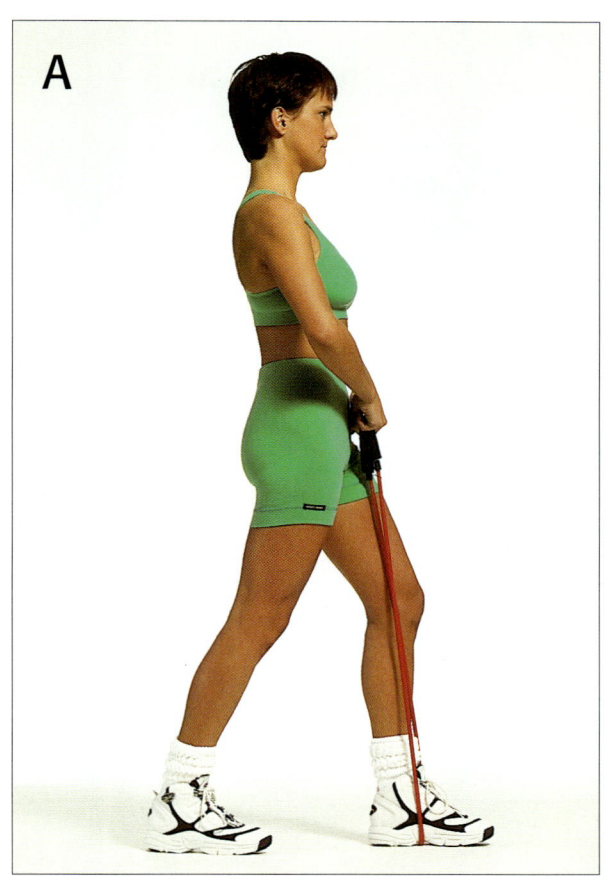
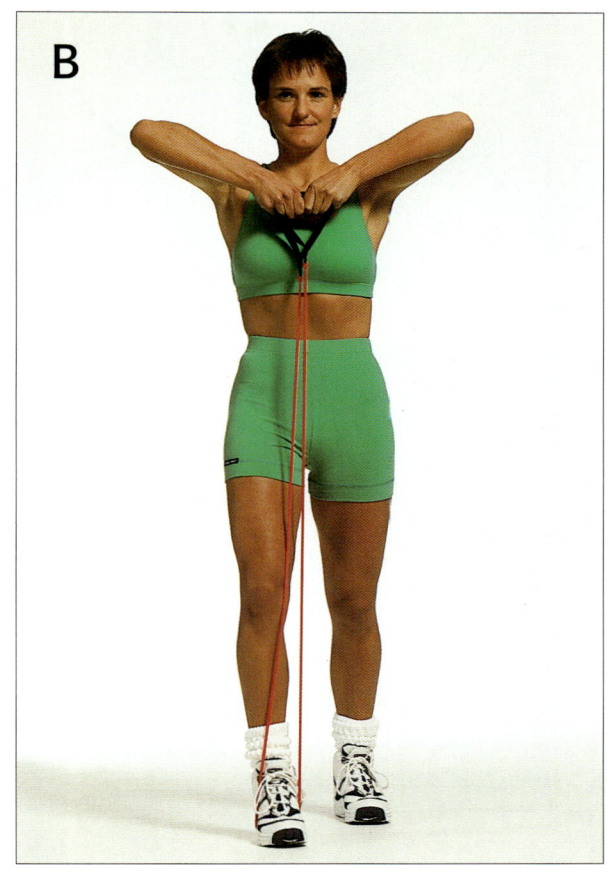

Position de départ : reprenez la posture de base, un pied en avant. Veillez à ce que vos épaules et votre bassin soient parallèles. Le pied en avant immobilise le milieu du tube au sol. Vos deux mains enserrent les deux poignées du tube placées l'une sur l'autre. En position de départ, vos deux bras sont légèrement fléchis devant votre corps, en son milieu.

▶ Déroulement de l'exercice : tirez les poignées aussi près que possible du corps dans son axe médian, en ligne droite vers le haut. Vos coudes s'élèvent vers l'extérieur, tandis que vos épaules restent basses. En position terminale, vos coudes devraient surplomber l'axe de vos épaules. Souvent, les poignées sont élevées trop loin du corps et l'articulation des épaules est alors soumise à un effort inutile. Il en est de même pour la tête qui suit le mouvement, les vertèbres cervicales subissent alors une charge inutile. Un gainage insuffisant dans le corps en posture de base peut provoquer une inclinaison du buste vers l'arrière et les vertèbres lombaires sont alors inutilement sollicitées.

Variante : pour augmenter le degré de difficulté de l'exercice, posez vos deux pieds en position parallèle au milieu du tube.

⚠ Conseil : si vous préférez la position un pied en avant et que vous souhaitez quand même tendre davantage le tube, vous pouvez l'enrouler d'un tour par le milieu autour de votre pied avant. Et si vous disposez de tubes de résistances différentes, vous avez alors la possibilité d'augmenter encore le degré de difficulté de l'exercice.

G5 Tirage nuque avec tube

Position de départ : vous êtes debout en position de base les pieds parallèles. Pensez au gainage de base. Pliez le tube en deux. Avec une main, saisissez les deux poignées et, avec l'autre, le milieu du tube. Celui-ci ainsi doublé, l'exercice est deux fois plus intensif. Élevez vos bras au-dessus de votre tête et tenez le tube un peu plus écarté que la largeur de vos épaules afin qu'il soit tendu. Les paumes de vos mains sont tournées vers l'extérieur et vos poignets sont dans le prolongement de vos avant-bras.

▶ Déroulement de l'exercice : descendez vos bras dans un mouvement lent et régulier, simultanément vers l'extérieur et vers le bas. Le tube descend juste derrière votre tête, jusqu'à hauteur de la nuque. Conservez le gainage de votre buste, tirez vos épaules légèrement vers l'arrière et ne relâchez pas le mouvement vers l'avant. Ne penchez pas non plus votre tête en avant.

Variante : pour rendre cet exercice progressivement difficile, tenez le tube non pas aux poignées, mais enroulez-le d'abord une, ensuite plusieurs fois - selon votre niveau - autour de votre main.

❗ Conseil : soyez attentif à la manière dont vos omoplates glissent vers l'intérieur et se tournent l'une vers l'autre.

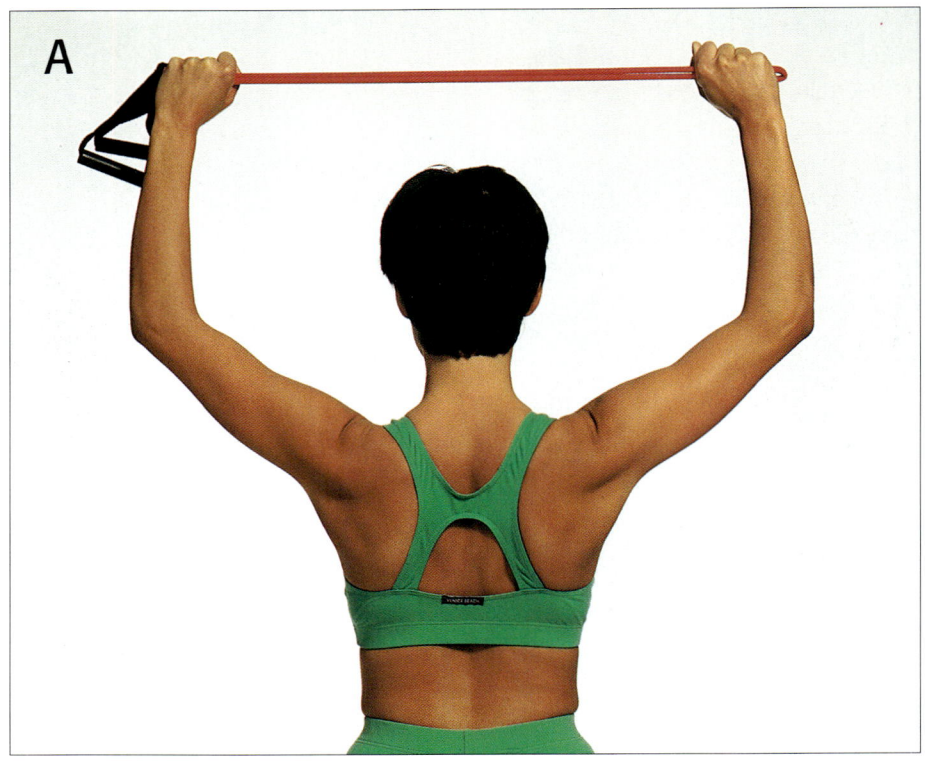

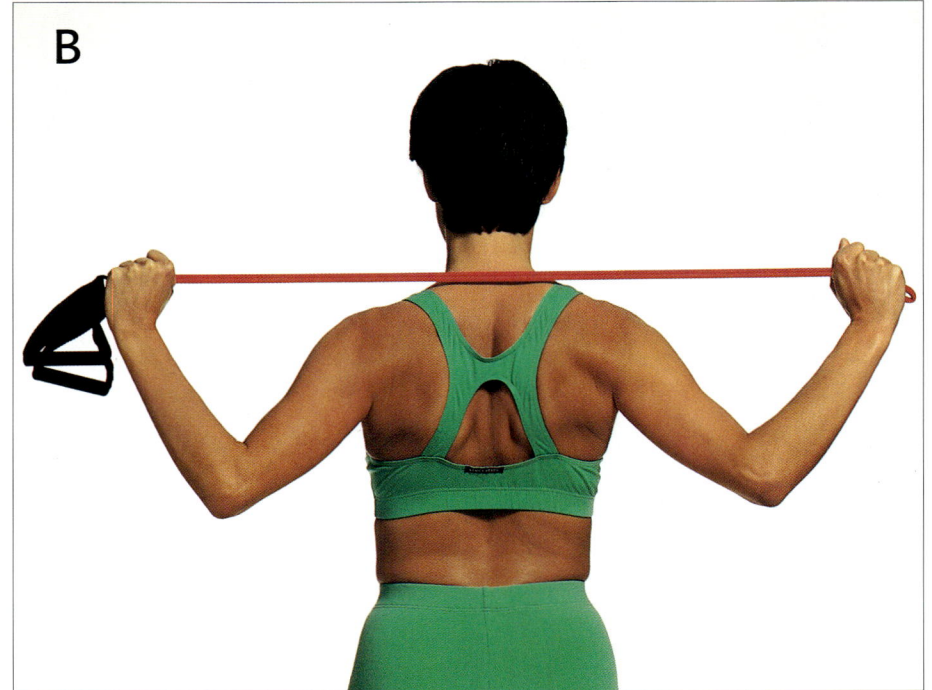

Rameur assis avec tube — G 6

Position de départ : vous êtes assis les jambes bien pliées, le dos droit et d'aplomb. Vos pieds reposent sur les talons devant votre corps, vos jambes sont jointes. Comme dans la posture de base debout, votre tête est dans le prolongement naturel de votre colonne vertébrale. Enroulez le tube autour de vos pieds de la manière suivante : tendez le milieu du tube sous la plante de vos pieds légèrement écartés. De l'extérieur, enroulez les extrémités libres du tube autour de chaque pied. Les poignées sont à nouveau à l'extérieur et vous pouvez les saisir pour étirer le tube le long de vos jambes. Les paumes de vos mains sont tournées vers l'intérieur.

▶ Déroulement de l'exercice : tirez progressivement les poignées près de vos jambes. Pendant le mouvement, vos mains sont en prono-supination, les paumes tournées vers l'intérieur. En position terminale, vos mains se trouvent à mi-hauteur entre la poitrine et le nombril, près de votre corps. Bien que votre buste doit rester totalement immobile pendant le mouvement, les épaules se déplacent vers l'arrière. Ne penchez pas votre corps, ni en avant ni en arrière.

Variante : vous pouvez aussi tirer vos coudes à l'extérieur. Les paumes de vos mains sont alors tournées vers le bas et doivent remonter à hauteur de la poitrine. Avec cette technique, veillez à ce que vos épaules ne remontent pas avec vos bras, mais conservent leur position basse normale.

❗ Conseil : enroulez vos pieds exactement au milieu, afin que les extrémités libres du tube aient la même longueur et que la tension soit égale des deux côtés. Si vous éprouvez quelque difficulté à maintenir votre dos dans sa position droite normale, pliez un peu plus vos jambes. Et pour soulager votre dos quotidiennement, étirez les muscles fléchisseurs de vos jambes.

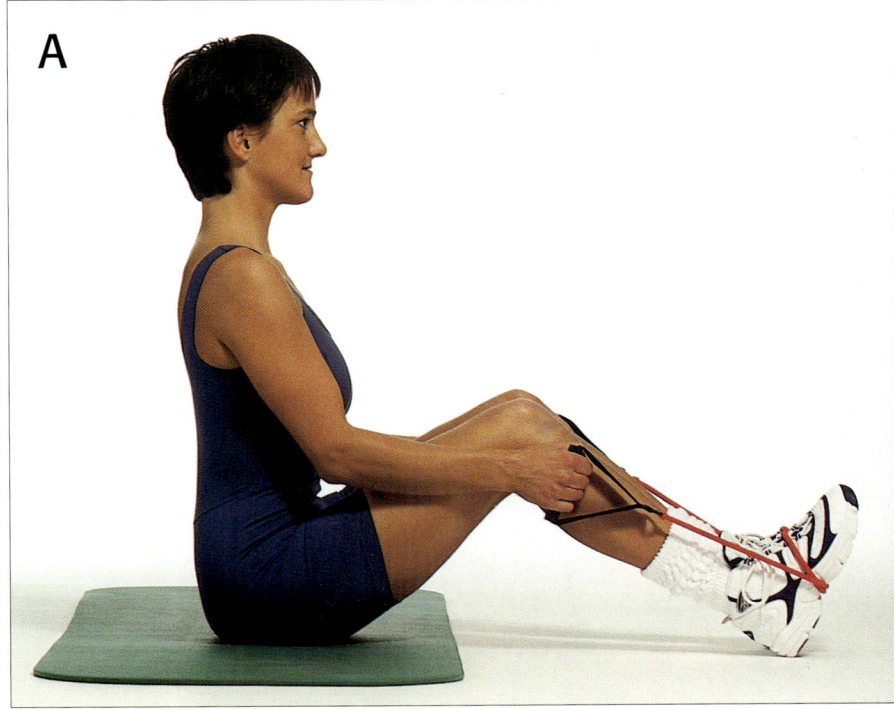

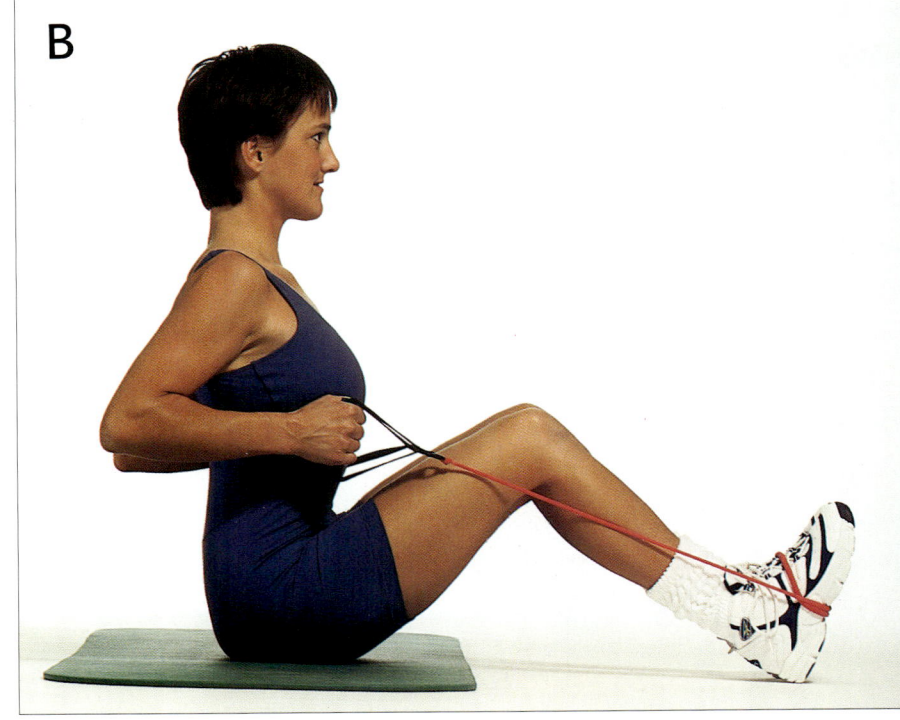

GYMNASTIQUE

G7 Développé couché sur step avec tube

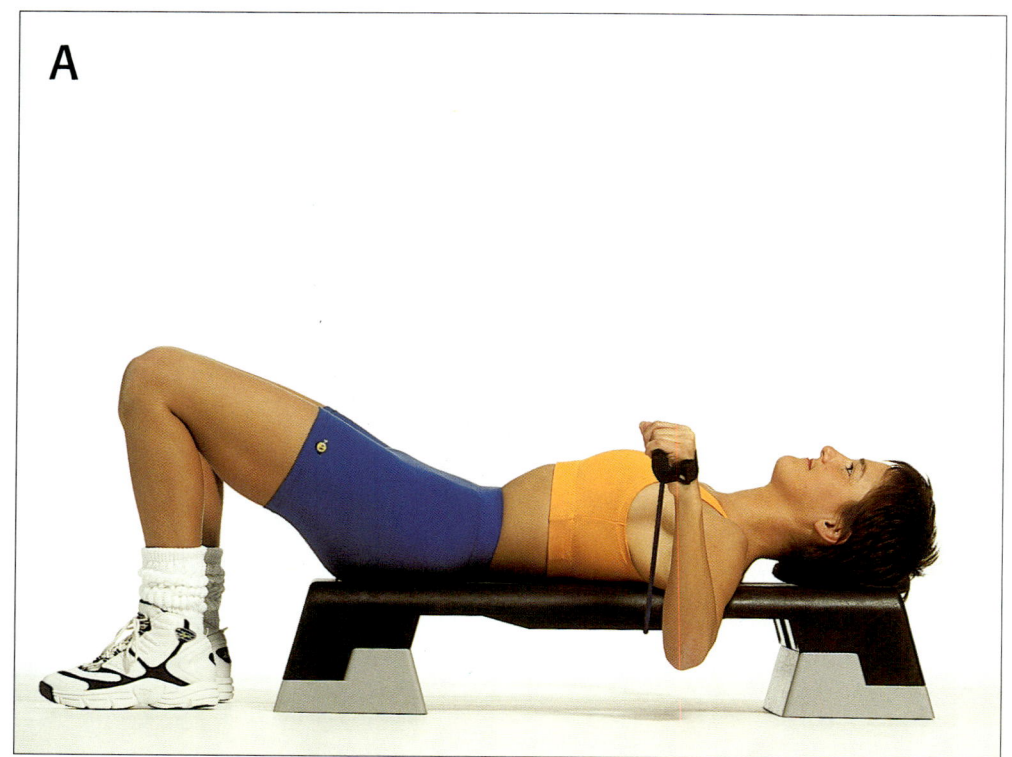

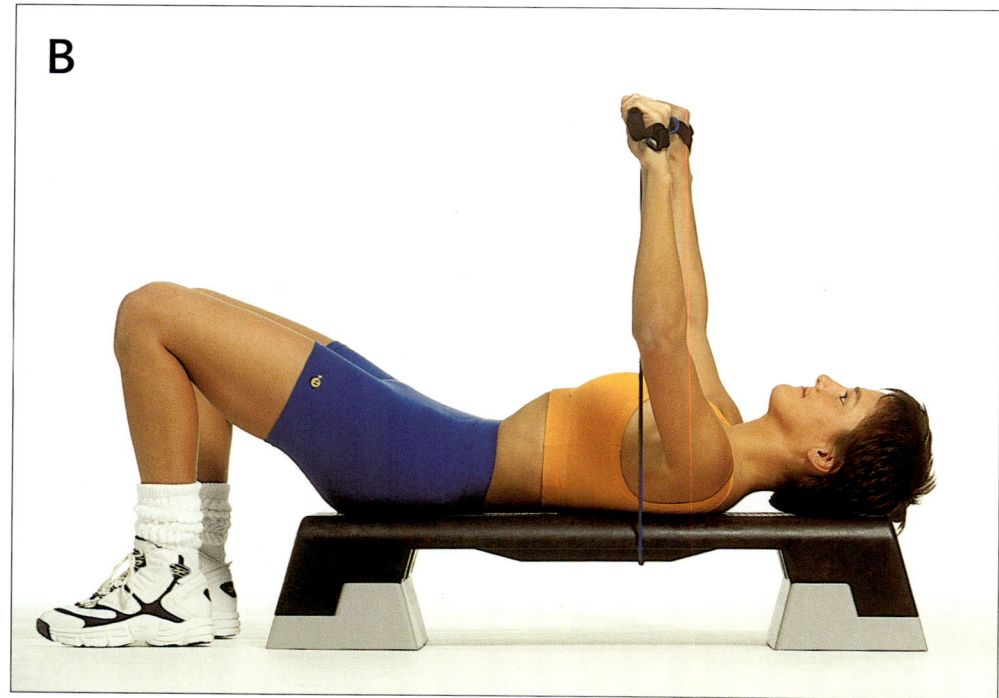

Position de départ : vous êtes allongé le dos sur un step, les jambes fléchies et les pieds posés à plat sur le sol, devant l'extrémité inférieure du step. Vous avez auparavant glissé le tube sous le step. Il se situe à peu près sous le centre du sternum, à hauteur duquel se trouvent vos mains, un peu plus écartées que la largeur de vos épaules, de part et d'autre de votre corps. Les paumes sont tournées vers l'avant.

▶ Déroulement de l'exercice : levez vos deux mains dans un mouvement en demi-cercle. En position terminale, elles sont écartées de la même largeur que celle de vos épaules et vos coudes sont légèrement fléchis. Évitez à tout prix de creuser le bas du dos (n'oubliez pas le gainage de base de votre corps !) et ne tendez pas complètement vos bras.

Variante : si vous n'avez pas de step à disposition, vous pouvez également réaliser cet exercice assis ou debout. La partie centrale du tube se trouve alors derrière votre dos dans la partie supérieure. Les poignées du tube sont amenées directement sous les aisselles, vers l'avant. Pendant le mouvement, le dessus de vos mains est tourné vers le haut. Conservez, ici aussi, une posture correcte du corps.

⚠ Conseil : pour augmenter la difficulté de l'exercice, vous pouvez enrouler le tube une fois autour de vos mains. Pour que le tube ne taillade pas vos paumes, saisissez la partie plastique de la poignée vers l'extérieur. Ainsi saille-t-elle vers l'intérieur. Posez ensuite le tube par-dessus.

Pompe G 8

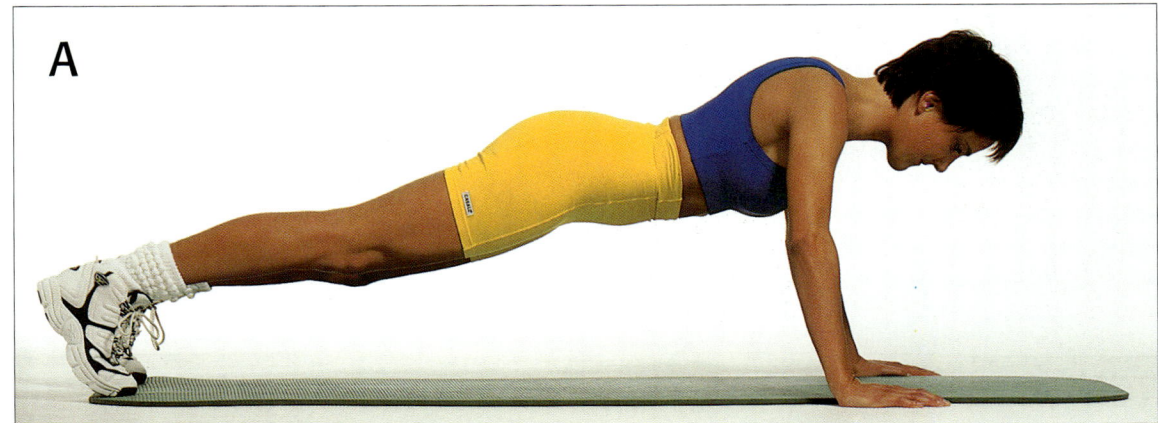

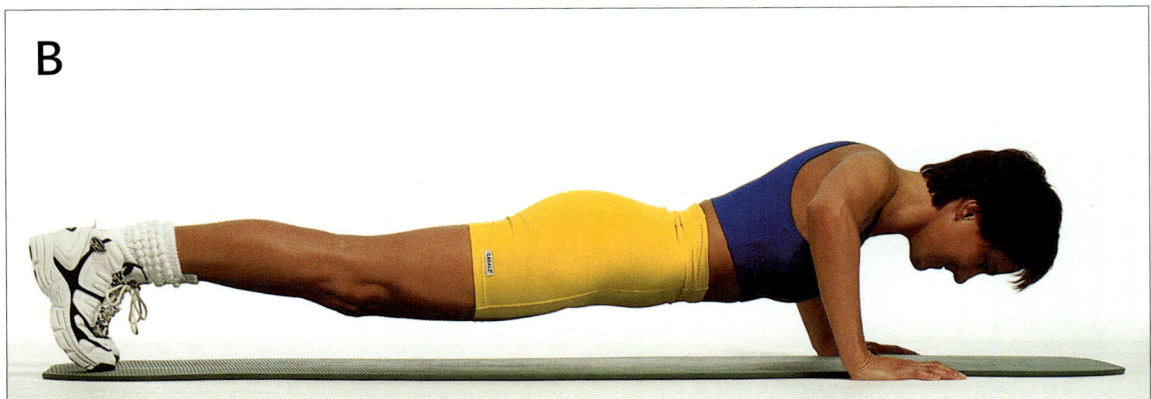

Position de départ : tout votre corps est droit, complètement gainé. Seules les pointes de vos pieds et les paumes de vos mains reposent sur le sol - ces dernières juste au-dessous de l'axe de vos épaules et un peu plus écartées que la largeur de celles-ci. Vos bouts des doigts sont tournés vers l'avant et vos coudes sont légèrement fléchis.

▷ Déroulement de l'exercice : abaissez dans un mouvement régulier la totalité de votre corps. En position terminale, vos bras forment un angle droit. Les pointes de vos pieds sont le pivot du mouvement. Pendant l'ensemble du mouvement, votre corps reste gainé. Attention, cet exercice, complet, ne s'adresse qu'aux pratiquants confirmés ! Ne laissez pas votre corps se fléchir, ne tendez pas totalement vos bras et maintenez votre tête dans le prolongement de votre colonne vertébrale.

Variante : si vous êtes débutant ou si l'exercice complet vous paraît trop difficile et vous ne pouvez pas conserver la position correcte, modifiez alors la position de départ et adoptez la position à quatre pattes. Vos genoux doivent être protégés par un tapis de gymnastique. Lorsque votre corps s'abaisse, vos hanches s'étirent légèrement et lorsqu'il s'élève, elles reviennent à la position initiale.

❗ Conseil : dans l'exercice classique, les poignets subissent un effort intense, que vous pouvez éviter en vous appuyant sur vos poings. Une pression plus forte s'exerce alors sur les jointures des doigts. C'est la raison pour laquelle, dans les différents sports de combat, cette technique est volontiers appliquée pour endurcir les jointures.

GYMNASTIQUE

G 9 Curl avec tube

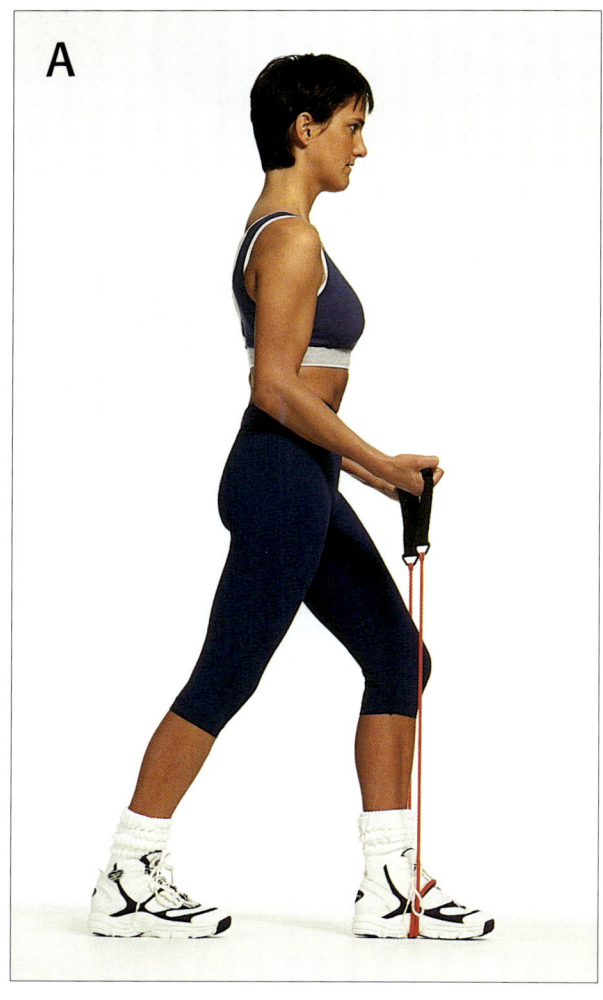

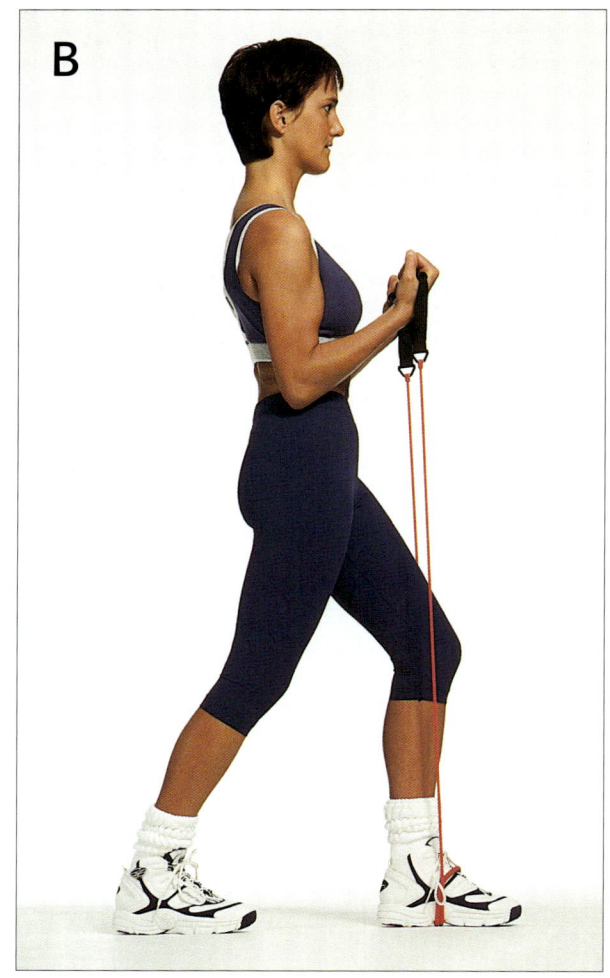

Position de départ : prenez la position de base – un pied en avant qui immobilise le milieu du tube au sol. Vos bras sont à côté de votre corps suffisamment fléchis pour que le tube soit légèrement tendu. Vos mains sont dans le prolongement exact de vos avant-bras.

▷ Déroulement de l'exercice : tirez vers le haut les deux extrémités du tube dans un mouvement simultané et régulier. Seuls vos avant-bras bougent, la partie supérieure des bras reste collée au corps. Ne penchez pas votre buste en arrière et gardez vos coudes près de votre corps.

Variante : levez vos avant-bras en alternance. Pour augmenter la difficulté de l'exercice, vous pouvez aussi, en position de base, pieds parallèles, poser vos deux pieds sur le tube.

❗ Conseil : pour isoler autant que possible les muscles fléchisseurs des bras, imaginez que vos deux coudes soient liés à travers votre corps par un axe. Les coudes forment le pivot, l'axe lui-même reste immobile.

Extension des bras avec tube : kickback — G 10

Position de départ : avancez un pied de la longueur d'un pas et fléchissez nettement la jambe avancée. Penchez votre buste assez loin en avant pour qu'il se trouve dans le prolongement de votre jambe arrière. Votre bassin et vos épaules restent parallèles. Le tube est immobilisé par le pied avant. Le bras qui ne travaille pas tient une poignée du tube et s'appuie sur la jambe avant. Le haut de l'autre bras est suffisamment relevé pour que son coude se trouve nettement derrière votre dos et pour que vous sentiez déjà une légère tension dans les muscles fléchisseurs. La paume de la main du bras qui s'entraîne est tournée vers l'avant et légèrement vers l'intérieur.

▶ Déroulement de l'exercice : allongez complètement le bras qui travaille, sans forcer sur le coude. Dans ce mouvement, seul l'avant-bras se déplace. L'amplitude du mouvement est par conséquent relativement faible, car vous devez ramener votre avant-bras uniquement jusqu'au point où vous sentez encore la contraction à l'arrière de la partie supérieure de votre bras.

Ne bougez pas votre buste et maintenez surtout votre tête dans le prolongement naturel de la colonne vertébrale.

Variante : plus vous raccourcissez l'extrémité du tube sur le côté qui travaille et plus vos muscles seront sollicités. Vous pouvez également réaliser cet exercice en passant, par exemple, le tube autour d'un arbre, d'un bec-de-cane ou de tout autre appui solidement fixé, et faire travailler vos deux bras en même temps. Vous pouvez augmenter la difficulté de l'exercice en vous éloignant du point d'arrêt du tube.

❗ Conseil : pendant le mouvement ascendant, tournez légèrement le dos de vos mains vers l'extérieur, afin qu'en position terminale, il soit orienté vers le haut, et la paume de la main vers le bas et non vers l'intérieur. Une partie des muscles extenseurs du bras est ainsi sollicitée plus intensément.

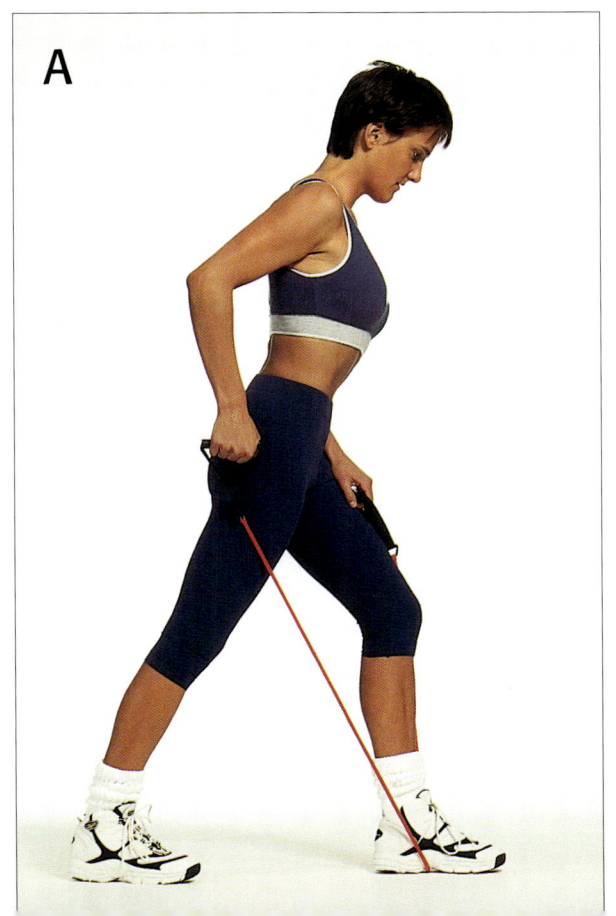

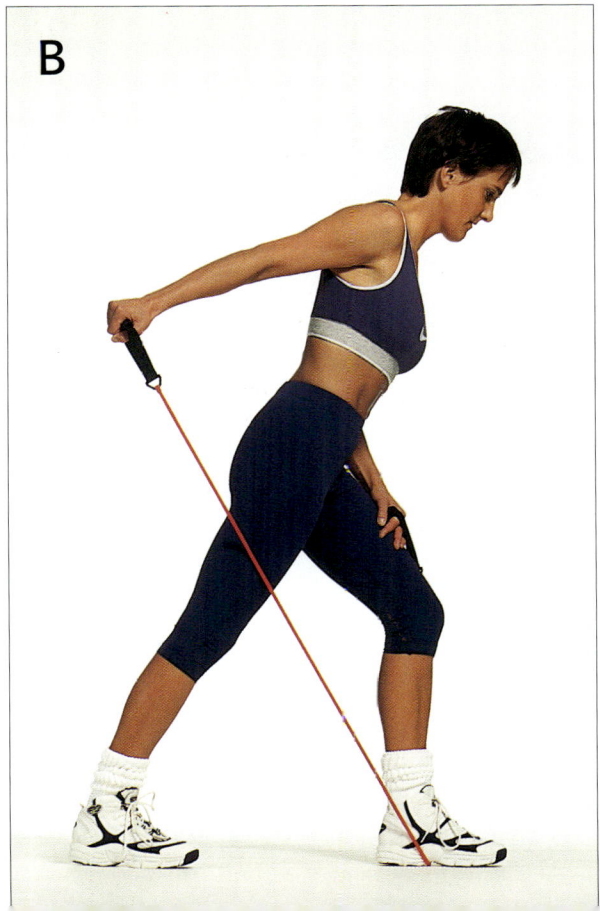

G 11 Dip

Position de départ : pour cet exercice, vous avez besoin d'une plate-forme stable, d'une chaise, d'un mur ou de quelque chose d'équivalent. Cette surface doit mesurer au moins 30 cm de haut environ, l'idéal serait à hauteur des genoux. Enroulez la paume de vos mains à partir du haut sur le bord de la plate-forme, dans une prise de la largeur de vos épaules. Vos bras sont légèrement fléchis et vos jambes forment un angle d'environ 90° par rapport à votre corps. Tenez votre dos bien droit.

▶ Déroulement de l'exercice : abaissez lentement votre corps, en fléchissant vos bras. En position terminale, vos bras forment un angle d'environ 90°. Faites attention à garder le dos droit, pendant toute la durée du mouvement. Votre tête doit être dans le prolongement naturel de la colonne vertébrale.

Variante : si vous disposez d'une deuxième plate-forme, vous pouvez réaliser cet exercice en posant vos pieds dessus. Vos jambes sont alors très légèrement fléchies. Cette technique s'adresse plutôt aux pratiquants expérimentés, car le fléchissement plus accentué des bras augmente la difficulté de l'exercice.

❗ Conseil : veillez à ce que votre support soit solidement installé. Vous pouvez également réaliser cet exercice en voyage, même si vous ne disposez pas de votre matériel habituel.

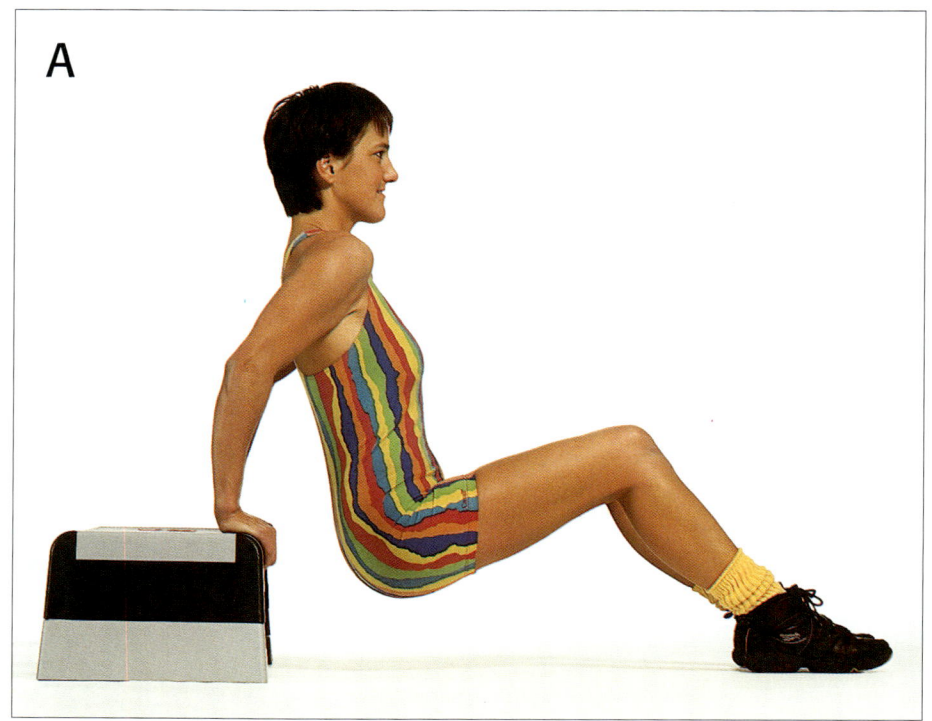

A

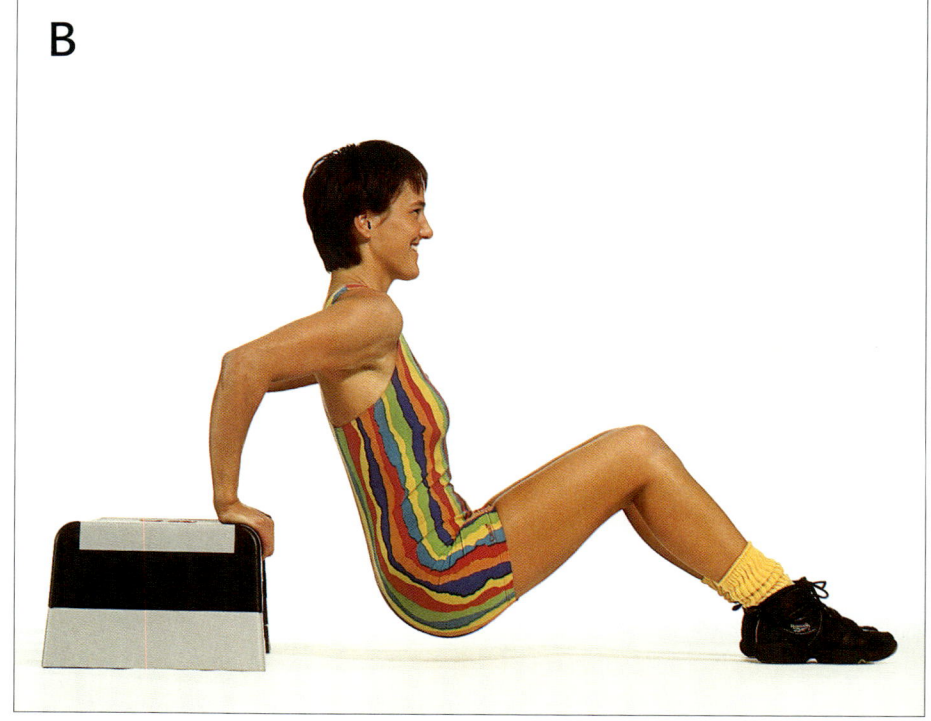

B

Extension du buste en couché ventral — G 12

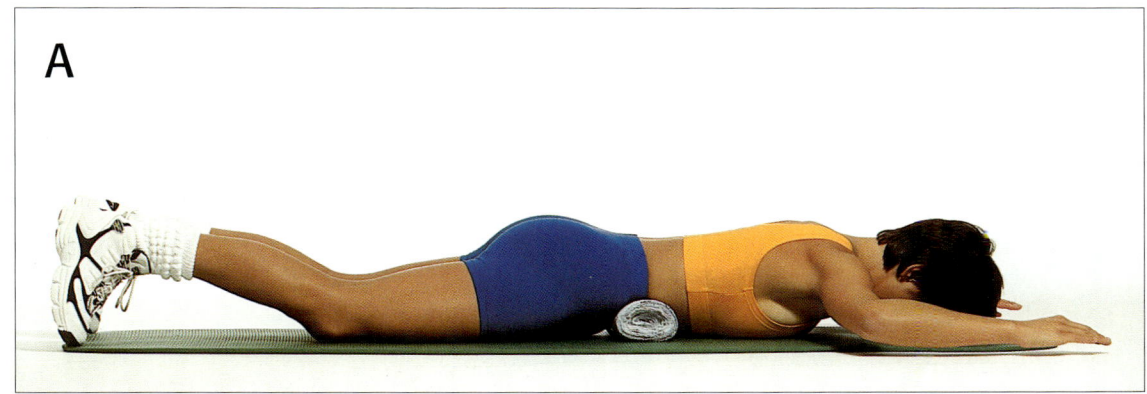

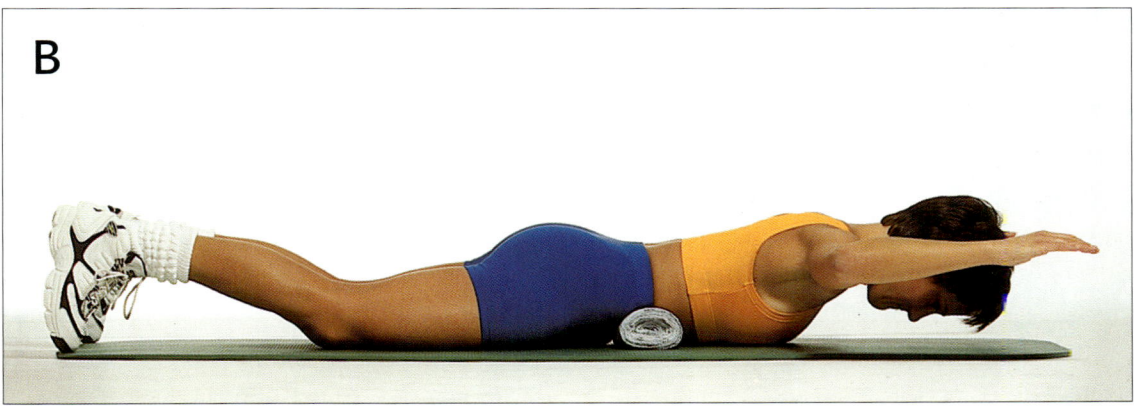

Position de départ : vous êtes à plat ventre sur un tapis de gymnastique. Les pointes de vos pieds prennent appui sur le sol, vos talons exercent une poussée vers l'arrière. Tout votre corps et surtout les muscles fessiers et abdominaux sont gainés. Vos bras forment un « U », la partie supérieure de vos bras dans le prolongement de l'axe de vos épaules et vos avant-bras fléchis en angle droit.

▶ Déroulement de l'exercice : soulevez vos bras et vos épaules de quelques centimètres seulement au-dessus du sol. Attention : en position terminale, votre région lombaire ne doit pas être hyperlordosée (trop cambrée) et votre tête doit rester dans le prolongement naturel de la colonne vertébrale. Votre front est tourné vers le sol. Vos coudes restent également à hauteur de vos épaules. Comme le but de cet exercice est un renforcement statique, conservez la position pendant quelques secondes, avant de reposer complètement votre buste sur le sol.

Variante : cet exercice sollicite les muscles en contraction statique. Si vous souhaitez compter les répétitions, vous pouvez adopter la méthode suivante : avancez et joignez vos bras dans l'alignement du corps quand vos épaules sont remontées et ramenez-les dans leur position initiale. Maintenez votre buste en tension statique, pendant que vous faites glisser régulièrement vos bras d'avant en arrière.

⚠ Conseil : si, dans cet exercice, vous avez tendance à trop cambrer votre région lombaire, vous pouvez vous aider en glissant une serviette roulée ou un tapis de gymnastique souple plié sous votre abdomen.

GYMNASTIQUE

G 13 Banc arrière

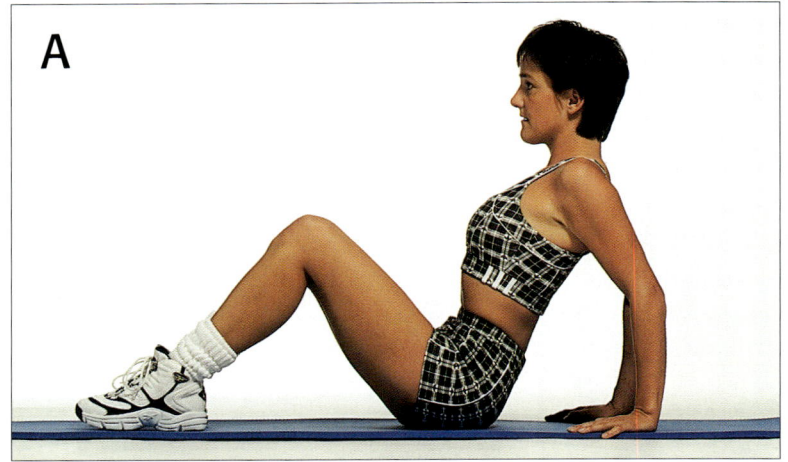

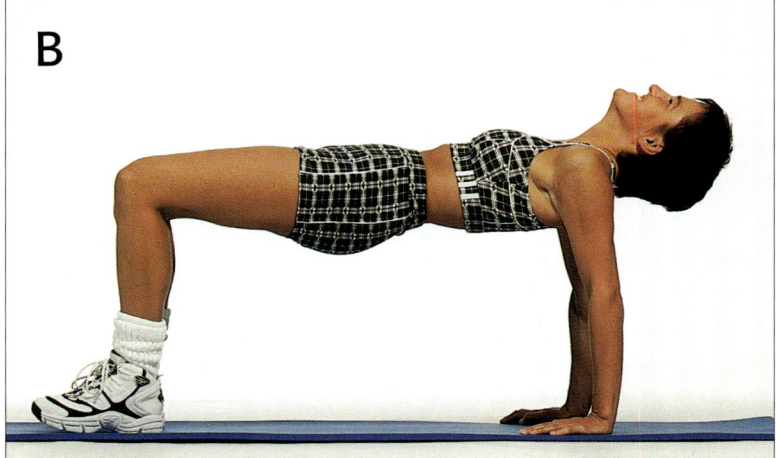

Position de départ : vous êtes assis sur un tapis de gymnastique, vos jambes sont repliées à angle droit. Vos mains s'appuient sur le sol juste derrière vos fesses, les doigts orientés vers l'avant et légèrement tournés vers l'extérieur.

▶ Déroulement de l'exercice : soulevez votre bassin jusqu'à ce que vos cuisses et votre buste forment une ligne horizontale. Regardez vers le plafond. Vous conservez ainsi votre tête dans le prolongement naturel de votre colonne vertébrale. Cet exercice peut être réalisé en statique ou en dynamique : soit vous maintenez la posture pendant quelques secondes en position terminale avant de le baisser de nouveau, soit vous soulevez et abaissez votre bassin en suivant un rythme régulier, sans poser vos fesses sur le sol en position intermédiaire.

Variante : dans la variante statique, vous pouvez lever alternativement chaque jambe et l'amener dans le prolongement du reste de votre corps. La pointe du pied de la jambe est alors tendue et le talon exerce une poussée vers l'avant. Ainsi, vous prenez conscience, en plus de vos muscles, d'un sentiment d'équilibre de votre corps.

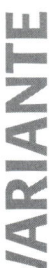
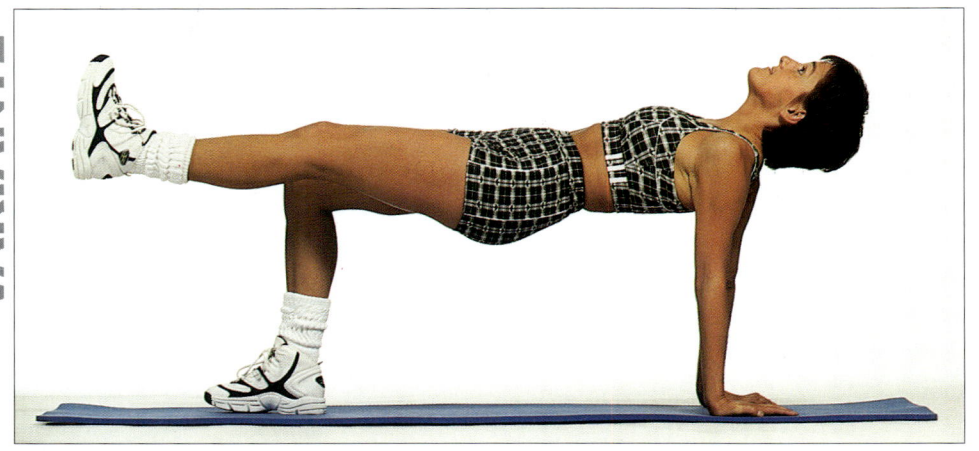

❗ Conseil : essayez de poser vos mains, les doigts non plus orientés vers l'avant, mais vers l'arrière : vous constaterez que l'effet produit par l'exercice sur vos épaules sera différent. Choisissez la position des mains qui vous semble la plus confortable.

Élévation jambe-bras en diagonale en couché ventral — G 14

Position de départ : vous êtes couché sur le ventre et vous gainez le corps en appuyant la pointe de vos pieds sur le sol, en poussant vos talons vers l'arrière, et contractez vos muscles fessiers et abdominaux. Vos bras sont légèrement fléchis devant vous, votre front repose sur le sol. Vos mains sont tendues, les paumes tournées vers le sol.

▷ Déroulement de l'exercice : soulevez simultanément un bras et la jambe opposée (par exemple le bras droit et la jambe gauche) de quelques centimètres au-dessus du sol. Veillez à ce que votre bassin et votre front restent bien collés au sol ; vos hanches ne doivent donc pas pivoter. Étirez complètement la jambe et le bras en élévation, comme si vous vouliez les éloigner l'un de l'autre. Si vous souhaitez réaliser la version statique de cet exercice, tenez la position terminale décrite pendant quelques secondes. Si vous choisissez la version dynamique, soulevez et abaissez régulièrement bras et jambe opposés, mais sans les poser complètement dans la phase descendante.

Variante : choisissez la version dynamique, mais en alternance : vous soulevez la jambe droite/le bras gauche puis vous les abaissez lentement ; vous soulevez ensuite la jambe gauche/le bras droit puis vous les abaissez lentement - et vous recommencez.

❗ Conseil : faites particulièrement attention à votre respiration dans la variante statique. Ne bloquez jamais votre respiration. Concentrez-vous sur celle-ci et comptez vos expirations. Glissez une serviette roulée sous votre abdomen pour ne pas trop cambrer la région lombaire.

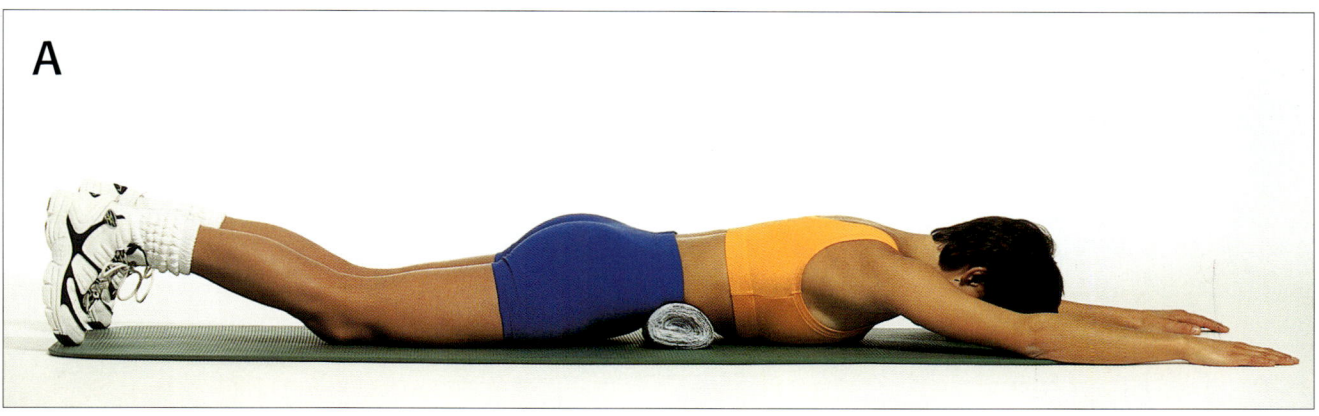

A

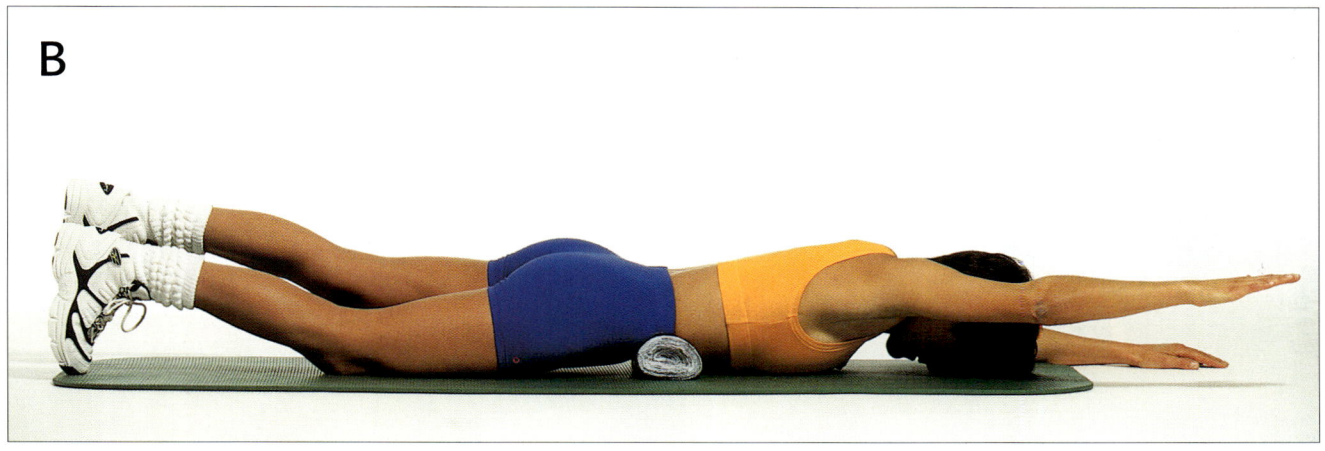

B

GYMNASTIQUE

G 15   Extension des jambes avec rubberband

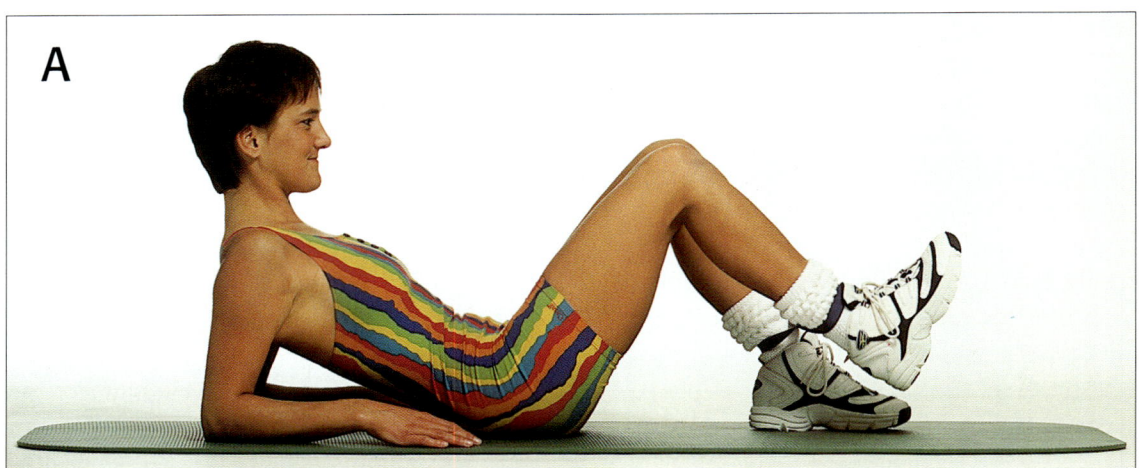

Position de départ : vous êtes assis sur le sol, le buste penché en arrière et soutenu par vos bras repliés à angle droit. Le rubberband entoure vos deux chevilles de l'extérieur. Un pied est posé sur le sol devant votre corps, l'autre légèrement soulevé, afin de tendre le rubberband. Vos jambes sont fléchies à angle droit et la pointe du pied de la jambe soulevée est ramenée vers le tibia.

▶ Déroulement de l'exercice : dépliez maintenant complètement la jambe en élévation, mais sans forcer. Rabaissez-la ensuite sans poser votre pied par terre, mais en conservant le rubberband tendu. Pendant toute la durée du mouvement, le reste de votre corps est totalement immobile.

Variante : vous pouvez également effectuer cet exercice assis sur une chaise ou sur un step.

❗ Conseil : si vous faites cet exercice assis sur une chaise ou sur un step, vous pouvez saisir et soutenir la jambe qui travaille avec vos deux mains. De cette manière, vous pouvez mieux vous concentrer sur les muscles extenseurs de la jambe.

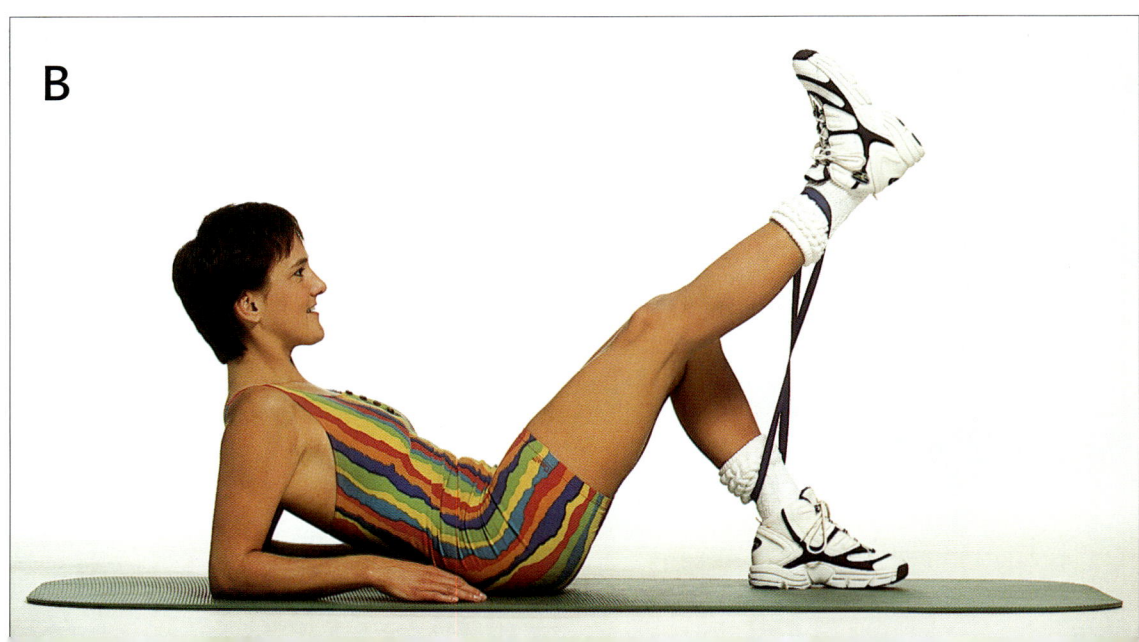

Flexion des jambes avec rubberband — G 16

Position de base : vous êtes couché sur le ventre et vous maintenez le gainage de base. Le rubberband, croisé au milieu, entoure vos deux chevilles de l'extérieur. L'un de vos pieds s'appuie solidement au sol sur sa pointe, l'autre pointe est légèrement relevée.

▷ Déroulement de l'exercice : fléchissez la jambe relevée au niveau du genou et amenez-la dans un mouvement régulier en demi-cercle et en direction de vos fesses. L'angle de la position terminale se situe entre 90° et le contact avec vos fesses. Faites en sorte qu'une seule jambe bouge et que le reste de votre corps conserve son gainage de base.

Variante : pour augmenter la difficulté de l'exercice, vous pouvez placer le rubberband au-dessus du talon et autour du milieu du pied de la jambe immobile. De cette manière, le rubberband est tendu davantage et ne peut donc pas glisser vers le haut en position terminale.

❗ Conseil : pour soulager votre dos, glissez un tapis de gymnastique plié ou une serviette roulée sous votre abdomen, au niveau des hanches.

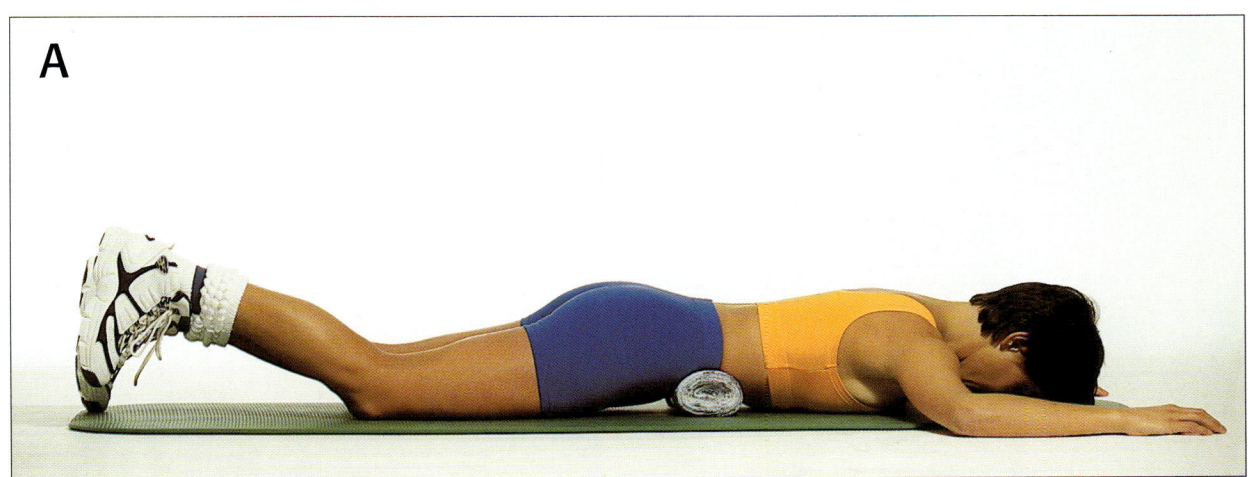

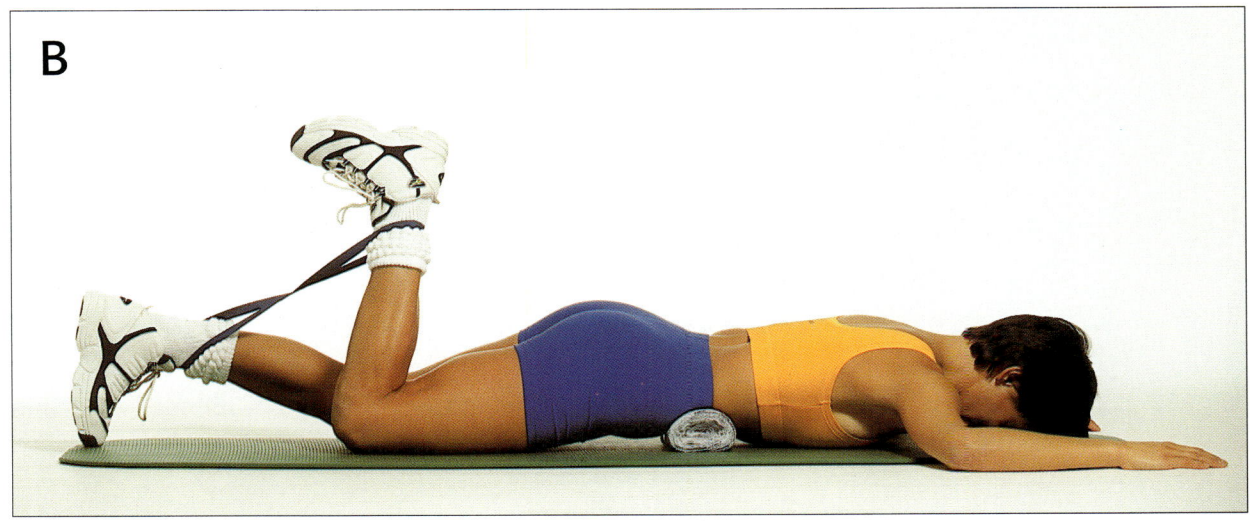

G 17 Squat

Position de départ : vous êtes debout, pieds parallèles, écartés de la largeur équivalente à celle de vos épaules. Les pointes de pieds sont légèrement tournées vers l'extérieur, les jambes légèrement fléchies, vos abdominaux et vos fessiers contractés, les épaules légèrement en arrière et votre tête dans le prolongement naturel de la colonne vertébrale. Vous regardez droit devant vous. Vos mains s'appuient sur vos hanches ou sur vos cuisses.

▶ Déroulement de l'exercice : fléchissez les jambes aux genoux et descendez vos fesses. Pendant le mouvement, votre buste se penche légèrement en avant. En position terminale, vos jambes forment un angle de 90° environ. Il est très important de bien respirer : vous inspirez dans la phase descendante du mouvement et vous expirez dans sa phase ascendante. Après extension de vos jambes, vous devez avoir retrouvé votre position exacte de départ. Vus de face, pointes de pieds, genoux et cuisses forment une ligne pendant toute la durée du mouvement.

Variante : pour solliciter davantage vos adducteurs, choisissez un écartement plus large des pieds en position de départ. Mais n'oubliez pas que vus de face, les pointes de vos pieds, vos genoux et vos cuisses forment une seule ligne.

⚠ Conseil : si vous ne disposez pas d'un miroir pour contrôler l'angle de 90° en position terminale, veillez cependant à ce que vos genoux ne viennent pas surplomber vos pointes de pieds. Autrement dit, vous devez voir vos pointes de pieds devant vos genoux. Si c'est impossible dès le départ, il se peut que vous avanciez votre bassin trop loin et que votre buste soit trop droit. Fléchissez alors davantage vos hanches.

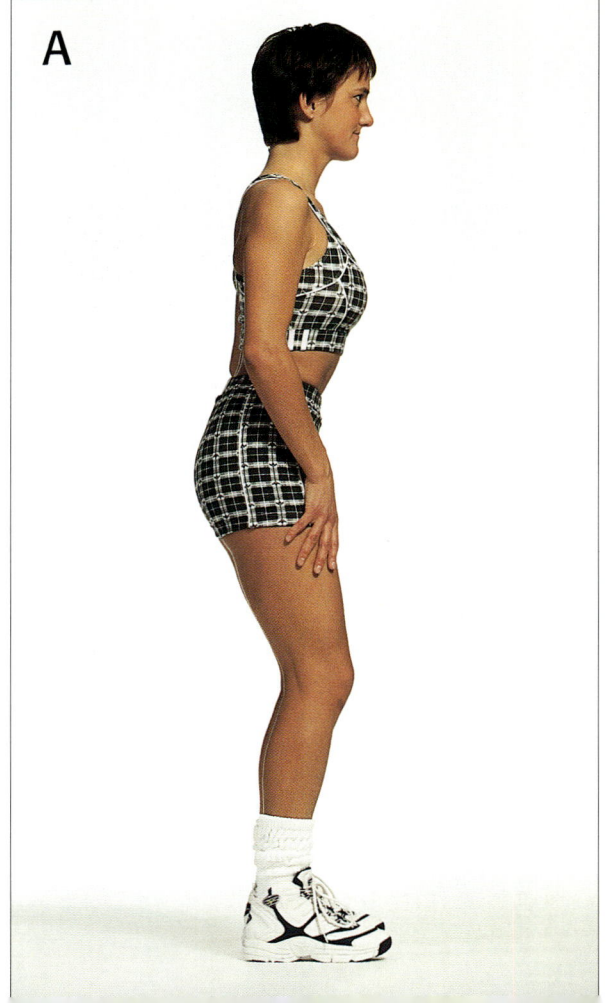
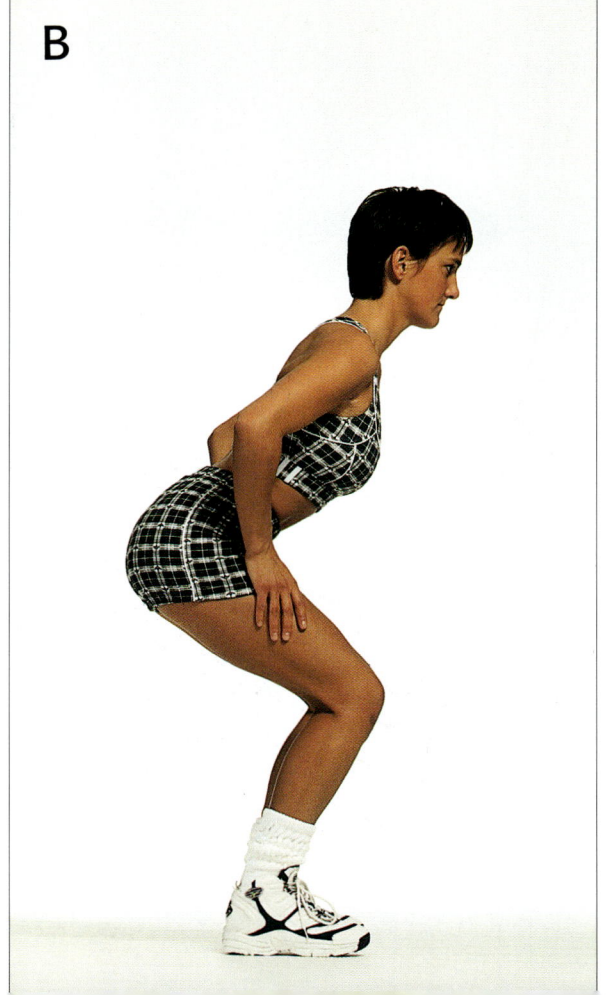

Fente avant G 18

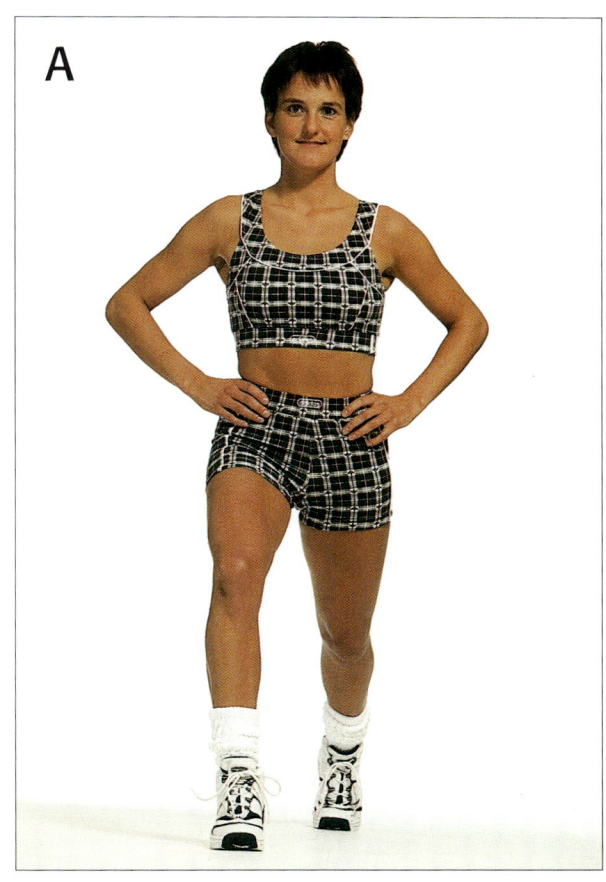

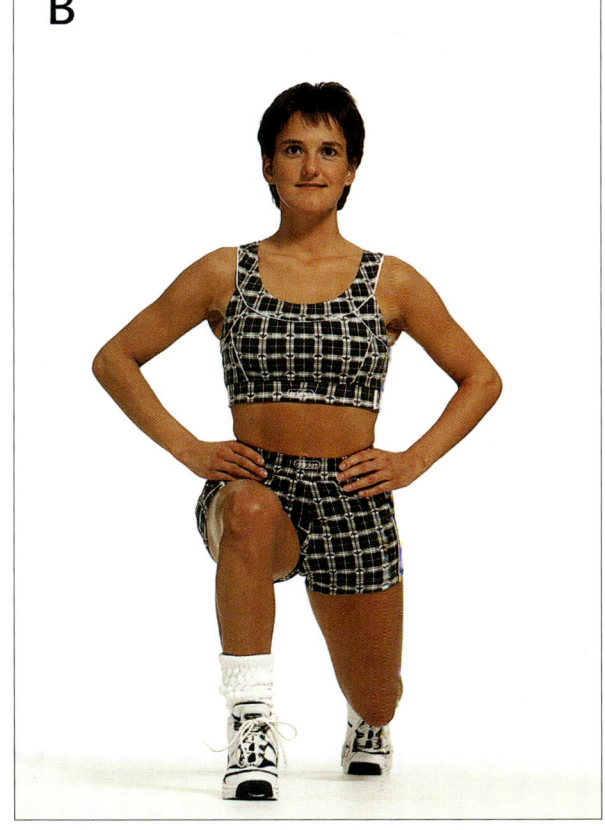

Position de départ : avancez l'un de vos pieds d'un grand pas. Votre bassin et l'axe de vos épaules sont parallèles. Vos deux jambes sont légèrement fléchies. L'ensemble de votre corps est tendu, votre buste vertical. Vos mains reposent sur vos hanches.

▶ Déroulement de l'exercice : fléchissez vos deux jambes et faites descendre votre corps. Votre buste reste vertical, afin que le centre de gravité de votre corps se situe entre vos pieds. Le talon de votre jambe arrière se soulève ; en position terminale, seule la pointe de votre pied arrière reste en contact avec le sol. Dans la position la plus basse, votre jambe avant forme un angle maximal de 90° ; votre genou ne surplombe donc pas le bout de votre pied. Le mouvement ascendant s'arrête juste avant l'extension complète de votre jambe avant.

Variante : pour augmenter la difficulté de l'exercice, vous pouvez tenir des poids légers dans les deux mains. Comme vos mains ne peuvent alors plus stabiliser votre corps en reposant sur vos hanches, n'essayez cette variante que lorsque vous êtes sûr de bien maîtriser l'exercice de base.

⚠ Conseil : faites un essai en déplaçant le centre de gravité de votre corps légèrement en avant ou en arrière. Ainsi, non seulement vous pouvez faire travailler différemment les muscles concernés, mais vous comprenez également comment ménager au mieux vos articulations pendant le déroulement de l'exercice.

GYMNASTIQUE

G 19 Élévation de la jambe à quatre pattes

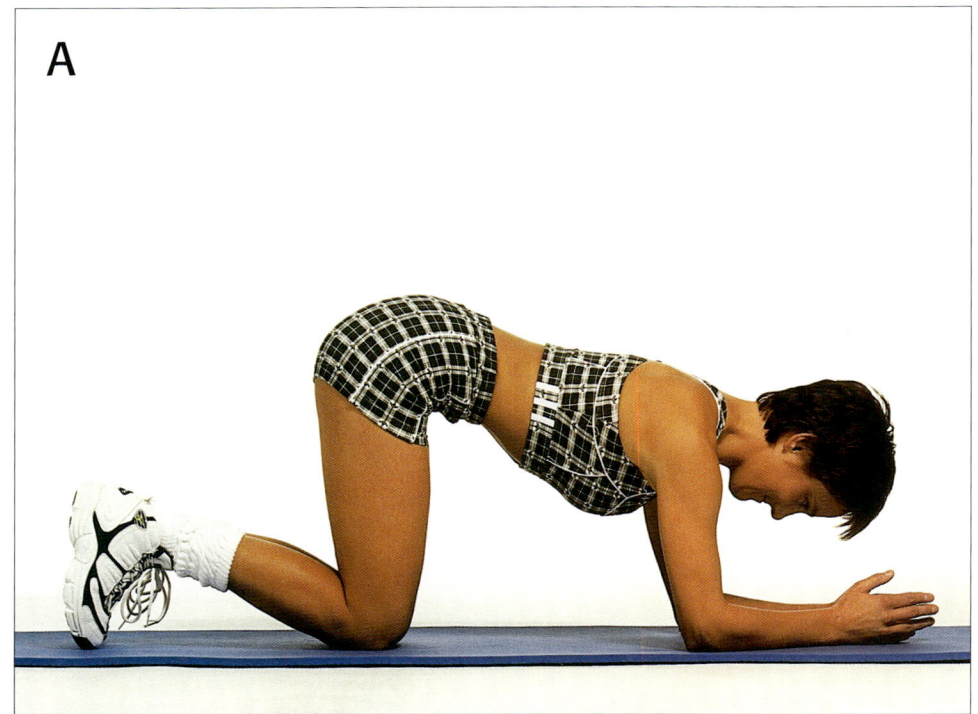

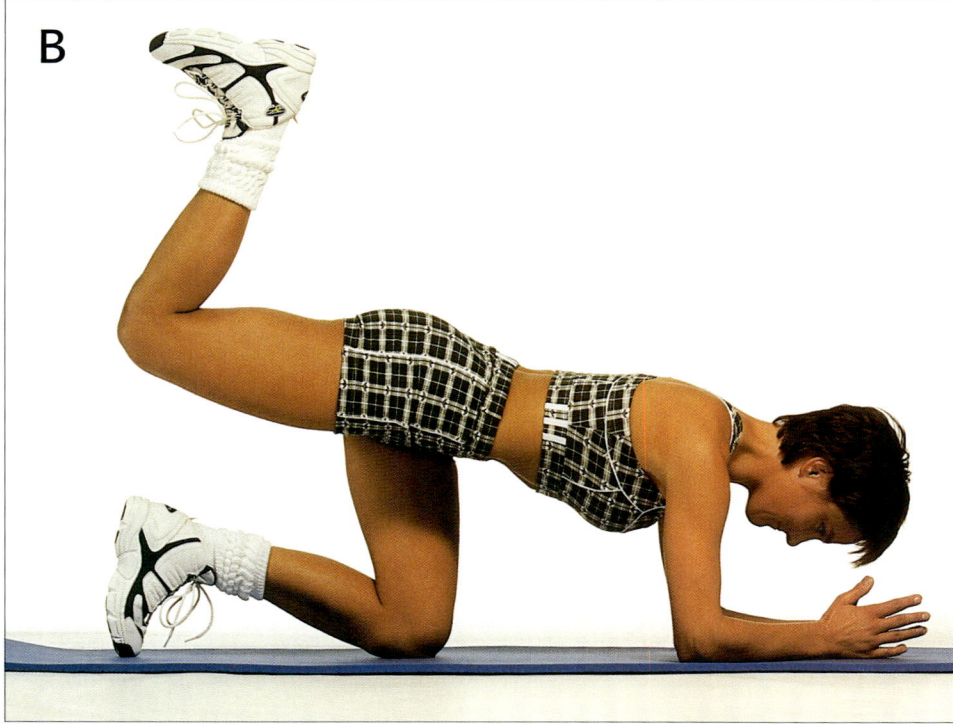

Position de départ : installez-vous à quatre pattes - votre corps repose sur vos avant-bras, vos genoux et la pointe de vos pieds ; vos yeux sont tournés vers le sol. Vos hanches forment approximativement un angle droit. Votre dos est droit et votre tête se trouve dans le prolongement naturel de la colonne vertébrale. L'une de vos jambes est légèrement surélevée et fléchie. Répartissez uniformément votre poids sur vos avant-bras et sur la jambe en appui.

▶ Déroulement de l'exercice : remontez progressivement votre jambe fléchie. En position terminale, votre cuisse se trouve dans le prolongement de la colonne vertébrale et la partie inférieure de votre jambe est dirigée vers le haut. Pendant toute la durée de l'exercice, l'angle de fléchissement de la jambe en mouvement reste donc identique. Ramenez ensuite votre jambe à sa position de départ et arrêtez-la juste avant que votre genou touche le sol. Pendant tout le mouvement, conservez votre bassin parallèle à vos épaules ; seule bouge la jambe qui travaille. Votre tête reste également immobile.

Variante : afin d'augmenter la difficulté de l'exercice, les personnes initiées peuvent glisser un petit haltère au creux du genou de la jambe qui travaille.

⚠ Conseil : ne bloquez pas votre respiration !

Entraînement des adducteurs position couchée sur le côté   G 20

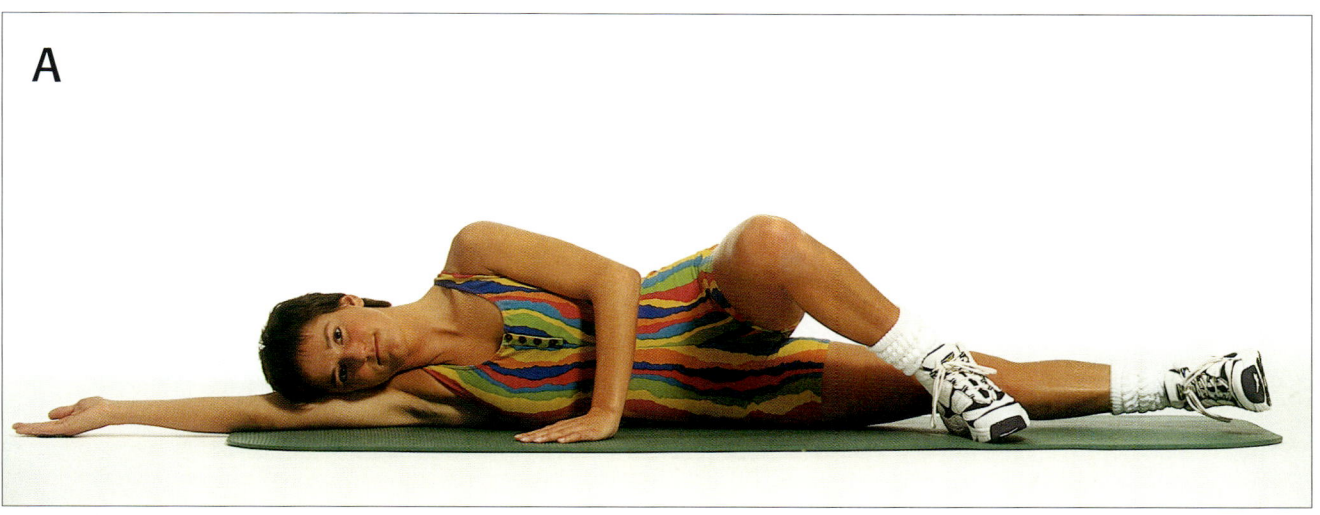

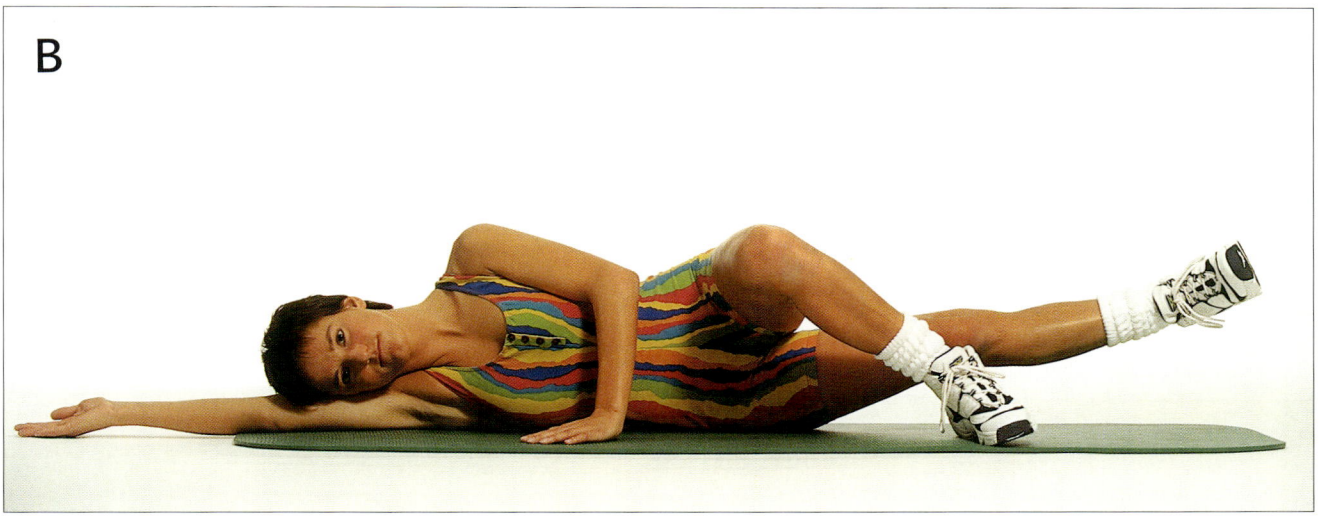

Position de départ : vous êtes couché sur le côté. Votre tête repose, détendue, sur votre bras allongé, votre jambe extérieure est fléchie à angle droit devant votre corps et s'appuie sur le sol, stabilisant ainsi la position couchée latérale. Votre jambe intérieure est quasiment tendue et légèrement surélevée juste au-dessus du sol, dans le prolongement de votre buste. Votre bras extérieur soutient votre corps par-devant.

▷ Déroulement de l'exercice : soulevez votre jambe intérieure le plus possible du sol et rabaissez-la ensuite, mais en prenant garde qu'elle n'effleure le sol. Conservez votre buste immobile.

Variante : posez la jambe extérieure pliée à angle droit sur un step. De cette manière, votre corps est plus stable et vous pouvez mieux vous concentrer sur les effets de l'exercice.

❗ Conseil : déplacez votre centre de gravité légèrement en avant. Ainsi, votre cuisse pivote un peu plus vers l'intérieur à l'articulation de la hanche et l'exercice est par conséquent plus efficace.

GYMNASTIQUE

G 21 Entraînement des abducteurs position couchée sur le côté

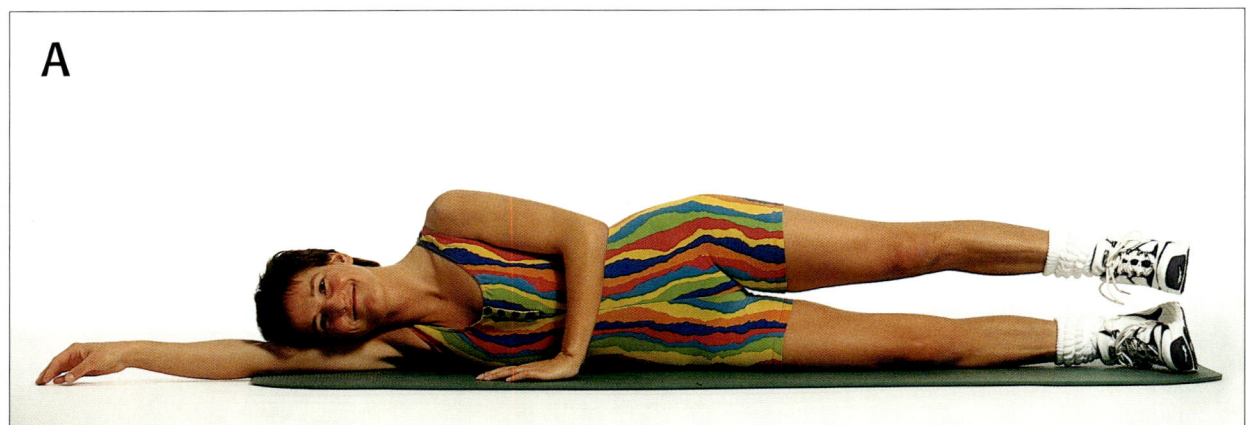

Position de départ : vous êtes couché sur le côté, la tête posée sur le bras intérieur allongé, l'autre bras soutenant votre corps par devant. Vos jambes sont légèrement fléchies et parallèles dans le prolongement de votre buste. Les pointes de pieds sont tendues.

▶ Déroulement de l'exercice : soulevez votre jambe extérieure de 30 à 40 cm au-dessus de la jambe intérieure. Vos genoux restent parallèles, votre hanche ne bascule pas. Abdominaux et fessiers sont gainés. Lors d'une série de répétitions, ne reposez pas votre jambe extérieure, mais arrêtez-la au contraire dans le mouvement descendant juste avant de toucher votre jambe intérieure.

Variante : les personnes expérimentées peuvent augmenter la difficulté de l'exercice en glissant un rubberband autour de la cheville. Avec cet accessoire, vous pouvez aussi effectuer cet exercice debout, pieds parallèles.

⚠ Conseil : modifiez légèrement la position de la cuisse en mouvement au niveau de la hanche, afin de faire travailler différemment vos muscles.

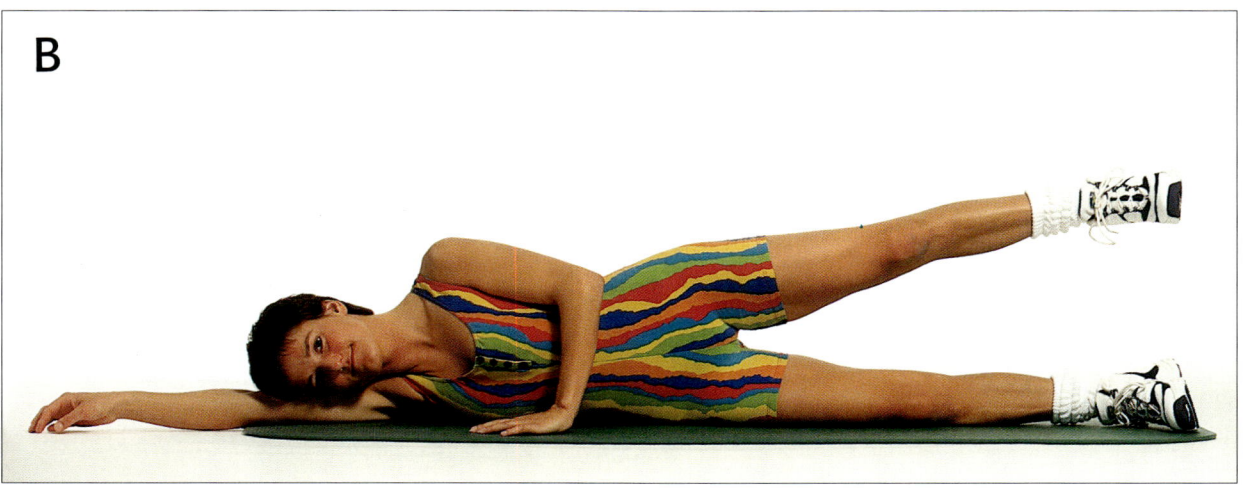

GYMNASTIQUE

Élévation des talons sur un step ou sur une marche   G 22

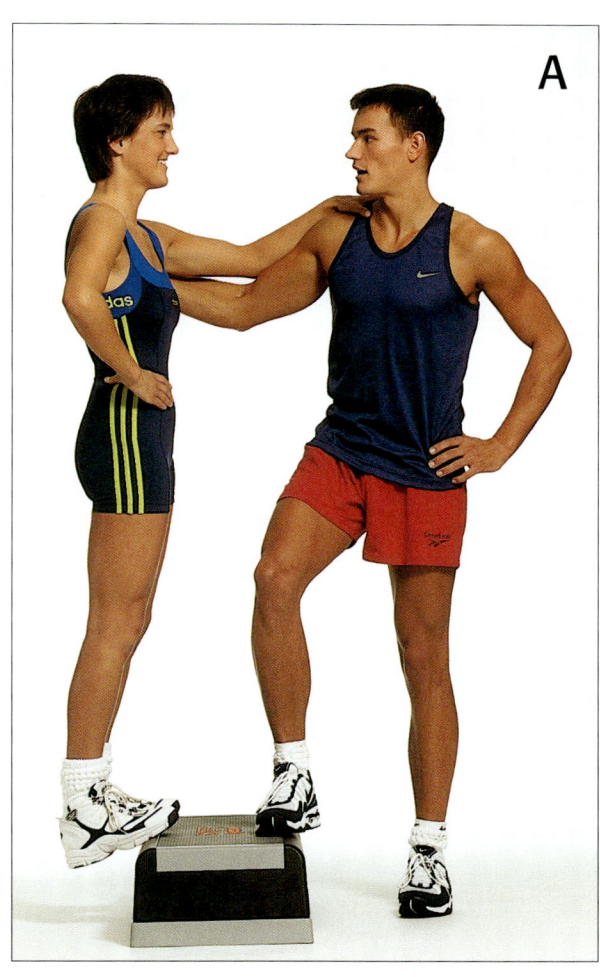

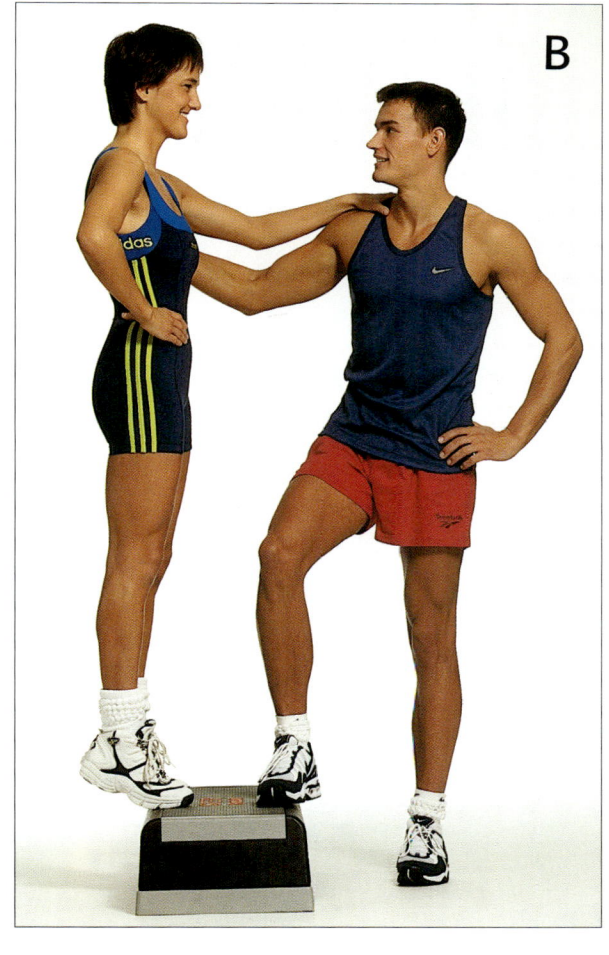

Position de départ : vous êtes debout, les pieds parallèles, posés (pointe et partie supérieure de la plante) sur le rebord d'un step ou d'une marche. Vos talons, sans appui, sont dirigés vers le bas. Pensez à votre gainage de base avec vos fessiers et vos abdominaux. Vos mains ont besoin d'un support pour équilibrer votre corps - par exemple un mur, un pilier, un partenaire, voire un manche à balai.

▶ Déroulement de l'exercice : abaissez vos talons aussi loin que possible, puis remontez le plus haut possible sur la pointe de vos orteils. Seules bougent les articulations qui donnent une impulsion. Le centre de gravité du corps reste au-dessus des pieds, afin que le mouvement s'effectue à la verticale et non vers l'avant.

Variante : les personnes expérimentées peuvent réaliser cet exercice sur une seule jambe - la deuxième jambe étant alors légèrement fléchie et surélevée.

❗ Conseil : pendant cet exercice, imaginez que vous voulez attraper un pot de confiture sur une étagère trop haute. Ainsi, vous parviendrez plus facilement à une extension totale du pied.

GYMNASTIQUE

G 23 Exercice à deux : épaules

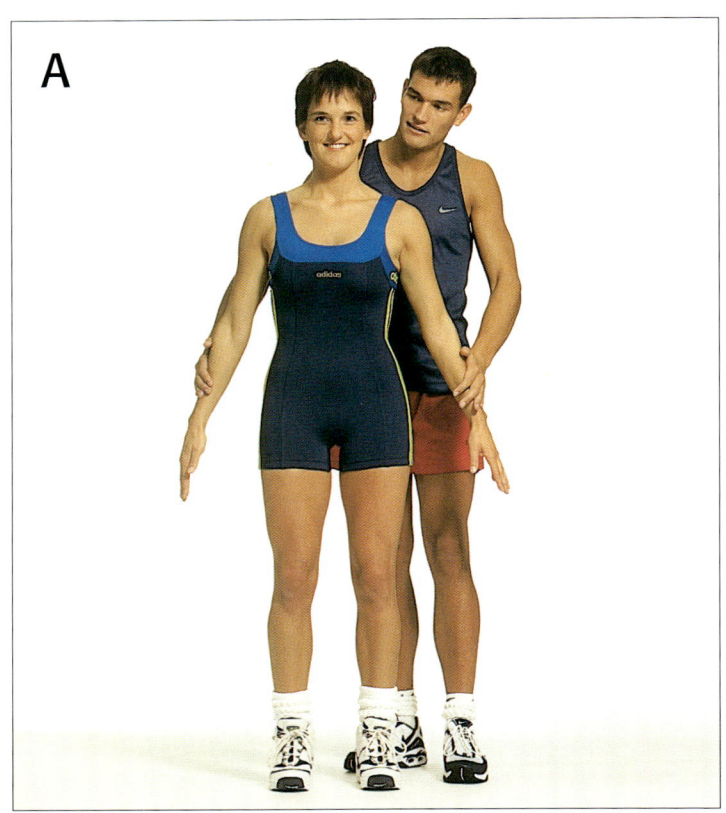

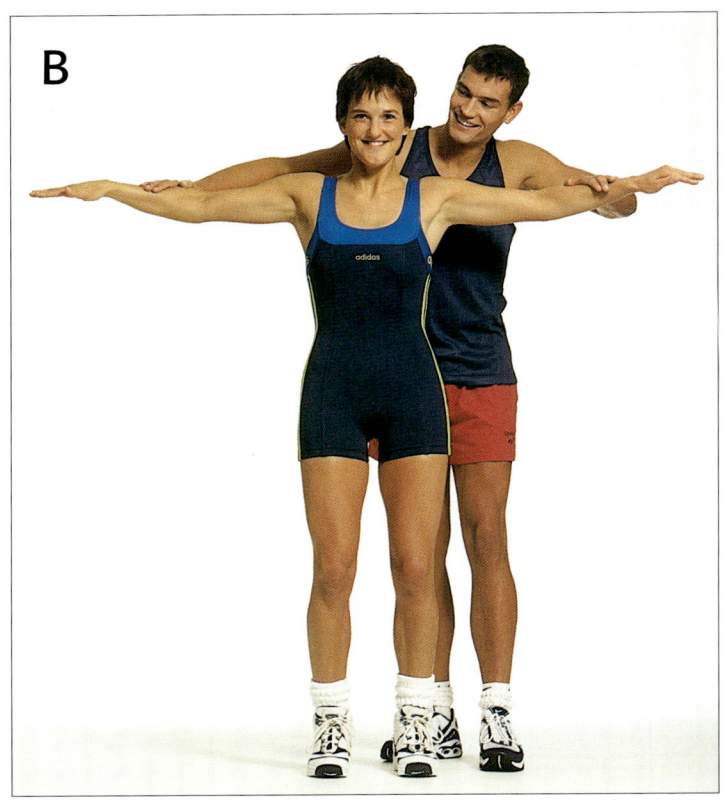

Position de départ : la personne qui s'entraîne est debout, pieds parallèles, le dos tourné à son partenaire. Les bras sont légèrement fléchis de part et d'autre du corps. Le partenaire est également debout, pieds parallèles, et tient par l'extérieur les avant-bras de la personne qui s'entraîne juste au-dessus de ses poignets. Les deux partenaires sont proches l'un de l'autre, mais leurs corps ne se touchent pas.

▶ Déroulement de l'exercice : celui qui s'entraîne remonte ses bras jusqu'à l'horizontale dans un axe latéral au corps, tandis que son partenaire exerce une force contraire. Ensuite, il cède lentement à la force de son partenaire jusqu'à ce que ses bras retrouvent leur position initiale. Le mouvement doit toujours rester fluide, le partenaire fournissant la force strictement nécessaire pour que celui qui s'entraîne puisse élever uniformément et progressivement ses bras. Dans la phase descendante, le partenaire exerce la pression nécessaire et suffisante pour vous faire rabaisser les bras avec un rythme lent et contrôlé.

Variante : pour équilibrer les différents rapports de force entre les partenaires, la prise sur le bras peut varier. L'exercice est plus difficile lorsque la prise est proche du coude - et plus facile lorsque cette prise se rapproche de la main.

❗ Conseil : si le partenaire est nettement plus petit que celui qui s'entraîne, il a tout intérêt à monter sur une marche ou sur un step.

Exercice à deux : partie supérieure du dos — G 24

Position de départ : l'un des partenaires est assis en tailleur, l'autre est debout derrière lui, les pieds écartés et les bras un peu fléchis. Celui qui est assis tient ses bras en « U » au-dessus de sa tête, les paumes tournées vers l'avant et les poings refermés avec souplesse. Le partenaire debout tient, tournés vers l'extérieur et sans les serrer, les poignets de celui qui s'entraîne.

▷ Déroulement de l'exercice : celui qui est assis tire ses bras régulièrement et uniformément vers le bas, en dépit de la résistance de son partenaire. À mi-hauteur, le haut des bras doit être parallèle au sol et les avant-bras pliés aux coudes à angle droit. La tête reste dans le prolongement naturel de la colonne vertébrale. En position terminale, la tête et les bras de celui qui s'entraîne, vus de face, forment un « W ». Puis, dans un mouvement régulier et lent, les bras sont ramenés à leur position de départ au-dessus de la tête. Le partenaire veille à conserver le dos droit, même quand il penche légèrement le buste en avant. Dans la mesure où celui qui s'entraîne tire ses bras vers le bas, son partenaire fléchit les genoux pour suivre le mouvement.

Variante : vous pouvez écarter vos bras de 10 cm de plus ou de moins par rapport à la posture de base. Vos muscles travaillent ainsi différemment.

❗ Conseil : pour éviter des pressions inutiles sur les poignets de celui qui s'entraîne, le partenaire doit absolument veiller à ce que sa force s'exerce vers le haut pour s'opposer au mouvement, et non sur la prise elle-même, qui doit rester aussi lâche que possible. Enroulez éventuellement un mouchoir, par exemple, autour des poignets de celui qui s'entraîne avant de les saisir.

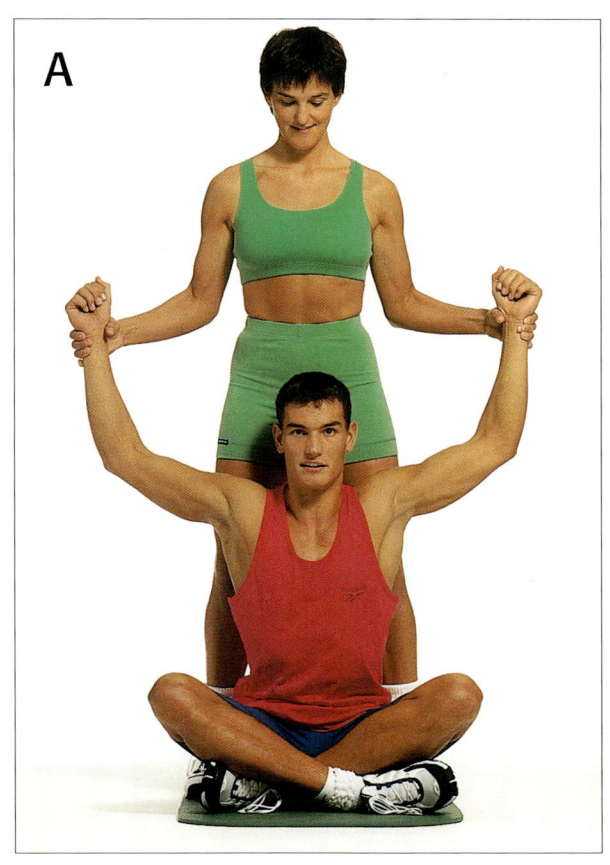

A

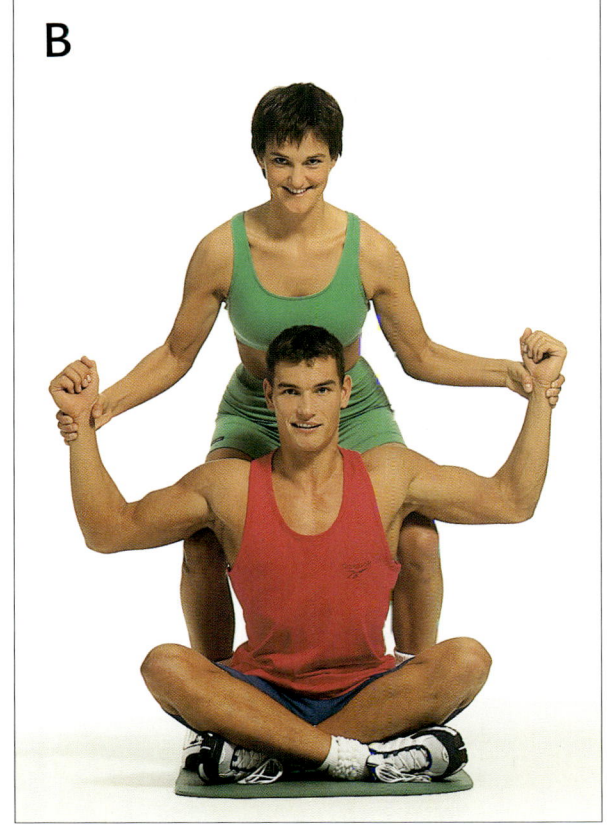

B

GYMNASTIQUE

G 25   Exercice à deux : Butterfly

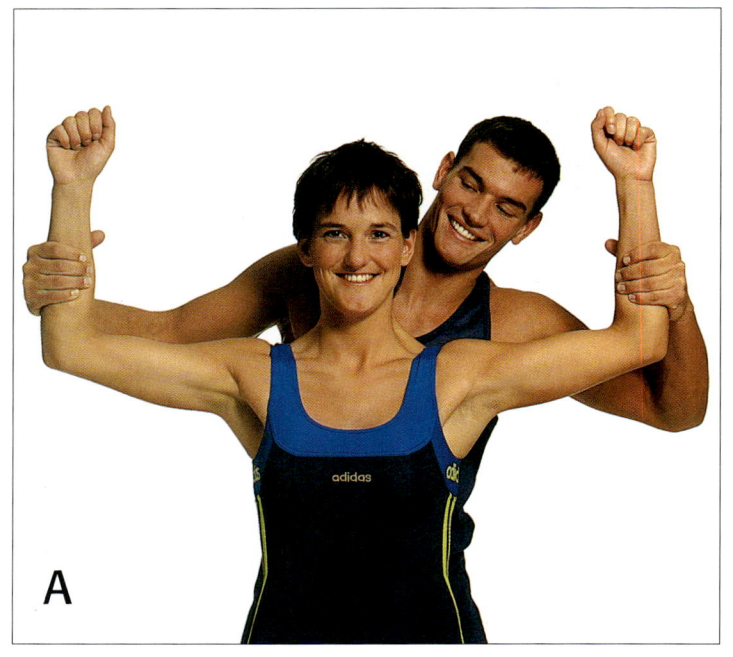

A

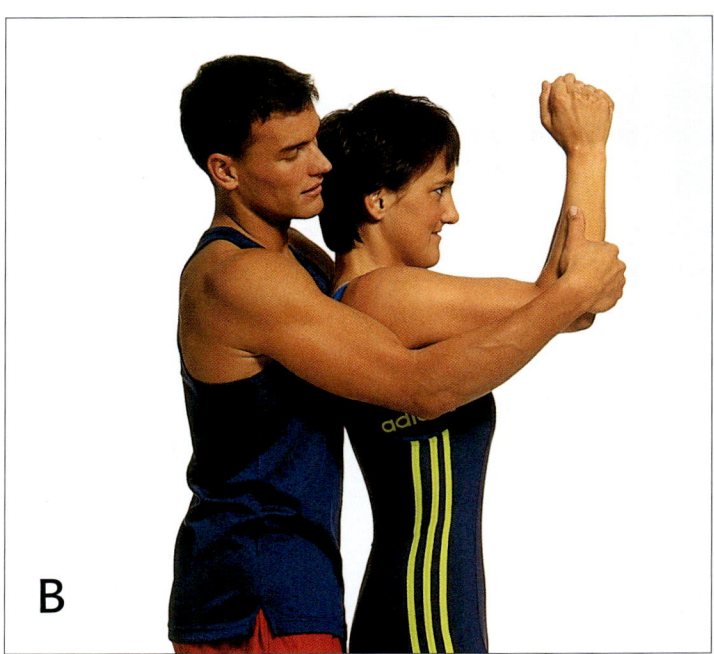

B

Position de départ : les deux partenaires sont debout, en position parallèle. Le partenaire avant appuie légèrement son dos sur la poitrine du partenaire arrière. Celui qui est en avant tient ses bras pliés à angle droit, de chaque côté du corps. Les avant-bras sont verticaux et les paumes des mains tournées vers l'avant (posture en « U »). Les poings sont fermés mais non crispés. Le partenaire arrière tient, de l'extérieur et au-dessous des poignets, les avant-bras du partenaire avant et soulève les bras aux coudes.

▷ Déroulement de l'exercice : dans un mouvement régulier et uniforme, le partenaire avant ramène ses deux bras vers le centre de son corps malgré la résistance du partenaire arrière. Le haut de ses bras doit toujours être parallèle au sol et ses bras pliés à angle droit. En position terminale, les avant-bras se trouvent dans l'axe du corps, espacés de quelques centimètres, ou l'un contre l'autre. Le partenaire arrière ramène ensuite les bras à leur position de départ en exerçant une traction mesurée. Pendant tout le mouvement, le partenaire arrière garde ses bras levés et son buste droit. Dans cet exercice, il puise la puissance du mouvement en premier lieu de la musculature du dos. La partie arrière des épaules est également entraînée. Les deux partenaires ne doivent pas trop s'appuyer l'un sur l'autre, mais conserver chacun leur équilibre.

Variante : si le partenaire arrière est manifestement plus petit que celui qui s'entraîne, il est préférable que ce dernier soit assis sur une chaise. Le partenaire arrière s'accroupit alors légèrement et s'appuie si possible contre la chaise pour développer sa puissance de façon plus constante.

⚠ Conseil : même si les exercices à deux sont avant tout plus distrayants, n'oubliez pas cependant que ce mouvement doit être exécuté progressivement et correctement. Évitez absolument de travailler en donnant des à-coups, comme dans tous les autres exercices de ce genre. Il ne s'agit pas ici de déterminer lequel des deux partenaires est le plus fort. Le partenaire arrière déploie la force nécessaire pour que le mouvement reste constamment régulier.

Exercice à deux : bras G 26

Position de départ : les deux partenaires sont debout l'un en face de l'autre, pieds parallèles. Ils peuvent aussi adopter la posture de base, un pied en avant. Les deux partenaires sont alors debout, jambe droite ou jambe gauche en avant, en position inversée l'une par rapport à l'autre. La distance entre les deux partenaires est légèrement inférieure à la longueur totale de leurs deux avant-bras. Les deux partenaires tiennent à deux mains une petite serviette roulée ou pliée, ou un équivalent. Les pouces sont tournés vers le haut et les paumes des mains vers l'intérieur. Tandis que les avant-bras du partenaire qui tient le haut de la serviette sont légèrement fléchis, ceux de l'autre partenaire, qui tient le bas de la serviette, sont presque tendus. Les coudes des deux partenaires restent près du corps.

▶ Déroulement de l'exercice : le partenaire qui tient le haut de la serviette fléchit progressivement et uniformément ses bras contre la résistance de l'autre, tout en gardant le haut de ses bras immobile et près de son corps. Lorsque les bras sont complètement fléchis, le sens du mouvement s'inverse et le partenaire qui tient le bas de la serviette tire ses bras vers le bas contre la résistance de l'autre. Au cours de cet exercice, l'un des partenaire fait travailler les muscles fléchisseurs de ses bras, tandis que l'autre fait travailler ses muscles extenseurs. À la fin de l'exercice, les partenaires changent de prise.

Variante : modifiez un peu la distance entre votre partenaire et vous-même.

❗ Conseil : pour une efficacité optimale de cet exercice, les mains des deux partenaires doivent être très proches les unes des autres. Plus les mains sont espacées et plus l'amplitude du mouvement et les effets de l'entraînement sont faibles.

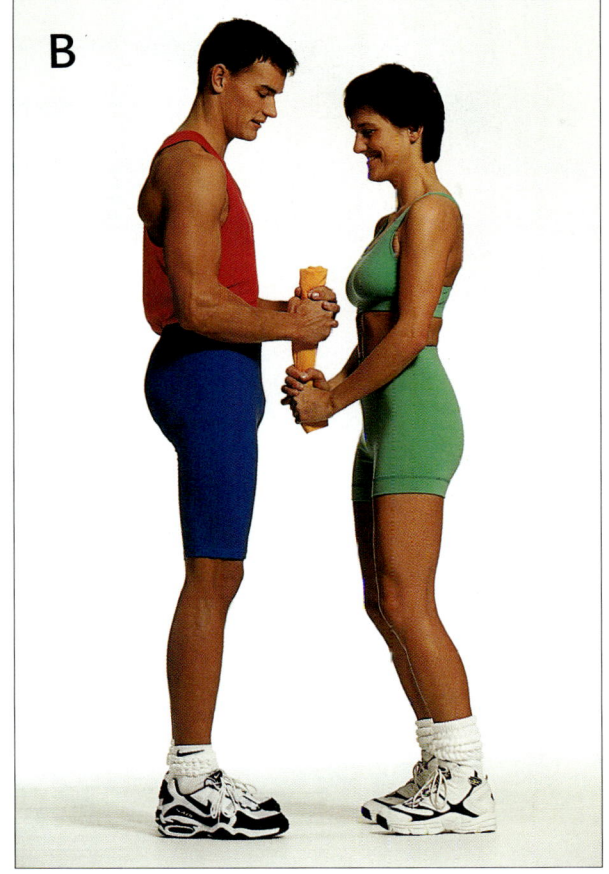

GYMNASTIQUE

G 27 Exercice à deux : flexion des jambes

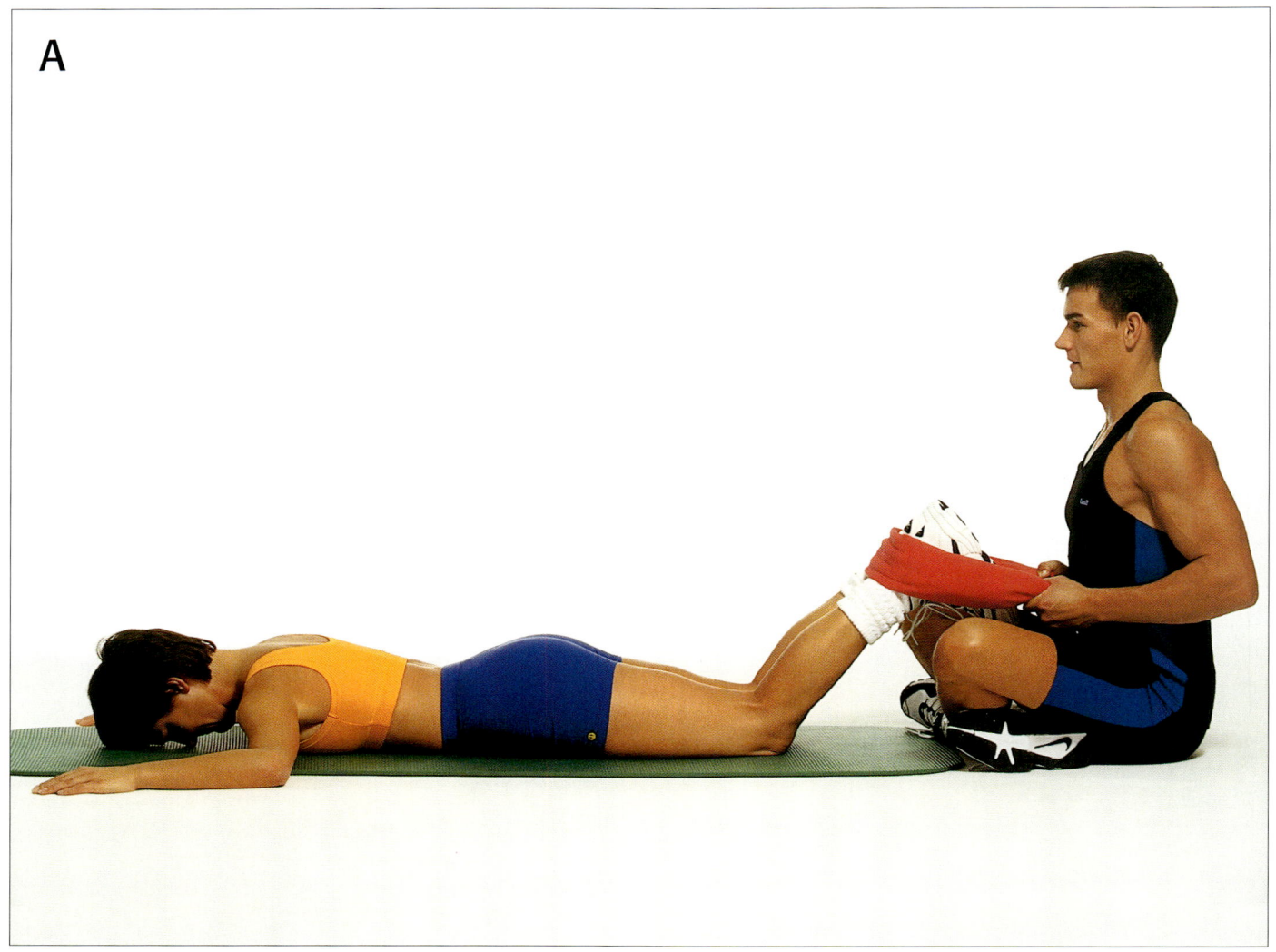

Position de départ : l'un des partenaires est couché sur le ventre, le corps gainé, sur un tapis de gymnastique. La tête repose, décontractée, le front contre le tapis. Les bras forment un « U » sur le sol de chaque côté du corps. La partie inférieure des jambes est légèrement surélevée avec, autour des talons, une longue serviette roulée ou pliée, ou une corde non élastique. L'autre partenaire est assis face à celui qui est couché, et est suffisamment près de ses pieds pour que, lorsque les jambes du partenaire couché sont ramenées vers ses fesses, il puisse saisir les extrémités de la serviette avec les bras presque tendus. Il est installé les jambes nettement pliées et écartées d'une largeur environ équivalente à celle des hanches, ou assis en tailleur. En position de départ, comme les jambes du partenaire couché ne sont que partiellement fléchies, les bras du partenaire assis sont nettement repliés. Ses épaules sont légèrement rejetées en arrière et sa tête forme le prolongement naturel de son dos droit.

▸ Déroulement de l'exercice : pendant que le partenaire couché fléchit ses jambes malgré la résistance opposée sur la serviette tenue par le partenaire assis, celui-ci détend ses bras

Exercice à deux : flexions des jambes   G 27

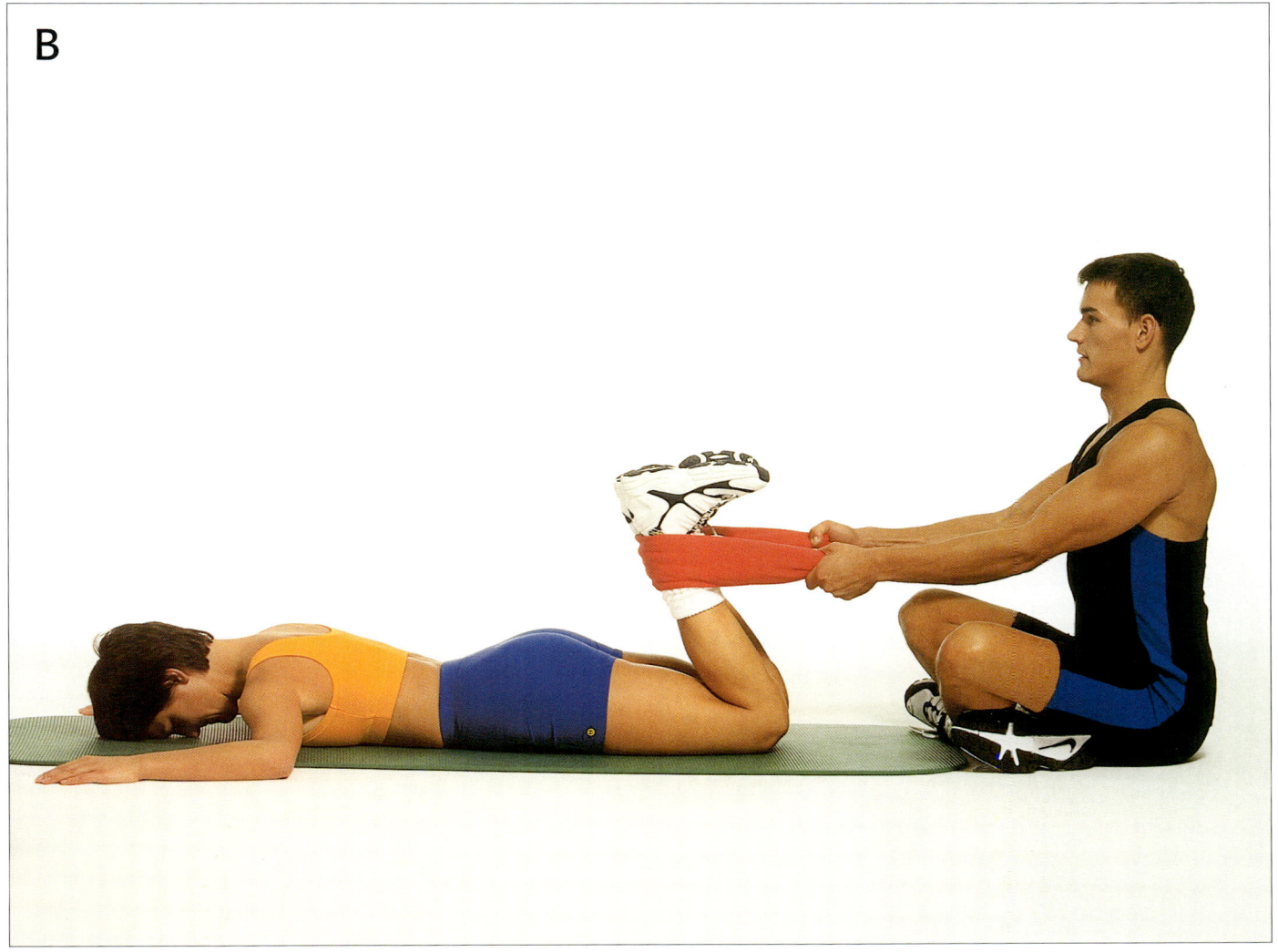

jusqu'à ce qu'ils soient presque allongés, avec les épaules légèrement en avant. En position terminale, les talons de celui qui est couché se trouvent aussi près que possible de ses fesses et les bras du partenaire assis sont tendus devant son buste bien droit. Ensuite, le partenaire assis ramène progressivement ses bras vers son corps et en même temps qu'il tire ses épaules en arrière, il rapproche ses omoplates de la colonne vertébrale. Les jambes du partenaire couché se déplient jusqu'à la position de départ légèrement fléchie. Grâce à cet exercice, le partenaire couché fait non seulement travailler les muscles fléchisseurs de ses jambes, mais le partenaire assis entraîne simultanément tous ses muscles dorsaux et les muscles fléchisseurs de ses bras.

Variante : le partenaire couché peut aussi réaliser cet exercice avec une seule jambe.

❶ Conseil : une serviette roulée (ou un équivalent), glissée sous le bassin du partenaire couché qui s'entraîne, permet de soulager la région lombaire.

GYMNASTIQUE

G 28 Exercice à deux : presse à cuisses

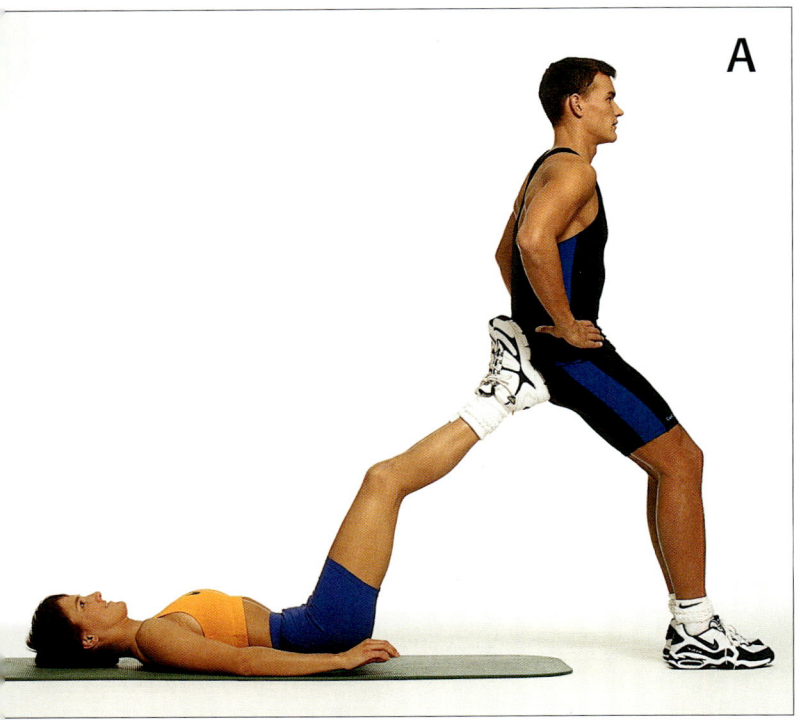

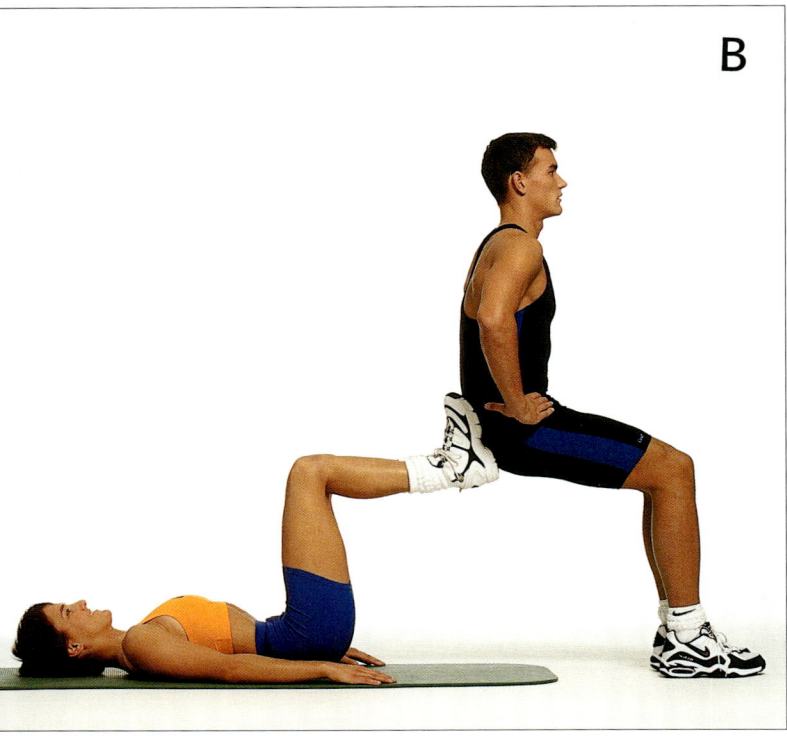

Position de départ : l'un des partenaires est couché sur le dos, les jambes légèrement fléchies. L'autre est debout, tournant le dos au partenaire couché, les jambes nettement pliées, et appuie ses fesses sur les pieds du partenaire couché. Le partenaire debout a les mains posées sur les hanches et la tête dans le prolongement naturel de son dos bien droit. Les bras du partenaire couché sont étendus sur le sol, de chaque côté de son corps. La distance entre les deux partenaires doit être calculée de façon à ce que la plante des pieds du partenaire couché, une fois les jambes allongées sur le sol, soit à peu près au même niveau que la pointe des pieds du partenaire debout. Faites un essai avant de prendre la position de départ.

▶ Déroulement de l'exercice : le partenaire couché sur le dos plie les jambes jusqu'à 90°, pendant que l'autre s'oppose à la force de ses jambes fléchies. Ensuite, le partenaire couché repousse l'autre vers le haut, jusqu'à ce que ses jambes ne soient plus que légèrement fléchies. En position terminale, avec les jambes pliées à angle droit, le partenaire couché doit veiller à ce que son bassin soit complètement plaqué au sol.

Variante : si les deux partenaires ont une bonne perception de leur corps et de leur équilibre, cet exercice peut aussi être effectué de la manière suivante : le partenaire debout maintient son corps bien droit en contractant de façon statique l'ensemble de ses muscles. Le partenaire couché n'exerce plus alors de poussée contre les fesses du partenaire debout, mais pose ses pieds sur la partie centrale de son dos.

❗ Conseil : si vous faites cet exercice pour la première fois avec un partenaire, vous allez constater qu'il n'est pas si facile de conserver l'équilibre et d'exécuter ce mouvement avec fluidité. Faites d'abord des essais avec des distances différentes entre vous, jusqu'à ce que vous sentiez que vous pouvez faire réaliser cet exercice harmonieusement, sans problème d'équilibre.

Exercice à deux : abduction et adduction — G 29

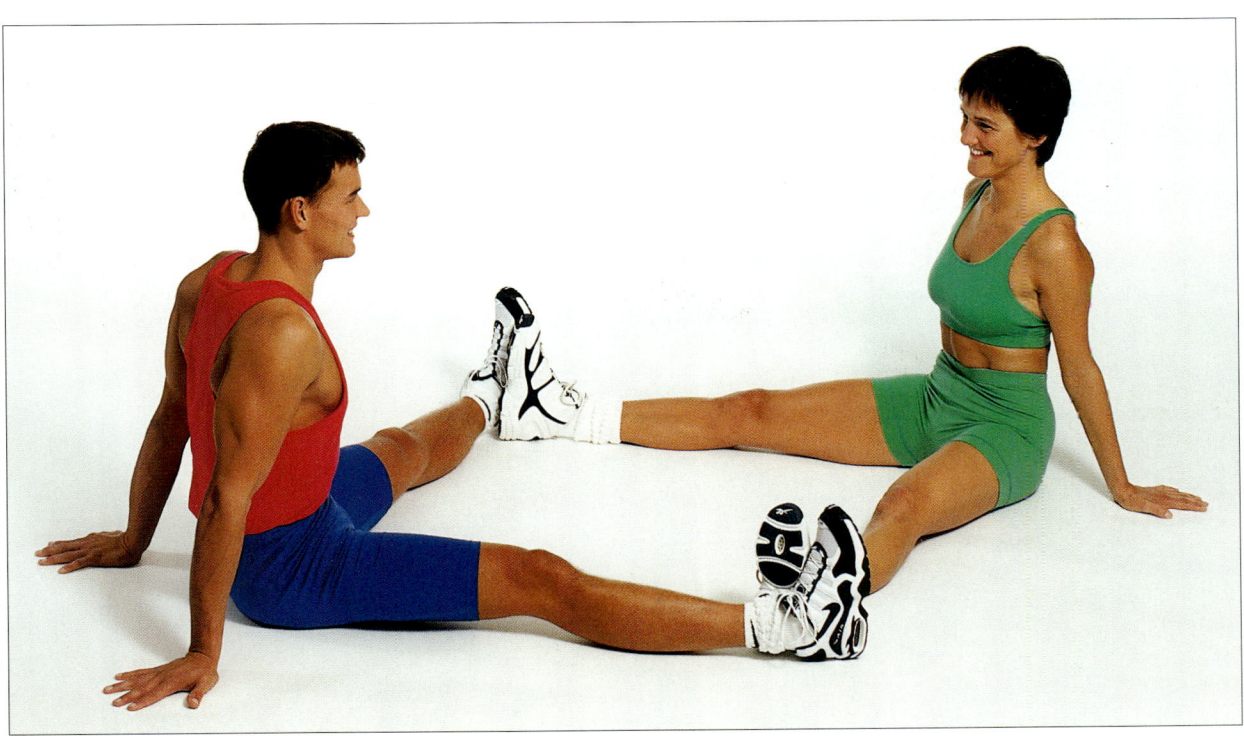

Position de départ : les deux partenaires sont assis l'un en face de l'autre de telle façon qu'ils puissent se regarder, le dos droit. Leurs jambes sont légèrement fléchies sur le sol et, vues d'en haut, forment un « V ». Leurs pieds sont écartés de chaque côté de 20 à 30 cm de plus que la largeur de leurs épaules. Les deux partenaires sont assis suffisamment près l'un de l'autre pour que leurs jambes se chevauchent légèrement - le bord extérieur des pieds de l'un des partenaires faisant pression sur la face intérieure des jambes de l'autre partenaire. Leurs mains s'appuient légèrement en arrière, mais leur buste reste vertical et bien droit.

▶ Déroulement de l'exercice : sur un signal convenu, le partenaire, dont les jambes sont situées à l'extérieur des jambes de l'autre partenaire, exerce une forte pression vers l'intérieur, tandis que l'autre résiste avec la même force vers l'extérieur. Si les partenaires possèdent sensiblement la même force, leurs jambes oscilleront à peine vers l'intérieur ou l'extérieur. Dans ce cas les muscles sollicités dans cet exercice subissent malgré tout une forte contraction. Comme cet exercice ne permet pas de procéder à des répétitions, mieux vaut en préciser la durée en comptant lentement ou à l'aide d'une montre. La durée idéale se situe entre 30 et 45 secondes. Pendant cet exercice statique, ne bloquez pas votre respiration, ne contractez pas votre corps, mais uniquement les muscles nécessaires dans les jambes et dans les hanches. Échangez la position des jambes à la fin de la série : le partenaire qui, auparavant, poussait de l'extérieur, pousse maintenant de l'intérieur et inversement.

Variante : si vous n'avez pas de partenaire à disposition, ou s'il est manifestement plus fort ou plus faible que vous, vous pouvez aussi effectuer cet exercice avec une chaise. Mieux vaut alors envelopper les pieds de la chaise avec une serviette pour que la pression ainsi occasionnée ne soit pas trop douloureuse.

❗ Conseil : faites cet exercice sans chaussures, afin que les semelles dures n'exercent pas de pression inutile sur les jambes de votre partenaire.

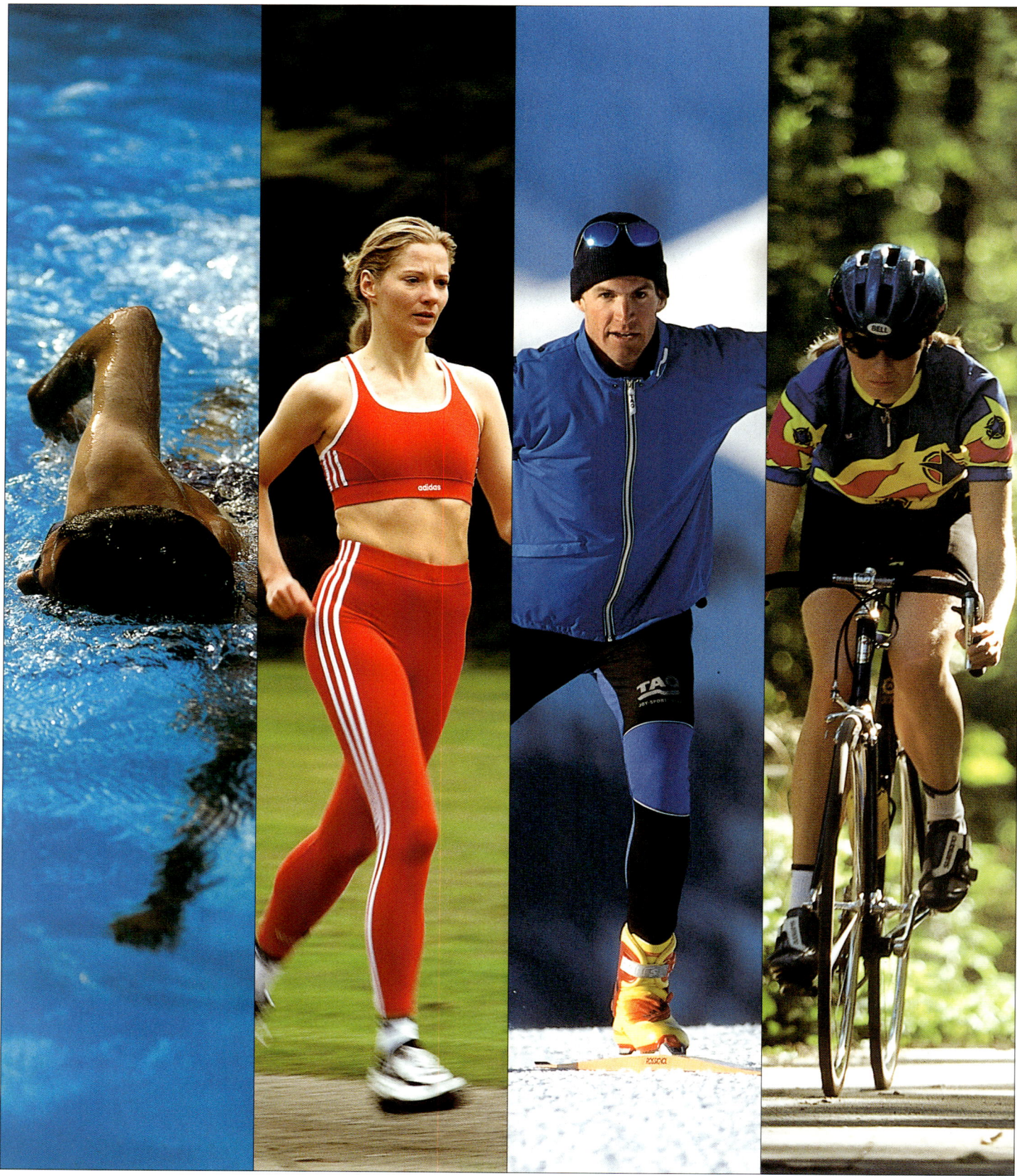

L'entraînement d'endurance, comment cela fonctionne-t-il ?

De toutes les capacités motrices — force, endurance, souplesse, rapidité, coordination — que nous pouvons améliorer par une activité sportive, l'endurance est à première vue la moins spectaculaire. Du point de vue de son action sur la santé, elle mérite pourtant la première place. Elle présente en effet de nombreux avantages, surtout dans le domaine de la *prévention*. Un entraînement régulier d'endurance, adapté aux possibilités de chacun, a de multiples effets bénéfiques sur le système cardiovasculaire :

- économie du travail cardiaque ;
- diminution du rythme cardiaque grâce à l'augmentation du volume de sang expulsé par battement cardiaque ;
- augmentation du volume et du poids du cœur ;
- meilleure *fixation de l'oxygène* ;
- diminution de la consommation d'oxygène du muscle cardiaque ;
- baisse de la tension artérielle ;
- amélioration de la fluidité et de la coagulation du sang ;
- augmentation du *volume respiratoire par minute* pendant l'effort ;
- efficacité accrue des enzymes aérobies ;
- amélioration du *système coronarien* ;
- diminution d'environ 50 % du risque d'infarctus ;
- meilleure capillarisation des muscles striés ;
- augmentation de la teneur en glycogène du myocarde et de l'ensemble de la musculature ;
- accroissement du *volume des mitochondries* ;
- baisse du taux des « hormones de stress », *adrénaline et noradrénaline* ;
- baisse du taux de cholestérol-LDL ;
- augmentation du taux de cholestérol-HDL.

D'autres exemples non moins impressionnants pourraient être ajoutés à cette liste. En dépit de ces avantages généralement admis, l'entraînement d'endurance est négligé, en particulier par les sportifs amateurs de musculation. Une des raisons les plus fréquentes pour lesquelles de nombreuses personnes renoncent à s'entraîner régulièrement après une brève période d'essai est l'augmentation trop rapide de l'intensité des exercices qui, la plupart du temps, n'a pas été programmée. Le plus souvent, c'est, par exemple, le désir d'améliorer sa silhouette qui incite à pratiquer la course, la natation, le vélo ou d'autres sports. Si l'on se fixe un parcours dont il faudra à tout prix venir à bout, cela aboutit souvent au surentraînement. La course est statistiquement le sport le plus pratiqué. Pourtant, elle peut entraîner des traumatismes au niveau des articulations et des muscles si l'on débute par un effort excessif ou trop prolongé. Les douleurs par lesquelles ce surentraînement se manifeste conduisent souvent à une interruption durable de l'entraînement. De même que l'entraînement de musculation, l'entraînement d'endurance devrait être planifié en tenant compte des capacités réelles de chacun. Dans le chapitre *Entraînement programmé*, vous trouverez deux tests qui vous permettront d'évaluer votre niveau. Dans presque tous les clubs de fitness modernes, un entraîneur expérimenté pourra également tester votre capacité d'endurance. Si les résultats de votre test sont inférieurs à la moyenne, il est indispensable de commencer l'entraînement par des exercices exigeant un effort modéré, et de courte durée. Pour chaque type de sport d'endurance que nous présentons, vous trouverez par conséquent des programmes spéciaux pour débutants. Les trois premiers mois, il est essentiel que votre rythme cardiaque ne dépasse pas les valeurs les plus basses indiquées sur les tableaux. Au début, il est conseillé de diviser la séance d'entraînement en trois périodes de courte durée, plutôt que d'effectuer une séance continue et très longue. Entre chaque période, vous pourrez soit vous reposer (par exemple si vous faites de la natation), soit diminuer l'intensité de l'exercice (par exemple en marchant entre deux phases de course, dans le cas du jogging). Lorsque vous aurez acquis davantage d'expérience et d'endurance, renoncez progressivement à ces phases de récupération et augmentez par paliers la durée de chaque période d'entraînement. En règle générale, tous ceux qui ont commencé un programme bien conçu pour améliorer leur capacité cardiovasculaire sont enthousiasmés par les résultats obtenus. Une citation du professeur Wielfried Kindermann, spécialiste reconnu du système cardiovasculaire, résume de façon frappante les avantages d'un entraînement adéquat : « L'entraînement d'endurance a les effets suivants : meilleure utilisation de l'oxygène, baisse de la tension artérielle, stabilisation du rythme cardiaque, amélioration des métabolismes, et augmentation de la fluidité sanguine. Correctement pratiqué, il n'a pas d'effets secondaires. Quel médicament possède une efficacité comparable, sans avoir d'effets secondaires ? »

Le système cardiovasculaire

Pour comprendre comment fonctionne l'entraînement d'endurance, quelques connaissances de base sur le système cardiovasculaire sont indispensables. La principale fonction que le cœur et le système circulatoire exercent en commun avec les poumons est l'oxygénation de l'ensemble de l'organisme. En dernière analyse, toute adaptation positive du *système cardiorespiratoire* est liée, directement ou indirectement, à une demande d'oxygène accrue des cellules. Le cœur est la pompe, à la fois aspirante et refoulante, du système cardiovasculaire. Cet effet de pompe est dû à des contractions rythmiques du muscle cardiaque : le myocarde. Le plus extraordinaire, c'est l'étonnante capacité de travail et la fiabilité du myocarde, qui ne peut s'accorder aucune "pause de récupération" plus longue que le temps qui sépare deux battements. Protégé par le sternum, le cœur est situé vers le milieu du thorax, approximativement un tiers à droite et deux tiers à gauche de la ligne médiane. C'est un muscle creux, à peu près de la grosseur d'un poing d'homme légèrement serré. Sa dimension et son poids varient d'ailleurs en fonction du sexe, de l'âge et de l'effort qui lui a été demandé. Bien que le muscle cardiaque soit à première vue fort semblable aux muscles striés, il existe une différence fondamentale : alors que ces derniers peuvent être contractés volontairement, la contraction du myocarde dépend de l'action combinée, fort complexe, d'éléments des systèmes nerveux et hormonal, auxquels s'ajoute un système d'excitation intrinsèque.

En fait, le cœur comprend deux pompes distinctes, le cœur gauche et le cœur droit, qui assurent la *grande circulation* et la circulation des poumons. Le système circulatoire apporte l'oxygène et les nutriments nécessaires à tous les organes de notre corps, jusqu'à la moindre cellule. En même temps, il se charge d'évacuer des déchets. Par exemple, l'oxygène provenant des poumons, transformé en gaz carbonique dans les cellules, est ramené aux poumons par le flux sanguin (voir graphique). Témoignage de l'incroyable efficacité du système cardiovasculaire, la masse sanguine totale, qui est de cinq à six litres, irrigue complètement l'organisme au repos environ une fois par minute. Le sang assure également une partie des défenses immunitaires de l'organisme et des échanges thermiques. En simplifiant, on peut considérer le cœur comme une pompe, le système vasculaire comme un réseau de canaux ou de tuyaux, et le sang comme la substance transportée. En mettant bout à bout la totalité des embranchements et subdivisions de ce système de transport, on obtiendrait une ligne droite de plus de cent mille kilomètres de long !

Comme la comparaison cœur = pompe est fréquemment utilisée, on a également tendance à assimiler le système vasculaire à un réseau de distribution d'eau. Cette comparaison est quelque peu boiteuse car, au contraire des veines et des artères, un tuyau en cuivre ne peut pas diminuer ou augmenter activement son diamètre. Le revêtement musculaire des vaisseaux le peut. Cela explique aussi les variations parfois rapides de la tension artérielle. Outre la fréquence cardiaque, la tension est la seconde valeur qu'il soit possible de déterminer assez facilement et sans intervention traumatisante. Elle donne des indications sur l'état du système cardiovasculaire. Les valeurs concernant la tension ont été indiquées dans le chapitre *Entraînement programmé*.

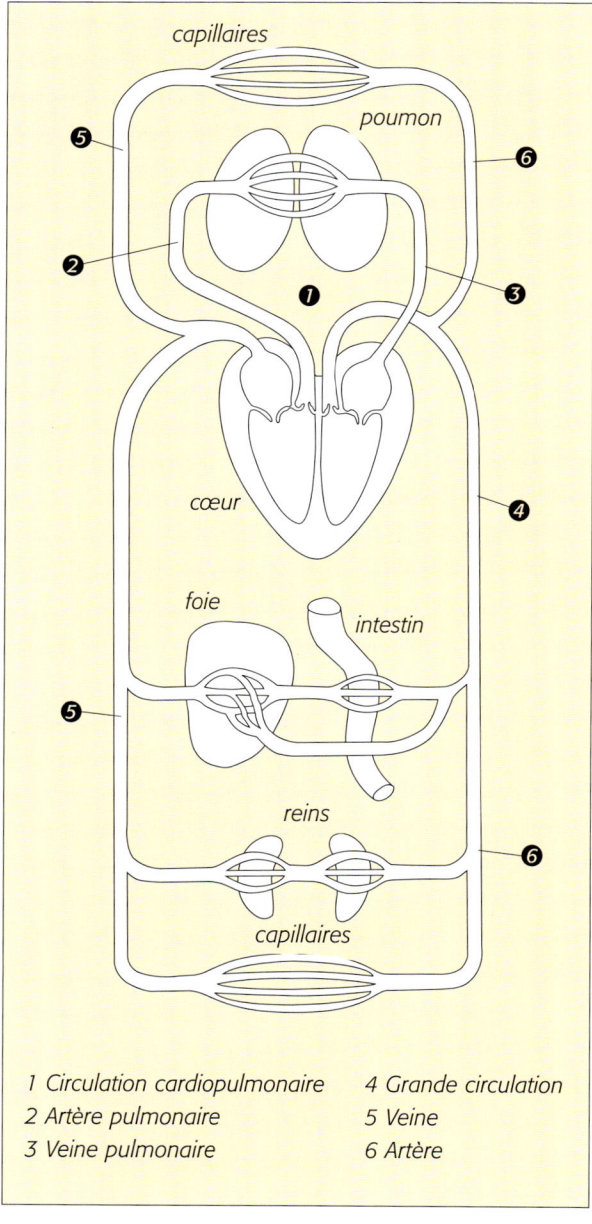

1 Circulation cardiopulmonaire
2 Artère pulmonaire
3 Veine pulmonaire
4 Grande circulation
5 Veine
6 Artère

Schéma général de présentation des exercices

Les descriptions de diverses activités améliorant l'endurance (cyclisme, marche, jogging, natation, skating en ligne, ski de fond, aérobic, cross-training, ou « training alterné ») que vous trouverez ci-après suivent toutes la même présentation. Pour chaque sport, nous décrivons les vêtements et le matériel appropriés, ainsi que les accessoires utiles. Nous expliquons ensuite, si nécessaire, l'utilisation correcte du matériel, ainsi que la technique de base. Vous trouverez également des conseils pour améliorer votre style, ainsi qu'un programme d'entraînement de plusieurs semaines permettant une nette augmentation de l'endurance dans la discipline en question. Que vous considériez l'entraînement d'endurance comme une discipline en soi, ou que vous l'intégriez dans un ensemble destiné à améliorer les divers aspects du fitness, n'oubliez pas qu'il est indispensable de s'échauffer et de récupérer, sans oublier l'étirement nécessaire des muscles les plus sollicités.

La principale raison pour laquelle de nombreuses personnes abandonnent l'entraînement d'endurance, voire ne s'y mettent jamais, est sans doute une motivation insuffisante. Bien que les avantages d'un entraînement régulier d'endurance, que nous avons décrits ci-dessus, constituent de puissants arguments, cet entraînement est souvent jugé monotone et ennuyeux. Une des raisons en est certainement que les divers sports d'endurance sont surtout des disciplines individuelles, que l'on pratique presque toujours seul(e). Pour augmenter leur motivation, ou du moins pour se décider à commencer, beaucoup trouveront utile de se joindre à une réunion de joggers, ou de donner rendez-vous à un ou une partenaire ou ami(e) pour aller à la piscine. Une fois que l'on a commencé et que les premiers résultats apparaissent, la motivation augmente presque automatiquement.

Les règles d'or de l'endurance

- Échauffez-vous toujours avant une séance d'entraînement, et récupérez après.
- Entre les jours consacrés à l'entraînement, prévoyez des périodes de détente correspondant à votre mode de vie.
- Entraînez-vous au moins deux fois par semaine, de préférence trois fois.
- Pendant l'entraînement, respectez une fréquence (= un rythme) cardiaque correspondant à votre âge et à votre condition physique.
- N'augmentez l'effort que lorsque vous serez prêt, à la fois physiquement et psychologiquement
- Augmentez d'abord la durée de l'effort et, ensuite seulement, son intensité, mesurée selon la fréquence cardiaque.
- Surveillez vos progrès en effectuant régulièrement des tests.
- Prévoyez des séances d'entraînement d'autant plus courtes que le sport choisi mobilise un plus grand nombre de muscles, et inversement.
- Pratiquez un entraînement diversifié (voir *Cross-Training*) pour éviter la fatigue, tant physique que psychique.
- Veillez à boire suffisamment, à compenser en temps voulu les pertes de liquide.
- Pensez à vous procurer un habillement et un équipement de haute qualité.
- N'oubliez pas que le mouvement doit vous procurer du plaisir.

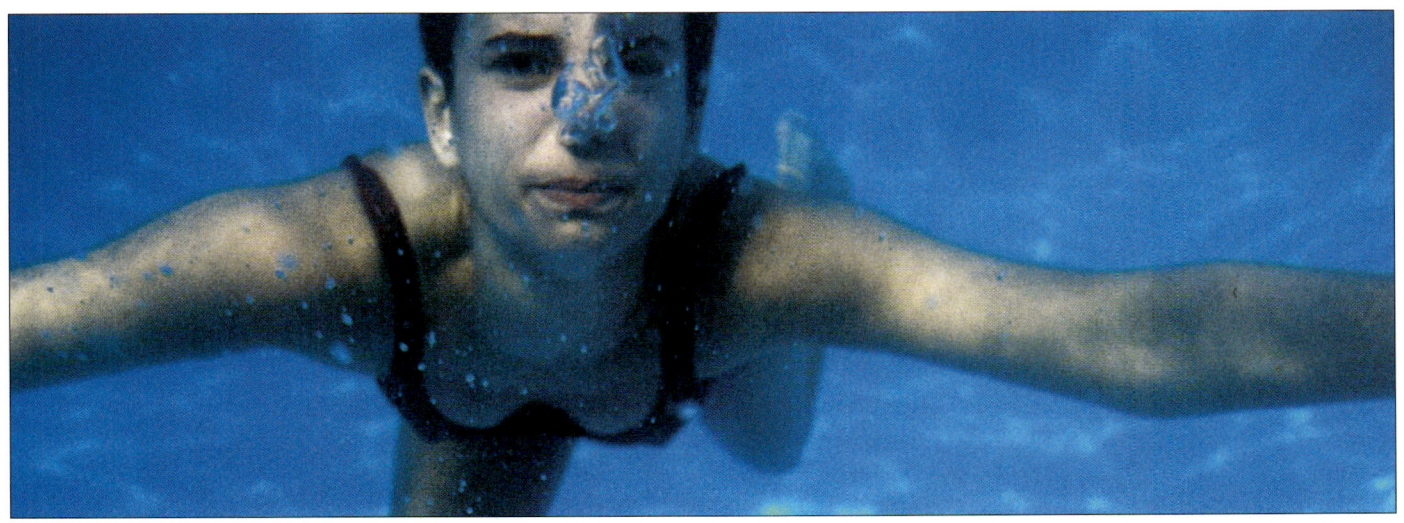

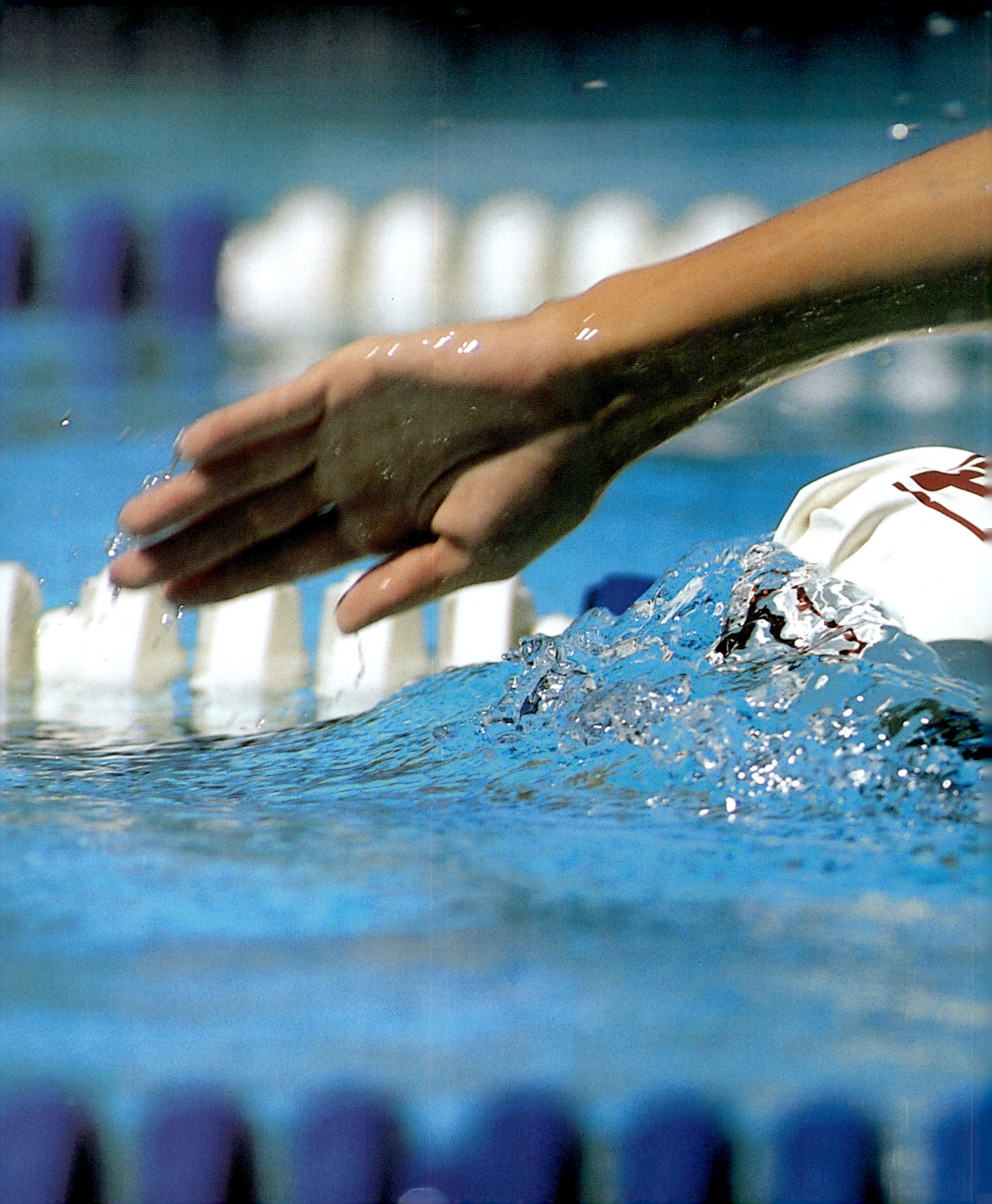

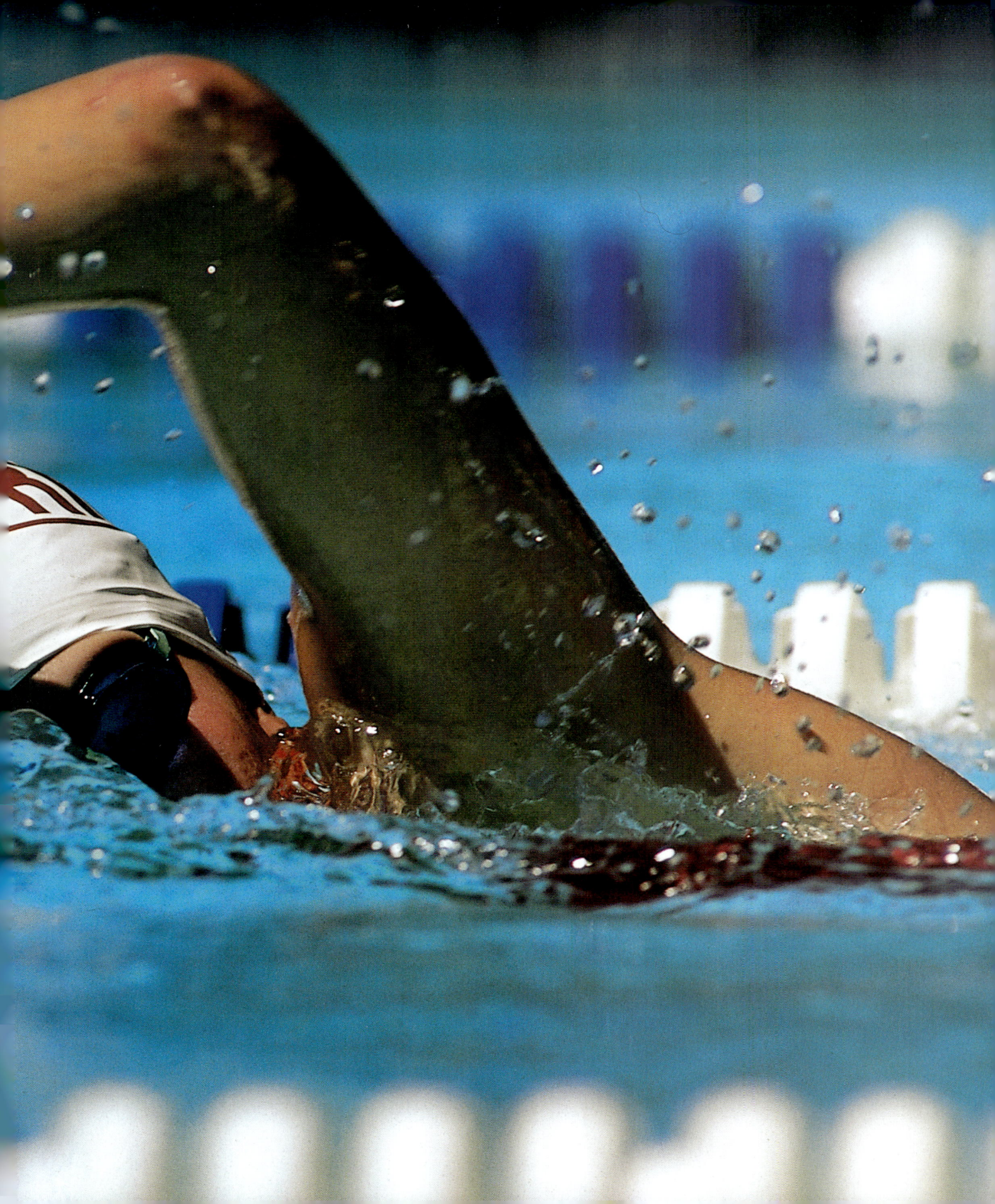

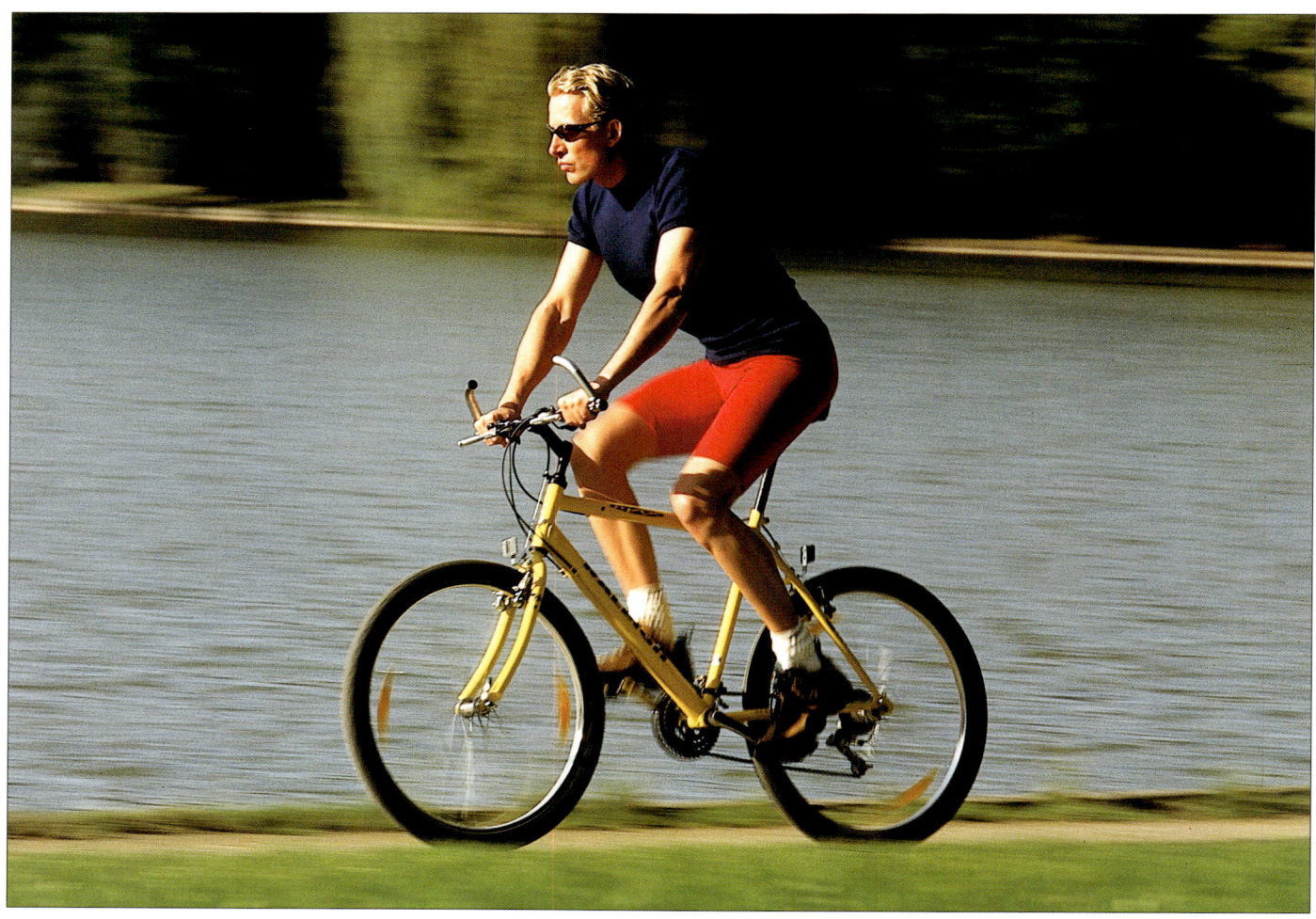

Le cyclisme

Allant à l'encontre de sa nature, l'homme devient de plus en plus un être assis, sans activité physique digne de ce nom, mais avec une surcharge psychique croissante. Le manque de mouvement et le stress psychosocial comptent parmi les principaux facteurs de risque qui prédisposent aux *maladies de civilisation*. Il est prouvé que le meilleur moyen d'éviter les maladies coronariennes est de pratiquer des sports qui augmentent l'endurance. À cet égard, le cyclisme occupe une place à part, car le poids corporel du sportif est porté par la selle. Cette discipline est par conséquent parfaitement adaptée aux personnes qui ont des problèmes articulaires ou un excès de poids. Compte tenu du dosage facile de l'effort qu'il permet, le cyclisme convient également aux personnes sédentaires, qui n'avaient auparavant quasiment aucune activité physique. En remportant le tour de France 1997, Jan Ullrich a démontré de façon frappante que le cyclisme peut aussi être pratiqué comme un sport de haute performance. Dans tous les cas, que le cyclisme soit pratiqué pour des raisons de santé ou que l'on vise la performance, un entraînement régulier et correctement dosé améliore le bien-être physique et moral du sportif.

Comment s'habiller

Même si vous ne tenez pas à être habillé comme un « pro » du vélo, le choix des vêtements doit tenir compte de divers facteurs. Parce que la vitesse est plus élevée, le cycliste est exposé à un vent plus fort que le marcheur ou le coureur. Par temps chaud, ce vent a un effet agréablement rafraîchissant, mais lorsqu'il fait froid, il favorise le refroidissement du corps. Il faut par conséquent porter des vêtements qui collent au corps, et qui protègent suffisamment des intempéries. Prévoyez en premier lieu des tee-shirts à manches courtes ou longues. Veillez à ce que le tee-shirt ne soit pas trop ample, et surtout à ce qu'il couvre bien les reins. Par temps froid, portez deux pulls légers superposés. En cas de pluie ou de vent, enfilez par-dessus un blouson imperméable correctement ventilé.

Au lieu d'acheter des pantalons de cyclisme souvent coûteux, le débutant ou la débutante pourra se contenter de collants ou d'un pantalon de jogging pas trop ample. Mais dès que vous vous entraînerez régulièrement, en restant en selle sur de longues distances, il faudra prévoir quelques vêtements supplémentaires.

Le pantalon de cyclisme *(cuissard)*

Le pantalon de cyclisme collant, en laine ou en tissu synthétique extensible, est le vêtement le plus important du cycliste. Ce pantalon est muni, à l'entrejambe, d'un empiècement en cuir ou en synthétique souple matelassé. Cette structure particulière évitera à l'amateur comme au professionnel de désagréables irritations ou blessures des os du bassin, de la partie interne des cuisses et de la région des organes génitaux. Les jambes des cuissards d'été doivent couvrir au moins le tiers, et de préférence les deux tiers, des cuisses, et ne pas faire de plis. Pendant la saison froide, on protégera les jambes avec un pantalon descendant jusqu'aux chevilles, ou avec des jambières, que l'on enfilera comme des chaussettes par-dessus les jambes des pantalons courts. En ce qui concerne les pantalons longs, ils ne doivent pas être trop serrés aux genoux, ceci afin d'assurer une bonne circulation sanguine. Les sous-vêtements seront en tissu spécial qui n'absorbe pas la transpiration, mais l'évacue vers l'extérieur.

Les chaussures

Au début, des chaussures de sport à semelle assez rigide suffisent amplement, à condition qu'elles aient une bonne prise sur les pédales. Mais si vous vous entraînez régulièrement, il est utile d'acheter de vraies chaussures de cyclisme et des pédales spéciales munies de fixations. Avec ce type de pédale, la chaussure est fixée un peu comme sur un ski, de sorte que les cale-pieds deviennent inutiles. Ce mode de fixation permet une meilleure transmission de l'effort et un pédalage plus régulier. À l'achat, les chaussures doivent être justes, sans serrer le pied évidemment. Pour obtenir une transmission optimale de l'effort, une semelle relativement rigide est nécessaire. Choisissez un modèle bien ventilé, vos pieds vous en seront reconnaissants.

Les maillots

Selon la saison, on choisira un maillot à manches courtes ou à manches longues. Ce vêtement indispensable vous protégera du soleil comme du froid. Un bon maillot doit être assez collant, bien protéger les reins, et éliminer le plus rapidement possible la transpiration au lieu de l'absorber. Pour s'entraîner le soir ou la nuit, il est recommandé de porter des maillots de couleurs claires et vives, afin d'être vu des autres usagers de la route.

Accessoires utiles

Pour des raisons de sécurité, il est indispensable de porter un casque. Les casques dits « à coque dure » sont particulièrement recommandés, car grâce à leur structure, ils amortissent efficacement les chocs.

En cas de chutes, des gants de cyclisme peuvent protéger les mains d'écorchures ou d'entailles parfois graves. Des lunettes spéciales augmentent le plaisir de la route car elles préservent les yeux à la fois d'un excès d'ultraviolets, de la poussière et des insectes. Un accessoire fort utile pour mieux contrôler l'entraînement est un *tachymètre* multi-fonctions. Enfin, pour profiter pleinement des arrêts, il n'est pas superflu de se munir d'un antivol.

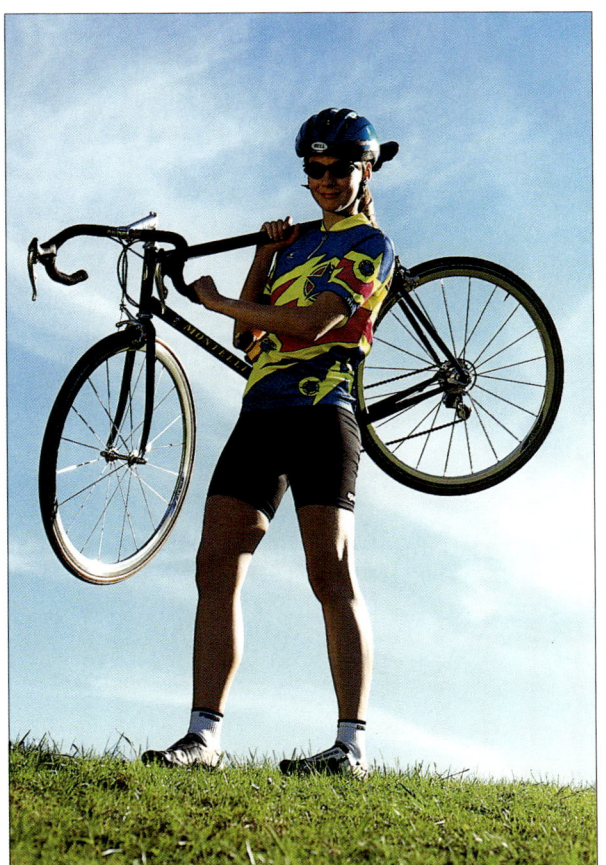

Matériel

Il circule en France environ 18 millions de bicyclettes. Selon les estimations, 20 millions de personnes pratiquent plus ou moins régulièrement le vélo. Et les ventes augmentent régulièrement, ce qui indique le succès croissant de ce sport. Il y a dix ou quinze ans, le choix d'un vélo dépendait presque uniquement de la couleur, de l'équipement et de la dimension. Depuis, le choix proposé aux clients est devenu énorme. Il existe des *vélos de trekking*, des *VTT,* des *VTC*, des *vélos de course*, des *vélos de ville* et bien d'autres modèles encore. Pour s'y retrouver dans ce marché foisonnant et sans cesse changeant, il faut de solides connaissances techniques. Avant de vous décider, informez-vous en lisant les revues spécialisées et renseignez-vous auprès des commerçants sur les avantages et les inconvénients des divers modèles. Prenez un cadre adapté à votre taille.

À la base, le choix d'un type de vélo dépend de l'utilisation que vous comptez en faire. À cause de ses boyaux très minces, le vélo de course ne convient qu'à la route, car le moindre rebord de trottoir coupant risque d'abîmer vos jantes. Le domaine privilégié du VTT est la forêt ainsi que les terrains difficiles. Ses gros pneus crantés et sa structure robuste en font un vélo beaucoup plus lourd qu'un vélo de course.

Du point de vue du confort, de la performance sportive et des possibilités d'utilisation, le vélo de trekking, ou « vélo mixte », représente un bon compromis. Il est aussi bien adapté à la route qu'aux chemins de campagne ou aux sentiers forestiers.

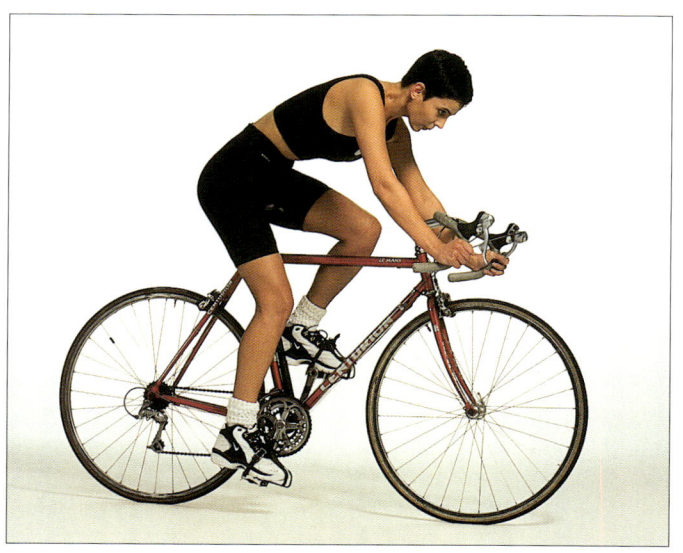
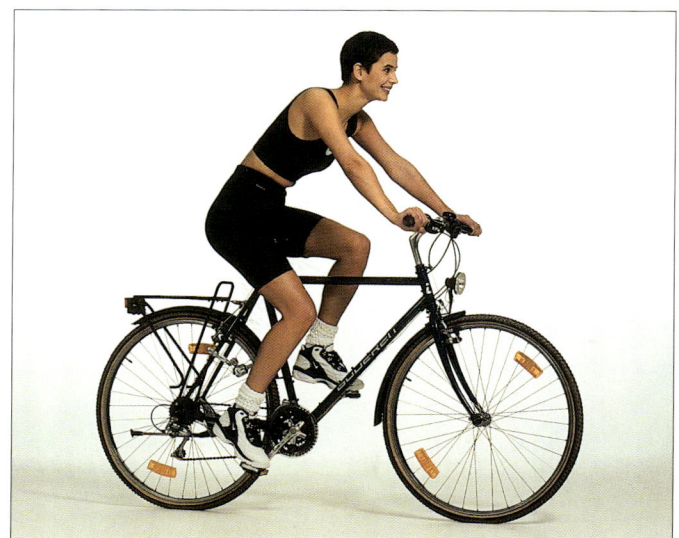
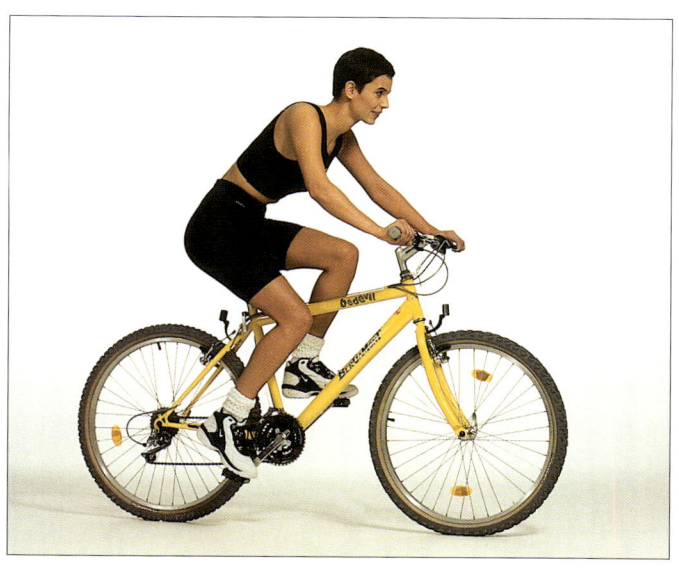
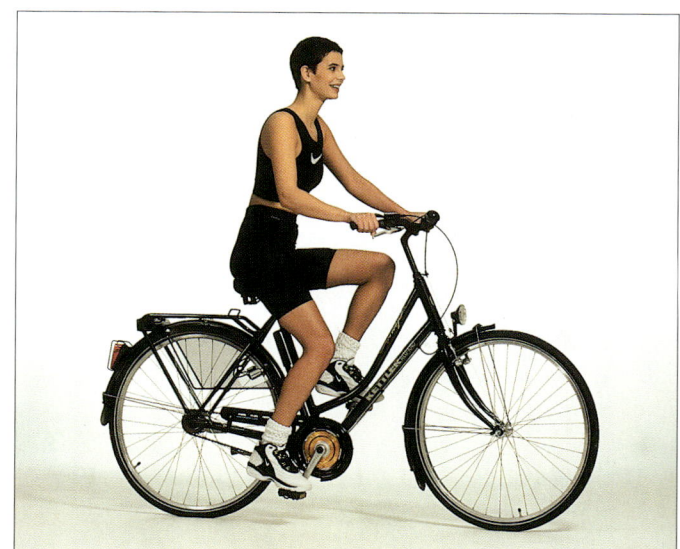

Réglage du vélo

Quel que soit le modèle choisi, il vous faut une bicyclette parfaitement adaptée à votre anatomie. Pour obtenir une performance optimale, il est indispensable que le (ou la) cycliste et son vélo soient en parfaite harmonie. Pour y parvenir, une position correcte, une bonne « tenue de route » et un mécanisme permettant un pédalage facile et régulier seront nécessaires.

La position correcte

À condition que le cadre soit adapté à la taille du cycliste, un réglage précis de la position assise peut être obtenu en modifiant

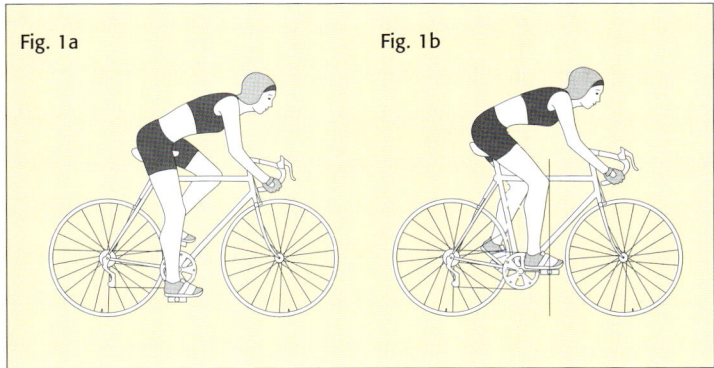

Fig. 1a   Fig. 1b

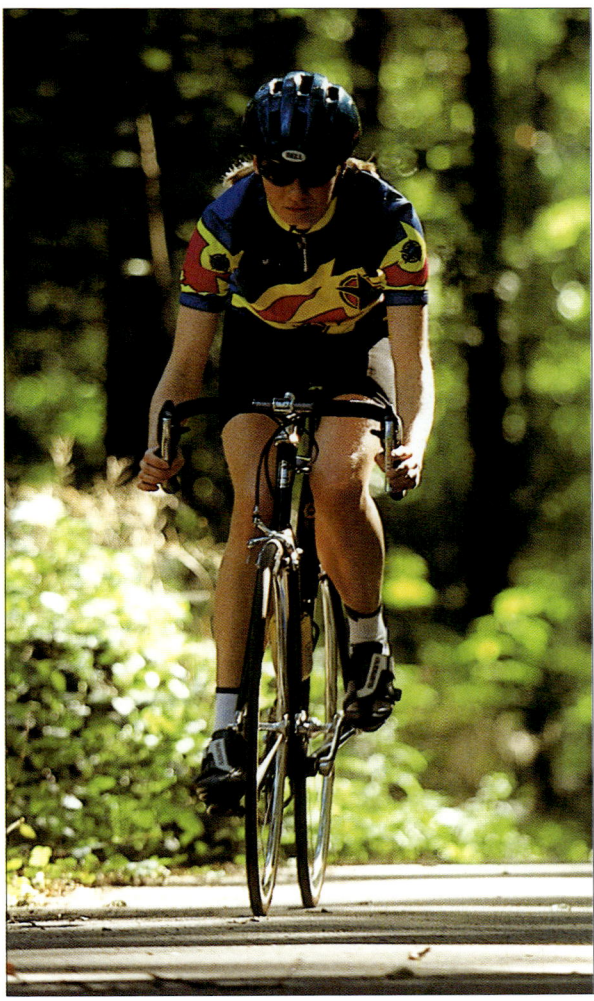

la position de la selle et du guidon. Le but recherché est qu'en roulant, vous puissiez accomplir tous les mouvements nécessaires sans aucune gêne.

Réglage de la hauteur de la selle

Pour régler la hauteur de la selle, asseyez-vous sur celle-ci et baissez complètement une des pédales. Lorsque vous posez le talon sur la pédale, l'articulation du genou doit être légèrement fléchie (Fig. 1a). En outre, si vous tendez la jambe au maximum, la pointe du pied doit pouvoir toucher le dessous de la pédale.

Réglage de l'inclinaison de la selle

En règle générale, la selle doit être horizontale, autrement dit parallèle à la barre transversale du cadre (s'il y en a une). Il est néanmoins préférable de régler l'inclinaison de la selle à l'aide d'un niveau à bulle. Habituellement, la tige de selle se trouve au milieu de la selle. Après avoir correctement réglé la hauteur, il est souvent nécessaire, pour s'assurer une position idéale, d'avancer ou de reculer légèrement la selle. Pour obtenir cette position parfaite de la selle, asseyez-vous de nouveau sur celle-ci, mettez les deux pédales en position horizontale, et posez l'avant des pieds à plat sur les pédales. Vous êtes bien positionné lorsque l'articulation du genou se trouve exactement dans l'axe vertical de la pédale avant (Fig. 1b).

Réglage du guidon

La selle et le guidon doivent être généralement à la même hauteur. Pour l'usage quotidien ou la randonnée, on préfère souvent régler le guidon plus haut que la selle. Par contre, pour faire du cyclisme sportif, le but recherché est de diminuer la résistance offerte à l'air, en adoptant une position penchée en avant. Dans certains cas, il est donc possible de régler le guidon un peu plus bas que la selle, en tenant compte du niveau d'entraînement, de la forme du guidon, du terrain et de la morphologie du cycliste.

Technique

Un travail correct des jambes et un pédalage régulier constituent les techniques de base du cyclisme. Théoriquement, les jambes doivent se mouvoir parallèlement au cadre. En alternance, un pied pousse une des pédales vers le bas, tandis que l'autre pied tire activement l'autre pédale vers le haut. Pour ménager les articulations et effectuer le mouvement correctement, les pieds doivent se tenir droits sur les pédales. La partie supérieure de la plante du pied est perpendiculaire à l'axe de la pédale.

Pédaler : ce mouvement circulaire est un art que même les professionnels du cyclisme doivent perfectionner de temps à autre. Vous n'apprendrez à pédaler correctement que si vos pieds sont retenus aux pédales par des cale-pieds ou par un autre dispositif. De nombreux cyclistes sans expérience se contentent d'enfoncer les pédales, mais dans ce cas, les pieds ne transmettent pas l'effort suffisant aux pédales : seule une partie du travail des jambes sert à faire avancer le vélo, et cela donne en outre un style irrégulier et saccadé. Pour avoir un style parfait et pour améliorer l'efficacité du travail, il faut lever et abaisser alternativement la pointe du pied. Le pied avant exerce une poussée sur la pédale, tandis que le pied arrière exerce une traction vers le haut. Durant ce processus, la pointe du pied est dirigée tantôt vers le haut, tantôt vers le bas (Fig. 2b). Si le rythme est très rapide, vous aurez à peine le temps de lever le pied au maximum. Dans ce cas, la pointe du pied reste horizontale, ou en permanence orientée vers le

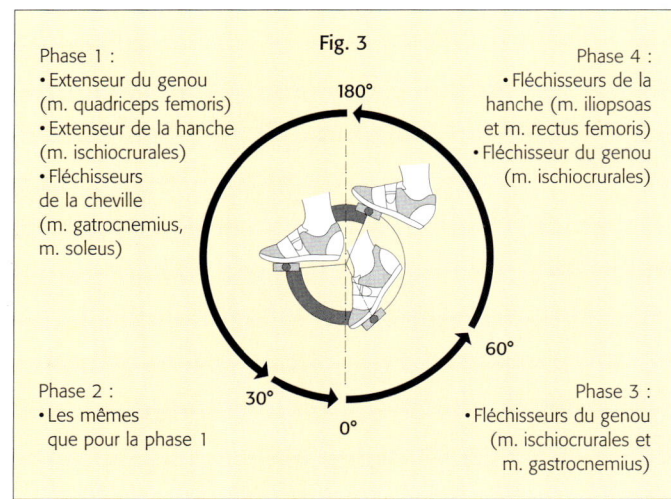

Fig. 3

Phase 1 :
• Extenseur du genou (m. quadriceps femoris)
• Extenseur de la hanche (m. ischiocrurales)
• Fléchisseurs de la cheville (m. gatrocnemius, m. soleus)

Phase 2 :
• Les mêmes que pour la phase 1

Phase 3 :
• Fléchisseurs du genou (m. ischiocrurales et m. gastrocnemius)

Phase 4 :
• Fléchisseurs de la hanche (m. iliopsoas et m. rectus femoris)
• Fléchisseur du genou (m. ischiocrurales)

phase, efforcez-vous de parvenir à une bonne coordination des deux jambes. Pendant que le pied droit pousse la pédale vers le bas, le pied gauche tire activement la pédale vers le haut. N'oubliez pas que vous perdez beaucoup d'énergie, et donc de traction, si vous laissez reposer passivement le pied sur la pédale qui s'élève (Fig. 2a et b). Vous devez donc tirer activement la jambe vers le haut.

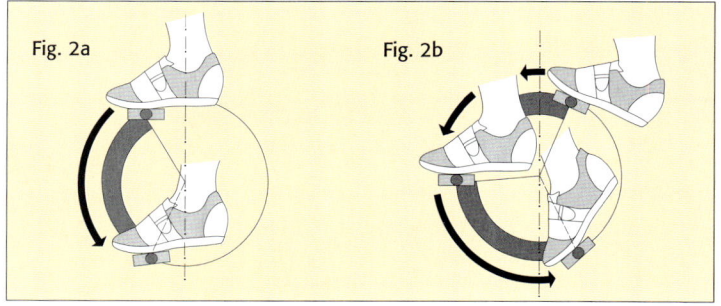

bas. Lorsque vous pédalez, trois articulations travaillent en étroite harmonie : celles de la hanche, du genou, et de la cheville. La figure 3 donne la liste des principaux muscles qui participent aux phases successives de ce mouvement circulaire.

Pour vous exercer à ce mouvement circulaire, utilisez d'abord une seule jambe. Libérez le pied droit de la pédale, et ne pédalez qu'avec le pied gauche. Efforcez-vous d'obtenir un mouvement régulier de la pédale. Dès que vous ressentez de la fatigue et que la qualité du mouvement diminue, changez de pied. Au début, pédalez lentement et avec un effort modéré. Dans une deuxième

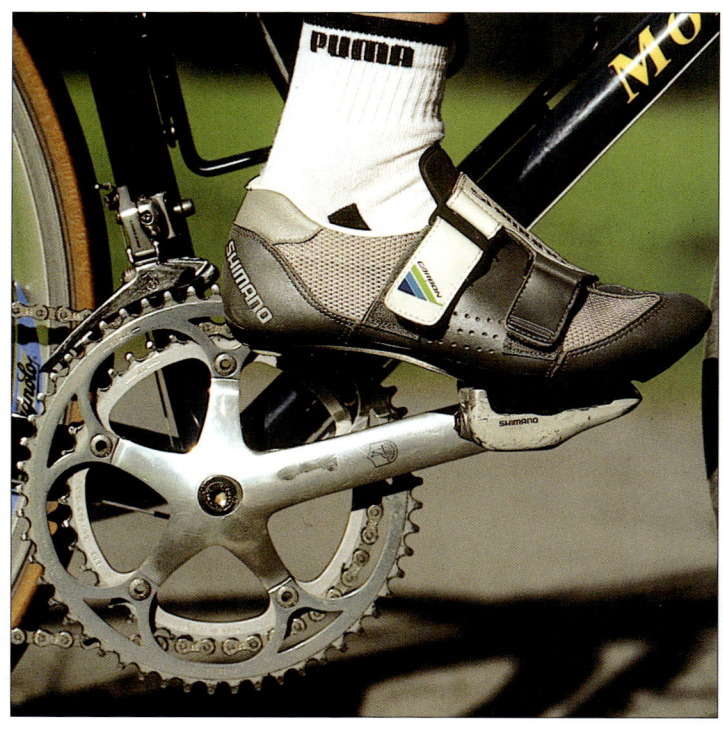

Le bon style

La condition essentielle, pour obtenir un bon style de cyclisme, est de diminuer autant que possible la résistance à l'air grâce à une position adéquate du corps. Un cycliste qui adopte une mauvaise position devra fournir plus d'efforts pour le même résultat que si sa posture était bonne. N'oubliez pas cependant que la santé est une considération plus importante. N'adoptez une position « aérodynamique » qu'après vous être assuré qu'elle ne cause aucun problème au niveau du dos, des épaules ou des poignets.

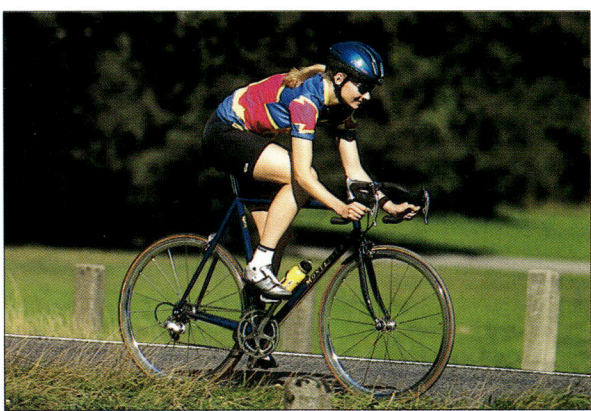

Pour éviter ces désagréments, changez fréquemment de position en selle et variez la tenue du guidon. Cela évitera des tensions musculaires excessives tout en ménageant les articulations.

La position du corps dépend dans une grande mesure de la structure du vélo. Avant l'achat, renseignez-vous en détail et ne cachez pas vos éventuels problèmes de santé. Lorsqu'on « dévore les kilomètres » sur une route droite, les jambes se lèvent et s'abaissent avec une régularité d'horloge, tandis que le haut du corps reste immobile, dans la mesure du possible. Tous les virages du parcours d'entraînement doivent être négociés aussi vite que possible, mais avec un maximum de sécurité. Avant d'aborder un virage, il faut ralentir suffisamment pour pouvoir le prendre sans risques. Mais dans le virage, évitez autant que possible de freiner. Veillez à ce que la pédale se trouvant à l'intérieur du virage soit en position haute. Pour un virage à droite, la pédale droite sera donc en haut. Pour un virage à gauche, ce sera la pédale gauche. À cause de la *force centrifuge*, le cycliste doit se pencher vers l'intérieur de la courbe. Théoriquement, le cycliste et le vélo devraient avoir la même inclinaison. Dans les virages sans visibilité, il faut se maintenir sur la droite, pour d'évidentes raisons de sécurité. De même, les virages à gauche ne doivent être coupés que jusqu'au milieu de la courbe, au maximum. Sauf s'ils sont exceptionnellement longs, il faut cesser de pédaler dans les virages. Dès que vous serez sorti du virage, vous pourrez vous remettre à pédaler régulièrement et prendre de la vitesse.

Les freins servent à régulariser et à contrôler la vitesse. Pour ralentir, il faut toujours utiliser en même temps les freins avant et arrière. Pour éviter les chutes au moment du freinage, veillez à ce que les freins ne se bloquent pas. En principe, les freins avant freinent plus efficacement que les freins arrière, mais ils se bloquent plus vite. Si on est obligé de freiner dans un virage, il est

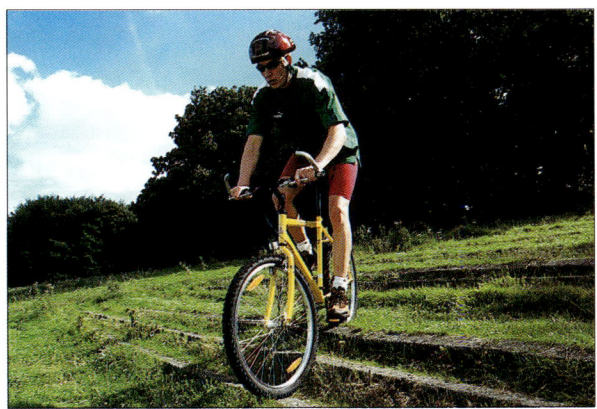

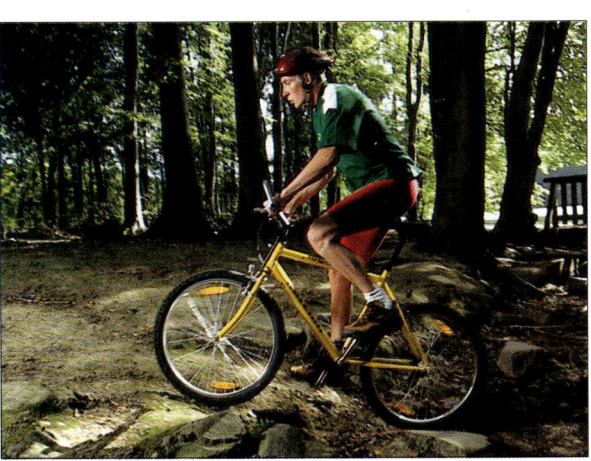

conseillé, pour des raisons de sécurité, d'utiliser surtout les freins arrière. Si vous freinez trop fort à l'avant, la roue avant aura tendance à glisser de côté dans le virage.

Programme d'entraînement

Pour améliorer les capacités d'aérobie en faisant du cyclisme, il faut utiliser les méthodes d'entraînement d'endurance. Commencez votre entraînement par deux unités de 15 à 20 minutes par semaine. Dès que vous venez facilement à bout du parcours d'entraînement que vous vous êtes fixé, vous pouvez passer de deux à trois unités hebdomadaires. Essayez ensuite d'augmenter la longueur du parcours d'entraînement, tout en veillant à ce que votre rythme cardiaque reste le même. Il faut une longue période d'entraînement pour passer par paliers du niveau du débutant à celui du sportif confirmé. Tout au long de cette période, respectez ce principe fondamental : augmentez d'abord le nombre d'unités d'entraînement hebdomadaires, puis la durée de chaque unité, et ensuite seulement l'intensité de l'effort. L'organisation d'une unité, ou séance, d'entraînement se divise en trois parties :

1. Phase d'échauffement
Un démarrage progressif prépare le sportif au véritable effort. Pendant la période d'échauffement, il faut par conséquent travailler avec un rythme cardiaque moins élevé que pendant la phase d'entraînement principale. Pour surveiller votre rythme cardiaque toléré (calculé à partir de la fréquence cardiaque maximale, FC MAX) pendant l'entraînement, utilisez un appareil mesurant la fréquence cardiaque.

Débutants

	1re à 4e semaine	5e à 8e semaine	9e à 12e semaine
Fréquence cardiaque d'entraînement	60-70 % de la FC MAX	60-70 % de la FC MAX	60-70 % de la FC MAX
Durée de l'entraînement par séance	15-20 min.	20-30 min.	30-45 min.
Séances d'entraînement par semaine	2	2-3	3

Cyclistes entraînés

	1re à 4e semaine	5e à 8e semaine	9e à 12e semaine
Fréquence cardiaque d'entraînement	60-75 % de la FC MAX	60-75 % de la FC MAX	60-75 % de la FC MAX
Durée de l'entraînement par séance	20-30 min.	30-45 min.	45-60 min.
Séances d'entraînement par semaine	2-3	3	3

Cyclistes confirmés

	1re à 4e semaine	5e à 8e semaine	9e à 12e semaine
Fréquence cardiaque d'entraînement	70-85 % de la FC MAX	70-85 % de la FC MAX	70-85 % de la FC MAX
Durée de l'entraînement par séance	30-45 min.	40-60 min.	> 60 min.
Séances d'entraînement par semaine	3	3-4	3-4

2. Phase d'entraînement
La structure de la phase d'effort dépend de l'endurance du sportif et de l'objectif qu'il s'est fixé. C'est en fonction de cet objectif que seront déterminées les méthodes d'entraînement et l'intensité de l'effort.

3. Récupération
Dans le domaine du cyclisme, la phase de récupération (les Anglais disent cool-down, « refroidissement ») est caractérisée par un ralentissement progressif, pendant lequel le rythme cardiaque se maintiendra nettement au-dessous des valeurs atteintes pendant l'effort. Enfin, chaque unité d'entraînement devra se terminer par des exercices d'assouplissement.

Programme d'indoor-cycling (Spinning®)

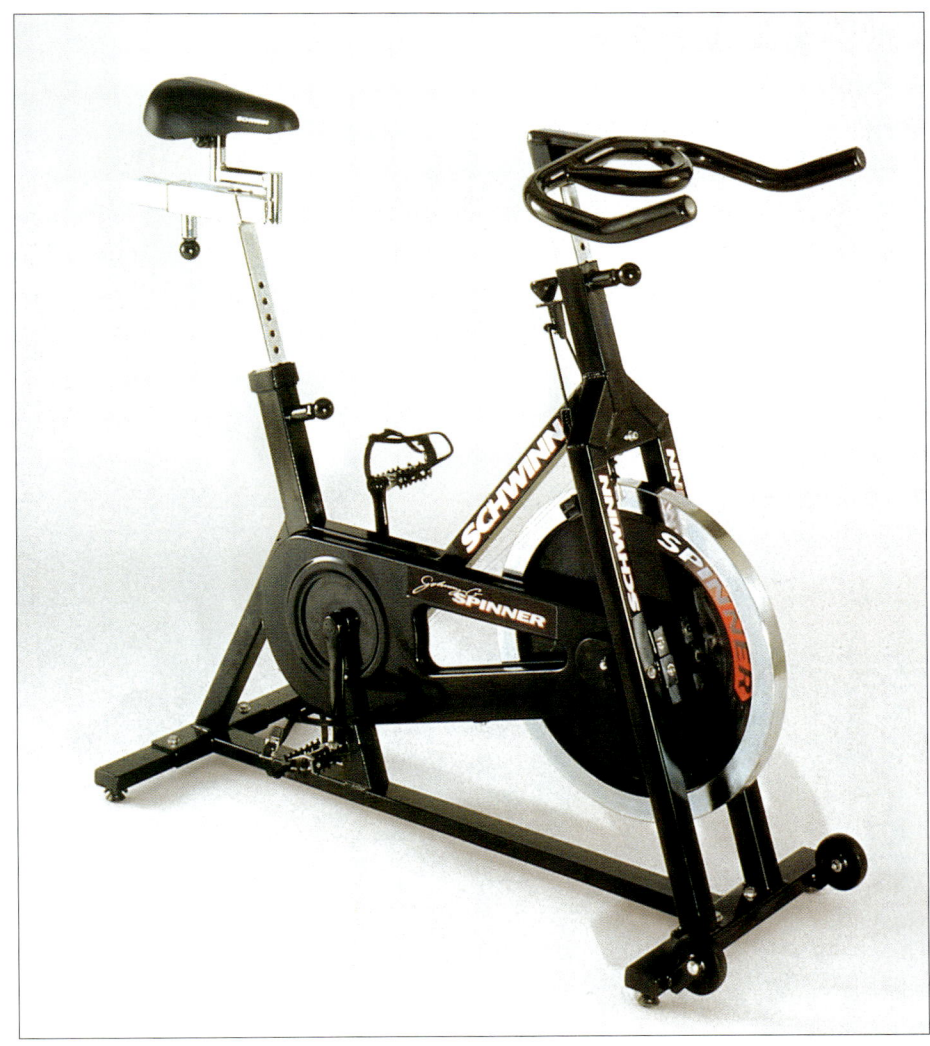

me. Il motive le groupe et fixe l'intensité de l'entraînement, en veillant à ce que chaque participant atteigne l'objectif qu'il s'est fixé. Comme pour d'autres sports, l'intensité de l'effort devrait être fonction de la fréquence cardiaque, mesurée grâce à un appareil spécial. En pratique, toutefois, le sportif se contente souvent de déterminer la résistance du volant et le rythme auquel il pédale en fonction de ses impressions. Pour éviter de demander aux participants un effort excessif ou au contraire insuffisant, un contrôle objectif de l'effort fourni ne peut être obtenu qu'en mesurant la fréquence cardiaque. Cela permet également une adaptation individuelle du programme d'entraînement. Dans le cadre d'un même cours, l'on peut ainsi accueillir des participants de niveau et de classe d'âge différents. Pour cette raison, l'indoor-cycling est une discipline idéale pour commencer l'entraînement d'endurance. Pour les « pros » du vélo, il peut se substituer à une unité d'entraînement, ou constituer une alternative en cas de mauvais temps. Grâce à ses programmes variés et motivants, l'indoor-cycling est un excellent moyen pour améliorer efficacement l'endurance, sans exiger trop d'effort des articulations.

Le terme anglo-saxon « indoor-cycling » désigne un entraînement d'endurance très diversifié sur des bicyclettes stationnaires, avec accompagnement musical. Le vélo statique a été conçu spécialement pour cet usage. Une transmission à chaîne ou à courroie met en mouvement un lourd volant. Un frein de réglage permet de doser avec précision la résistance du volant. On peut ainsi tenir compte des capacités et des objectifs recherchés par ceux qui pratiquent ce sport. Les divers modèles de vélos statiques sont réglables selon plusieurs paramètres, pour pouvoir s'adapter à la morphologie de chacun.

L'indoor-cycling, également nommé Spinning, se pratique surtout en groupe, ce qui en fait une alternative séduisante à l'entraînement individuel, souvent ennuyeux. Le cours est dirigé par un entraîneur spécialement formé à cette variante du cyclis-

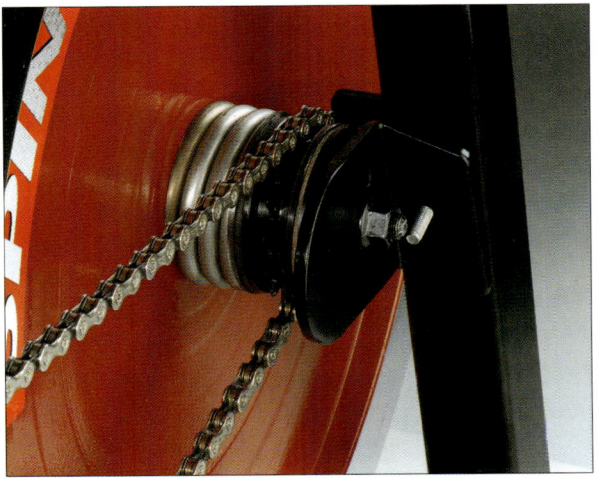

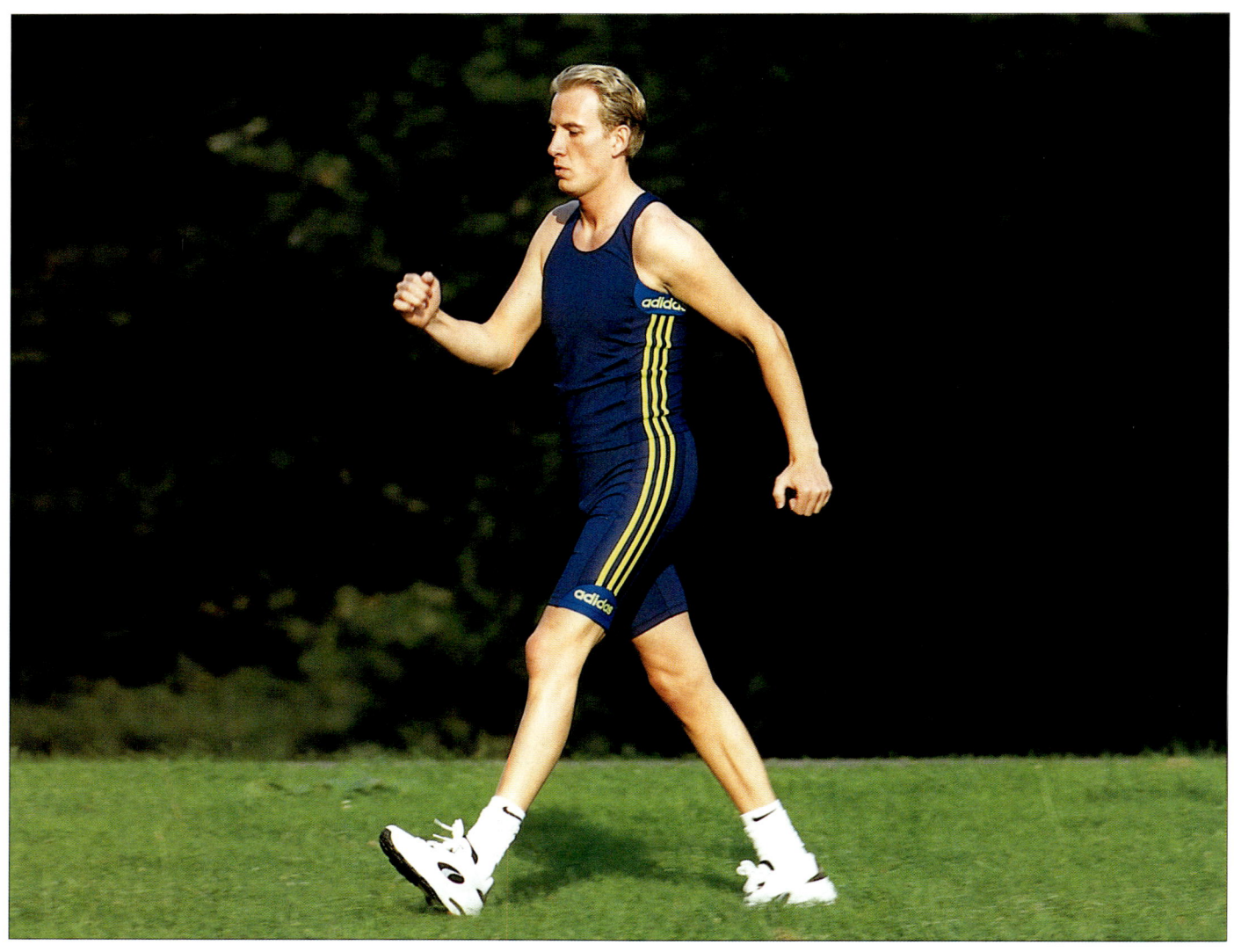

La marche (« walking »)

« Walking » (de l'anglais *to walk*) signifie littéralement marcher. Le « walking » est toutefois davantage qu'une simple variante sportive de la marche, car il fait appel à une technique spécifique. Aux Etats-Unis, c'est devenu un sport très populaire, dont la vogue est comparable à celle du jogging. Particulièrement sain, il ne brutalise pas les articulations car il n'impose qu'un effort modéré à l'ensemble de l'appareil moteur. Les chocs et les compressions sont environ trois fois moindres que pour le jogging. Il est par conséquent recommandé de pratiquer cette marche avant d'aborder le jogging. Compte tenu de sa technique « douce », le walking est une forme d'entraînement idéale pour les personnes qui ont des problèmes au niveau des articulations du pied ou de la colonne vertébrale, et qui doivent par conséquent éviter de soumettre ces régions à des chocs ou à des efforts excessifs.

Il fait également travailler en douceur de nombreux muscles (training intégral), ce qui permet d'améliorer efficacement la capacité d'endurance, et avec peu de risques. Cette forme de marche n'est pas un sport de performance, mais une activité sportive modérée, que tout un chacun peut pratiquer été comme hiver. Les jeunes et les moins jeunes, ceux qui sont en parfaite forme physique et ceux qui ont des problèmes de santé peuvent apprendre sans difficulté l'art du « walking ».

Le bon équipement

Pour débuter, aucun équipement luxueux ou coûteux n'est nécessaire. Des vêtements pratiques et confortables suffiront. Selon la température et le temps qu'il fait, les vêtements devront être soit légers et bien aérés, soit protecteurs. Si vous avez l'intention de pratiquer le « walking » tout au long de l'année, il faut prévoir pour l'été une casquette à visière et des lunettes de soleil pour protéger vos yeux contre les rayons UV. L'hiver, vous échangerez la casquette contre un bonnet de laine, des gants et éventuellement une écharpe.

Bien que cette marche demande un effort très modéré aux articulations, veillez à porter de bonnes chaussures, parfaitement adaptées à vos pieds et à cette activité. Quelques fabricants d'articles de sport commencent à proposer des chaussures spécialement conçues pour le « walking », mais au début, des chaussures de sport polyvalentes suffiront largement.

Avant tout achat, il est conseillé de demander à un médecin ou à un bon magasin spécialisé de déterminer la forme précise de vos pieds. N'achetez que des chaussures parfaitement adaptées à vos pieds (des chaussures ou semelles spéciales peuvent compenser d'éventuelles déformations). Une semelle correctrice pourra soutenir la voûte plantaire, ce qui réduira l'effort exigé de l'appareil locomoteur. De surcroît, les articulations peuvent être soulagées grâce à des dispositifs spéciaux (à air ou à gel) intégrés à la chaussure, qui absorbent les chocs.

Afin d'éviter toute compression, achetez des chaussures qui font une demi-pointure ou une pointure de plus que vos chaussures de ville habituelles. Les orteils ne doivent pas être à l'étroit, et la chaussure ne doit frotter en aucun point. Le talon doit être protégé et stabilisé par un empiècement rigide entourant entièrement l'arrière de la chaussure et épousant parfaitement la forme du pied. Pour faciliter le déroulement du pied et l'appui des orteils pendant la marche, l'avant de la chaussure doit être souple, et la semelle suffisamment épaisse et élastique. La chaussure devra également être bien ventilée. Compte tenu de la technique particulière du « walking » et des contraintes spécifiques qu'elle impose à la chaussure, il est conseillé d'utiliser vos nouvelles chaussures exclusivement pour ce sport.

Lorsque vous aurez plus d'expérience, vous voudrez sans doute avoir un équipement optimal. Le « pro » trouvera maintenant des chaussures de « walking » spéciales : celles-ci ont des talons bas et taillés en biseau. Cette forme oblique facilite le mouvement de déroulement du pied, et évite aux orteils de « fouetter » trop rapidement le sol. D'autre part, elle sollicite moins la musculature de la partie antérieure du tibia. Pour éviter les ampoules, il faut également choisir les chaussettes avec soin. Les meilleures sont en polyester, ou en polyester mélangé avec une faible proportion de coton, car elles éloignent la sueur de la peau, et ne font pas de plis. Les fibres des chaussettes en coton fin absorbent l'humidité : elles frottent et peuvent ainsi irriter le pied, voire causer de petites écorchures.

L'équipement du professionnel doit aussi comporter un cardiofréquence-mètre. Cet appareil, qui mesure la fréquence cardiaque, permet de contrôler le rythme cardiaque pendant l'entraînement. Vous pourrez donc travailler à une intensité ni trop élevée ni trop faible. Il existe sur le marché divers modèles de cardiofréquence-mètre. Pour être certain de faire le bon choix, celui qui correspond à votre activité, demandez conseil à un vendeur spécialisé.

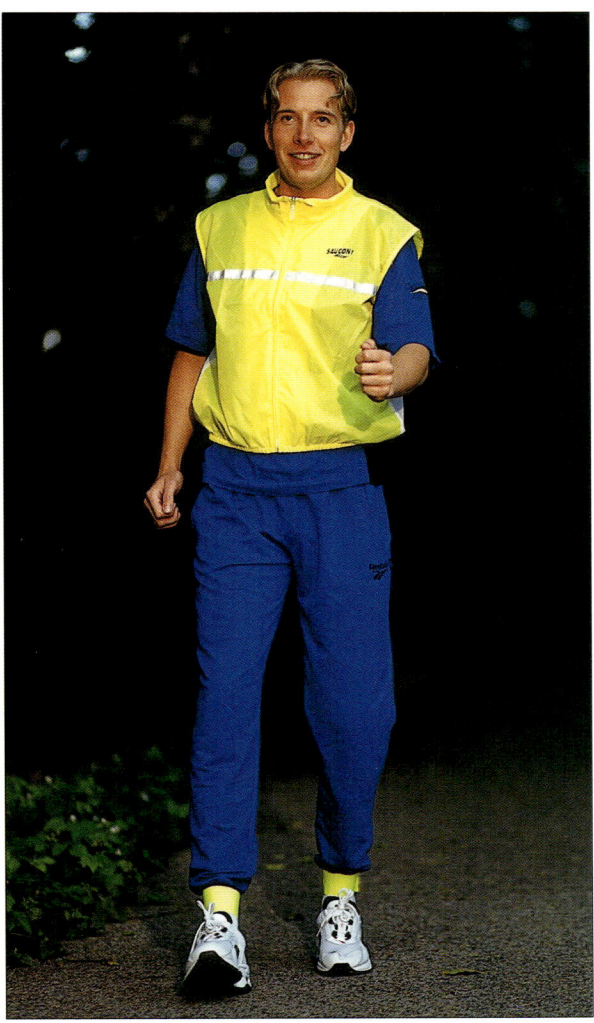

Les techniques

Comme la technique du « walking » (voir photo) est dérivée de nos mouvements quotidiens, il est inutile de se soumettre à un apprentissage long et fastidieux. Il est néanmoins recommandé de respecter certaines règles de base.

Attitude du corps

Redressez le buste, tenez-vous droit, en adoptant une attitude naturelle. La tête doit se trouver dans le prolongement de la colonne vertébrale. Regardez vers l'avant, en fixant un point situé à quatre ou cinq mètres devant vous sur le chemin. Les épaules doivent rester très souples. Si vous redressez le buste tout en ayant les épaules décontractées, les omoplates se mettront automatiquement dans la bonne position. Cette position « ouverte » de la cage thoracique vous permettra de respirer plus facilement.

Technique et position des bras

Les bras, près du corps, se balancent parallèlement à celui-ci, au rythme de la marche. En s'avançant, le bras ne doit pas monter plus haut que la poitrine. En revenant en arrière, la main doit rester au niveau de la hanche. Lorsque vous marchez lentement, les bras sont légèrement fléchis aux coudes. Plus vous accélérez le rythme, plus la flexion des bras s'accentue. À un rythme très rapide, le bras et l'avant-bras forment un angle droit. Les mains sont légèrement refermées, sans toutefois serrer les poings.

Technique de la marche

Marchez de façon parfaitement normale, en veillant à rester souple. Au début, n'essayez pas de modifier la longueur de vos pas. À ce stade, des enjambées trop longues se révéleraient très vite exténuantes. Le mouvement consistant à poser puis à dérouler le pied est typique de la technique du « walking ». Lorsque vous posez le pied, veillez à ce que la pointe du pied indique la direction que vous suivez. Le talon touche le sol en premier. Ensuite, le pied « se déroule » complètement, jusqu'aux orteils. Mobilisez les muscles du pied et de la jambe pour soulever le pied activement du sol, ce qui introduit l'enjambée suivante. Lorsque vous posez le pied, l'articulation du genou doit être légèrement fléchie, afin de soulager les articulations.

Respiration

La posture droite permet aux organes de la respiration d'exercer correctement leur fonction. Si vous avez du mal à respirer, vérifiez en premier lieu votre attitude corporelle. Pour vous entraîner à vous tenir droit, redressez le buste et levez les épaules vers les oreilles. Relâchez la tension et vous sentirez que les épaules s'abaissent, tandis que les omoplates détendues reposent sur la cage thoracique. Pour respirer correctement, il faut inspirer et expirer profondément, mais sans exagérer. Evitez une respiration

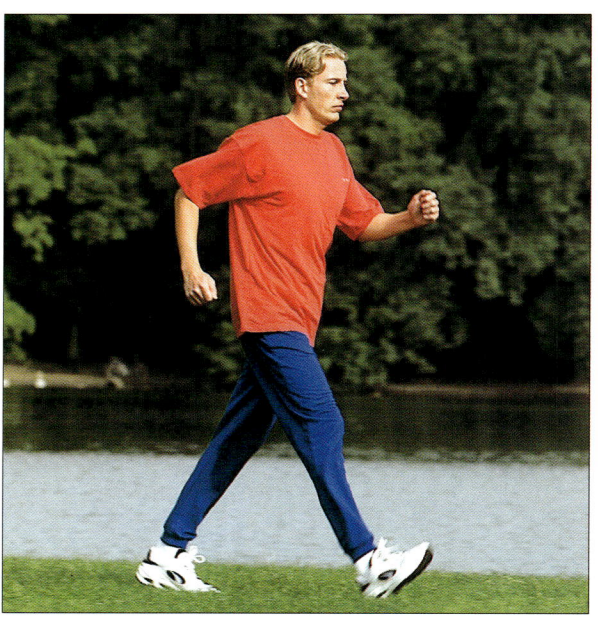

superficielle et haletante. Vous devez trouver le rythme respiratoire qui vous convient. Essayez d'inspirer pendant trois pas, puis d'expirer pendant les trois pas suivants.

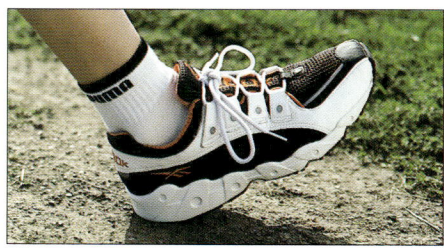 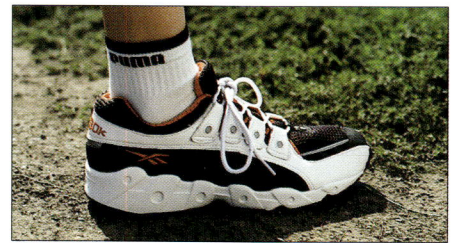 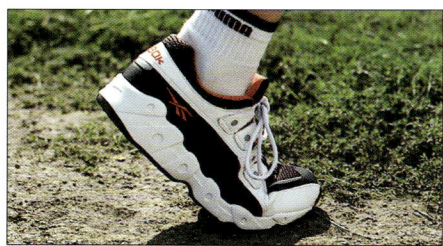

Walking-Test

L'Institut national de la santé finlandais (à Tampere) a conçu un test de « walking » spécialement pour le fitness, et le sport en général, précieux pour la santé. Ce test est présenté ci-dessous. Partant des observations faites en Finlande, l'Institut scientifique du sport de Francfort a perfectionné ce test. Sous cette forme, il vous permettra d'évaluer facilement votre capacité d'endurance actuelle. Les résultats du test détermineront votre niveau d'endurance et votre condition physique, et vous pourrez établir en conséquence votre programme d'entraînement.

Si vous n'avez pas de problèmes de santé, choisissez un parcours de 2 000 mètres et effectuez-le en utilisant la technique de marche décrite ci-dessus, en allant aussi vite que vous le pourrez. Le plus simple est de faire dans un stade cinq tours d'une piste de course de 400 mètres. Aussitôt après avoir parcouru les 2 000 mètres, notez sur le tableau ci-dessus votre temps et votre rythme cardiaque.

Pour évaluer le temps que vous avez mis pour parcourir cette distance, reportez-vous au tableau indiquant les temps moyens, et la « fourchette » admise. Utilisez les lignes correspondant à votre âge et à votre sexe. En comparant votre temps à ces données types, vous pourrez déterminer votre capacité d'effort actuelle. Vérifiez ensuite sur le tableau du bas si vous avez fourni un effort adéquat. Pour interpréter le test personnel de fréquence cardiaque, cherchez d'abord votre âge sur la colonne de gauche, puis comparez la fréquence que vous avez mesurée avec les valeurs correspondant à un effort optimal. Si votre rythme cardiaque a atteint par exemple un chiffre supérieur à 220 moins votre âge, vous vous êtes soumis à un effort excessif.

Temps moyen (en minutes) et « fourchette »

Âge	Hommes			Femmes		
	inférieur à la moyenne	moyenne	supérieur à la moyenne	inférieur à la moyenne	moyenne	supérieur à la moyenne
20	>15:15	15:15–13:45	<13:45	>17:15	17:15–15:45	<15:45
25	>15:30	15:30–14:00	<14:00	>17:22	17:22–15:52	<15:52
30	>15:45	15:45–14:15	<14:15	>17:30	17:30–16:00	<16:00
35	>16:00	16:00–14:30	<14:30	>17:37	17:37–16:07	<16:07
40	>16:15	16:15–14:45	<14:45	>17:45	17:45–16:15	<16:15
45	>16:30	16:30–15:00	<15:00	>17:52	17:52–16:22	<16:22
50	>16:45	16:45–15:15	<15:15	>18:00	18:00–16:30	<16:30
55	>17:00	17:00–15:30	<15:30	>18:07	18:07–16:37	<16:37
60	>17:15	17:15–15:45	<15:45	>18:15	18:15–16:45	<16:45
65	>17:45	17:45–16:15	<16:15	>18:30	18:30–17:00	<17:00
70	>18:15	18:15–16:45	<16:45	>18:45	18:45–17:15	<17:15

	Test 1	Test 2
Date du test		
Âge		
Temps sur 2 000 m		
Fréquence cardiaque (après le test)		
Évaluation		

Âge	Fréquence cardiaque optimale (80 à 85 % de la FC Max)	Fréquence cardiaque maximale (FC Max) (220 - âge)
20	160–190	200
25	156–185	195
30	152–181	190
35	148–176	185
40	144–171	180
45	140–166	175
50	136–162	170
55	132–157	165
60	128–152	160
65	124–147	155
70	120–143	150

Programme d'entraînement

Maintenant que vous avez les résultats du walking-test, vous pouvez choisir un programme d'entraînement correspondant à vos capacités. Vous trouverez ici des indications permettant d'établir un programme d'entraînement de plusieurs semaines, en tenant compte de votre niveau. Les tableaux indiquent un éventail de fréquence cardiaque qu'il faut respecter (calculée en pourcentage de la fréquence cardiaque maximale), ainsi que la durée de l'entraînement, et le nombre d'unités d'entraînement hebdomadaires. Au bout de douze semaines, vous devrez faire un nouveau test, dont les résultats seront très probablement meilleurs que ceux du premier.

Règles fondamentales de l'entraînement au « walking »

Dès que vous maîtrisez la technique de base de cette marche, l'entraînement peut commencer. Choisissez un parcours d'entraînement qui vous semble adapté à vos capacités actuelles. Il est important de structurer votre entraînement afin d'éviter aussi bien le surentraînement qu'un effort insuffisant. Respectez cette règle essentielle : plus le trajet choisi est long, plus il faut le parcourir lentement. Le rythme cardiaque augmente en effet en même temps que la vitesse. Veillez à ce que votre fréquence cardiaque reste toujours dans la « fourchette » prévue par votre programme d'entraînement personnel. Pour optimiser l'entraînement, il est conseillé de marcher trois à quatre fois par semaine, pendant 30 à 45 minutes. S'entraîner avec un ou une partenaire favorise la motivation. Chaque unité d'entraînement doit respecter le schéma suivant :
- phase d'échauffement (marcher lentement, augmenter progressivement la vitesse, s'étirer) ;
- phase d'effort (marche respectant les valeurs prévues pour le rythme cardiaque) ;
- récupération (marcher lentement, s'étirer).

Débutants

	1re à 4e semaine	5e à 8e semaine	9e à 12e semaine
Fréquence cardiaque d'entraînement	60–70 % de la FC Max	60–70 % de la FC Max	60–70 % de la FC Max
Durée de chaque unité d'entraînement	15–20 min.	20–30 min.	30–45 min.
Unités d'entraînement par semaine	2	2–3	2–3

Bons marcheurs

	1re à 4e semaine	5e à 8e semaine	9e à 12e semaine
Fréquence cardiaque d'entraînement	60–75 % de la FC Max	60–75 % de la FC Max	60–85 % de la FC Max
Durée de chaque unité d'entraînement	30–45 min.	45–60 min.	> 60 min.
Unités d'entraînement par semaine	3	3–4	3–4

Marcheurs confirmés

	1er à 4e semaine	5e à 8e semaine	9e à 12e semaine
Fréquence cardiaque d'entraînement	70–85 % de la FC Max	70–85 % de la FC Max	70–85 % de la FC Max
Durée de chaque unité d'entraînement	20–30 min.	30–45 min.	45–60 min.
Unités d'entraînement par semaine	2–3	3	3

Variantes

Mettre en pratique des variantes vous permettra de diversifier votre entraînement et de le rendre plus attrayant. Les variantes proposées ci-après augmentent l'intensité de l'effort ; elles ne devraient donc être pratiquées que par des marcheurs confirmés. Pour la même raison, elles sont particulièrement recommandées lorsque l'entraînement habituel ne suffit plus à faire progresser le sportif. Pour s'habituer à ces nouvelles techniques, la méthode des intervalles peut être utile. Il est également conseillé d'alterner technique de base et variante.

Wogging (« marche avec poids »)

Pour faire du *wogging*, utilisez la technique habituelle de la marche, telle qu'elle a été décrite. Pour augmenter l'intensité de l'exercice, le marcheur tient dans ses mains de petits haltères. Une solution plus agréable consiste à utiliser des poids fixés aux avant-bras par des bracelets. Cette méthode fait travailler davantage les muscles du buste et des bras. Les poids peuvent également être fixés aux chevilles. L'utilisation des poids permet, à long terme, d'augmenter l'efficacité de l'entraînement.

Power walking (« marche accélérée »)

Le *power walking* consiste à marcher aussi vite que possible. Surveillez en permanence votre technique, car c'est précisément pendant un effort intensif que de petites erreurs viennent se glisser dans votre style. Compte tenu de l'effort et de l'endurance qu'elle exige, cette variante est surtout adaptée aux sportifs confirmés qui ont l'habitude de marcher très vite pendant longtemps.

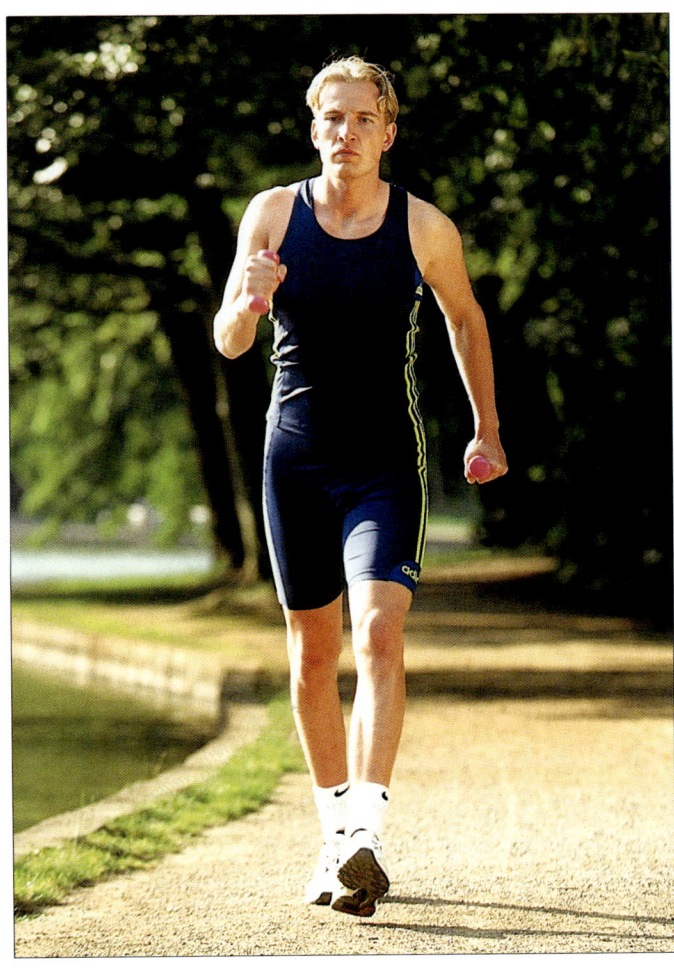
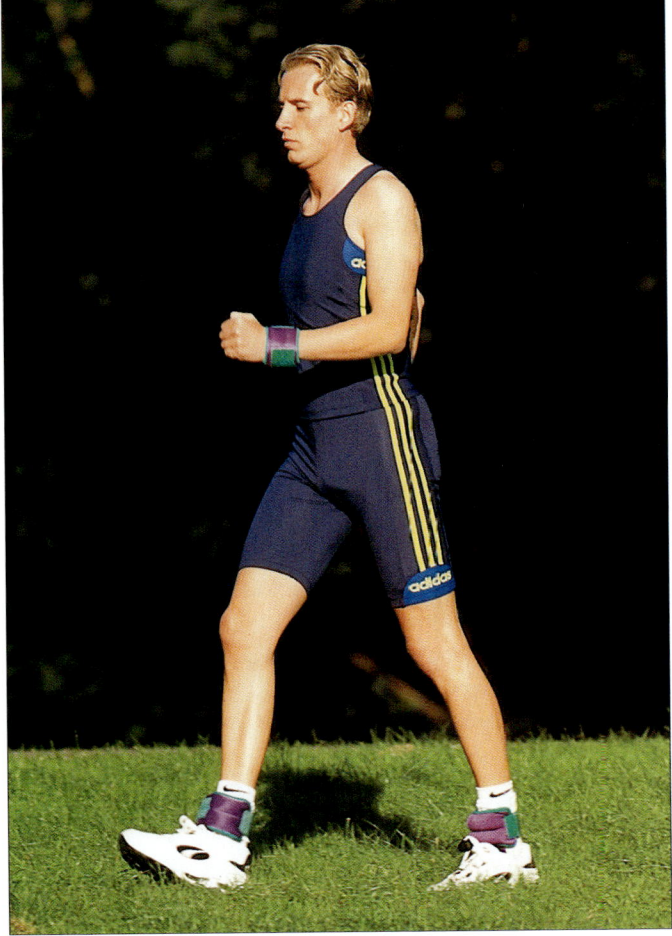

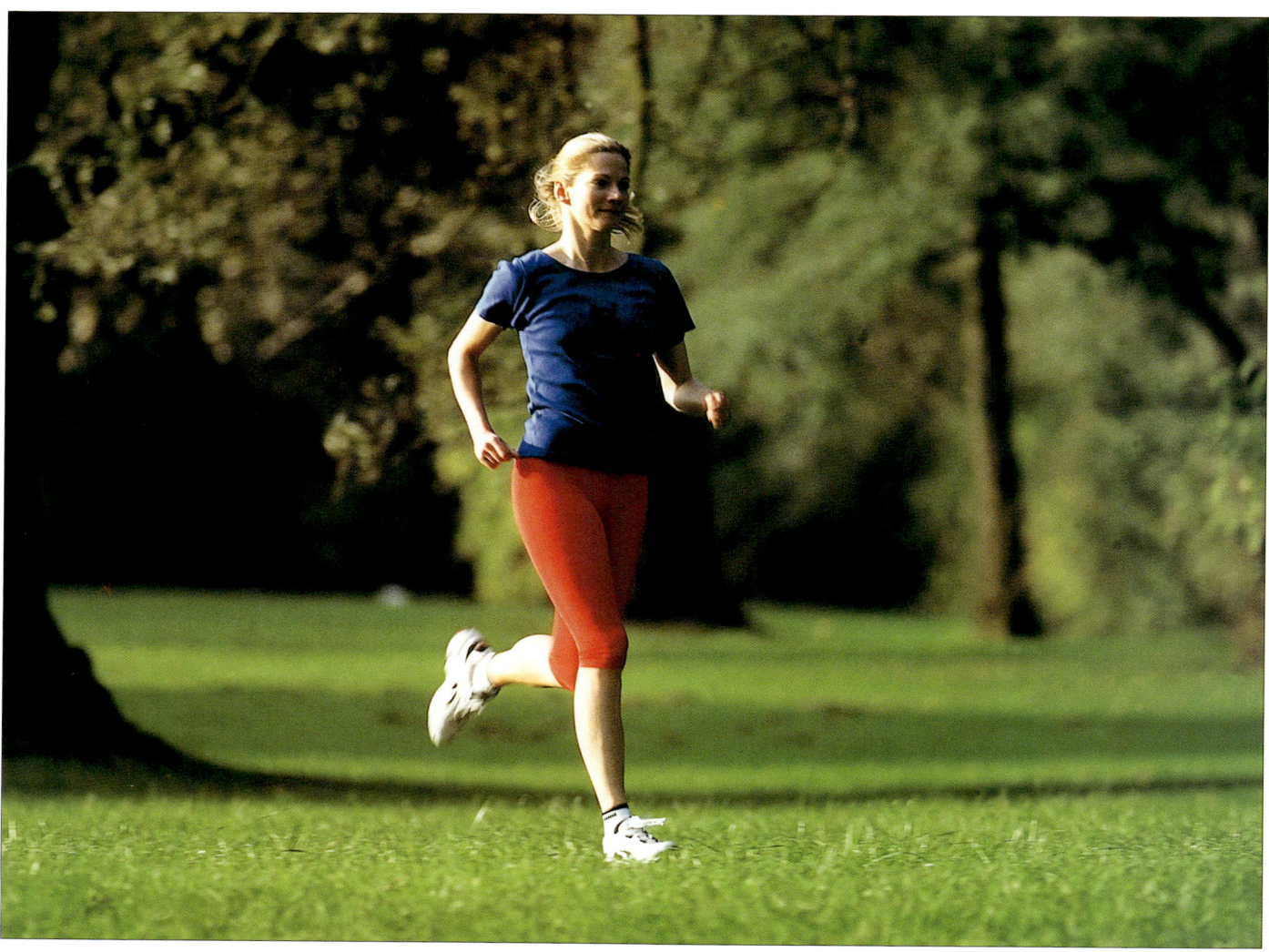

Le jogging

Le jogging est le sport d'endurance le plus connu et le plus pratiqué dans le monde. Quelque 30 millions d'Américains joggent régulièrement. En France, plus d'un million d'adeptes du jogging s'entraînent au moins deux fois par semaine. Plusieurs raisons expliquent l'engouement durable pour le jogging. La marche et la course sont deux activités physiques que nous pratiquons depuis l'enfance, et qui sont devenues des automatismes. Contrairement au ski de fond, par exemple, elles n'exigent aucun apprentissage technique. Il suffit de suivre quelques conseils pour commencer l'entraînement. Le jogging peut se pratiquer quasiment n'importe où, en toute saison et à n'importe quelle heure, et courir en pleine nature est particulièrement sain, car cela diminue le stress et favorise l'équilibre psychique. Enfin, comme il exige un équipement minimal, le jogging, comme le walking, est un sport peu coûteux.

Le bon équipement

Pour courir, il est essentiel d'avoir de bonnes chaussures. Compte tenu de leur style encore approximatif et d'une musculature imparfaite, ceux qui débutent dans ce sport devront veiller à être bien chaussés. Dans la pratique, ce n'est malheureusement pas toujours le cas. Souvent, on se contente de prendre de vieilles tennis ou baskets, que l'on estime « suffisantes » pour commencer.

Évitez cette solution de facilité, car de mauvaises chaussures ne tarderont pas à causer des problèmes. Il est conseillé dans le meilleur des cas de se faire examiner par un orthopédiste ou par un podologue avant tout achat. En effet, entre les deux tiers et les trois quarts des gens présentent une déformation ou une mauvaise position du pied : affaissement de la voûte plantaire, pied trop cambré, pied creux, déviations de l'axe du pied, etc. Lors de l'achat, il faudra bien sûr tenir compte de ces défauts, qui pourront éventuellement être corrigés par des semelles orthopédiques ou par d'autres dispositifs. Si l'on n'y prend pas garde, des chaussures inadaptées peuvent augmenter une déformation, ce qui risque d'entraîner des problèmes au niveau des articulations. N'hésitez pas à acheter de bonnes chaussures, d'autant plus que le jogging et le walking sont des sports peu onéreux. Ne faites pas d'économies dans ce domaine, il y va de votre santé. Pourtant, le modèle le plus coûteux ne sera pas forcément le meilleur. En effet, la mode ou l'utilisation de matériaux high-tech, mis au point pour la compétition, expliquent, dans la plupart des cas, le prix élevé d'une chaussure. Par ailleurs, on est souvent tenté par des chaussures légères, mais elles s'useront plus vite. Ne serait-ce que pour cette raison, les chaussures ultra-légères devraient être réservées à la compétition.

N'oubliez pas, également, qu'une chaussure solide assure un meilleur maintien du pied. La première qualité d'une chaussure de course est d'être à votre taille. Avant tout achat, suivez ces recommandations :

• Renseignez-vous sur les magasins de sports proches de votre domicile, et choisissez celui qui est le plus compétent pour vous conseiller.

• Il est préférable d'acheter vos nouvelles chaussures de jogging l'après-midi. Le matin, vos pieds sont encore « minces », mais ils ont tendance à enfler au cours de la journée ; si vous joggez le soir, vous risquez de vous apercevoir que vos chaussures sont trop étroites.

• Si vous possédez de vieilles chaussures de course, emportez-les pour les montrer au vendeur. Un vendeur expérimenté pourra juger de votre style de course en examinant l'usure des semelles. (Si vous avez une bonne technique, l'usure des semelles sera plus prononcée du côté extérieur à l'arrière de la chaussure, et du côté intérieur à l'avant.)

• Pour choisir des chaussures adaptées, il faut tenir compte des facteurs suivants : le poids du sportif, son style de course, et la nature du terrain sur lequel il compte s'entraîner. Une semelle élastique qui absorbe les chocs a pour fonction de compenser la poussée du corps pendant la phase d'appui. Néanmoins, plus le sportif est lourd et rapide, plus la semelle devra être rigide. Avant de faire votre choix, vérifiez si la semelle du modèle que vous essayez s'écrase facilement dans la région du talon. Si c'est le cas, la chaussure ne convient pas.

• Une semelle débordante diminue le risque d'entorse, particulièrement pour les débutants. Si vous courez sur des sentiers mal entretenus, avec des racines ou autres obstacles, choisissez un modèle protégeant bien la cheville, également afin d'éviter les entorses. La hauteur, la largeur et le matériau du contrefort protégeant le talon sont aussi importants, car ces facteurs contribuent à assurer un bon maintien du pied. Le contrefort sera de préférence en plastique rigide, recouvert de cuir ou de synthétique. L'arrière de la chaussure devra être suffisamment matelassé pour ne pas irriter le tendon d'Achille.

• Ne partez pas du principe qu'une chaussure « va se faire » ; une bonne chaussure doit vous aller comme un gant dès le premier essayage. La chaussure ne doit serrer ou frotter nulle part. Elle doit assurer un bon maintien du pied, et il doit rester dix à quinze millimètres entre les orteils et la pointe de la chaussure.

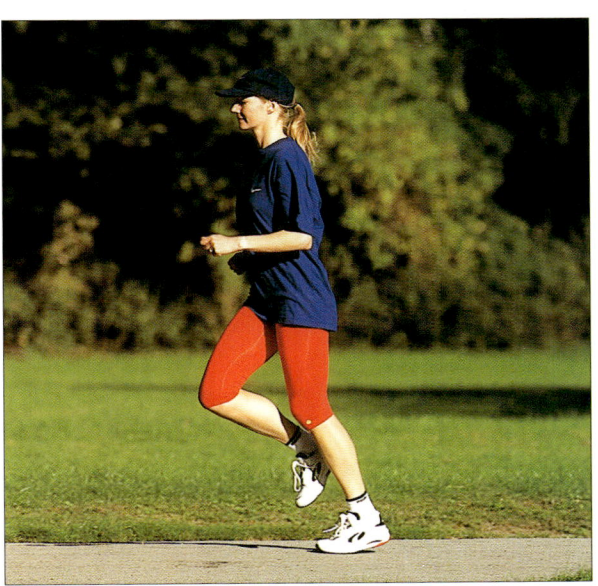

• Si vous vous entraînez quotidiennement, il est important d'avoir plusieurs paires de chaussures entre lesquelles choisir, selon la saison et la nature du terrain. Un usage intensif entraîne en effet une usure prématurée, et les chaussures deviennent instables. Après chaque unité d'entraînement, la chaussure a besoin de se « reposer » pendant 24 heures environ pour permettre à la semelle, qui s'est écrasée, de retrouver sa forme initiale. De surcroît, le fait de changer fréquemment de chaussures ne pourra qu'être bénéfique pour vos pieds.

Les vêtements

Peu importe le mauvais temps, à condition d'avoir les vêtements adaptés. L'habillement optimal dépend des conditions météo. Mais ce simple principe est souvent négligé ; le plaisir de l'entraînement en souffrira, sans compter les éventuels effets néfastes de la chaleur ou du froid.

D'une part, le vêtement doit assurer une bonne évacuation de la transpiration et de la chaleur corporelle, d'autre part, il doit protéger du froid, du vent et de l'humidité. Par temps chaud, un tee-shirt ou un débardeur et un short suffiront. Lorsque le soleil est très fort, il est recommandé de porter des lunettes de sport à verres filtrants, ainsi qu'une casquette à visière. En automne, il faut y ajouter un blouson molletonné ou un sweat-shirt. Pour protéger les jambes contre le refroidissement, les pantalons longs du type « jogging » ont fait leurs preuves. Les femmes, quant à elles, pourront choisir, parmi divers modèles, des soutiens-gorge spécialement conçus pour le sport et la course.

En ce qui concerne les vêtements de sport, la qualité du tissu est plus importante que la mode. Les fibres naturelles, telles que le coton, absorbent l'humidité et sont nettement moins douces que les tissus synthétiques, ce qui favorise les irritations de la peau. Le vêtement imbibé de sueur colle à la peau, et l'évaporation de l'humidité accumulée peut entraîner rapidement un refroidissement local, surtout par temps froid et vent fort. Les fibres synthétiques de qualité sont plus douces, moins irritantes, et évacuent efficacement la transpiration. Si vous faites vos premiers pas dans ce sport, vous pourrez sans hésiter utiliser les vêtements que vous avez à votre disposition. Il est toutefois préférable de se procurer une tenue adéquate, car des vêtements mal adaptés à ce sport peuvent, à long terme, causer des ennuis de santé. Néanmoins, les fibres high-tech ne sont un must que dans des conditions météo extrêmes, ou pour les compétitions de course de fond.

Quelques conseils

Lorsqu'il fait froid, il est conseillé de superposer plusieurs vêtements, même légers. Un maillot de corps, un tee-shirt et un coupe-vent forment davantage de couches d'air, et protègent donc mieux du froid, qu'un sweat-shirt épais plus un blouson.
Si vous joggez au crépuscule ou lorsqu'il fait nuit, ce qui se produira certainement pendant les mois d'hiver, portez, pour des raisons de sécurité, des vêtements de couleur claire, et un blouson avec des bandes réfléchissantes. Une petite lampe de poche ne vous gênera pas beaucoup, et pourra se révéler utile. N'oubliez pas que la plupart des accidents de jogging ont lieu la nuit.

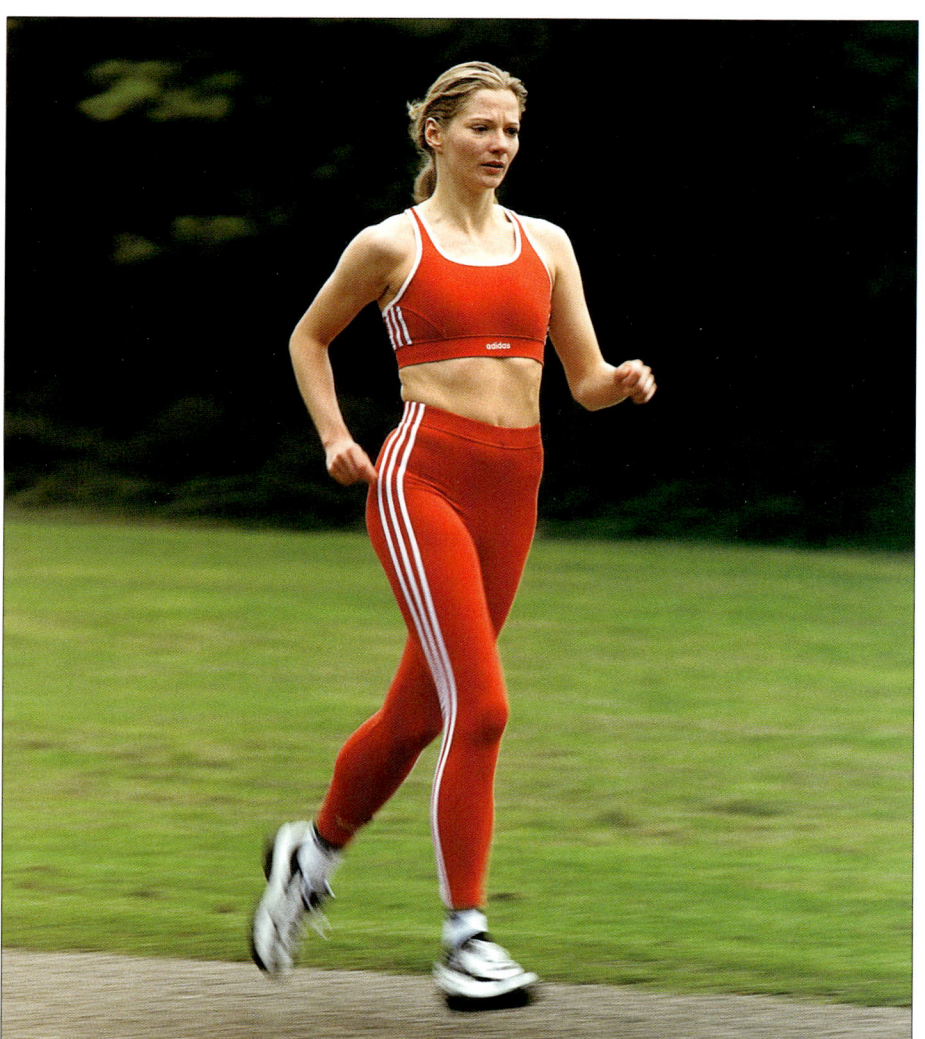

Techniques

La technique de la course est une technique fonctionnelle qui s'applique à tous les coureurs. Dans le domaine de la course, on confond souvent les notions de technique et de style. Le style, lui, est une expression de la personnalité du coureur qui aura, par exemple, le pied particulièrement léger, ou au contraire une foulée plutôt lourde. Avec le temps, chacun trouvera un style personnel de jogging.

Attitude corporelle

Pendant la course, le corps doit être souple et relâché. Le buste sera aussi droit que possible, éventuellement un peu penché en avant. La tête doit se trouver dans le prolongement de la colonne vertébrale, de sorte que le regard porte sur un point situé à environ 10 à 15 mètres sur la piste ou sur le chemin (Fig. 1).

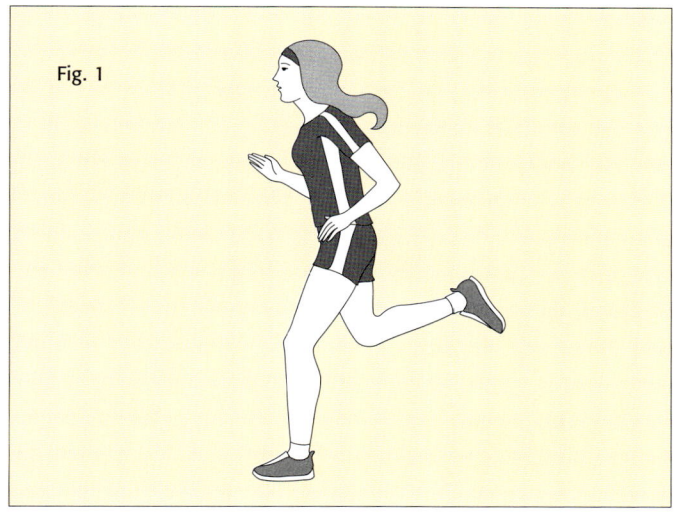

Technique et maintien des bras

Les bras sont fléchis aux coudes, de manière à former un angle presque droit. Ils sont près du corps et parallèles à celui-ci, et se balancent en sens inverse du mouvement des jambes. Autrement dit, le bras droit s'avance en même temps que la jambe gauche, et vice versa. Cette technique, utilisée quotidiennement chaque fois que nous marchons, est normalement devenue un automatisme ; elle n'exige donc aucun apprentissage. En s'avançant, le bras doit monter approximativement jusqu'à hauteur de poitrine ; lorsqu'il revient en arrière, la main doit se trouver environ au niveau de la taille. En effectuant ce mouvement de pendule, les mains sont presque ouvertes ou légèrement repliées, mais évitez absolument de serrer le poing (voir Fig. 2a et 2b).

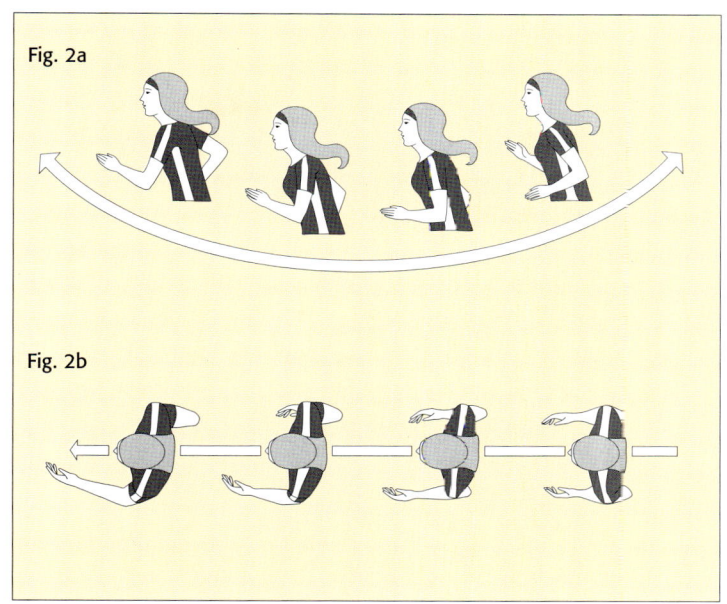

Technique de jambes et de pieds

Pendant la phase d'appui, il faut d'abord poser le talon, avant de dérouler la plante des pieds jusqu'aux orteils : le pied est droit et indique la direction de la course. L'articulation du genou doit être légèrement fléchie. Dans le cas contraire, les ondes de choc ne seront pas amorties et atteindront les articulations suivantes. La flexion du genou permet également de poser le pied plus près du centre de gravité du corps. Pour le coureur, cette technique économise des forces et ménage les articulations.

L'observation prouve que le coureur débutant fait de petites enjambées, et court assez lentement. Cela ne facilite pas le processus de déroulement du pied mentionné ci-dessus. Inévitablement, le novice posera la plante du pied entière. Après quelques séances d'entraînement, la foulée s'allonge et la vitesse augmente. Moyennant un peu de concentration, le déroulement correct du pied devient alors possible. Une bonne technique se caractérise par un contact avec le sol presque silencieux. Si vous entendez des claquements bruyants et que vous courez dans un style plutôt « trépignant », travaillez votre technique !

Une course bien comprise, utilisant l'énergie de façon optimale, dépend de la longueur et de la technique de la foulée. Se forcer à faire des enjambées trop longues fatigue beaucoup et ménage peu l'organisme. Or, la course exige en premier lieu d'économiser les forces. Ne tentez donc pas d'imposer à votre corps une foulée déterminée. Il est préférable de courir de la façon qui

Techniques

vous paraît la plus simple et la plus naturelle. Vous trouverez ainsi rapidement la foulée qui vous convient. N'oubliez jamais que des enjambées plus grandes exigent une force accrue. Pour vous ménager, commencez plutôt par des enjambées moyennes, ce qui permet également de poser le pied non loin du centre de gravité du corps.

Respiration

Dès le début de l'entraînement, de nombreux sportifs veulent accorder leur respiration au rythme de la course. En tout premier lieu, efforcez-vous de respirer régulièrement. Lorsque vous aurez acquis une technique correcte, et pas avant, vous pourrez essayer d'adapter votre rythme respiratoire à celui de votre foulée. Pendant la phase d'échauffement et en courant lentement, le rythme ter-

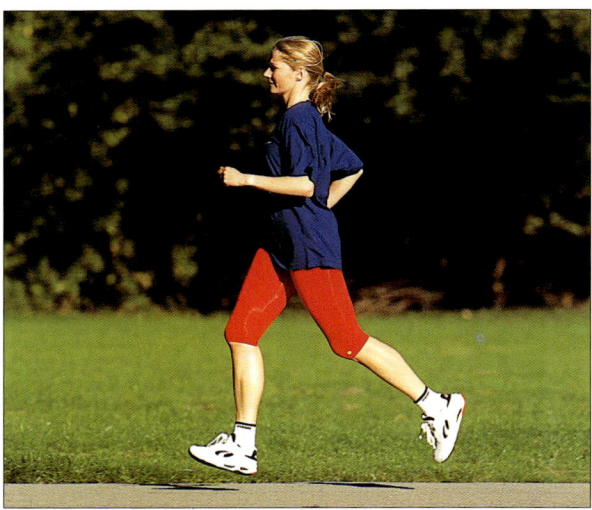

naire est fréquemment adopté : inspirez pendant trois enjambées, et expirez pendant les trois suivantes. D'autres rythmes sont évidemment possibles : inspirez pendant une, deux ou quatre enjambées, et expirez de même. Essayez de trouver le rythme respiratoire qui vous convient le mieux. Il est préférable de respirer par le nez plutôt que par la bouche, car les fosses nasales humidifient, purifient et réchauffent l'air inspiré. Cela permet, notamment en hiver, de prévenir les infections grippales. Lorsque l'on court très vite, il devient toutefois inévitable de respirer aussi par la bouche. En vue d'assurer une utilisation optimale de l'oxygène pendant le cycle respiratoire, il est recommandé de faire porter l'effort principal sur l'expiration.

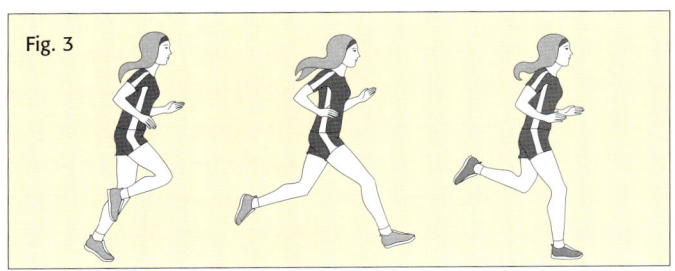

Fig. 3

Phases de course

La course comprend deux phases (Fig. 3) :
• la phase d'appui (caractéristique : un pied est en contact avec le sol) ;
• la phase dite « de vol » (les deux pieds se trouvent en l'air, le coureur n'a aucun contact avec le sol).
Ces deux phases peuvent se subdiviser comme suit :

La phase d'appui postérieure commence lorsque le pied se trouve légèrement en arrière du centre de gravité du corps, et s'achève lorsque le pied quitte le sol. La phase d'appui antérieure commence lorsque le pied touche le sol, et se termine lorsque le centre de gravité du corps se trouve légèrement en avant, ou juste au-dessus du pied en appui. Les spécialistes ne sont toujours pas d'accord quant à savoir s'il est préférable de poser d'abord l'avant du pied (attaque par la pointe), ou le talon (attaque par le talon) (Fig. 4). Ce qui est certain, c'est qu'il existe d'excellents coureurs et détenteurs de records dans les deux styles. Tous reconnaissent cependant que, sur les petites distances, l'attaque par l'avant du pied représente le style optimal, tandis que les coureurs de demi-fond attaquent plutôt avec le milieu du pied. Du point de vue biomécanique, il est toutefois recommandé aux coureurs amateurs et aux coureurs de fond de poser d'abord le talon. La phase de vol commence lorsqu'un des pieds quitte le sol et se termine lorsque l'autre pied prend contact avec le sol ; elle comporte par conséquent un changement d'appui. Pendant la phase de vol, la jambe levée se replie vers les fesses ; ce mouvement purement passif est dû à l'impulsion donnée par le pied qui a « repoussé » le sol. S'il est exécuté activement, il exige un effort superflu : votre technique n'est plus économique.

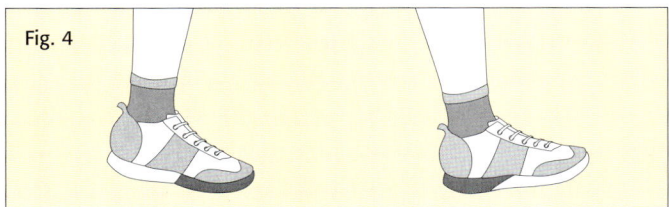

Fig. 4

Programme d'entraînement

Cette section vous aidera à établir un programme d'entraînement optimal, afin d'atteindre les objectifs que vous vous êtes fixés. Il est bien connu que les coureurs non entraînés sont obligés d'interrompre l'effort au bout de quelques minutes de course de fond, à cause de la fatigue musculaire et de l'essoufflement. Bien que le jogging soit avant tout destiné à améliorer l'endurance, n'oubliez surtout pas qu'il s'agit

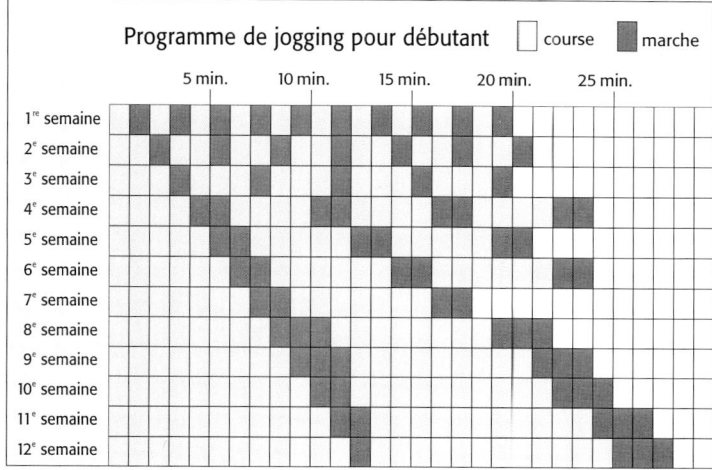

également d'un entraînement du corps entier, qui exige un important travail musculaire. Le premier programme d'entraînement a pour but de vous permettre, au bout de douze semaines, de courir pendant 2 fois 12 minutes sans éprouver aucune gêne.

Le programme d'entraînement a été conçu sur le principe des intervalles, c'est-à-dire qu'il fait alterner systématiquement les phases d'effort et les phases de récupération. En l'occurrence, les périodes de course représentent les phases d'effort, et les périodes de marche, les phases de récupération. La première semaine, pendant chaque unité d'entraînement, vous courez 10 fois 1 minute, en alternant avec 10 fois 1 minute de marche. Afin de permettre la nécessaire adaptation, les intervalles de course augmentent en durée d'une semaine à l'autre, tandis que les intervalles de marche deviennent de moins en moins longs. Le nombre des unités d'entraînement augmente lui aussi par paliers : au début, 2 à 3 unités hebdomadaires ; le mois suivant, 3 unités ; et le troisième mois, 3 à 4 unités, toujours par semaine. La vitesse de la course sera en fonction du rythme cardiaque d'entraînement (calculé individuellement pour chaque sportif). L'utilisation d'un appareil mesurant la fréquence cardiaque (dit cardiofréquencemètre) est donc particulièrement nécessaire. Il faut absolument respecter les valeurs de fréquence cardiaque qui ont été établies, afin de faire travailler suffisamment le système cardiovasculaire, sans le soumettre à un effort excessif. Pendant les intervalles de marche, adoptez un rythme qui ne fasse pas baisser votre pouls au-dessous de 100 pulsations/minute. Dès qu'il baisse trop, marchez plus rapidement ou remettez-vous à courir. Le programme est uniquement destiné à vous guider. Si vous remarquez qu'il est trop facile ou trop difficile pour vous, n'hésitez pas à l'adapter à votre capacité d'effort personnelle, en modifiant les périodes de marche et/ou de course.

Dès que vous serez capable de courir sans interruption pendant 10 à 15 minutes, passez au programme « minimal ». Les coureurs entraînés pourront commencer directement par le programme « optimal ».

Ces deux programmes vous aideront à conserver l'endurance que vous avez acquise, et à l'améliorer. En programmant votre semaine, n'oubliez pas que quatre unités d'entraînement de 15 minutes sont bien plus efficaces qu'une seule unité de 60 minutes. Augmentez progressivement la longueur du parcours, tout en maintenant la fréquence des unités.

Programme d'entraînement

	Minimal	Optimal
Durée de l'effort hebdomadaire	60 min. env. 9 à 12 km de course	3 h env. 35 à 40 km de course (à 12km/h)
Intensité de l'effort	50 à 60 % de la capacité cardiovasculaire FC = 160 − âge	70 à 80 % de la capacité cardiovasculaire FC = 180 − âge
Durée de l'effort	Minimum : 10 à 12 min. Maximum : 30 min.	Minimum : 30 à 35 min. Maximum : 60 à 70 min.
Fréquence d'entraînement	5 x 12 min. à 2 x 30 min. par semaine	6 x 30 min. à 3 x 60 min. par semaine
Efficacité	Homme : $VO_2max.$ < à 40 ml/kg/min. ou < 2 W/kg	Homme : $VO_2max.$ < à 45 ml/kg/min. ou 3–4 W/kg
	Femme : $VO_2max.$ < à 32 ml/kg/min. ou < 1,5 W/kg	Femme : $VO_2max.$ < à 38 ml/kg/min. ou 2–3 W/kg
Dépense calorique	env. 800–900 kcal	min. 3 000 kcal

LE JOGGING

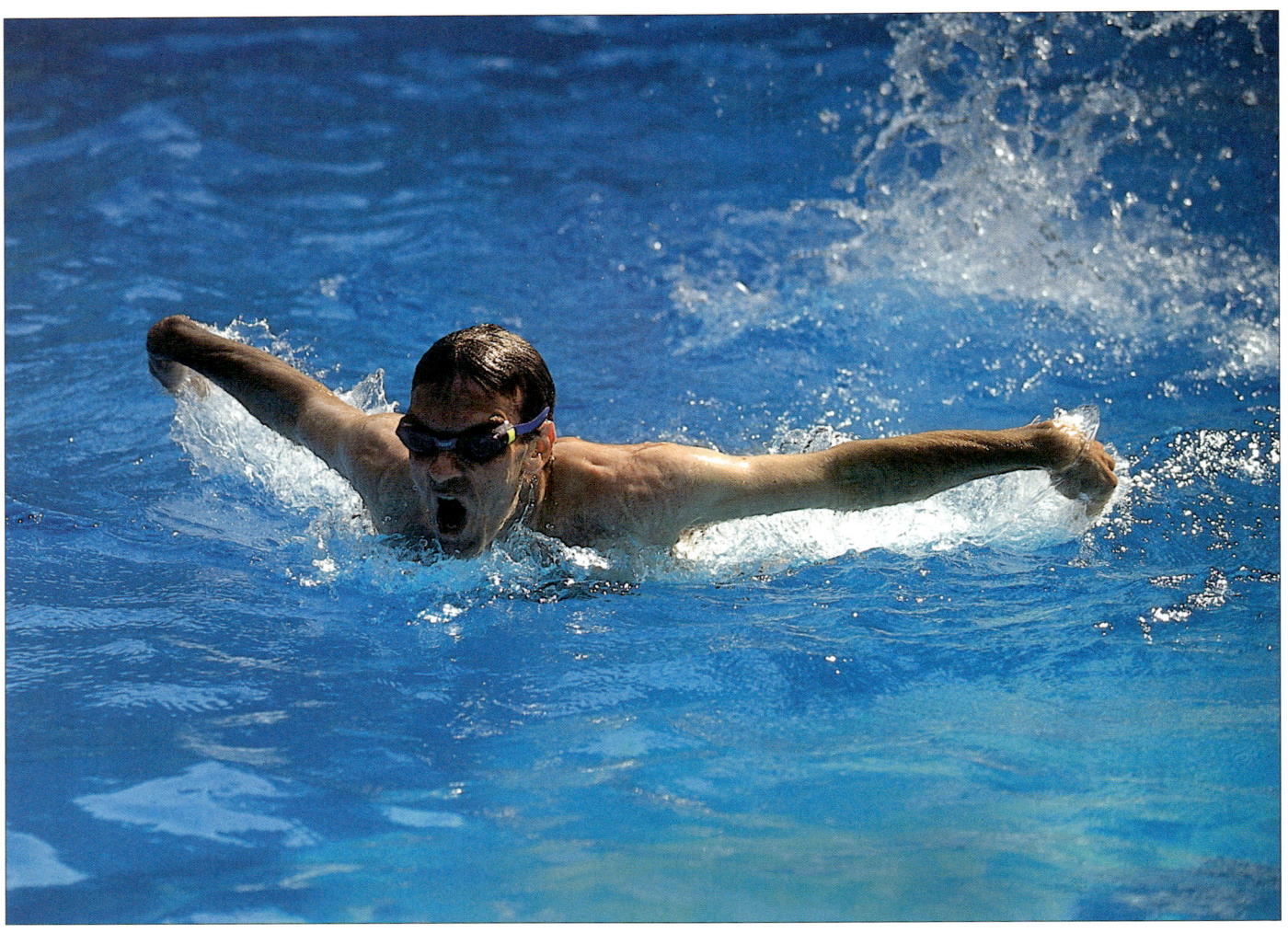

Natation

Compte tenu de la perception différente des forces qui agissent sur le corps, le mouvement dans l'eau est une expérience à part. D'abord, tout mouvement s'opposant à la résistance de l'eau exige un effort accru (essayez de courir avec de l'eau jusqu'à la taille, vous ne tarderez pas à vous en rendre compte !). Par ailleurs, la poussée verticale de l'eau (la poussée d'Archimède) permet à tous, y compris aux personnes qui ont un excès de poids, de flotter ou de glisser doucement à la surface de l'eau, quasiment sans effort.

Le froid et la pression de l'eau favorisent l'irrigation sanguine des muscles. Cela réduit le rythme cardiaque, tout en permettant une récupération plus rapide après l'effort. En plus de ses effets positifs sur le cœur, sur la circulation et sur la respiration, l'eau a un autre avantage notable : elle ménage le tissu conjonctif. En nageant, il n'y a pas lieu d'amortir ou d'absorber des chocs plus ou moins violents, comme c'est par exemple le cas lorsque l'on court ou marche. En outre, la poussée d'Archimède diminuant sensiblement le poids du corps, les articulations, en particulier, sont peu sollicitées. La natation constitue par conséquent un sport d'endurance tout à fait recommandable. Il faut également mentionner un important facteur psychophysique : en dépit de l'effort fourni et de l'épuisement, l'eau vous porte : elle vous permet de vous détendre et exerce un effet apaisant sur l'organisme. Après l'effort, vous ressentirez une agréable et bienfaisante sensation de fatigue.

En plus de la natation, il existe aujourd'hui différents sports aquatiques qui utilisent les propriétés particulières de l'eau. L'*aquajogging* est pratiqué aussi bien dans l'eau peu profonde que dans l'eau profonde, dans ce dernier cas surtout à des fins thérapeutiques après un traumatisme. Il en est plus ou moins de même pour l'« aqua-training », qui était à l'origine une gymnastique de rééducation, notamment destinée à muscler et à améliorer la souplesse et la mobilité. Du point de vue de l'endurance, la natation traditionnelle reste cependant le sport aquatique le plus approprié. C'est aussi, dans la plupart des cas, le plus facile à pratiquer.

Maîtrise de l'eau

Tous les genres de nage ont en commun certains principes qu'il faut connaître et respecter pour pouvoir apprendre et pratiquer les diverses techniques de natation :

• Gardez les yeux ouverts pour ne pas perdre l'orientation dans le bassin et pour maintenir votre trajectoire.

• Apprenez à connaître et à utiliser la *poussée d'Archimède*. Lorsque votre corps est immergé, cette poussée s'exercera d'autant mieux que votre corps sera détendu. Commencez par « faire la planche » (allongé sur le dos, bras et jambes tendus), puis sortez la tête et les bras de l'eau. Vous sentirez que vous êtes littéralement aspiré vers le bas. Plus vous utiliserez cette poussée, moins vous dépenserez d'énergie pour maintenir votre corps à la surface de l'eau. Les muscles seront plus détendus, et vous pourrez consacrer une plus grande partie de votre énergie à la propulsion. Concrètement, cela signifie que, par exemple en faisant le crawl, il faut autant que possible maintenir la tête sous l'eau. Surtout pour la brasse, la tête doit se trouver dans l'eau, ce qui permet d'avancer facilement, de « glisser sur l'eau ».

• Alternez régulièrement tension et détente. Tous les styles de natation font alterner continuellement des phases de propulsion (d'effort) et des phases de récupération, concernant à la fois les bras et les jambes. Ce n'est qu'en accordant à vos membres cette courte pause que ceux-ci vous permettront de nager longtemps. Dès que vous sentez que vous avez les « bras lourds », essayez de vous détendre volontairement. Pour le crawl, avancez les bras avec moins de force. Pour la brasse, allongez sensiblement le temps de glisse.

• Prenez conscience des résistances. En nageant, il faut trouver et utiliser des résistances « positives » favorisant la propulsion. Vous devez toujours avoir l'impression de repousser avec les bras et les jambes une surface d'appui aussi grande que possible. Par ailleurs, ce sont surtout des résistances « négatives », c'est-à-dire celles qui freinent, qu'il faut surmonter en nageant. Toute partie de votre corps orientée face à la direction dans laquelle vous nagez vous ralentit. Efforcez-vous de faire en sorte que ces surfaces soient aussi réduites que possible.

Le bon équipement

Vous possédez certainement un maillot de bain et une serviette, et vous ne les oublierez sans doute pas quand vous irez à la piscine. Pour ceux qui nagent souvent, il est vivement conseillé d'acheter des lunettes de natation, car l'eau des piscines contient des désinfectants susceptibles d'irriter les yeux. Sans oublier que, quand on peut garder les yeux ouverts, on a moins peur de mettre la tête sous l'eau ! Au moment de l'achat, vérifiez si les lunettes sont étanches à l'air lorsque vous les pressez sur le visage.

Pour un véritable entraînement à la natation, il existe divers accessoires utiles : planches, palmes, *pull-buoys* et *paddles*. Ils servent à se familiariser avec l'eau, et surtout à accroître la force et à améliorer la technique de certains mouvements partiels. Leur utilisation est décrite dans le glossaire situé à la fin de l'ouvrage. Il est possible d'emprunter ces accessoires dans les piscines.

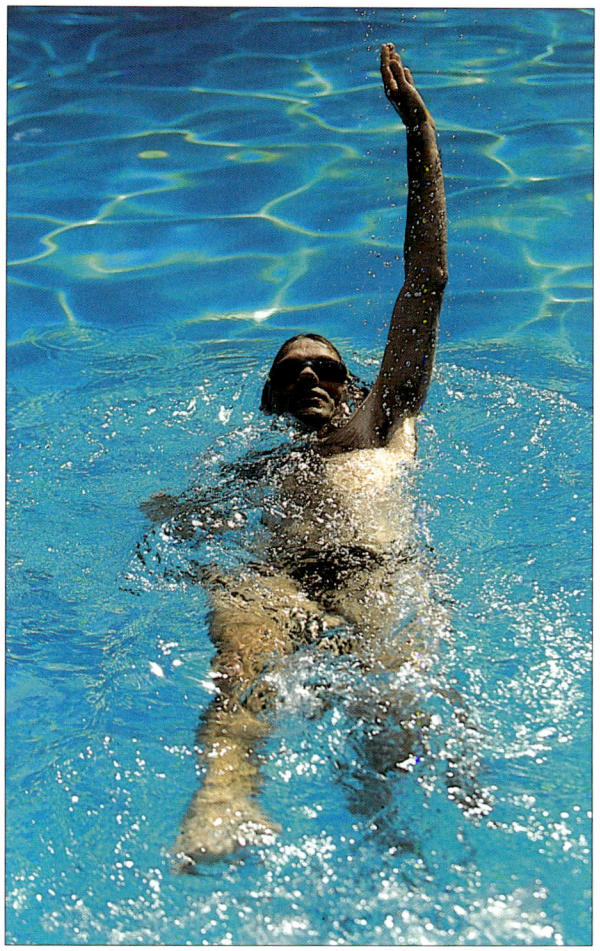

Les bases de l'entraînement à la natation

Ce chapitre a pour but de vous encourager à utiliser systématiquement la natation dans l'optique du fitness, et d'améliorer ainsi votre endurance globale. Les points suivants vous serviront de fil conducteur à cet égard. N'oubliez pas que votre objectif est d'être bien ! Dans l'eau, ne gâchez pas votre plaisir par des exercices monotones et pénibles, mais pensez avant tout à votre bien-être.

Avant de pratiquer la natation avec intensité, il faut prévoir une phase d'échauffement et d'étirement. Après avoir fourni un grand effort, attendez quelques minutes avant de sortir de l'eau, jusqu'à ce que votre pouls soit redevenu régulier.

1. Petites distances, mais avec une technique correcte

Une technique correcte est essentielle pour que la natation soit un exercice sain, et pour économiser les forces. Pour rafraîchir vos souvenirs, les doubles pages suivantes expliquent les différents styles de nage et les principaux mouvements qui les caractérisent.

• Trouvez « votre » technique grâce à des variantes.

Développer le sens d'un mouvement réussi et efficace est plus important que de respecter scrupuleusement un schéma rigide. À cette fin, il est recommandé de varier l'exécution de certains mouvements.

• Pour le crawl, battez des jambes avec une *amplitude* très grande, puis très petite, ou encore à un rythme lent puis rapide. Ramenez les bras sous l'eau tendus puis repliés. Pivotez plus ou moins autour de l'axe du corps. Parcourez une longueur (à la brasse) avec un minimum de tractions. Variez la durée des temps de glisse.

• Sentez-vous les différences ? Trouvez une moyenne qui vous permette d'avancer régulièrement et avec peu d'efforts. Grâce au programme ci-après, vous apprendrez à éviter que la fatigue ne diminue la qualité de vos mouvements.

• Commencez par une petite distance, par exemple la largeur du bassin (10 à 20 mètres), en nageant avec souplesse, à un rythme régulier. Mesurez votre temps à l'aide d'un partenaire, d'une horloge murale ou d'une montre étanche. La pause que vous ferez au bord du bassin sera environ cinq fois plus longue que la phase d'effort. Répétez cette séquence cinq fois. Au cours de votre entraînement, augmentez progressivement le nombre des séries, sans dépasser quinze, et réduisez la durée des pauses jusqu'au rapport 1:1.

• Pour maîtriser votre technique, exercez isolément les mouvements des bras et ceux des jambes (voir alinéa 4).

2. Augmentez la distance : nage de fond

L'objectif suivant consiste à être capable de nager sur une distance plus grande. Commencez par une technique que vous maîtrisez vraiment.

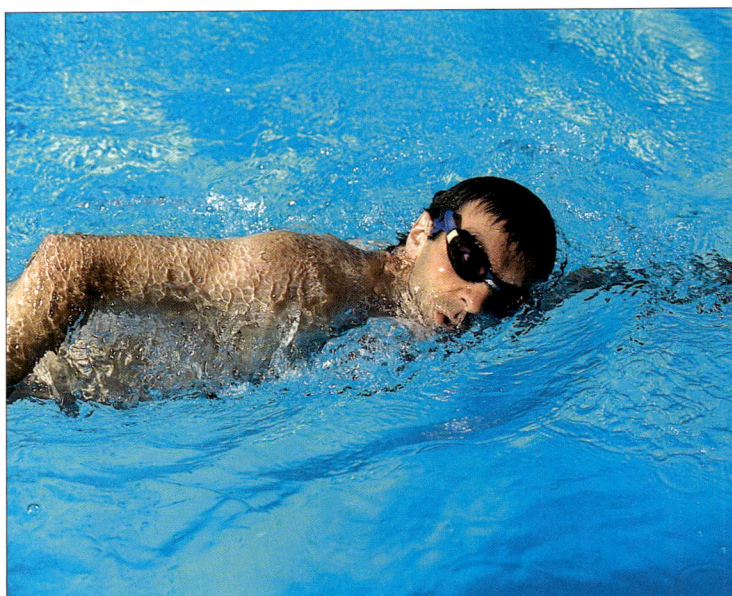

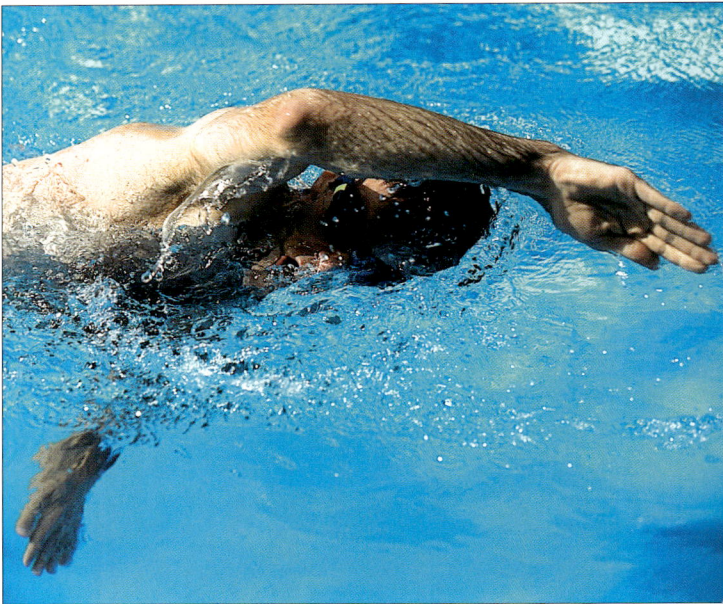

• Nagez pendant au moins 5 minutes, c'est-à-dire que vous devrez nager sur une distance supérieure à 200 mètres, si possible sans temps d'arrêt. Le rythme sera modéré — l'effort fourni devrait à peine vous fatiguer. Les semaines suivantes, augmentez la distance parcourue, autrement dit, nagez de plus en plus longtemps. Vous constaterez que vos progrès sont rapides. Au terme de quelques semaines d'entraînement, vous serez capable de parcourir à la nage une distance de 800 à 1 000 mètres.

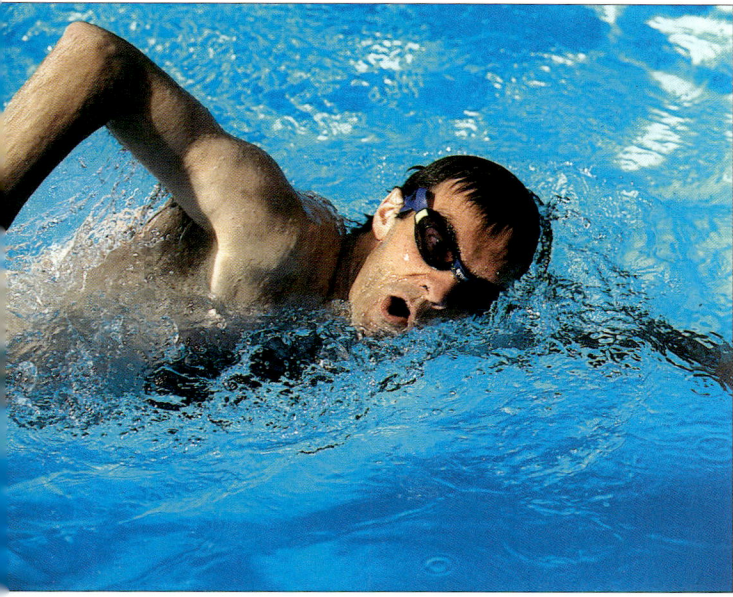

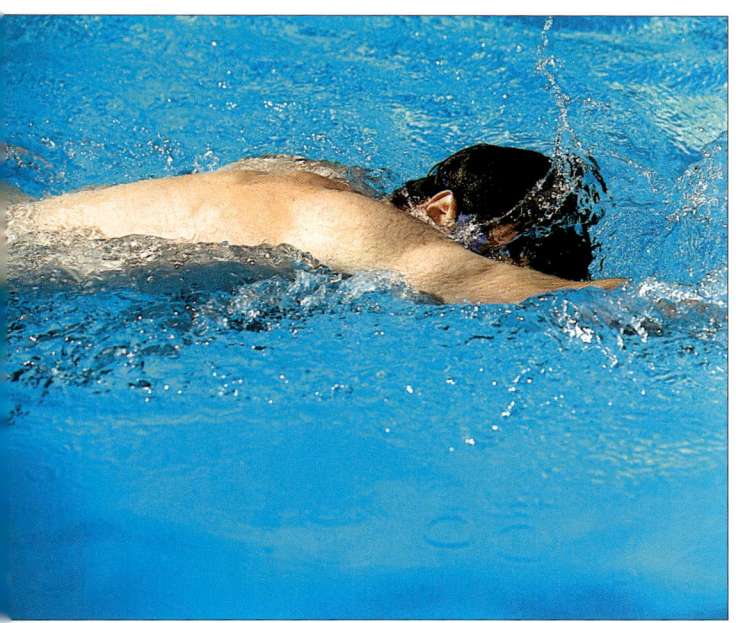

1. Quel temps mettez-vous à parcourir la distance totale ?
2. Réduisez ce temps de 8 à 10 %.
3. Divisez la distance totale en un certain nombre de sections, par exemple 10.
4. Divisez le temps réduit que vous avez calculé au point 2 par le nombre de sections. Vous obtiendrez ainsi le temps que vous devrez mettre pour parcourir chaque section.
5. Chaque pause entre les sections devra correspondre à environ un tiers du temps de natation.
6. Notez au bout de combien de temps (effort plus pause) vous devez recommencer à nager.

Exemple : vous nagez 1 000 mètres en 25 minutes, soit 100 mètres en 2 minutes 30. Vous devez maintenant essayer de nager dix fois 100 mètres en 2 minutes 20 environ. Faites des pauses de 40 secondes, c'est-à-dire repartez toutes les 3 minutes. Diminuez progressivement la durée des pauses (30 secondes) et la longueur des sections (50 mètres/25 mètres). Ensuite, augmentez encore la vitesse (de 10 à 12 %).

4. Rien de tel que le changement pour obtenir des résultats

Alternez l'effort de longue durée et la méthode des intervalles. Modifiez la longueur des intervalles, ainsi que la vitesse sur grande distance. Alternez aussi les styles de nage, et accordez-vous régulièrement des périodes de « récréation » dans l'eau pour jouer, plonger ou essayer de nouvelles techniques.

Les accessoires, mentionnés plus haut, seront très utiles pour travailler indépendamment mouvements des bras et mouvements des jambes :

• Posez vos avant-bras tendus sur la planche et ne faites que les mouvements des jambes (de brasse ou de crawl). Pour la nage sur le dos, les deux mains tiennent la planche sous la tête.

• Les palmes facilitent énormément la progression pour les styles de nage à traction alternée, ce qui est très motivant. De surcroît, en stabilisant la position du corps, elles permettent de se concentrer entièrement sur le mouvement des bras.

• Le pull-buoy, placé entre les cuisses, permet également d'améliorer les mouvements des bras.

• Les paddles, tenues à la main, ne servent pas seulement à améliorer la condition physique, mais aussi à mieux sentir la poussée que doivent exercer les bras.

• Pour améliorer votre coordination, combinez certains éléments de plusieurs techniques de nage. Essayez, par exemple, d'allier les mouvements de bras du papillon aux mouvements de jambes de la brasse, ou alternez le crawl et le dos crawlé, de manière à ce que le corps pivote continuellement sur son axe.

3. Augmentez la vitesse en utilisant la méthode des intervalles

Lorsque vous vous serez habitué à nager sur une distance de plus de 500 mètres, commencez à augmenter systématiquement le rythme sur « votre » parcours. À cette fin, il faut diviser la distance totale en sections. Ces sections, avec une pause entre chacune, seront parcourues un peu plus vite que le parcours total. Établissez un programme qui tiendra compte des facteurs suivants :

Techniques à mouvement alterné

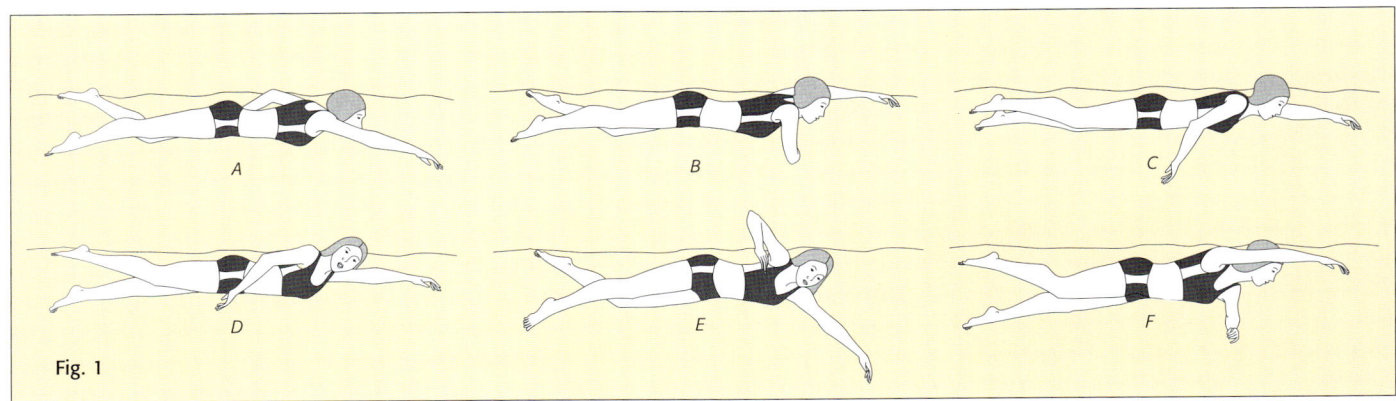

Fig. 1

Crawl

Ceux et celles qui pratiquent le crawl économisent leurs forces. Correctement exécuté, le crawl autorise une utilisation optimale de l'effort fourni. Il convient aussi bien pour parcourir très rapidement un parcours donné que pour venir à bout de longues distances.

Technique

Le corps, horizontal sur l'eau, pivote légèrement autour de son axe longitudinal. La tête est juste à la surface, le regard étant dirigé vers l'avant et le bas (voir Fig. 1 et 2).

Le mouvement de traction du bras commence ainsi : apprêtez-vous à « repousser » une masse d'eau, ce qui vous permettra de vous propulser vers l'avant. Pendant la phase suivante, ce mouvement de propulsion exerçant une poussée avec une surface aussi grande que possible (les mains plus les avant-bras) entraîne automatiquement une flexion du coude, qui s'arrondit vers l'intérieur. À hauteur de l'épaule, la main se trouve sous le corps, l'articulation du coude faisant un angle droit. Pendant la phase de poussée qui suit, le bras s'étend vers l'arrière, sous la cage thoracique et le ventre. Pendant toute cette phase de propulsion, expirez.

La main sort de l'eau, ce qui initie la phase suivante. Tandis que le corps pivote du côté opposé, l'avant-bras et le coude sortent de l'eau. Pendant ce temps, inspirez par la bouche. La tête se tourne encore un peu plus de côté, en se maintenant à la surface. La respiration se fait tous les 3 temps (respiration alternée). Ensuite, le coude en position haute, près du corps, s'avance. La main et l'avant-bras, détendus, suivent le mouvement. Replongez la main dans l'axe de l'épaule. Au même moment, l'autre bras passe de la phase de traction à la phase de poussée. Le bras se tend et s'enfonce un peu

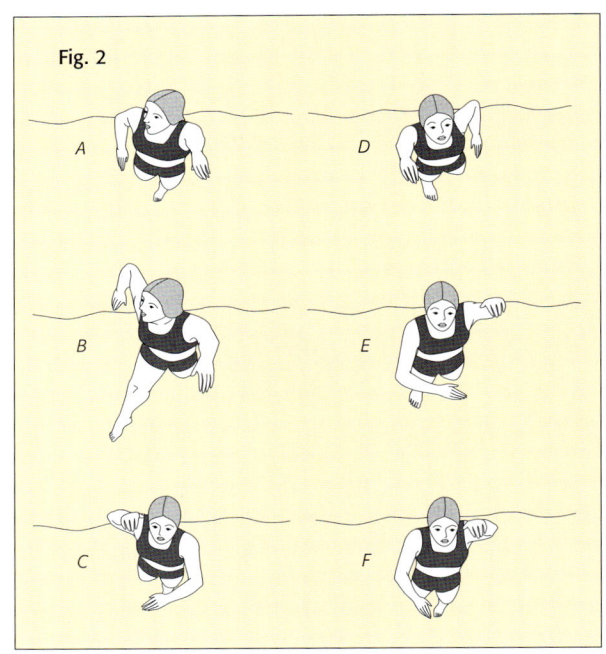

Fig. 2

plus dans l'eau. La sortie simultanée de l'autre bras entraîne une rotation du corps du côté du bras qui est sous l'eau. La paume de la main recommence maintenant à « pousser » l'eau.

Le battement alterné des jambes sert surtout à stabiliser la position du corps. Ce mouvement part de la hanche. Poussez d'abord la cuisse vers le bas. La résistance de l'eau entraîne une légère flexion passive du genou. Aussitôt après, l'extension active de la cuisse contribue brièvement à la propulsion. Les pieds doivent être légèrement orientés vers l'intérieur. La montée s'effectue les jambes tendues et les pieds souples. On effectue six battements de jambes pour un cycle complet des bras. Il est également possible de n'effectuer que quatre battements de jambe.

Le dos crawlé

Le dos crawlé est la plus sportive de toutes les techniques de nage sur le dos. Celles-ci permettent de respirer avec une relative aisance, et de détendre la colonne vertébrale et la nuque. L'alternance des bras pour la propulsion, le battement des jambes, ainsi que la position horizontale du corps sur l'eau et son mouvement pivotant, correspondent à ceux du crawl.

Technique

Le corps, pivotant autour de son axe longitudinal, est en position horizontale sur le dos, le bassin redressé. La tête, légèrement inclinée vers la poitrine, doit rester parfaitement stable (voir Fig. 3 et 4).

Le mouvement des bras commence par l'immersion d'un des bras, un peu en arrière de l'épaule. Le tranchant du petit doigt frappe l'eau en premier. Le bras est en extension, un peu orienté vers le bas, tandis que le corps pivote légèrement du même côté. Une rotation de la main vers le bas puis vers l'arrière débute la phase de propulsion. De nouveau, votre mouvement doit être déterminé par l'impression de vous tirer en avant en prenant appui sur une masse d'eau. Pour une meilleure efficacité, vous devez « repousser » l'eau avec une surface aussi grande que possible : la paume de la main, puis l'avant-bras et finalement le bras lui-même. De nouveau, cela entraîne une flexion du coude, qui est orienté vers le bas. Dans l'axe de l'épaule, la main et le coude forment un triangle avec la surface de l'eau. La main et l'avant-bras, qui s'étend, sont ensuite ramenés vers la cuisse. La main se replie nettement et l'épaule se redresse pour faciliter la sortie du bras (phase de retour aérien). En même temps, l'autre bras commence la phase de propulsion.

Le retour du bras se fait en extension, dans l'axe du corps et de la direction que vous suivez. Inspirez pendant le retour d'un bras, expirez pendant le retour de l'autre. Le battement des jambes, ainsi que son rythme, est identique à celui du crawl : six battements de jambes pour un cycle complet des bras.

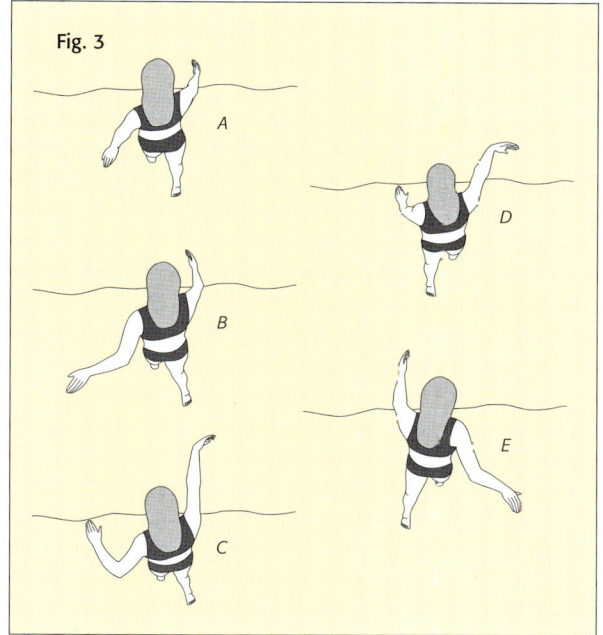

Fig. 3

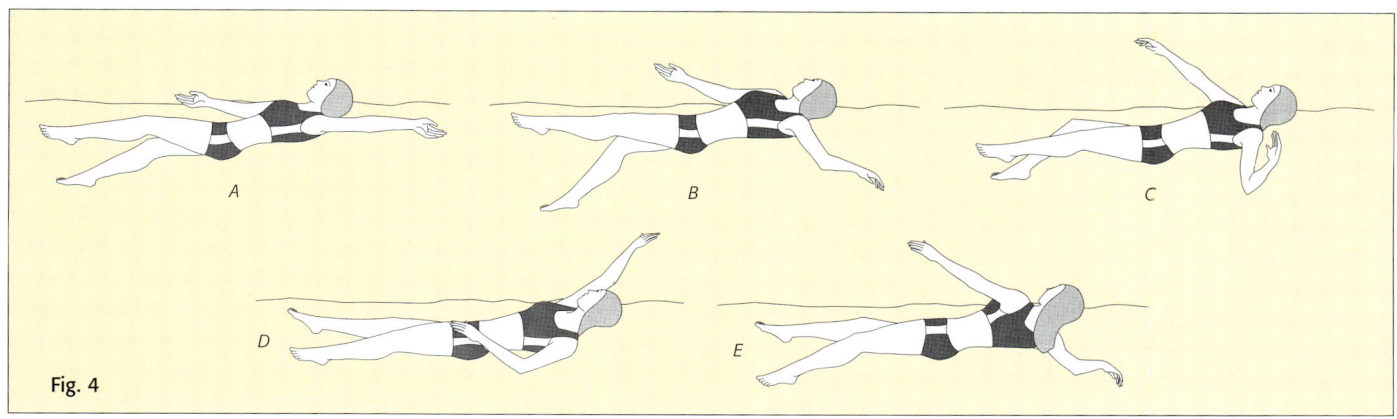

Fig. 4

Techniques à mouvement simultané

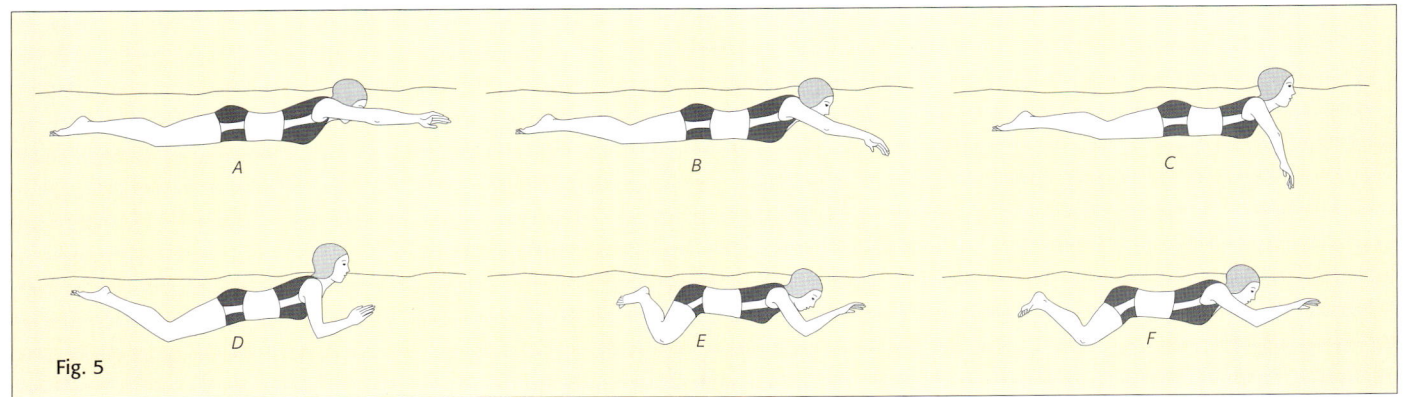
Fig. 5

Brasse

La brasse est le style de nage le plus « classique » et le plus apprécié. En effet, elle permet de respirer assez "confortablement", de s'orienter facilement, et même d'échanger quelques mots pendant que l'on fait une longueur. Cependant, à cause d'une technique fréquemment fautive, notamment la tenue de la tête « hors de l'eau », la brasse peut soumettre les régions de la nuque et des reins à des efforts excessifs.

Technique

Le mouvement commence par la position de glisse, le corps en position horizontale sur le ventre, les épaules parallèles, les bras tendus vers l'avant, les jambes allongées vers l'arrière, la tête stable. Le regard est dirigé vers le bas, comme s'il fixait le fond du bassin. Tournez les paumes des mains vers l'extérieur pour entamer la phase de traction (voir Fig. 5 et 6).

Pendant ce mouvement des mains et des bras, qui s'écartent vers l'arrière, vous devez vous « pousser » en avant en opposant à l'eau une surface aussi grande que possible (mains et avant-bras). À cette fin, il est important de plier légèrement les coudes, les mains étant orientées vers l'avant et le haut. Lorsque les mains sont à peu près dans l'axe des épaules, ramenez les mains et les avant-bras. La tête et les épaules ont atteint leur position la plus haute, au-dessus de la surface de l'eau. C'est le moment propice pour inspirer. Tendez les bras en avant (ce sont les mains qui dirigent le mouvement) et remettez la tête dans l'eau. À la fin de cette phase d'extension, expirez.

Le mouvement des jambes commence pendant que les bras se rejoignent. Les pieds se replient lentement vers les fesses. Pendant que les bras se tendent en avant, les jambes se détendent brusquement, effectuant une forte poussée vers l'arrière, en s'écartant. Les pieds doivent être orientés vers l'extérieur, les jambes poussent à la fois vers l'extérieur, l'arrière et le bas, de manière à prendre appui sur l'eau avec les pieds et la face interne des jambes. Enfin, les jambes, en extension presque totale, se rapprochent, la plante des pieds étant orientée vers l'intérieur.

Le bref arrêt des bras tendus en avant entraîne une phase de glisse « reposante », dont vous pouvez varier la durée pour mieux prendre conscience du mouvement. En fait, l'attaque devrait commencer légèrement avant que les jambes ne se resserrent complètement. Les mouvements des bras et des jambes se recoupent donc pendant un court moment.

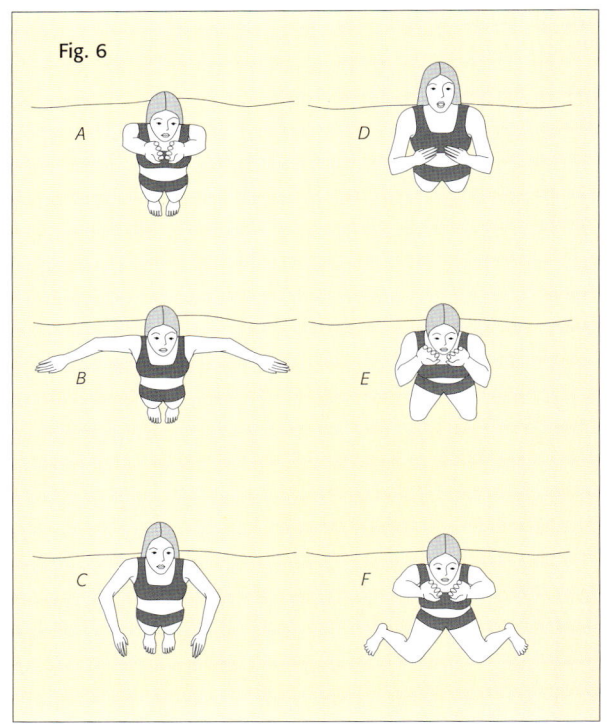
Fig. 6

Papillon

La nage dite « papillon » donne une impression de beauté, de vigueur et de rapidité. Bien que l'impression de vigueur soit justifiée, ce style ne permet pas de nager plus vite qu'en exerçant le crawl. Compte tenu de l'excellente condition physique et des qualités de coordination qu'elle exige, cette nage ne peut être pratiquée que par des nageurs et nageuses bien entraînés, surtout si l'on veut faire de l'endurance.

Technique

La principale caractéristique de ce style de nage à mouvement simultané est le mouvement ondulatoire évoquant le dauphin, qui doit partir de la tête. Pour le réussir, une parfaite coordination des mouvements des bras et des jambes est indispensable (voir Fig. 7 et 8).

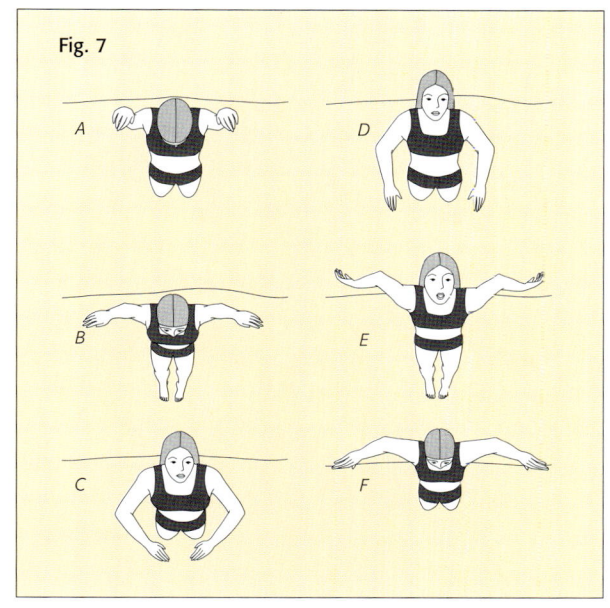

Le mouvement des deux bras est identique et simultané. Le mouvement des bras sous l'eau rappelle celui du crawl, à la différence que le mouvement de cette phase de propulsion est symétrique. L'attaque (les deux mains entrant simultanément dans l'eau) est suivie de la phase de traction. Celle-ci s'exerce d'abord vers l'extérieur, le bas et l'arrière. Essayez de tenir les coudes, qui se plient progressivement, aussi haut que possible, tout en expirant. Les mains se rapprochent de plus en plus sous le buste, pour exercer finalement une poussée vers l'arrière, jusqu'au niveau des cuisses. Cette phase de poussée est primordiale ! En l'exécutant, redressez progressivement la tête, pour introduire la phase de retour aérien des bras, et inspirez. Sortez les bras de l'eau en commençant par les coudes, et lancez-les le plus loin possible en avant, en souplesse. À ce stade, la tête, les bras et les épaules atteignent leur position la plus haute. De nouveau, c'est la tête qui guide la phase de propulsion immergée qui suit, en plongeant dans l'eau. Aussitôt après, les mains, légèrement tournées vers l'extérieur, à peu près dans l'axe des épaules, s'enfoncent à leur tour.

Pendant un cycle des bras, effectuez deux ondulations de jambes. Le premier correspond à l'entrée des bras dans l'eau. Le second doit être exécuté pendant que les bras « poussent » en direction des cuisses puis sortent de l'eau. Le mouvement des jambes est lui aussi parallèle. L'impulsion doit venir de la hanche. Le mouvement descendant des jambes entraîne une flexion du genou, qui disparaît lorsque la jambe remonte brusquement. Cette séquence produit le mouvement ondulatoire caractéristique de cette nage. Les jambes doivent être ramenées vers le haut en extension. Les pieds seront détendus et légèrement orientés vers l'intérieur pendant le mouvement descendant.

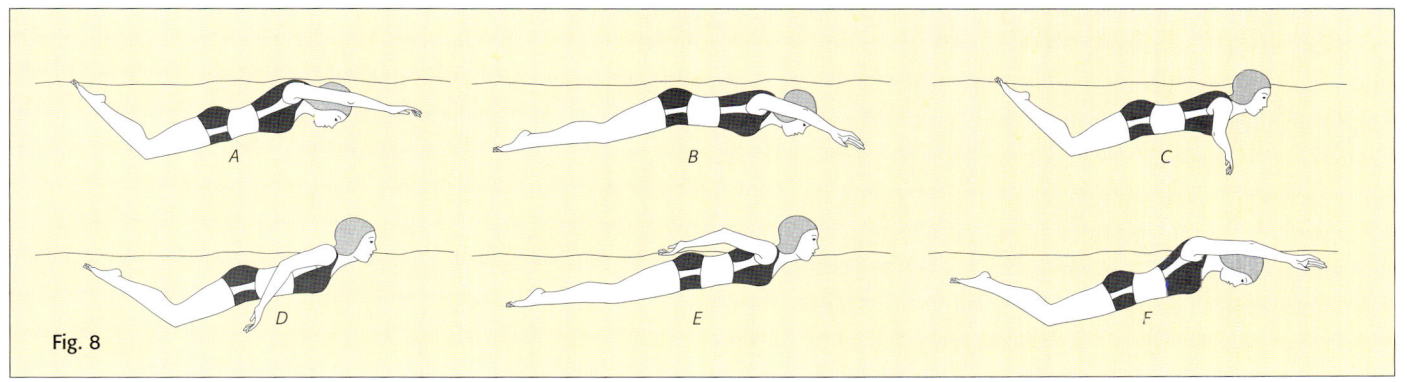

NATATION

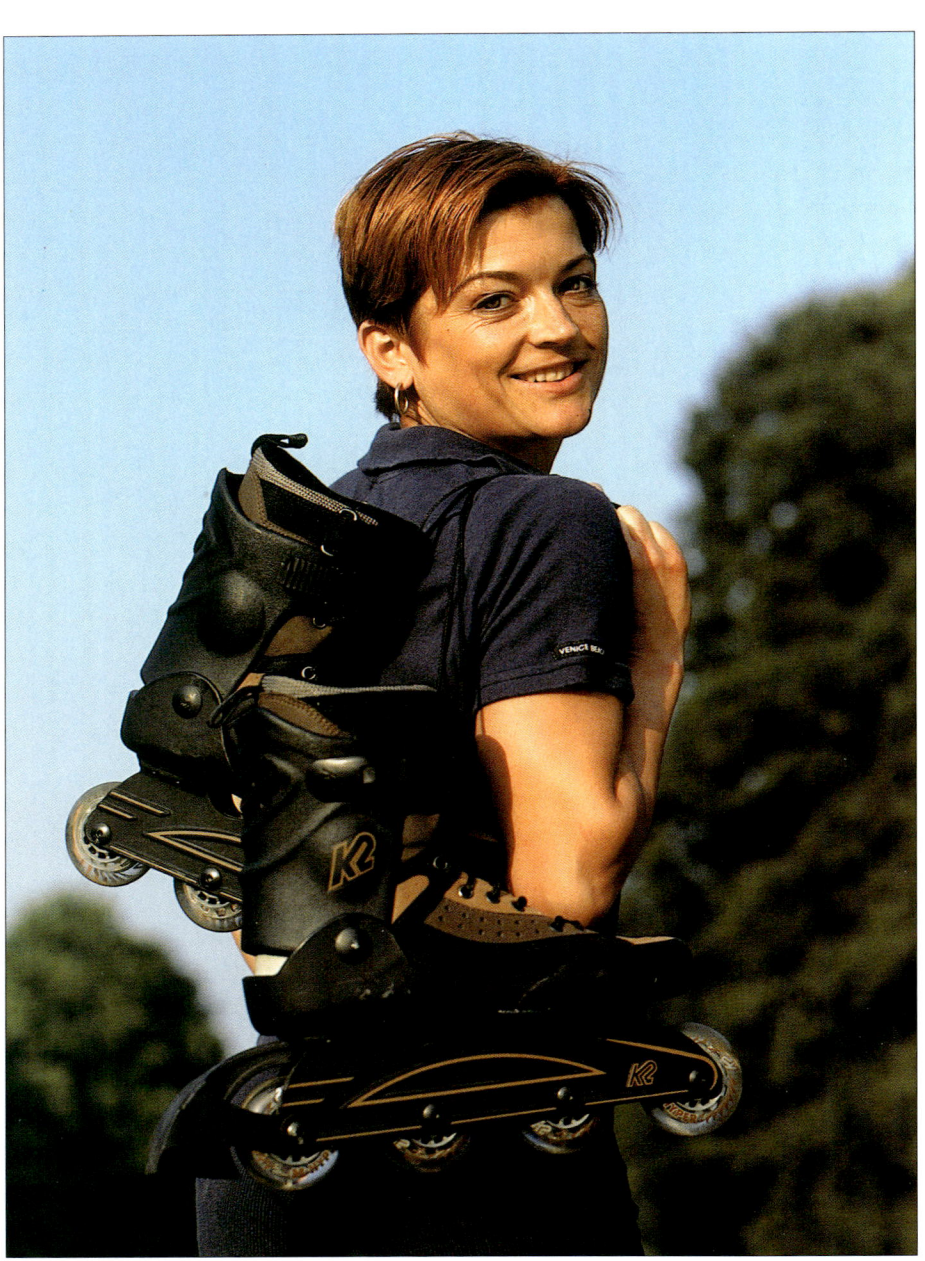

Le roller en ligne

Le roller en ligne (inline-skating) est un sport né aux États-Unis, qui n'est arrivé en Europe que depuis quelques années, et qui connaît un succès croissant au niveau mondial. En France, la pratique a pris le nom de l'outil : on parle de roller en ligne. Aux États-Unis, ce sport a déjà fait plus de 19 millions d'adeptes — presque autant que le jogging, qui existe pourtant depuis bien plus longtemps.

Il s'agit en fait de patins à roulettes, dont la particularité est que les roulettes sont toutes dans le même alignement — in line, au contraire des patins traditionnels qui comportent au moins deux roulettes parallèles.

La pratique du roller en ligne améliore l'endurance, la coordination et la musculation, une combinaison qui en fait un sport idéal dans le cadre de nos vies très sédentaires. Compte tenu du risque de chutes, c'est toutefois un sport dangereux qu'il faut pratiquer avec prudence. Ce risque peut cependant être minimisé si l'on maîtrise les principales techniques de patinage et de freinage, et si l'on utilise un matériel de protection adéquat. L'apprentissage des techniques de base est relativement rapide. Quiconque sait marcher et courir peut faire du roller en ligne. Ce sport peut donc être pratiqué à tout âge. Ceux qui ont fait du patin à glace ont un avantage certain, car les deux techniques sont très semblables. Pour plus de sûreté, vous pouvez suivre un cours d'initiation dans une école de roller en ligne.

Le bon équipement

Le succès du roller en ligne a été favorisé par le développement de nouveaux matériaux high-tech. Vous trouverez chez les commerçants spécialisés des modèles adaptés aux diverses variantes et domaines d'utilisation de ce sport — « hockey sur roulettes » (street-hockey), acrobatie et virtuosité (stunt), sprint, fitness.

Le profane se trouvera face à une véritable pléthore de matériel et de concepts. Un bon vendeur ou un ami expérimenté pourra le guider, tant pour l'achat du matériel que pour comprendre les articles des revues spécialisées. Demandez à des amis s'ils sont satisfaits de leurs propres rollers. Peut-être vous en prêtera-t-on pour faire un essai. Sinon, il est souvent possible de louer des rollers et divers accessoires dans des magasins de sports, ou dans une école de roller, ce qui vous permettra de tester le matériel. Souvent, le prix de la location sera déduit en cas d'achat.

Les rollers

Les deux types principaux de rollers (ou « skates ») sont les *softboots* (littéralement « chaussures souples ») et les *hardboots* (« chaussures rigides »). Les premiers ressemblent à des chaussures de sport normales, sous lesquelles sont fixées des roulettes. Le matériau extérieur, semblable à du cuir, assure un bon chaussant et un meilleur confort que les hardboots. Ces derniers se composent d'une coque extérieure rigide et d'un chausson amovible. Les meilleures coques sont en polyuréthane (PU). L'aspect des hardboots est généralement assez futuriste, mais la coque assure un meilleur maintien du pied. Le choix entre ces deux types de rollers dépend du niveau d'entraînement, de la forme du pied, et de l'utilisation que vous comptez en faire. Avant de faire votre choix, n'hésitez pas à essayer de nombreux modèles... et à comparer les prix.

Structure extérieure/Coque

La forme et la matière de la chaussure déterminent l'utilisation du roller. Le matériau extérieur des softboots est soit du cuir, soit du synthétique souple. Leur solidité et leur durabilité dépen-

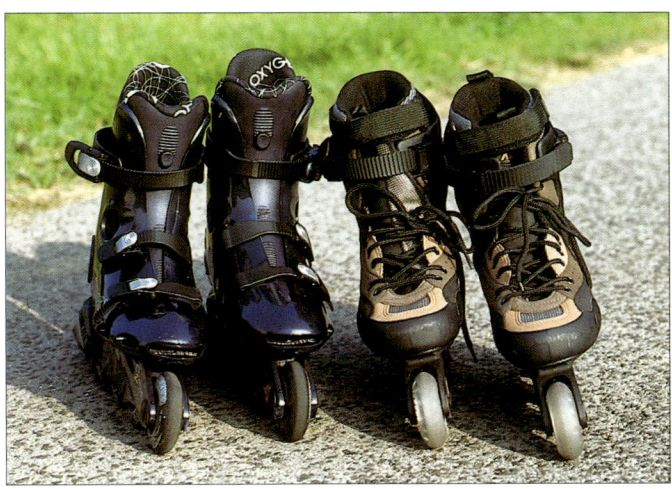

dent de la qualité du matériau. Les débutants usent particulièrement vite leurs chaussures, car celles-ci entrent plus souvent en contact avec le sol. Il ne faut pas oublier que la plupart des softboots sont moins bien ventilés que les hardboots.

Pour le débutant qui a choisi des hardboots, une coque en polyuréthane suffit amplement. Les rollers confirmés préfèrent souvent des matériaux high-tech comme la « Duralite » ou le PU moulé par injection, qui donnent des coques à la fois plus légères, stables et robustes. Il est préférable d'éviter les chaussures à coque en PVC (chlorure de polyvinyle). Ce matériau est en effet moins élastique que le PU, ce qui entraîne une usure prématurée en cas d'usage intensif.

Chaussons

Le chausson en mousse protège le pied contre la dureté de la coque et assure un bon maintien. Pour des raisons d'hygiène, il est préférable que le chausson soit amovible, ce qui permet de l'aérer après usage. Il existe même des modèles avec des chaussons de rechange.

Certains modèles ont des semelles intérieures de forme anatomique. Les modèles bon marché n'ont souvent que des semelles intérieures en carton ou en plastique peu épais.

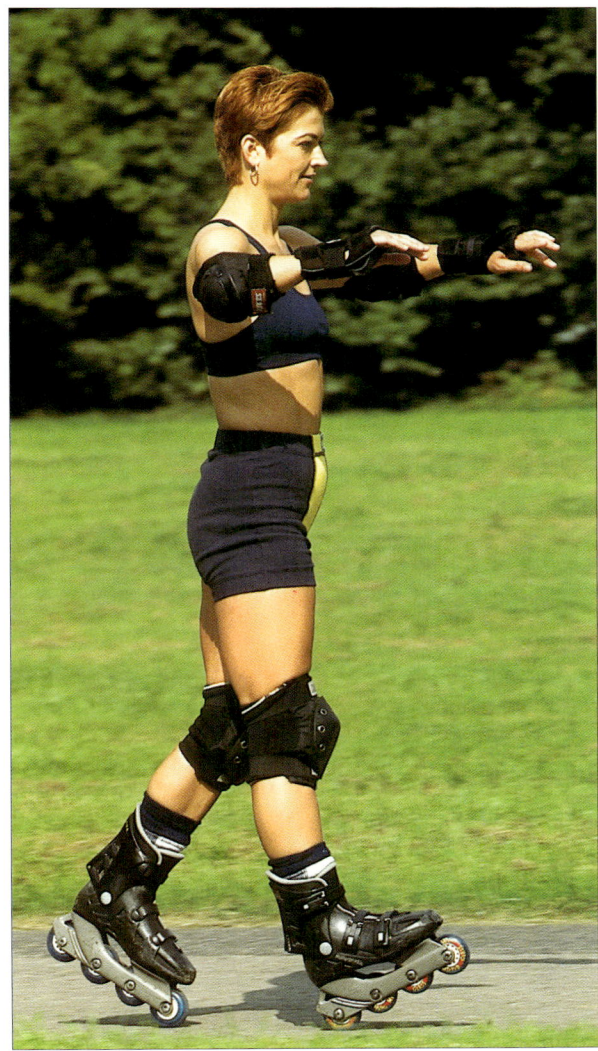

La platine/Rail *(Frame)*

La platine relie la chaussure proprement dite aux roulettes. Plus ce « rail » sera léger et rigide, meilleures seront les performances du roller. Les rails bon marché se déforment facilement, ce qui nuit à la stabilité. Les platines existent dans les matériaux les plus

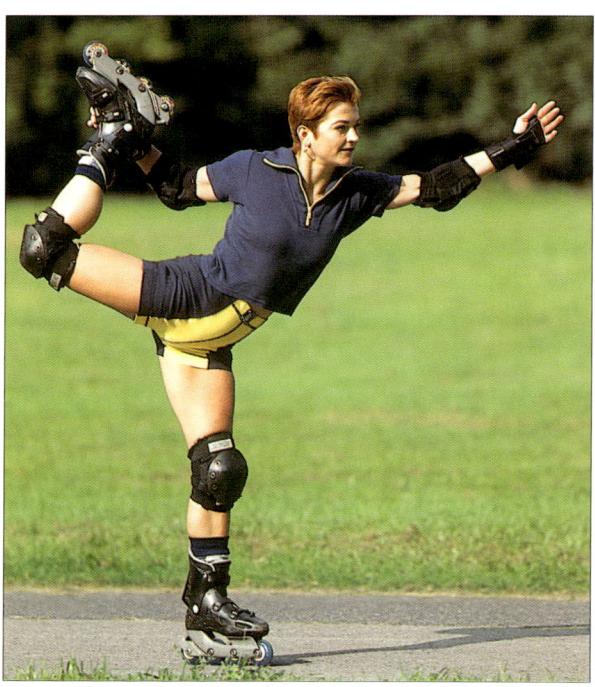

variés : plastiques divers, aluminium, nylon, fibre de verre ou de carbone, Kevlar, titane, matériaux composites, etc. Le nylon pur est souvent utilisé pour les rollers bon marché. Le titane ou le carbone Kevlar sont réservés aux modèles de haut de gamme. Sur la plupart des rollers utilisés par les amateurs, la platine est indissociable de la chaussure. Si vous envisagez d'améliorer vos rollers, choisissez un modèle à platine vissée.

Roulements à billes

Comme pour tous les autres composants, il existe dans ce domaine de grandes différences de qualité. Les roulements à billes contribuent beaucoup aux performances du roller. De bons roulements permettent au roller une utilisation optimale de ses capacités. Chaque roulette est montée sur deux roulements. Dans le domaine du roller, la norme de qualité américaine *ABEC (Annular Bearing Engineering Committee)* s'est imposée. La plupart des roulements qui ne bénéficient pas de cette norme sont de qualité médiocre, mais il est souvent possible d'améliorer vos rollers en changeant les roulements. Il existe des normes ABEC 1, 3, 5, 7, 9. Plus le chiffre est élevé, meilleure est la qualité. Pour le roller amateur, des roulements ABEC 1 ou 2 suffisent largement. Les deux roulements à billes montés au centre de la roulette sont séparés par un « spacer », qui maintient l'écartement tout en diminuant la friction. Les modèles bon marché utilisent des spacers en plastique, voire suppriment ce composant. Les spacers en métal — aluminium ou acier — sont plus coûteux mais plus résistants. Renseignez-vous avant l'achat.

Rockering

Il est possible de régler la hauteur des roulettes, c'est ce que l'on appelle le rockering. Cela augmente le plaisir de rouler ainsi que l'éventail des techniques. Sur la majorité des modèles, toutes les roulettes sont à la même hauteur (flat-rockering), position idéale pour le roller amateur ou débutant. Il est également possible de régler la roulette du milieu plus bas (positiv-rockering), position particulièrement adaptée au hockey. Les acrobates et les « cascadeurs » règlent au contraire la roulette du milieu plus haut (negativ-rockering), ce qui permet de mieux prendre son élan pour franchir des obstacles (marches, escaliers, bancs, etc.). Les « pros » réussissent ainsi de véritables acrobaties.

Les roulettes

Les roulettes se différencient par leur dimension, leur profil, leur degré de dureté et leur design. Habituellement, la dimension des roulettes (diamètre extérieur) est exprimée en millimètres. La plupart des rollers « tous usages » sont équipés en série de roulettes de 70 à 78 millimètres. Pour faire de la vitesse, il faut utiliser des roulettes de 76 à 82 millimètres, bien que cela soit au détriment du confort, car les bandes de roulement plus étroites diminuent la stabilité. Pour pratiquer le roller acrobatique, on utilise par contre des roulettes plus petites. La dureté de celles-ci est exprimée par un chiffre allant de 72 à 100 A. Plus le chiffre est élevé, plus le plastique est dur. Pour le roller amateur, la dureté la plus courante est comprise entre 76 et 82 A, ce qui représente un compromis raisonnable entre « tenue de route » et performance.

En examinant le profil de diverses roulettes, vous constaterez qu'il existe de grandes différences. Certaines, taillées en biseau, conviennent particulièrement à la vitesse à cause de leur faible surface de roulement. Une bande de roulement plus large assure une meilleure stabilité. Les rollers destinés au fitness se distinguent par des roulettes de diamètre moyen, dont la surface spécialement traitée assure à la fois vitesse et stabilité. En achetant vos rollers, il est essentiel de savoir à quel usage vous les destinez. Compte tenu du choix énorme et de la diversité des composants, n'hésitez pas à demander conseil à un vendeur expérimenté.

Les freins

La plupart des rollers en ligne utilisent le principe du « stopper » : un petit tambour, ou frein, en caoutchouc ou en synthétique est fixé à l'arrière du patin. On utilise le stopper en tendant la jambe en avant et en exerçant une pression avec le talon. À moins que vous n'ayez supprimé le stopper pour des raisons de « prestige », une utilisation correcte de ce dispositif peu coûteux permet un freinage parfaitement efficace. Récemment, divers fabricants ont développé de meilleurs systèmes qui raccourcissent la distance de freinage. D'autres systèmes en sont encore au stade expérimental.

Équipement de protection

Il arrive au meilleur des skaters de faire une chute. Un équipement de protection complet est par conséquent indispensable. L'équipement standard comprend un casque, des protège-genoux, des protège-coudes et des protège-poignets. De nombreux débutants renoncent à porter un casque. Il est certain que le port du casque pour faire du roller en ligne, ou du vélo, exige une certaine accoutumance, mais n'oubliez pas qu'une chute sans casque peut avoir des conséquences graves. Pour les diverses disciplines du roller en ligne, il existe des équipements de protection spécifiques. Encore une fois, demandez conseil à un vendeur spécialisé.

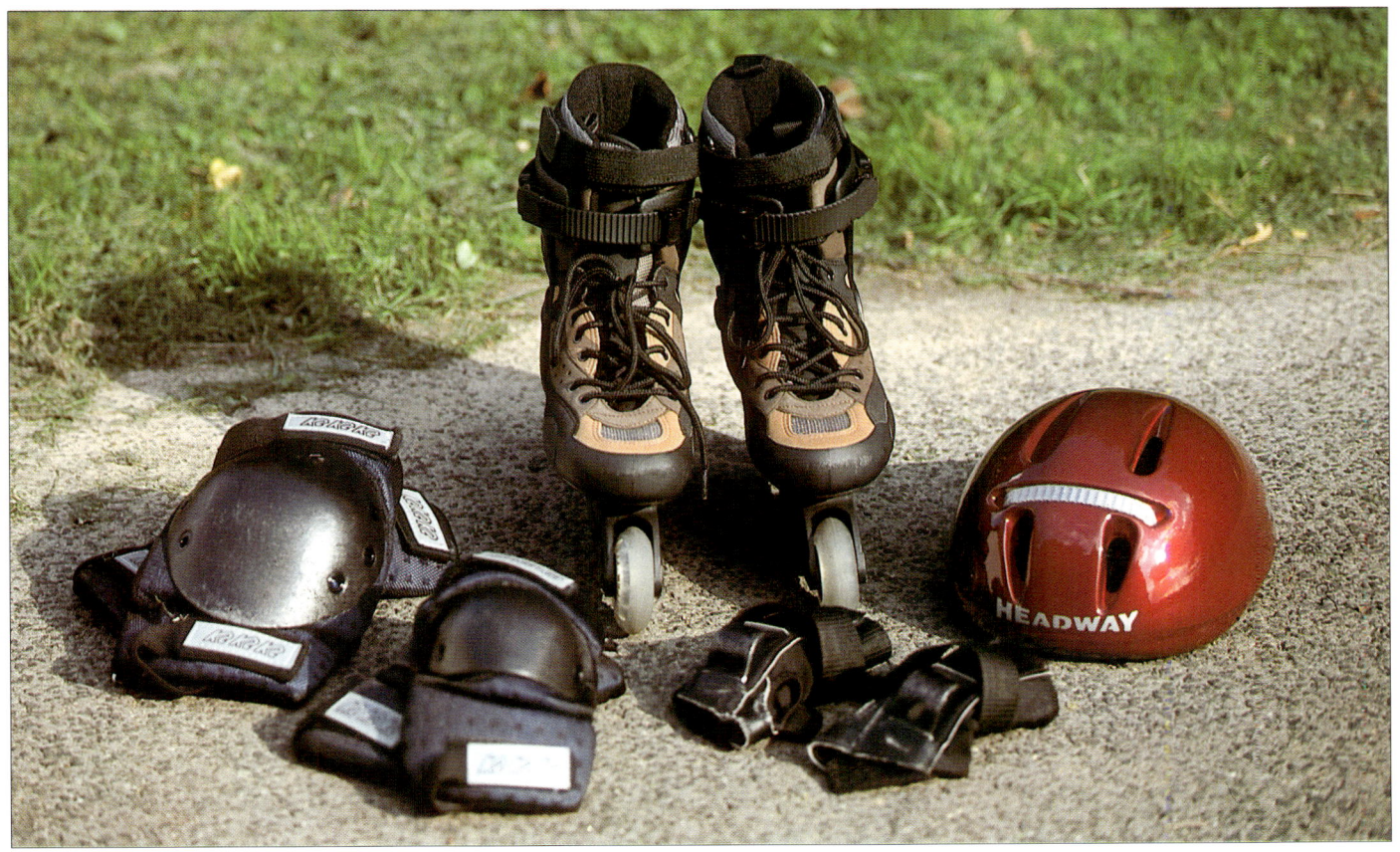

Techniques

Posture corporelle/Position de base

Comme pour tous les sports, le succès dépend d'une posture corporelle correcte. Une mauvaise position entraîne inévitablement des problèmes d'équilibre. Tenez-vous le plus droit possible, et répartissez le poids du corps sur les deux rollers. Le regard est dirigé vers l'avant. Les pieds sont parallèles, écartés de la largeur des hanches. Les genoux sont légèrement fléchis. Une petite flexion au niveau des hanches amène le poids du corps vers l'avant. Évitez à tout prix d'être penché en arrière.

Pas de base

En partant de la position de base, rapprochez les talons de sorte que les pieds dessinent un V. Penchez légèrement le torse en avant, fléchissez un peu plus les genoux. Pour donner l'impulsion de départ, faites porter le poids du corps sur la jambe droite. Ensuite, le roller gauche recule tout en s'écartant vers l'extérieur, sur le bord interne des roulettes. Ce mouvement fait avancer le roller droit, sur lequel repose tout le poids du corps. Alternez en avançant le roller gauche, qui se pose à côté du roller droit (en réduisant au maximum l'angle entre les deux rollers). Le poids du corps porte maintenant sur le pied gauche, tandis que le pied droit est activement ramené vers l'arrière et vers l'extérieur, toujours sur le bord interne des roulettes. Vous aurez compris que, pour le pas de base, une jambe est dirigée vers l'arrière et vers l'extérieur, tandis que l'autre s'avance dans l'axe.

Position des bras

Comme pour la marche et la course, les mouvements des bras devraient se mettre en place de façon quasi automatique. Les deux bras se balancent en direction du côté opposé à la jambe qui exerce la poussée. Lorsque la jambe droite donne l'impulsion, les bras oscillent vers la gauche, et inversement.

La fonction des bras est d'assurer l'équilibre du corps et de donner de l'élan — ce qui détermine leur mouvement latéral. Il faut absolument éviter de « pagayer » de façon anarchique : cela entraîne une dépense d'énergie inutile et peut être source de déséquilibre.

Technique de vitesse pour sportifs expérimentés

Dès que votre technique de base sera meilleure et plus sûre, vous pourrez ajouter un peu plus de dynamisme et de vitesse à votre pratique, en utilisant cette technique. Du premier coup d'œil, elle se distingue de la technique de base par la position aérodynamique du corps. Le buste est nettement plus penché en avant que pour le roller en ligne normal. La position idéale est atteinte lorsqu'une diagonale imaginaire tracée entre la tête et le pied traverse le corps.

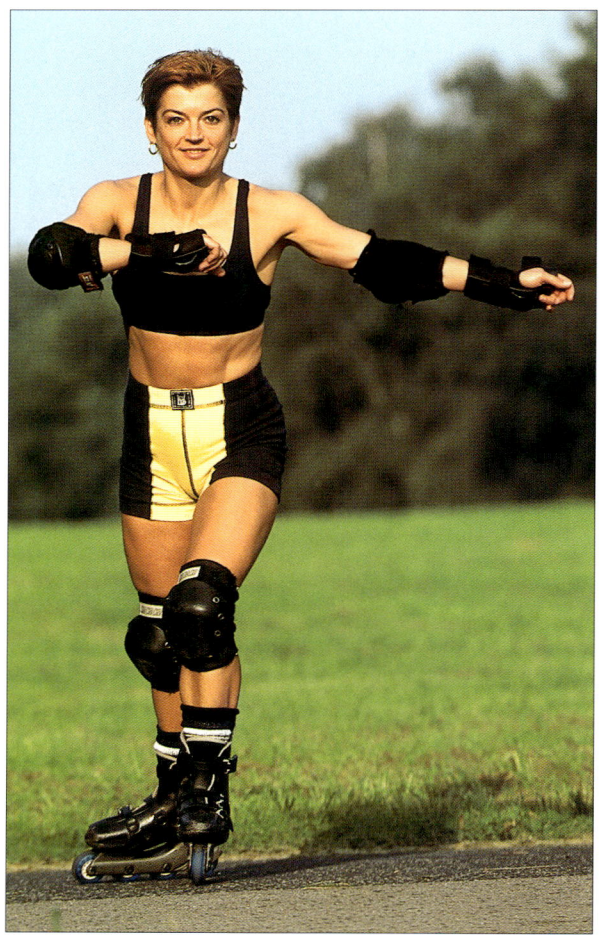

Comme pour le pas de base, le poids du corps repose d'abord sur la jambe droite, qui donne l'impulsion de départ. Toutefois, la flexion de la jambe d'appui est plus accentuée, et la poussée sera plus énergique. Pour obtenir un maximum de puissance, la jambe doit se tendre presque complètement en exerçant la poussée. L'amplitude accrue du mouvement fait nettement sentir l'effet de levier. Il est essentiel que la poussée s'exerce vers l'extérieur (et non pas vers l'arrière).

Pendant cette phase, il convient d'appuyer sur toutes les roulettes le plus longtemps possible. Les vrais pros pèsent sur le bord interne du roller qui exerce la poussée, et sur le bord externe de celui qui roule. Les bras se balancent du côté opposé, donc vers la gauche.

Ce mouvement coordonné des bras et des jambes donne le rythme du roller. Le poids du corps se porte ensuite sur la jambe gauche, tandis que le roller droit quitte le sol puis reprend contact à la verticale du corps, parallèlement au roller gauche. Les bras s'abaissent et sont ramenés devant le corps. Posez le roller autant que possible sur le bord externe, et transférez le poids du corps sur la droite. La jambe d'appui est maintenant la gauche. Presque tendue, elle exerce une forte poussée vers l'extérieur. De nouveau, toutes les roulettes doivent rester actives le plus longtemps possible.

Vous roulez maintenant à grande vitesse sur le bord externe du roller droit. Pendant que les bras reviennent de la droite vers le milieu du corps, avancez de nouveau le roller gauche et posez-le au sol, tandis que le pied droit recommence à pousser. Dès que cette technique vous aura pour la première fois enivré de vitesse, vous ne regretterez pas de l'avoir apprise (Fig. 1).

En ce qui concerne la vitesse, il existe deux types de mouvement des bras. La technique de balancement déjà décrite se prête particulièrement aux sprints et aux départs. Pour prendre de la vitesse, ce mouvement pendulaire des bras doit être exécuté plus énergiquement, et son amplitude doit être plus grande que pour la technique de base.

mais son apprentissage est facile et elle est efficace. Si vous êtes inexpérimenté, essayez d'abord la technique décrite ci-après sans porter vos rollers. Un autre exercice, l'« arrêt sur gazon », s'effectue rollers aux pieds. Ces conditions plus favorables vous permettront de mieux comprendre les mouvements et la technique de freinage.

Si vous vous entraînez sur le bitume, vous constaterez vite qu'un freinage correct s'apprend. Exercez-vous à vous arrêter. Adaptez votre vitesse à la nature du terrain et à vos capacités de freinage. Pour rouler en toute sécurité, il est indispensable de savoir s'arrêter.

Heel-stop

Pendant que vous roulez, avancez le roller muni du stopper, en fléchissant fortement les genoux. La pointe du roller avant se relève jusqu'à ce que le stopper entre en contact avec le sol, ce qui diminue la vitesse. Pendant toute la durée du freinage, le poids du corps reste sur la jambe arrière. Dès que le stopper touche le

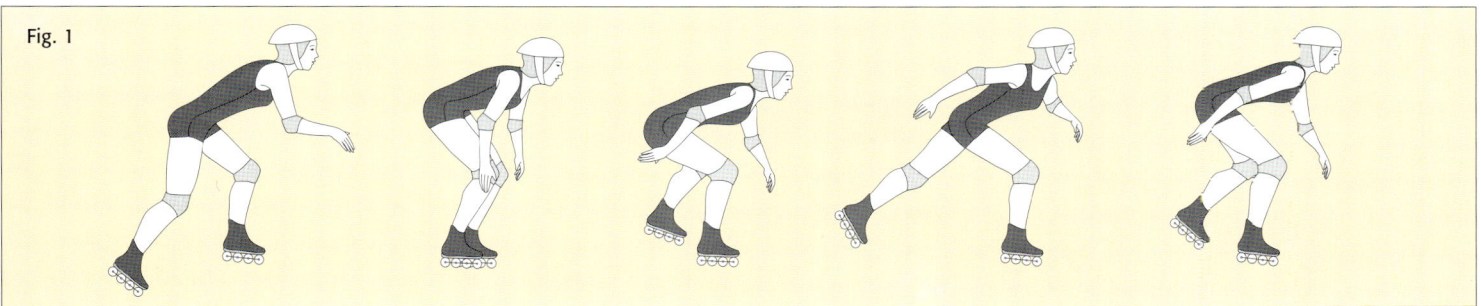

Fig. 1

Pour la course de fond, il est préférable de balancer un seul bras. Dans cette technique, une des mains, paume vers l'extérieur, est posée sur le dos et le bassin — le plus près possible du corps pour offrir moins de résistance à l'air. Le bras libre se balance, comme dans la technique utilisant les deux bras, du côté opposé à celui de la jambe d'appui.

La technique du freinage

Il est possible d'acquérir de nombreuses techniques de skating. Certaines sont particulièrement spectaculaires, d'autres procurent un grand plaisir au skater. La plus importante de toutes les techniques est toutefois celle du freinage. Il n'est possible de profiter pleinement du roller en ligne que si l'on est capable de contrôler sa vitesse. Mieux vous saurez freiner, plus grand sera votre plaisir.

Le débutant pourra utiliser le heel-stop (freinage utilisant le talon). Cette technique n'est pas particulièrement spectaculaire,

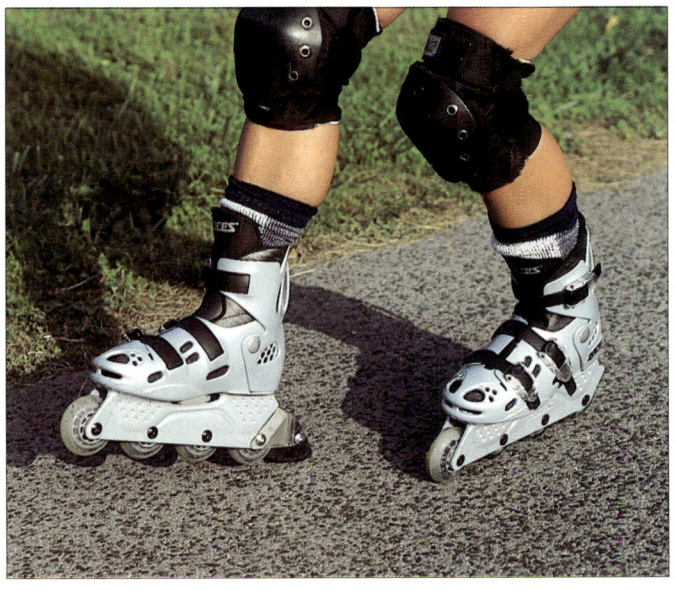

LE ROLLER EN LIGNE

Techniques

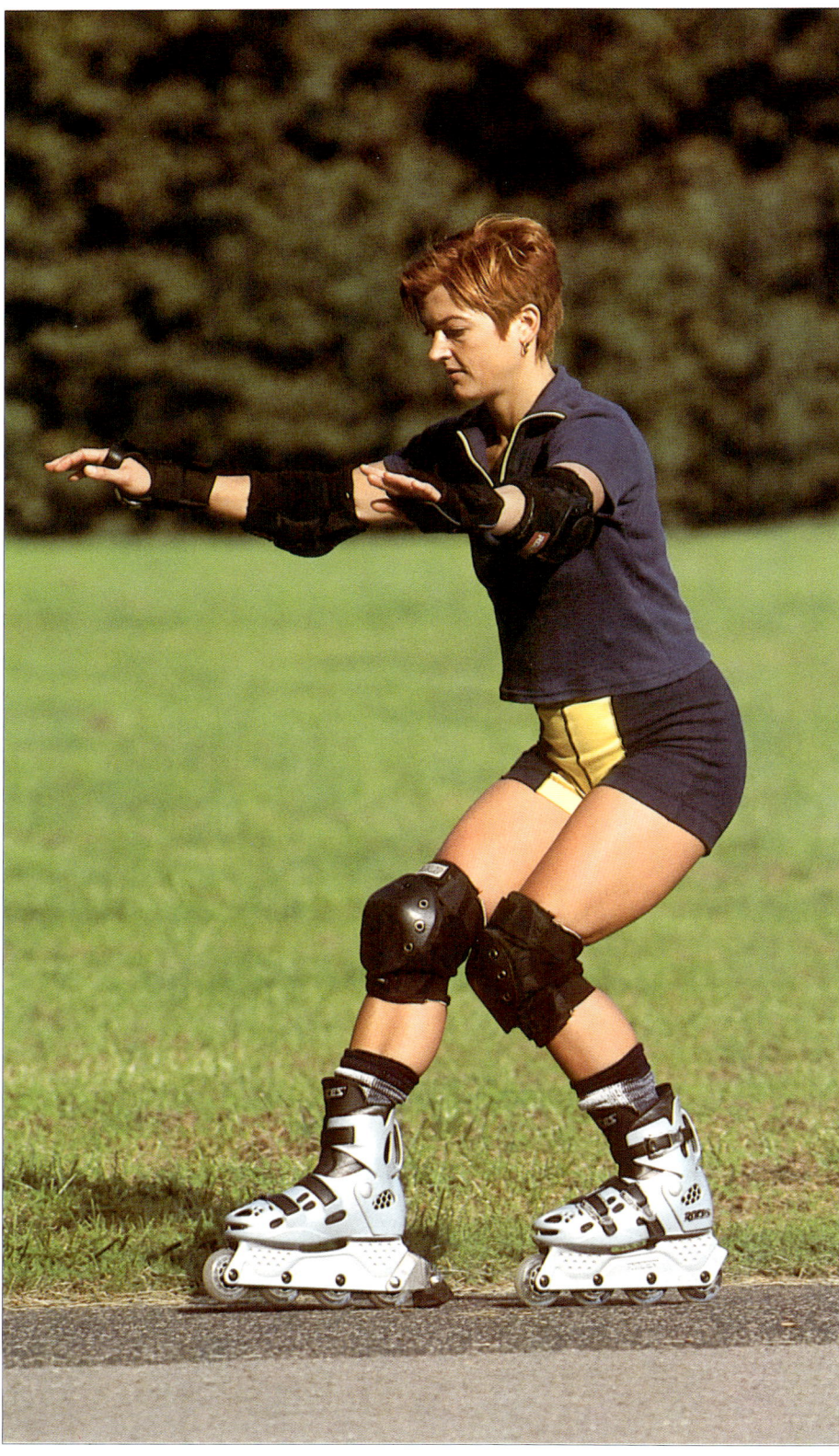

sol, augmentez la pression du talon et redressez la jambe. Plus on appuie fort sur le « frein », plus vite on s'arrête !

Durant tout ce processus, le corps reste penché en avant, tandis que les bras, les coudes légèrement pliés, sont tendus environ à hauteur des épaules. Pour éviter d'éventuelles blessures aux mains pendant le freinage, les paumes des mains, doigts légèrement écartés, doivent être parallèles au sol.

Arrêt sur gazon

Longer une pelouse vous offre une autre possibilité de freinage. Pour s'arrêter, il suffit de passer du bitume au gazon, et de ralentir progressivement. Cette technique de freinage peu élégante, qui ne constitue pas une manœuvre standard, est surtout utile dans les situations d'urgence. En particulier pour les débutants, il est bon de savoir que cette technique existe, et éventuellement de choisir pour les premiers exercices un itinéraire bordé par une pelouse.

De nombreux fabricants ont développé des systèmes de freinage brevetés qui augmentent nettement la sécurité du roller, tout en facilitant le freinage. Demandez à un vendeur de vous expliquer les divers systèmes de freinage disponibles, et essayez, avant d'acheter, si tel ou tel dispositif vous convient vraiment.

Programme d'entraînement

Le « jogging en ligne » utilise le roller pour améliorer systématiquement notre capacité d'endurance. Mis à part le risque de blessures consécutives à des chutes, le « inline-jogging » est particulièrement recommandé du point de vue médical. Contrairement au joggeur, le roller évite les phases de vol et d'atterrissage, qui soumettent les articulations à des chocs parfois violents.

Avant de commencer l'entraînement, vous devez parfaitement maîtriser, pour des raisons de sécurité, les principes des techniques de course et de freinage du roller en ligne. Pour vous entraîner, choisissez un parcours peu fréquenté par les cyclistes et les piétons, et dont le revêtement est correct. Commencez par 20 minutes de jogging en ligne d'intensité moyenne (calculée en pourcentage de la fréquence cardiaque maximale, FC MAX). Toutes les quatre semaines, augmentez la longueur du parcours de quelques kilomètres. Dès que vous aurez atteint un temps d'entraînement d'environ une heure, vous pourrez commencer à augmenter l'intensité en utilisant le principe des intervalles — qui consiste en l'occurrence à alterner les phases d'effort intense et les phases d'effort modéré.

	1re à 4e semaine	5e à 8e semaine	9e à 12e semaine
Fréquence cardiaque d'entraînement	60–75 % de la FC MAX	60–75 % de la FC MAX	60–75 % de la FC MAX
Durée de chaque unité d'entraînement	20–30 min.	30–40 min.	40–60 min.
Unités d'entraînement par semaine	2	2–3	3

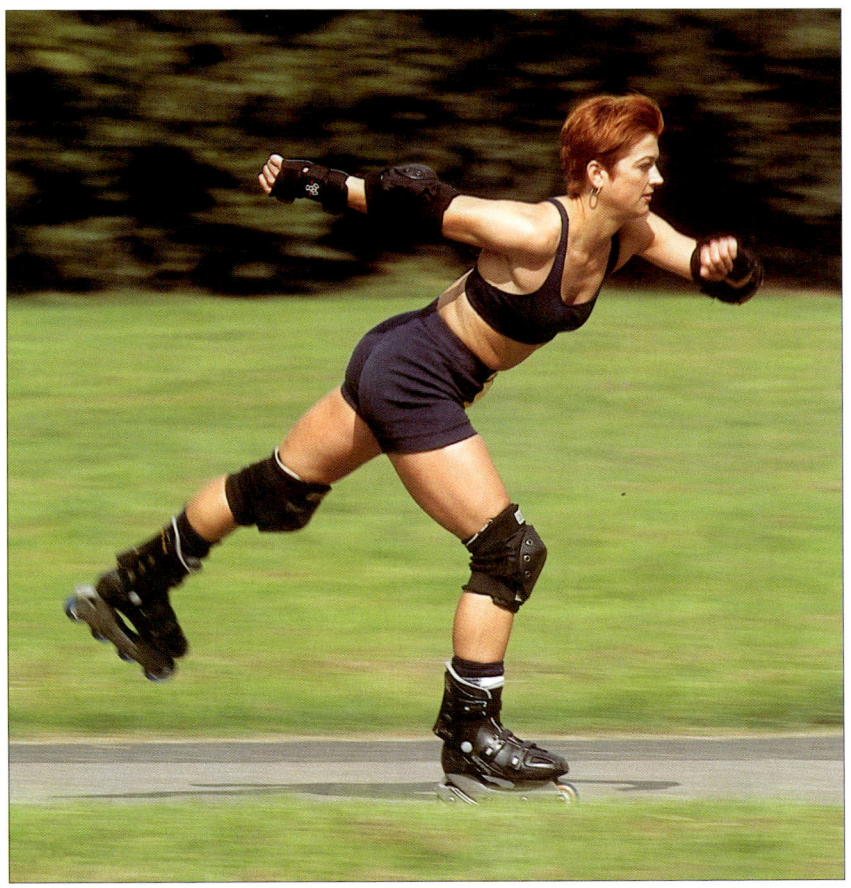

Règles de comportement à respecter

Selon le droit français, le roller est assimilé à un piéton, car les rollers en ligne sont considérés comme un instrument de sport ou de jeu. Pour cette raison, le roller a le droit d'utiliser les trottoirs, mais non les pistes cyclables ni les routes ouvertes à la circulation. En règle générale, sa présence est toutefois tolérée sur les pistes cyclables. Restez toujours sur la droite, et dépassez les piétons sur la gauche, en respectant une distance de sécurité suffisante. Diminuez la vitesse pour pouvoir vous arrêter à tout moment, sans faire courir de risques au piéton ou à vous-même. Pour des raisons de sécurité, évitez les pentes, du moins au début. Les meilleurs terrains d'entraînement sont les parkings de centres commerciaux après l'heure de fermeture. Il est particulièrement agréable de pratiquer le roller sur des routes ou des chemins asphaltés bordant des lacs ou des rivières.

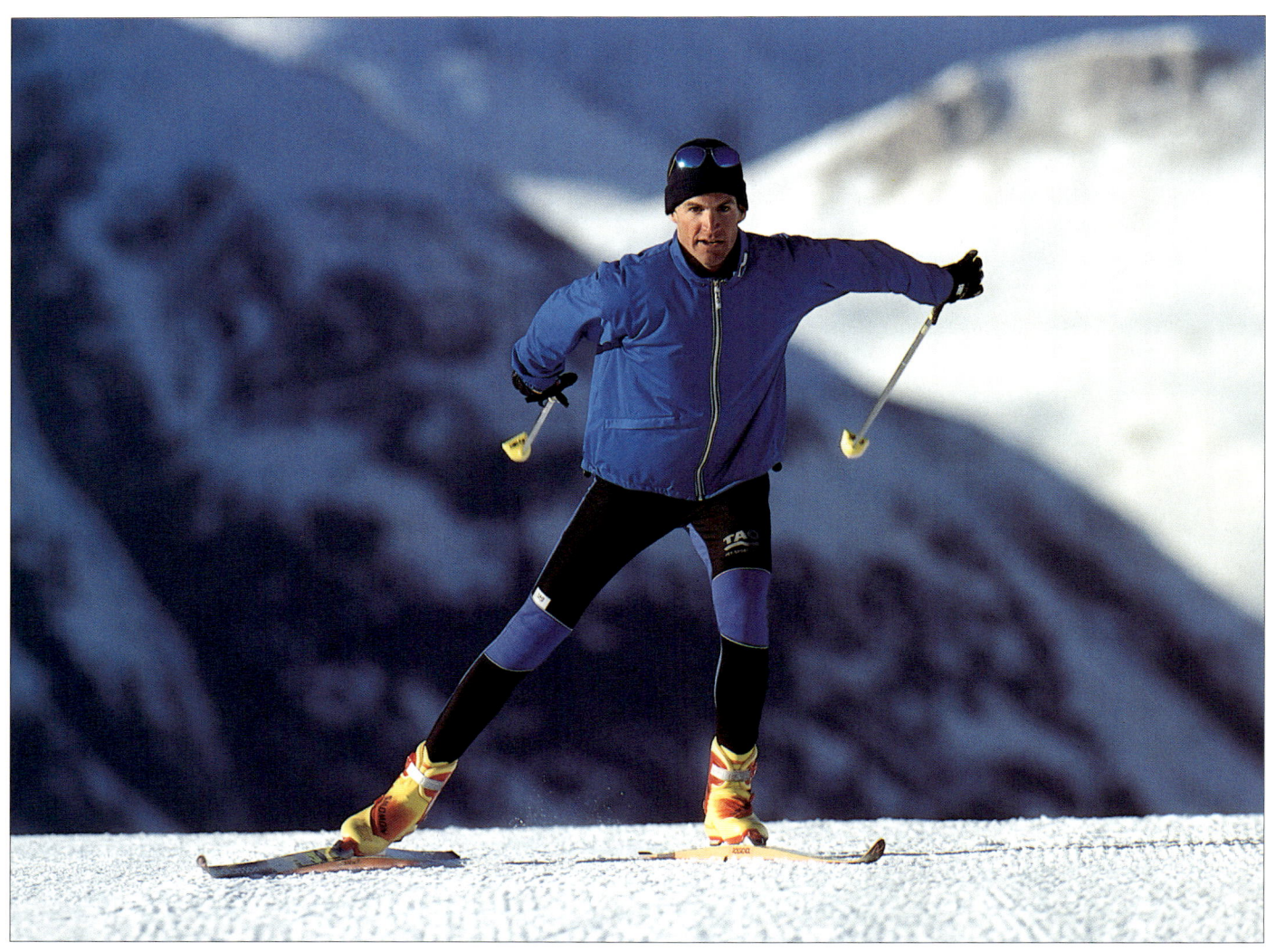

Le ski de fond

Les dessins rupestres et les découvertes archéologiques faites en Europe du Nord, en Russie et en Asie prouvent que le ski est un moyen de locomotion connu depuis des millénaires. Nos ancêtres utilisaient les skis pour leurs déplacements quotidiens, pour voyager, pour faire la guerre ou pour aller à la chasse. Dès le milieu du XIXe siècle, la « technique culturelle » du ski a donné naissance à un sport d'amateurs et à des compétitions. Depuis lors, des millions d'adeptes le pratiquent.

Le spectacle des montagnes enneigées et l'air d'une pureté cristalline augmentent encore le plaisir. Le ski de fond est de surcroît un sport qui ménage les articulations en raison du mouvement de glissement. De même que le jogging, c'est un excellent entraînement à l'endurance. Les mouvements complexes qu'il exige font travailler le corps entier. En plus du travail dynamique des jambes, les muscles des bras, du torse et du dos participent à la stabilisation.

Le bon équipement

La tenue de ski de fond

Les vêtements doivent protéger le skieur contre le froid, le vent et l'humidité, tout en facilitant l'aération. Pour offrir moins de résistance au vent, ils doivent coller au corps et être confortables : ils ne doivent pas gêner les mouvements. Il est préférable de porter plusieurs couches de vêtements minces, plutôt qu'un seul vêtement épais. Le principe du multicouches est très efficace du point de vue de la régulation thermique.

Les skieurs de fond portent des combinaisons une ou deux pièces, qui collent au corps tout en laissant une grande liberté de mouvements. Pour éviter l'accumulation de la chaleur, le matériau doit « respirer » (il doit être capable d'évacuer vers l'extérieur la transpiration provoquée par l'effort). Les combinaisons une pièce sont préférables, car elles empêchent le froid et l'humidité de pénétrer.

Certains modèles sont renforcés aux genoux et dans la région lombaire. Sous la combinaison, il faut porter des sous-vêtements en thermofibres qui évacuent la transpiration vers l'extérieur, de sorte que la peau reste sèche. De fines chaussettes montant jusqu'aux genoux protègent les pieds et les jambes du froid. On peut aussi mettre deux paires de chaussettes superposées. Il est préférable de renoncer aux épaisses chaussettes de laine car elles serrent trop le pied et peuvent occasionner des ampoules sur les zones de frottement. Il est possible de protéger les pieds du froid et de l'humidité en mettant des surchaussures. Pour n'avoir froid ni aux mains ni à la tête, il faut également prévoir des gants et un bonnet protégeant les oreilles. Par beau temps, le bonnet peut être remplacé par un bandeau en tissu retenant la sueur. Le type de gant le plus utilisé pour le ski de fond est bien aéré, imperméable, et renforcé entre le pouce et l'index.

Le bon modèle de ski de fond

Compte tenu des innombrables modèles de skis qui existent, cette section a pour but de donner quelques renseignements essentiels qui pourront vous aider à faire le bon choix. Ces indications ne peuvent pas, évidemment, remplacer les conseils d'un spécialiste. Si le prix d'achat vous paraît trop élevé, il est possible de louer le matériel à la journée ou à la semaine dans les stations de sports d'hiver et dans les bons magasins de sports.

Le choix d'un ski dépend de l'usage auquel on le destine. Un débutant n'aura pas besoin des mêmes skis qu'un skieur expérimenté. La technique utilisée (classique ou skating) est également un critère. Les principaux types de skis sont, globalement, les *wax*, les *nowax*, les *combi* et les *skating*.

Pour les skieurs de fond expérimentés qui utilisent les techniques classiques du ski (pas alternatif, poussée simultanée, etc.), le meilleur choix est le wax, ski à farter. Ce ski a un revêtement lisse. Pour améliorer à la fois la glisse et l'adhérence, il faut enduire les deux zones de glisse de la semelle (à l'avant et à l'arrière) avec du fart de glisse, et enduire la zone d'accroche (au milieu du ski) avec du fart de retenue. Les autres caractéristiques fonctionnelles sont la flexibilité et la dureté de ski.

Le terme nowax, désignant des skis qui n'ont pas ou peu besoin d'être fartés, est souvent mal interprété. Il s'agit de skis conçus avec un système antirecul. De temps à autre, ces skis doivent eux aussi être nettoyés avec un produit spécial, et fartés pour améliorer la glisse. Les skis nowax sont destinés aux débutants, randonneurs et skieurs amateurs qui utilisent surtout les techniques classiques et qui ne tiennent pas particulièrement à apprendre l'art du fartage. L'utilisation de structures mécaniques et de revêtements spéciaux dans la zone d'accroche du ski assure également une bonne adhérence sans qu'il ne soit nécessaire d'utiliser du fart de retenue. Cependant, aucun fabricant n'a encore réussi à mettre au point un revêtement permettant d'assurer dans toutes les conditions de température et de neige une qualité de glisse et une adhérence capables de rivaliser avec celles d'un ski normal parfaitement préparé. Les skis sans fartage ne possèdent donc pas toujours les qualités optimales de glisse et d'adhérence. Pour le débutant, ils représentent néanmoins une solution valable.

Pour le débutant ou pour le skieur amateur qui veut à la fois faire du skating (« patiner ») et skier de façon classique avec la même

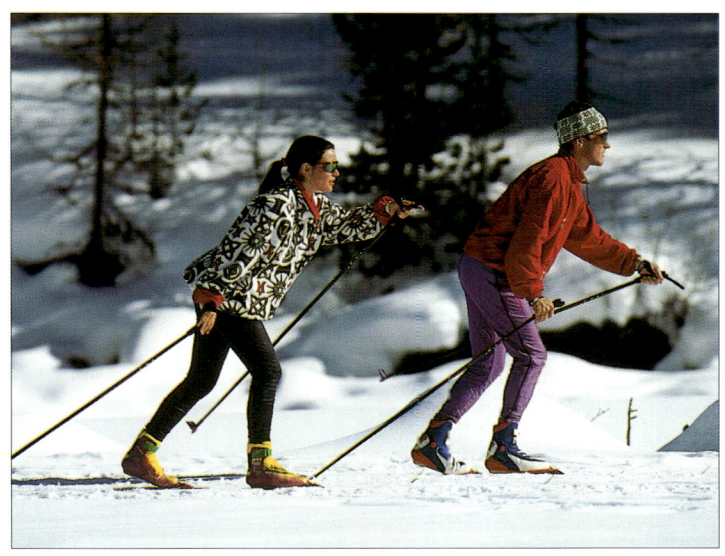

paire de skis, le ski combi sera un bon compromis. Sa structure est celle d'un ski à farter classique (avec un cambrement plus long), mais il est plus court de cinq à dix centimètres, car le ski traditionnel, trop long, se prête mal au skating. Aujourd'hui, beaucoup de skieurs sont des adeptes de la technique de skating (style de ski utilisant les mêmes types de mouvements que le patinage sur glace). Pour être mieux adaptés à cette technique particulière, les skis sont généralement plus courts, plus rigides et ont des carres renforcées. Selon le type de neige, il est également possible d'utiliser des skis plus souples et avec une autre courbe de flexion. Compte tenu de cette structure, ces skis n'ont pas besoin de fart de retenue. Dans tous les cas, le choix de la longueur des skis dépend de la taille, du poids, de la technique du skieur, et de l'utilisation prévue.

Les bâtons

Jadis, on utilisait des bâtons de ski très longs (voire un bâton unique). Aujourd'hui, on préfère des bâtons plus courts, préférables du point de vue biomécanique, et permettant une fréquence de mouvement plus élevée. Le choix de la longueur des bâtons dépend dans une large mesure de la musculature des bras et du torse du skieur, et de sa technique personnelle. Les skieurs bien entraînés qui visent la performance utilisent en général des bâtons plus longs que les skieurs amateurs, même en terrain relativement plat. Pour choisir des bâtons d'une longueur correcte, la formule suivante a fait ses preuves : pour les techniques traditionnelles, la longueur des bâtons ne doit pas excéder la taille du skieur diminuée de 15 %. Pour le skating, les bâtons seront un peu plus longs, soit la taille de l'utilisateur moins 10 %. Il faut préférer des bâtons très rigides, qui offriront une grande résistance à la rupture. Pour cette raison, les bâtons en aluminium ou en composite carbone Kevlar sont particulièrement recommandés. Les bâtons en fibres de carbone sont plus légers que ceux en aluminium, mais plus coûteux.

Chaussures et fixations

Pour le fond, la plupart des skieurs amateurs utilisent des chaussures mi-hautes. Ces dernières permettent un bon déroulement du pied tout en assurant un bon maintien et en protégeant les chevilles. Une bonne chaussure doit avoir une semelle qui isole efficacement du froid. Le confort du pied ne sera garanti que si la chaussure est à la fois imperméable à l'eau et laisse passer l'air.

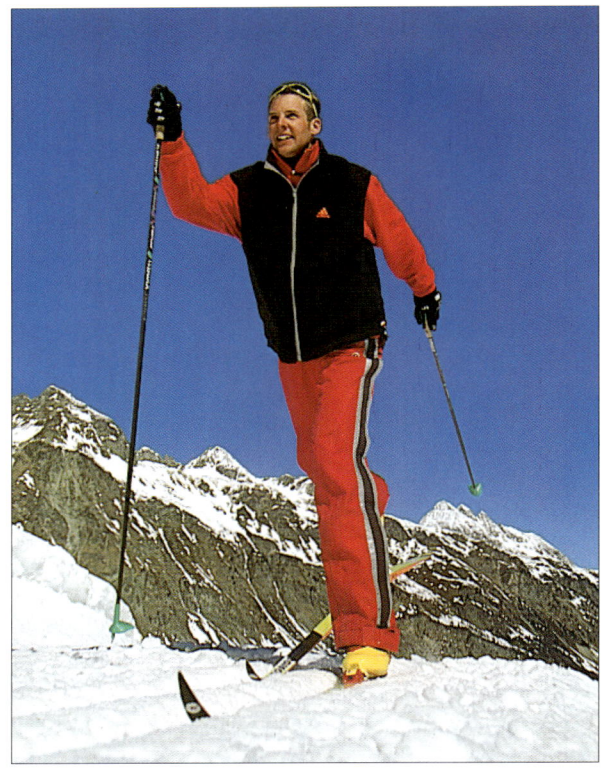

Pour les adeptes du skating, la tendance est d'utiliser des chaussures spécialement conçues pour cette technique : elles sont plus hautes et permettent une meilleure transmission de l'effort.

La fixation est destinée à relier le ski à la chaussure. Le skieur transmet l'effort au ski par l'intermédiaire de cet ensemble, à la fois pour avancer et pour se diriger. Une bonne fixation doit assurer une grande stabilité de conduite sans trop réduire la mobilité du pied nécessaire à l'impulsion. Les systèmes Salomon-SNS et Rotefella-NNN (également connue sous la marque Rossignol) se sont imposés. Ces deux sociétés ont repris et amélioré le principe éprouvé de « l'impulsion amortie ». Grâce à l'effet de ressort d'un coussinet élastique, le ski reprend plus vite contact avec la chaussure, ce qui le rend plus facile à contrôler. Pour être adaptées aux techniques et aux préférences personnelles du skieur, les fixations sont dotées de coussinets de dureté et d'élasticité variables. Pour le skating, il faut prévoir une fixation plus rigide que pour les techniques classiques.

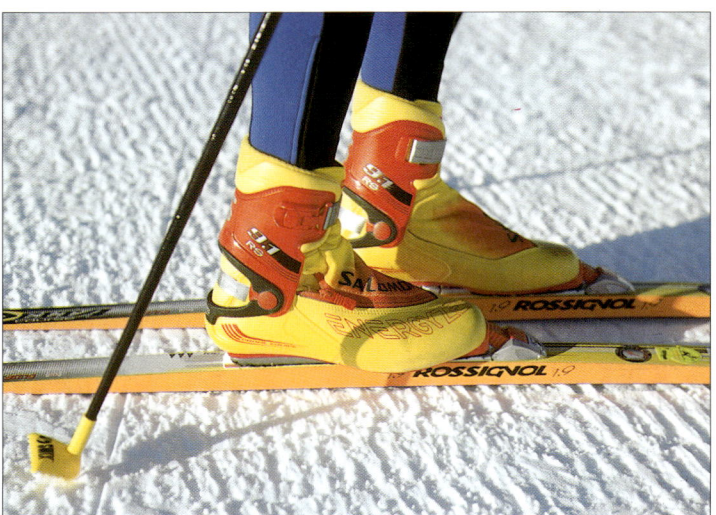

Techniques

Aujourd'hui, les marques innovent et proposent des fixations d'un nouveau type, spécifiques au patinage, pour le skieur désireux de progresser rapidement et de se spécialiser en skating.

Le pas alternatif

Le skieur amateur apprécie depuis toujours le « pas alternatif », technique qui a des adeptes de tous les niveaux. Compte tenu des mouvements simples empruntés au quotidien qu'elle exige (coordination croisée des bras et des jambes), son apprentissage est relativement facile. Un autre avantage, commun à toutes les techniques dites « classiques », est sa polyvalence. Contrairement aux techniques de skating, le pas alternatif n'exige pas nécessairement une piste spéciale. Dans cette section, nous décrirons par conséquent la forme primitive du ski de fond.

Le pas alternatif est ainsi nommé à cause du travail en diagonale des bras et des jambes (voir Fig. 1). Cette technique est surtout adaptée à des parcours de fond ne présentant que des déclivités faibles ou modérées. Pour cette technique de fond, il est indispensable que le ski soit soigneusement préparé avec du fart de retenue (ou qu'il soit équipé d'un dispositif de retenue augmentant l'adhérence en montée). Cela permet une utilisation optimale du travail des jambes.

Position de base : les pieds sont parallèles, légèrement écartés (de la largeur des hanches). Pour préparer l'impulsion de départ, le skieur plie légèrement les pieds, les chevilles, les genoux et les hanches. Le buste s'arrondit pour déplacer le centre de gravité du corps en avant. La phase d'impulsion commence par la prise d'appui : la jambe droite (jambe d'appui) se fléchit légèrement, ce qui transfère le poids du corps sur cette jambe, tout en augmentant la tension des muscles antérieurs des cuisses. L'impulsion (la poussée de départ) résulte d'une énergique extension de la hanche, du genou et de la cheville. Il faut bien sentir le mouvement, car une poussée trop brutale ferait reculer le ski, compte tenu de la faible adhérence. À la fin du mouvement, le buste et la jambe d'appui forment une ligne droite. En même temps, le skieur exerce une poussée avec le bâton gauche, poussée qui doit s'achever avant l'extension complète de la jambe droite. Pendant cette phase, le poids du corps est transféré de la jambe droite (d'appui) sur la jambe gauche. Dès que le ski se soulève, la phase d'impulsion est terminée.

Maintenant commence la phase de glisse. Sans utiliser les bâtons, le skieur de fond glisse sur le ski gauche, jambe légèrement fléchie. Le bras avant (droit), fléchi au niveau du coude, s'avance. Automatiquement, le bras arrière s'écarte légèrement après avoir levé le bâton. Cette phase exige un bon sens de l'équilibre. La phase de glisse passive prend fin dès que le bras avant

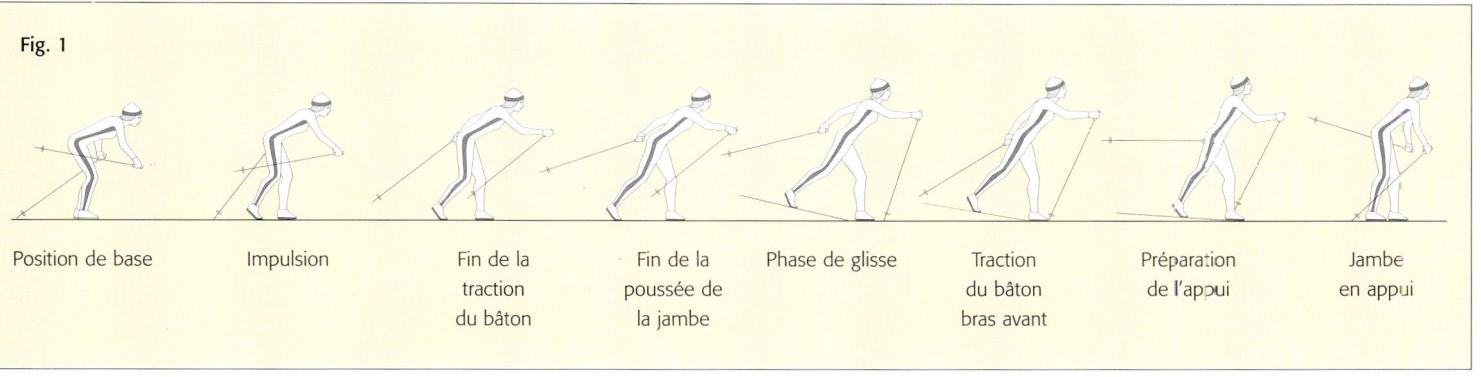

Fig. 1 — Position de base — Impulsion — Fin de la traction du bâton — Fin de la poussée de la jambe — Phase de glisse — Traction du bâton bras avant — Préparation de l'appui — Jambe en appui

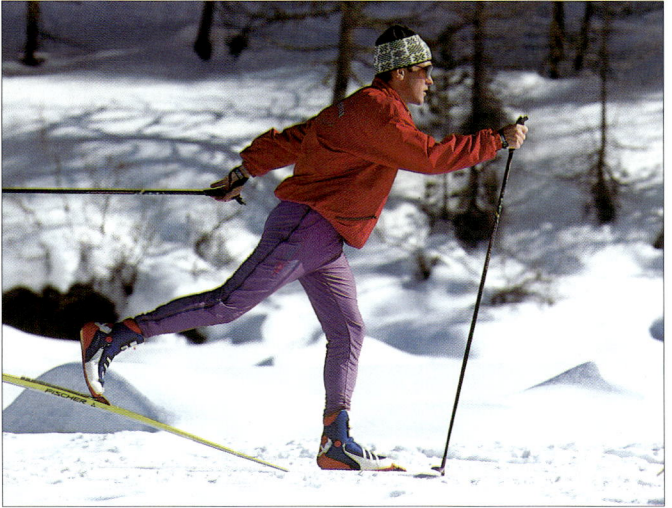

Techniques

(droit) plante le bâton. Selon la vitesse, il sera planté au niveau de la pointe du pied, ou légèrement plus en diagonale, de sorte à former un angle aigu vers l'arrière. C'est maintenant le bras droit qui exerce la traction, et la jambe gauche qui donne l'impulsion.

Pendant cette phase, la jambe droite s'avance activement et pose le ski dans la trace environ à hauteur de la jambe avant, la dépasse, puis freine brusquement, de manière à obtenir une poussée supplémentaire (qui ne sera efficace que si l'exécution du mouvement est irréprochable).

Si vous ne connaissez pas encore assez bien cette technique, marquez une courte pause avant de commencer la poussée de la jambe gauche et la traction du bras droit. Ces séries de mouvements seront exécutées en alternance, et finiront par se fondre en un seul mouvement continu.

Vous viendrez facilement à bout des déclivités faibles ou modérées en utilisant le pas alternatif. Dans ce cas, la phase de glisse est raccourcie, tandis que la phase de poussée commence plus tôt et dure plus longtemps.

Le raccourcissement de la phase de glisse a pour conséquence une diminution de l'amplitude du travail des bâtons. Au moment de donner l'impulsion, le centre de gravité du corps doit être transféré vers l'avant, afin d'obtenir une efficacité optimale.

Travail des bras et des bâtons

Pour le pas alternatif, un travail correct des bras et des bâtons est essentiel. Les bâtons, parallèles au corps, doivent être plantés juste à côté de la trace, en formant un angle aigu vers l'arrière. Lorsque le bâton est planté devant le corps, il s'agit de la phase de traction. Dès qu'il arrive à la hauteur du corps, commence la phase de poussée. Pendant la phase de traction, moins avantageuse du point de vue biomécanique, le coude est légèrement fléchi. Pendant la phase de poussée, le bras se tend progressivement. Les lanières des bâtons passent par-dessus le dos des mains. Leur longueur doit être réglée de telle sorte que lorsque le bâton revient vers l'arrière, il ne puisse être tenu qu'entre le pouce et l'index. Dès que le bâton passe devant le corps, à cause de l'élan, la main se referme en prise serrée.

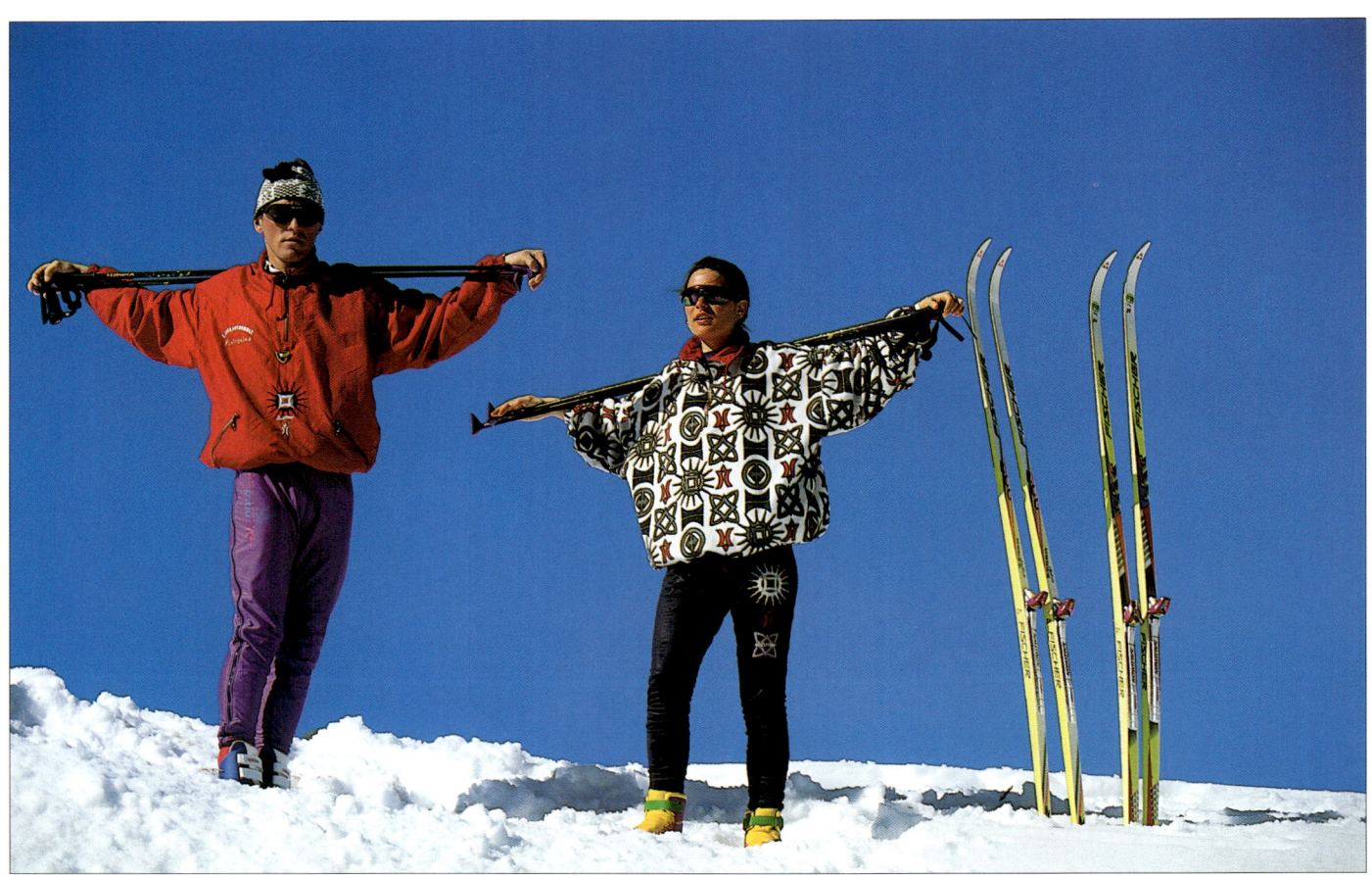

Programme d'entraînement

Normalement, pour l'adepte du fitness, la saison de ski ne dure que quelques semaines par an, pendant les vacances d'hiver. Pour cette raison, un programme d'entraînement de longue durée aurait peu de sens. Voici néanmoins quelques recommandations :

• Calculez la fréquence cardiaque optimale (= 70 % de la fréquence cardiaque maximale, FC MAX, soit 70 % de 220 diminué de votre âge) pour les unités d'entraînement prévues.
• Commencez par de petites promenades. Cela vous habituera à vos skis, et vous obtiendrez rapidement l'aisance nécessaire.
• Même si vous voulez profiter de vos vacances pour vous entraîner quotidiennement, ce qui est naturel, prévoyez des phases de récupération ou des jours de repos.
• Augmentez peu à peu la longueur du parcours, tout en respectant le rythme cardiaque prévu pour l'entraînement.
• En dehors de la saison de ski, maintenez-vous en forme en pratiquant d'autres sports d'endurance tels que le jogging, le cyclisme, le skating, la natation, etc. Ce sera une excellente préparation à la saison de ski suivante, qui réduira le risque de traumatismes. L'objectif de l'entraînement estival est d'acquérir une bonne endurance de base. En principe, tous les sports indiqués dans le tableau ci-contre conviennent. Pour le fitness, l'entraînement à l'endurance doit être aussi varié que possible, par la pratique alternée de plusieurs sports.

Afin d'obtenir un meilleur transfert de l'endurance et des techniques acquises, les sports dits « semi-spécifiques » sont préférables aux sports « généraux », car leurs mouvements ainsi que l'enchaînement sont analogues à la technique du ski de fond. Pendant les longs mois sans neige, cet entraînement semi-spécifique allié à la pratique d'autres sports d'endurance vous permettront de conserver et même d'améliorer le savoir-faire que vous avez acquis sur les pistes.

Méthodes d'entraînement semi-spécifiques

Skating en ligne : compte tenu de l'étroite parenté entre la technique du skating en ligne et celle du pas de patineur, ce sport praticable en toute saison constitue une bonne préparation aux sports d'hiver. Avant de commencer l'entraînement, veillez à acquérir une bonne technique, de freinage notamment, pour d'évidentes raisons de sécurité, et choisissez un bon parcours asphalté.

Slide : le slide exerce les mouvements de poussée latérale et de glissement, ainsi que le transfert du poids du corps. La série de mouvements est très semblable à celle du patinage sur glace et du pas du patineur (la technique est expliquée en détail dans le chapitre *Aérobic*).

Disciplines complémentaires

	Travail d'endurance général	Travail d'endurance semi-spécifique
Cyclisme	●	
Marche	●	
Jogging	●	
Natation	●	
Aérobic/Gymnastique de ski	●	
Aviron	●	
Roller en ligne		●
Slide		●
Ski à roulettes		●
Marche à bâtons		●

Course avec bâtons : consiste à courir, de préférence sur un terrain en pente et sur une assez grande distance, en utilisant des bâtons de ski. Fait travailler les muscles des bras et du tronc, et augmente l'endurance du système cardiovasculaire.

Skis à roulettes ou rollerski : comme leur nom l'indique, il s'agit de skis montés sur roulettes (généralement des poutres en aluminium de faible section), sorte de skate-boards, mais plus longs. Le rollerski vise à recréer autant que possible les conditions réelles de ski sur neige. Il existe d'ailleurs des modèles spécifiques pour les divers styles de ski (skating, technique classique, etc.). Selon l'utilisation prévue, le rollerski a une longueur de 60 à 90 cm, et pèse entre 600 g et 700 g. Il permet de s'exercer, sur le macadam, aux techniques de ski de fond les plus diverses. Vous pourrez ainsi pratiquer tout au long de l'année un entraînement semi-spécifique. La technique du rollerski, de même que la coordination qu'il exige, est très proche des conditions réelles du ski. En ce qui concerne notamment l'utilisation optimale de l'effort, il constitue un important moyen d'entraînement semi-spécifique, et une excellente préparation à la saison de ski. Il ne peut toutefois pas remplacer le véritable ski de fond ou de piste.

L'aérobic

L'aérobic est une gymnastique de fitness aérobie accompagnée de musique. Mode venue des États-Unis en 1982, l'aérobic comporte aujourd'hui plusieurs variantes – step, slide, box-aerobic, etc. – qui en font une activité très appréciée des hommes comme des femmes.

Le principal objectif de l'aérobic est d'améliorer la capacité aérobie de l'organisme (entraînement cardio-vasculaire), mais elle développe aussi les capacités motrices : force, souplesse et coordination. L'aérobic constitue par conséquent un complément idéal aux sports d'endurance tels le cyclisme, la natation ou le jogging, et peut même constituer une alternative valable.

Une musique entraînante, la motivation qu'apporte le travail en groupe, un personnel qualifié pour diriger les cours et corriger les erreurs vous aideront à vous familiariser avec les règles de base et les principales combinaisons de pas, qui peuvent constituer de véritables *chorégraphies*.

Si vous disposez du matériel nécessaire, vous pouvez également vous entraîner à l'aérobic chez vous. Ainsi, vous ne dépendrez pas des horaires des cours. En revanche, vous ne bénéficierez pas des conseils et des corrections, ni de l'ambiance stimulante du groupe.

Le bon équipement

Pour une pratique agréable de l'aérobic et pour ménager vos articulations, il vous faut des chaussures qui absorbent bien les chocs. Il est vivement déconseillé de faire les exercices d'aérobic pieds nus, en chaussettes, ou avec des tennis à semelle trop mince. Une bonne chaussure d'aérobic ne doit pas serrer ni frotter, et doit assurer un bon maintien du pied. Achetez vos chaussures dans un magasin de sports, et deman-

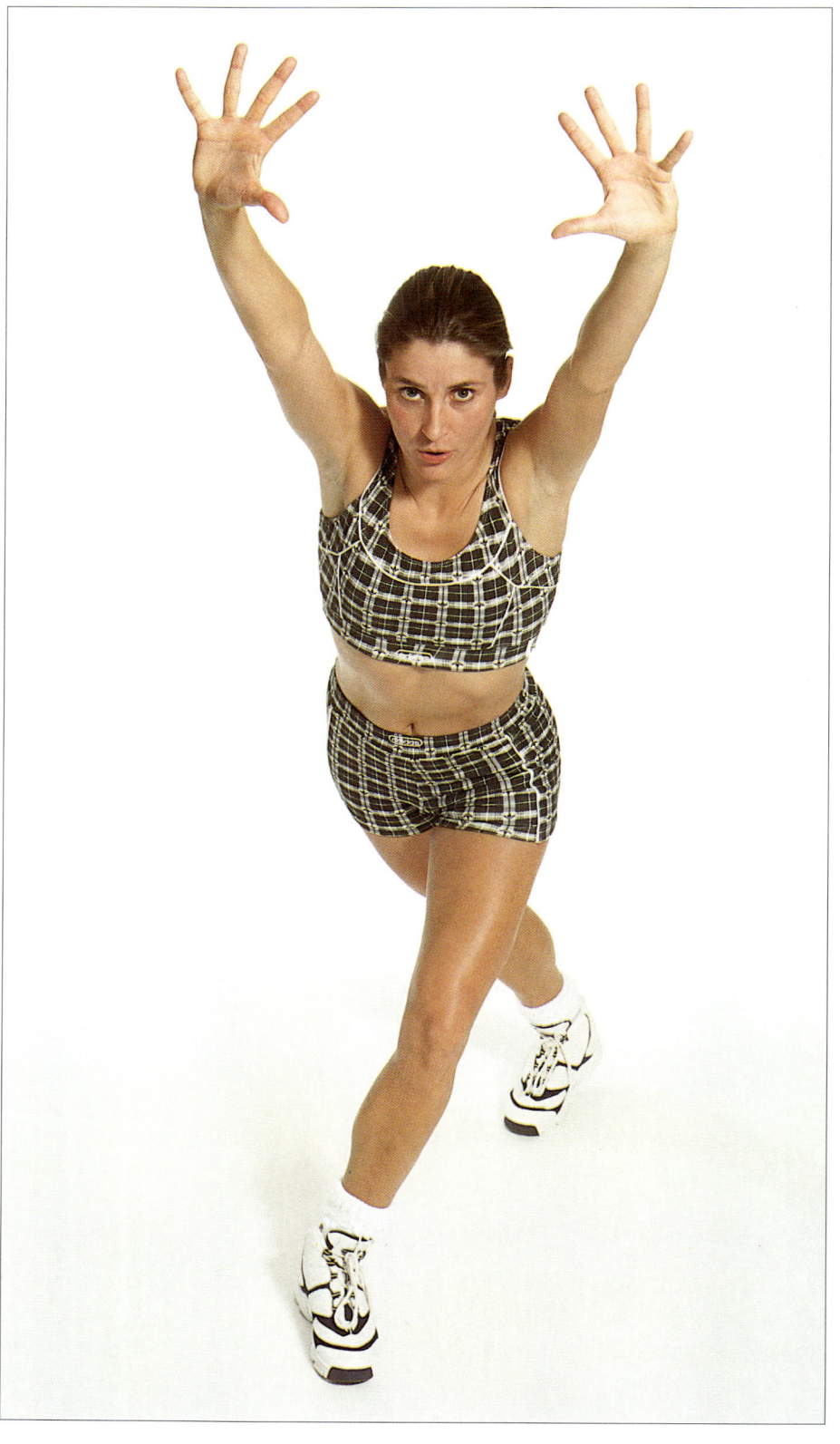

dez conseil au personnel. La liste qui suit indique les principales qualités d'une bonne chaussure d'aérobic :
- stabilisation du pied, bon maintien de la cheville ;
- soutien de la voûte plantaire, amortissement efficace des chocs ;
- bonne aération ;
- légèreté et confort ;
- zone souple vers l'avant du pied ;
- protection au niveau du talon d'Achille.

En ce qui concerne les vêtements, l'essentiel est qu'ils soient confortables et que vous vous sentiez à l'aise dedans. À vous de décider si vous préférez des vêtements « branchés » ou une tenue plus classique. Des collants de gymnastique ou des shorts, portés avec un T-shirt ou un body, tout est possible, à condition que les vêtements ne gênent pas votre liberté de mouvement et ne glissent pas.

Choix de la musique

Quiconque a fréquenté des cours de danse ou une discothèque sait à quel point le mouvement est lié à la musique. Les mouvements de l'aérobic sont fortement soutenus par le rythme de la musique. Celui-ci permet de doser de façon optimale l'intensité de l'entraînement d'endurance. La musique contribue également à motiver les élèves, ce qui augmente leur volonté de fournir un effort. Pour que l'entraînement d'endurance soit efficace, il est important d'enchaîner les divers exercices pratiquement sans interruption. Pour cette raison, choisissez une musique dont le rythme est régulier, sans être excessif, compte tenu de vos capacités.

Pour vérifier si la musique choisie convient à l'entraînement, comptez pendant une minute les battements de la basse. Si le rythme du morceau se situe entre 118 et 122 battements/minute, celui-ci convient parfaitement au step et au slide. Les cassettes ou CD du commerce destinés à l'aérobic indiquent le rythme en « bpm », *beats per minute,* ou battements par minute. Le nombre de bpm indique donc la vitesse de la musique, dont dépendent à leur tour le rythme et l'intensité des exercices. En pratique, cela signifie que chaque battement correspond à un pas de l'enchaînement que vous effectuez. Évitez les morceaux au rythme trop rapide ; cela conduirait à négliger la technique, et augmenterait en conséquence le risque de traumatismes – sans compter que votre capacité d'effort individuelle serait rapidement dépassée.

Pour le slide, on n'exécute pas de pas dans le sens habituel du terme. Vous avez le temps de deux battements pour glisser d'un côté du « slide » (nom du tapis utilisé pour ce sport). Attendez deux battements de plus avant de vous propulser vers l'autre côté. Maintenez toujours ce rythme. Si vous voulez augmenter l'intensité de l'effort, supprimez la pause et glissez sans interruption d'un côté à l'autre, sur un rythme binaire. N'utilisez cette variante qu'avec prudence. En effet, la vitesse accrue augmente le risque de traumatismes, sans oublier qu'il devient difficile d'avoir une technique impeccable. Si vous connaissez et respectez ces règles essentielles, vous pouvez commencer à vous entraîner seul(e).

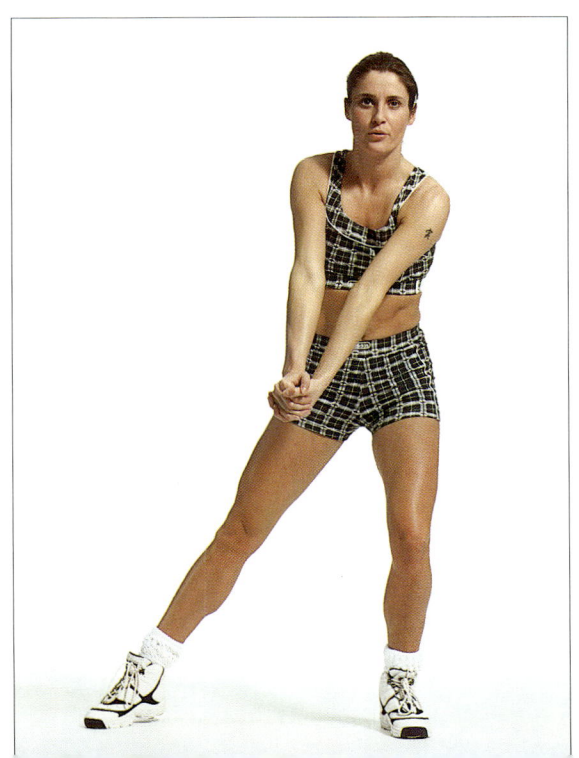
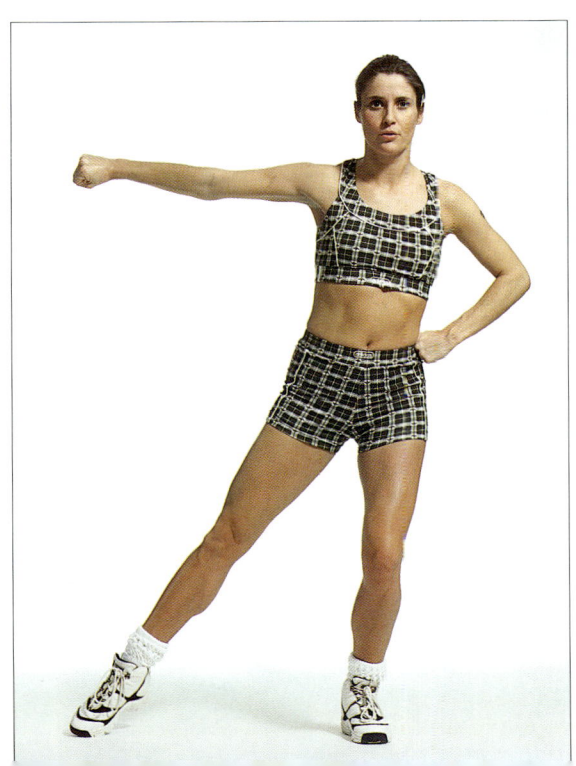

Step

Le step (step = marche d'escalier) convient à tous : femmes et hommes, jeunes et moins jeunes, qu'ils soient novices ou expérimentés. Cependant, le style énergique et athlétique de cette forme d'aérobic est particulièrement apprécié des hommes. Le step est une technique d'entraînement très récente, dérivée de l'aérobic classique, qui est apparue aux États-Unis au début des années 90. Le step-training consiste à monter et à descendre, avec de nombreuses variantes, une plate-forme antidérapante dont la hauteur est réglable, en exécutant simultanément divers mouvements des bras. Le step-training exige l'apprentissage de divers enchaînements de pas et de mouvements de bras, dont l'ensemble peut constituer de véritables petites chorégraphies. Pour ne pas trop solliciter les ligaments et les articulations, il est préférable de n'utiliser, pour ces montées et descentes, que les mouvements normaux de la marche. Cette forme d'entraînement est dite « *low-impact* » (à faible impact, autrement dit qui soumet les os et les articulations à des chocs peu importants). Il ne faut en aucun cas sauter ou sautiller, comme pour le « high-impact training ». Grâce à ses éléments réglables en hauteur, la plate-forme d'entraînement peut s'adapter aux capacités physiques de chacun. Le step, discipline très variée, constitue un excellent exercice pour améliorer l'endurance, la coordination, la force musculaire et la souplesse.

La technique correcte

Avant de commencer votre step-training, vérifiez soigneusement si les éléments réglables du step sont bien fixés. N'oubliez pas qu'une bonne technique diminue le risque de traumatismes en augmentant la précision de vos pas. Dès que la qualité du mouvement de montée et de descente diminue, marquez une courte pause ou interrompez l'entraînement, pour plus de sûreté. Pour

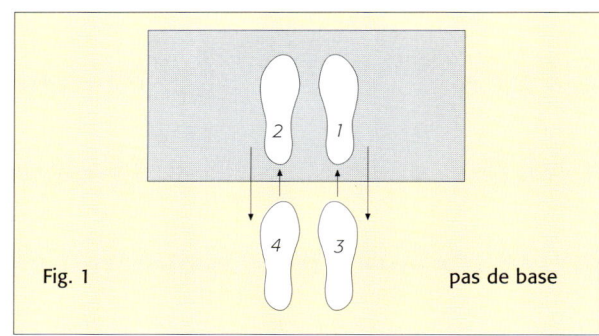

Fig. 1 — pas de base

un entraînement d'endurance efficace et varié, il est recommandé de combiner les pas décrits ci-après.

Position de départ et pas de base

Position de départ pour le pas de base unilatéral (basic-step, séquence simple) : les pieds sont parallèles et écartés, environ de la largeur du bassin. Pour un bon placement de la colonne vertébrale, les articulations des genoux et des hanches sont en légère flexion, les abdominaux et les fessiers sont gainés. Le buste est droit, la tête dans le prolongement de la colonne vertébrale. Dans cette position, commencez les premiers pas, en vous tenant à environ 20 ou 30 cm du step. Le buste se penche un peu en avant, les muscles du bassin restant gainés. Posez d'abord le pied droit environ au milieu de la plate-forme, en prenant garde à poser toute la plante du pied. Pour ne pas trop solliciter les articulations, le genou doit se trouver à l'aplomb de la cheville.

Le pied gauche, toujours à l'écartement des hanches, monte à son tour sur la plate-forme. Pour revenir à la position de départ, descendez à reculons du step, en commençant par le pied droit (Fig. 1). En descendant, la pointe du pied se pose en premier, puis le pied entier se déroule jusqu'au talon. Pendant ce mouvement,

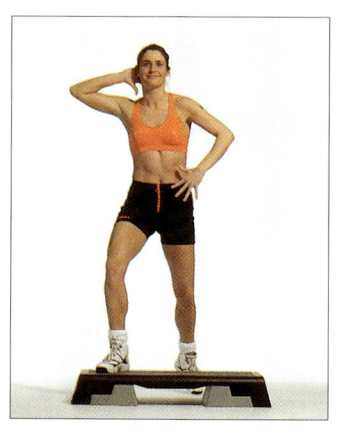 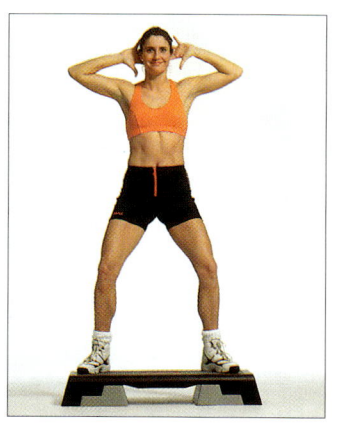 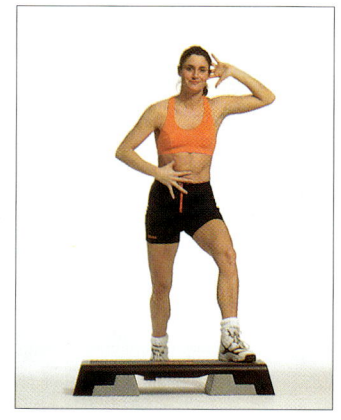 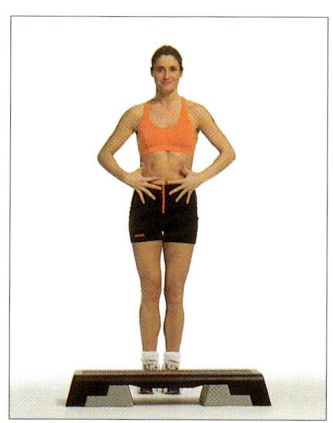

les bras, en légère flexion, accompagnent le mouvement des jambes, mais du côté opposé, en se balançant sans effort. Une variante consiste à tendre les bras en avant jusqu'à la hauteur des épaules, coudes légèrement fléchis. Ce mouvement suit toutefois celui des jambes : lorsque le pied droit monte sur la plate-forme, c'est le bras droit qui se tend, et inversement. Pour augmenter l'intensité de l'exercice, les mouvements des bras peuvent être exécutés plus énergiquement. On peut aussi varier ces derniers pour acquérir une meilleure coordination.

Pour éviter que le mouvement ne soit trop unilatéral, il est conseillé, au bout d'un intervalle déterminé, de changer de jambe d'attaque. Si vous avez commencé par la jambe droite, passez à la gauche après avoir, par exemple, répété le mouvement à huit reprises. Une variante intéressante est le pas de base alterné (basic alterné). Il s'exécute ainsi : comme pour le pas de base, posez d'abord le pied droit, puis le gauche, au milieu de la plate-forme. Pour revenir à la position de base, reculez d'abord le pied droit, puis le gauche. Contrairement au mouvement du pas de base, le pied gauche ne fait que toucher légèrement le sol, à côté du pied droit, et remonte aussitôt sur le step. Le pied droit suit. Pour le mouvement en arrière, reculez d'abord le pied gauche jusqu'à ce qu'il soit posé ; le pied droit suit, mais ne touche ou ne tape que légèrement le sol. Les deux jambes travaillent maintenant en alternance, en fournissant le même effort.

Une autre variante est le V-step (pas en « V »). Pour exécuter ce pas, les pieds sont écartés en « V » pendant le mouvement (Fig. 2). Partant toujours de la même position de départ, posez d'abord le pied droit sur le step, le plus loin possible à droite, puis le pied gauche, sur le côté gauche du step. Pour descendre de la plate-forme, toujours en commençant par le côté droit, les pieds doivent être en position presque fermée. D'autres combinaisons de pas sont possibles, mais elles appartiennent plutôt au domaine de la chorégraphie (voir série de photos).

Les règles essentielles en un coup d'œil

- La hauteur de la plate-forme (= le step) doit toujours être réglée en fonction des capacités individuelles.
- N'oubliez jamais de vérifier si les éléments mobiles du step sont solidement fixés.
- Le buste est légèrement penché en avant, le dos conserve sa position physiologique.
- L'articulation du genou reste toujours légèrement fléchie.
- Le pied entier doit se poser en douceur au milieu du step.
- N'exécutez aucun mouvement de torsion avec la jambe qui fournit l'effort.
- En descendant du step, posez d'abord l'avant du pied au sol, puis déroulez la plante du pied jusqu'au talon.

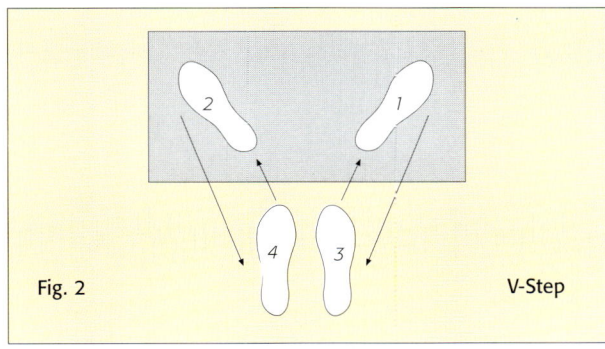

Fig. 2 — V-Step

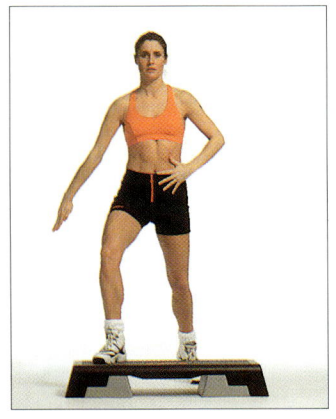 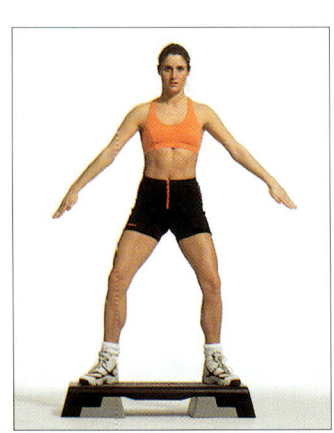 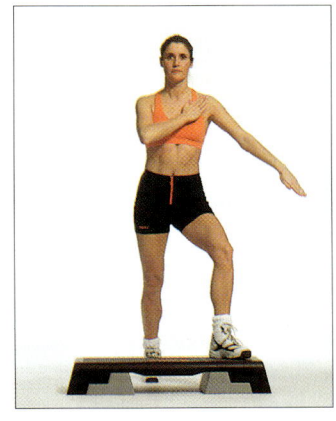 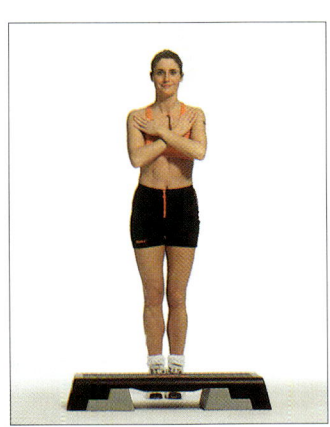

L'AÉROBIC

Slide

Durant des siècles, les skieurs et patineurs sur glace scandinaves exécutaient des glissades latérales pour s'entraîner. À cette fin, ils posaient par terre une porte de grange bien cirée après y avoir cloué des bouts de bois pour en délimiter les côtés, et exécutaient sur cette surface les mouvements typiques du patinage sur glace. Depuis les années 50, les physiothérapeutes utilisent cette méthode de rééducation pour soigner les séquelles d'entorses et de lésions de la cheville, du genou et de l'articulation de la hanche. Dans les écoles de fitness, le slide est une forme très récente de l'aérobic. Il est apprécié parce que, contrairement aux autres exercices, il fait surtout travailler les mouvements latéraux. Dans beaucoup de sports traditionnels comme le football ou le tennis, la plupart des traumatismes se produisent lors de mouvements latéraux ou de chocs survenant sur le côté. Le slide-training constitue un entraînement préventif qui diminue le risque d'accidents. Les mouvements latéraux du slide renforcent la musculature du tronc, des fesses, des cuisses et des jambes, sans compter qu'ils améliorent l'endurance et l'équilibre.

Pour exécuter ces mouvements, il vous faut un tapis glissant spécial, le *slide*, ainsi que des *booties* en nylon, qu'il suffit d'enfiler par-dessus vos chaussures de gymnastique habituelles. Pour des raisons de sécurité, la face inférieure du tapis est antidérapante. Afin de permettre les glissades, le dessus est enduit d'une résine polymère spéciale. Sur les côtés, ce tapis en synthétique est délimité par deux rampes, qui servent à la fois à prendre l'élan et à arrêter le mouvement. Vous remarquerez que ces rampes sont légèrement ouvertes en « V », et inclinées de 10° vers le haut. Cette disposition évite que l'arrêt ne soit trop brutal, afin de ménager les articulations. L'ouverture en « V » de la rampe, elle, assure une position correcte des articulations du pied, du genou et de la hanche.

Si vous voulez faire du slide chez vous, le tapis doit être posé sur un support plat et antidérapant, à distance suffisante des murs et des meubles. Pour le tapis, qui mesure entre 160 cm et 180 cm de long sur 50 cm de large, il faut compter un emplacement dégagé de 3 à 4 m^2. Pour les sportifs avancés, la longueur du tapis peut atteindre 240 cm. Dans tous les cas, il est facile à enrouler et peut être transporté en voiture ou rangé dans un placard. A l'achat, vous avez le choix entre des modèles à rampes fixes ou à rampes réglables. Ces dernières permettent d'adapter le tapis à la longueur de vos jambes et à votre niveau d'entraînement. Attention : une mauvaise position des rampes peut entraîner des traumatismes. Si le tapis est toujours utilisé par la même personne, un modèle à rampes fixes bien adaptées est suffisant.

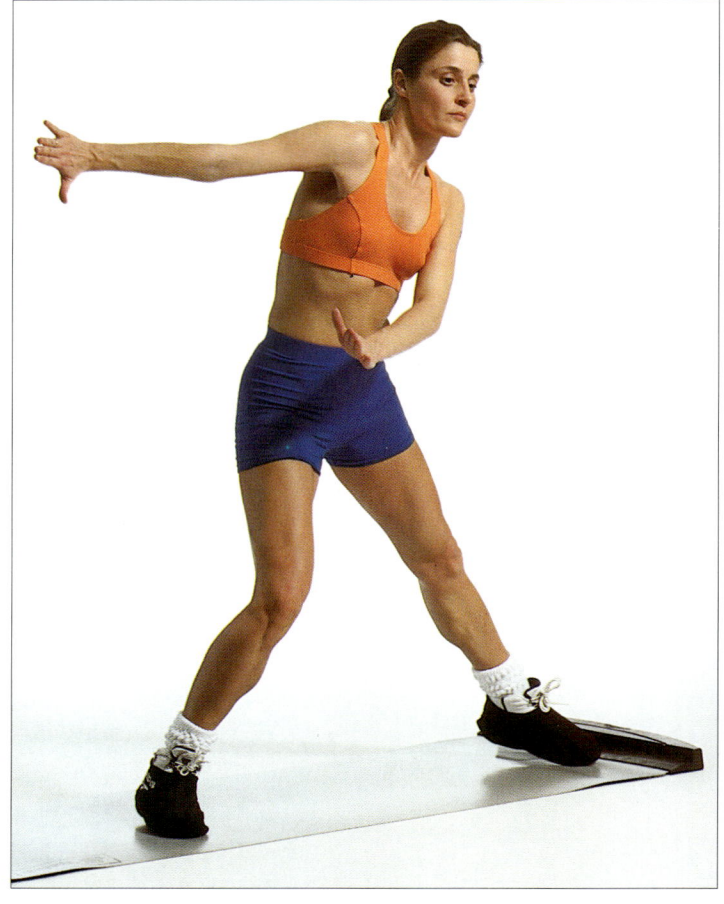

La technique correcte

Préparation au pas de base

Pour vous habituer au slide, exécutez d'abord les mouvements lentement, en les contrôlant bien. Assurez-vous que les rampes du tapis sont légèrement ouvertes vers l'avant (forme en « V »). Mettez-vous du côté gauche du slide, en y posant les deux pieds. Le pied gauche, qui se trouve contre la rampe, exerce une poussée modérée en prenant appui contre celle-ci. Suite à cette impulsion, vous glissez vers la rampe opposée (celle de droite), sans toutefois la heurter. Pendant la phase de glisse, le poids du corps est également réparti sur les deux jambes, et le corps entier est légèrement penché en avant. Pendant la phase d'impulsion, les hanches et les genoux doivent être modérément fléchis. Répétez le mouvement deux ou trois fois en partant de la gauche avant de changer de côté, en vous repoussant du pied droit contre la rampe de droite. Dès que vous exécutez le mouvement des jambes avec sûreté, vous pouvez faire intervenir les bras. Pendant chaque séquence (poussée plus glissade), levez les deux bras de côté, pas plus haut que les épaules, et abaissez-les en même temps que les jambes se rapprochent.

Pas de base

Augmentez progressivement la force de la poussée, jusqu'au point où vous glissez sans interruption d'un côté à l'autre. La poussée exercée sur la rampe doit être suffisante pour que l'autre pied atteigne facilement la rampe opposée. Pendant toute la séquence, le corps entier doit être gainé. La suppression de la pause rend le mouvement plus rapide et plus dynamique. Les mouvements des bras doivent s'adapter au nouveau rythme. En partant de la rampe gauche, levez les deux bras vers la gauche, jusqu'à hauteur d'épaule. Pendant que vous glissez vers le bord opposé, les bras suivent harmonieusement le mouvement, en montant jusqu'au niveau de l'épaule droite.

Les règles essentielles en un coup d'œil

- Au début, les yeux regardent le tapis ; dès que le mouvement devient un automatisme, la tête est redressée, dans le prolongement de la colonne vertébrale.
- Maintenez le gainage du corps, surtout des muscles de l'abdomen, des fesses et du tronc.
- Pendant le mouvement, les genoux et les pieds sont parallèles, mais légèrement ouverts.
- Pour augmenter la stabilité pendant la phase de glisse, les jambes sont aussi écartées que possible.
- Attendez que le pied ait buté contre la rampe opposée pour ramener l'autre jambe.
- Pendant la glissade, les genoux sont fléchis. À la fin du mouvement, ils se redressent, mais pas complètement (balancement de haut en bas).
- Pendant la phase de glisse, le poids du corps est également réparti sur les deux pieds.
- La jambe qui a donné l'élan contrôle la vitesse.

Box-Aerobic

La technique très récente du box-aérobic allie des éléments de l'aérobic classique à des coups et à des pas de base empruntés à la boxe. L'entraînement se caractérise par un travail équilibré du buste et des jambes. L'action du box-aérobic sur l'ensemble des facultés motrices est très appréciée des sportifs pratiquant le fitness. Grâce à des moyens simples, ne brutalisant jamais les articulations, le box-aérobic améliore à la fois l'endurance, la puissance musculaire, la rapidité et la coordination. Contrairement à la boxe, il n'y a pas d'échange de coups avec un adversaire, ce qui réduit le risque de traumatismes. Cette simulation pacifique permet de s'exercer à tous les coups (*punch, uppercut, direct,* etc.) et jeux de jambes spécifiques de la boxe (*glissement en V, shadow-boxing*), sans nuire à quiconque.

En combinant divers mouvements des poings et des pieds, vous créerez votre première chorégraphie de box-aérobic. Le meilleur accompagnement musical est sans doute la *house music* à environ 120 à 130 bpm (battements/minute). Cette musique permet d'exécuter environ deux pas par seconde, ce qui favorise un bon enchaînement des mouvements, tout en permettant de les exécuter avec précision et sans risque. Au début, il n'est pas toujours facile d'adapter les mouvements des bras et des jambes au rythme de la musique. Mais avec un peu d'entraînement, cela devient un automatisme.

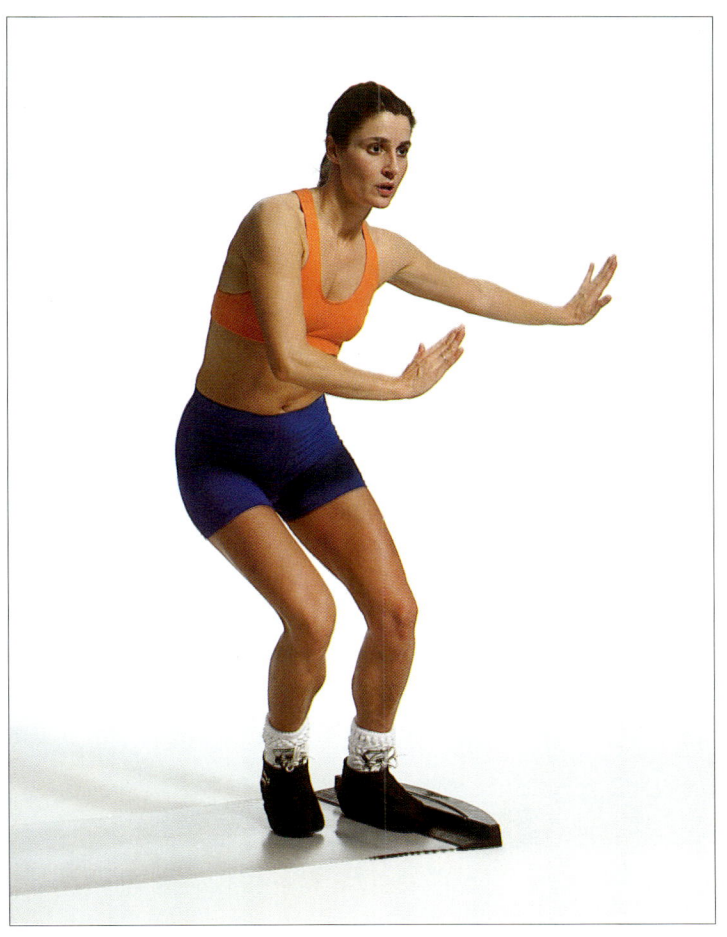

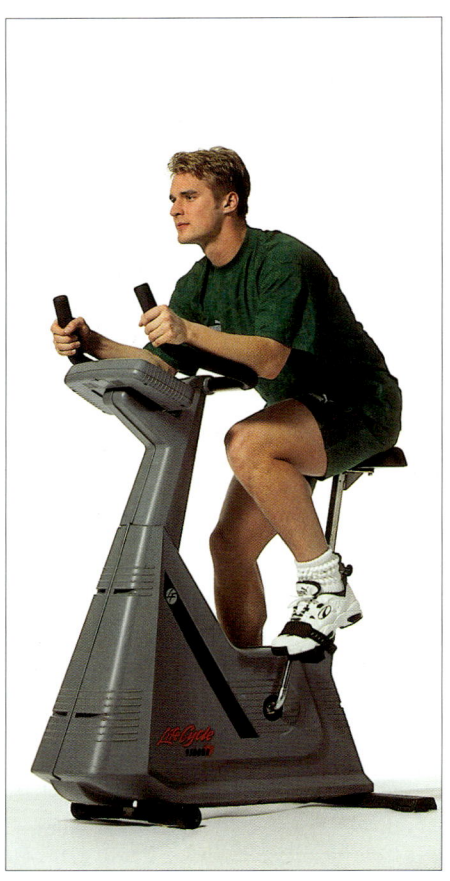 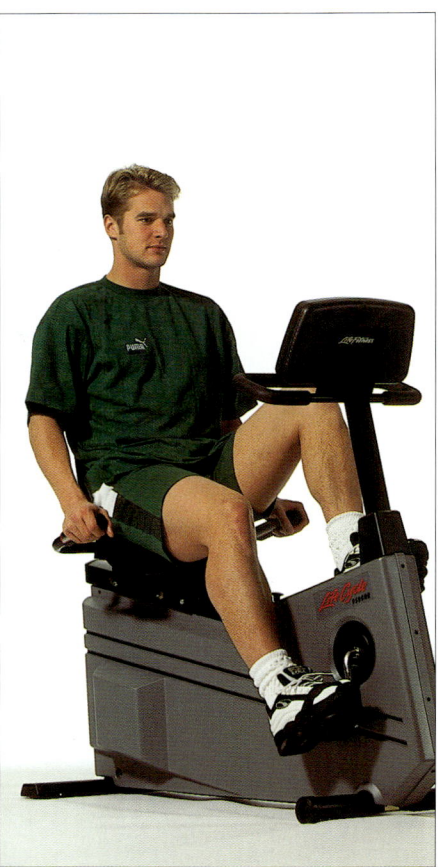 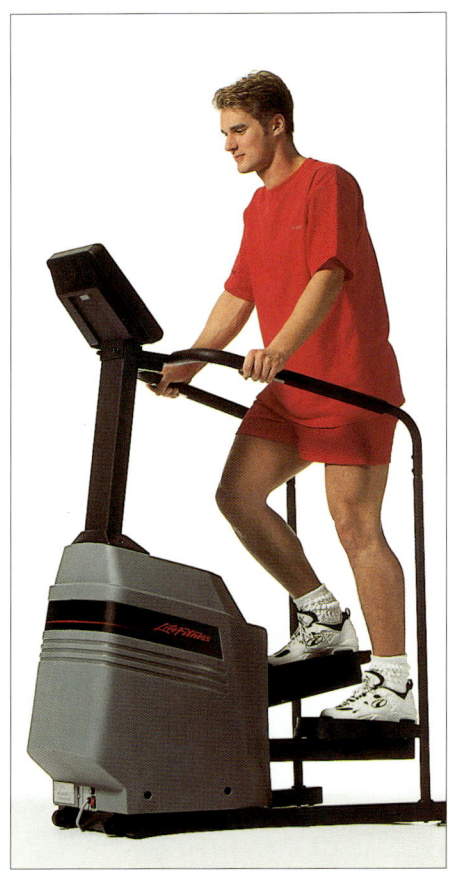

Cross-Training

Dans le domaine du fitness, le cross-training n'est pas utilisé exactement comme dans son domaine d'application primitif, la rééducation fonctionnelle. En thérapeutique, le cross-training (également nommé crossing-effect, ou *transfert controlatéral*) sert à améliorer l'état fonctionnel de structures qui ont été lésées. Lorsque, par exemple, le bras droit est plâtré à la suite d'une fracture ou d'une autre blessure, des exercices spéciaux du bras opposé peuvent diminuer la perte fonctionnelle (*atrophie*, affaiblissement, diminution de la coordination, etc.) du membre immobilisé. Les sportifs de haut niveau utilisent ce principe pour améliorer leur technique.

Dans le domaine du fitness, le terme cross-training désigne simplement un travail par intervalles et un entraînement diversifié. La variété des exercices et leur alternance permettent d'exercer plusieurs facultés motrices essentielles. Son usage le plus fréquent est l'entraînement à l'endurance et à la musculation.

Les participants à un cours collectif sont accompagnés par un moniteur pendant toute la durée des exercices. Sa tâche consiste à motiver les membres du groupe, et au besoin à corriger les erreurs. En ce qui concerne la pratique individuelle, le sportif n'est évidemment pas suivi par un moniteur pendant qu'il s'entraîne. Sa responsabilité personnelle est donc plus grande, car il doit contrôler lui-même tous les paramètres (fréquence cardiaque, intensité de l'effort, temps, durée des temps de repos, etc.).

Cross-cardiotraining en salle

Dans l'atelier de fitness, l'entraînement d'endurance s'effectue traditionnellement sur des appareils dits « cardio ». Le cross-cardiotraining utilise en outre la méthode des intervalles, consistant à alterner de façon programmée les phases d'effort et les phases de repos et récupération. Les phases d'effort elles-mêmes utilisent en alternance divers appareils cardio, le passage d'un appareil à l'autre constituant la période de récupération nécessaire. Prenons un exemple : le sportif pédale dix minutes sur un vélo statique à ergomètre ; avant de passer au rameur, il marque une pause de deux minutes (récupération active), puis se met à ramer, de nouveau pendant dix minutes, en respectant toujours le rythme cardiaque prévu pour l'entraînement (calculé en pourcentage de la fréquence cardiaque maximale, FC max). Le changement d'appareil assorti de pauses de courte durée fait travailler efficacement différents groupes musculaires.

Compte tenu de la diversité des exercices, cette forme d'entraînement est très motivante et jamais ennuyeuse. En outre, le risque de traumatismes est moins élevé que si l'on fournit toujours le même type d'effort.

Ces recommandations aideront les divers groupes à choisir les appareils cardio appropriés.

Training sur appareils cardio

● relativement approprié ●● approprié ●●● particulièrement approprié

Type d'appareil	Personnes ayant un excès de poids	Personnes sédentaires	Personnes ayant des problèmes de dos	Débutants
vélo statique	●●●	●	●	●●●
stepper	●●	●●●	●●●	●●
tapis de course	●	●●●	●●	●
rameur	●●●	●●●	●	●●
climber	●●●	●●●	●●●	●●
vélo position allongée	●●●	●	●●	●●
crossrobic	●●●	●●●	●●	●●
gymnastique/aérobic	●●●	●●●	●●	●●
simulateur de ski	●●●	●●●	●●●	●
ergomètre à poignée	●●	●	●●	●●

Éléments de programmation de l'entraînement

	Débutants	Confirmés	Avancés
Méthode d'entraînement	travail par intervalles extensif	travail par intervalles extensif	travail par intervalles extensif et intensif
Combinaisons d'activités possibles	– vélo/stepper – vélo/crossrobic – tapis de course/stepper – …	– vélo/stepper – vélo/simulateur de ski – tapis de course/stepper – …	– rameur/simulateur de ski – climber/crossrobic – stepper/rameur – simulateur de ski – …
Durée de l'effort	10–20 min	20–30 min	30–60 min
Intensité	60–70 % de la FC max	60–75 % de la FC max	60–85 % de la FC max
Périodes d'effort	2 à 4 périodes de 4 à 5 min chacune, pauses de 1 min.	2 à 6 périodes de 5 à 10 min chacune, pauses de 1 à 2 min.	2 à 8 périodes de 5 à 15 min chacune, pauses de 1 à 3 min.

Pour l'entraînement de groupe, le principe reste le même. Les participants utilisent à tour de rôle les divers appareils, en respectant toujours la pause prévue. Le choix des divers appareils cardio, ainsi que les divers paramètres de l'entraînement – durée et intensité de l'effort, durée des temps de repos, etc. – dépendent de deux facteurs : la condition physique du sportif et l'objectif qu'il s'est fixé. Ces deux tableaux vous aideront à définir un programme d'entraînement correspondant à vos capacités et objectifs.

Cette grille approximative aidera les divers groupes à établir un programme d'entraînement individualisé. Les recommandations concernant la méthode d'entraînement et les normes d'effort doivent être adaptées au niveau de performance individuel.

Cross-cardiotraining en salle

Exemples d'entraînements

	Combinaisons d'appareils	Intensité de l'effort	1re période d'effort	Pause	2e période d'effort
Débutants	– vélo/stepper	60–70 % de la FC max	4 min de vélo	1 min	4 min de stepper
	– vélo/crossrobic	60–70 % de la FC max	5 min de vélo	1 min	5 min de crossrobic
	– tapis de course/stepper	60–70 % de la FC max	5 min de marche sur tapis de course	1 min	5 min de stepper
Confirmés	– vélo/stepper – vélo/simulateur de ski	60–75 % de la FC max	7 min de vélo	1 à 2 min	7 min de stepper ou de simulateur de ski
	– tapis de course/stepper	60–75 % de la FC max	9 min de course sur tapis de course	1 à 3 min	9 min de stepper
	– vélo/stepper/rameur	60–75 % de la FC max	10 min de vélo	1 à 3 min	10 min de stepper
Avancés	– vélo/stepper	60–85 % de la FC max	10 min de vélo	1 à 3 min	10 min de stepper
	– stepper/climber/vélo en position allongée	60–85 % de la FC max	5 min de stepper	1 à 3 min	15 min de climber
	– simulateur de ski/crossrobic/rameur/climber	60–85 % de la FC max	10 min de simulateur de ski	1 à 3 min	10 min de crossrobic

Ces programmes d'entraînement sont uniquement donnés à titre d'exemple. Selon la condition physique et l'objectif, il est possible d'effectuer plus de trois périodes d'effort. Si vous remarquez au cours de l'entraînement que l'effort fourni est supérieur ou inférieur à la norme, il faut le modifier en tenant compte de vos capacités et objectifs personnels.

Pause	3ᵉ période d'effort	Pause	De la 4ᵉ à la 8ᵉ période d'effort	Pause	Durée totale de l'entraînement
1 min	4 min de vélo	1 min	...	...	15 min
1 min	5 min de vélo	1 min	...	...	18 min
1 min	5 min de marche sur tapis de course	1 min	...	...	18 min
1 à 2 min	7 min de stepper ou de simulateur de ski	1 à 2 min	...	...	env. 27 min
1 à 3 min	9 min de stepper	1 à 3 min	...	...	env. 36 min
1 à 3 min	10 min de rameur	1 à 3 min	...	...	env. 39 min
1 à 3 min	10 min de vélo	1 à 3 min	...	...	env. 39 min
1 à 3 min	15 min de vélo allongé	1 à 3 min	...	...	env. 54 min
1 à 3 min	10 min de rameur	1 à 3 min	10 min de climber	1 à 3 min	env. 52 min

Cross-cardiotraining en extérieur

Le cross-cardiotraining effectué en plein air a de ce fait un effet plus relaxant que l'entraînement en salle. L'exercice au grand air renforce également les défenses immunitaires de l'organisme. Conformément au concept de base du cross-training, les sports d'endurance tels que la marche, la course, le cyclisme, la natation, l'aviron, le skating, etc., seront combinés selon le principe des intervalles. Les recommandations ci-contre permettront de choisir les sports d'endurance adaptés à chaque cas.

Le cyclisme est particulièrement recommandé aux personnes qui ont un excès de poids, car le vélo porte le poids du corps. Compte tenu de l'absence de chocs, les personnes qui souffrent de problèmes d'articulations peuvent également le pratiquer. Le dosage particulièrement facile de l'effort fait que le cyclisme est également un choix idéal pour les sédentaires qui veulent commencer à faire du sport. Néanmoins, ceux qui, pour des raisons professionnelles, sont souvent assis, devraient plutôt choisir un sport d'endurance tel que la marche, le jogging ou la natation. Ces activités compenseront mieux les longues périodes de station assise.

Le skating en ligne est également un sport « complexe », qui améliore non seulement l'endurance, mais aussi la force musculaire et la coordination. Ce sport ludique est parfait pour compenser les longues journées d'immobilité au bureau. Mais n'oubliez pas que, compte tenu du risque élevé de chutes, c'est un sport potentiellement dangereux.

Le ski de fond, sport très efficace du point de vue de l'endurance, ne peut malheureusement être pratiqué que pendant la saison d'hiver. Pour en apprendre les techniques, la meilleure solution est de vous inscrire dans une bonne école de ski. En dehors de la saison de ski, veillez à ne pas perdre la forme en pratiquant

Recommandations pour l'entraînement

● relativement approprié ●● approprié ●●● particulièrement approprié

Discipline	Personnes ayant un excès de poids	Personnes sédentaires	Personnes ayant des problèmes de dos	Débutants
Cyclisme	●●●	●	●	●●●
Course	●	●●●	●●	●
Marche	●●	●●●	●●●	●●●
Aviron	●●●	●●●	●	●
Natation	●●●	●●●	●●●	●●●
Ski de fond	●●●	●●●	●●●	●
Skating en ligne	●●	●	●●	●●

Ces recommandations vous aideront à choisir le sport d'endurance le plus approprié à votre cas.

Exemples de training

	Combinaisons	Intensité de l'effort	1re période d'effort	Pause	2e période d'effort
Débutants	– marche/course	60–70 % de la FC max	5 min de marche	1 min	5 min de course
Confirmés	– cyclisme/skating en ligne	60–75 % de la FC max	10 min de vélo	1 à 3 min	10 min de skating en ligne
Avancés	– natation/cyclisme/course	60–85 % de la FC max	15 min de natation	1 à 3 min	15 min de vélo

d'autres sports d'endurance, pour éviter les traumatismes et le surmenage.

L'aviron est un sport d'endurance particulièrement agréable durant la belle saison. Néanmoins, la technique de l'aviron est assez complexe, et exige beaucoup de force et de coordination. Bien que la mobilisation de tous les muscles du corps soit bénéfique en soi, les personnes peu entraînées ou qui ont des problèmes de dos devraient choisir des sports moins éprouvants pour la colonne vertébrale, par exemple la marche ou la natation. Si vous voulez pratiquer cette belle activité physique, apprenez-en la technique auprès d'un moniteur compétent.

Ce tableau aidera les divers groupes à établir le programme d'entraînement individuel. Les suggestions concernant les techniques ainsi que les normes d'effort doivent être adaptées aux capacités et aux objectifs de chacun.

Éléments de programmation de l'entraînement

	Débutants	Confirmés	Avancés
Méthode d'entraînement	travail par intervalles extensif	travail par intervalles extensif	travail par intervalles extensif et intensif
Combinaisons possibles	– cyclisme/marche – natation/marche – marche/course	– marche/course – cyclisme/course – skating en ligne/cyclisme	– skating en ligne/cyclisme – natation/cyclisme/course
Durée de l'effort	15 à 20 min	20 à 30 min	30 à 60 min
Intensité de l'effort	60–70 % de la FC max	60–75 % de la FC max	60–85 % de la FC max
Périodes d'effort	2 à 4 périodes de 4 à 5 min chacune, pauses de 1 min	2 à 6 périodes de 5 à 10 min chacune, pauses de 1 min	2 à 8 périodes de 5 à 20 min chacune, pauses de 2 à 4 min

Ces programmes d'entraînement ont uniquement une valeur indicative. Selon la condition physique et les objectifs prévus, il est possible d'effectuer plus de trois périodes d'effort.

Pause	3ᵉ période d'effort	Pause	De la 4ᵉ à la 8ᵉ période d'effort	Pause	Durée totale de l'entraînement
1 min	5 min de marche	1 min	néant	...	18 min
1 à 3 min	10 min de vélo	1 à 3 min	...	...	env. 39 min
1 à 3 min	15 min de course	1 à 3 min	...	...	env. 54 min

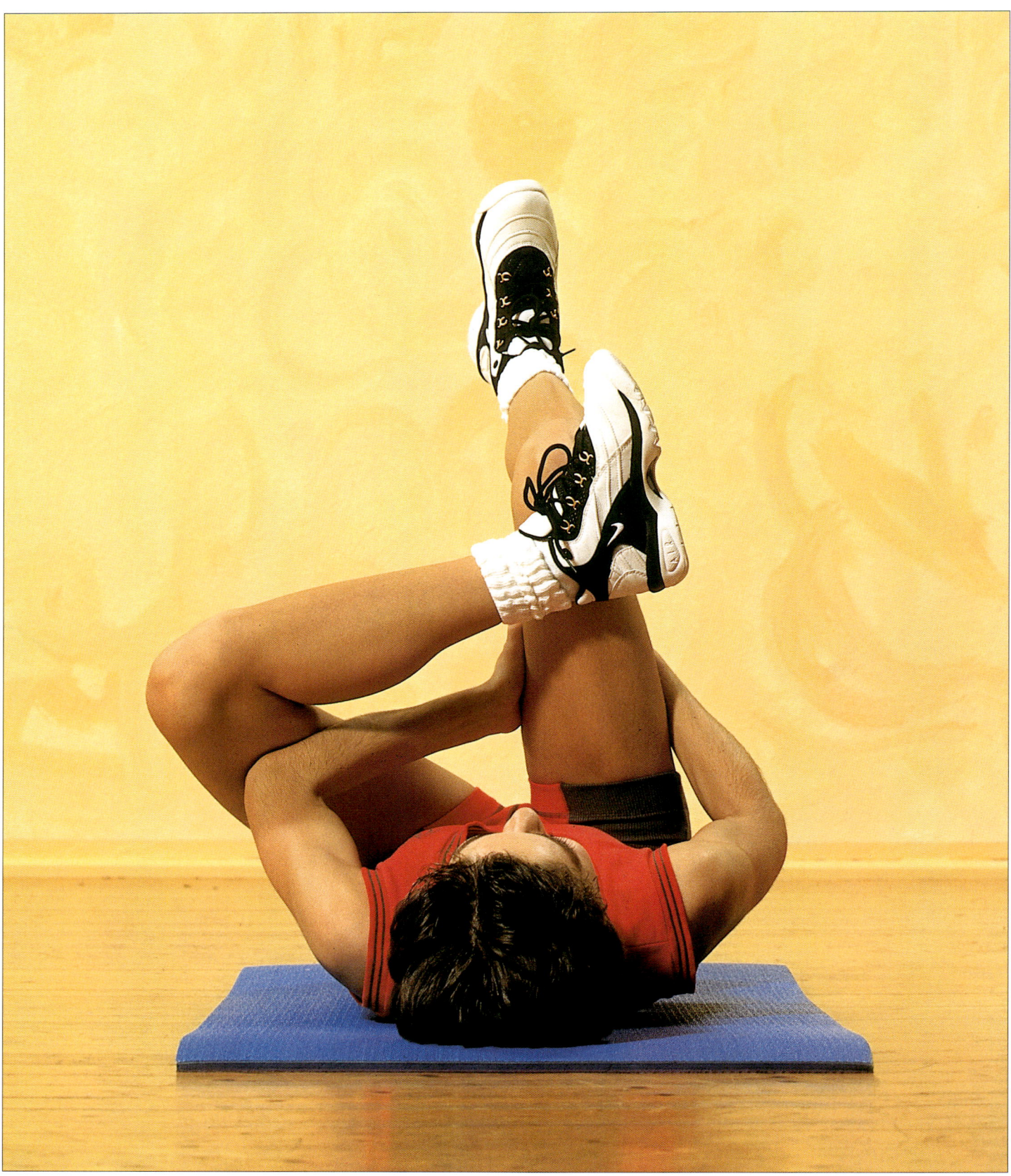

L'assouplissement – comment cela fonctionne-t-il ?

Un programme de fitness complet doit comporter des exercices d'assouplissement. Surtout après une séance de musculation, ces exercices d'assouplissement et d'étirement sont indispensables afin d'allonger les muscles qui ont travaillé. Sinon, ils risquent de se raccourcir.

La souplesse peut être décrite comme la faculté d'exécuter des mouvements mettant en jeu une ou plusieurs articulations avec une grande amplitude, soit de façon autonome, soit avec intervention d'une force extérieure. La souplesse tient à plusieurs facteurs, qui ont une importance égale : capacité d'extension des muscles et des tendons, et flexibilité structurelle des articulations elles-mêmes.

On distingue plusieurs sortes de souplesse ou de mobilité. La mobilité active, mode d'étirement où le muscle s'allonge uniquement parce que son antagoniste se raccourcit. La mobilité passive, où l'extension est provoquée par des forces extérieures telles que la gravité ou la force d'un partenaire. Dans ce cas, l'extension musculaire peut être régulière et maintenue ou saccadée : on opère donc une distinction supplémentaire entre extension statique ou extension dynamique. Une extension provoquée par la force d'un partenaire a une amplitude moindre qu'une extension autonome, passive. Dans le domaine du fitness, l'extension passive, statique, également appelée « stretching », s'est imposée depuis quelques années.

Bien que personne ne mette en doute les avantages, tant au niveau de la santé qu'au niveau de la prévention, des exercices d'assouplissement pratiqués régulièrement, de nombreux sportifs négligent cet entraînement. Il faut sans doute en chercher la cause dans l'absence de résultats positifs dans ce domaine où l'on continue à enseigner des méthodes douteuses du point de vue fonctionnel, encore que la situation s'améliore lentement à cet égard. Le stretching correctement conçu et exécuté présente notamment les avantages suivants :

- élimination des tensions, et par conséquent amélioration du bien-être général ;
- prévention durable de la perte de souplesse due au vieillissement ;
- une mobilité et une souplesse accrues entraînent une meilleure prise de conscience de son corps ;
- les sollicitations dues à l'étirement activent l'irrigation sanguine et les métabolismes au niveau des muscles et du tissu conjonctif ;
- le risque de traumatismes diminue car l'élasticité des muscles, des tendons et des autres composants de l'appareil moteur s'améliore progressivement ;
- l'amplitude accrue des mouvements due à une plus grande souplesse des articulations permet un entraînement à la musculation plus efficace ;
- les exercices d'assouplissement et d'étirement effectués après l'entraînement favorisent la normalisation du tonus musculaire ainsi que l'irrigation sanguine.

Fonctionnement des réflexes tendineux

Le mécanisme que nous avons déjà décrit à propos de la musculation (voir le chapitre traitant de ce sujet) joue également un rôle essentiel dans ce contexte : un muscle a pour fonction de rapprocher deux os reliés par une articulation, en se contractant. Lorsque le muscle s'étire, ce processus est inversé et les deux os s'éloignent.

Lorsque l'étirement ou la contraction d'un muscle s'effectuent avec force ou très rapidement, il existe un mécanisme qui a pour fonction d'éviter une élongation voire une déchirure musculaire. Il s'agit d'un mécanisme réflexe, déclenché par de petits « appareils de contrôle et de mesure », les *fuseaux neuromusculaires.* Répartis dans le muscle, ces faisceaux de fibres musculaires striées munis d'une fibre nerveuse enregistrent à la fois la rapidité et l'amplitude d'un étirement musculaire. Lorsque la vitesse ou l'amplitude de l'allongement dépassent la valeur théorique prévue, le fuseau neuromusculaire déclenche un *mécanisme réflexe* (réflexe myotatique) provoquant une contraction du muscle intéressé, laquelle s'oppose à un étirement supplémentaire. Lorsque l'extension est à la fois rapide et intense, le réflexe myotatique est lui aussi plus énergique.

Ce réflexe a déjà sauvé la vie à nombre d'entre nous. Lorsque, par exemple, vous vous assoupissez en roulant sur l'autoroute, le réflexe protecteur des fuseaux neuromusculaires des muscles des épaules se déclenche et vous réveille, ce qui augmente nettement vos chances de survie. Voici ce qui se passe : lorsque vous vous assoupissez, votre tête retombe sur le côté, entraînée par son poids,

Fonctionnement des réflexes tendineux

ce qui étire les muscles du côté opposé. Cela déclenche le réflexe myotatique, la contraction musculaire fait que vous redressez brusquement la tête, et vous vous réveillez.

La sensibilité des fuseaux neuromusculaires n'est d'ailleurs pas constante. Par l'intermédiaire du système nerveux, elle peut être « réglée ». Les facteurs influant sur cette sensibilité plus ou moins grande sont, par exemple, la température ambiante (froid = sensibilité accrue ; chaud = sensibilité moindre), ou la tension psychologique (stress = sensibilité accrue ; détente = sensibilité moindre). Grâce à une respiration calme et régulière, et à la durée de l'étirement musculaire (généralement 20 à 30 secondes), le stretching diminue la sensibilité des fuseaux neuromusculaires, ce qui facilite les exercices d'étirement.

Le fuseau neuromusculaire est de surcroît relié par des nerfs avec le ou les muscles antagonistes. Par exemple, une contraction de l'extenseur de la cuisse déclenche un étirement réflexe du fléchisseur de la cuisse.

La musculature n'est pas seule à avoir un organe chargé de contrôler la tension musculaire. Les tendons ont leur propre « appareil de mesure », *l'organe tendineux de Golgi,* dont la fonction est exactement opposée à celle du fuseau neuromusculaire : lorsque l'organe de Golgi enregistre une trop forte contraction musculaire, il déclenche le relâchement du ou des muscles intéressés. La fonction de ce mécanisme est d'éviter, en cas de très forte contraction, le risque d'élongation ou de déchirure musculaire. La tension

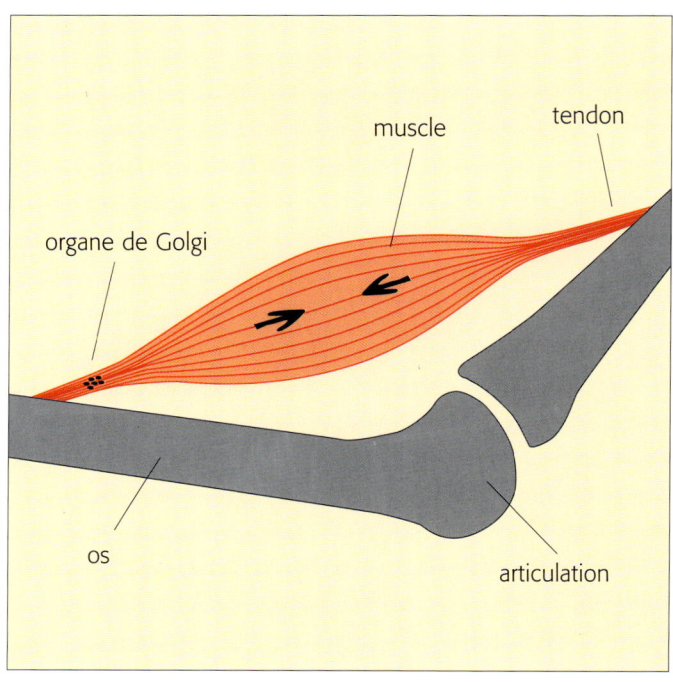

La tension du tendon, enregistrée par l'organe de Golgi, augmente par suite d'une contraction du muscle.

excessive du tendon peut d'ailleurs avoir deux causes : soit une traction particulièrement forte sur le tendon lorsque le muscle est en extension maximale, soit une traction exercée lorsque le muscle se contracte avec force. Dans les deux cas, une traction est exercée sur le tendon, mais dans des directions différentes.

Méthodes d'étirement

Le sportif adepte du fitness a le choix entre trois méthodes, qui tiennent toutes compte de ces réflexes. Nous excluons délibérément l'étirement dynamique, qui revient régulièrement à la mode dans le sport de compétition. Il est en effet difficile de le contrôler, ce qui entraîne un risque de traumatismes.

1. L'extension statique active — par exemple ramener les bras en arrière à la hauteur des épaules en utilisant la musculature du dos, en vue d'un étirement des muscles pectoraux — utilise l'extension réflexe des muscles antagonistes. La position doit être tenue 10 à 15 secondes, en respirant régulièrement.

2. Le stretching, ou étirement statique passif, réduit la sensibilité à l'extension des fuseaux neuromusculaires grâce à un étirement lent et progressif. L'effet de décontraction de l'étirement (d'une durée de 20 à 30 secondes) est secondé par une respira-

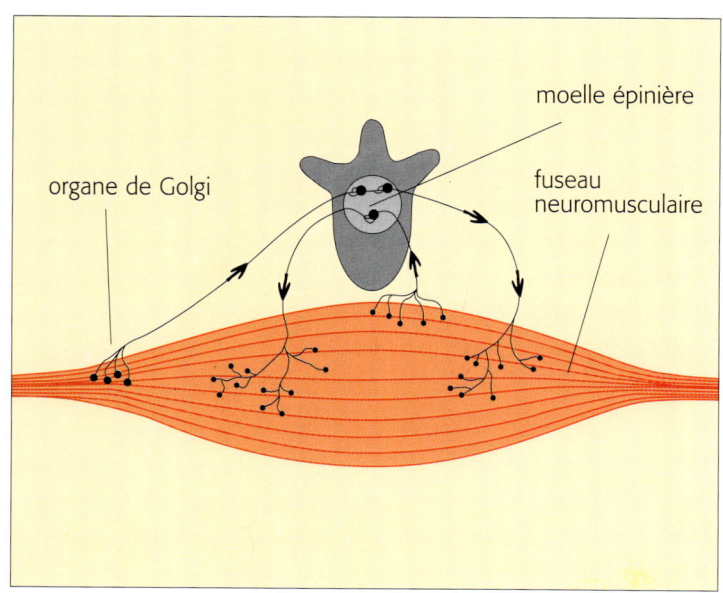

Arc réflexe simplifié de la coordination entre le nerf et le muscle : les informations sont traitées sans intervention du cerveau.

tion calme et régulière. Un étirement plus intense (d'une plus grande amplitude) est obtenu sans douleur pendant l'expiration et pendant la pause entre expiration et inspiration.

3. L'extension post-isométrique, ou étirement par contraction/décontraction. Cette méthode utilise l'effet d'inhibition du réflexe de l'organe tendineux de Golgi, lequel conduit à un relâchement du muscle. A cette fin, le muscle que l'on veut exercer est mis passivement en position d'étirement maximal, jusqu'à ce que l'on sente une légère traction. A ce moment-là, il faut contracter vigoureusement le muscle en extension pendant 6 à 8 secondes. Ensuite, le muscle se relâche pendant 2 à 4 secondes, avant d'être étiré passivement au-delà de la position d'étirement maximal atteinte auparavant.

Tous les exercices d'étirement présentés dans ce manuel peuvent être exécutés soit en suivant la technique du stretching classique, soit en utilisant la méthode post-isométrique. Cette dernière n'est toutefois pas recommandée pour l'extension des muscles du cou et de la nuque. Dans le cadre d'une séance de fitness, les exercices d'étirement peuvent être pratiqués aussitôt après l'échauffement, ou entre les périodes d'effort, ou encore à la fin de celles-ci. Veillez toujours à étirer au moins les muscles qui ont travaillé pendant l'entraînement.

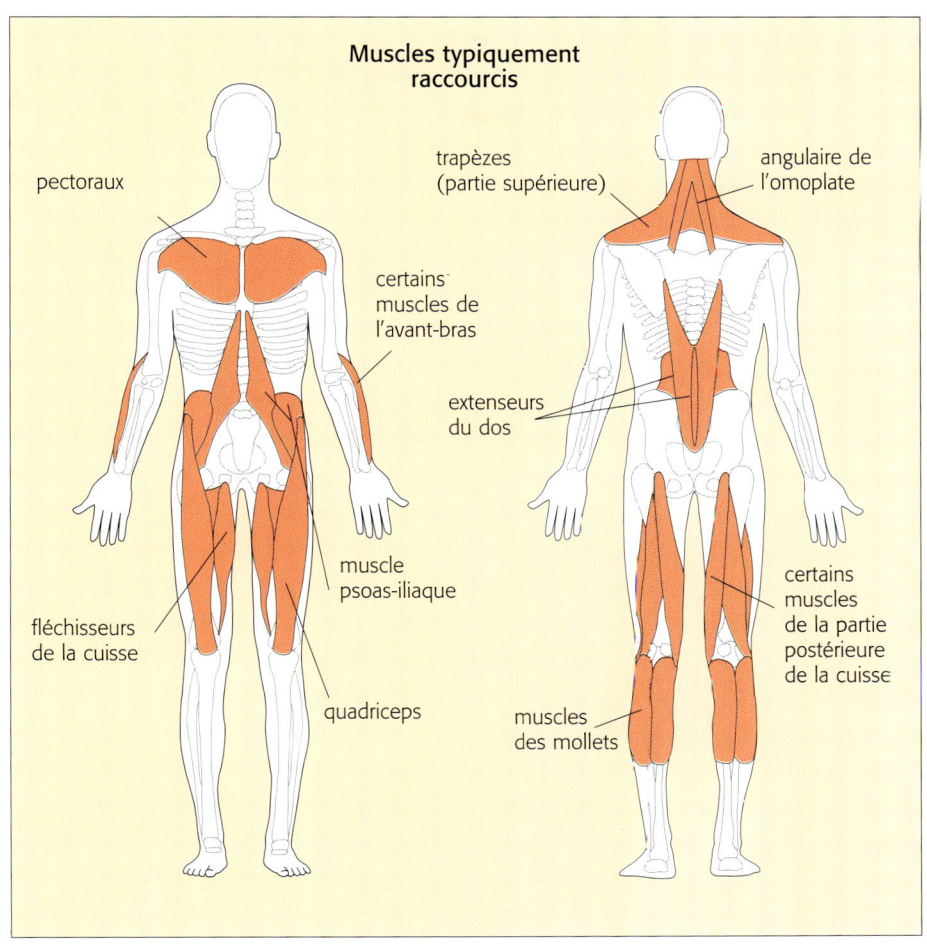

Déséquilibre musculaire

Comme nous l'avons déjà vu au chapitre *Musculation*, notre musculature comprend des muscles qui travaillent surtout de manière dynamique et qui ont tendance à perdre leur tonicité, et des muscles dits « toniques », qui ont principalement une fonction de maintien, et qui ont tendance à se raccourcir. Le déséquilibre qui peut se produire entre ces deux types de muscles, par suite d'une activité unilatérale ou d'efforts excessifs ou inadaptés, peut être corrigé en renforçant, par des exercices de musculation, les muscles qui ont perdu leur tonus, et en étirant de façon appropriée les muscles raccourcis. Nous indiquons ci-après les muscles qui ont particulièrement tendance à se raccourcir. Le « catalogue d'exercices » qui suit vous montrera comment les étirer d'une manière optimale.

De même que les muscles qui ont tendance à s'affaiblir peuvent être renforcés, les muscles raccourcis peuvent être allongés par des exercices d'étirement appropriés. Cela ne permet pas, cependant, d'identifier la cause du raccourcissement musculaire. Qu'il s'agisse d'un manque d'exercice, d'une attitude, ou d'un effort unilatéral pendant le travail, d'une station assise prolongée, de tensions d'origine psychique ou d'autres facteurs, la correction durable d'un déséquilibre musculaire n'est possible que si les causes de celui-ci sont identifiées et supprimées, ou du moins atténuées.

La station assise, si fréquente de nos jours pour des raisons professionnelles, est l'un des principaux facteurs du raccourcissement des muscles qui restent inactifs dans cette position. Citons en particulier les fléchisseurs de la hanche, dont le raccourcissement entraîne une mauvaise position du bassin en position debout, et les muscles pectoraux, dont le raccourcissement donne des épaules tombantes. Pour lutter contre les causes de ce type de

ASSOUPLISSEMENT

Liste des exercices

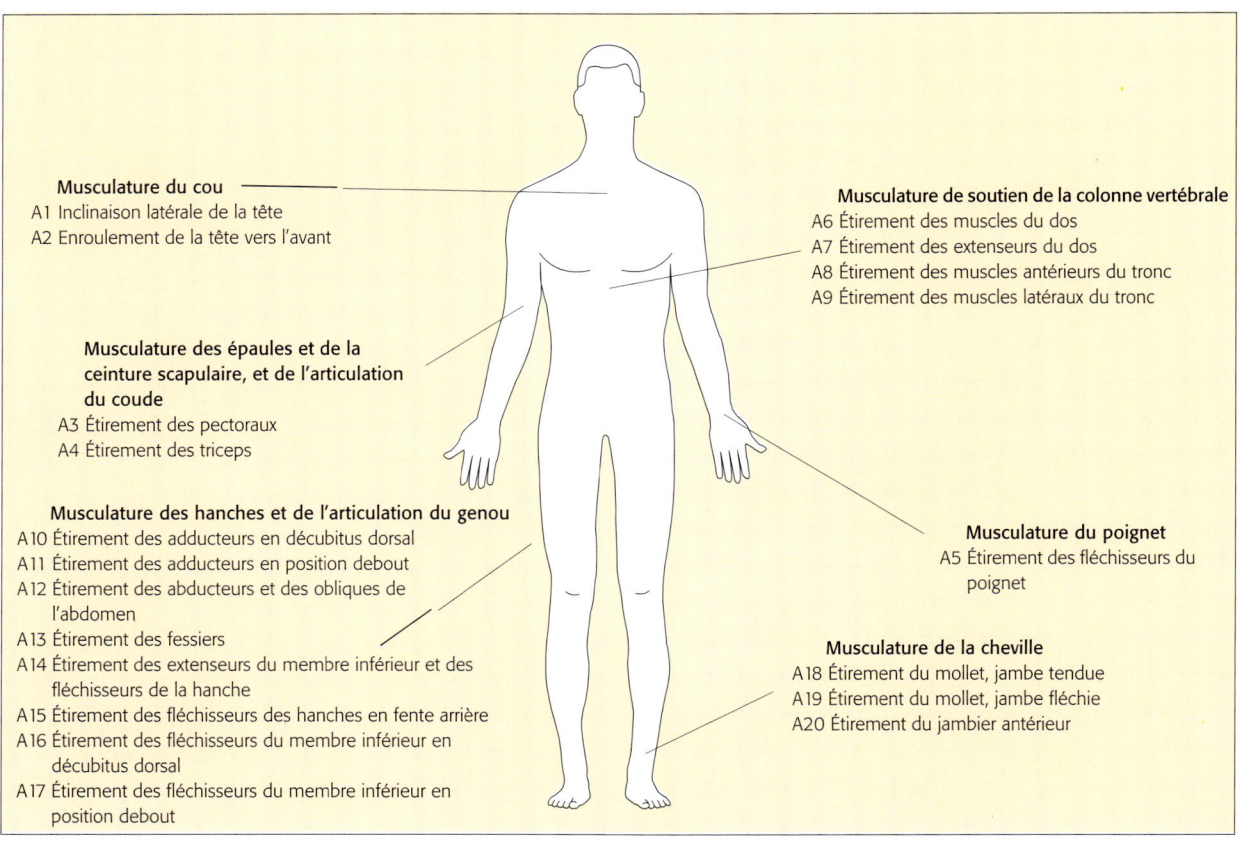

raccourcissement musculaire, on ne peut que recommander de changer souvent de position assise, ou d'alterner les positions assise et debout. Une autre cause du raccourcissement de certains muscles est la pratique excessive de certains sports exigeant un effort unilatéral. Ceux qui pratiquent diverses disciplines sportives de ce type trouveront au chapitre *Programmes* quelques conseils pour compenser ce défaut par des exercices d'étirement adaptés.

Règles d'or

Pour améliorer votre souplesse d'une façon agréable tout en ménageant vos articulations, respectez les indications suivantes :
1. Comme pour tout autre exercice, il faut convenablement échauffer la musculature avant une séance de stretching.
2. N'étirez jamais les muscles d'une région douloureuse.
3. Évitez les mouvements saccadés.
4. Si vous faites les exercices d'étirement avant ou entre les exercices de musculation, ne restez pas en position d'extension plus de 10 à 15 secondes. Si vous les pratiquez à la fin de la séance de musculation, vous pouvez conserver cette position pendant 20 à 30 secondes environ.
5. Pendant les exercices, respirez toujours profondément et régulièrement, ce qui favorise la relaxation.
6. Le muscle que vous étirez ne doit porter aucun poids.
7. Faites l'exercice d'étirement jusqu'au point où vous sentez une légère tension dans le muscle que vous faites travailler, et augmentez l'étirement pendant la phase d'expiration, sauf si cela devient douloureux.

Liste des exercices : structure générale

Le graphique de la page de gauche vous aidera à combiner plusieurs exercices de façon rationnelle. Dans la mesure du possible, choisissez au moins un exercice pour chaque région musculaire, et tenez compte, en composant votre programme, des groupes de muscles enclins à se raccourcir et de ceux que vous avez renforcés en faisant de la musculation.

Les exercices d'étirement décrits ci-après sont classés, comme dans la partie consacrée à la musculation, par groupes musculaires participant au travail des diverses articulations du corps. De nouveau, les muscles sont examinés de haut en bas, autrement dit de la région de la nuque et des épaules jusqu'à celle du tarse. Alors que dans la rubrique « musculation », la position de départ et l'exécution de chaque exercice sont décrits séparément, les exercices d'étirement sont expliqués en partant de la position de base.

Si votre souplesse est réellement insuffisante, prenez la position de base, puis effectuez quelques mouvements d'étirement à l'aide d'une serviette de toilette « prolongeant votre bras ». Pour ne pas forcer vos articulations pendant les exercices en position debout, respectez toujours la position de base suivante :

Pieds parallèles, écartés de a largeur du bassin, genoux légèrement fléchis. Les muscles du ventre et des fesses sont légèrement contractés, pour bien fixer le bassin. La tête est droite, dans le prolongement naturel de la colonne vertébrale. Les épaules sont parallèles. Respirez calmement et régulièrement. En effectuant l'étirement de muscles reliés à deux articulations, veillez à ce que l'une de celles-ci soit immobilisée en position de travail, le muscle étant étiré uniquement à partir de l'articulation mobile. Tous les exercices sont décrits dans la liste qui suit.

Noms des exercices, identifiés par un numéro précédé d'un E
Ce système de numérotation permet de retrouver rapidement l'exercice en question afin de l'intégrer au programme d'entraînement.

Variante
Pour établir votre programme, utilisez également les variantes des exercices de base. Si vous faites votre stretching au grand air, par exemple après le jogging, vous trouverez, pour l'étirement des divers groupes musculaires, des variantes qui s'exécutent en position debout.

Position de base
Elle indique la meilleure façon de trouver une position d'étirement qui ne fatigue pas inutilement les articulations. En particulier, une grande importance a été accordée à une position naturelle de la colonne vertébrale et des genoux.

Conseil
Les conseils vous aideront à prendre garde à des détails souvent négligés, qui augmentent l'efficacité des exercices.

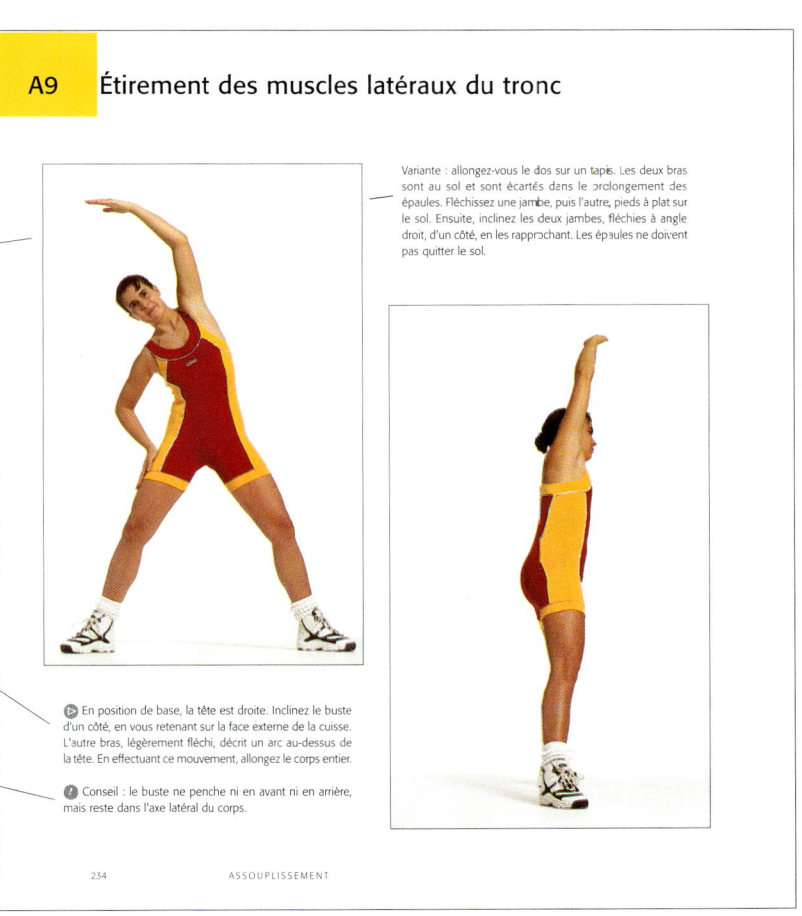

ASSOUPLISSEMENT

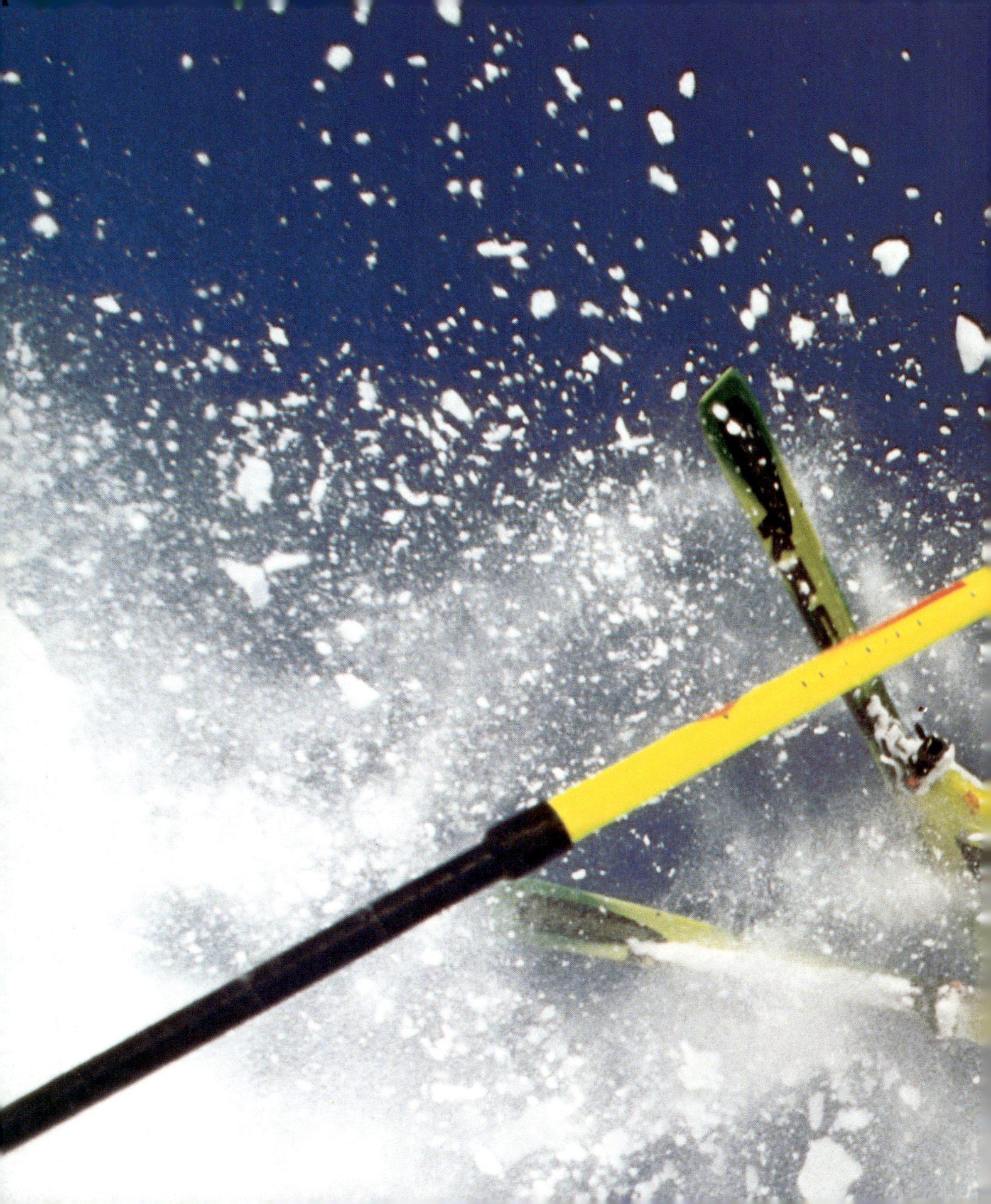

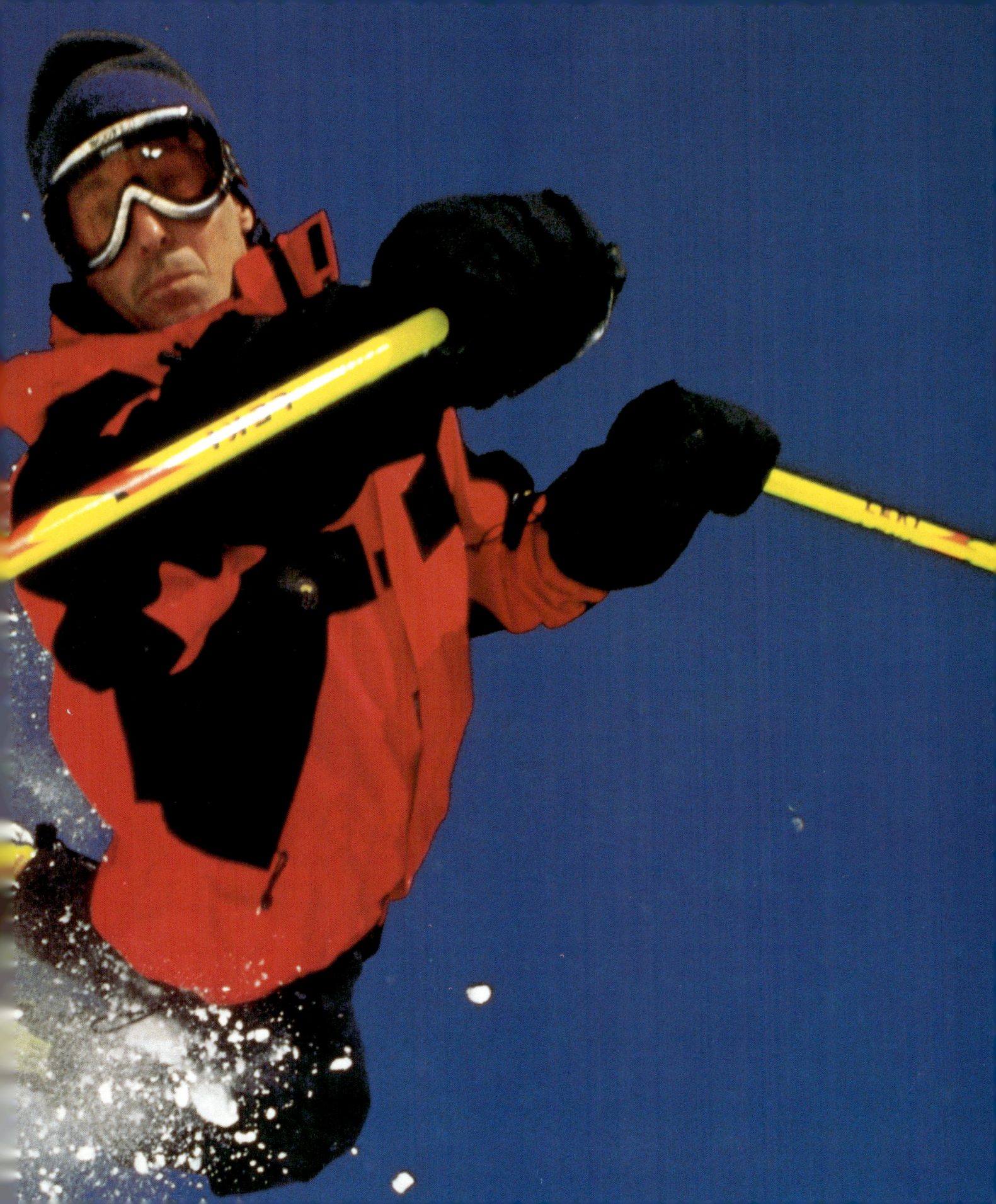

A 1 — Inclinaison latérale de la tête

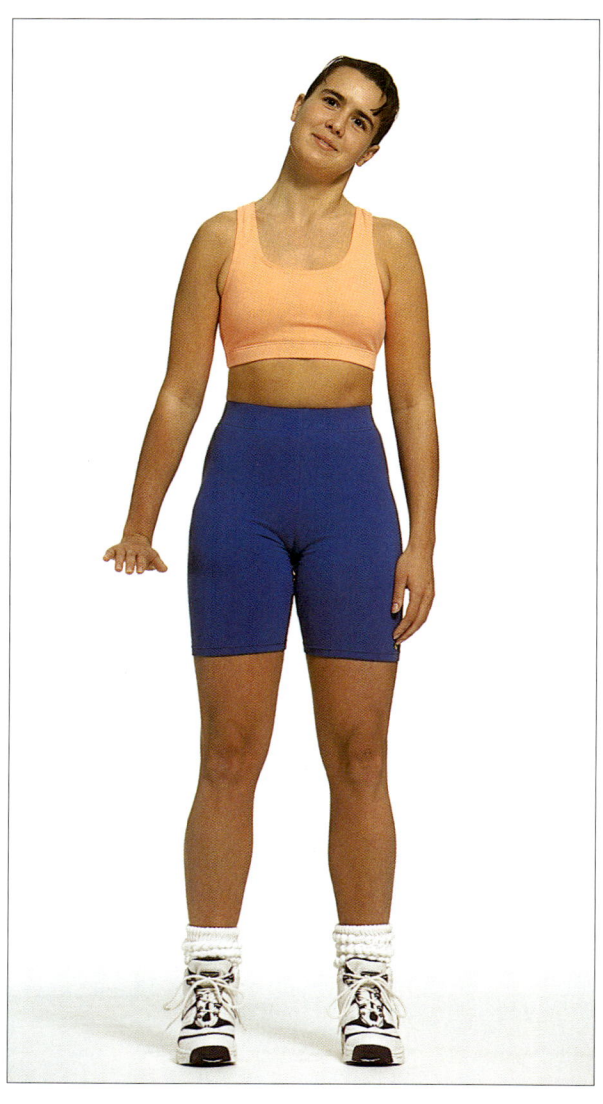

VARIANTE

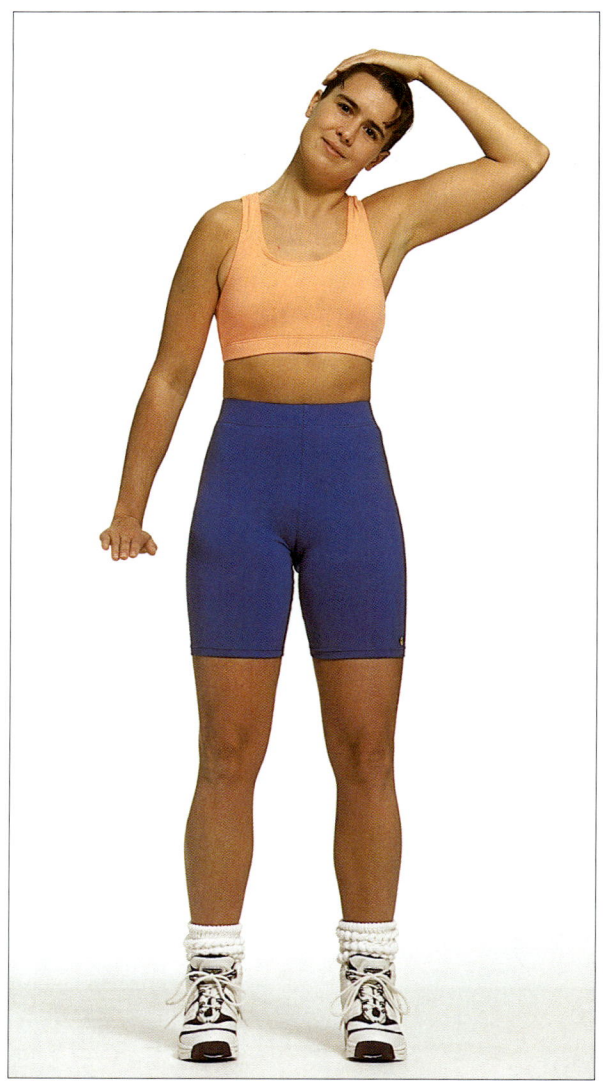

▶ Prenez la position de base. Allongez votre nuque comme si vous vouliez atteindre le plafond avec le sommet de votre tête, puis inclinez la tête d'un côté, en évitant de lever le menton. La main du côté en extension se relève progressivement, jusqu'à former un angle droit avec l'avant-bras. Dans la position finale, la paume est dirigée vers le sol, les doigts tendus vers l'avant, afin que ni le bras ni la main ne pivotent vers l'extérieur. L'autre bras est relâché le long du corps. Les deux épaules restent vers le bas.

Variante : l'étirement des muscles latéraux du cou peut être renforcé en tenant la tête avec la main du bras opposé. La paume de la main est relâchée et posée sur la tête, sans toucher l'oreille. Elle tire doucement la tête vers l'épaule. Important : le coude doit tirer vers l'extérieur, et non vers l'avant.

❗ Conseil : tirez légèrement les épaules en arrière pour éviter qu'elles ne tombent vers l'avant, et pour que le buste reste bien droit.

Enroulement de la tête vers l'avant — A 2

▷ Prenez de nouveau la position de base debout. N'oubliez pas de contracter les muscles du ventre et des fesses. Pour étirer les muscles postérieurs du cou, prenez votre tête entre les deux mains. Les doigts, écartés, tiennent l'arrière de la tête, un peu au-dessus des oreilles, et les pouces se trouvent sous l'arrière de la mâchoire inférieure. En exerçant une légère pression des doigts, tirez la tête simultanément vers le haut et vers l'avant.

Variante : pour augmenter l'étirement, ramenez le menton le plus possible vers la poitrine. Si vous êtes souple, votre menton touchera le sternum.

❗ Conseil : pendant l'étirement, ramenez légèrement les épaules et les coudes en avant.

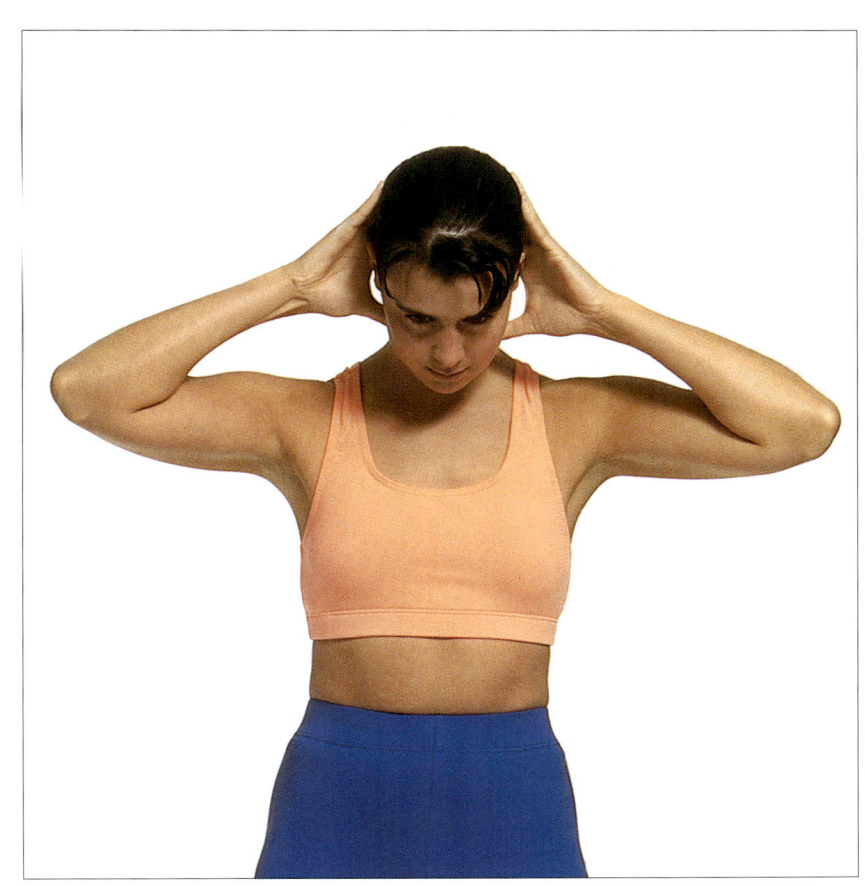

VARIANTE

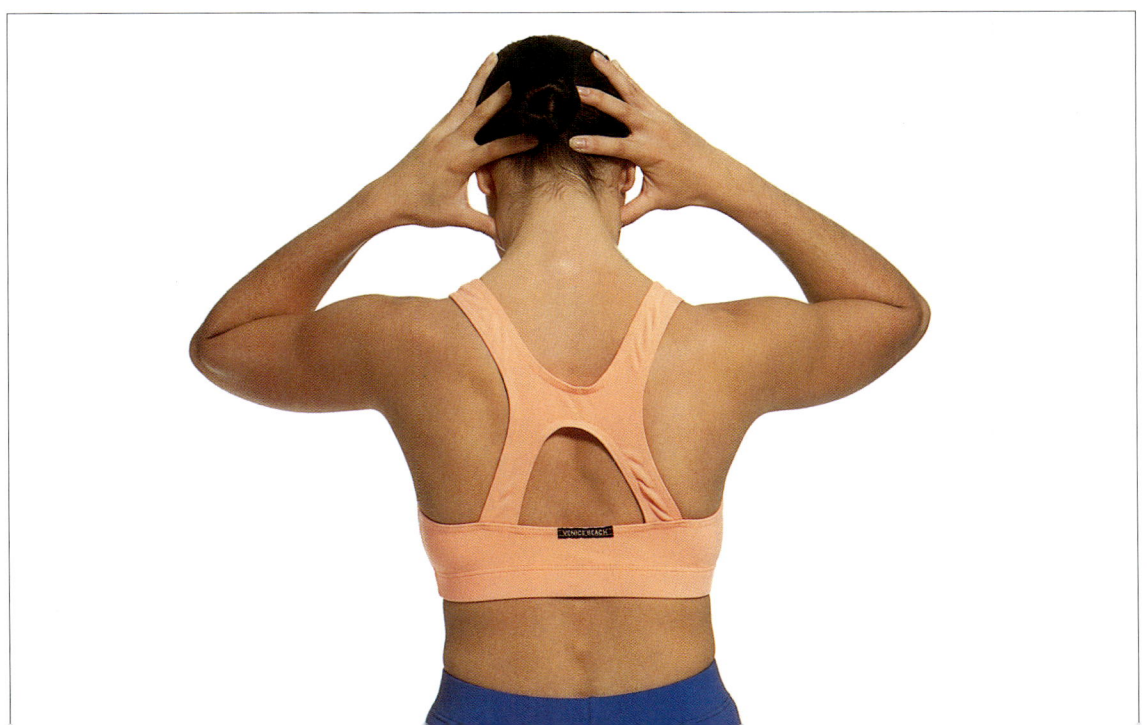

A 3 Étirement des pectoraux

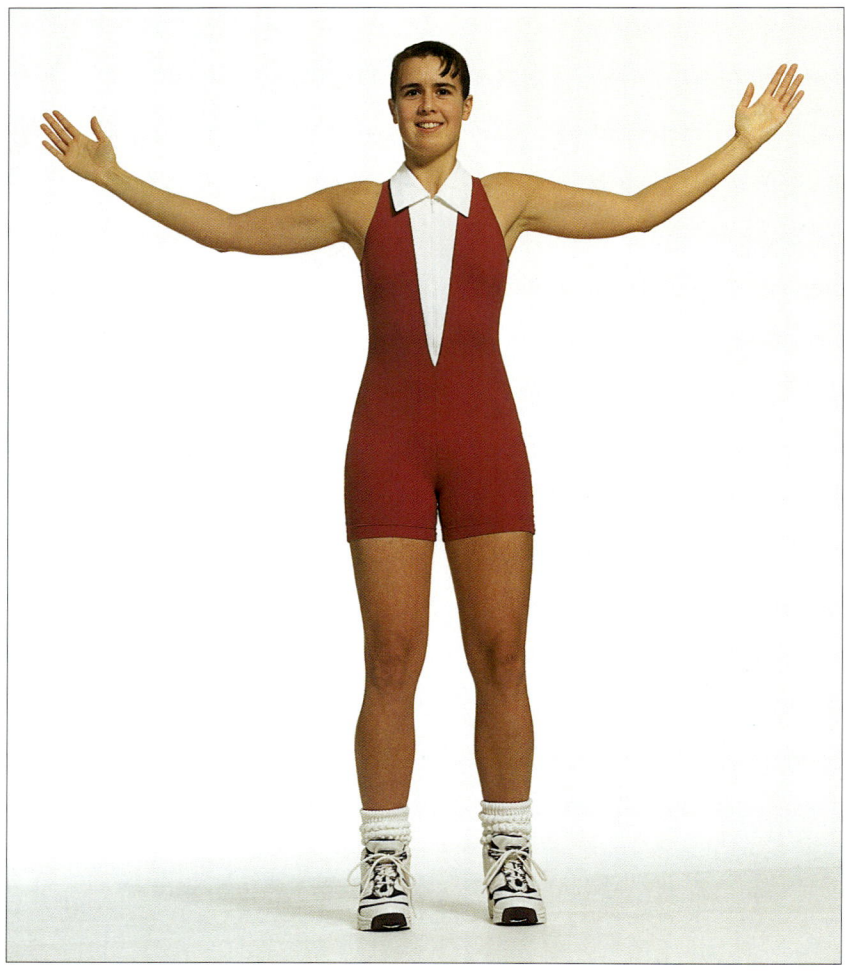

Variante : mettez-vous « à quatre pattes ». Inclinez le haut du corps vers le sol. Allongez un bras par terre, dans le prolongement de la ceinture scapulaire, jusqu'à ce que l'épaule touche le sol. L'autre bras est fléchi presque à angle droit, le regard est dirigé vers ce bras ; la tête ne doit pas toucher le sol. Ensuite, tirez vers le haut l'épaule du bras fléchi.

❶ Conseil : allongez la nuque. La tête, dans le prolongement de la colonne vertébrale, doit rester dans l'axe des épaules ; il ne faut surtout pas la « rentrer » entre les épaules.

▶ En position de base debout, tirez les bras légèrement fléchis vers l'arrière, à hauteur des épaules, jusqu'à ce que vous sentiez l'étirement des muscles pectoraux. En position terminale, les paumes des mains sont dirigées vers l'avant, les mains légèrement ouvertes et relâchées. Veillez à maintenir le gainage de la position de base pendant toute la durée de l'exercice afin que le buste reste droit, et tirez légèrement les épaules vers le bas.

VARIANTE

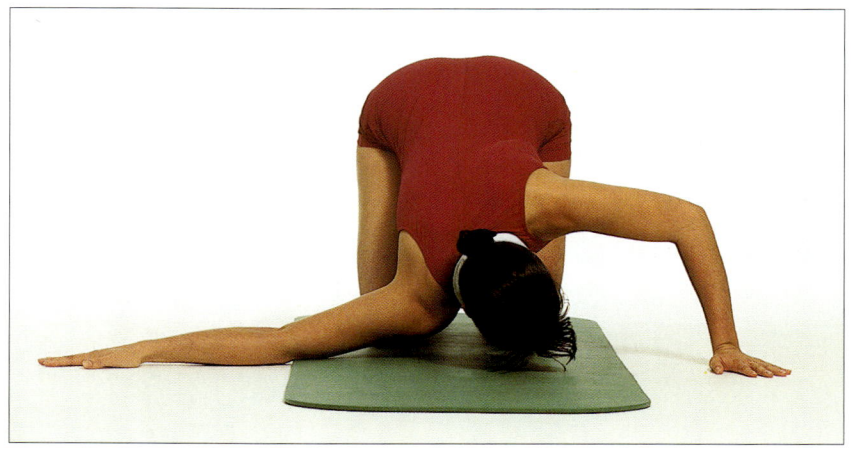

Étirement des triceps — A 4

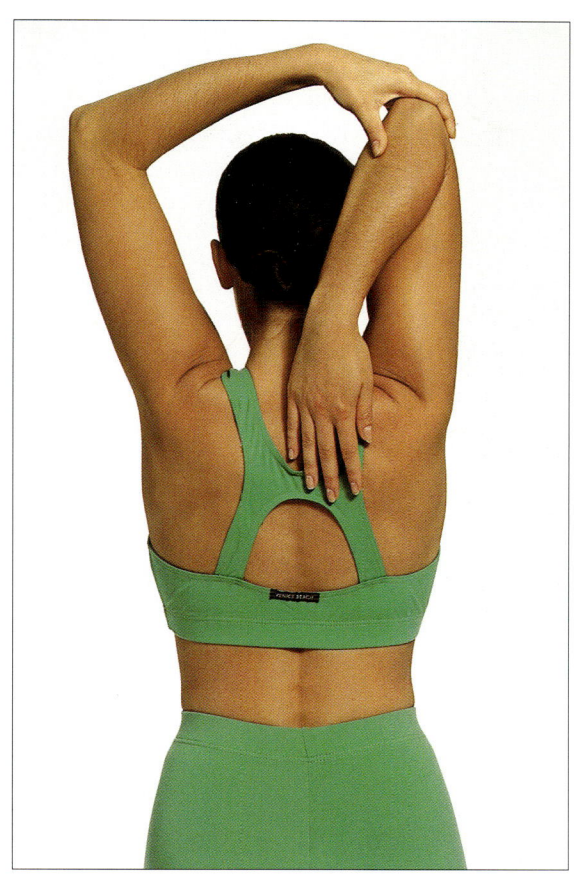

▷ Position de base debout, toujours les pieds écartés de la largeur du bassin. Levez un bras et repliez-le en arrière jusqu'à ce que les doigts touchent l'omoplate, si vous y parvenez. Le bras est dressé à la verticale, le coude pointé vers le plafond. L'autre main saisit ensuite le coude et tire le bras en direction de l'épaule opposée. Attention : ne tirez pas trop loin, sinon l'articulation de l'épaule serait soumise à un effort excessif.

❕ Conseil : si l'avant-bras du côté que vous étirez ne s'abaisse pas spontanément pendant l'exécution de cet exercice, poussez-le vers le bas avec le pouce de la main qui tient le coude.

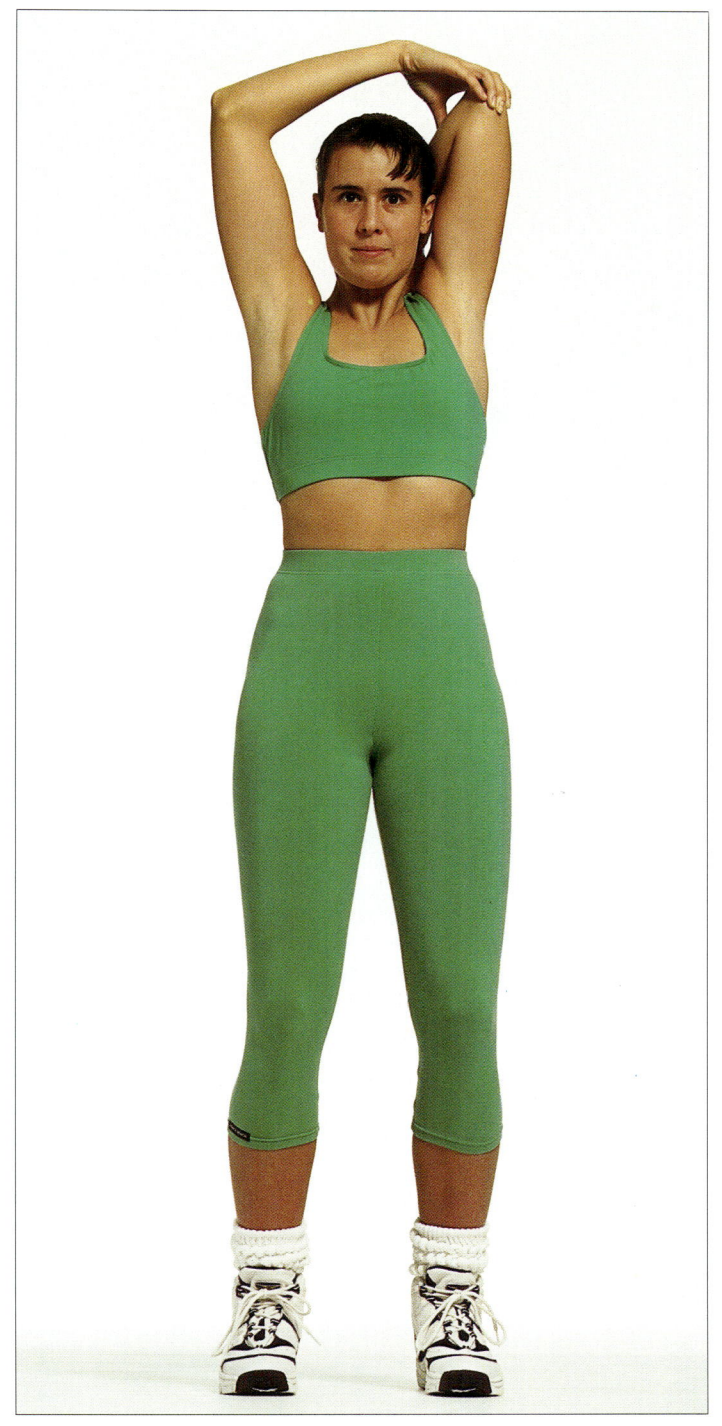

A 5 — Étirement des fléchisseurs du poignet

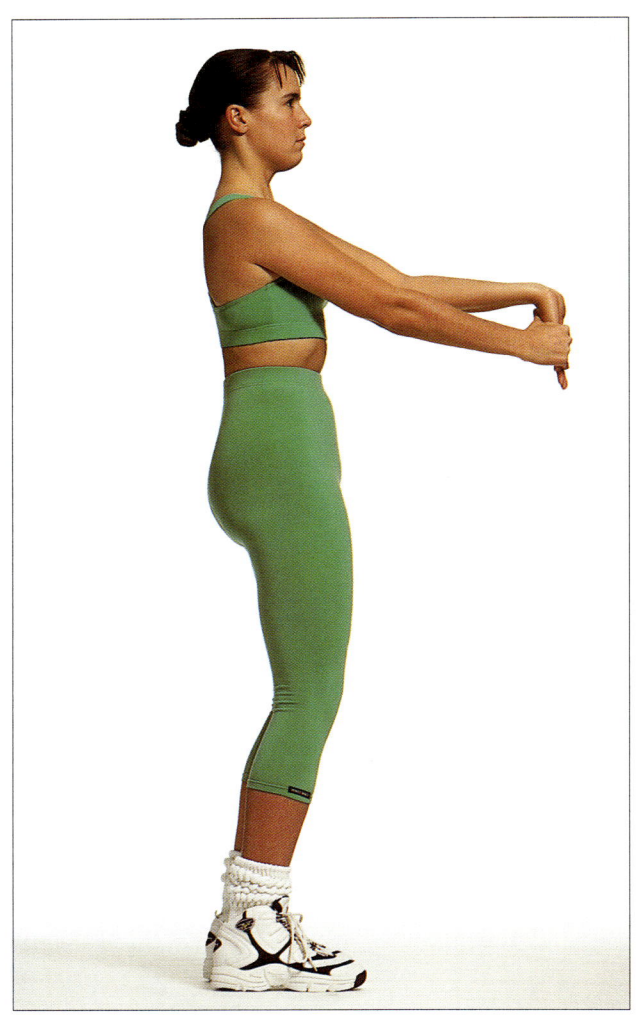

▶ Position de base debout. Tendez le bras que vous voulez étirer, et tournez la paume de la main vers le haut. Saisissez la main et le poignet avec votre main libre, le pouce étant posé entre la main et l'articulation du poignet, et les autres doigts, sur la paume de la main. Poussez doucement la main vers le bas, jusqu'à ce que le dos de la main en extension soit parallèle au corps.

⚡ Conseil : veillez à ce que le pouce de la main en extension suive le mouvement des autres doigts.

Variante : mettez-vous à quatre pattes sur un tapis de gymnastique. Les mains sont posées à plat sur le sol et les pouces orientés vers l'extérieur. Les bras effectuent une rotation externe jusqu'à ce que les doigts se trouvent dans le prolongement des jambes. N'oubliez pas de maintenir le gainage avec les abdominaux et les fessiers pour que le haut du corps reste bien droit. La tête se trouve dans le prolongement de la colonne vertébrale.

VARIANTE

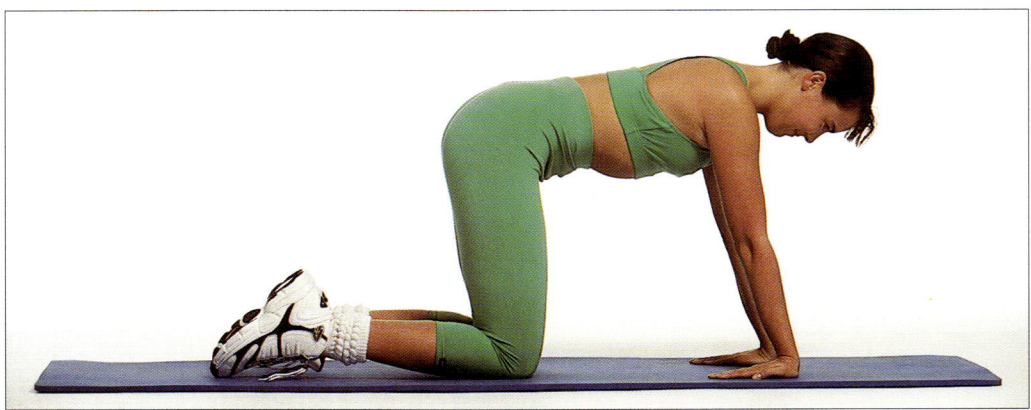

Étirement des muscles du dos — A 6

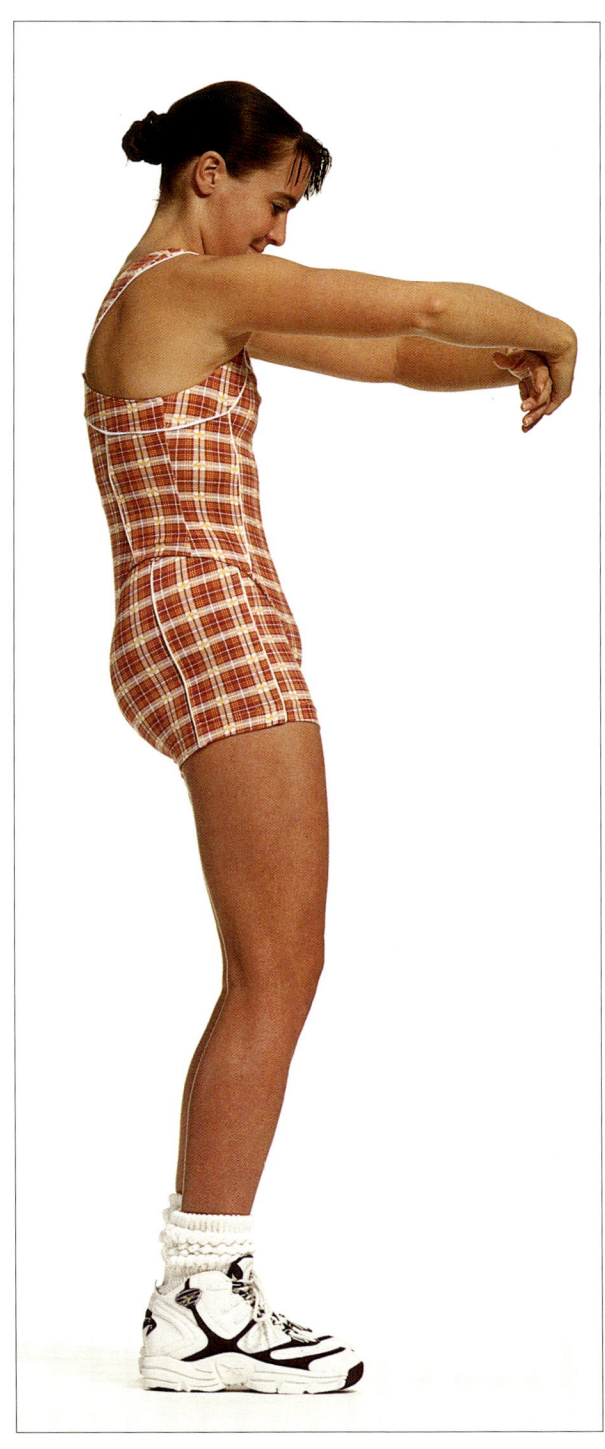

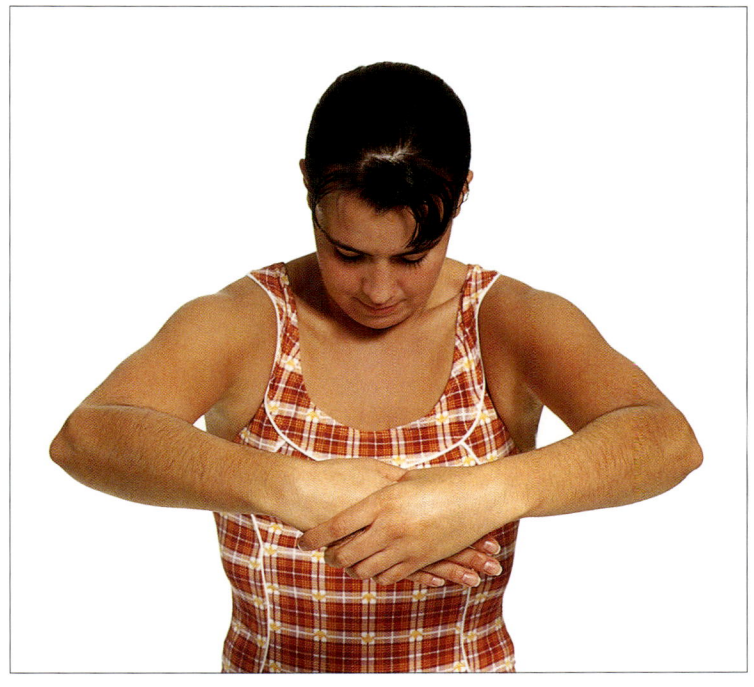

▷ Position de base debout, bassin légèrement basculé en avant (rétroversion). Une des mains saisit le dos de l'autre. Avancez les deux bras, comme pour donner l'accolade à quelqu'un, les bras prolongeant la ligne des épaules. Tirez les omoplates vers l'extérieur et imaginez que l'on vous repousse par le ventre. Pendant tout le mouvement, la tête doit rester dans le prolongement de la colonne vertébrale. Regardez le sol à un ou deux mètres devant vous.

Variante : mettez-vous à quatre pattes, les fesses à la verticale des genoux, et les épaules à la verticale des mains. Arrondissez le plus possible le dos et tirez les omoplates vers l'extérieur.

❗ Conseil : lors de la position de base debout, veillez à ce que, vues de profil, les articulations de l'épaule, de la hanche et du genou forment une ligne droite. C'est la seule façon d'avancer correctement le bassin.

ASSOUPLISSEMENT

A 7   Étirement des extenseurs du dos

▷ Asseyez-vous par terre. Les jambes sont légèrement fléchies et écartées. Durant tout l'exercice, les pointes de pieds sont légèrement redressées. Amenez le bassin et le buste en avant, en arrondissant le dos. Ensuite, mettez les mains entre les jambes et faites-les glisser le long de celles-ci jusqu'à ce que vous puissiez saisir vos chevilles. Le dos doit être aussi arrondi que possible. Le ventre est rentré et vous devez chercher à enrouler au maximum la région des vertèbres dorsales. Les omoplates doivent tirer vers l'extérieur.

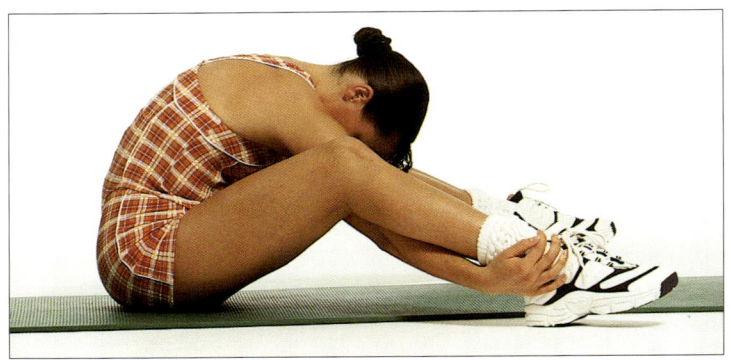

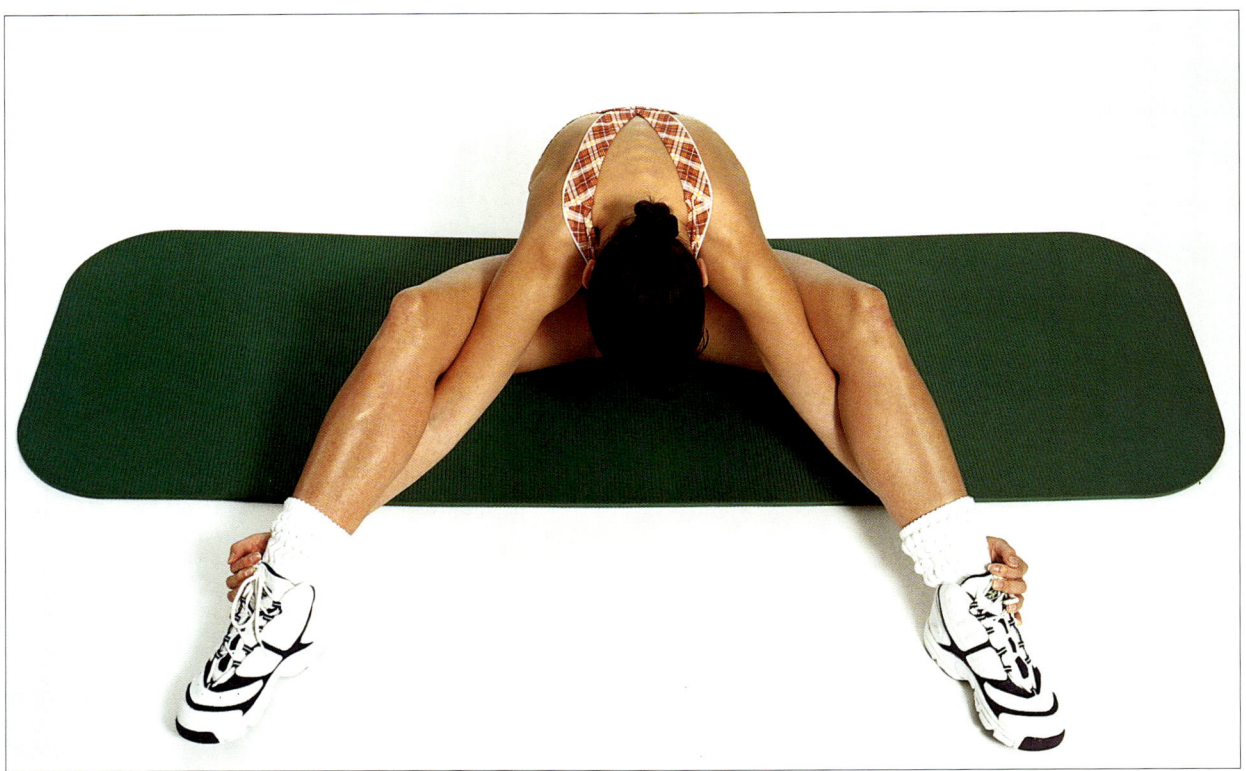

Variante : si vous disposez d'une chaise, d'une caisse ou d'un banc d'entraînement, vous pouvez faire cet exercice assis sur le rebord.

❗ Conseil : pour diminuer progressivement l'étirement, appuyez les mains sur les cuisses et déroulez lentement le dos, vertèbre par vertèbre, jusqu'à ce que vous soyez assis droit.

ASSOUPLISSEMENT

Étirement des muscles antérieurs du tronc — A 8

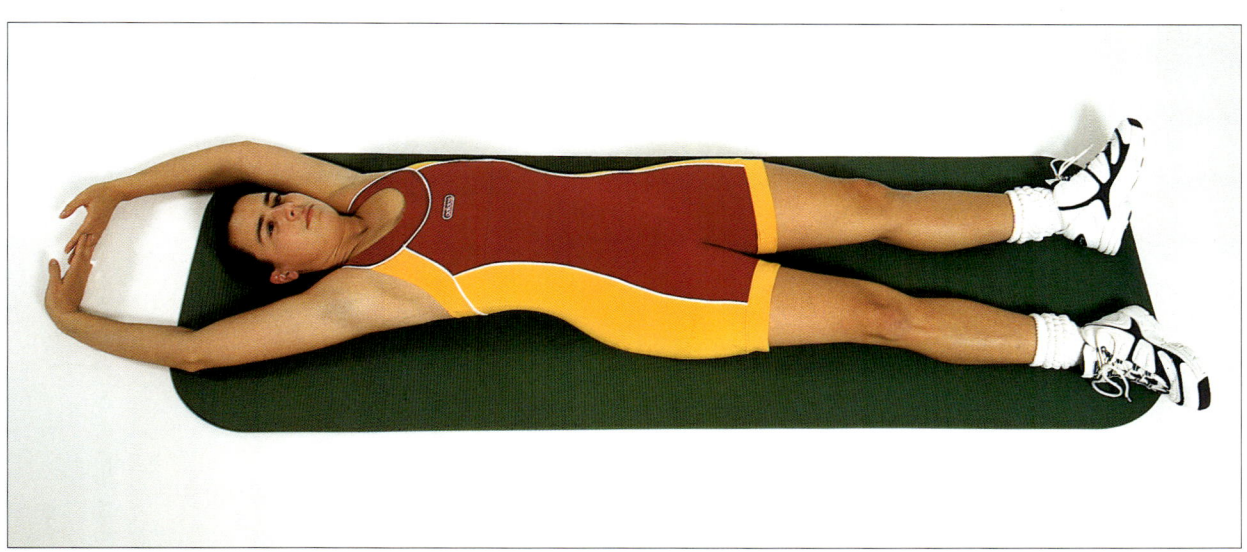

▷ Allongez-vous sur le dos sur votre tapis de gymnastique. Tendez les bras en arrière.

Les jambes sont légèrement écartées de la largeur de votre bassin.

Les pieds, relâchés, retombent naturellement sur le côté. Étirez longuement le corps entier.

Les extrémités des doigts doivent se toucher.

Variante : pour un étirement plus prononcé, posez une serviette de toilette enroulée sous les vertèbres lombaires, et exécutez l'exercice comme ci-dessus.

❗ Conseil : le dos des mains doit être face à la tête. Cette position des mains entraîne une rotation externe des bras, ce qui soulève la cage thoracique.

VARIANTE

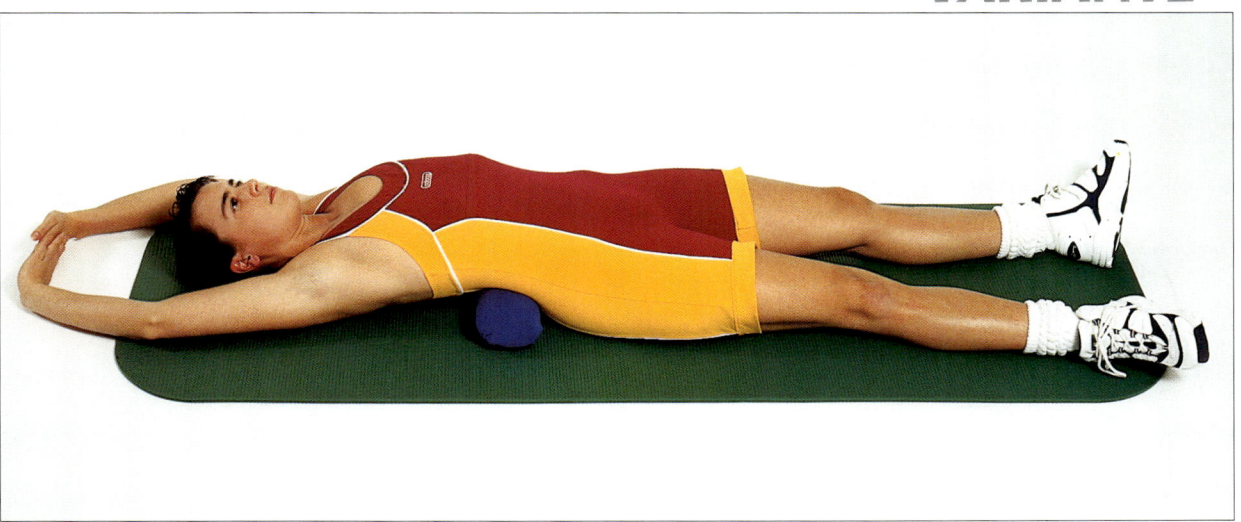

ASSOUPLISSEMENT

A 9 — Étirement des muscles latéraux du tronc

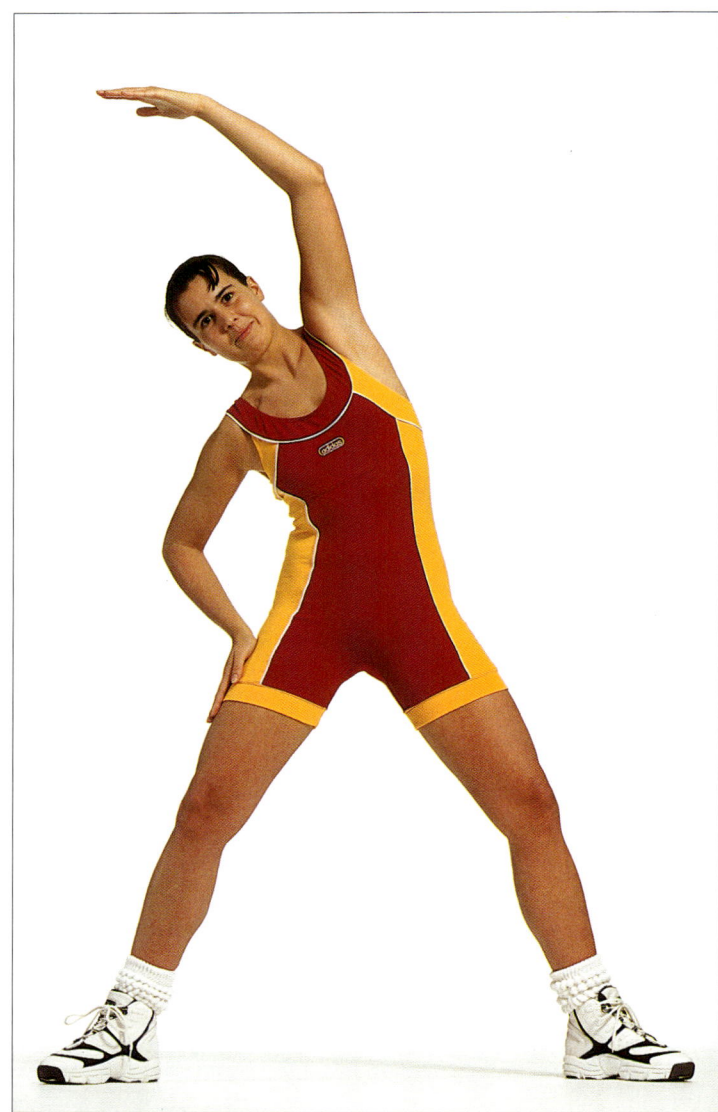

Variante : allongez-vous le dos sur un tapis. Les deux bras sont au sol et sont écartés dans le prolongement des épaules. Fléchissez une jambe, puis l'autre, pieds à plat sur le sol. Ensuite, inclinez les deux jambes, fléchies à angle droit, d'un côté, en les rapprochant. Les épaules ne doivent pas quitter le sol.

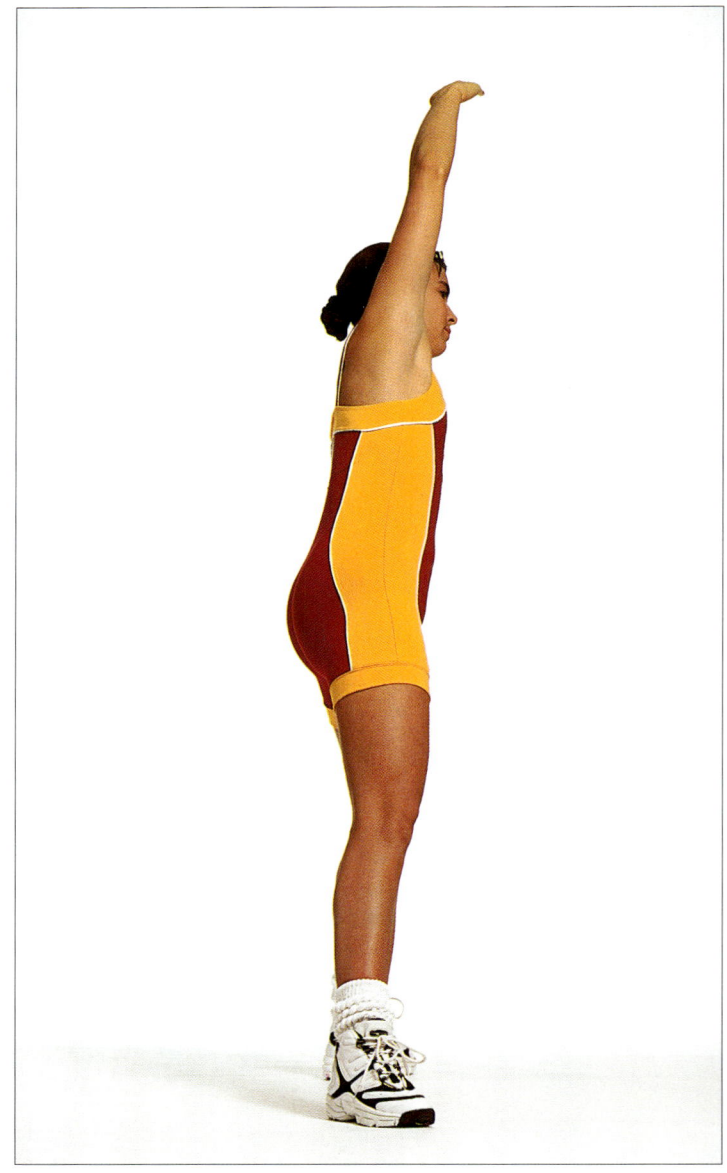

▶ En position de base, la tête est droite. Inclinez le buste d'un côté, en vous retenant sur la face externe de la cuisse. L'autre bras, légèrement fléchi, décrit un arc au-dessus de la tête. En effectuant ce mouvement, allongez le corps entier.

❗ Conseil : le buste ne penche ni en avant ni en arrière, mais reste dans l'axe latéral du corps.

Étirement des adducteurs en décubitus dorsal — A 10

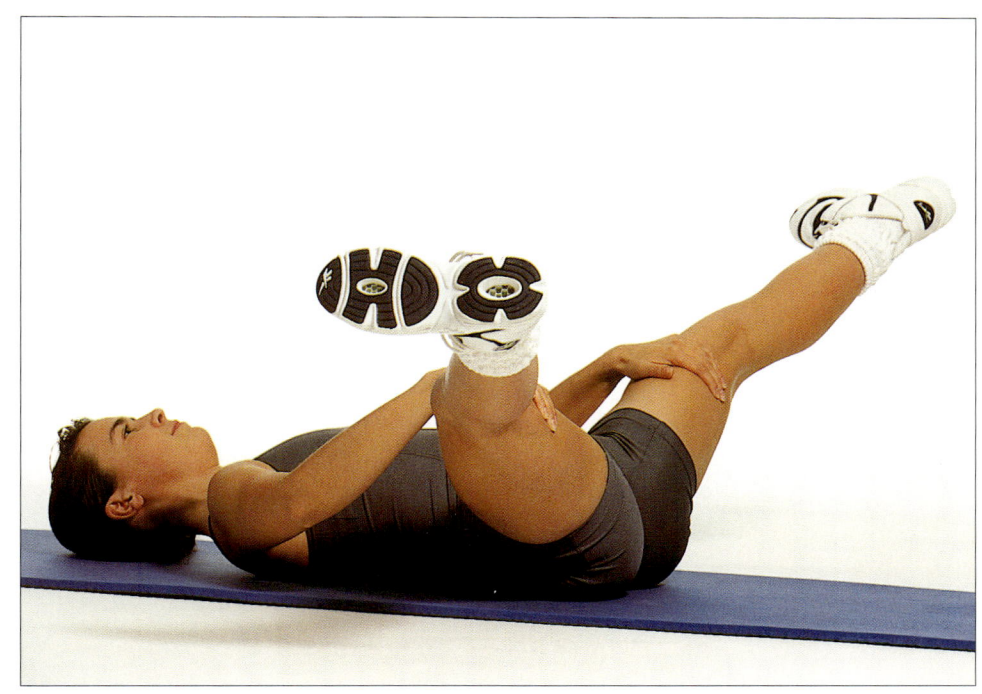

❗ Conseil : pendant toute la durée de l'exercice, les vertèbres lombaires doivent rester plaquées au sol. Les adducteurs étant des muscles très sensibles, réduisez l'étirement progressivement, en rapprochant doucement les jambes avec les mains.

▶ Allongez-vous sur le dos. Levez les jambes à la verticale et écartez-les autant que vous le pouvez. Les cuisses sont en rotation externe, les pointes de pieds légèrement ramenées vers vous. Les genoux sont légèrement fléchis et les pieds sont parallèles au sol. Posez les mains, relâchées, à l'intérieur des cuisses, juste en arrière des genoux.

Variante : pendant l'étirement, vous pouvez également plier davantage les genoux ; les pieds se trouvent alors devant les fesses.

VARIANTE

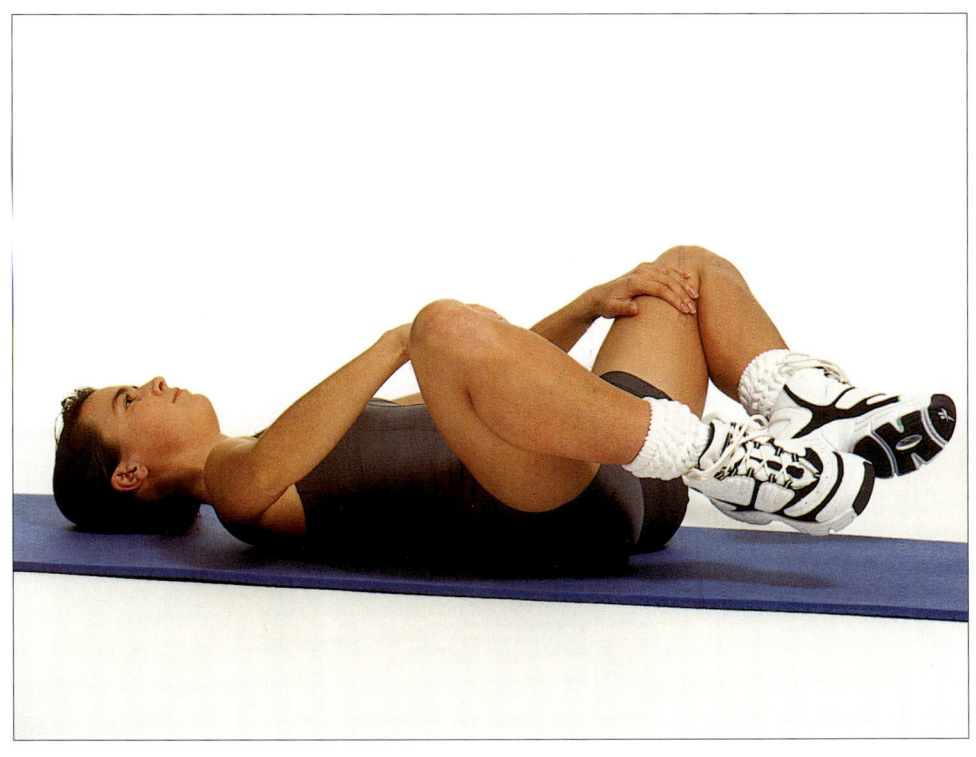

ASSOUPLISSEMENT

A 11 Étirement des adducteurs en position debout

▶ Position de base, jambes très écartées. Fléchissez une jambe, l'autre restant en extension presque maximale. La hanche et le centre de gravité du corps se déplacent en direction de la jambe fléchie. Le pied et le genou de celle-ci ont la même orientation. Attention : pour ne pas surcharger le genou, l'angle formé par la jambe et la cuisse ne doit pas être inférieur à 90°. La tête est dans le prolongement de la colonne vertébrale. Le buste reste droit.

Variante : asseyez-vous par terre, jambes écartées et fléchies. Les plantes des pieds doivent se toucher. Pressez les plantes des pieds l'une contre l'autre, tandis que les genoux repoussent le sol. Les mains sont posées sur la face interne des chevilles.

Pendant tout l'exercice, le dos doit rester droit ; ce sera plus facile si vous ramenez un peu les épaules en arrière.

❗ Conseil : en effectuant l'exercice de base, prenez appui avec les deux mains sur la cuisse de la jambe en flexion (voir photo). Cette position redresse la cage thoracique et tire les épaules en arrière. Vous pouvez augmenter l'étirement en penchant légèrement le buste en avant, sans toutefois courber le dos.

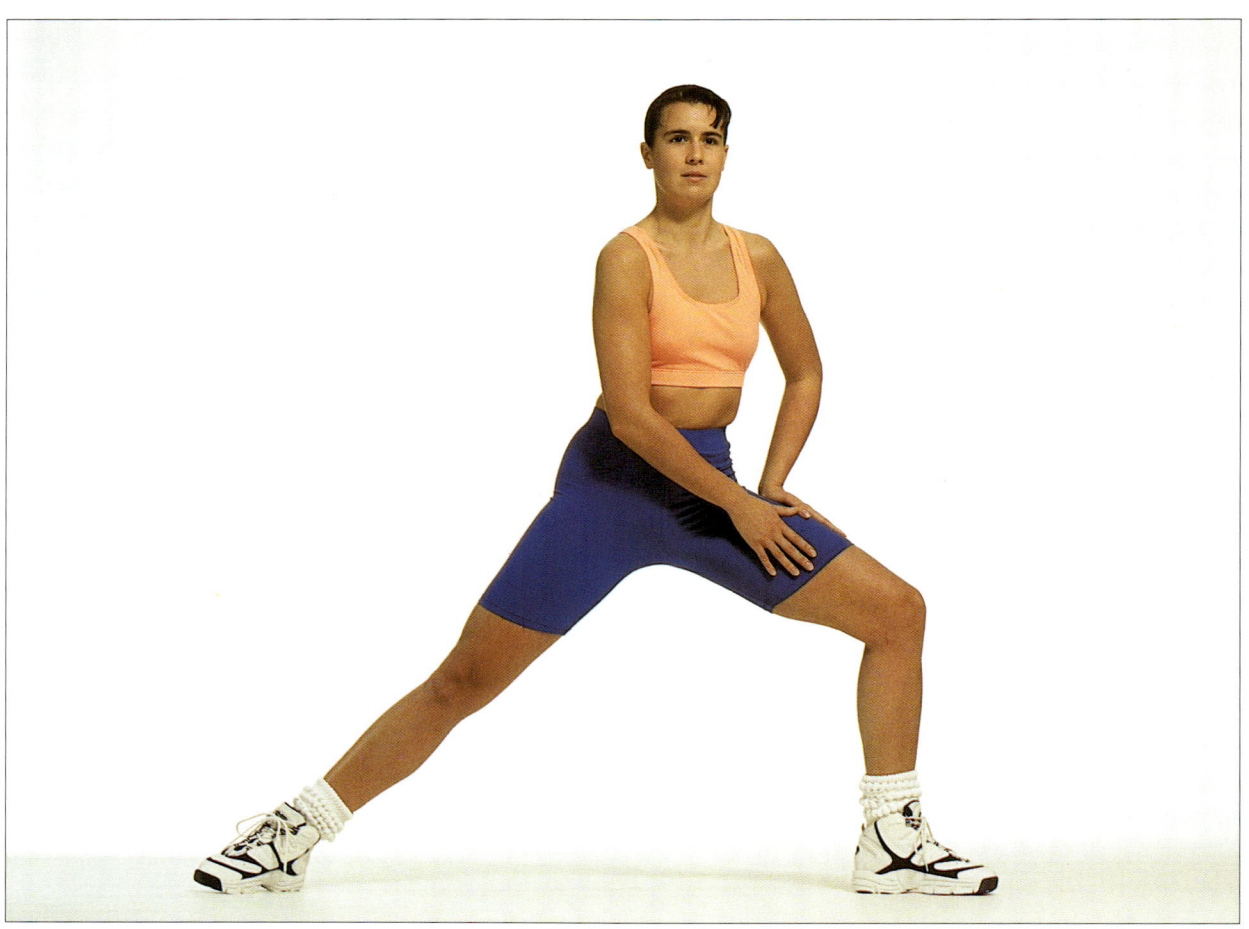

Étirement des abducteurs et des obliques de l'abdomen — A 12

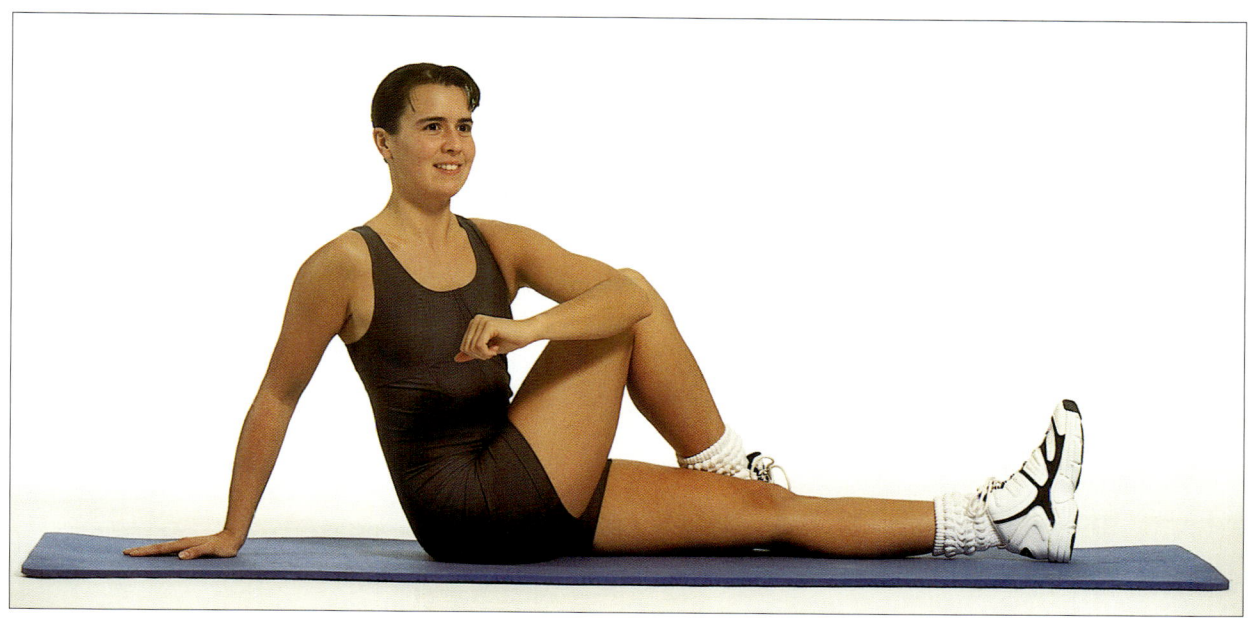

▶ Asseyez-vous par terre, jambes tendues. Fléchissez une jambe et posez le pied à l'extérieur du genou de la jambe tendue. Le buste pivote en direction de la jambe fléchie. Le coude du bras opposé à la jambe fléchie exerce une pression sur la face externe du genou de la jambe fléchie. La tête se trouve dans le prolongement de la colonne vertébrale. Pendant tout l'exercice, le dos doit rester droit.

Variante : allongez-vous sur le dos, les deux jambes fléchies, pieds au sol. Remontez une jambe, et posez la cheville un peu au-dessus du genou de l'autre jambe. Ensuite, les mains attrapent la jambe de dessous et tirent celle-ci vers le buste. La jambe elle-même ne doit pas fournir d'effort, ce sont les mains qui la ramènent. Pendant le mouvement, les coudes s'écartent légèrement.

❗ Conseil : pendant l'exercice de base, le bras d'appui (main au sol) doit être presque vertical. Ainsi, l'épaule ne s'oriente pas en avant et le buste reste droit.

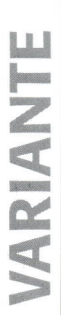

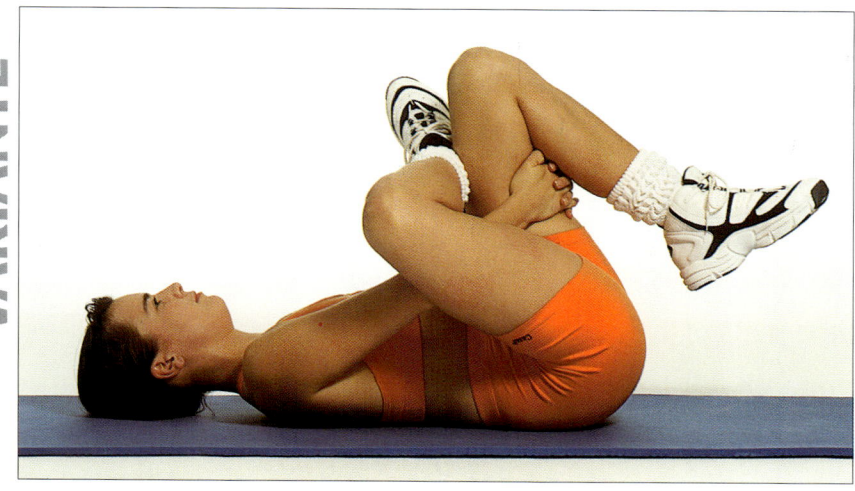

ASSOUPLISSEMENT

A 13 Étirement des fessiers

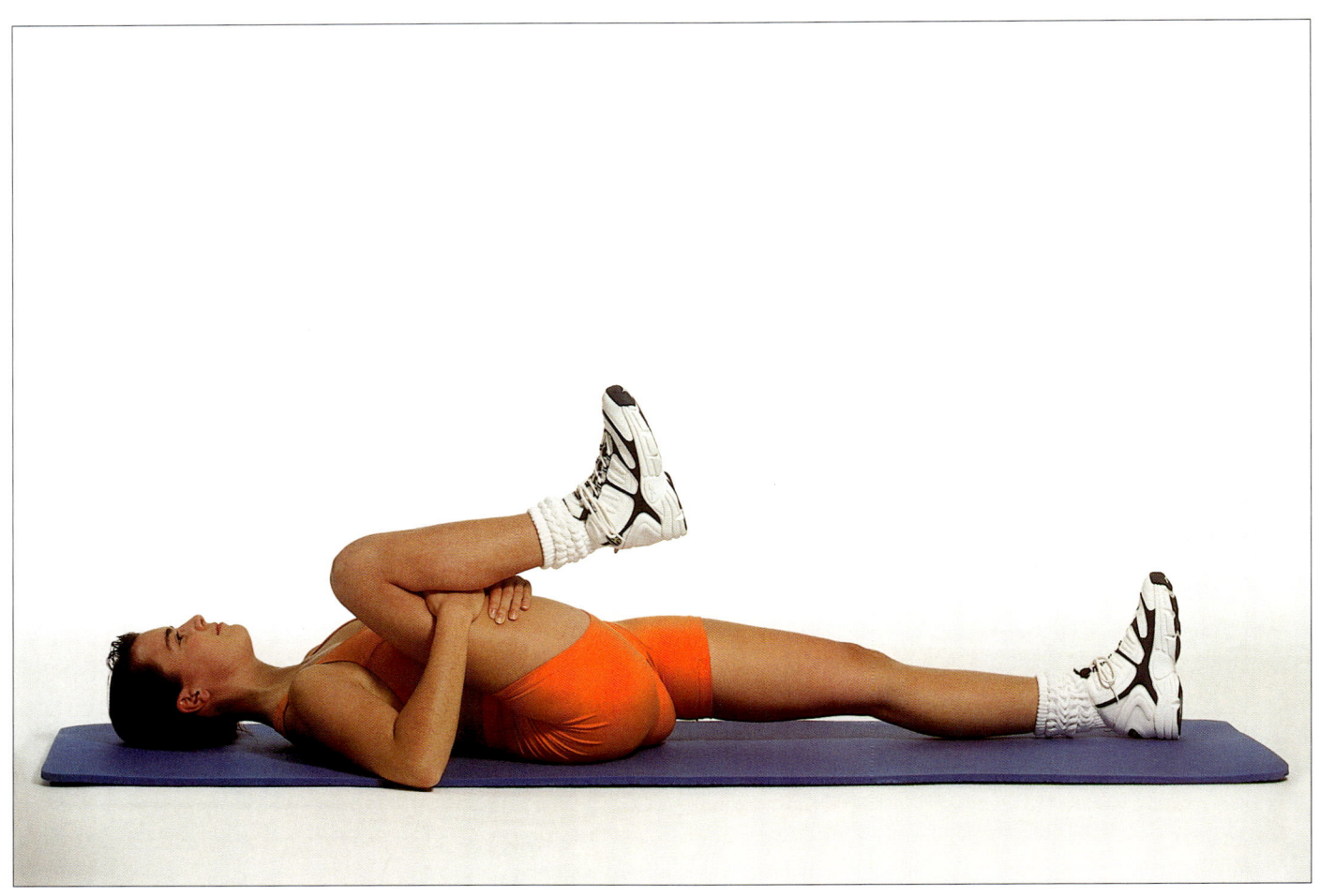

▷ Allongez-vous de tout votre long. Repliez une jambe sur la poitrine. Les deux mains sont placées sous la cuisse, près du creux poplité, afin d'augmenter l'étirement. Pendant tout l'exercice, les vertèbres lombaires doivent rester plaquées au sol. La tête, dans l'axe, est en légère extension pour soulager les vertèbres du cou.

Variante : allongez-vous sur le dos, jambes tendues. Une jambe reste allongée au sol mais relâchée. Repliez l'autre et posez le pied au sol. La main opposée saisit la jambe repliée au-dessus du genou, sur la face externe de la cuisse, et la tire vers le sol, en passant par-dessus la jambe allongée. Les épaules ne doivent pas se soulever.

❗ Conseil : contractez les abdominaux et les fessiers pour ne pas creuser le dos pendant l'exercice. Saisissez toujours la cuisse en passant les mains sous celle-ci. Si vous tenez la jambe au niveau du tibia, le genou sera trop comprimé.

Étirement des extenseurs du membre inférieur et des fléchisseurs de la hanche

A 14

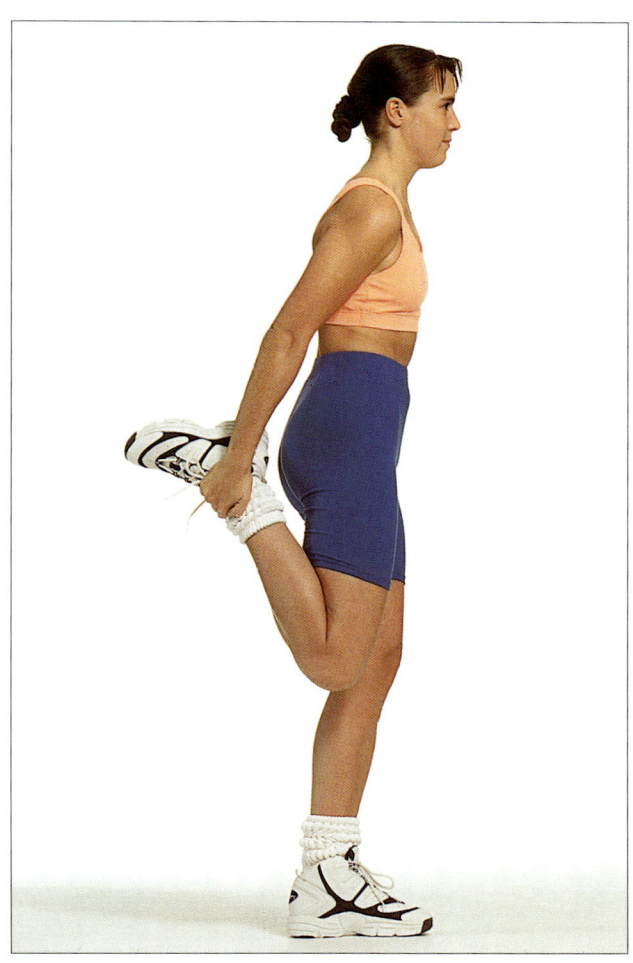

▶ Position de base, jambes écartées de la largeur du bassin. Repliez une jambe et attrapez, avec la main du même côté, l'avant de la cheville. Tirez le talon vers les fesses. Pour ne pas perdre l'équilibre et éviter des mouvements de compensation, retenez-vous avec l'autre bras contre un mur ou un meuble. Les hanches restent parallèles aux épaules. Une erreur fréquente est l'abduction (écartement vers l'extérieur) de la jambe en flexion. Veillez donc à ce qu'elle reste droite. Il est important de contracter les abdominaux et les fessiers afin de fixer votre bassin et de garder votre buste droit.

Variante : allongez-vous sur le côté. La tête, dans le prolongement de la colonne vertébrale, repose sur le bras inférieur tendu. Fléchissez la jambe de terre (inférieure) à angle droit avec votre buste, et pliez le genou, également à angle droit. La main du bras de dessus saisit la jambe supérieure par le cou-de-pied et la tire vers les fesses, ceci en gardant les abdominaux et les fessiers contractés. Il faut de nouveau prendre garde à ce que la jambe de dessus ne soit pas en abduction, mais bien parallèle au sol.

❗ Conseil : ne tendez pas trop le bras qui exerce la traction ; il doit rester légèrement fléchi pendant toute la durée de l'exercice.

VARIANTE

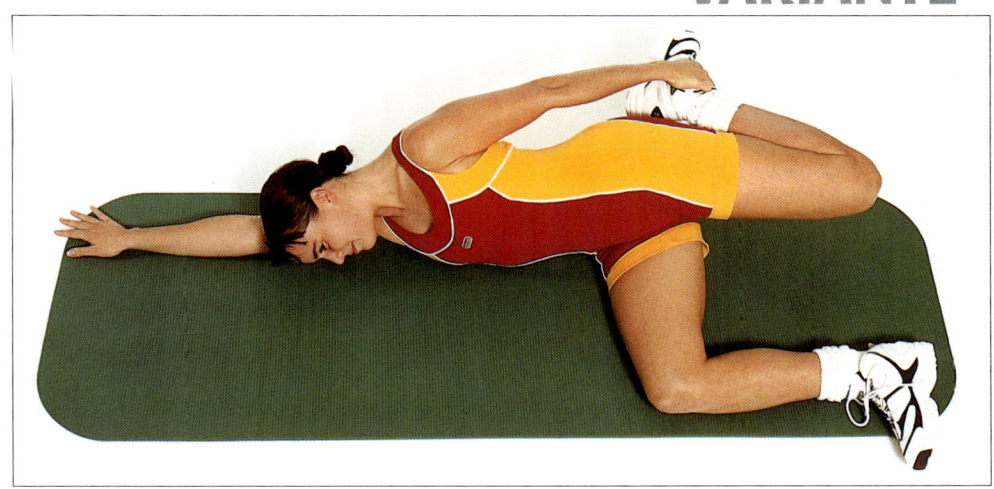

ASSOUPLISSEMENT

A 15 — Étirement des fléchisseurs des hanches en fente arrière

▶ Position de base, jambes écartées de la largeur du bassin. Exécutez lentement une fente arrière. Le genou de la jambe arrière est au sol ; le genou de la jambe avant doit rester au-dessus de la cheville. La tête, le cou, la colonne vertébrale et la cuisse arrière doivent former une ligne droite. Retenez-vous d'un côté sur la jambe en flexion, l'autre main étant posée au sol, bras tendu. Le bassin et la ceinture scapulaire restent parallèles, tandis que le bassin est en légère antéversion. Ne creusez pas le dos, défaut fréquemment constaté. Pour l'éviter, gardez les abdominaux et les fessiers serrés.

Variante : la jambe avant est fléchie, l'autre étant genou au sol. Le buste est droit et légèrement penché en avant. Prenez des deux mains la jambe arrière, au niveau de la cheville, et tirez le pied vers les fesses. Les hanches doivent rester parallèles, et le dos ne doit pas se creuser. N'oubliez donc pas de serrer les abdominaux et les fessiers. Pour éviter toute torsion du pied, attrapez la cheville et non le dos du pied.

❗ Conseil : le poids du corps ne porte pas sur le genou de la jambe arrière, mais sur le genou avant. Pour soulager le genou arrière, vous pouvez placer une serviette repliée sous celui-ci. Si l'angle formé par le genou avant est inférieur à 90°, vous devez agrandir votre écart.

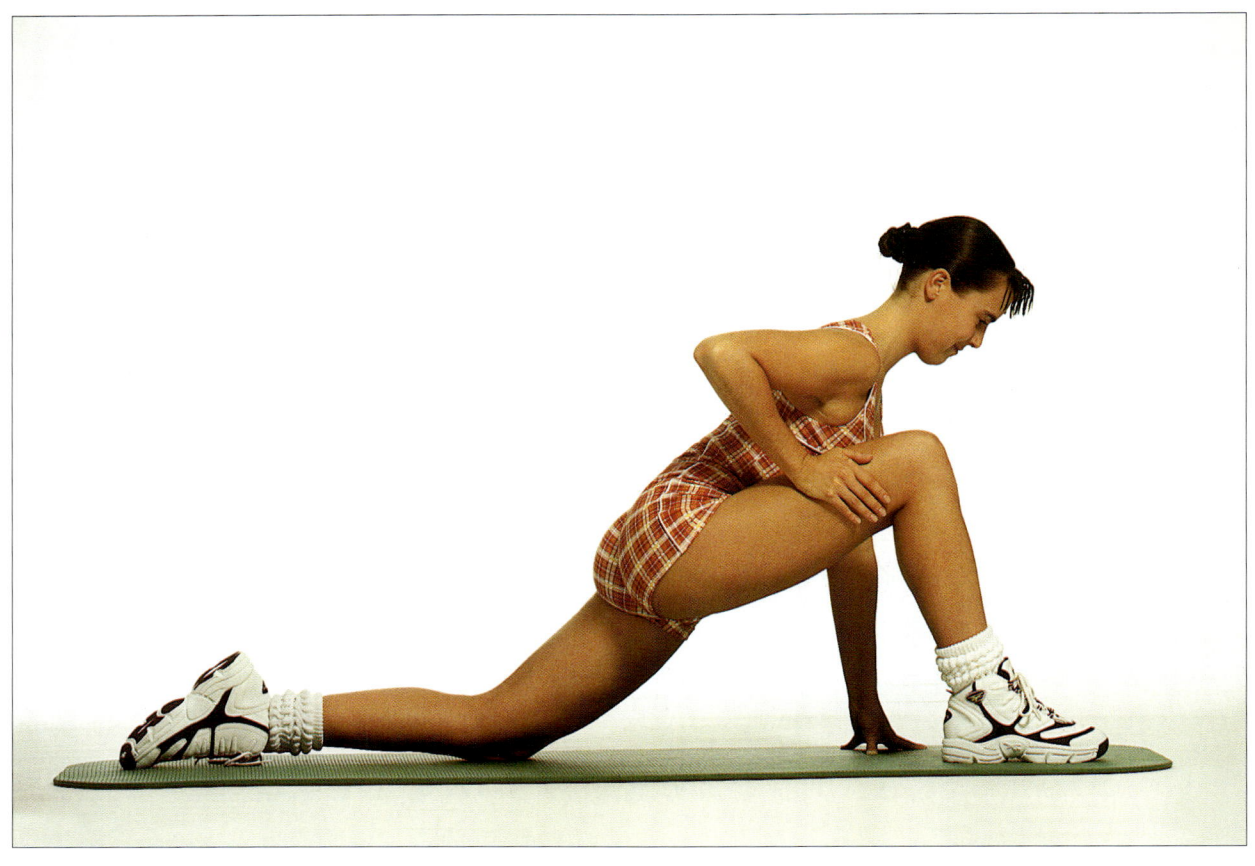

Étirement des fléchisseurs du membre inférieur en décubitus dorsal — A 16

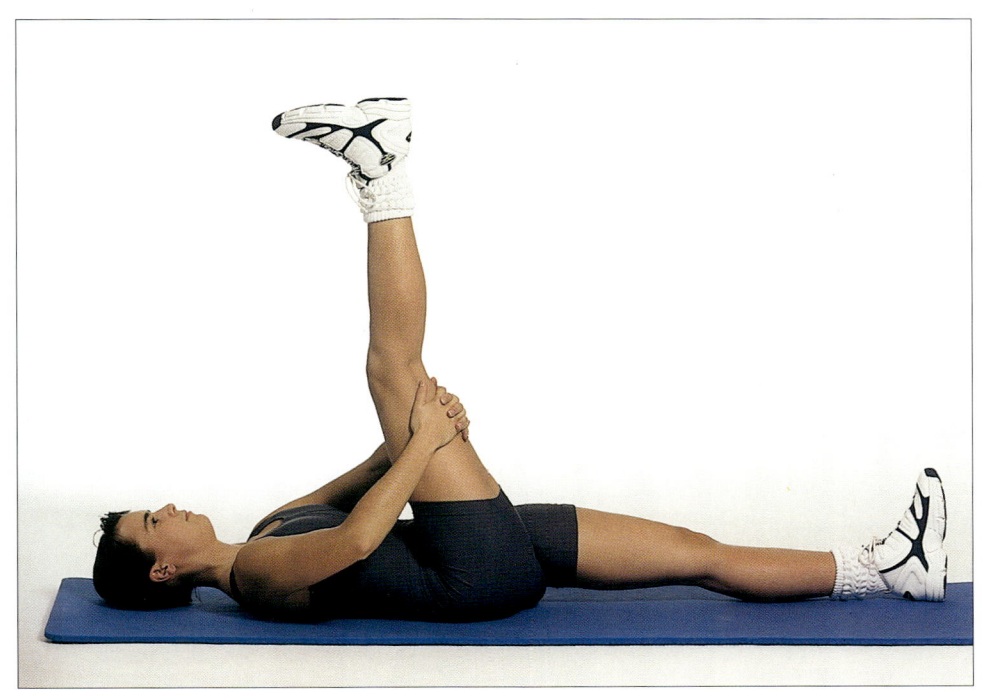

autour du mollet pour exercer la traction, jusqu'à ce que vous sentiez l'étirement.

❗ Conseil : pour un étirement plus prononcé, essayez de tendre presque complètement la jambe qui est orientée vers le haut.

▶ Allongez-vous le dos sur votre tapis de gymnastique. Une jambe reste allongée au sol, l'autre se lève, le genou légèrement fléchi. Saisissez la cuisse en passant les deux mains sous celle-ci, juste sous le creux poplité. Les deux pieds sont droits, la plante du pied de la jambe levée est parallèle au plafond. Tirez la cuisse vers l'abdomen. Durant tout l'exercice, le bassin doit rester au sol et parallèle à la ceinture scapulaire. La fesse correspondant à la jambe levée doit, elle aussi, rester au sol. Pendant toute la phase d'étirement, la jambe au sol reste droite. N'oubliez pas que la tête et les épaules ne doivent pas se soulever.

Variante : si vous n'êtes pas assez souple pour tenir sans effort la jambe que vous étirez, passez une serviette de toilette

VARIANTE

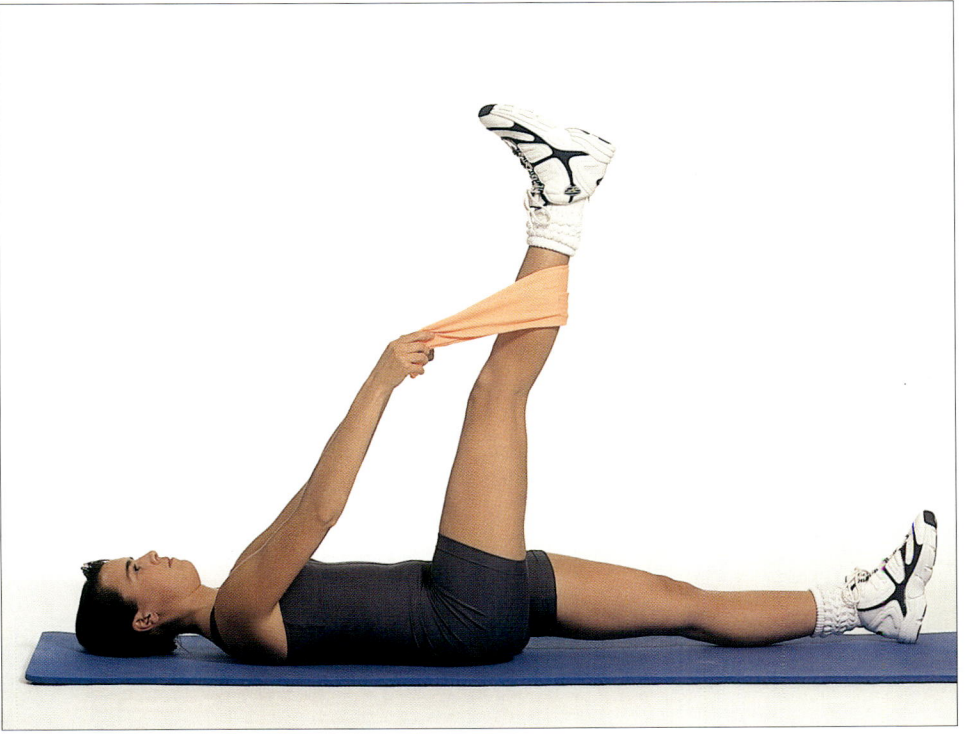

ASSOUPLISSEMENT

A 17 — Étirement des fléchisseurs du membre inférieur en position debout

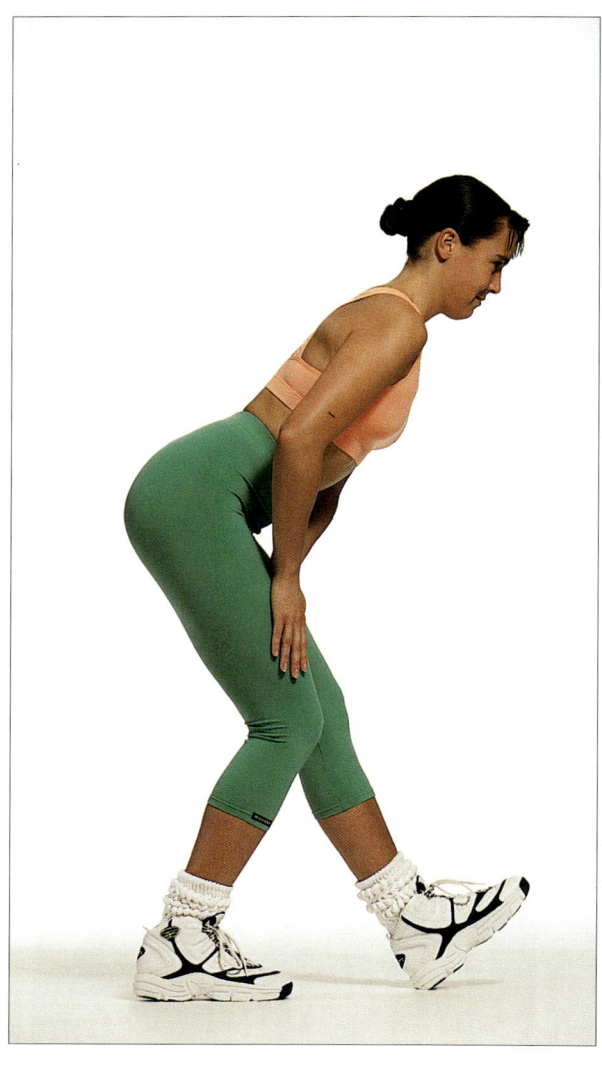

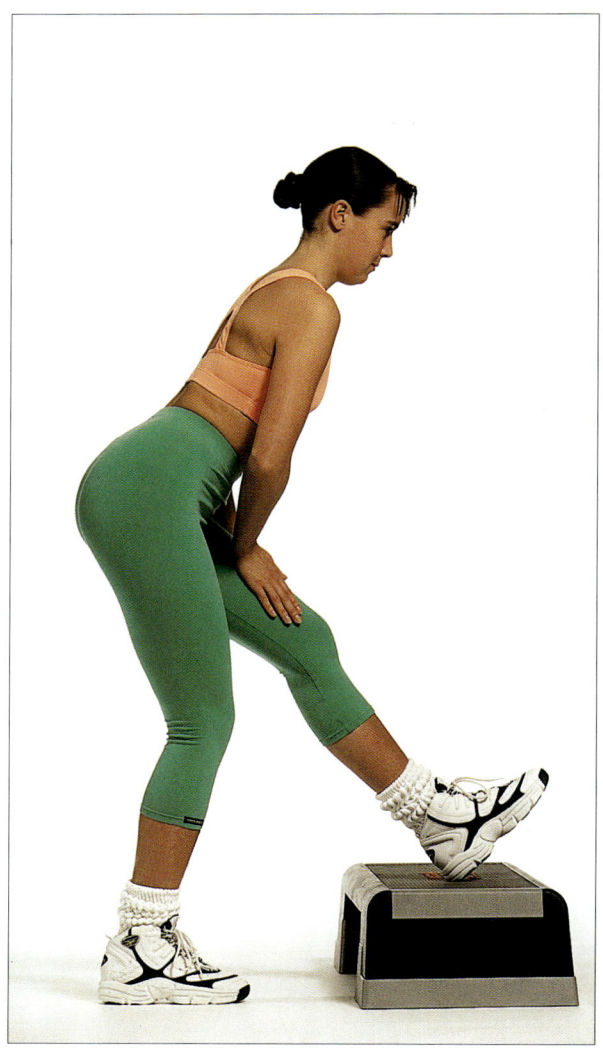

VARIANTE

▶ Position de base. Le buste, droit, se penche en avant en fléchissant au niveau des hanches. Les mains prennent appui sur la cuisse arrière, le bassin restant parallèle aux épaules. La jambe avant est presque tendue, le pied est relevé, en appui sur le talon ; il reste dans l'axe de la jambe pendant toute la durée de l'exercice. Veillez à tenir la tête droite, dans le prolongement de la colonne vertébrale, pour ne pas trop solliciter les vertèbres du cou. Regardez le sol, à quelques mètres devant vous.

Variante : vous pouvez aussi faire cet exercice avec un step, si vous en avez un, ou bien sur un marchepied ou une caisse. Le déroulement est identique, à cela près que le pied de la jambe avant est posé sur le step. Attention : les hanches doivent rester parallèles.

❗ Conseil : entourez la cuisse de vos mains, les doigts orientés vers le sol. Cette position, ainsi que les épaules tirées en arrière, évite d'arrondir le dos.

Étirement du mollet, jambe tendue — A 18

▶ Exécutez une assez grande fente avant. Le buste est penché en avant, dans le prolongement de la jambe arrière. Allongez la nuque, la tête restant dans l'axe de la colonne vertébrale. Les mains prennent appui sur la cuisse avant. Le genou avant doit rester à l'aplomb de la cheville, afin de ne pas être surchargé. La jambe arrière est tendue, les pieds sont droits et parallèles. Prenez garde à ne pas soulever le talon arrière.

Variante : même position de départ, mais sur le step. La jambe avant est légèrement fléchie, les mains prennent légèrement appui sur la cuisse. Posez la pointe du pied arrière sur le step, la jambe restant tendue, puis laissez descendre le talon vers le sol. Le genou et le pied doivent avoir la même orientation.

❗ Conseil : les mains qui prennent appui sur les faces interne et externe de la cuisse sont écartées vers l'extérieur. Pour vous assurer que le buste est vraiment droit, tirez activement les épaules en arrière.

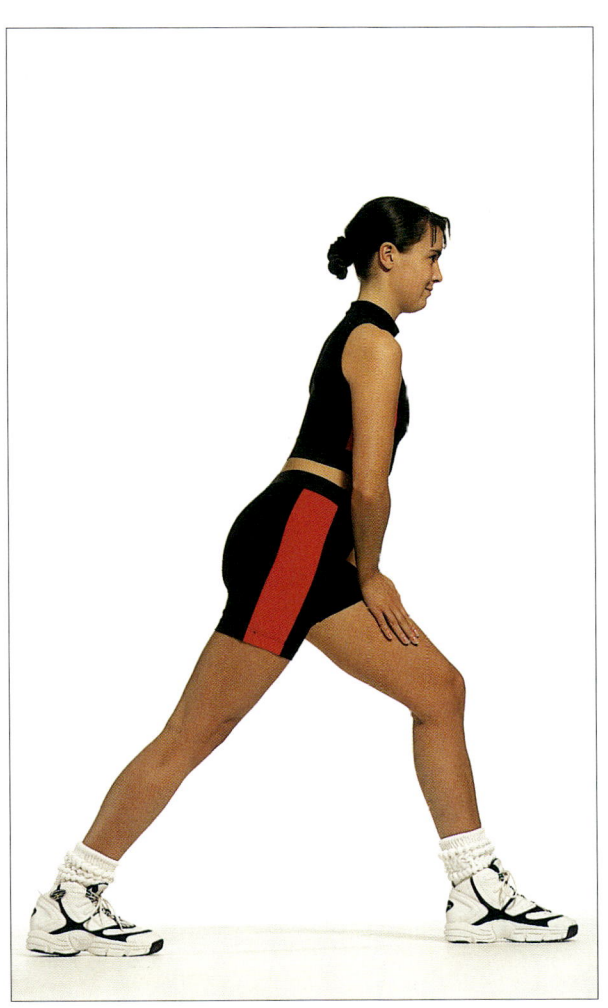
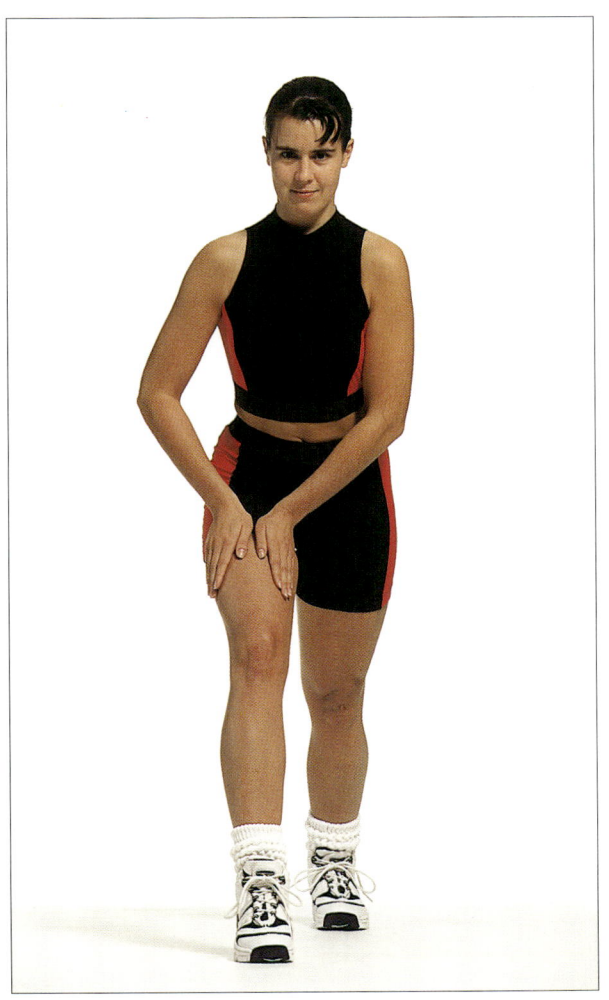

ASSOUPLISSEMENT

A 19 Étirement du mollet, jambe fléchie

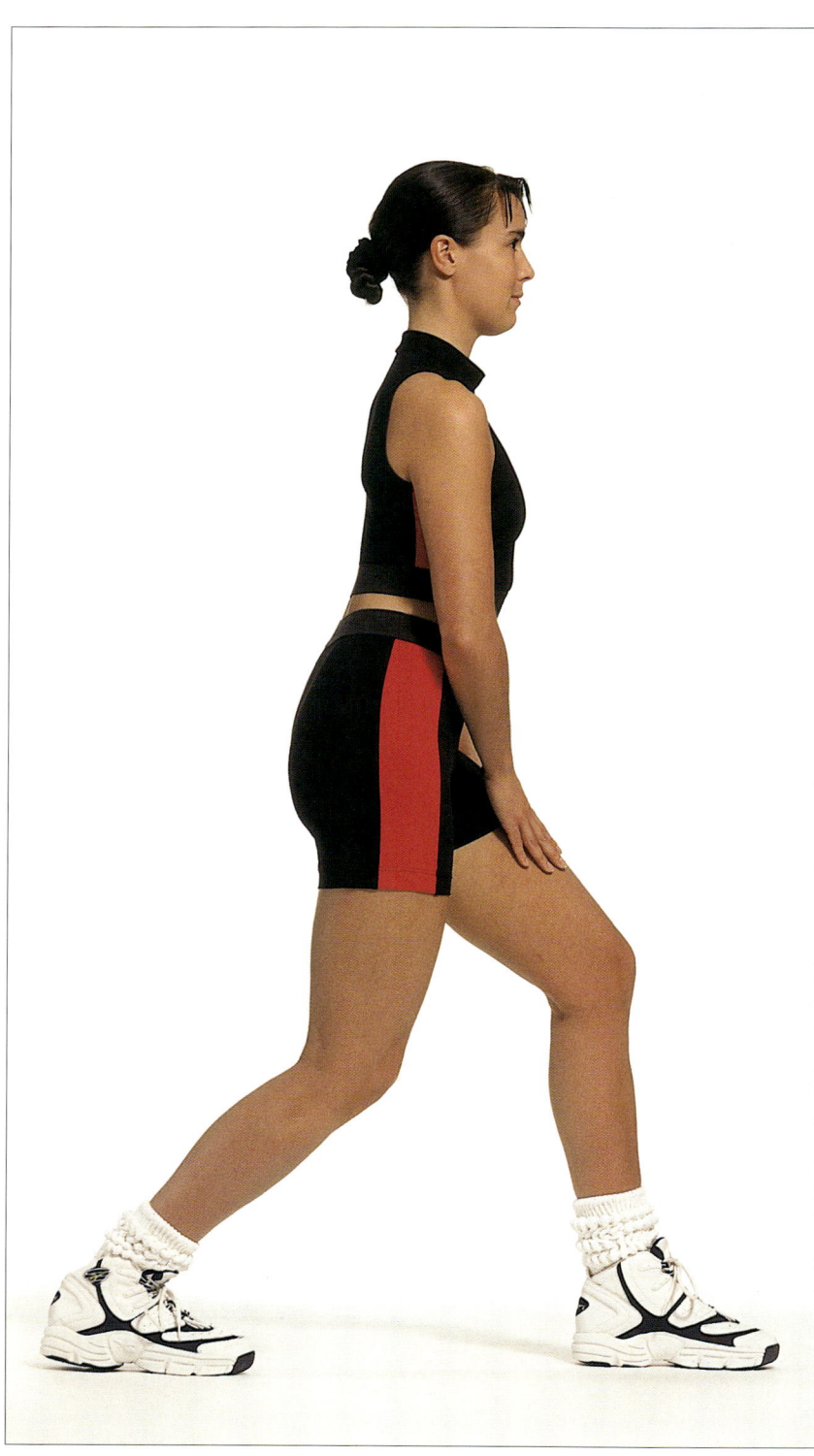

▶ Position de base comme en A 18, mais en faisant un pas plus petit. Les pieds sont parallèles, et droits par rapport à l'axe du corps. Fléchissez la jambe que vous voulez étirer, et abaissez le bassin, le buste restant droit, jusqu'à ce que vous sentiez nettement l'étirement des muscles du mollet. La tête et le menton ne doivent pas se relever, mais rester dans le prolongement de la colonne vertébrale. Pendant tout l'exercice, le talon ne doit pas quitter le sol.

Variante : même position, mais sur le step. L'exercice se déroule comme ci-dessus, mais la pointe du pied arrière est posée sur le bord du step, talon vers le sol.

❗ Conseil : si le talon se soulève, il faut diminuer la longueur du pas.

Étirement du jambier antérieur   A 20

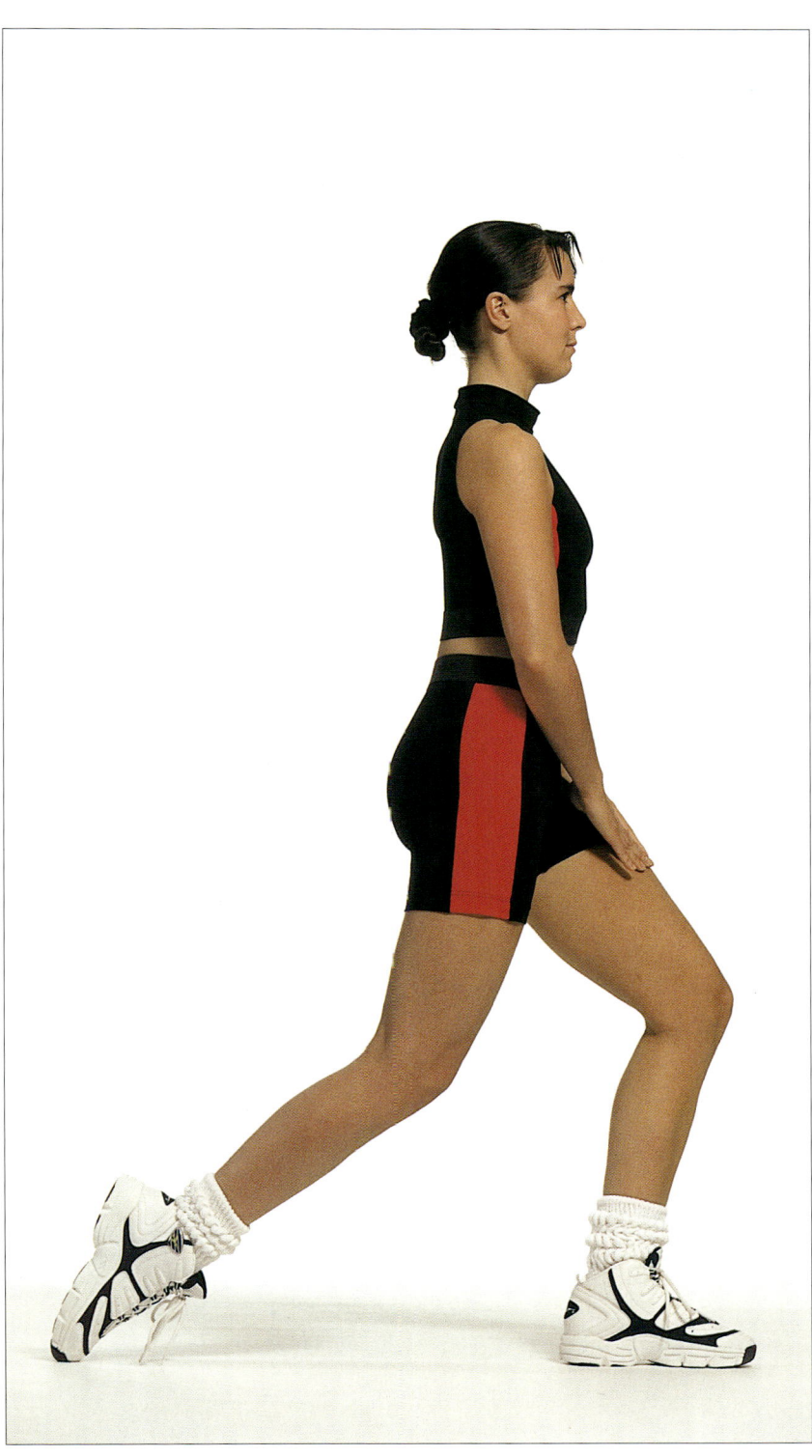

▷ Même position que précédemment. Les mains prennent appui sur la cuisse de la jambe avant, les épaules sont redressées. La jambe arrière est légèrement fléchie, pointe du pied au sol. Le pied et la jambe forment une ligne droite, l'articulation de la cheville ne doit pas basculer vers l'extérieur. Rapprochez le dessus du pied du sol jusqu'à ce que vous sentiez l'étirement.

Variante : asseyez-vous sur une chaise ou un banc. Les deux genoux sont fléchis. Les pieds sont posés au sol, parallèles, écartés de la largeur du bassin. Décollez un talon et montez sur la pointe du pied, puis continuez le mouvement jusqu'à ce que les orteils et le dessus du pied s'orientent vers le sol.

⚠ Conseil : si vous n'obtenez pas un étirement suffisant en chaussures de gymnastique, faites l'exercice pieds nus.

ASSOUPLISSEMENT

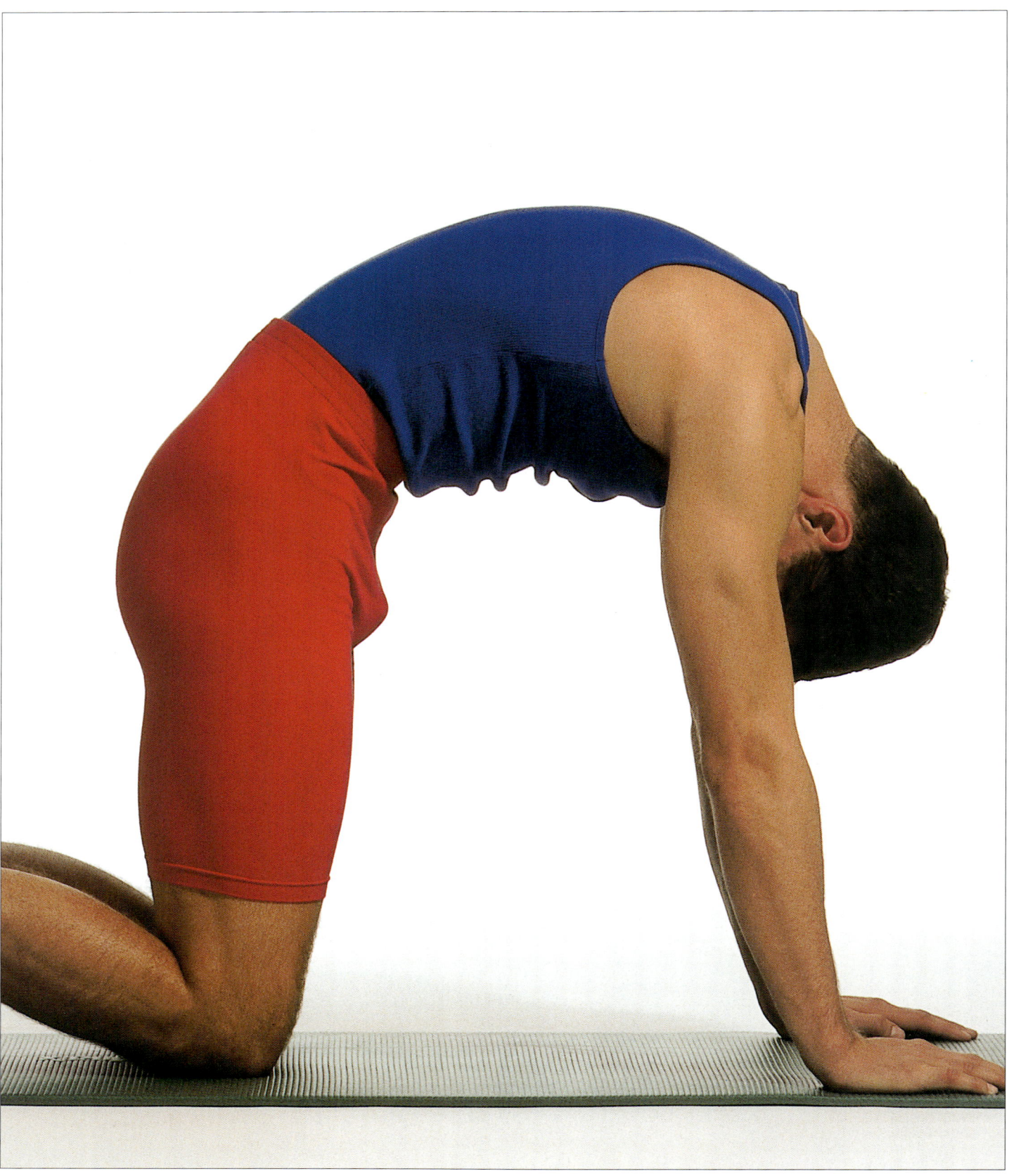

Mobilisation

Les exercices destinés à augmenter la mobilité des articulations, et en particulier des divers segments de la colonne vertébrale, sont peu spectaculaires en comparaison des autres mouvements et exercices présentés dans ce livre. En fait, ils sont absents du programme d'entraînement de la plupart des adeptes du fitness. Leur action bienfaisante se ressent pourtant immédiatement, pendant l'exécution même des exercices. Comme ils ne contribuent guère à la musculation, ni à l'amélioration de l'endurance, de la vitesse, ou même de la souplesse, ils sont souvent jugés inutiles. Tout au plus constate-t-on une amélioration de la coordination, qui peut être obtenue au moins aussi bien par d'autres moyens. Quelle est donc l'utilité des exercices de mobilisation présentés ci-après ?

Pour mieux comprendre leur principal avantage attesté, il est nécessaire de savoir comment les divers tissus du corps se nourrissent. Alors que les tissus musculaires reçoivent directement les indispensables nutriments par le système vasculaire, selon un rythme rapide d'échanges, le tissu conjonctif (le cartilage) qui recouvre les surfaces osseuses des articulations ne bénéficie pas de ce type d'alimentation active. Le cartilage se nourrit grâce à des migrations de particules en suspension dans le liquide qui lubrifie les articulations, la *synovie*. Pour absorber efficacement les nutriments contenus dans la synovie, le cartilage ne peut utiliser qu'une alternance de pressions et de tensions. Or, les exercices de mobilisation favorisent précisément un déroulement régulier de ces échanges. Imaginez un cartilage manquant de nutriments frais, comme une éponge crasseuse. La crasse représente en l'occurrence les déchets des nutriments utilisés. Si vous plongez cette éponge dans un seau d'eau propre — représentant la synovie riche en nutriments — et si vous la pressez, vous constaterez que les particules de crasse se diffusent dans l'eau. Si vous relâchez la pression, l'éponge reprend sa forme primitive, en absorbant de l'eau.

Non seulement les exercices de mobilisation assurent une meilleure alimentation du cartilage, mais ils relâchent l'ensemble du tissu conjonctif, favorisent la décontraction, et améliorent notre perception du corps. Cette sensibilisation est d'ailleurs l'un des effets les plus sous-estimés de la mobilisation. Alors que ceux qui font de la musculation, en particulier les débutants, se concentrent surtout sur les poids qu'ils doi-

Alimentation du cartilage par variations de pression.
Exemple : les disques intervertébraux.

☐ corps vertébral   ■ noyau   ■ disque intervertébral

vent soulever, en négligeant leur corps, la mobilisation exige, quant à elle, une concentration, une écoute du corps. Les exercices de mobilisation ne nécessitent pratiquement pas d'effort, et réalisent un déplacement ou changement de position continu des parties du corps que l'on fait travailler. On prend ainsi conscience de tous les muscles actifs, surtout de ceux qui déterminent la position de la colonne vertébrale. Si vous faites les exercices tantôt en vous regardant dans un miroir, tantôt sans ce contrôle, vous serez bientôt capable de provoquer volontairement tel ou tel positionnement de la colonne vertébrale.

M 1   Inclinaison latérale de la tête

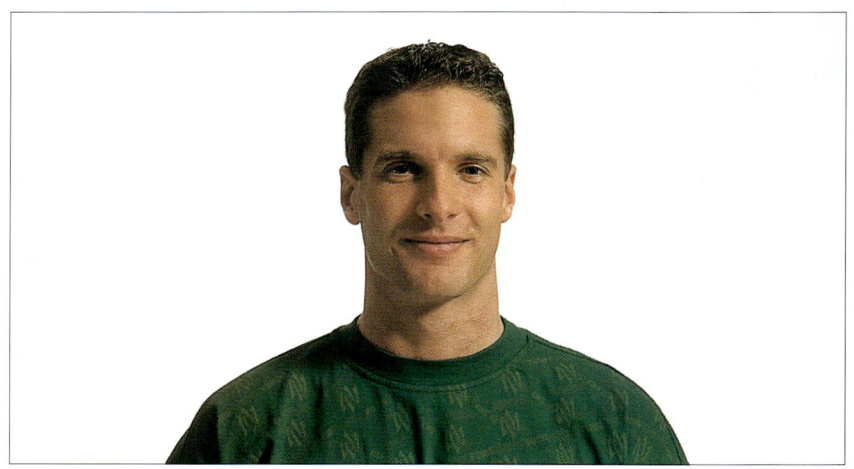

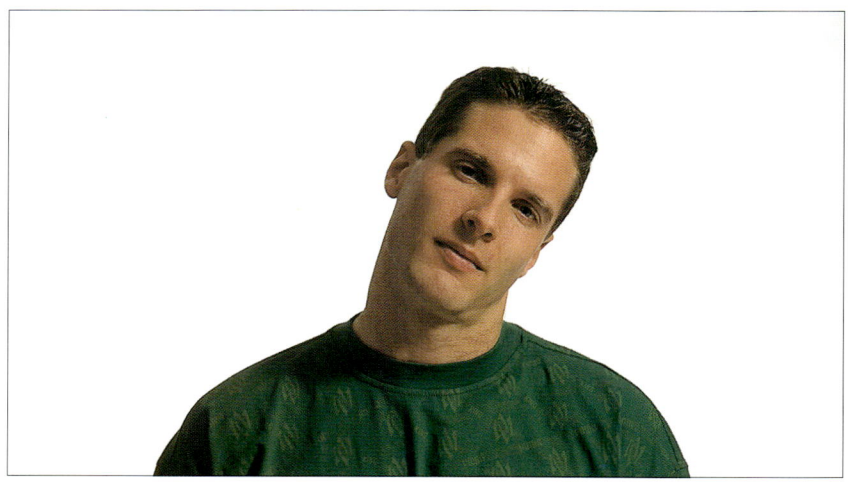

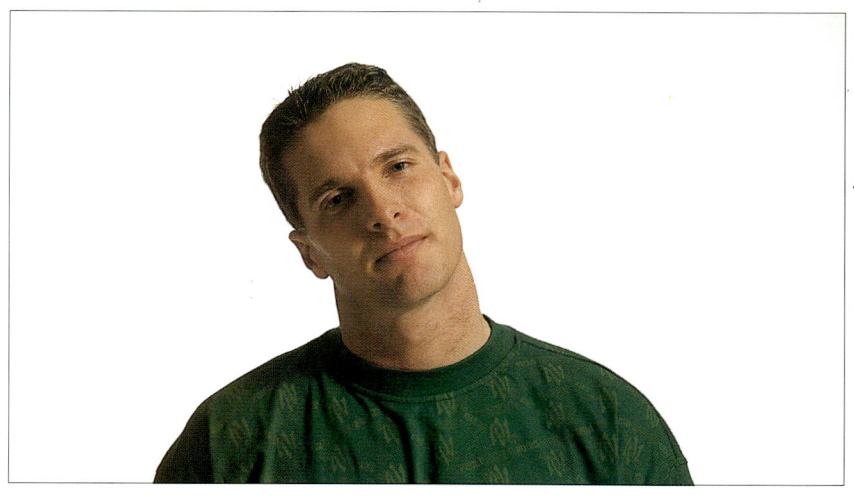

▶ Position de base debout, pieds parallèles, écartés de la largeur du bassin. Allongez au maximum la colonne vertébrale. En position de départ, la tête est droite, dans le prolongement de la colonne vertébrale. Inclinez lentement la tête vers une épaule, et revenez doucement en position de départ. Exécutez le même mouvement vers l'épaule opposée. Attention : pendant tout le mouvement, les épaules doivent être décontractées et rester à la même hauteur.

Repousser la tête en arrière M2

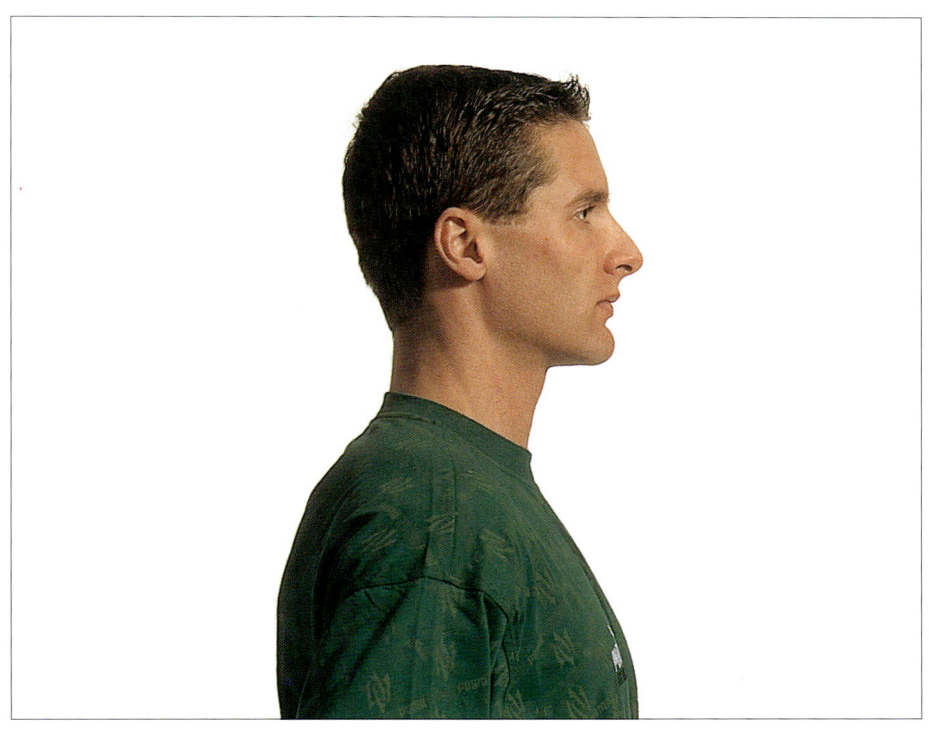

▷ Position de base debout, comme précédemment. Attention : la tête doit être droite, et équidistante des épaules. En partant de cette position, ramenez lentement la tête en arrière, sans flexion. Elle doit toujours rester droite, comme si vous portiez un livre en équilibre dessus.

❗ Conseil : contractez modérément les abdominaux et les fessiers afin de fixer le buste.

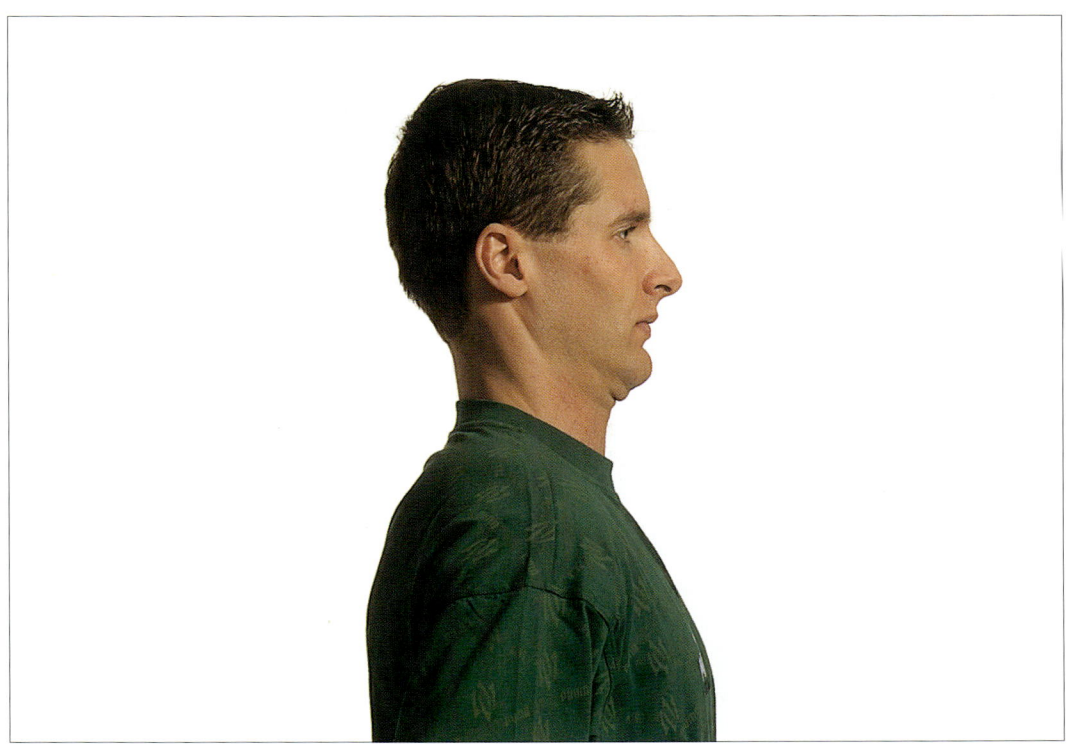

M 3 Rotation de la tête

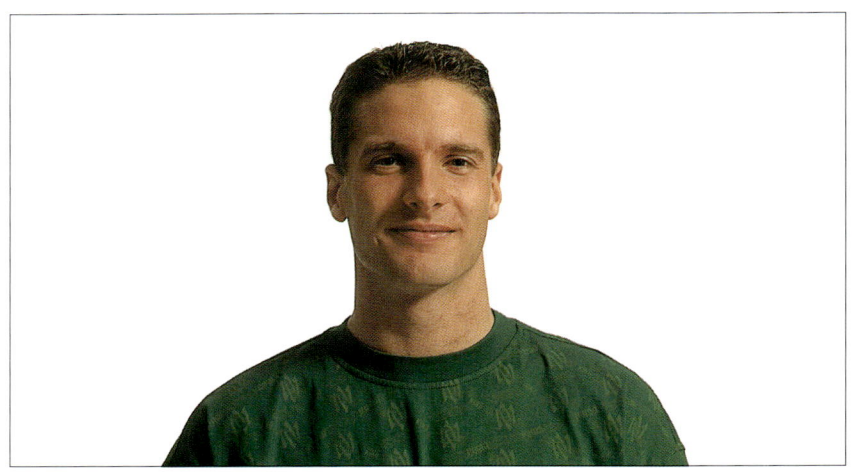

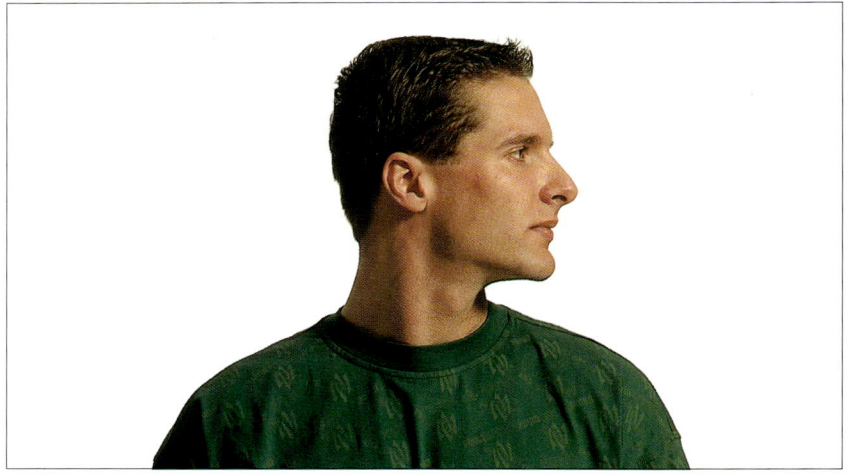

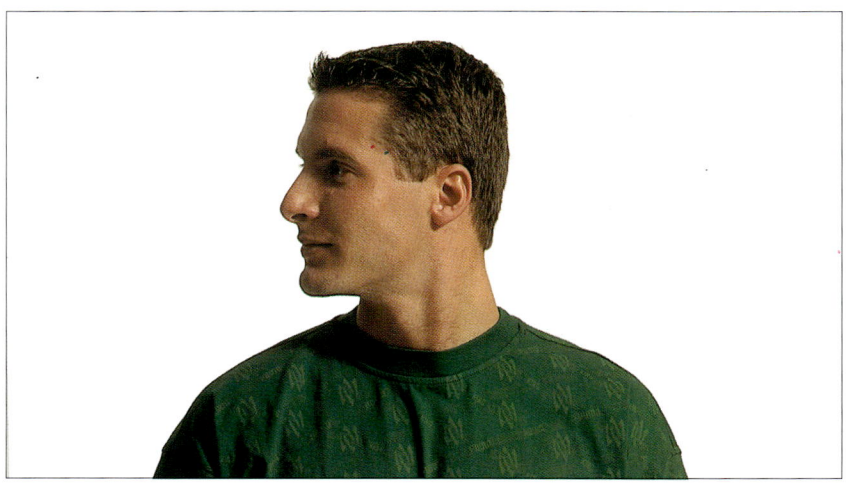

▶ Position de base debout, comme précédemment. Tête droite, bien centrée, allongez le cou. Tournez lentement la tête, d'un côté puis de l'autre. N'oubliez pas que la tête doit rester droite pendant tout le mouvement ; ne relevez pas le menton. Imaginez que vous tracez avec le menton une ligne courbe sur une surface horizontale.

Variante : rotation de la tête en quart de cercle. Position de base comme précédemment. En position de départ, regardez droit devant vous. Pour commencer le mouvement, penchez la tête en avant, le menton se rapprochant du sternum. Ensuite (c'est le menton qui dirige le mouvement), tournez la tête vers une épaule, en lui faisant décrire un quart de cercle (voir la série de photos ci-contre, dans le sens des aiguilles d'une montre). Revenez en position de départ et exécutez le même mouvement de rotation vers l'épaule opposée.

❗ Conseil : exécutez tous les mouvements de rotation lentement et avec prudence, pour ne pas trop solliciter les vertèbres du cou.

Rotation de la tête — M 3

VARIANTE

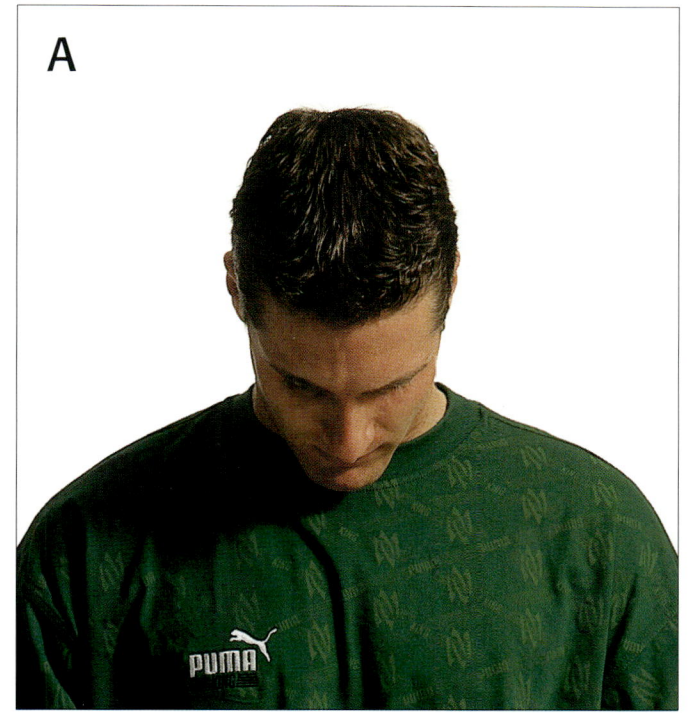

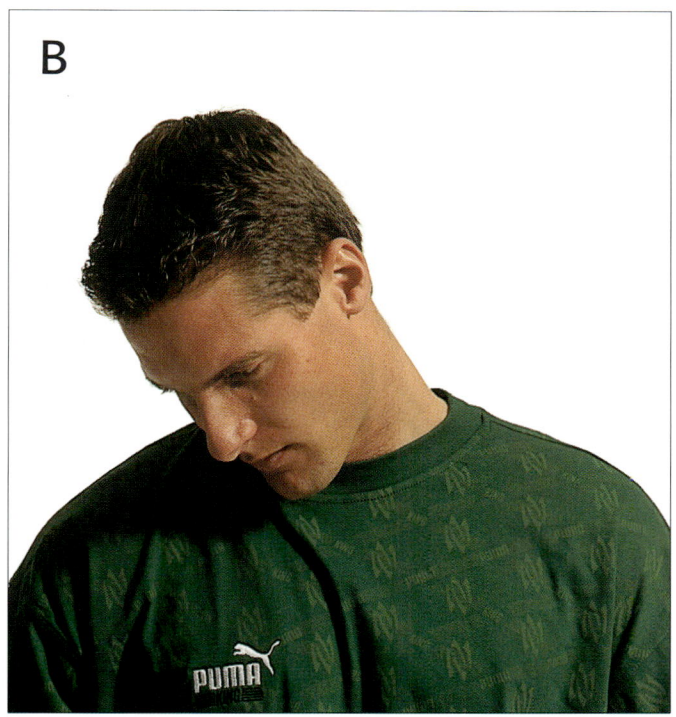

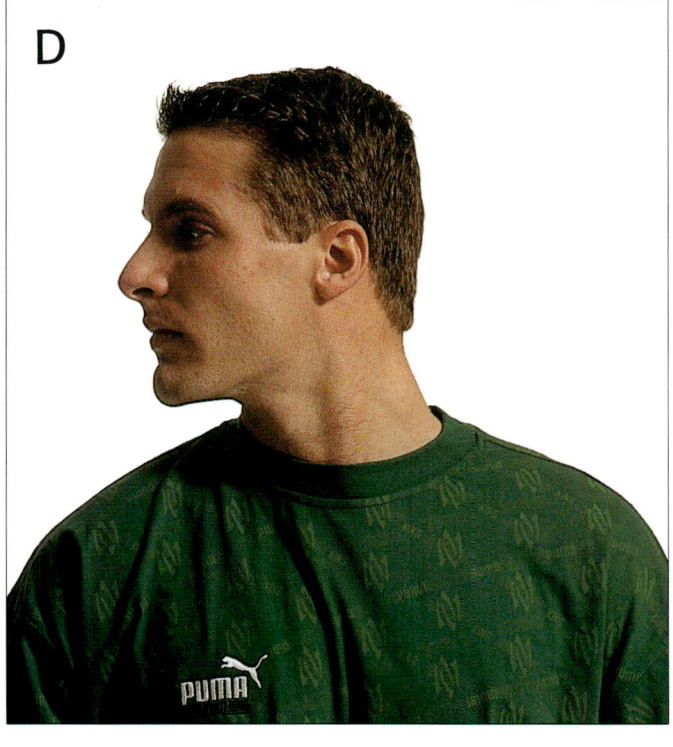

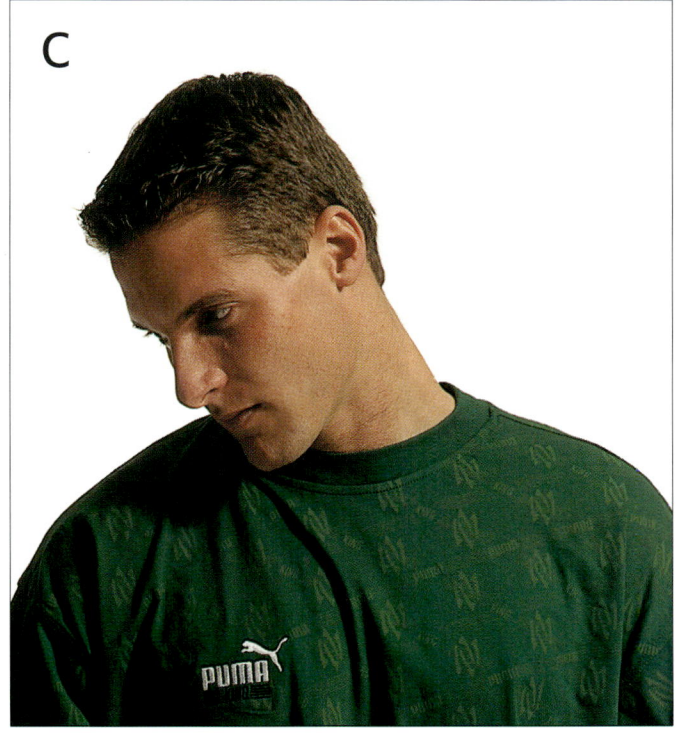

MOBILISATION

M 4 Arrondir le dos à quatre pattes

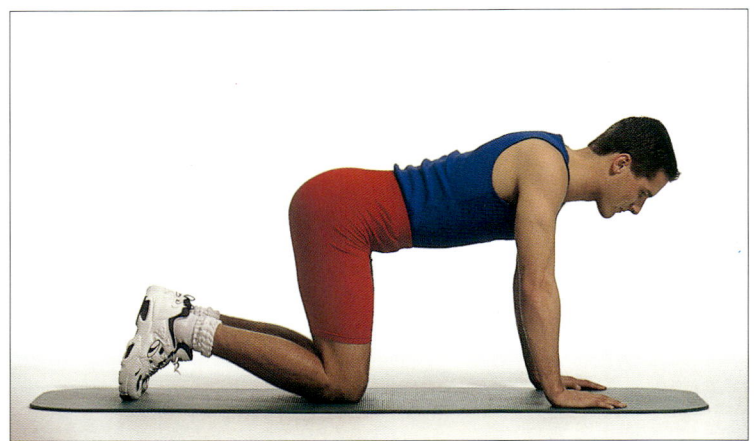
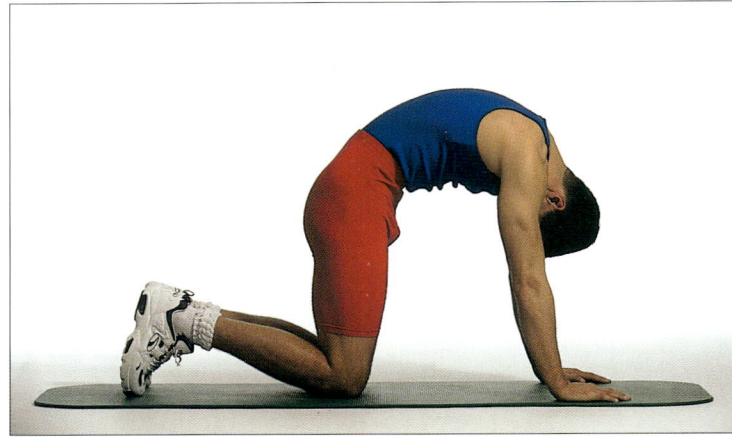

▶ Position de base à quatre pattes. Les hanches sont à la verticale des genoux, et les épaules à la verticale des poignets. Les mains sont à plat sur le sol, parallèles. En position de départ, le dos est droit, la tête se trouve dans le prolongement de la colonne vertébrale. Baissez la tête, le menton se rapprochant du thorax, et arrondissez lentement le dos, comme un chat, en tirant les vertèbres dorsales vers le haut.

❗ Conseil : tous les exercices à genoux doivent se faire sur un support approprié (tapis de gymnastique, couverture pliée, etc.) pour ménager l'articulation du genou.

Variante : dos rond en appui sur les avant-bras. Mettez-vous à genoux sur un tapis de gymnastique. La position de départ est la même que précédemment, sauf que ce sont non seulement les mains, mais aussi les avant-bras qui sont à plat sur le sol. La tête est de nouveau dans le prolongement de la colonne vertébrale. Rapprochez le menton du sternum et poussez les vertèbres lombaires vers le haut.

❗ Conseil : en position de départ, la tête doit être dans l'axe de la colonne vertébrale, pour ne pas trop solliciter les vertèbres du cou.

VARIANTE

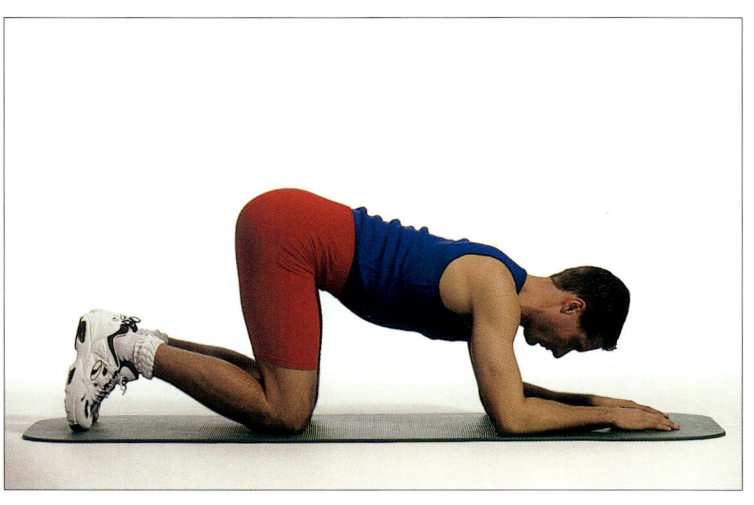
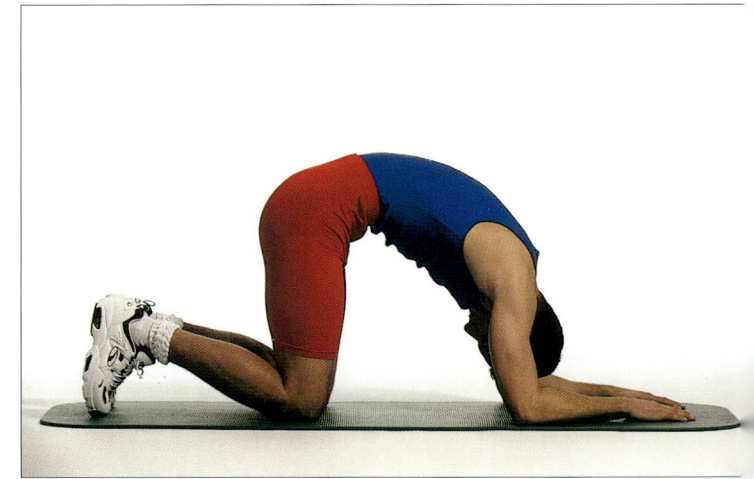

Bascule du bassin en position debout — M 5

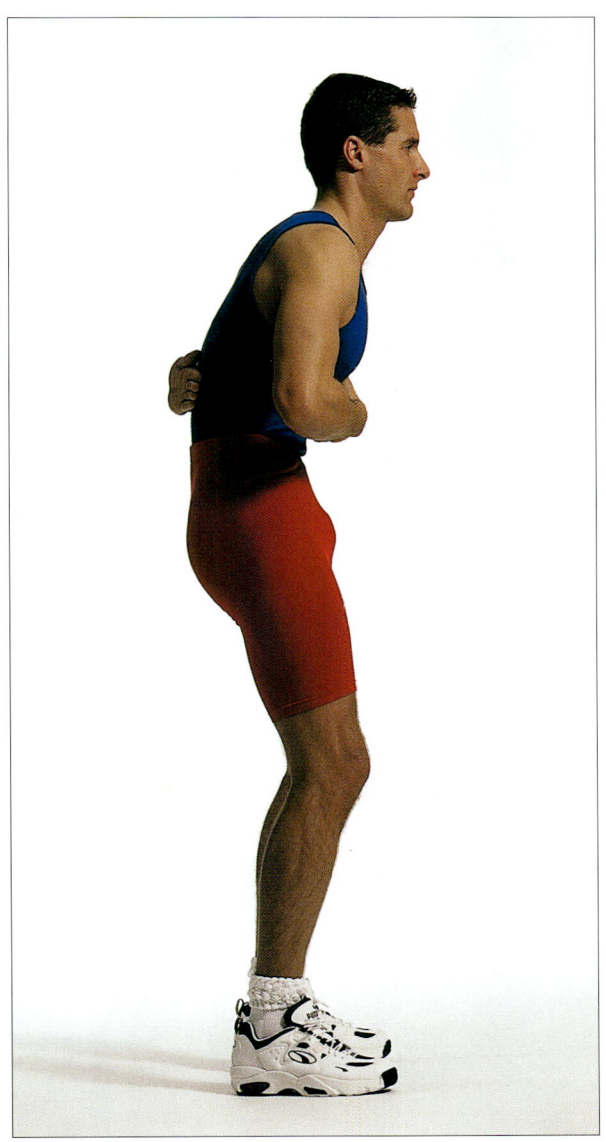

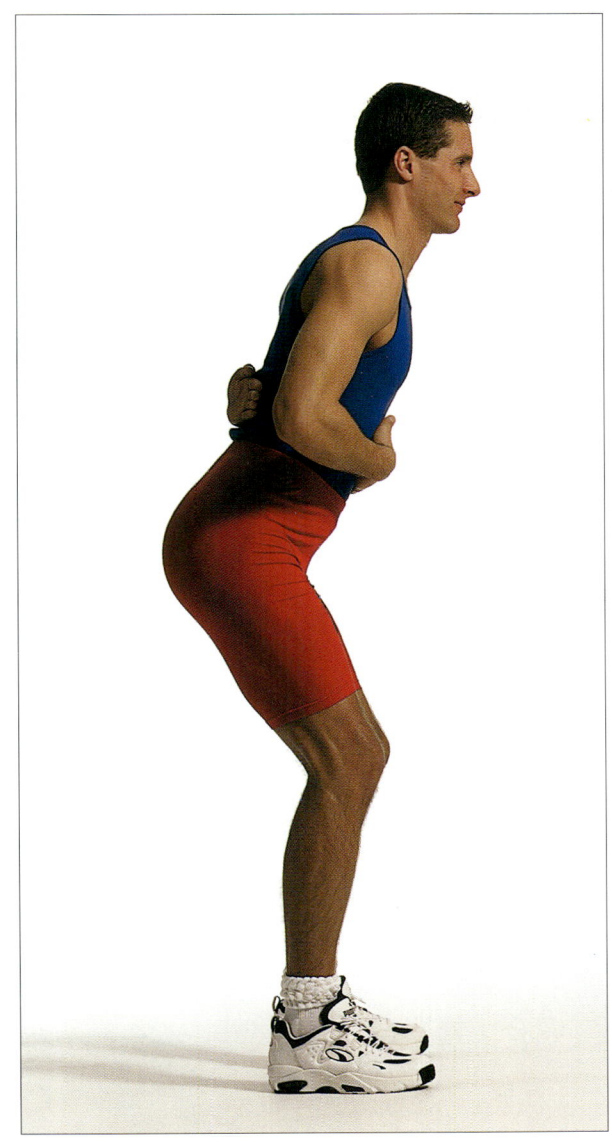

▶ Position de base debout, les pieds parallèles et écartés de la largeur du bassin. Les genoux sont légèrement fléchis, les abdominaux et les fessiers sont modérément contractés. La tête est droite, dans l'axe du corps. Pendant l'exécution du mouvement, elle doit s'allonger vers le haut. Basculez lentement le bassin d'avant en arrière, avec la plus grande amplitude possible. Répétez le mouvement plusieurs fois.

❗ Conseil : pour favoriser la perception du mouvement correct, vous pouvez mettre les mains soit dans le dos, soit sur les hanches.

MOBILISATION

M 6 Déplacement du bassin en position allongée

▷ Allongez-vous sur le dos — sur un support lisse, car un matériau antidérapant entraverait le déplacement du bassin. Les jambes sont allongées, les pieds légèrement écartés de la largeur du bassin. Les bras sont le long du corps, détendus. Dans cette position, déplacez le bassin alternativement à droite et à gauche, en le remontant. Le bas du corps doit rester collé au sol.

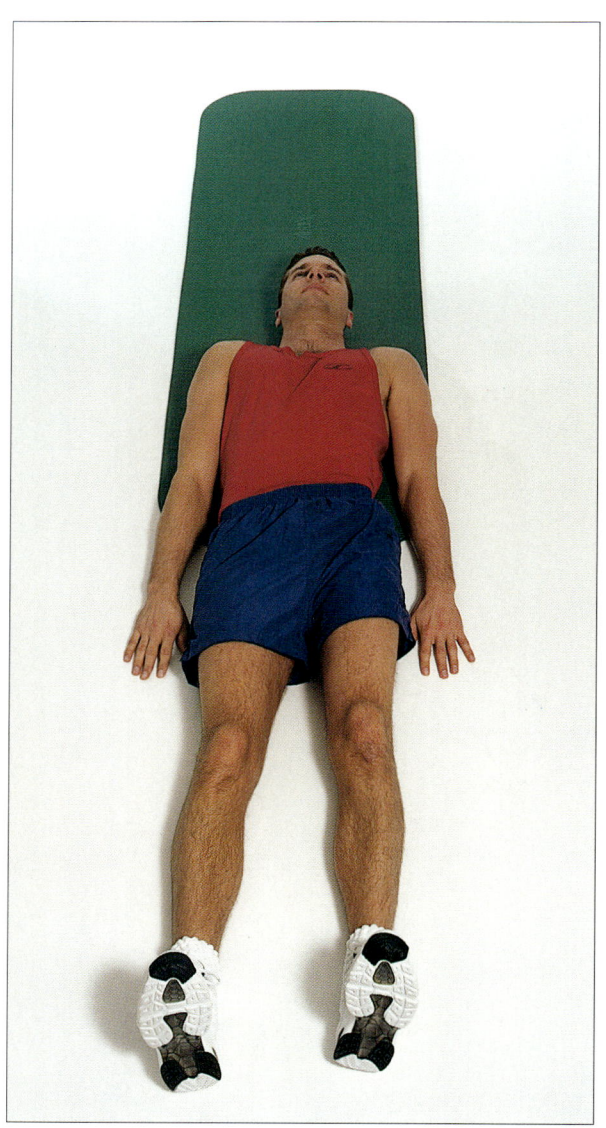

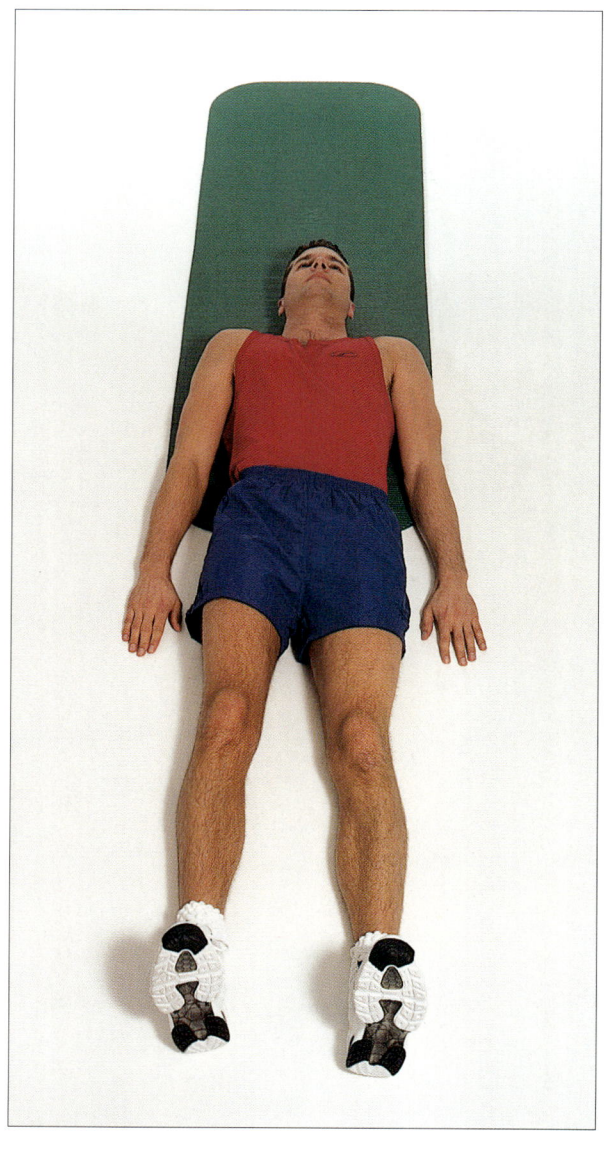

⚠ Conseil : pour augmenter l'efficacité du mouvement, vous pouvez, quand vous remontez une des hanches, tirer vers le bas du côté opposé.

Rotation des hanches — M 7

▷ Allongez-vous sur le dos, les épaules bien à plat. Écartez les bras dans l'axe des épaules, afin de stabiliser la ceinture scapulaire. Repliez les jambes, les pieds à plat sur le sol, écartés de la largeur des épaules environ. Ensuite, tournez les hanches et les deux jambes vers la droite, jusqu'à ce que la jambe droite touche presque le sol. Revenez en position de départ, et exécutez le même mouvement du côté opposé.

Variante : asseyez-vous au bord du tapis de gymnastique, les mains au sol pour soutenir le buste. Les genoux sont fléchis, les pieds sont au sol, écartés de la largeur des épaules. Dans cette position, tournez lentement les hanches de droite à gauche.

⚠ Conseil : si en position d'arrivée, un genou touche l'autre jambe, les pieds ne sont pas suffisamment écartés. Rectifiez la position et recommencez l'exercice.

Remarque : cet exercice ne doit pas être pratiqué en cas de déformations ou autres problèmes de colonne vertébrale.

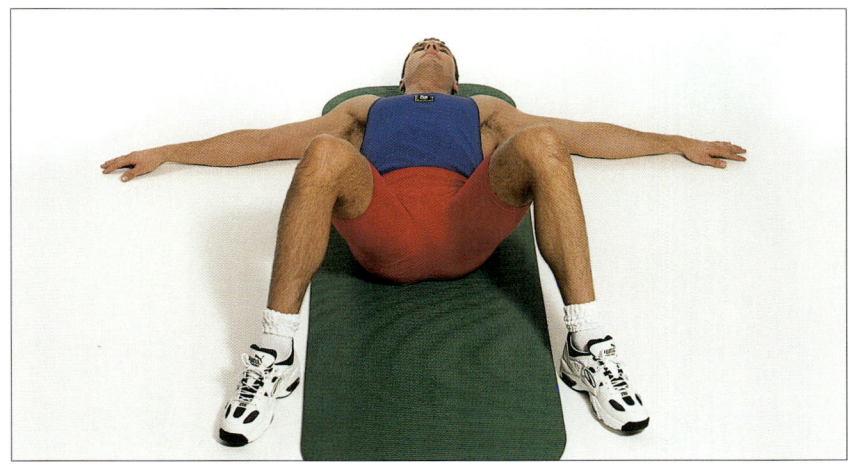

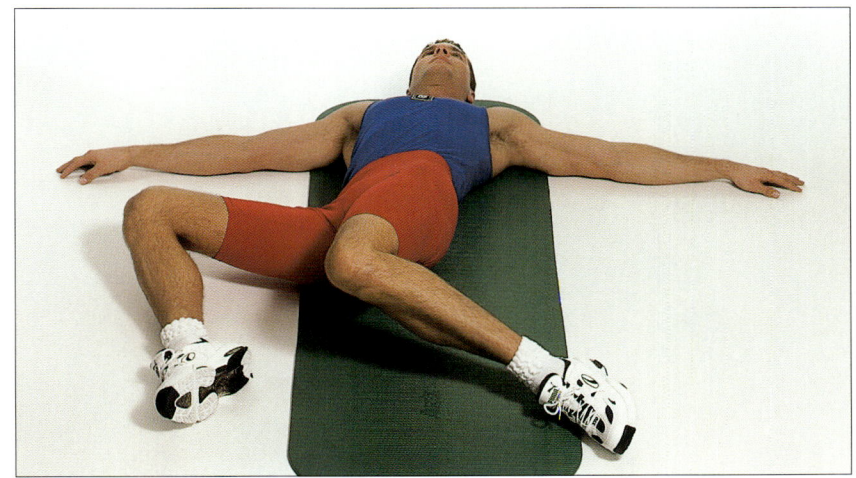

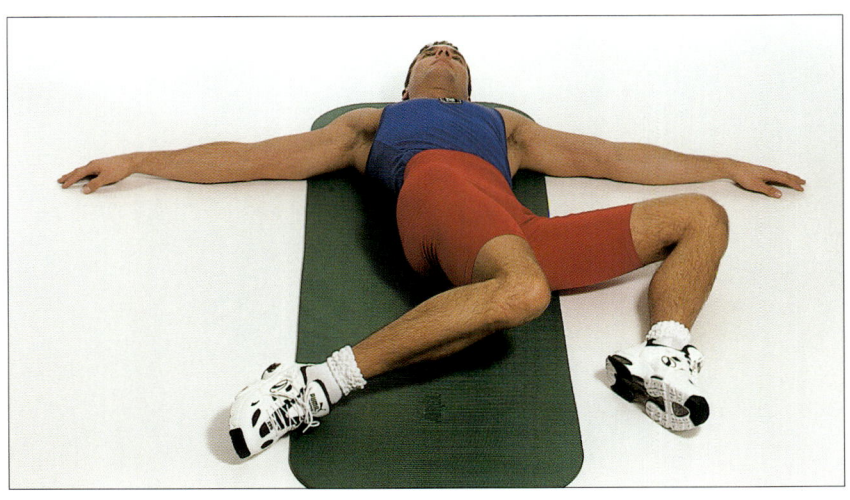

MOBILISATION

M 8 Rotation des épaules

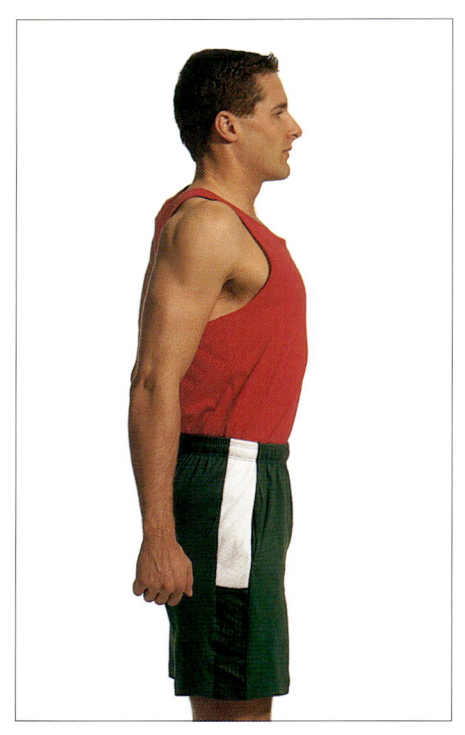
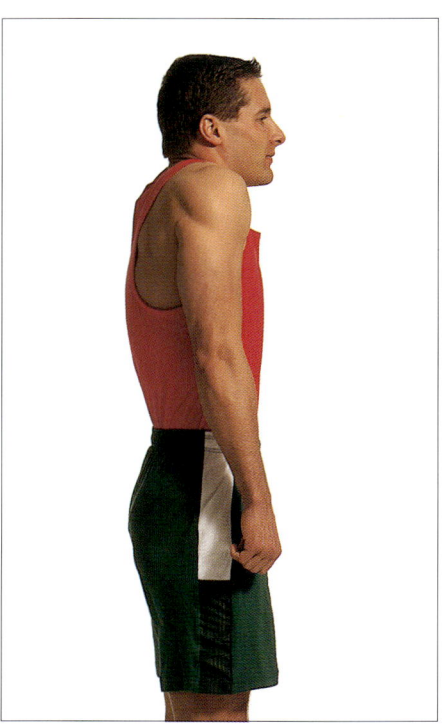
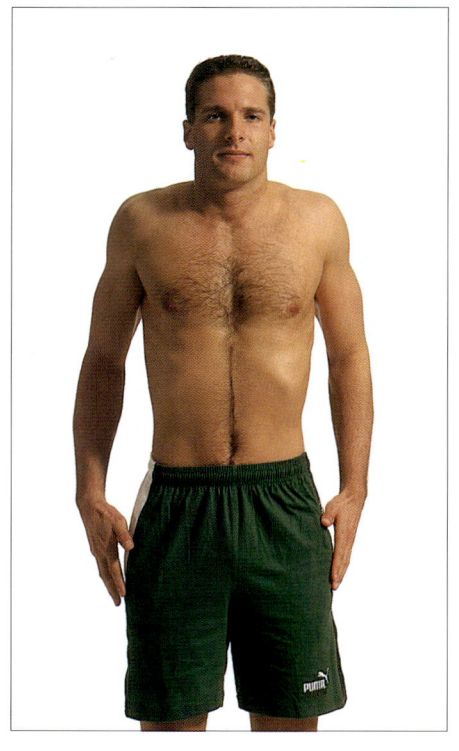
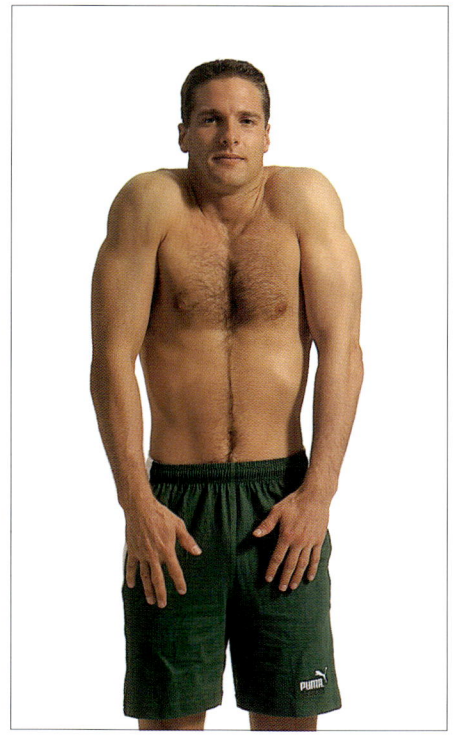

▶ Position de base debout, les pieds parallèles et écartés de la largeur du bassin. La tête est droite, dans le prolongement de la colonne vertébrale. Les bras sont légèrement fléchis, les mains et les doigts sont détendus. Effectuez une lente rotation des épaules, d'avant en arrière.

Variante : vous pouvez effectuer ce mouvement une épaule après l'autre, ou les deux épaules à la fois. Le bras et le coude peuvent également participer au mouvement de rotation.

Pendule des bras   M 9

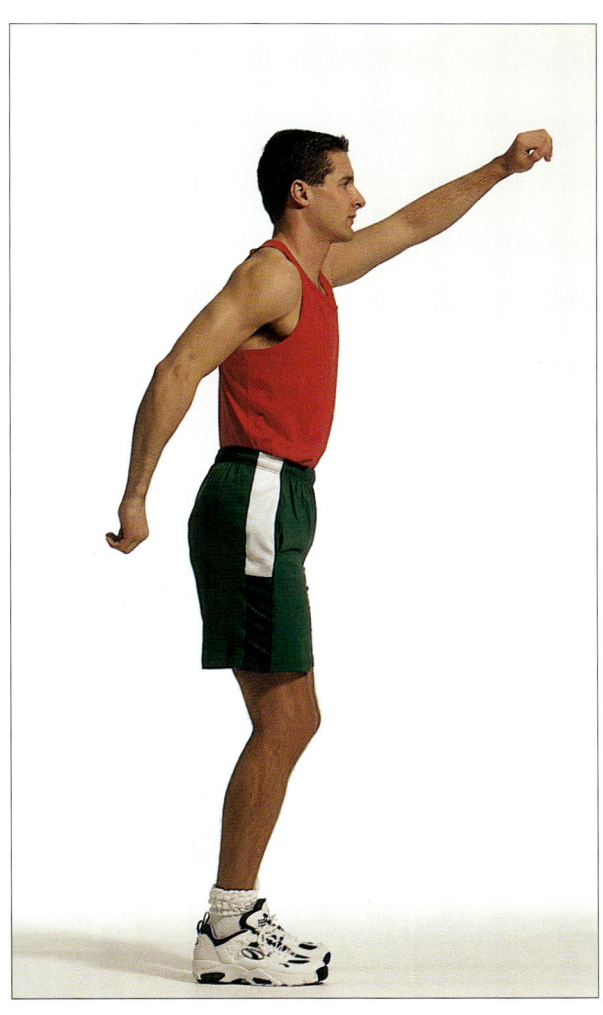

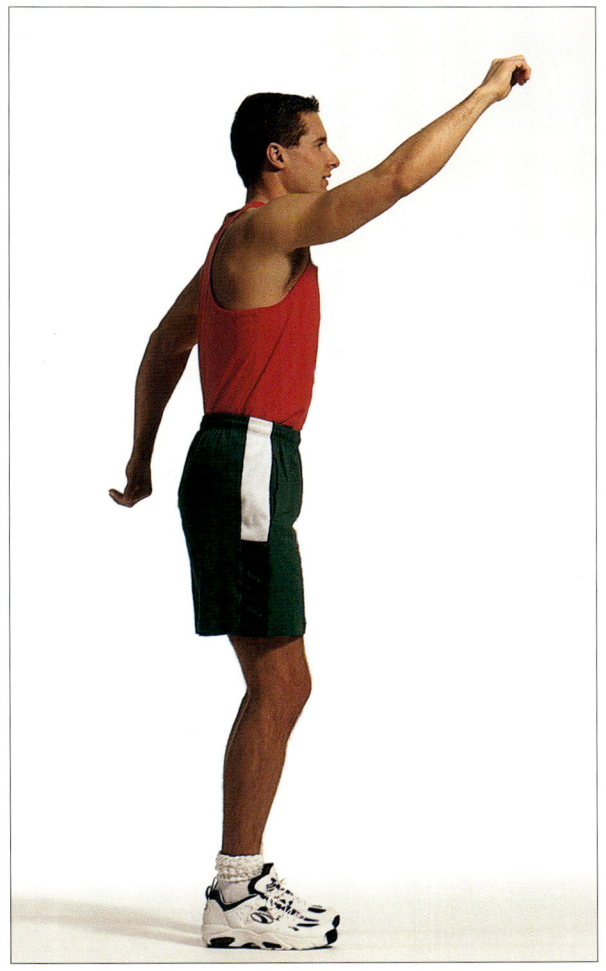

▷ Position de base debout, les pieds écartés de la largeur du bassin. Basculez légèrement le bassin en avant. Les pieds restent parallèles, les bras sont légèrement fléchis. Balancez alternativement un bras en arrière et l'autre en avant, d'un mouvement régulier. Les coudes restent légèrement fléchis, les mains sont décontractées. Le mouvement de pendule des bras est déclenché par une flexion modérée des genoux, les jambes se redressant presque complètement en position finale. Attention : pendant tout le mouvement, les épaules et la ceinture scapulaire doivent rester alignées.

Variante : il est également possible de balancer les deux bras en même temps d'avant en arrière. De nouveau, les épaules doivent rester parallèles aux hanches.

❗ Conseil : n'oubliez surtout pas de serrer les abdominaux et les fessiers afin de fixer le buste pendant le mouvement.

MOBILISATION

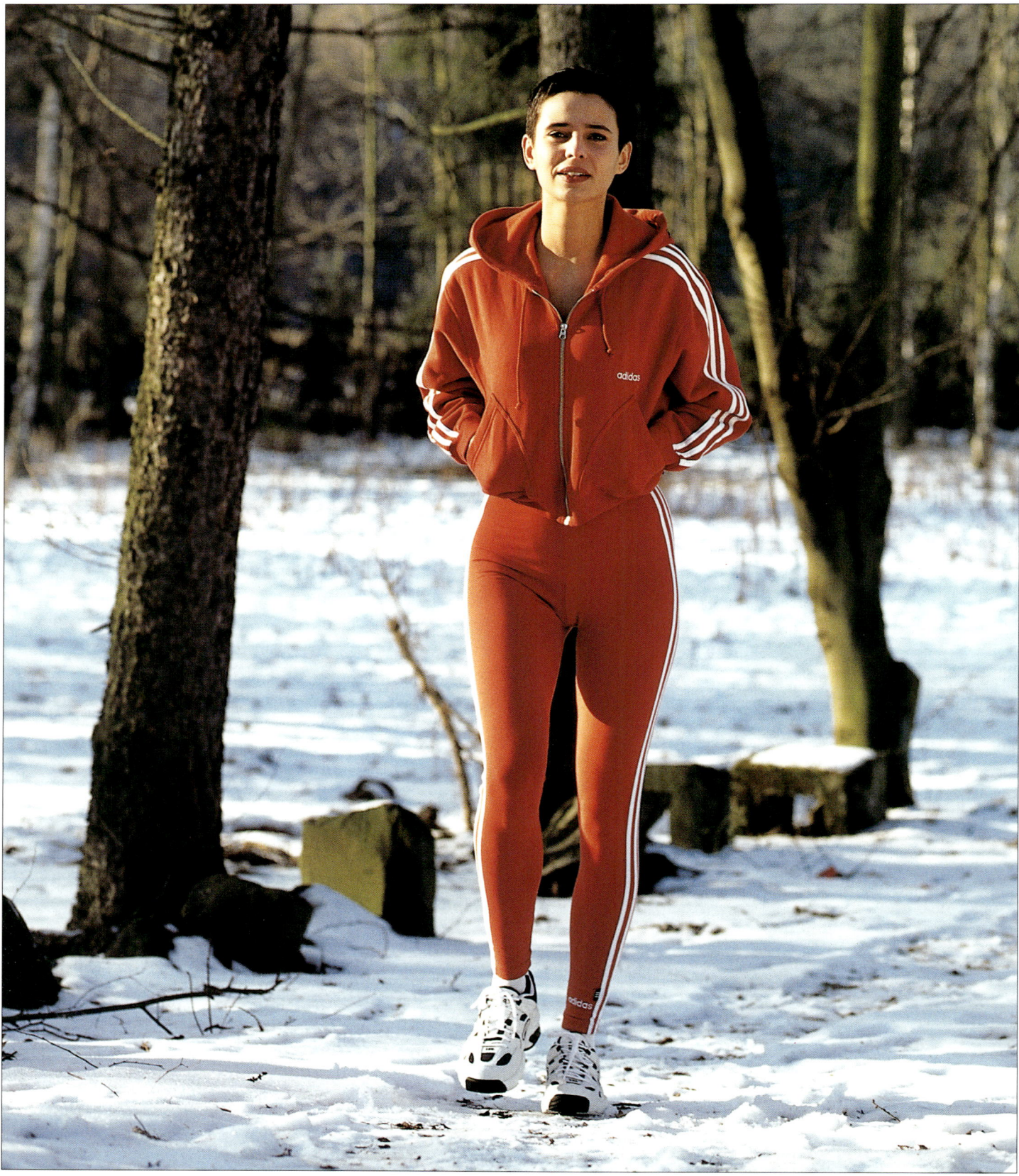

RÉCUPÉRATION

La récupération – un épilogue parfait

Le « cool-down » (retour au calme et récupération) doit constituer la conclusion de chaque séance d'entraînement : vous continuez le mouvement ou l'exercice, mais avec une intensité moindre, pour préparer progressivement votre corps à se détendre après l'effort. Une intensité moindre signifie que l'appareil cardiovasculaire continue à fournir un effort relativement élevé, sans toutefois exiger le maximum de votre organisme. En fait, le cool-down freine la récupération « naturelle », effectuant ainsi une surcompensation, qui, en augmentant vos réserves d'énergie, sera la base de meilleures performances futures.

Pour effectuer correctement la récupération, vous pouvez utiliser divers appareils ergométriques (vélo statique, tapis de course, etc.). En augmentant l'irrigation sanguine des muscles, ces exercices assurent une meilleure oxygénation des tissus, ce qui permet de dégrader rapidement l'*acide lactique* et de constituer de nouvelles réserves d'énergie. En présence d'une quantité d'oxygène suffisante, l'énergie contenue dans l'acide lactique peut être complètement utilisée, l'eau et le dioxyde de carbone libérés par ce processus étant éliminés par les reins et les poumons.

En plus du ralentissement du rythme (en courant, en faisant du vélo, etc.), les exercices d'*étirement* contribuent également à cette régénération. À la suite du *tonus musculaire* accru, qui s'accompagne d'une diminution de l'élasticité, les muscles sont fragilisés et supportent moins bien les contraintes. L'étirement réduit la tension musculaire, qui a nettement augmenté pendant l'entraînement (elle peut réduire la mobilité des muscles de 5 à 13 %). La phase de récupération musculaire est donc accélérée. Les étirements modérés améliorent eux aussi l'irrigation, favorisant ainsi la dégradation des métabolites intermédiaires. De surcroît, les exercices d'étirement ont un effet relaxant, appréciable après l'effort, et favorisent la récupération.

Stockage et utilisation de l'énergie

Pour se contracter, les cellules musculaires ont besoin d'énergie. L'unique source d'énergie directement utilisable par l'organisme est l'*adénosine triphosphate* ou (ATP). L'énergie issue de la dégradation des nutriments (catabolisme) est en majeure partie évacuée par le sang sous forme de chaleur. Seule une petite partie, stockée provisoirement, est utilisée pour la contraction musculaire. Cette réserve d'énergie limitée s'épuise toutefois rapidement. La reconstitution des réserves peut s'effectuer de deux façons. Pour les efforts intenses mais de courte durée, par exemple un 100 mètres, le muscle effectue la synthèse de l'ATP à partir de la *créatine phosphate*. L'énergie nécessaire à un travail musculaire prolongé provient par contre de la dégradation des hydrates de carbone (sous forme de *glucose*). Lorsque le sang est suffisamment riche en oxygène, cette production d'énergie est aérobie, l'oxygène se liant aux produits intermédiaires du métabolisme. Cela libère de nouveau de l'énergie, qui permet de reconstituer les réserves d'ATP. Pour un effort de longue durée (par exemple la course de fond), l'énergie utilisée est presque uniquement *aérobie*. Pour des efforts intenses tels que le sprint, le glucose est décomposé sans présence d'oxygène, de façon *anaérobie*, ce qui aboutit par paliers à la production de lactate, sel de l'acide lactique qui s'accumule dans les cellules musculaires et les acidifie. Le résultat est que les liaisons chimiques productrices d'énergie cellulaire ne se font plus, et cela se traduit par une sensation de fatigue. La nature a certainement prévu cette forme de libération de l'énergie, parce qu'elle fonctionne même en l'absence d'une quantité suffisante d'oxygène. L'énergie inutilisée n'est d'ailleurs pas perdue. Liée à l'acide lactique sous forme d'ATP, elle pourra de nouveau être libérée en présence d'oxygène. L'acide lactique est par conséquent un produit intermédiaire très riche en énergie, et nullement un simple déchet du métabolisme. C'est ce qui explique la phase de respiration profonde suivant un effort intensif relativement court (par exemple un 400 mètres) : elle fournit à l'organisme l'oxygène nécessaire à la dégradation de l'acide lactique. L'ATP n'a pas pour unique fonction de permettre la contraction du muscle, elle permet aussi de le détendre afin qu'il retrouve son élasticité. Après un entraînement intensif, les réserves d'ATP ont baissé, ce qui limite l'élasticité des muscles. Pendant la récupération, n'essayez donc pas d'augmenter la capacité d'étirement de vos muscles. Contentez-vous d'étirer modérément chaque groupe musculaire pendant au maximum deux minutes.

Assurer la régénération : détente et récupération

La récupération a pour but de régénérer la capacité d'effort de votre organisme. Pendant cette phase, la fréquence cardiaque et la respiration retrouvent leur rythme normal, le lactate se diffuse et les réserves d'énergie se reconstituent. C'est précisément à cause de cette reconstitution des réserves que la récupération est un élément essentiel de l'entraînement, qu'il ne faut pas négliger. Si vous reprenez l'entraînement trop tôt, avant

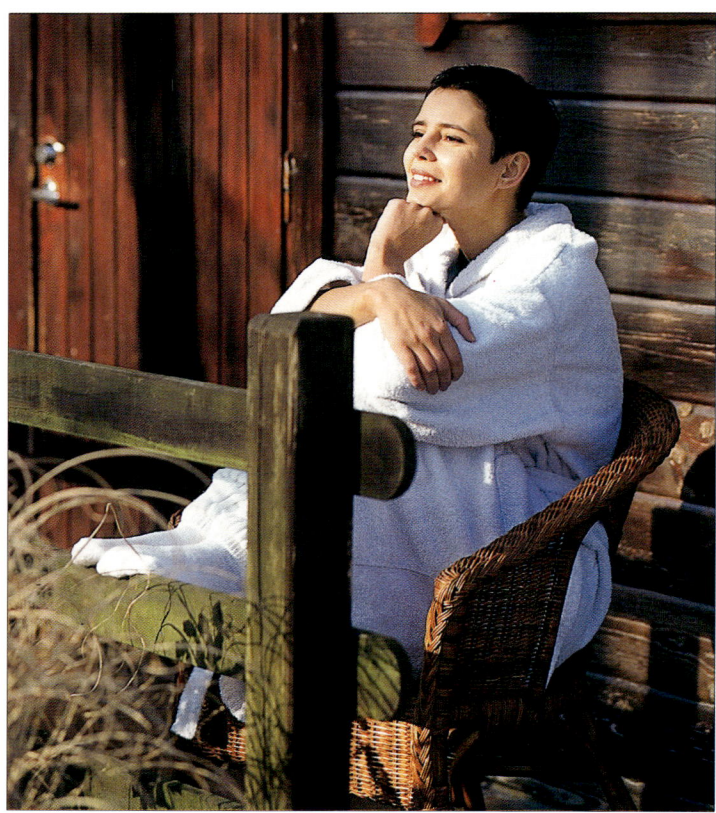

que l'organisme ait des réserves suffisantes, vos performances s'en ressentiront.

Une récupération bien conduite permet par contre d'améliorer durablement vos performances. L'on appelle parfois « surcompensation » cette reconstitution des réserves énergétiques au-delà du seuil initial. Non seulement la dépense des nutriments nécessaires au travail musculaire est compensée, mais les capacités de réserve de l'organisme sont accrues, ce qui permet d'augmenter du même coup votre capacité d'effort.

Il existe différents moyens d'assister la récupération. Par exemple, une alimentation riche en hydrates de carbone accélère la reconstitution des réserves énergétiques. Buvez suffisamment, afin que votre organisme ne manque pas d'eau et de minéraux. Des minéraux comme le sodium, le calcium ou le magnésium sont nécessaires au bon fonctionnement des muscles. Une carence en minéraux peut entraîner une faiblesse et des crampes musculaires, qui vous contraindront à interrompre l'entraînement.

La physiothérapie (massages, douches, sauna, etc.) améliore également l'irrigation sanguine et permet ainsi d'éliminer plus rapidement les déchets organiques. À la suite de cette accélération du métabolisme, les réserves d'énergie se reconstituent plus rapidement, et le renouvellement cellulaire est stimulé. De même, les douches chaudes et froides en alternance, ainsi que le sauna, renforcent les défenses de l'organisme.

Les exercices respiratoires et la *relaxation musculaire* progressive peuvent également accélérer le processus de régénération. En apprenant à vous décontracter, vous diminuez efficacement le tonus musculaire, trop élevé après l'entraînement. Les muscles peuvent alors fournir plus rapidement un nouvel effort, et sont moins vulnérables. Point important, ces méthodes peuvent être également utilisées pour favoriser l'endormissement. Un bon sommeil est essentiel pour

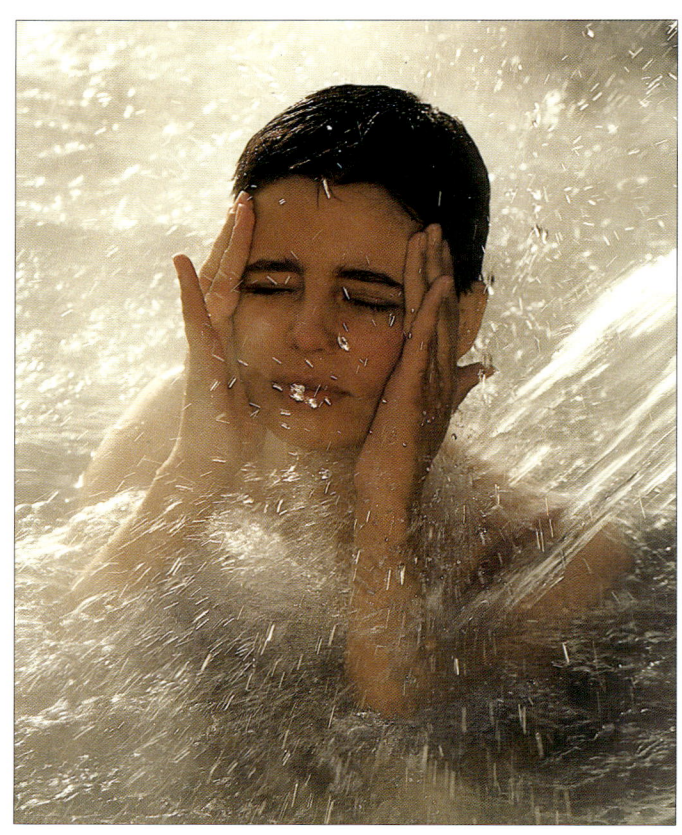

reconstituer les facultés physiques et mentales. C'est pendant le sommeil qu'est sécrétée l'hormone de croissance, responsable du renouvellement cellulaire, et qui contribue à la reconstitution rapide des réserves d'énergie des muscles.

N'oubliez pas que ces techniques ne relèvent pas toutes de votre fait. Pour certaines méthodes de relaxation — *training autogène, Feldenkrais, eutonie,* « voyages imaginaires » et training mental, etc., — l'assistance d'un moniteur spécialement formé à ces disciplines est indispensable.

Relaxation respiratoire

De tous les muscles qui participent à la respiration, le diaphragme est le plus important. Son mouvement, ascendant au cours de l'expiration et descendant au cours de l'inspiration, réalise un véritable « massage interne » du cœur, des poumons et de la région gastro-intestinale. La circulation est améliorée, et les organes vitaux, mieux irrigués, ont un rendement accru.

La bonne technique de respiration

Inspirez par le nez, ce qui favorise la respiration diaphragmatique. En passant dans les fosses nasales, l'air rencontre des résistances : cela favorise la respiration profonde, tout en faisant travailler les muscles qui contribuent à la respiration. Pour contrôler si vous respirez correctement, posez une main sur le ventre, au niveau du nombril : vous sentirez le diaphragme se lever et s'abaisser. Expirez en laissant l'air s'écouler librement. À la fin de l'expiration, marquez une courte pause, jusqu'à ce que l'inspiration se déclenche d'elle-même. Inspirez de nouveau par le nez.

Exercice respiratoire

Faites cet exercice au moins une fois — ou, mieux, deux à trois fois — par jour, pendant dix minutes. Allongez-vous, ou asseyez-vous confortablement. En position assise, les mains, détendues, sont posées sur les cuisses, les pieds sont à plat sur le sol. Si possible, ne vous adossez pas (sauf si vous avez des problèmes de dos). Fermez les yeux, puis inspirez et expirez par le nez à six reprises. Ne forcez pas, respirez naturellement. Sentez l'air passer du nez à la poitrine et au ventre, puis ressortir en sens contraire. Concentrez-vous sur les régions thoracique et abdominale, prenez conscience du mouvement du ventre, qui se gonfle et se rétracte. Ne vous laissez pas distraire par des pensées vagabondes. Prenez-en connaissance, mais ne vous y attachez pas. Imaginez que ce sont des papillons qui s'envolent. Compter (1 pour l'inspiration, 2 pour l'expiration) vous aidera à vous concentrer sur votre respiration. Jouissez du calme et de la décontraction. À la fin de l'exercice, tendez puis relâchez vos muscles afin de préparer votre corps à de nouvelles activités.

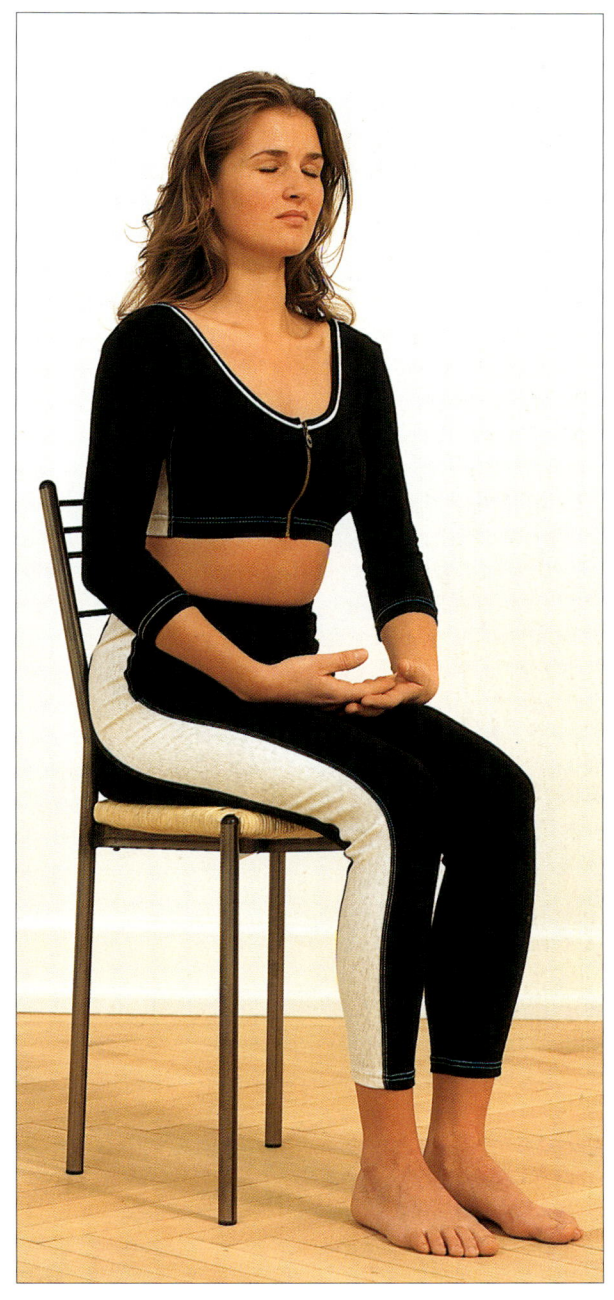

Relaxation musculaire progressive

Dans les années 30, *Edmund Jacobson* a développé un programme de décontraction musculaire très efficace, la relaxation musculaire progressive. Utilisable dans toutes les circonstances de la vie, cette méthode permet de trouver le calme intérieur et de lutter efficacement contre les états de tension, l'angoisse et le stress, en agissant de façon délibérée sur la musculature. Cette technique de relaxation n'exige pas un long apprentissage, et convient particulièrement à tous ceux qui ont du mal à pratiquer les autres méthodes de décontraction comme le training autogène ou la méditation. Elle est qualifiée de « progressive » car la décontraction complète du corps passe par des phases successives. En effet, les muscles doivent d'abord être contractés au maximum, puis relâchés volontairement. L'efficacité de la méthode tient à ce que l'on apprend à sentir concrètement la différence entre contraction et décontraction, jusqu'au point où l'on devient capable de réagir activement au stress et aux tensions, en se mettant rapidement dans un état de relaxation profonde.

Remarque préliminaire

Compte tenu de l'intense contraction des muscles qu'elle exige, la relaxation musculaire progressive constitue également une méthode de musculation active. Il faut donc tenir compte des mises en garde exposées au chapitre *Entraînement programmé*. Ne faites ces exercices que si vous êtes en bonne santé, et en forme. En cas de troubles fonctionnels importants, demandez à votre médecin, avant de commencer l'entraînement, si cette forme de relaxation musculaire vous convient.

Règles fondamentales

Faites les exercices régulièrement. Si vous les avez interrompus pendant plus de quatre jours, vos muscles mettront plus longtemps à se décontracter complètement.

- Prévoyez une demi-heure à trois quarts d'heure, en vous assurant que vous ne serez pas dérangé.
- Vos vêtements devront être chauds et confortables (tenue de jogging ou analogue, bonnes chaussettes).
- Baissez la lumière. Assurez-vous que la température de la pièce est agréable.
- Si vous faites les exercices assis, installez-vous confortablement. Les vêtements ou votre position ne doivent pas gêner la circulation sanguine.
- Respirez calmement, sans effort (voir « Relaxation respiratoire »).

Instructions

Allongez-vous confortablement, les bras le long du corps, les jambes légèrement écartées, les pieds détendus retombant naturellement sur le côté. Fermez les yeux et respirez lentement et régulièrement par le nez. Contractez chaque groupe musculaire pendant deux à six secondes. Les débutants limiteront d'abord la phase de contraction à deux secondes. Ensuite, détendez-vous pendant 15 à 20 secondes. Au début, il est conseillé de contracter puis de décontracter chaque groupe musculaire à deux reprises successives. Après la deuxième fois, marquez une pause de 30 à 40 secondes. Prenez conscience de la différence entre un muscle contracté et un muscle détendu, et concentrez-vous sur une relaxation croissante. Pour vous aider, prenez un mot-clef (par exemple relâcher, lâcher, etc.), auquel vous penserez chaque fois que la contraction se relâche.

Si vous vous exercez régulièrement, le seul fait de penser au mot-clef suffira à déclencher une relaxation profonde et bienfaisante.

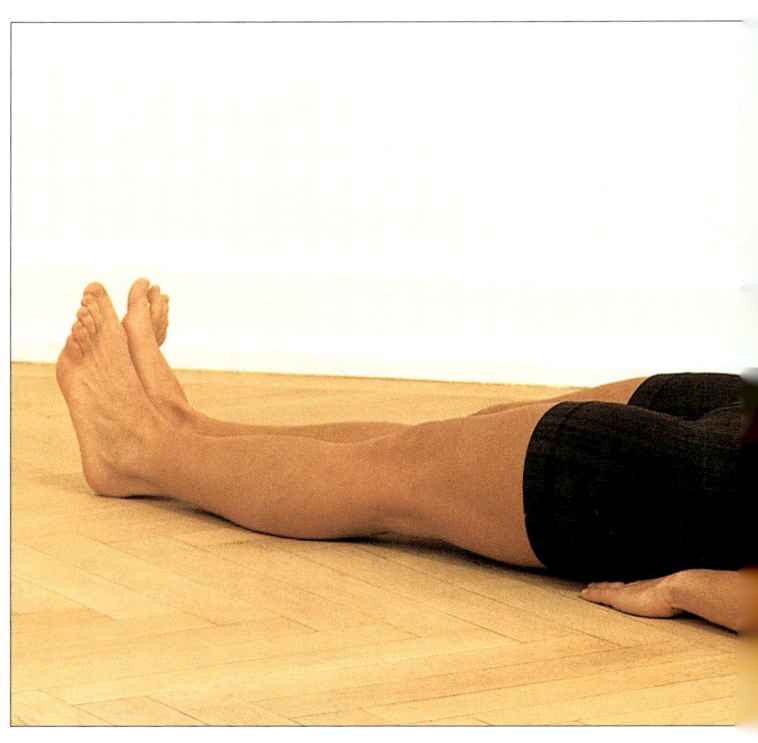

Il n'est pas nécessaire de respecter l'ordre indiqué ci-après. C'est une simple suggestion pour vous aider à établir votre programme. Selon vos préférences et vos besoins personnels, il vous est possible de varier l'ordre des exercices.

Jambes : redresser les orteils. Tenir la contraction, aussi forte que possible. Relâcher. Replier les orteils vers le sol. Maintenir la contraction puis relâcher. Tendre la jambe droite et l'articulation du genou, éventuellement en redressant le pied vers le corps. Comparer la différence de tension entre les deux jambes, avant de passer à la jambe gauche.

Bassin et fesses : serrer les fesses, contracter les muscles du bassin. Tenir la tension puis relâcher.

Abdomen : contracter les abdominaux en rentrant le ventre. Tenir la contraction puis relâcher.

Bras : serrer les poings le plus fort possible. Fléchir le coude droit et essayer de toucher l'épaule droite avec le poignet. Reposer le bras. Etirer au maximum le bras et la main puis relâcher. Faire de même avec le bras gauche.

Dos et nuque : presser fortement l'occiput et les épaules contre le sol. Tenir la contraction puis relâcher.

Thorax : presser les avant-bras contre la cage thoracique. Baisser et avancer simultanément les épaules. Tenir la contraction puis relâcher.

Épaules : pour contracter les épaules au maximum, elles doivent tirer vers le bas et l'arrière.

Nuque : contracter les muscles de la nuque en remontant les épaules tout en rentrant la tête dans les épaules.

Visage : plisser le front. Serrer fortement les paupières et les lèvres, sans hésiter à serrer les dents très fort, tout en tirant les coins de la bouche vers l'extérieur. Tenir la contraction puis relâcher.

Restez encore allongé un moment, profitez du calme et de la décontraction. Pour terminer l'exercice, prenez une grande inspiration et étirez-vous pour vous préparer à redevenir actif. Si vous utilisez la relaxation musculaire progressive pour vous endormir, supprimez évidemment cette phase. Vous pouvez également faire quelques exercices d'étirement (voir le chapitre *Etirements*).

Si vous souffrez d'arthrose, la contraction des muscles des articulations enflammées peut se révéler trop douloureuse. Vous pouvez néanmoins pratiquer la relaxation musculaire progressive en ne mobilisant pas les régions atteintes. Si un ou plusieurs mouvements vous font simplement mal, réduisez l'intensité de la contraction. Si ces ennuis persistent, demandez à un médecin d'en déterminer la cause avant de reprendre l'entraînement.

Des problèmes ?

Il peut arriver que la contraction maximale des muscles provoque des crampes. Etirez les muscles concernés et « secouez-les ». Diversifiez également la technique : diminuez la durée de la phase de contraction ainsi que son intensité, cela évitera les contractures et les crampes.

Surtout chez les débutants, de légères courbatures peuvent apparaître après les exercices. Pour prévenir ce désagrément, échauffez et étirez légèrement les muscles avant l'entraînement. Pour accélérer la régénération des muscles, vous pouvez aussi ajouter à votre programme des exercices d'étirement et d'assouplissement, après les exercices de relaxation musculaire progressive.

En effectuant ces exercices, certaines personnes éprouvent parfois un sentiment de trouble ou d'inquiétude. Si c'est votre cas, modifiez le rythme jusqu'à ce que vous obteniez une meilleure relaxation. Marquez des pauses plus ou moins longues entre les phases de contraction, ou variez la durée de la séance de relaxation. Ou encore, essayez de faire les exercices en position assise.

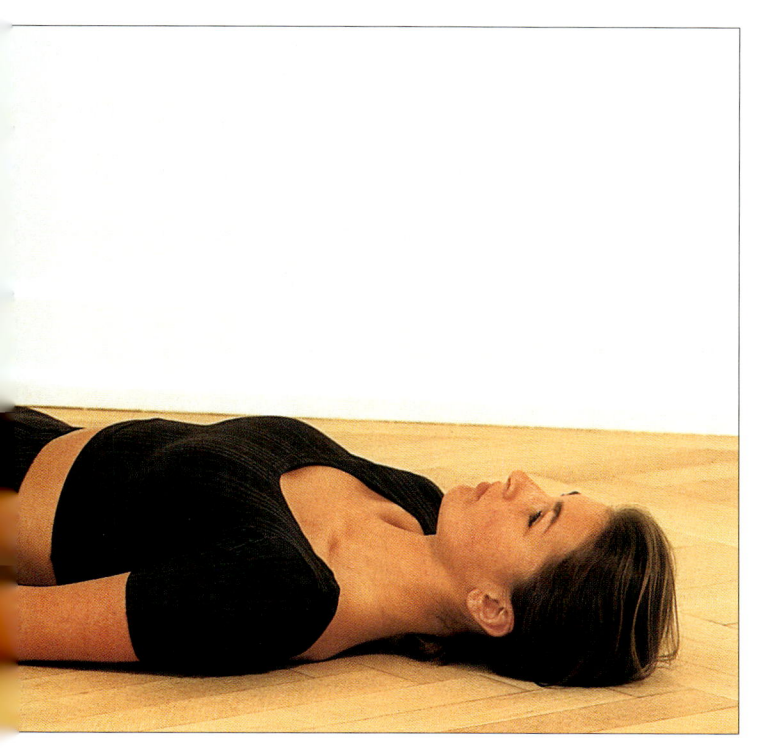

Sauna

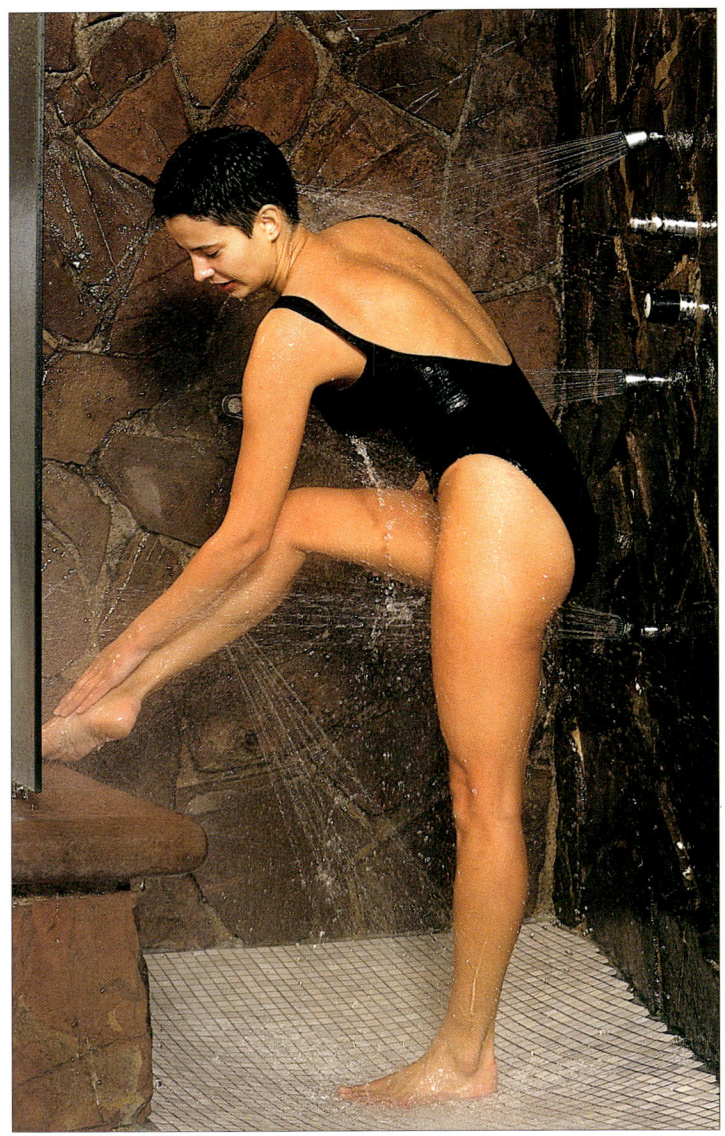

Règles essentielles

- Si vous devez garder le lit, votre place n'est pas au sauna. Si vous êtes atteint d'une affection aiguë, demandez d'abord conseil à votre médecin car le sauna risque d'aggraver votre état.
- Prévoyez suffisamment de temps : une séance de sauna comprend une phase de réchauffement et une phase de refroidissement. La phase de réchauffement ne doit pas excéder une durée de 10 à 12 minutes, 15 au maximum. Compte tenu de la température élevée, une période de transpiration plus longue fatiguerait trop le cœur et le système circulatoire. Même si vous vous installez sur les bancs inférieurs, où la chaleur est moins forte, pour rester plus longtemps, cela n'augmentera pas l'effet bénéfique du sauna. Il est recommandé de prévoir une période de « refroidissement » d'une durée égale à celle de votre séjour dans la salle à air chaud. Si vous allez deux ou trois fois dans cette dernière, comptez deux heures à deux heures et demie pour un sauna complet.
- N'allez pas au sauna le ventre vide, ni après un repas copieux. La chaleur attirant le sang vers la périphérie, l'irrigation accrue des organes digestifs peut entraîner un manque d'oxygène au niveau du cerveau (que vous ayez le ventre vide ou plein).

Recommandations

D'abord l'entraînement, ensuite le sauna ! Le contraire réduirait à néant les bienfaits du sauna et fatiguerait trop l'organisme. Il faut également faire une pause suffisante entre l'entraînement et le sauna, afin que le cœur et le système circulatoire aient le temps de retrouver une activité normale.

Préparation

Une douche avant le sauna est utile. Elle dégraisse la peau et la débarrasse des crèmes et autres cosmétiques, dont la présence gênerait la transpiration. Après la douche, séchez-vous soigneusement avant de gagner la salle à air chaud. Si la peau est encore humide, l'évaporation la refroidirait localement, ce qui s'opposerait à l'action de la chaleur.

Le bain d'air chaud (ou de vapeur sèche)

Installez-vous sur le banc du haut ou du milieu, où la température est plus élevée, de sorte à obtenir un réchauffement optimal en un temps limité. S'il y a suffisamment de place, vous pouvez vous allonger sur le banc. Vous serez plus détendu, et vos muscles absorberont mieux la chaleur. Si vous êtes assis, mettez les pieds sur le banc, afin que le corps entier se trouve dans la même zone de température, et que le sang ne s'accumule pas dans les jambes. N'oubliez pas que le sauna exige une détente parfaite. Evitez de vous fatiguer en changeant souvent de place ou en échangeant des conversations (risque de syncope). Deux minutes avant de sortir, asseyez-vous droit pour vous préparer à la station debout.

Refroidissement

Allez et venez pendant quelques minutes dans la salle pour abaisser un peu la température de votre corps et le préparer au refroidissement. Ensuite, prenez une bonne douche froide. Les douches à jets multiples arrosant le corps de tous les côtés à la fois sont particulièrement recommandées. Evitez l'alternance de douches froides et chaudes, pour ne pas fatiguer l'appareil circulatoire (risque de collapsus). Allongez-vous ou asseyez-vous confortablement dans la salle de repos, et profitez de ce moment de détente. Après une phase de repos et de récupération suffisamment longue, vous pouvez retourner au bain d'air chaud.

Terminez votre séance de sauna dans le calme, en vous détendant une dernière fois dans un fauteuil ou sur un lit de repos. Il faut que la température de la peau soit redevenue normale avant de vous habiller. Si vous vous habillez trop tôt, la peau encore couverte de sueur, vous risquez de vous enrhumer en sortant, surtout par temps froid.

Seule une fréquentation régulière du sauna sera réellement bénéfique pour votre santé.

Si vous voulez en tirer un bénéfice durable, allez au sauna une ou deux fois par semaine. Lorsque vous aurez constaté combien ces « cures de transpiration » vous font du bien et améliorent votre forme et votre capacité d'effort, ces séances de sauna deviendront un véritable plaisir, qui aura sa place dans votre programme d'entraînement.

Si vous ne vous sentez pas bien au sauna, c'est peut-être que les bains d'air chaud ou de vapeur sèche ne vous conviennent pas. De nombreux saunas proposent une alternative, par exemple les bains de vapeur humide. Essayez les diverses possibilités pour découvrir celle qui vous correspond le mieux.

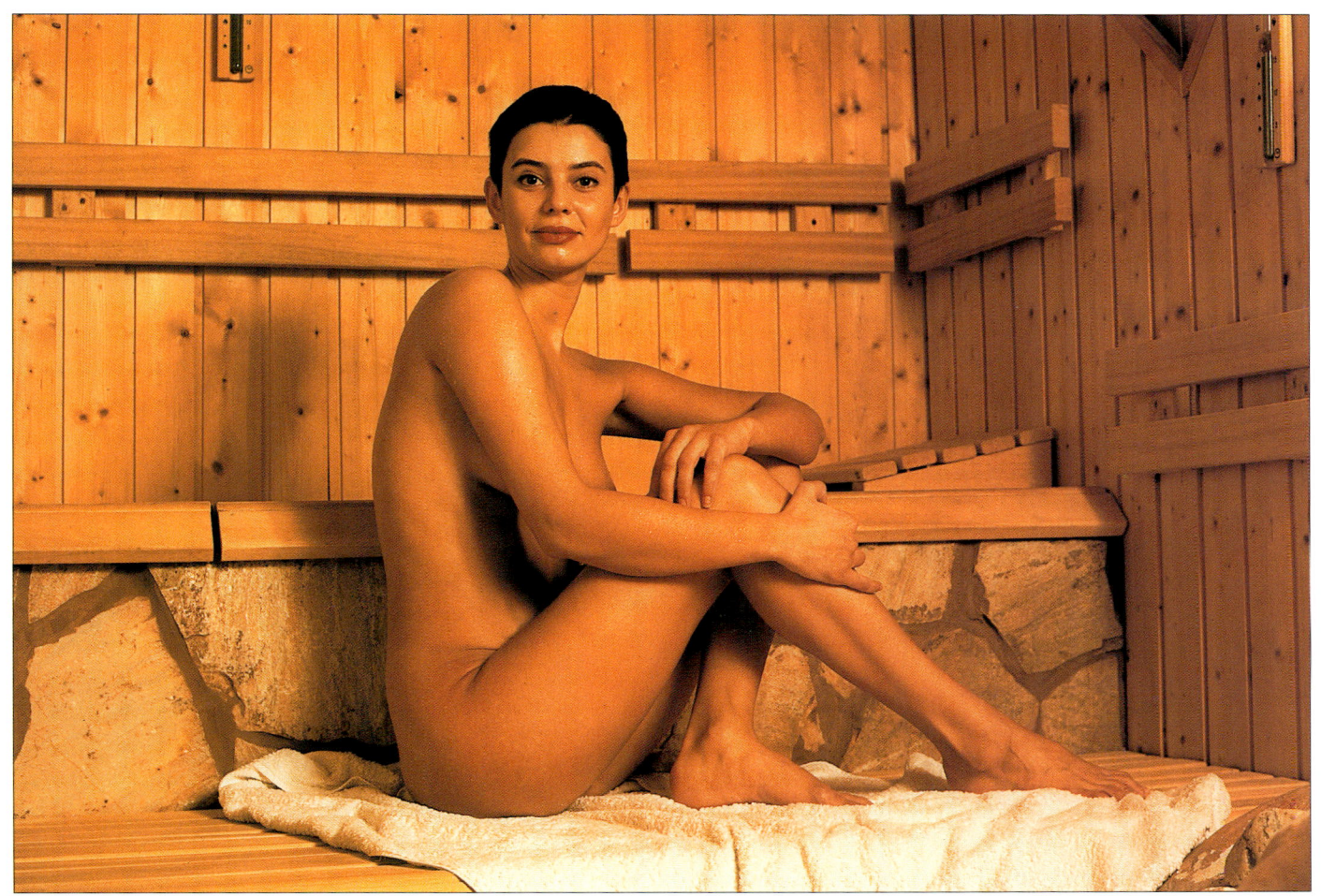

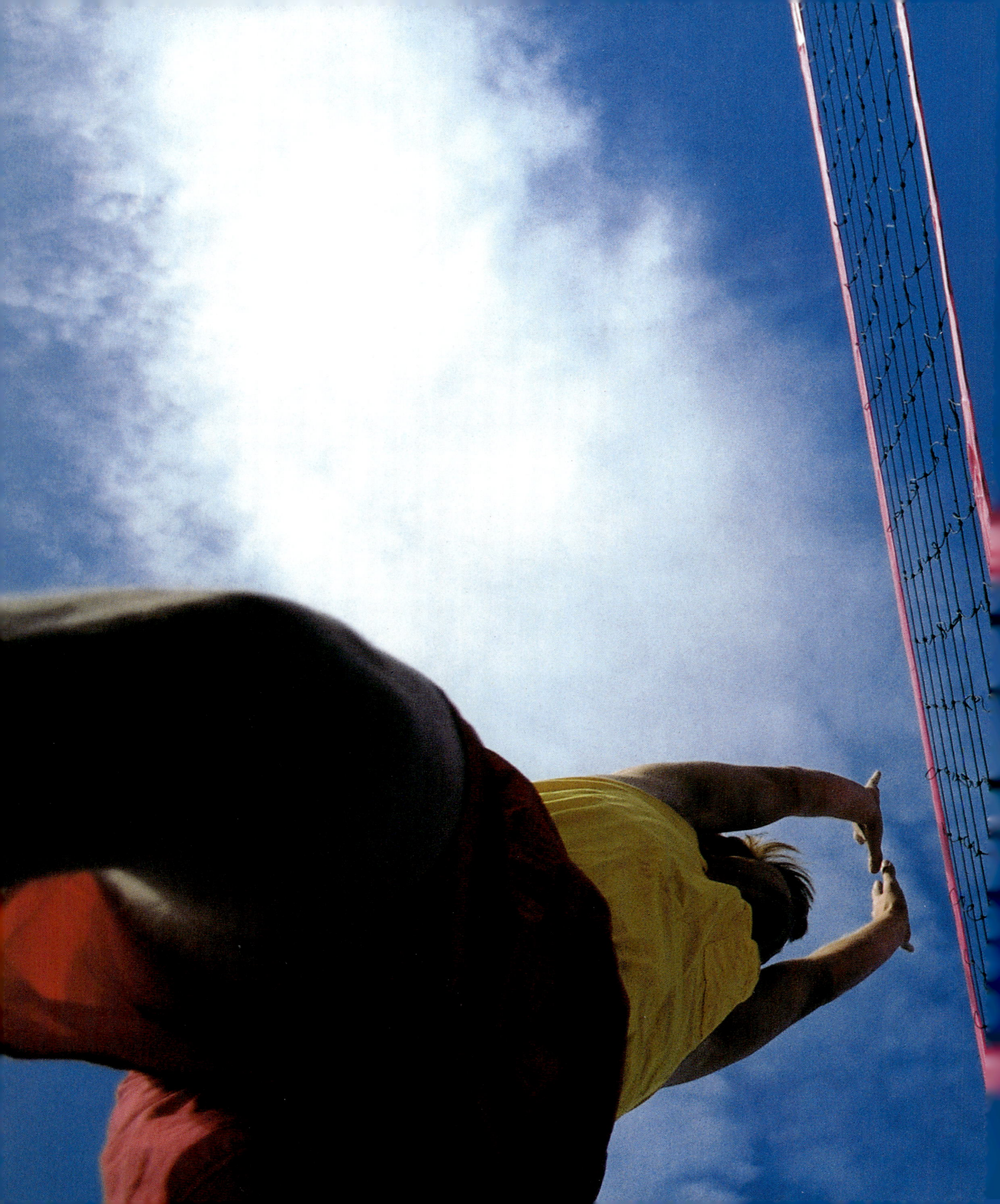

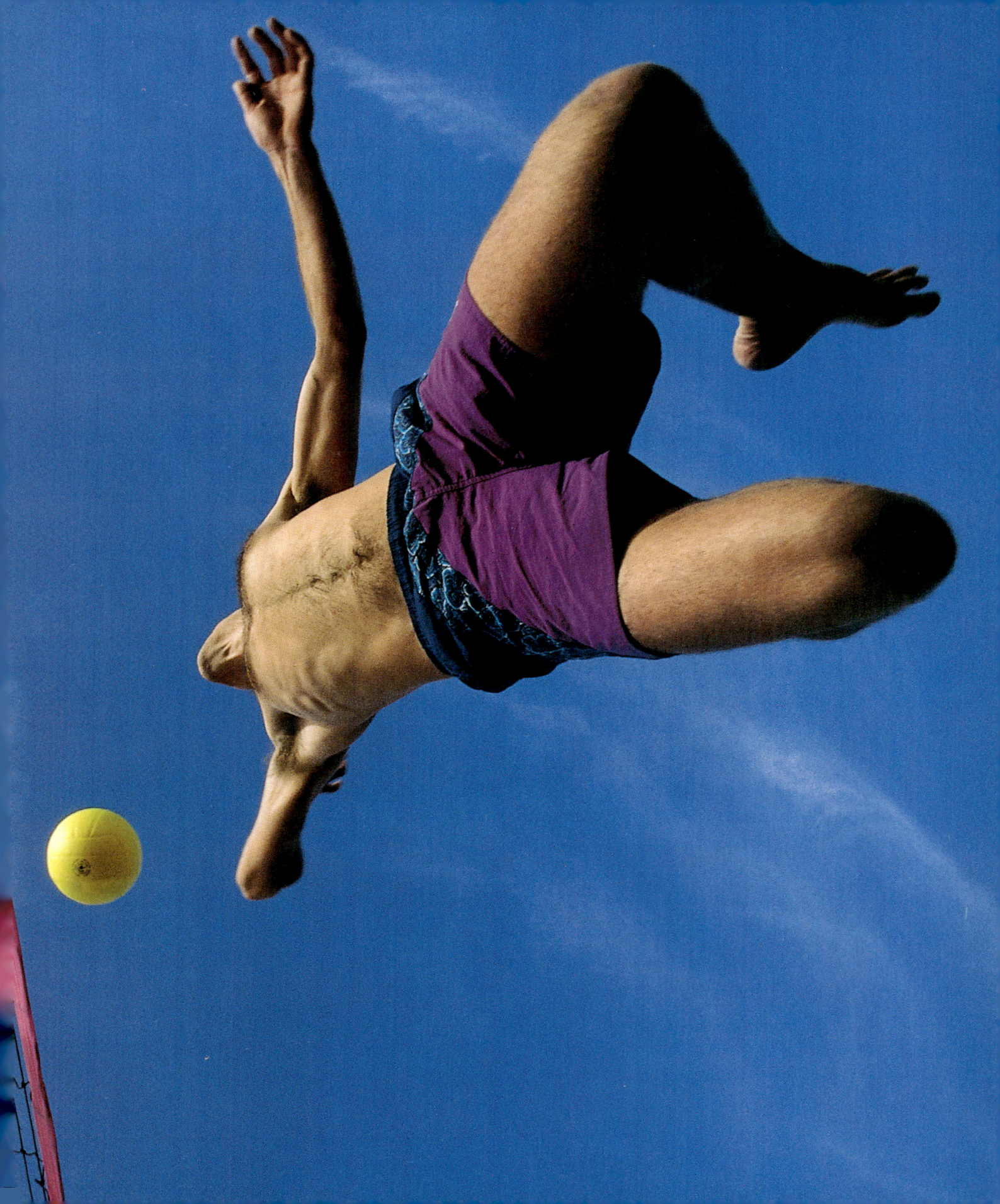

Perdre du poids

Êtes-vous satisfait de votre ligne ? Oui ? Alors, tant mieux. Dans le cas contraire, ce chapitre ne manquera pas de vous intéresser.

Bien des gens n'ont pas la silhouette qu'ils souhaiteraient avoir. Et pourtant, ce ne sont pas les conseils qui manquent pour perdre quelques kilos superflus. Du « programme ventre plat en 3 semaines » au « régime express pour l'été », les méthodes proposées sont légion, et les degrés de réussite tout aussi multiples et variés. Toutes ont un point commun : l'impatience du candidat à la minceur. Certaines promettent une perte de poids de 500 grammes par jour pour atteindre le plus vite possible une silhouette de rêve.

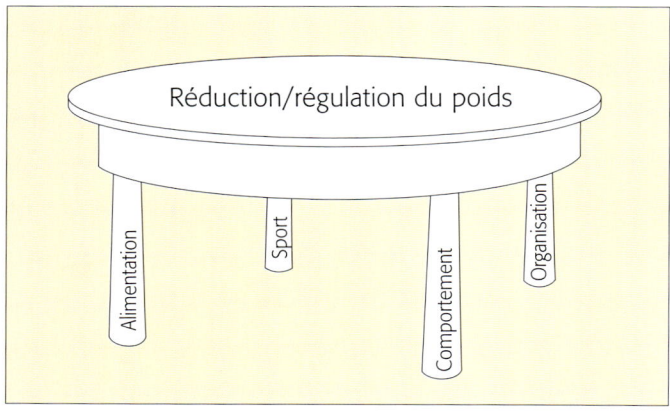

Une perte de poids judicieuse et durable à long terme se fonde sur quatre facteurs qui se complètent.

Un tel objectif est certes réalisable à court terme, mais il faut savoir que ce type de méthodes fait davantage perdre des muscles et de l'eau que de la graisse corporelle.

Néanmoins, il existe un certain nombre de régimes amaigrissants scientifiquement fondés, chacun mettant l'accent sur un aspect particulier. L'un se concentrera sur la connaissance des aliments, un autre sur un programme très précis d'activités physiques, un troisième sur des conseils d'organisation, tandis qu'un autre considérera la surcharge pondérale comme un problème psychologique et proposera une aide pour y remédier. Or, pour réussir un régime amaigrissant à long terme, il faut une association de tous ces principes. Considérons chacun des domaines concernés – alimentation, sport, organisation et comportement – comme les quatre pieds d'une lourde table. Chacun des pieds contribue à la stabilité de l'ensemble : si l'un d'eux n'est pas assez solide, la table, tout comme une mauvaise conception de la perte de poids, est bancale. Le présent chapitre n'a pas pour objet d'allonger la liste des régimes amaigrissants. Il consiste à présenter les composantes indispensables pour réussir un régime et la façon idéale de les combiner pour que cette réussite soit durable. Quant à la façon d'utiliser ces éléments, elle incombe à chaque individu.

Le métabolisme

Si l'on veut comprendre pourquoi le corps a tant de mal à puiser dans ses réserves, il est nécessaire de bien connaître le fonctionnement du métabolisme. D'une façon générale, le métabolisme n'est rien d'autre que l'ensemble des réactions biochimiques qui se déroulent dans le corps. Dans le langage populaire, le concept de métabolisme est le plus souvent associé à une notion de rapidité : « Son métabolisme est rapide », « cela ralentit le métabolisme », « ce médicament accélère le métabolisme », etc. En effet, les différents processus chimiques que connaît le corps se produisent selon des rythmes très divers, ce qui ne facilite pas la planification d'un régime amaigrissant.

À première vue, il semblerait logique de penser : si j'absorbe davantage d'énergie (sous forme de calories) que mon corps n'en a besoin, je grossis ; et si j'en absorbe moins qu'il n'en dépense, je perds du poids. Mais le fonctionnement de notre métabolisme n'est pas si simple. Pour comprendre les lois qui régissent la prise ou la perte de poids, faisons la comparaison avec un bassin d'eau doté d'un trop-plein : si l'on réduit l'alimentation en eau (apport d'énergie), l'écoulement (dépense d'énergie) diminuera forcément aussi, mais avec un léger décalage dans le temps. Or, l'ampleur de cette réduction et le moment où elle intervient varient d'un cas à l'autre. Le processus inverse est également valable : si l'on augmente l'apport énergétique, la dépense énergétique augmentera elle aussi au bout d'un certain laps de temps.

Activation du métabolisme

Ce principe de variabilité du métabolisme étant établi, il convient maintenant d'apprendre à s'en servir correctement, c'est-à-dire d'éviter les comportements qui le ralentissent au profit de ceux qui l'accélèrent. Les moyens appropriés pour activer le métabolisme de façon naturelle sont au nombre de trois :

1. Prise de volume musculaire (hypertrophie)
2. Activité physique
3. Alimentation accrue et/ou plus fréquente.

Toute personne pratiquant le fitness dans le respect de son intégrité physique ne devra pas même songer avoir recours à certains moyens déraisonnables, voire illégaux, comme se priver de sommeil, s'exposer au froid, consommer du café ou de la nicotine, absorber des médicaments accélérant le métabolisme, se doper, etc. Nous nous consacrerons ici uniquement à des méthodes n'ayant aucun effet nocif pour la santé.

1. Prise de volume musculaire

Doté d'une irrigation sanguine active, le tissu musculaire se caractérise par un métabolisme rapide et, de ce fait, bien plus élevé que, notamment, celui du tissu adipeux. En d'autres termes, une musculature un peu plus importante fait « tourner » plus rapidement le « moteur » métabolique, même au point mort, et augmente la consommation de « carburant ». Dans les clubs de fitness modernes, l'objectif de « prise de volume musculaire » n'est souvent plus de mise. Se pose alors la question : à quoi sert l'entraînement aux poids si ce n'est à augmenter la masse musculaire ? Bien des gens se trompent sur le concept de fitness et les idées fausses ne manquent pas. En voici quelques-unes parmi les plus répandues :

- en concentrant son entraînement sur les « zones à problème », on peut faire fondre la graisse aux endroits voulus et la transformer en muscles ;
- les femmes sont capables de développer une musculature impressionnante en pratiquant la musculation ;
- se muscler à l'aide de poids légers en faisant un grand nombre de séries allonge la musculature et produit un effet amincissant.

En partant de ces principes, on pourrait déduire que s'il était possible de faire brûler la graisse en un point donné par le simple fait d'une activité renforcée, il serait également possible de « diriger » la graisse vers une certaine partie du corps en maintenant cette dernière inactive. Or, l'ordre dans lequel se fixent les dépôts

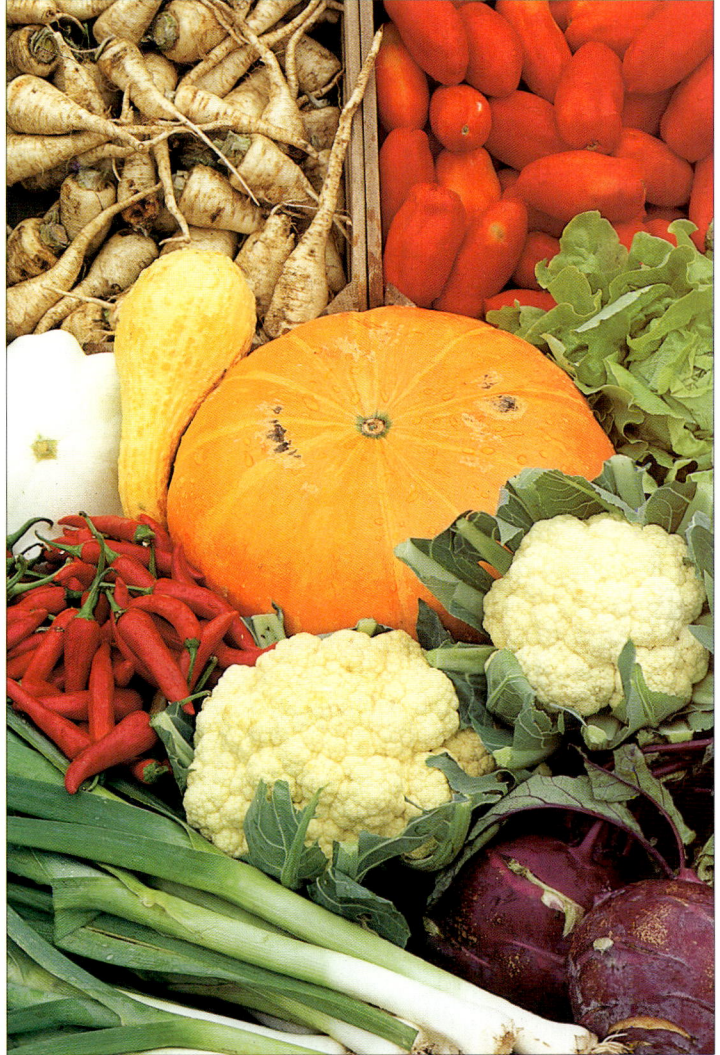

de graisse dépend de données héréditaires stockées dans nos cellules. Ainsi, les hommes développent une forme dite « en pomme », c'est-à-dire que les surplus de graisse se fixent chez eux au niveau de l'abdomen. Les femmes, quant à elles, développent une forme dite « en poire », à savoir qu'elles stockent les excédents adipeux dans le bas-ventre, les hanches, les fesses et les cuisses. Toute perte de graisse intervient dans l'ordre contraire à celui de son dépôt.

Ce sont les derniers endroits à avoir grossi qui mincissent d'abord. Et les points où sont apparus les premiers bourrelets de

Activation du métabolisme

graisse seront les derniers à fondre. Dans ce processus, la façon de perdre sa graisse – entraînement spécifique, régime ou modification de l'alimentation – n'entre pas en ligne de compte. En outre, du fait de leur différence de structure, il n'est pas possible d'obtenir une transmutation des cellules adipeuses en cellules musculaires. Cela dit, perdre de la graisse en adoptant une alimentation limitée à ses besoins et un mode de vie accordant une large place aux activités physiques permet effectivement d'augmenter la proportion de masse musculaire par rapport à l'ensemble du corps.

Qu'en est-il de la peur de prendre trop de « masse musculaire » ? Les femmes, en particulier, refusent souvent de « soulever de la fonte » par crainte de ressembler à un Arnold Schwarzenegger au féminin. Selon une opinion couramment répandue, s'entraîner avec des poids plus petits mais en effectuant un nombre de séries le plus élevé possible serait un peu plus efficace. Car la musculature ne prend de la force et du volume – condition préalable à l'activation du métabolisme – que si elle est plus fortement sollicitée que d'habitude. De toute façon, la nature a décidé à la place des femmes : la pratique d'un sport de loisirs ne peut en aucun cas les conduire à ressembler, de près ou de loin, à Arnold Schwarzenegger ! En tout état de cause, le moyen le plus simple pour ne pas être trop musclée, lorsque l'on a atteint le volume musculaire correspondant à sa silhouette idéale, est de ne plus augmenter l'intensité de son entraînement. Les notions de base à connaître pour établir un programme d'entraînement visant la prise de volume et de force musculaires ont été exposées dans le premier chapitre.

2. Activité corporelle

Toute activité corporelle a pour effet d'activer le métabolisme pendant la phase d'effort, mais également pendant un certain temps après la fin de l'entraînement. Plus l'entraînement est poussé, plus l'accélération métabolique dure : elle peut même atteindre six heures après la fin d'un effort intensif.

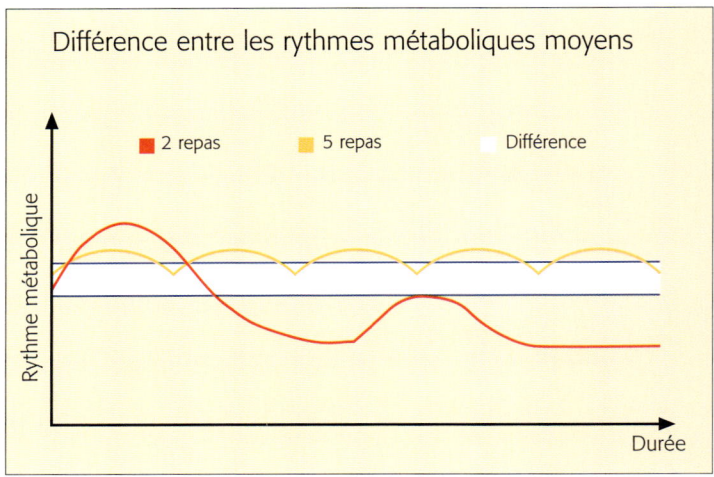

3. Alimentation accrue et/ou plus fréquente

Bien souvent, les individus qui ont tendance à prendre facilement de la graisse ne sont pas de si gros mangeurs. Au contraire, sur une journée, ils mangent souvent moins que ne l'exigeraient leurs besoins énergétiques. Ils essaient de réduire le nombre de calories qu'ils absorbent en mangeant moins. Ils compensent les petits – ou grands – écarts qu'ils s'autorisent les week-ends ou lorsqu'ils sortent en soignant leur régime alimentaire la semaine qui suit. Mais quelques jours ne suffisent pas pour remédier à ces petits péchés. Pourquoi ?

À cause du mécanisme même du métabolisme. Car celui-ci ne se met pas en marche quelques jours, mais quelques heures seulement après la réduction de la prise alimentaire. Sauter un repas, pour des raisons professionnelles, par exemple, ralentit tous les processus brûlant de l'énergie. Si l'on prend deux repas par jour, le rythme métabolique moyen est nettement plus bas que si l'on absorbe cinq repas à deux ou trois heures d'intervalle. Enfin, il ne faut pas oublier que le métabolisme est bien plus lent la nuit que le jour.

L'apport énergétique

Pour perdre du poids, l'activité physique est essentielle. Et pour choisir le sport approprié, il faut se poser la question suivante : est-ce qu'un entraînement d'endurance fait obligatoirement fondre les graisses ? Oui et non. Car pour faire fondre la graisse, il faut un apport d'oxygène suffisant. Considérons ce qui se passe lorsque l'on recouvre d'un verre (vide) une bougie allumée : elle s'éteint. Il se produit exactement le même processus pour la graisse lors d'un effort intense. Pour se procurer l'énergie dont il a besoin, notre corps dispose de trois sources – les sucres (ou hydrates de carbone ou glucides), les lipides (ou graisses), et les protéines – et même d'une quatrième, pour être exact : l'alcool. On les appelle collectivement les macronutriments.

Bien entendu, l'alcool, comme source énergétique, n'est pas recommandé, surtout lorsque l'objectif est de perdre du poids. Concernant les protéines, le corps ne les utilise en quantité notable qu'en période de jeûne ou pendant un effort d'endurance très long et intensif (dans les marathons, notamment). Dans ce cas, c'est la musculature qui sert de source de protéines, c'est-à-dire que le corps les puise dans le tissu musculaire, qui a pourtant des tâches bien plus importantes à exécuter que de fournir de l'énergie. De plus, les protéines ne sont pas des pourvoyeurs d'énergie intéressants ni importants dans les performances sportives. Restent donc les sucres, encore appelés hydrates de carbone, et les graisses, encore appelées lipides. Ces deux nutriments sont toujours utilisés en mélange dans des proportions variables. Dans le corps au repos, la part de graisses domine puisqu'elle avoisine les 90 %, le corps disposant de suffisamment d'oxygène pendant une longue période. Dans les efforts d'endurance très intenses, la proportion est pratiquement inverse, l'oxygénation étant rendue plus difficile. On entend souvent dire qu'un entraînement d'endurance peu intensif permet de brûler une certaine quantité de graisses au bout d'environ une demi-heure. Ce n'est qu'en partie vrai. En réalité, la proportion hydrates de carbone/graisses se modifie de minute en minute.

Le graphique ci-dessous montre que la proportion de graisses brûlées pendant la première demi-heure n'est que légèrement

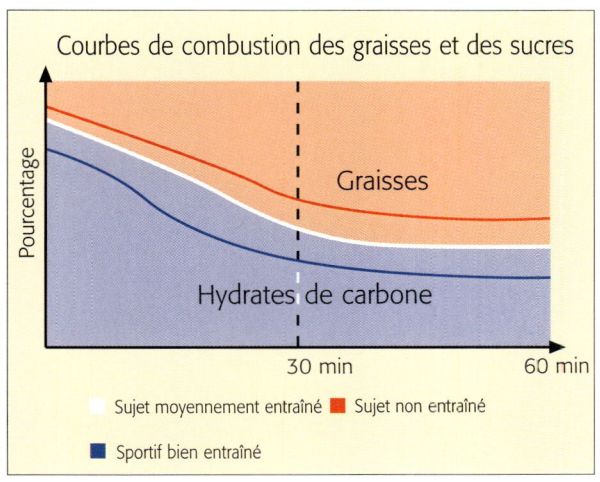

supérieure à celle de la seconde demi-heure. En fait, la combustion des graisses augmente de façon continue au cours d'un travail d'endurance modéré et atteint pratiquement son pic après une demi-heure. Reste à préciser ce que signifient les termes « modéré » et « peu intensif ». Nous avons déjà vu dans quelle zone de fréquence cardiaque optimale s'inscrit le système cardio-vasculaire lors d'un entraînement d'endurance. La formule « pouls de 180 diminué de l'âge du sujet », augmenté ou diminué selon le niveau d'entraînement, doit être réduite de 20 pulsations par minute pour une combustion optimale des graisses. En bref : pouls de 160 moins l'âge du sujet. S'ajoutent à cela les mêmes soustractions et additions que celles énumérées au chapitre Endurance. Le tableau ci-contre donne

Âge	FC max par min	60 % de la FC max par min	65 % de la FC max par min	70 % de la FC max par min
20	200	120	130	140
25	195	117	127	137
30	190	114	124	133
35	185	111	120	130
40	180	108	117	126
45	175	105	114	123
50	170	102	111	119
55	165	99	107	116
60	160	96	104	112
65	155	93	101	109
70	150	90	98	105

un aperçu des zones de fréquence cardiaque favorables à la combustion des graisses.

Afin qu'un entraînement d'endurance brûle le mieux possible les graisses pour fournir de l'énergie, il faut respecter les règles de base suivantes :

- il doit durer suffisamment longtemps (à partir d'une demi-heure, cela commence à être réellement intéressant) ;
- il ne doit pas être trop intensif (soit 20 pulsations de moins que pour l'entraînement cardio-vasculaire) ;
- il doit être continu.

La plupart des sports de ballon – par exemple, le volley-ball, le football, le basket-ball – mais également le squash, le tennis et le badminton, ne remplissent pas cette condition de continuité car ils font continuellement varier la fréquence cardiaque : dans certaines situations de jeu, on ne bouge pas (pour servir, notamment), alors que dans d'autres situations, on court après le ballon ou la balle. Ces variations de la fréquence cardiaque permettent au corps de métaboliser surtout des sucres, ceux-ci contenant beaucoup d'oxygène et relativement peu de graisses. En résumé, dans les situations où l'oxygène manque, le corps préfère utiliser ses pourvoyeurs d'énergie les plus rapidement disponibles : les sucres.

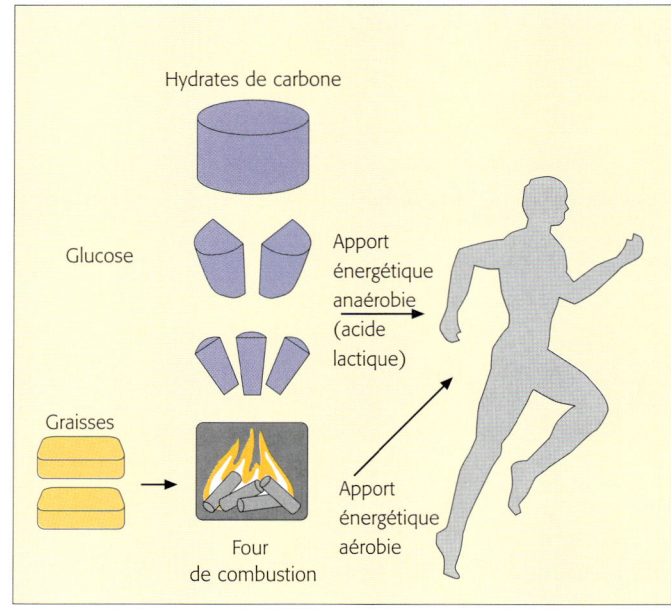

La combustion des sucres (bois) nécessite moins d'oxygène et se fait donc plus rapidement que celle des graisses (briquettes), qui consomment beaucoup d'oxygène et ne brûlent bien que lorsque le feu de bois a déjà démarré.

Il faut que l'effort soit prolongé et continu et que l'apport d'oxygène soit régulier pour que le métabolisme utilise les graisses et se procure de l'énergie. Les sucres rapides sont économisés selon leurs combinaisons oxygénées en vue des situations d'urgence.

On peut illustrer la différence entre les divers pourvoyeurs d'énergie en comparant les sucres à du petit bois et les graisses à des briquettes. Si l'on place une flamme sous le bois, il prend feu, alors que c'est impossible pour les briquettes. Ce n'est qu'après avoir enflammé le petit bois et posé les briquettes dessus que celles-ci, au bout de quelque temps, vont brûler à leur tour, mais bien plus lentement que le bois (voir illustration).

Peut-être connaissez-vous dans votre entourage des personnes sportives et très actives qui, malgré cela, ont des problèmes de ligne évidents. L'explication de ce phénomène est très simple : même en s'entraînant tous les jours, selon le type de sport pratiqué, on brûle surtout d'importantes quantités de sucre que l'on réabsorbe peu après en mangeant, le sport ouvrant l'appétit. Les sports qui favorisent la combustion des sucres présentent un autre problème : chaque réaction chimique du métabolisme n'est possible que par l'intervention d'une *enzyme* spécifique. Or, les enzymes responsables de la combustion des graisses ne sont pas les mêmes que celles qui font brûler les sucres. Et la pratique régulière d'un sport activant le métabolisme des sucres (les sports de ballon mentionnés plus haut, par exemple) renforce les enzymes impliquées, qui se préparent ainsi au travail qu'elles auront à fournir à chaque entraînement. En d'autres termes, de petit chemin vicinal, le métabolisme des sucres devient progressivement une autoroute à plusieurs voies. En revanche, le métabolisme des graisses reste un chemin vicinal car il ne tire aucun bénéfice des entraînements.

Pour perdre du poids et, surtout, de la graisse corporelle, un entraînement d'endurance (ou à la combustion des graisses, pourrait-on dire) continu, long et peu intensif est donc recommandé. Les personnes qui veulent se mettre au sport et qui n'ont pas une bonne condition physique – les tests du premier chapitre vous ont permis de savoir si vous faites partie de cette catégorie – devront débuter par un entraînement cardio-vasculaire, d'une durée de quelques semaines à quelques mois, avant de pouvoir commencer à brûler des graisses. Les tableaux ci-contre indiquent les programmes à suivre pour optimiser une telle combustion.

Évaluez tout d'abord votre condition physique au moyen d'un test comme celui de Cooper. Si votre résultat est inférieur à la moyenne, commencez par l'entraînement « condition au-dessous de la moyenne ». Si le résultat atteint au moins la moyenne, vous pouvez commencer directement par l'autre programme. Parmi les sports présentés dans le chapitre *Endurance* (natation, cyclisme, marche ou jogging), choisissez celui qui vous convient et qui pourra s'adapter à votre disponibilité. Après la douzième semaine d'entraînement, renouvelez votre test. Si votre niveau d'entraînement a atteint au moins la moyenne, attaquez le deuxième programme. Sinon, reprenez l'entraînement des trois dernières semaines en faisant passer la fréquence cardiaque par unité d'entraînement à 70 % à 80 % de la fréquence cardiaque maximale. Refaites le test de performance toutes les quatre semaines et, lorsque vous aurez atteint la moyenne, passez au deuxième programme.

Programme d'entraînement : Condition au-dessous de la moyenne

	1re à 4e semaine	5e à 8e semaine	9e à 12e semaine
Fréquence cardiaque de travail	60 % à 70 % de la FC max	60 % à 70 % de la FC max	60 % à 70 % de la FC max
Durée de chaque unité d'entraînement	20 min	30 min	40 min
Unité d'entraînement par semaine	2	2–3	3

Programme d'entraînement : Condition égale à la moyenne

	1re à 4e semaine	5e à 8e semaine	9e à 12e semaine
Fréquence cardiaque de travail	160 moins l'âge	160 moins l'âge	160 moins l'âge
Durée de chaque unité d'entraînement	40 min	50 min	60 min
Unité d'entraînement par semaine	2–3	2–3	2–3

L'alimentation

Peu d'entre nous ont une bonne connaissance des principes de l'alimentation diététique. Le fait est qu'il n'est pas évident de connaître toutes les informations nécessaires et de s'en servir à bon escient pour s'assurer un régime alimentaire sain. En revanche, nous possédons tous à notre insu quelques notions de base, que ce chapitre est destiné à compléter.

Mais il ne faut pas se leurrer : tout régime classique pour perdre du poids, quelle que soit la façon dont il est composé et même s'il est suivi à la lettre, a son revers. Nous verrons aussi le lien qui existe entre les fringales et les prises alimentaires, ainsi que les différents composants des aliments et leurs particularités. Une fois ces notions établies, nous tenterons de déterminer ce qu'est une alimentation équilibrée et bénéfique.

Le sujet de l'alimentation a été volontairement inclus dans ce chapitre sur la perte de poids car connaître les tenants et les aboutissants de l'alimentation et, ainsi, s'alimenter de façon appropriée, est l'un des piliers du régime amaigrissant : alimentation saine et exercice physique sont en effet indissociables. Mais les meilleures connaissances en matière d'alimentation et de sport n'y feront rien si elles ne sont pas appliquées sur une longue durée et bien ancrées dans la vie de tous les jours.

Promesses et réalités

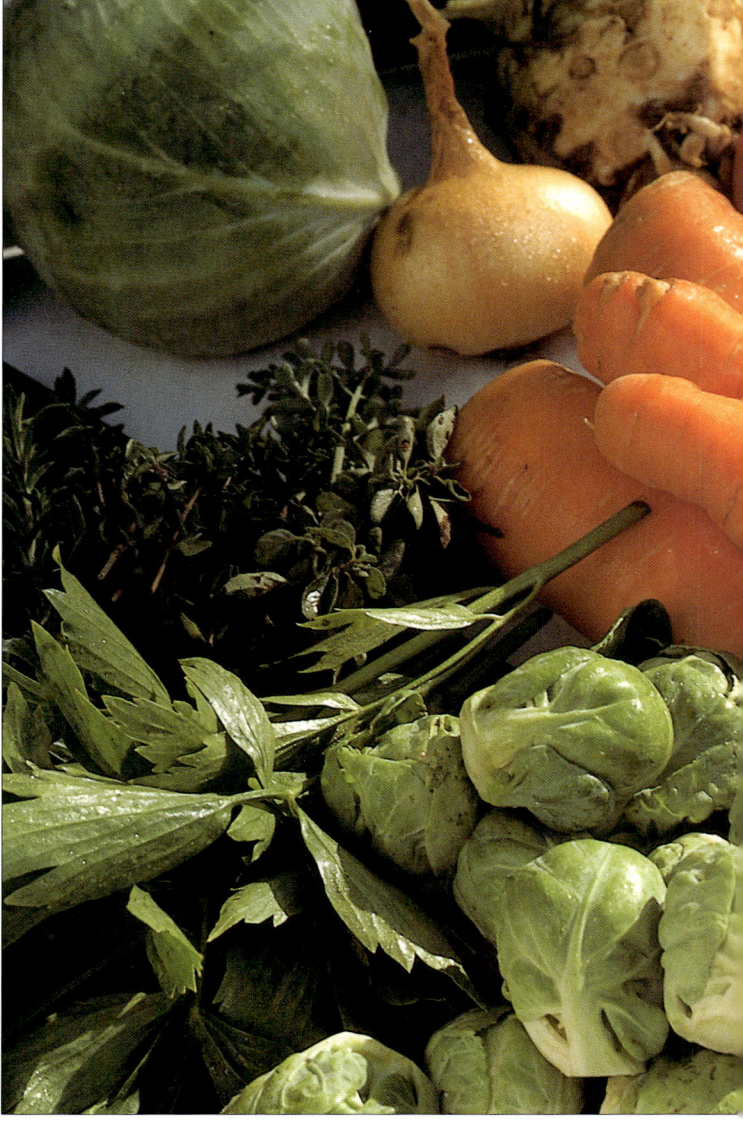

Chaque année au printemps, le même scénario se répète : la graisse accumulée pendant l'hiver se révèle dans toute sa splendeur, tandis que la saison des jupes courtes approche à vive allure. C'est alors que fleurissent de tous côtés les régimes-miracles pour maigrir avant l'été.

Partons du principe que vous avez décidé de recourir à l'une de ces méthodes rapides pour perdre quelques livres superflues. Pour aller plus vite, la majorité des régimes « éclairs » ou « express » que l'on vous propose préconisent de réduire votre apport énergétique à moins de 1 000 *kilocalories* (kcal) par jour. Or, vous savez que votre métabolisme élimine ses réserves avec parcimonie et que si vous diminuez vos apports caloriques pendant quelques jours, ce sont vos dépenses caloriques que vous diminuerez par la même occasion. Néanmoins, force vous sera de constater dès les premiers jours une perte de poids plus ou moins à la hauteur des promesses. Comme nous l'avons vu, ce n'est pas seulement de graisse que vous serez débarrassée : plus de la moitié du poids perdu par cette méthode se compose de tissu musculaire et d'eau.

Pour comprendre que perdre 500 grammes par jour, comme le promettent de nombreux régimes, n'est pas perdre 500 grammes de graisse, faisons un petit calcul. Un gramme de graisse alimentaire libère, en brûlant, 9 kcal contre 7 kcal pour un gramme de graisse corporelle. La valeur énergétique de la graisse corporelle est inférieure car les tissus du corps contiennent, entre autres, des éléments de tissu conjonctif qui ne contribuent pas au pouvoir calorifique. En brûlant, 500 grammes de graisse corporelle produisent donc 500 x 7 kcal = 3 500 kcal.

L'apport calorique quotidien recommandé est de 2 400 kcal pour les hommes de 25 à 51 ans et de 2 000 kcal pour les femmes du même âge, à condition qu'ils pratiquent une légère activité physique. Inutile d'être très doué en mathématiques pour comprendre qu'ôter 3 500 kcal à un régime de 2 400 ou 2 000 kcal n'est guère

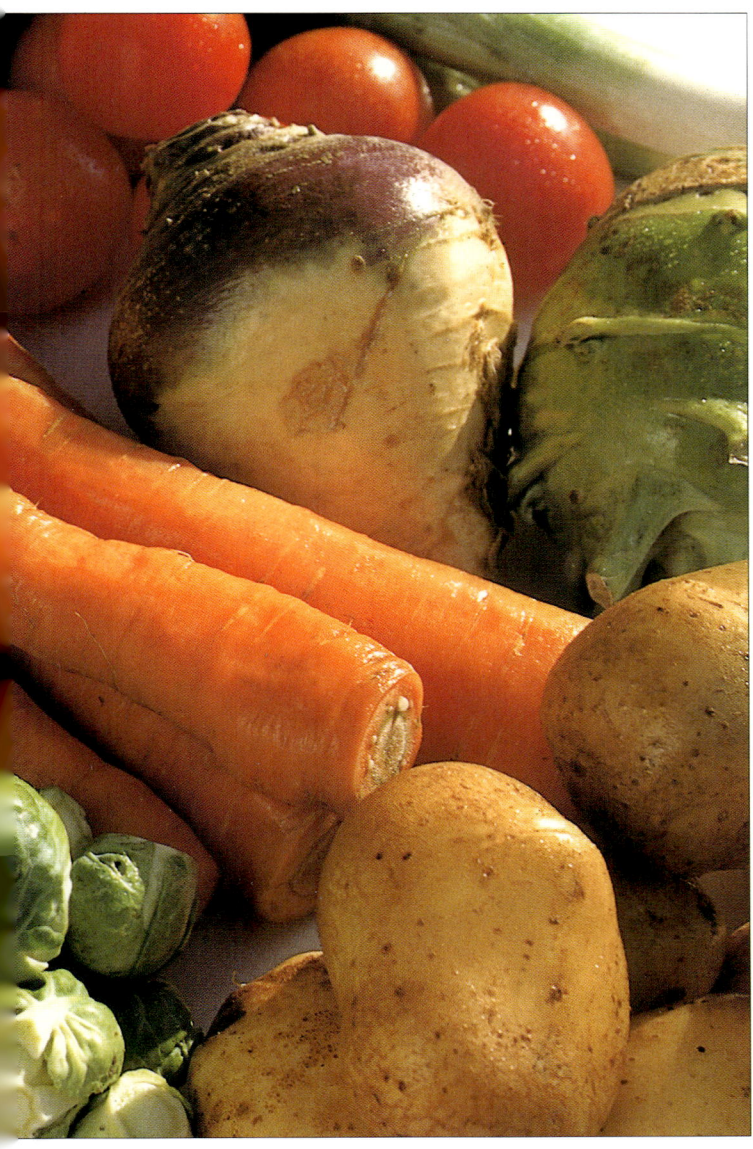

Du point de vue diététique, une réduction trop importante de l'apport calorique, comme celle proposée par tous ces régimes rapides, provoque par ailleurs un déficit en certains nutriments vitaux pour le corps. C'est pourquoi les suggestions hypocaloriques présentées vers la fin du chapitre sont non seulement plus efficaces, mais également meilleures pour la santé et pour la ligne.

Le principe du régime alimentaire

Il existe actuellement quelques centaines de régimes différents censés faire perdre du poids. En les examinant de plus près, on leur trouve un point commun dans leur principe de base : ils provoquent tous des déficits nutritionnels qui entraînent la combustion de graisse corporelle, mais aussi, et surtout, de tissu musculaire. À cela s'ajoute l'eau perdue en même temps que le muscle qui a fondu, et, une fois le régime achevé, les kilos effectivement perdus sont repris tout aussi vite. En outre, la plupart des régimes sont si déséquilibrés qu'ils conduisent au bout de quelque temps à une perte d'appétit. C'est une autre façon de perdre rapidement du poids corporel, mais c'est aussi la plus mauvaise.

Dans le langage courant, le concept de régime est compris comme une forme d'alimentation établie de façon spécifique pour une période déterminée. Et c'est là le plus sérieux des inconvénients du régime : sa composition, sur le plan de l'énergie et des nutriments, n'est bien souvent pas adaptée aux besoins de l'organisme et, une fois qu'il est terminé, on en revient fréquemment à son comportement alimentaire antérieur. S'ils permettent de perdre du poids, la plupart des régimes n'indiquent pas quelle alimentation équilibrée il faut reprendre ensuite. Dans ce cas, il est recommandé de s'adresser à un professionnel de la diététique ou de la nutrition qui saura vous conseiller.

De par leur composition, certaines formes d'alimentation n'ont pas le caractère équilibré recommandé ni la courte durée d'un régime. Ce sont des régimes correspondant à des comportements alimentaires particuliers, dont font partie le végétarisme, la *macrobiotique* et le *régime dissocié*.

possible. D'autant qu'il faut tenir compte des 1 000 kcal fournies chaque jour par le régime préconisé. Si nous reprenons notre exemple, cela signifie que pour perdre 500 grammes de graisse corporelle, il faut brûler un reliquat de 2 100 à 2 500 kcal au moyen de l'exercice physique. Cela représente cinq heures de vélo.

Si vous avez bien suivi ce calcul, vous constaterez qu'il est impossible de tenir ces promesses. D'autre part, avec les économies que le métabolisme commence à faire après quelques jours de régime, aucun régime visant à perdre plus de 500 grammes de graisse par semaine n'est réaliste. En revanche, cela est tout à fait réalisable sans privations énergétiques extrêmes.

Les théories de la faim

Qu'est-ce qui pousse le corps humain à s'alimenter ? Il existe à ce sujet différentes théories, toutes plus ou moins vérifiées scientifiquement. De façon certaine, la sensation de faim dépend du niveau de glycémie. Plus il est bas, plus la faim est grande. Mais il semblerait également que l'état de distension de l'estomac soit un facteur déclenchant le besoin de s'alimenter. La théorie du « setpoint » expose un point de vue différent : elle part du principe qu'à chaque individu correspond un poids « idéal » et que, par conséquent, une certaine quantité de tissu adipeux est enregistrée dans ses données héréditaires. Si le poids réel de l'individu est situé nettement au-dessus ou en dessous, le cerveau commanderait un besoin de prise alimentaire tendant vers ce poids « idéal ». La théorie du setpoint a longtemps été considérée comme vérifiée, mais des études menées sur des jumeaux l'ont remise en question. En effet, les résultats ont prouvé qu'un des jumeaux pouvait être en net surpoids alors que l'autre était mince, les deux ayant pourtant les mêmes dispositions héréditaires. On admet également que la prise alimentaire dépend du niveau des acides aminés dans les dépôts libres du corps.

Lorsque des stimuli internes commandent une prise alimentaire (déficit d'énergie et de nutriments), les manques sont compensés par une sensation de faim. Les stimuli externes, eux, peuvent conduire à une prise alimentaire non contrôlée.

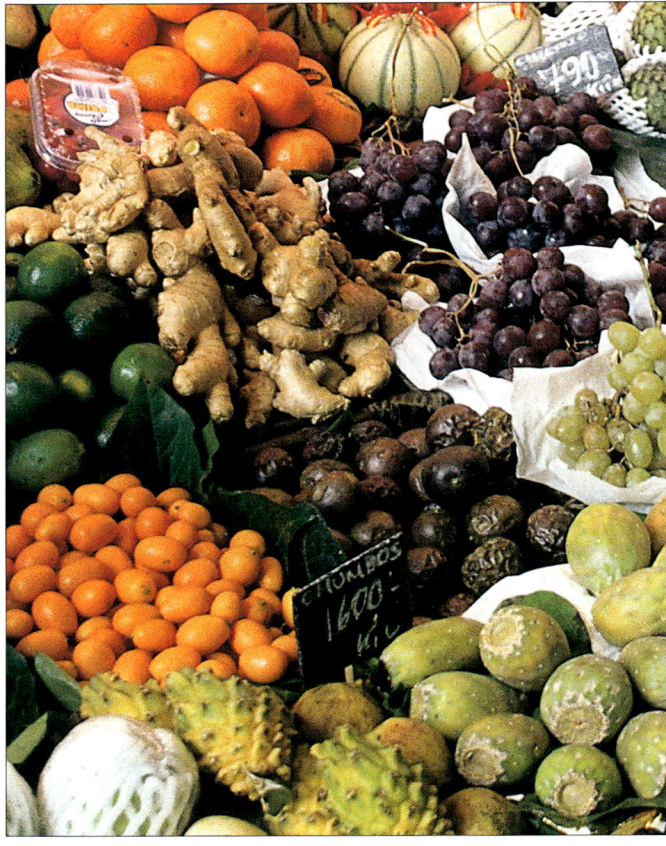

Il est probable que l'association des quatre facteurs mentionnés – niveau de glycémie, distension de l'estomac, setpoint et niveau des acides aminés – soit le stimulus interne de la prise alimentaire. Le processus de la digestion, de par sa durée, est capable de provoquer un effet de satiété par le biais d'un mécanisme de réaction du cerveau. Toutefois, cela ne peut se produire qu'après environ vingt minutes de mastication.

Lorsque l'on pense à son plat préféré, il est évident que l'envie de manger n'est pas commandée par les besoins nutritionnels du corps. À cela s'ajoutent un grand nombre de facteurs externes comme l'appétit, le plaisir, l'ennui, la frustration, la solitude, la colère, la sociabilité, et bien d'autres. Si ces influences extérieures n'existaient pas, une bonne connaissance des principes alimentaires serait superflue car l'organisme humain, exclusivement guidé par ses stimuli internes, adopterait le comportement alimentaire optimal. Il absorberait tous les nutriments nécessaires et la prise alimentaire s'arrêterait dès que les stimuli internes seraient satisfaits. De plus, si tous les aliments nécessaires étaient disponibles et qu'aucun facteur social ou psychologique n'entrait en jeu, tout problème de sous-alimentation ou de suralimentation serait éliminé.

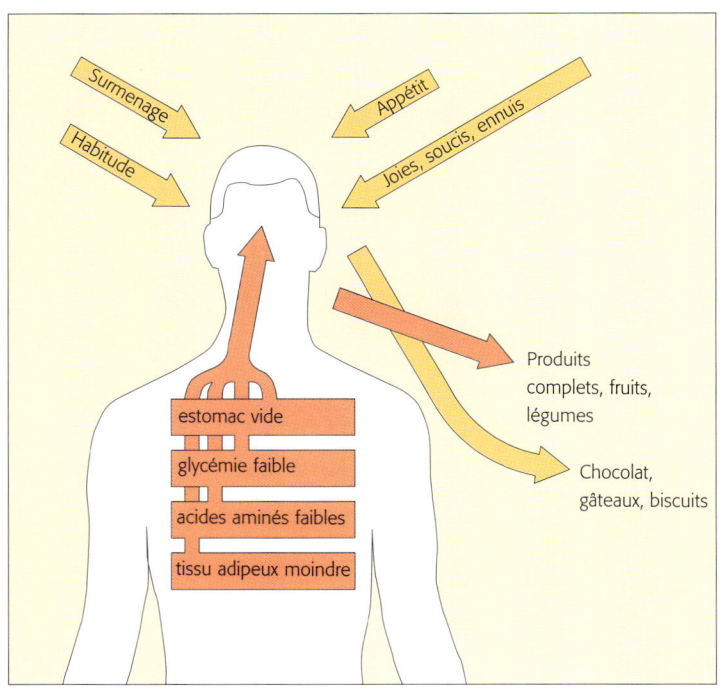

Les composants des aliments et leurs particularités

Si l'être humain a l'occasion d'absorber, au cours de sa vie, quelques milliers d'aliments ou de combinaisons d'aliments différents, on peut cependant décomposer ceux-ci en fonction de leurs constituants de base. Cette décomposition est par ailleurs très utile lorsque, pour une raison ou une autre, on doit effectuer des choix alimentaires. Car enfin, notre alimentation n'est pas faite de boîtes contenant chacune un des nutriments dont notre organisme a besoin, mais d'une multitude d'aliments composés contenant chacun une combinaison de nutriments précis. Les constituants de ces aliments sont les macronutriments (hydrates de carbone ou sucres, ou glucides), protéines et graisses (ou lipides), les micronutriments (vitamines, minéraux, etc.) et l'eau. Macronutriments et micronutriments se distinguent en fonction de leur valeur calorique : les vitamines et les minéraux ne fournissent pas directement de l'énergie au corps par combustion, tandis que les macronutriments sont des pourvoyeurs d'énergie.

L'organisme humain ne peut fonctionner que s'il dispose d'énergie en continu par le biais des macronutriments. Cette énergie sert à maintenir la température et les processus corporels, mais autorise aussi les activités corporelles. L'énergie apportée au corps se transforme pour 60 % en énergie thermique et pour 40 % en énergie chimique. La valeur énergétique de chaque macronutriment est donc la suivante :

    1 g de lipides   env. 9 kcal ou 39 *kilojoules* (kJ)
    1 g d'hydrates de carbone   env. 4 kcal ou 17 kJ
    1 g de protéines   env. 4 kcal ou 17 kJ
    1 g d'alcool   env. 7 kcal ou 30 kJ
    1 kcal (kilocalorie) = 4,184 kJ (kilojoules)

Malgré sa haute valeur calorique, l'alcool ne peut être considéré comme faisant partie des aliments ni, par conséquent, des nutriments : il appartient aux stimulants. Pour connaître combien de grammes d'alcool pur contient une boisson alcoolisée, il faut multiplier son degré alcoolique (% vol.) par la densité de l'alcool, soit 0,79. Le résultat indique la teneur en alcool en grammes pour 100 millilitres. Un demi-litre de vin à 10 % vol. contient donc 39,5 grammes d'alcool, soit une valeur énergétique de 276,5 kcal.

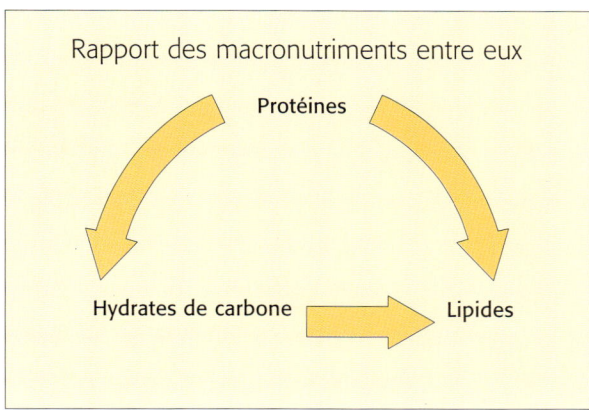

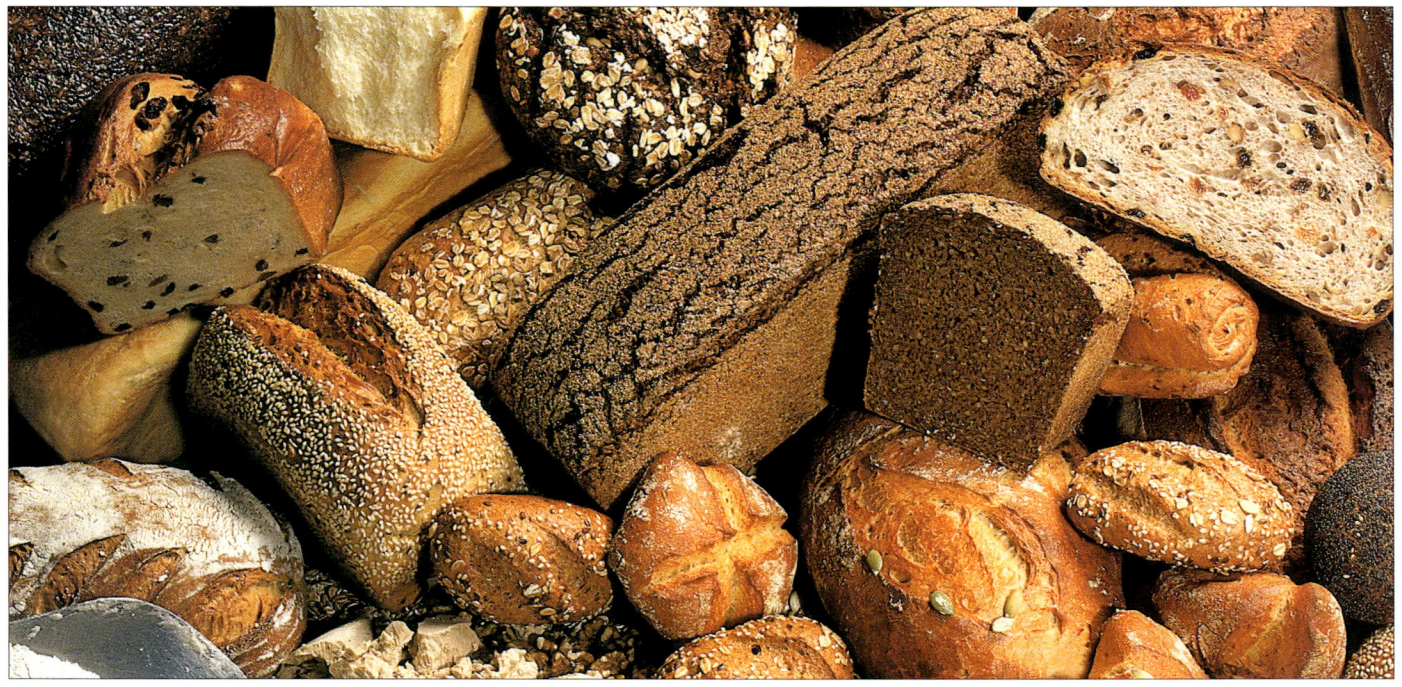

Selon des statistiques, plus de 10 %, en moyenne des besoins énergétiques quotidiens des Européens de l'Ouest sont couverts par l'alcool.

Le niveau des besoins énergétiques journaliers dépend de nombreux facteurs différents. Les tout premiers sont le sexe de l'individu, son âge, mais aussi l'intensité et la pénibilité de son activité physique.

Valeurs indicatives d'apport énergétique

	kcal/jour, homme	kcal/jour, femme
10 à 13 ans	2 250	2 150
13 à 15 ans	2 500	2 300
15 à 19 ans	3 000	2 400
19 à 25 ans	2 600	2 200
25 à 51 ans	2 400	2 000
51 à 65 ans	2 200	1 800
après 65 ans	1 900	1 700

Les méthodes permettant de calculer et de déterminer les besoins énergétiques de chaque individu sont très variables. La façon la plus simple est de se référer à un tableau comme celui présenté ci-dessus, dont les données s'appliquent à des personnes essentiellement sédentaires. Pour les individus non sédentaires de ces différentes catégories, il convient de corriger ces valeurs indicatives en leur ajoutant un certain nombre de calories :
- activité modérée : 600 kcal
- activité forte : 1 200 kcal
- activité intense : 1 600 kcal.

Bien entendu, ces valeurs ne sont qu'indicatives, des variations pouvant intervenir d'un individu à l'autre au sein de ces catégories.

La méthode consistant à additionner *métabolisme de base*, *métabolisme* et *pertes d'énergie* (par la digestion et la décomposition) est purement arithmétique et ne rend pas compte du métabolisme personnel de chaque individu. De plus, les valeurs indicatives ainsi obtenues ont un caractère tout à fait rudimentaire.

La seule méthode permettant de déterminer de façon très précise les besoins énergétiques d'une personne en particulier est de tenir un journal alimentaire. Il s'agit, pendant une période d'une semaine au minimum, de noter la totalité des aliments absorbés, y compris les boissons, ainsi que leur quantité et leur valeur énergétique calculée. Si le poids corporel, mesuré à la même heure de la journée et dans les mêmes conditions qu'avant le commencement du journal, n'a pas changé une fois celui-ci achevé, on calcule la valeur moyenne de l'apport énergétique quotidien absorbé pendant la tenue du journal. Le résultat sera considéré comme une valeur indicative fiable des besoins de l'individu concerné, sous réserve que ses conditions de vie demeurent les mêmes. Néanmoins, il faut savoir que, à moyen terme, la pesée et la transcription de chaque prise alimentaire peuvent être sources d'erreurs. En effet, il n'est pas rare que l'on modifie son comportement alimentaire lorsque l'on sait que tout ce que l'on va manger et boire va être consigné par écrit. Consciemment ou non, on a tendance à manger moins que d'habitude. Par exemple, avaler une demi-tablette de chocolat le soir, à 22 heures, faisant mauvais effet dans un journal alimentaire, on aura tendance à s'en passer ou à omettre de l'inscrire. Outre cette possible source d'inexactitude, tenir un journal alimentaire est relativement contraignant et souvent malaisé lorsque l'on est hors de chez soi, en voyage, en vacances, chez des amis, etc.

Une fois que l'on a, d'une façon ou d'une autre, consigné ses besoins énergétiques journaliers, une question se pose : que faire des chiffres obtenus ? Une femme de trente ans ayant une activité surtout sédentaire a besoin de 2 200 kcal par jour. Admettons que cette valeur, même si cette femme pratique un sport deux fois par semaine, soit confirmée par son journal alimentaire. Dans ce cas, à supposer qu'elle ne modifie pas son mode de vie et qu'elle calcule son apport énergétique quotidien à l'aide d'un tableau, elle pourra vérifier à tout moment si elle apporte à son corps l'énergie dont il a besoin. Mais peu de gens ont l'envie ou la possibilité de déterminer, et de noter, jour par jour la valeur énergétique de chaque aliment qu'ils absorbent : il faudra par conséquent étaler ces informations sur une plus longue durée et elles ne seront bénéfiques qu'à plus long terme. En résumé, quels qu'en soient les inconvénients, peser ses aliments et calculer leur valeur calorique aide grandement à savoir si la prise alimentaire quotidienne est conforme aux besoins du corps.

À l'aide de la valeur indicative de l'apport énergétique quotidien, on peut également savoir quelle quantité de quel macronutriment on doit absorber. Le principe est le suivant : tout d'abord, on calcule ses besoins journaliers en protéines. Pour un adulte, ils s'élèvent à 0,8 gramme par kg de poids corporel. Si l'on prend l'exemple d'un poids de 60 kg, cela donne des besoins en protéines de 48 g, soit une valeur énergétique de 192 kcal. Sur l'apport calorique nécessaire de 2 200 kcal (exemple de la femme de 30 ans que nous avons pris plus haut), restent donc environ 2 000 kcal à répartir entre les lipides et les glucides.

L'apport lipidique quotidien recommandé est de 1 gramme par kg de poids corporel ou de 25 % à 30 % de l'apport énergétique total. Dans notre exemple, la valeur calculée sur le poids corporel est équivalente à celle du pourcentage recommandé. Pour une femme pesant 60 kg, cela donne donc 60 grammes de lipides qui, pour une valeur calorique de 9 kcal par gramme, fournissent 540 kcal d'énergie. Il reste donc 1 460 kcal, qui devront être apportées par les hydrates de carbone. Chaque gramme de sucre ayant une valeur énergétique de 4 kcal, cela représente donc 365 grammes d'hydrates de carbone. Une femme pesant 60 kg et ayant des besoins énergétiques de 2 200 kcal devrait donc absorber chaque jour 48 grammes de protéines, 60 grammes de lipides et 365 grammes d'hydrates de carbone.

Les hydrates de carbone, les lipides et les protéines différant non seulement les uns des autres, mais également au sein de chaque catégorie, les paragraphes suivants indiquent les différents types de ces macronutriments et dans quels aliments on les trouve.

Les hydrates de carbone

Les hydrates de carbone (ou saccharides, ou sucres, ou glucides) représentent la plus grosse quantité de nutriments que l'organisme humain doit ingérer. Les végétaux se les procurent au moyen de liaisons inorganiques en employant l'énergie solaire et leur chlorophylle. Ce processus de la photosynthèse étant le seul dans la nature qui permette de produire un nutriment organique au moyen de combinaisons inorganiques, il convient de considérer les hydrates de carbone comme le produit de base des lipides et des protides. Les hydrates de carbone sont les pourvoyeurs d'énergie classiques, à court et à moyen terme, de notre organisme. La distinction entre les différentes formes d'hydrates de carbone se fait en fonction de la rapidité avec laquelle les sucres des aliments fournissent de l'énergie au corps. Au cours de la digestion, toutes les formes de sucres, quelle que soit la longueur de leur chaîne, sont décomposées en sucre simple. Plus la chaîne glucidique est longue à l'origine, plus elle tarde à influer sur le taux de la glycémie.

Les monosaccharides et les disaccharides sont des hydrates de carbone rapidement assimilables (absorbables) et passent donc tout aussi rapidement dans le sang (on les appelle sucres rapides). Le sucre dissous dans une boisson met une demi-heure à une heure avant de traverser la muqueuse de l'intestin grêle, tandis que celui ingéré au moyen d'un morceau de fruit met une à deux heures pour parvenir dans le sang. Dans certains cas, la répercussion sur la glycémie est encore plus rapide. Lorsque l'on ingère du glucose sous la forme de ce que l'on appelle une tablette énergétique, une partie du sucre est absorbée par la muqueuse de la bouche. Or, cinq grammes seulement de glucose, dans des conditions normales, pouvant être dissous dans la totalité du sang, quelques grammes de sucres rapides peuvent donc élever nettement le niveau de la glycémie. En réaction à cette rapide hausse, le pancréas sécrète une hormone de régulation, l'insuline, et l'envoie dans le sang pour que la glycémie retombe à un niveau normal (80 à 120 mg %).

Sources des différents sucres

	Exemples	Aliments
Sucre simple (monosaccharide)	Sucre de raisin/d'amidon (glucose)	Fruits, miel, sucreries
	Lévulose (fructose)	Jus de fruits
Disaccharide	Sucre de canne et de betterave (saccharose)	Sucre de cuisine, confiture, sucreries, limonade
	Sucre de malt (maltodextrine)	Bière de malt
	Sucre de lait (lactose)	Lait, yogourt
Oligosaccharide	Sucres artificiels (maltodextrine)	Concentrés d'hydrates de carbone, boissons énergétiques
Polysaccharide	Amidon	Pommes de terre, céréales, pain, pâtes
	Glycogène	foie, muscles (viande)

De façon imagée, on peut dire que l'insuline ouvre la porte des cellules pour que le glucose y pénètre (voir illustration ci-dessous). C'est ainsi que le taux de la glycémie baisse. L'insuline étant préventivement stockée en abondance pour répondre à une hausse rapide de la glycémie, il arrive que le taux de glycémie, lorsqu'elle entre en jeu, tombe plus bas qu'avant l'absorption de sucre.

Une alimentation équilibrée doit donc être composée d'un mélange optimal de sucres rapides et de sucres lents, mais aussi d'hydrates de carbone non digestibles, les fibres alimentaires. Au point de vue chimique, ces constituants des aliments végétaux font partie des hydrates de carbone. Certains, comme la cellulose, ont même une composition presque identique à celle de l'amidon. L'amidon et la cellulose se composent de chaînes de glucose très longues et ramifiées, mais se distinguent par la façon dont les molécules de glucose sont liées entre elles. Tandis que, dans l'amidon, la liaison peut être rompue par des enzymes présentes dans le corps humain, l'homme ne possède pas l'enzyme capable de rompre celle de la cellulose. C'est pourquoi les fibres alimentaires sont éliminées du corps sans avoir été digérées. Jusque dans les années 1970, on considérait les fibres alimentaires comme superflues. Ce n'est qu'ensuite que l'on a découvert un lien de cause à effet entre la quantité de fibres alimentaires ingérées et l'apparition de certaines maladies.

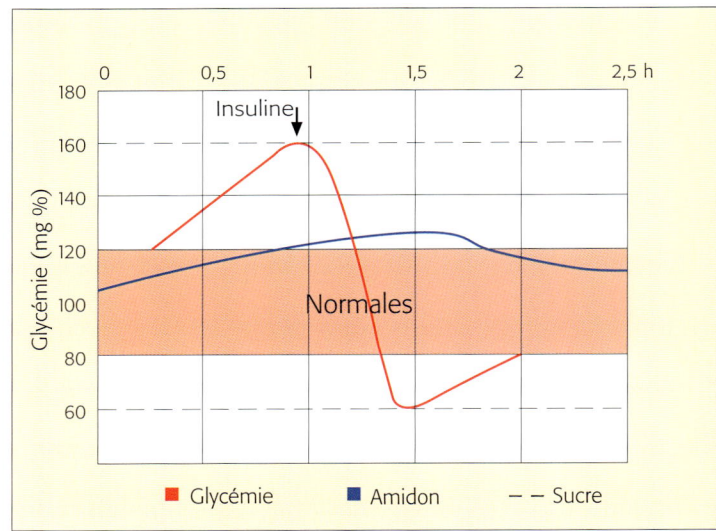

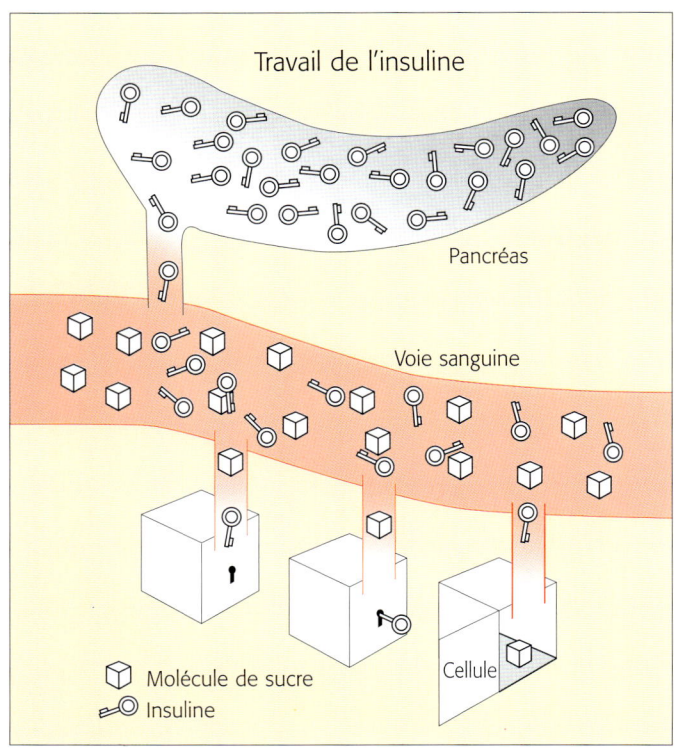

Les maladies de l'intestin comme le cancer du côlon, par exemple, sont très rares chez les peuples africains qui se nourrissent surtout de végétaux et dont l'ingestion de fibres alimentaires est en moyenne quatre fois plus élevée que chez les habitants d'Europe de l'Ouest.

En tenant compte d'autres différences observées chez les Africains, comme une bien plus faible absorption de graisses et une activité corporelle plus importante, il est manifeste aujourd'hui que les fibres alimentaires protègent contre les maladies intestinales et cardio-vasculaires. C'est pourquoi un apport de 30 grammes de fibres alimentaires par jour est recommandé. En Europe de l'Ouest, la prise quotidienne ne dépasse guère les 20 grammes par jour.

La principale propriété des fibres alimentaires est leur capacité de gonflement. Elles absorbent l'eau, ce qui fait gonfler les aliments et remplit davantage l'estomac et l'intestin, en raison de leur augmentation de volume. Les aliments riches en fibres alimentaires restent plus longtemps dans l'estomac mais passent plus rapidement dans l'intestin grâce aux contractures de celui-ci, les mouvements péristaltiques. Cela signifie, d'une part, une meilleure sensation de satiété du fait du remplissage de l'estomac et de la stimulation des récepteurs provoquant sa distension et, d'autre part, une durée de contact plus courte entre les toxines et la muqueuse de l'intestin. Enfin, les fibres alimentaires ne fournissent aucune énergie car elles ne sont pas dégradées pendant le processus de la digestion et, par conséquent, ne passent pas dans le sang ou la lymphe, contrairement aux constituants des macronutriments.

Les lipides

Les lipides, ou graisses, sont généralement considérés comme responsables de l'embonpoint. De fait, 1 gramme de graisse alimentaire fournit deux fois plus d'énergie que la même quantité d'hydrates de carbone ou de protéines. Pourtant – ou, peut-être, justement –, les lipides, de par leur haute valeur énergétique, sont très utiles à l'homme car ils forment dans le tissu sous-cutané des dépôts d'énergie pratiquement illimités, stockés pour être utilisés à plus long terme.

Outre fournir de l'énergie, les lipides assurent d'autres fonctions vitales dans l'organisme humain. Ils entourent les organes d'une couche de protection et d'isolation, transportent les vitamines liposolubles et entrent dans la composition de la membrane biologique des parois cellulaires. Même si, dans nos contrées, personne ne risque un déficit en acides gras, il est important de savoir que le corps est incapable de produire l'un d'eux, l'acide linoléique, essentiel pour l'organisme humain. Selon l'âge, le sexe et les conditions de vie, les besoins quotidiens en acide linoléique sont de 10 à 30 grammes. On le trouve dans les huiles végétales, les noix et les céréales.

Les lipides se divisent en deux groupes : les graisses neutres, ou triglycérides, et les substances proches des graisses comme le cholestérol et les lipoprotéines. Les graisses neutres ne sont pas une substance de base : elles se composent d'une molécule de glycérol et de trois molécules d'acides gras et sont synthétisées en ces molécules de base au cours de la digestion.

La diversité des effets des graisses sur l'organisme s'explique par la variété des acides gras qui constituent les triglycérides. On distingue trois types d'acides gras : saturés, mono-insaturés et poly-insaturés.

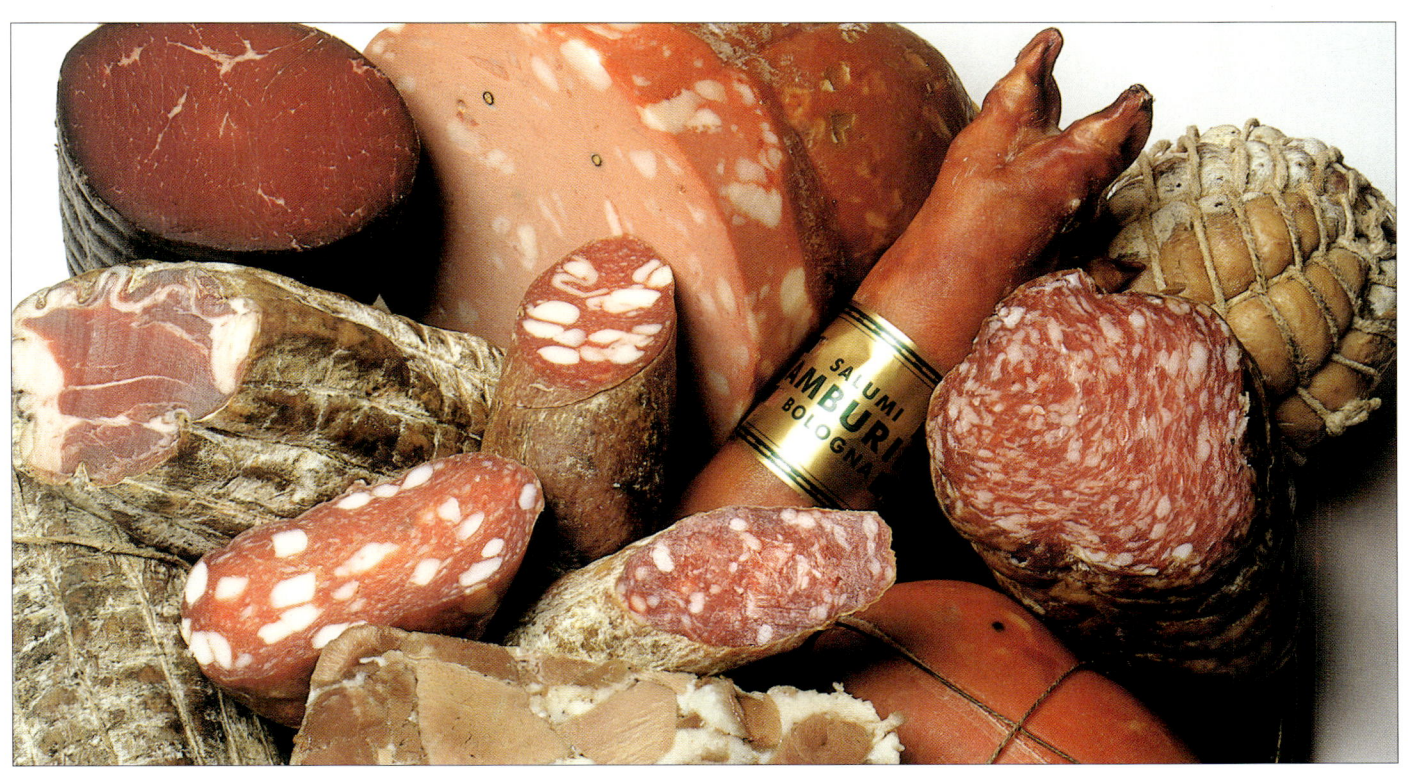

Les premiers sont ceux dont tous les atomes de carbone (C) sont saturés par le nombre maximal de liaisons possible. Dans les acides gras mono-insaturés, en revanche, tous les atomes de carbone ne sont pas saturés par des atomes d'hydrogène (H) : deux sont ancrés l'un à l'autre par ce que l'on appelle une double liaison. Enfin, s'il manque quatre atomes d'hydrogène ou plus, et s'il y a au moins deux doubles liaisons dans la chaîne carbonée, on parle d'acide gras polyinsaturé.

On ne peut comprendre les effets de ces différents acides gras sur l'organisme humain que si l'on connaît leurs voies de transport dans le sang. En matière d'alimentation humaine, il est important de savoir que les graisses de la majorité des aliments d'origine animale contiennent surtout des acides gras saturés, alors que celles des aliments d'origine végétale contiennent principalement des acides gras polyinsaturés. Les lipides d'origine animale - comme ceux du fromage, de la charcuterie ou de la viande - ne sont pas toujours « visibles » à l'œil nu : on les dit alors « cachés ».

Les lipides passant dans l'intestin ne sont pas solubles dans l'eau (ils ne sont pas « liposolubles »). De ce fait, ils ne peuvent pas non plus se dissoudre dans le sang, celui-ci étant constitué d'eau à plus de 90 %. Il leur faut donc un « véhicule de transport » qui les acheminera dans le sang. Celui-ci est composé de protides et de lipides, les molécules protidiques permettant aux lipides de se dissoudre dans l'eau. Les transporteurs ainsi formés, les lipoprotéines, sont de taille et de densité variées et remplissent diverses fonctions dans l'organisme. Les LDL (low density lipoproteins : lipoprotéines de basse densité) sont assez grosses mais de faible densité. Elles sont une menace pour les vaisseaux car elles permettent le dépôt du cholestérol sur les parois artérielles, ce qui entraîne des risques d'accident cardio-vasculaire. Les VLDL (very low density lipoproteins : lipoprotéines de très basse densité) sont encore plus volumineuses et de plus faible densité et peuvent elles aussi endommager les vaisseaux. Les HDL (high density lipoproteins : lipoprotéines de haute densité), quant à elles, sont les plus petites et les plus denses. Elles captent les surplus de cholestérol et permettent ainsi leur synthèse par le foie et leur excrétion.

◄► aucun effet constaté jusqu'à présent sur la concentration plasmatique
▲ facteur d'élévation des lipoprotéines dans la concentration plasmatique
▼ facteur d'abaissement des lipoprotéines dans la concentration plasmatique

Selon des études récentes, les fortes concentrations d'acide oléique présentes dans l'huile d'olive sont doublement positives sur la concentration plasmatique des lipoprotéines : elles élèvent manifestement la concentration du « bon » cholestérol (HDL) et abaissent celle du « mauvais » cholestérol (LDL). C'est sans doute pourquoi dans les pays du pourtour méditerranéen, où les produits à base d'olive tiennent une grande place dans l'alimentation quotidienne, le nombre de décès par infarctus est très faible par rapport aux pays européens situés plus au nord.

Effet des différents acides gras sur les lipoprotéines

	LDL	VLDL HDL
acides gras insaturés	▲	◄►
acides gras polyinsaturés	◄►	▲
acides gras mono-insaturés/acide oléique	▼	▲

Les protéines

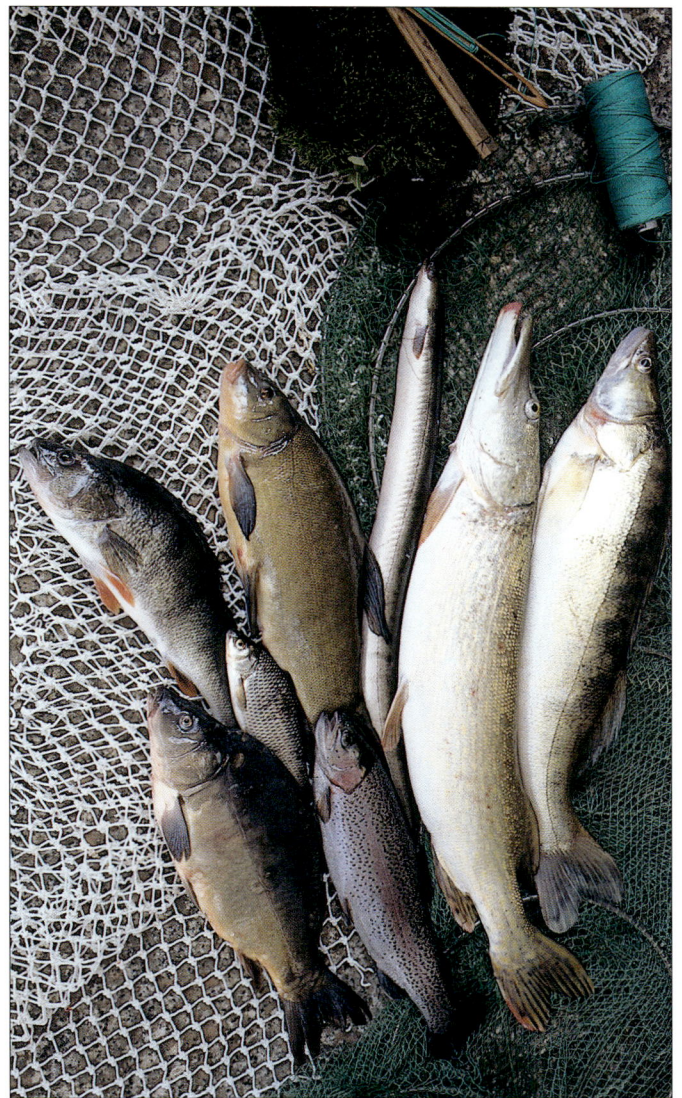

Les protéines assurent la majeure partie des liaisons organiques du corps humain. Leur nom vient du grec protos, qui signifie premier, primitif. La protéine est en effet considérée comme la substance première, ou la plus importante, car elle constitue la molécule élémentaire des cellules de toute matière vivante. Que ce soit dans les muscles, les organes, les os, le cartilage, le sang ou la peau, chaque cellule contient des protéines. Même la formation des enzymes et des hormones n'est possible que grâce aux protéines.

Les végétaux fabriquent des protéines. Les organismes animaux ne peuvent synthétiser les protéines ingérées qu'en acides aminés, leurs molécules élémentaires, et les réassocient en fonction de leurs besoins. Les plantes, elles, tout comme les micro-organismes, ont la faculté d'incorporer de l'azote non organique - notamment les nitrates présents dans le sol ou dans l'azote de l'air (grâce aux bactéries de tubercule) - dans la liaison protidique organique. Il est à noter que seules vingt molécules élémentaires, les acides aminés, constituent la totalité des protéines présentes dans le corps humain. Ceux-ci, unis par centaines ou par milliers selon des structures spatiales très diverses, forment les protéines humaines. On peut comparer ce phénomène à l'alphabet : s'il ne compte que 26 lettres, celles-ci permettent une infinité de mots, de phrases et de textes.

Or, même si, au cours de la digestion, chaque protéine alimentaire absorbée est synthétisée par le corps humain en groupes de deux (dipeptide) ou trois (tripeptide) acides aminés, la provenance alimentaire de ces protéines est d'une extrême importance. Car si le corps humain est capable de fabriquer lui-même certains

Protéines animales (valeur biologique)		Protéines végétales (valeur biologique)	
Œuf entier	100	Soja	84
Bœuf	92	Algues vertes	81
Poisson	94	Seigle	76
Lait	88	Haricots	72
Edam	85	Riz	70
Gruyère	84	Pommes de terre	70
		Pain	70
		Lentilles	60
		Blé	56
		Petits pois	56
		Maïs	54

acides aminés, il en est huit qui doivent absolument lui être apportés de l'extérieur. Ces acides aminés dits « essentiels » doivent faire partie de la ration alimentaire quotidienne afin d'éviter toute carence.

Ces huit acides aminés essentiels se présentent en concentrations et en proportions variables dans les aliments protéinés. Il est donc nécessaire de connaître tant leurs différentes sources alimentaires que leur valeur biologique (voir tableau ci-dessus).

On parle de valeur biologique d'une protéine alimentaire. Les chiffres indiqués dans le tableau de la page 283 résultent de la comparaison avec la valeur de l'œuf entier, protéine de référence

PERDRE DU POIDS

(100), qui contient les huit acides aminés indispensables. En d'autres termes, la valeur biologique de chaque protéine utile à l'organisme est considérée en fonction de celle de l'œuf entier. Les huit acides aminés essentiels des protéines humaines sont répartis de façon très précise. Si une protéine alimentaire ne contient qu'un seul de ces acides aminés et dans une concentration nettement inférieure à celle des protéines humaines, la valeur biologique de la protéine et, par conséquent, son utilisation par l'organisme en sont considérablement réduites. Cet acide aminé est dit « limitant » car il restreint la valeur biologique de la protéine. En règle générale, la valeur biologique des protéines animales est supérieure à celle des protéines végétales. Il est donc fortement recommandé qu'un tiers au plus de la ration protidique quotidienne provienne d'une source alimentaire animale. En effet, outre leur haute teneur protidique et leur valeur biologique élevées, les aliments d'origine animale contiennent souvent d'importantes quantités de substances indésirables comme la *purine*, le cholestérol et des graisses.

L'absorption simultanée de différentes sources protidiques de valeurs biologiques différentes produit par ailleurs un effet supplémentaire : les acides aminés limitants d'une certaine source protidique peuvent être renforcés par un autre aliment protéiné contenant des acides aminés limitants dans une concentration proportionnellement plus élevée. Si l'on associe plusieurs sources protidiques différentes, on peut ainsi atteindre des valeurs

Association de protéines	Rapport protidique	Valeur biologique
Haricots et maïs	52 %/48 %	101
Lait et blé	75 %/25 %	105
Œuf et blé	68 %/32 %	118
Œuf et lait	71 %/29 %	122
Œuf et p. de terre	35 %/65 %	137

biologiques supérieures à 100. Les rapports indiqués dans le tableau ci-dessus ne s'appliquent pas au poids total des aliments concernés mais aux protéines qu'ils contiennent. Ainsi, le rapport 35 % de protéines d'œuf/65 % de protéines de pomme de terre signifie qu'il faut absorber un œuf de calibre moyen et 500 grammes de pommes de terre pour atteindre la valeur biologique indiquée.

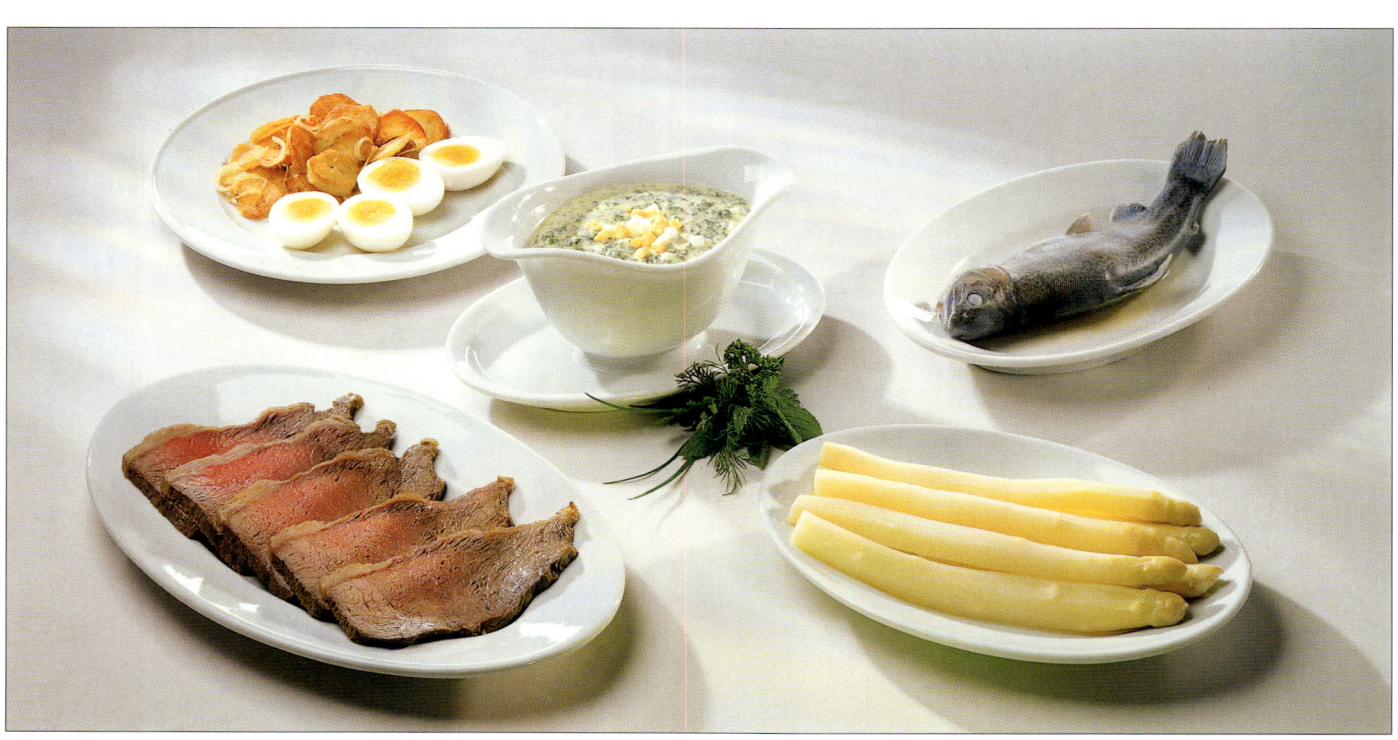

L'eau dans l'organisme

Le corps humain est constitué à 58 % d'eau. Chez le nouveau-né, cette proportion atteint même 80 % du poids corporel total.

En moyenne, les femmes ont quelques pour-cent d'eau en moins car leur organisme comporte un peu plus de tissu adipeux. Or, si les muscles contiennent environ 77 % d'eau, les graisses n'en contiennent que très peu. Lorsque le corps perd 1 % de son eau, une sensation de soif apparaît ; lorsqu'il en perd 2 %, la capacité d'endurance du corps faiblit ; à partir de 5 %, l'activité cardiaque s'accélère et surviennent apathie, vomissements et crampes musculaires ; au-delà de 15 % de perte hydrique, l'homme ne peut plus vivre. L'eau remplit différentes fonctions vitales dans le corps humain : elle sert avant tout de matériau de construction, de solvant et de moyen de transport et contribue par ailleurs à la régulation thermique (thermorégulation du corps). Pour que l'organisme puisse remplir ces fonctions, son bilan hydrique doit être équilibré, c'est-à-dire que plus le corps consomme de l'eau, plus il faut lui en fournir (voir tableau ci-dessous). Sous les climats chauds et secs, et lorsqu'il y a une activité physique importante, les besoins hydriques du corps sont nettement supérieurs. Selon un adage, l'homme peut rester trois semaines sans manger, mais seulement trois jours sans boire. Dans des conditions normales, notre corps doit absorber un minimum de 1,5 à 2 litres d'eau par jour. Mais lorsque la perte hydrique est plus importante, en raison, entre autres, de la chaleur ou d'un effort physique, ces besoins peuvent aller jusqu'à 10 litres par jour.

Pour que l'apport hydrique fourni par l'alimentation soit suffisant, une nourriture riche en eau est recommandée (voir illustration à la page 289). En matière de boissons, il faut distinguer celles qui n'apportent que du liquide et celles qui apportent liquide et énergie.

Les boissons absorbées par un sportif pendant l'effort doivent par ailleurs satisfaire d'autres exigences que celles qu'il boit en temps normal. Elles doivent non seulement restituer l'eau perdue sous forme de sueur, mais également les minéraux que contenait celle-ci.

De plus, leur composition doit permettre au corps d'absorber rapidement ces minéraux. Un litre de sueur contenant en moyenne 2,7 à 3 grammes de minéraux (voir tableau ci-dessus), la boisson ingérée pendant l'effort doit à tout prix compenser cette perte. Un sportif ayant un bon niveau d'entraînement transpire plus rapidement qu'un sportif débutant, à intensité d'effort égale, mais perd moins de sodium et de chlore. La perte des autres minéraux, dont le potassium et le magnésium, est identique chez les deux sportifs.

Pour que l'eau soit absorbée le plus rapidement possible pendant, comme après, l'effort physique, le nombre des particules dissoutes (minéraux, molécules de sucre, etc.) dans la boisson doit être égal à celui contenu dans le sang (isotonie). Il existe à cet effet des boissons spécialement conçues. Une boisson au jus de pomme composée de deux à trois parts d'eau minérale pour une part de jus de pomme permet le même résultat, tandis que l'eau pure ne contient pas assez d'éléments (hypotonie) et le jus de pomme en contient trop (hypertonie).

Composition minérale de la sueur humaine

Minéraux	Teneur en mg/l
Sodium	1200
Chlore	1000
Potassium	300
Calcium	160
Magnésium	36
Soufre	25
Phosphate	15
Zinc	1,2
Fer	1,2

Apport hydrique	ml par jour	Perte hydrique	ml par jour
Boissons	1 000 à 1 500	Urine	1 000 à 1 500
Aliments	700	Selles	100
Eau de déshydrogénation	300	Peau	500
		Poumons	400
Total	2 000 à 2 500	Total	2 000 à 2 500

Les vitamines et les minéraux

L'homme moderne semble bien mieux connaître les vitamines et les minéraux des compléments vendus dans le commerce que ceux contenus à l'état naturel dans les fruits, les légumes, le lait et les produits laitiers, notamment. Les vitamines et minéraux, de même que les hydrates de carbone, les lipides et les protéines, sont pourvoyeurs d'énergie. C'est pourquoi ils comptent parmi les nutriments vitaux et, n'étant pas fabriqués par le corps, ils doivent être apportés par l'alimentation. Leur fonction principale est la régulation des différents processus métaboliques. De plus, certains minéraux servent de matériau de construction au corps.

Fonctions et sources des principaux minéraux

Minéral	Fonction	Sources
Sodium	Régulation de l'eau de l'organisme, activateur d'enzymes	Sel de cuisine aliments fumés, charcuterie, fromage
Potassium	Régulation de l'eau de l'organisme, excitabilité des nerfs et des cellules nerveuses, activateur d'enzymes	Aliments d'origine végétale : légumes, pommes de terre, légumineuses, fruits, noix, fruits séchés
Magnésium	Activateur d'enzymes, excitabilité nerveuse et musculaire	Légumes verts, pommes de terre, noix, fruits, légumineuses
Calcium	Excitabilité nerveuse et musculaire, coagulation sanguine, activité enzymatique, formation des os et des dents	Lait, produits laitiers, jaune d'œuf, légumes, noix, fruits
Phosphore	Constituant des liaisons énergétiques du phosphate, formation des os, des dents et des cellules	Lait, produits laitiers, abats, viande, poisson, jaune d'œuf, légumineuses, noix
Chlore	Régulation de l'eau de l'organisme, formation de l'acide chlorhydrique du suc gastrique	Sel de cuisine, aliments fumés, charcuterie, fromage
Fer	Constituant de l'hémoglobine et de la myoglobine, transport de l'oxygène	Viande, foie, jaune d'œuf, céréales complètes, légumineuses, ciboulette, épinards, levure de bière
Iode	Constituant des hormones thyroïdiennes	Poissons de mer, œuf, lait, sel iodé
Zinc	Activation enzymatique, formation de l'insuline	Bœuf, foie, petits pois, céréales
Fluor	Prévient la formation des caries dentaires	Eau potable, aliments d'origine végétale, thé
Cuivre	Formation du sang	Abats, poisson, œuf, pommes de terre, légumineuses, noix
Sélénium	Agit avec la vitamine E	Viande, poisson, céréales complètes, fruits, légumes, préparations à base de levure
Manganèse	Constituant des enzymes, formation du squelette	Foie, céréales, haricots, épinards, légumineuses, fruits
Cobalt	Constituant de la vitamine B 12, formation des globules rouges	Foie, céréales, légumineuses, noix, légumes à racine

Fonction et sources des principales vitamines

Vitamine	Fonction	Source
Vitamine A	Formation et santé de la peau et des muqueuses, constituant du pourpre rétinien	Vitamine A : beurre, margarine, fromage, lait, jaune d'œuf Carotène : carottes, épinards, abricots
Vitamine D	Formation des eaux et des dents, régularisation de l'équilibre phospho-calcique	Foie, poissons de mer, fromage, lait, jaune d'œuf ; se forme dans la peau sous l'action du soleil
Vitamine E	Élasticité du tissu conjonctif et des vaisseaux sanguins, antioxydant dans les aliments, empêche l'oxydation des acides gras polyinsaturés	Germes de céréales, huiles de germe, noix, germes de blé, jaune d'œuf, beurre, margarine
Vitamine K	Formation de la prothrombine (précurseur d'un ferment de la coagulation du sang), indispensable pour la coagulation normale du sang	Légumes verts, chou, salade verte ; se forme dans l'intestin
Vitamine B 1	Agit comme coenzyme dans le métabolisme glucidique	Produits aux céréales complètes, préparations à la levure, viande de porc
Vitamine B 2	Constituant des enzymes intervenant dans le processus respiratoire	Préparations à la levure, lait, abats, produits laitiers, légumes verts
Vitamine B 6	Agit comme coenzyme dans le métabolisme protidique, formation des globules rouges	Céréales, germes de blé, levure, foie, légumineuses, poissons d'eau de mer, noix, lait
Vitamine B 12	Impliquée dans de nombreuses réactions, formation des cellules et des globules rouges, fonction nerveuse	Seulement dans les aliments d'origine animale : foie, viande, poisson, œuf, lait
Vitamine C	Formation du tissu conjonctif, antioxydant, favorise la fixation du fer	Fruits, légumes, pommes de terre
Niacine	Avec les vitamines B 1 et B 2, participe aux réactions cellulaires libérant de l'énergie	Préparations à la levure, volaille, viande, poisson, légumineuses, produits aux céréales complètes
Acide pantothénique	Constituant de la coenzyme A, participe au métabolisme des aliments	Produits aux céréales complètes, noix, œuf, préparations à la levure
Acide folique	Formation des protéines corporelles, des globules rouges et du matériel génétique	Germes de blé, préparations à base de levure, abats, légumes verts, lait

Le carotène indiqué à la rubrique vitamine A, présent dans les végétaux, est un précurseur de cette vitamine (provitamine) chez l'animal. Les scientifiques s'intéressent actuellement à l'effet antioxydant de certaines vitamines et du sélénium. Ces derniers remplissent une fonction importante pour la cellule et réduisent les risques de maladies cardio-vasculaires et de cancers.

PERDRE DU POIDS

Dix règles pour une alimentation saine

Lorsque l'on parle de « bien manger », on pense généralement goût et plaisir, et lorsque l'on parle de « bien se nourrir », on pense plutôt santé et ligne. Or, manger et se nourrir ne sont en aucun cas antinomiques, et rien n'empêche d'allier goût, plaisir, santé et ligne. Voici dix recommandations allant dans ce sens.

1. Diversifier

On ne le dira jamais assez, aucun aliment ne renferme tous les nutriments dont nous avons besoin : macronutriments (lipides, protides et glucides), micronutriments (minéraux et vitamines), eau et fibres alimentaires (parfois appelées substances de lest). Nous devons donc équilibrer notre alimentation en combinant ces différents aliments selon ce qu'ils contiennent. L'illustration de la page suivante indique très clairement quelle proportion de chaque catégorie d'aliments il faut absorber pour une alimentation équilibrée. Bien entendu, dans chaque catégorie se trouvent des aliments dont la valeur diététique est plus élevée que d'autres. À titre d'exemple, il est évident que, dans la catégorie des céréales et de leurs produits dérivés, une tranche de pain complet est plus valable sur le plan diététique qu'une tranche de pain de mie ; ou encore, dans le domaine des charcuteries, une tranche de galantine est davantage conseillée qu'une tranche de salami car elle comporte moins de graisses.

2. Moins de graisses et d'aliments gras

Soyez particulièrement attentif à ce que l'on appelle les graisses cachées. On les trouve, par exemple, dans la viande, les saucisses, le fromage, les œufs, les noix, les noisettes et les amandes, les gâteaux, le chocolat, etc. Veillez à limiter votre consommation à 30 ou 40 grammes par jour. Pour avoir une idée des endroits où elles se cachent, et en quelle quantité, il est recommandé de tenir un journal alimentaire pendant quelques jours et de calculer sa ration alimentaire. Non seulement vous connaîtrez ainsi votre apport énergétique quotidien, mais vous apprendrez également si les proportions de macronutriments que vous absorbez correspondent à celles des recommandations. En moyenne, dans les pays européens, on absorbe 50 grammes de graisses en trop par jour, soit environ 450 kilocalories.

3. Épicé mais non salé

Le palais s'adapte très vite aux aliments salés. Si, pendant quelques jours, vous mangez très salé, vous trouverez par la suite qu'un aliment normalement salé n'a aucun goût. Actuellement, dans les pays occidentaux, on consomme pratiquement deux fois trop de sel par rapport à ce qui est recommandé, soit 10 grammes par jour au lieu de 5. De plus, les scientifiques avancent aujourd'hui que, chez les personnes prédisposées, une telle consommation de sel aurait pour effet secondaire, du fait de la hausse de la pression sanguine qu'elle entraîne, une augmentation des risques d'infarctus. Les aliments particulièrement salés sont : la plupart des fromages, les conserves, les plats préparés, les plats à emporter, la charcuterie, les condiments de type bouillon-cubes, la moutarde, les sauces, etc. En revanche, les aliments hyposodiques sont, entre autres, le lait, le yogourt, les légumes frais, la viande, le poisson frais et les herbes aromatiques. Préférez donc les herbes fraîches pour aromatiser vos plats et n'ajoutez de sel qu'après avoir goûté votre assaisonnement. En cas de déficit en iode, par ailleurs, il existe des sels iodés. Au bout de quelques semaines, le palais s'habitue à moins de sel et les plats n'en prennent que plus de saveur.

4. Peu de sucre

Il en va de même pour le sucre que pour le sel : on s'habitue très vite à manger sucré et l'on développe rapidement une « dépendance » pour les produits sucrés. D'une teneur énergétique relativement élevée, les aliments sucrés ont cependant une valeur nutritionnelle plutôt faible. Dans de nombreux produits, les sucres simples et le sucre raffiné sont associés à des graisses saturées. Les sucreries comme les sucettes, les bonbons et les pralines constituent par ailleurs une menace pour l'hygiène dentaire. Les personnes qui mangent régulièrement des sucreries se coupent l'appétit au détriment des aliments riches en nutriments. De ce fait, leur organisme peut souffrir d'une carence en nutriments essentiels. Et la situation ne peut qu'empirer : les sucreries augmentent le besoin de sucré et, parallèlement, ne peuvent satisfaire les envies d'hydrates de carbone puisqu'elles n'en contiennent pas. De cette façon, l'organisme est toujours en état de faim, le taux de glycémie est bas, et l'on fournit au corps plus d'aliments sucrés qu'il n'en a besoin. Si vous avez une envie de sucré, un bon conseil : préférez des fruits frais ou séchés.

5. Plus de produits à base de céréales

La consommation de produits fabriqués avec des farines moulues (comme la farine de blé de type 405) entrave l'apport de fibres alimentaires, de vitamines et de minéraux. Au cours de la mouture de la farine, les substances présentes dans les enveloppes externes du grain de blé et, par voie de conséquence, les fibres alimentaires, sont éliminées. Or, les Européens de l'Ouest n'ingèrent en moyenne que 20 grammes de fibres alimentaires par jour au lieu des 30 grammes préconisés. C'est pourquoi leur ration de vitamines du groupe B et de certains minéraux n'étant pas toujours assurée, ils ne doivent pas négliger les bienfaits des produits à base de céréales.

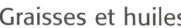

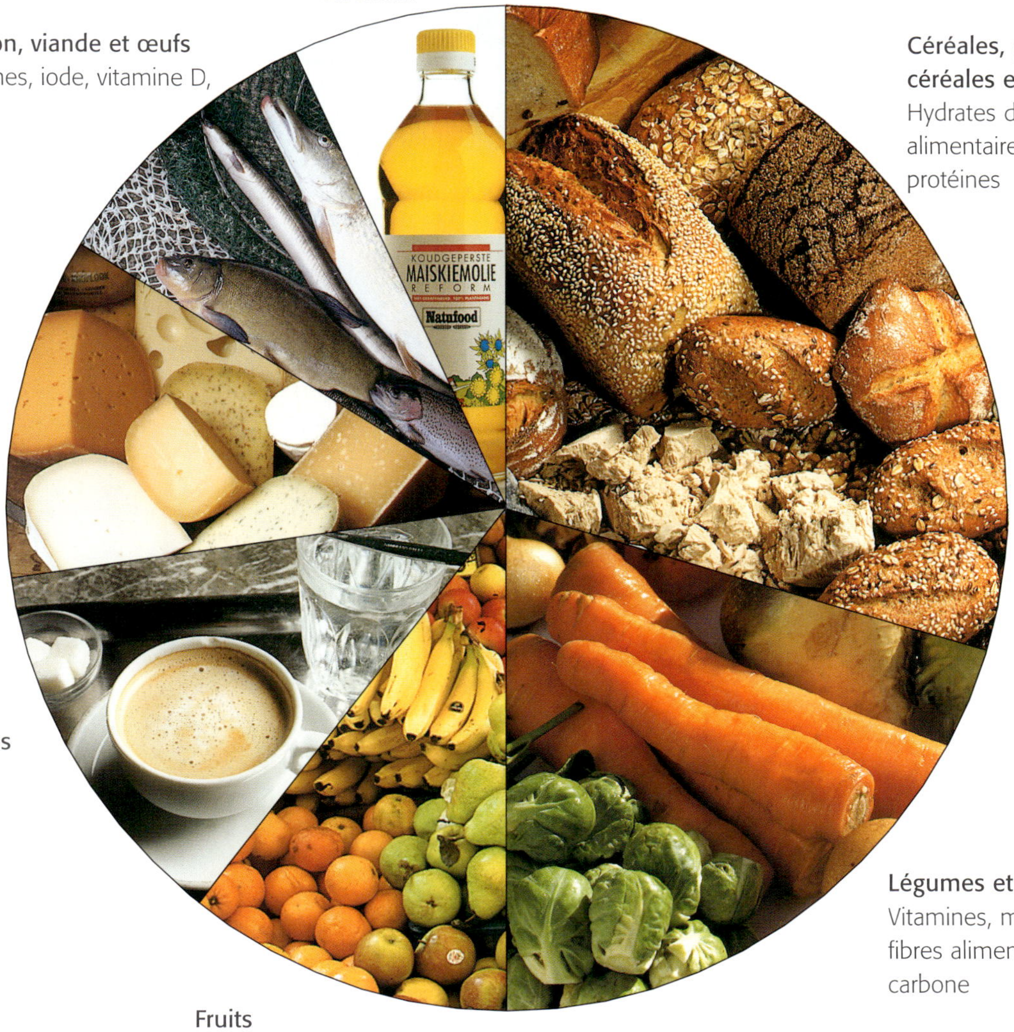

Graisses et huiles
Lipides, vitamines liposolubles, acides gras essentiels

Poisson, viande et œufs
Protéines, iode, vitamine D, fer

Céréales, produits à base de céréales et pommes de terre
Hydrates de carbone, fibres alimentaires, vitamines B, protéines

Lait et produits laitiers
Protéines, calcium, vitamines B

Boissons
Eau

Fruits
Vitamines, minéraux

Légumes et légumineuses
Vitamines, minéraux, protéines, fibres alimentaires, hydrates de carbone

6. Beaucoup de légumes, de pommes de terre et de fruits

Les légumes et les fruits contiennent avant tout des hydrates de carbone, qui doivent représenter plus de la moitié de l'énergie absorbée chaque jour. De plus, ils fournissent à l'organisme des fibres alimentaires, des vitamines, des minéraux et de l'eau. Du fait de leur haute teneur en eau et en fibres alimentaires, ils sont relativement peu énergétiques. Outre leur teneur assez élevée en fibres alimentaires, tout comme la pomme de terre, les légumineuses contiennent aussi des protéines dont la valeur peut être augmentée si on les associe avec des produits laitiers ou à base de céréales.

Les légumes et les fruits surgelés sont également recommandés à condition, comme il est d'usage aujourd'hui, qu'ils soient surgelés dès leur récolte. Ce procédé permet de conserver les vitamines, qui font souvent défaut dans les fruits et les légumes frais car ils sont généralement stockés plusieurs jours avant de parvenir jusqu'au consommateur.

Cette illustration indique la quantité totale des besoins énergétiques quotidiens et la combinaison optimale de nutriments qui les couvrent. Chaque segment du cercle représente la part énergétique recommandée pour chaque catégorie d'aliments.

7. Moins de protéines animales

Même si les protéines animales, comparées aux protéines végétales, ont, en règle générale, une valeur biologique plus élevée, c'est-à-dire qu'elles sont mieux assimilées par l'organisme humain, les aliments fournissant des protéines animales n'apportent pas toujours que des bienfaits. Outre des protéines particulièrement nutritives, la viande, la charcuterie et les œufs, par exemple, fournissent des substances indésirables comme des graisses saturées, du cholestérol, de la purine (qui, en concentrations élevées peut provoquer la goutte) et du sel. C'est pourquoi la consommation de viande doit être limitée à deux ou trois petites portions (de 150 grammes maximum) par semaine. Les charcuteries (50 grammes maximum) et les œufs ne doivent pas non plus être consommés plus de deux à trois fois par semaine. Deux fois par semaine, remplacez les plats de viande par du poisson d'eau de mer. Celui-ci fournit de très bonnes protéines mais également de grandes quantités d'iode, que l'on trouve dans très peu d'autres aliments. De plus, en combinant les sources de protéines végétales avec d'autres sources comme le lait, les produits laitiers et les céréales, vous n'aurez aucun risque de carence en protéines, même si vous pratiquez un sport très intensif.

8. Boire avec discernement

Les boissons constituent l'apport énergétique le plus rapide sans sensation de satiété. Cette énergie, surtout si elle provient de boissons gazeuses ou alcoolisées, n'a pas la valeur nutritionnelle recommandée. Il est donc préférable de renoncer à ce type de boissons et, en particulier, à l'alcool qui fournit à l'état pur 7 kilocalories par gramme et ne devrait jamais être consommé pour étancher sa soif. Bu en grandes quantités, il n'affecte pas seulement les réflexes et la coordination mais, consommé régulièrement, il peut devenir une dépendance et endommager les organes internes comme le foie, les reins, l'estomac, l'intestin et le cerveau. Les boissons idéales pour couvrir les besoins en liquides sont l'eau minérale et la tisane, à raison de 1,5 litre par jour. Le café et le thé, non énergétiques, ne conviennent pas car ils contiennent de la caféine et de la théobromine qui peuvent conduire également à la dépendance. Les jus de fruits et de légumes doivent être allongés avec de l'eau (à raison de 1 : 1). Cela économise de l'énergie et permet aux jus d'être assimilés plus rapidement par l'organisme.

9. Des petits repas plus fréquents

Prendre cinq petits repas bien répartis stimule le métabolisme et diminue les risques de baisse de performance pendant la journée (graphique 1). Il est donc nécessaire de prendre un second petit déjeuner et d'ajouter un « goûter » dans l'après-midi. Pour les repas principaux, réduisez vos quantités habituelles afin que votre apport énergétique total ne dépasse pas la quantité nécessaire. Si votre poids corporel est normal, vous devriez même prendre un petit en-cas le soir, après le dîner.

10. Cuisiner en conservant le goût et les nutriments

Faites cuire les aliments le moins longtemps possible et avec peu d'eau ou de corps gras afin de conserver leurs nutriments et leur saveur. Certaines vitamines sont hydrosolubles et sensibles à la chaleur, à l'oxygène et à la lumière. Pour les conserver, il faut

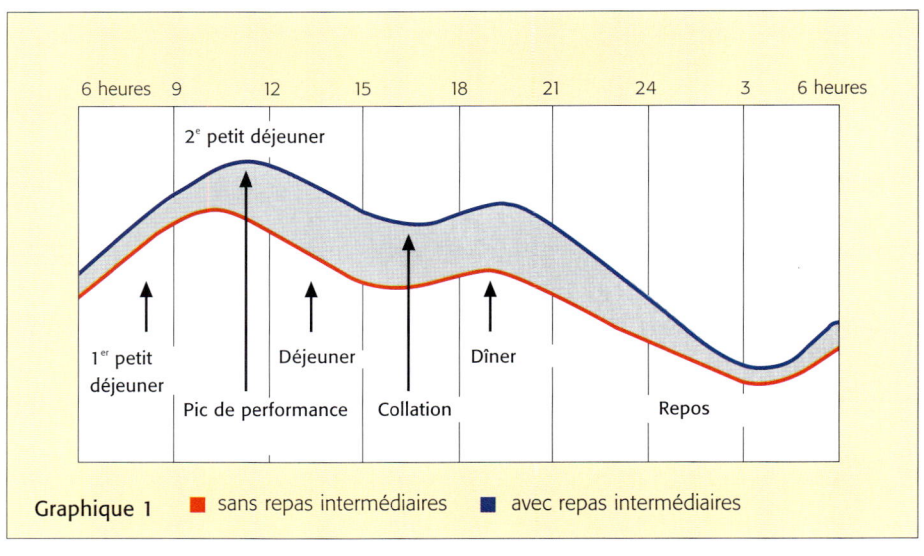

Graphique 1 — sans repas intermédiaires — avec repas intermédiaires

tenir les légumes et les fruits au frais et à l'abri de la lumière, les consommer le plus rapidement possible et ne jamais les maintenir chauds trop longtemps. De plus, il faut les laver et les couper assez grossièrement afin que la surface coupée, par où les nutriments peuvent s'échapper, soit la plus réduite possible. On peut aussi perdre des minéraux dans l'eau. Une préparation judicieuse permet donc de conserver à la fois la teneur en nutriments des aliments et leurs qualités gustatives.

La macrobiotique

Associée aux règles fondamentales pour une alimentation saine énoncées précédemment, la macrobiotique propose en matière de diététique des considérations allant au-delà de la simple couverture des besoins de l'organisme. Selon leur traitement, les aliments sont divisés en cinq niveaux. Les principes de la macrobiotique sont les suivants :

- aliments principalement ovo-lacto végétariens ;
- aliments issus de la culture biologique (écologique) ;
- la nourriture doit subir le moins de traitements possible (procédés industriels, préparation) ;
- les extraits et les produits raffinés comme le sucre et les fleurs de farine, ainsi que les aliments considérés comme stimulants doivent être évités :
- des aliments précis et non des nutriments particuliers sont recommandés.

La macrobiotique a été inventée par Werner Kollath qui, dans son ouvrage *L'Ordre de la nature*, publié en 1942, a écrit : « *L'alimentation doit être la plus naturelle possible.* » La thèse de Kollath a été actualisée par Koerber, Männle et Leitzmann, qui ont publié en 1981 un ouvrage intitulé *La macrobiotique*. Ses principes élémentaires permettent de procurer au corps toutes les substances alimentaires indispensables, dont certains nutriments essentiels qui, pour partie, n'ont pas encore été identifiés. En acquérant des défenses immunitaires contre les maladies, le corps peut ainsi rester en bonne santé et optimiser le développement physique et psychique de sa capacité fonctionnelle. La macrobiotique inclut un mode de vie écologique dont les objectifs sont le refus des pertes par détournement (voir explication au paragraphe suivant), les économies d'énergie et la protection de l'environnement. Elle vise donc à prolonger la durée de vie des populations en leur permettant un mode de vie sain. Par ailleurs, elle contribue concrètement à réduire les frais médicaux en restreignant les maladies dues à une mauvaise alimentation.

Niveaux des aliments

Niveau I — Particulièrement recommandés
Aliments non transformés : céréales lavées, réfrigérées et décortiquées, fruits pelés

Niveau II — Très recommandés
Aliments transformés : coupés, râpés, concassés, moulus, pelés, pressés à froid, enzymes transformées à l'aide de bactéries de l'acide lactique

Niveau III — Recommandés
Aliments chauffés : blanchis et surgelés, cuits dans leur jus, cuits à l'eau et au four, pasteurisés, pressés à chaud, traités sous haute pression, centrifugés, séchés, homogénéisés, écrémés, fumés

Niveau IV — Peu recommandés
Aliments traités industriellement : filtrés, tamisés (fleurs de farine), polis (riz), rôtis, chauffés à très haute température, stérilisés, en conserve

Niveau V — Non recommandés
Extraits et produits finis : par exemple, le sucre raffiné

Voici l'explication du principe des pertes par détournement : pour produire les aliments d'origine animale comme la viande ou le lait, on donne aux animaux une nourriture qui pourrait faire directement partie de l'alimentation des humains, dont les céréales, le soja et autres produits végétaux. Ce principe entraîne la perte de 65 % à 90 % de l'énergie alimentaire et des protéines de la nourriture végétale car l'animal utilise une grande partie de cette énergie pour son propre métabolisme et pour la constitution de ses tissus autres que la viande.

Si l'on réservait à l'homme au moins une partie des céréales destinées à engraisser les animaux, on pourrait nourrir un plus grand nombre d'êtres humains.

Les compléments alimentaires

Dans certaines situations, il n'est pas toujours possible de couvrir ses besoins par l'alimentation saine, dont nous avons parlé, ou par la macrobiotique. Dans la pratique de certains sports, par exemple, le besoin accru du sportif en énergie et en nutriments peut présenter de sérieuses difficultés. C'est le cas des sports d'endurance qui nécessitent plusieurs heures d'entraînement par jour, plusieurs jours par semaine : la prise alimentaire rencontre alors certains problèmes techniques.

L'absorption de compléments alimentaires s'impose dans deux types de situation. La première est la carence. Dans certaines circonstances, comme la grossesse ou une activité physique excessive, il faut apporter un complément de macronutriments ou de micronutriments à l'organisme après avoir identifié les substances dont il est déficitaire. La seconde est une prise, à titre préventif, de nutriments particuliers ou de préparations spécifiques.

Avant d'absorber de tels compléments, il faut toutefois s'assurer qu'on ne peut pas combler la carence en modifiant tout simplement la composition de son régime alimentaire. Le principe de base est qu'aucun complément vitaminique, ou minéral, ne fera de vous un champion olympique. Les fabricants de ces préparations auront beau essayer de vous persuader que l'absorption de tel ou tel nutriment ou substance supplémentaire aura un effet positif sur vos performances, ne vous laissez pas leurrer. Leur effet ne peut être positif que si votre organisme en est véritablement carencé. De même, affirmer que les symptômes déclenchés par un déficit (par exemple, la fatigue lorsque l'on manque de vitamine E) peuvent être éliminés en absorbant une très haute concentration de la substance en cause est tout aussi trompeur : un surplus de vitamine E (toujours dans le cadre de notre exemple) n'a jamais donné d'entrain à personne.

Tout complément – par exemple, d'acides aminés, de vitamines, d'oligo-éléments ou de minéraux particuliers – est susceptible d'empêcher l'assimilation de nutriments essentiels absorbés au cours des repas suivants et, de ce fait, leur bonne utilisation par le corps. Le tryptophane, par exemple, est un acide aminé qui, administré de façon isolée sous forme de médicament, provoque un état de fatigue. Or, associé avec les autres acides aminés essentiels, dans un plat à base de viande, notamment, cet effet devient à peine perceptible. La raison en est que, pour développer ses effets à la fois d'apaisement et de fatigue, le tryptophane doit pénétrer dans le cerveau en traversant ce que l'on appelle la barrière méningée. Il devient alors précurseur de la sérotonine, un médiateur chimique responsable de la relaxation et assumant un rôle analgésique. Mais le tryptophane n'est pas le seul à vouloir franchir la barrière méningée : c'est le cas d'autres acides aminés dont les effets biochimiques ne sont nullement comparables. Tant que les acides aminés sont absorbés ensemble dans un même aliment, la

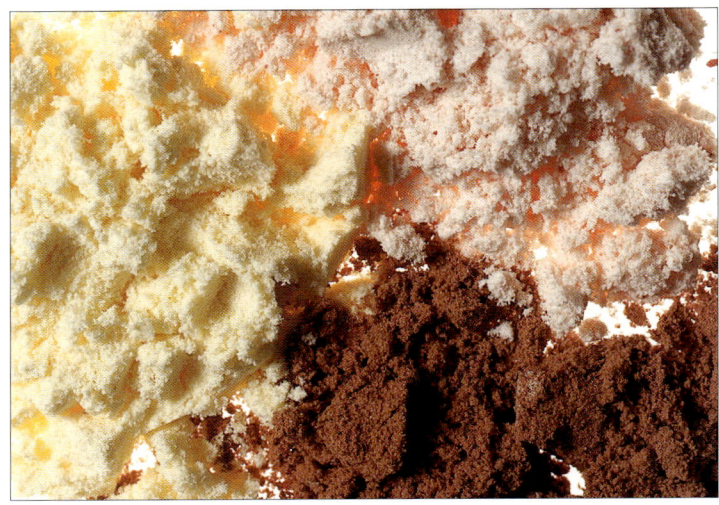

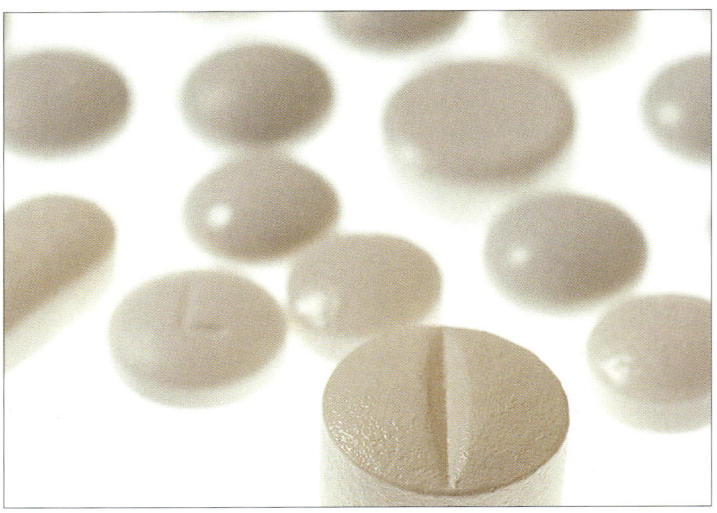

concentration est équilibrée et ne permet que la transformation de quantités comparativement faibles de tryptophane en sérotonine dans le cerveau. Administré séparément sous forme de médicament, le tryptophane est privé de ces antagonistes pour pénétrer dans le cerveau, de sorte que l'absorption d'un seul nutriment essentiel présente alors un risque d'effet pharmacologique. On parle d'effet pharmacologique lorsque se produit une réaction différente de celle prévue à l'origine.

Le lait chaud au miel est un remède contre les troubles du sommeil qui a fait ses preuves : il déclenche dans le pancréas une réponse immédiate à l'absorption de sucre à chaîne courte (présent dans le miel), la sécrétion d'insuline. Or, l'insuline permet non seulement le passage du sucre dans les cellules, mais aussi celui des acides aminés neutres à chaîne longue et ramifiée qui

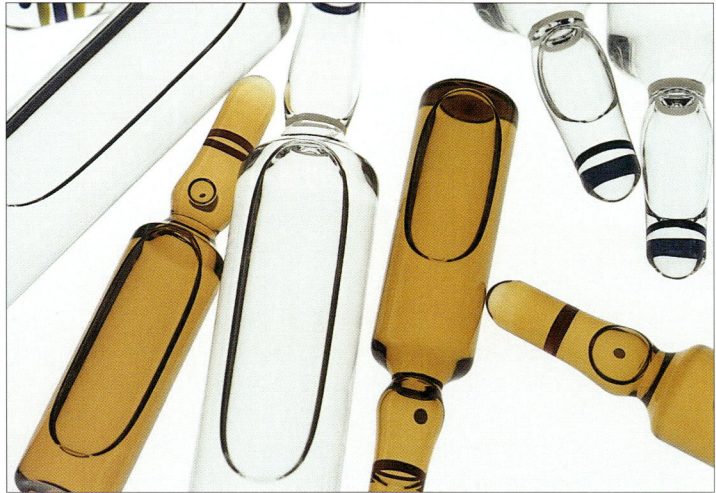

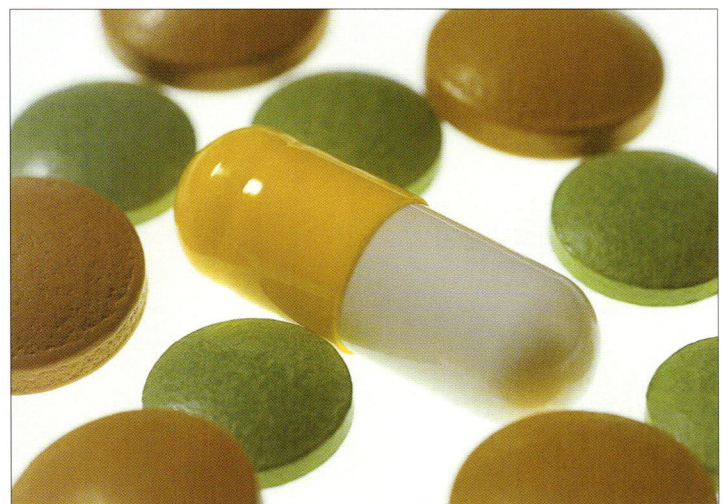

cherchent à pénétrer dans le cerveau en franchissant la barrière méningée. Plus ces « concurrents » du tryptophane peuvent être éliminés, plus le tryptophane forme de la sérotonine dans le cerveau. Le lait contenant une importante quantité de tryptophane et le miel ayant une forte teneur en monosaccharides et en polysaccharides, le mécanisme d'apaisement et d'endormissement de ce remède est parfaitement fondé d'un point de vue biochimique.

Le même mécanisme déclenche les envies de sucre lorsque l'on suit un régime pauvre en hydrates de carbone. Le sucre étant insuffisant dans l'organisme, une petite quantité d'insuline est libérée dans le sang. De ce fait, les « concurrents » du tryptophane sont moins disponibles dans les cellules et sont davantage présents dans la barrière méningée. De façon relative, la concentration de tryptophane est également moindre. Cela signifie que, par manque de tryptophane, une moins grande quantité de sérotonine se forme dans le cerveau. Et ce manque de sérotonine se traduit par un état dépressif qui renforce encore l'envie de sucré. Si l'on absorbe alors un repas sucré, l'humeur s'améliore nettement, ce qui, outre l'effet biochimique, déclenche par ailleurs un effet psychologique : si je mange du sucre, je me sens mieux.

Encore aujourd'hui, la connaissance des effets biochimiques des différents nutriments essentiels n'est que fragmentaire, d'autant que le grand nombre de processus biochimiques entrant en jeu sont extrêmement compliqués. L'administration de compléments isolés pour renforcer la performance physique n'est donc en aucun cas conseillée, sauf après un effort physique très intense.

Il semblerait, en revanche, que la pratique d'un sport d'endurance en vue d'une compétition justifie la consommation de compléments énergétiques et liquides. Lors d'une compétition durant plusieurs heures, reconstituer les réserves de sucre de ses muscles, mais également s'hydrater et compenser les pertes de minéraux au moyen d'aliments naturels, n'est guère possible. La prise de concentrés spécifiques s'impose donc. Il s'agit de préparations hydrocarbonées contenant des sucres ayant des longueurs de chaînes différentes, ce qui permet une absorption étalée dans le temps et, par conséquent, une élévation régulière de la glycémie. Ces concentrés, généralement liquides, sont à même d'empêcher les baisses de performance, avant comme pendant l'effort d'endurance. D'autre part, un tel apport en liquide et en minéraux peut être renforcé par des boissons isotoniques.

D'un point de vue scientifique, l'espoir d'améliorer ses performances à l'aide de tels produits est donc parfaitement illusoire, surtout si l'athlète, par une alimentation quotidienne équilibrée et macrobiotique, se procure tous les nutriments essentiels pour son organisme. Croire que prendre un surplus d'un nutriment particulier puisse inverser le symptôme de manque de ce même nutriment n'a aucun sens. Un complément ne peut être bénéfique que si l'on souffre d'un déficit effectif de cette même substance. Et, quoi qu'il en soit, une telle carence peut toujours être évitée par un régime alimentaire équilibré.

Les compléments du sport et de l'alimentation

À quoi sert d'avoir un programme d'entraînement bien ciblé et une alimentation saine et macrobiotique si l'on se heurte au quotidien à des obstacles pour les appliquer ? Après une rude journée de travail, bien des gens aspirent à se détendre et à se « changer les idées ». On ne saurait le leur reprocher. Mais, dans cette optique, ils pratiquent toutes sortes d'activités qui y contribuent, certes, mais qui sont généralement loin de correspondre à un style de vie sain et, qui plus est, ne sont guère bonnes pour la ligne. Car la toute première de ces activités est bien souvent de regarder la télévision ou de manger (voire de grignoter) et, fréquemment, les deux en même temps.

Lorsque, de surcroît, on a des problèmes de ligne, voire de santé, le quotidien et les loisirs ne facilitent pas la mise au point de nouveaux programmes d'activités ou la modification de son alimentation. Adopter une alimentation saine et équilibrée et un programme d'exercice physique apporte son lot de problèmes de temps et d'organisation. Une bonne gestion du quotidien et une adaptation des activités habituelles sont donc très importantes avant d'entreprendre un programme pour perdre du poids.

Modifier son comportement

Les causes des problèmes de poids sont aussi nombreuses qu'individuelles : manque de plaisirs, de confort, de joie de vivre, de bonne humeur, mais aussi besoin de sécurité, de protection, etc. Certaines de ces raisons ont une origine sociale. Changer son comportement alimentaire et commencer une activité sportive doivent donc également prendre en compte l'aspect humain : par exemple, demander le soutien de sa famille, de ses amis ou de ses collègues de travail aide énormément à poursuivre son effort.

Maintenant que vous avez des connaissances sur l'alimentation saine, que vous avez un projet d'activité physique et que vous avez mis au point un programme pour les appliquer au quotidien, il se peut que vous ayez du mal à « commencer ». Voici quelques conseils très concrets pour mettre toutes vos bonnes résolutions en pratique. Bien entendu, il n'est pas question de tous les appliquer, les contraintes extérieures, professionnelles, familiales et autres, étant trop nombreuses. Selon votre situation personnelle, il vous sera possible d'apporter quelques modifications à la liste de conseils qui suit.

Organisation

La partie la plus importante de l'organisation est sans aucun doute l'emploi du temps. Toute modification apportée à des habitudes, qu'il s'agisse d'alimentation ou d'exercice physique, demande une réorganisation du temps dans la journée. Que ce soit pour insérer une promenade matinale dans la forêt ou la préparation d'un repas supplémentaire, dans tous les cas, il faut réaménager son programme de la journée. Pour déterminer le temps libre dont on peut disposer ou à quel moment on pourrait en gagner, il est utile de dresser une liste, sur une semaine au moins, de tout ce que l'on doit faire. Un tel inventaire vous permettra de voir sur quelles habitudes vous pouvez « rogner » ou de quelles tâches quotidiennes vous pouvez peut-être vous « décharger » sur quelqu'un d'autre (contre rémunération, le cas échéant). Dans cette phase initiale, il est judicieux, aussi bien pour vos activités sportives que culinaires, de prévoir des heures fixes. Cela facilite le passage à un mode de vie quotidien différent, où le sport doit occuper une place de choix. Tout comme la planification de l'entraînement traitée au début de cet ouvrage, celle de l'ensemble de la journée doit être établie de façon ferme mais être régulièrement corrigée (voir chapitre *Entraînement programmé*).

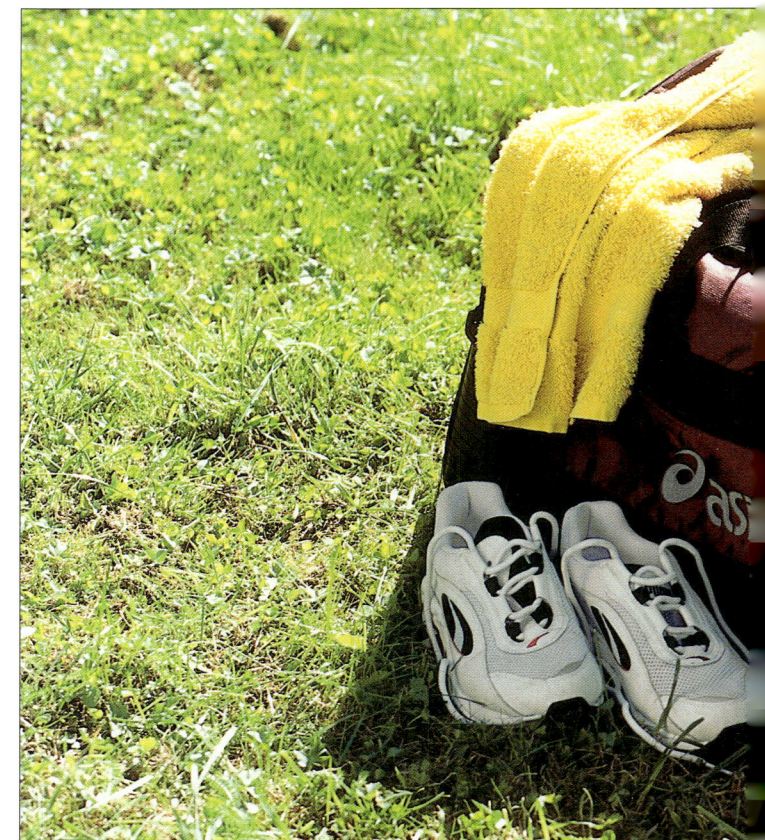

- Évitez le plus souvent possible de prendre votre voiture et déplacez-vous à pied ou à bicyclette.
- Montez les étages par l'escalier au lieu de prendre l'ascenseur.
- Planifiez dès le matin les repas du lendemain.
- Ne faites jamais les courses quand vous avez faim et limitez vos achats à la liste que vous avez dressée.
- Ne mangez qu'aux heures fixées.
- Avant de manger, buvez un verre d'eau pour calmer votre faim.
- Mangez par petites bouchées et mastiquez lentement et à fond.
- Prenez trois repas principaux et deux petits repas intermédiaires (fruits, yogourt, etc.) par jour.
- Mettez-vous en condition pour apprécier vos repas au lieu de simplement manger.

Malheureusement, nous ne savons pas toujours pourquoi nous mangeons trop ou pourquoi nous sommes trop gros. Si, malgré vos bonnes résolutions, vous ne parvenez pas à modifier à long terme votre comportement alimentaire et à mettre en pratique dans votre vie quotidienne les conseils de cet ouvrage, voici un ultime conseil : ne mettez pas la « barre » trop haut, fixez-vous des objectifs réalisables et ne vous laissez pas décourager par les échecs, petits ou grands. Si perdre du poids est très important pour vous, que ce soit pour des raisons de santé ou des raisons d'ordre psychique, faites-vous aider par un spécialiste, un médecin ou un nutritionniste, sans oublier le psychologue qui saura identifier des aspects de votre comportement dont vous n'avez pas conscience et qui vous aidera à les modifier.

Perdre du poids - résumé

- Activez votre métabolisme grâce à des activités corporelles, des repas réguliers et des exercices de musculation.
- Prenez en considération les quatre critères que sont l'organisation, l'alimentation, le sport et la psychologie.
- Si vous êtes en dessous de la moyenne en matière d'endurance, entraînez-vous en fonction d'un pouls de 180 diminué de votre âge pour améliorer vos performances.
- Pour brûler votre graisse corporelle, vos entraînements à l'endurance doivent être suffisamment longs (au moins une demi-heure), continus et peu intensifs. Autrement dit, votre fréquence cardiaque doit être de 160 diminué de votre âge.
- Fixez-vous une perte de graisse corporelle de 500 grammes maximum par semaine. À cet effet, réduisez votre apport énergétique d'environ 500 kilocalories par jour seulement.
- Mangez très varié, évitez les graisses et le sel, réduisez le sucre, favorisez les produits à base de céréales complètes, mangez beaucoup de légumes, de pommes de terre et de fruits et peu de protéines animales. Prenez plus de repas, mais moins abondants. Buvez des boissons peu énergétiques et préparez des repas équilibrés mais savoureux.
- Travaillez le moins possible les aliments et n'ayez recours aux compléments alimentaires que dans les situations extrêmes, si vous avez fourni des efforts très importants. Par exemple, après un exercice d'endurance de plusieurs heures.
- Planifiez votre journée à l'avance pour être certain qu'il vous reste du temps pour vos activités physiques et pour la préparation de vos repas.

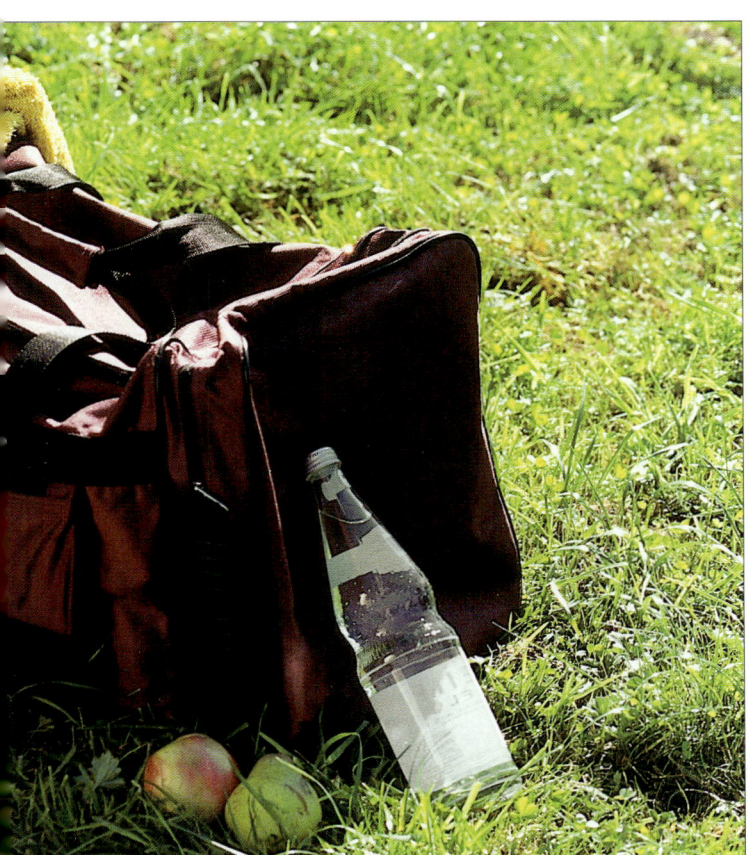

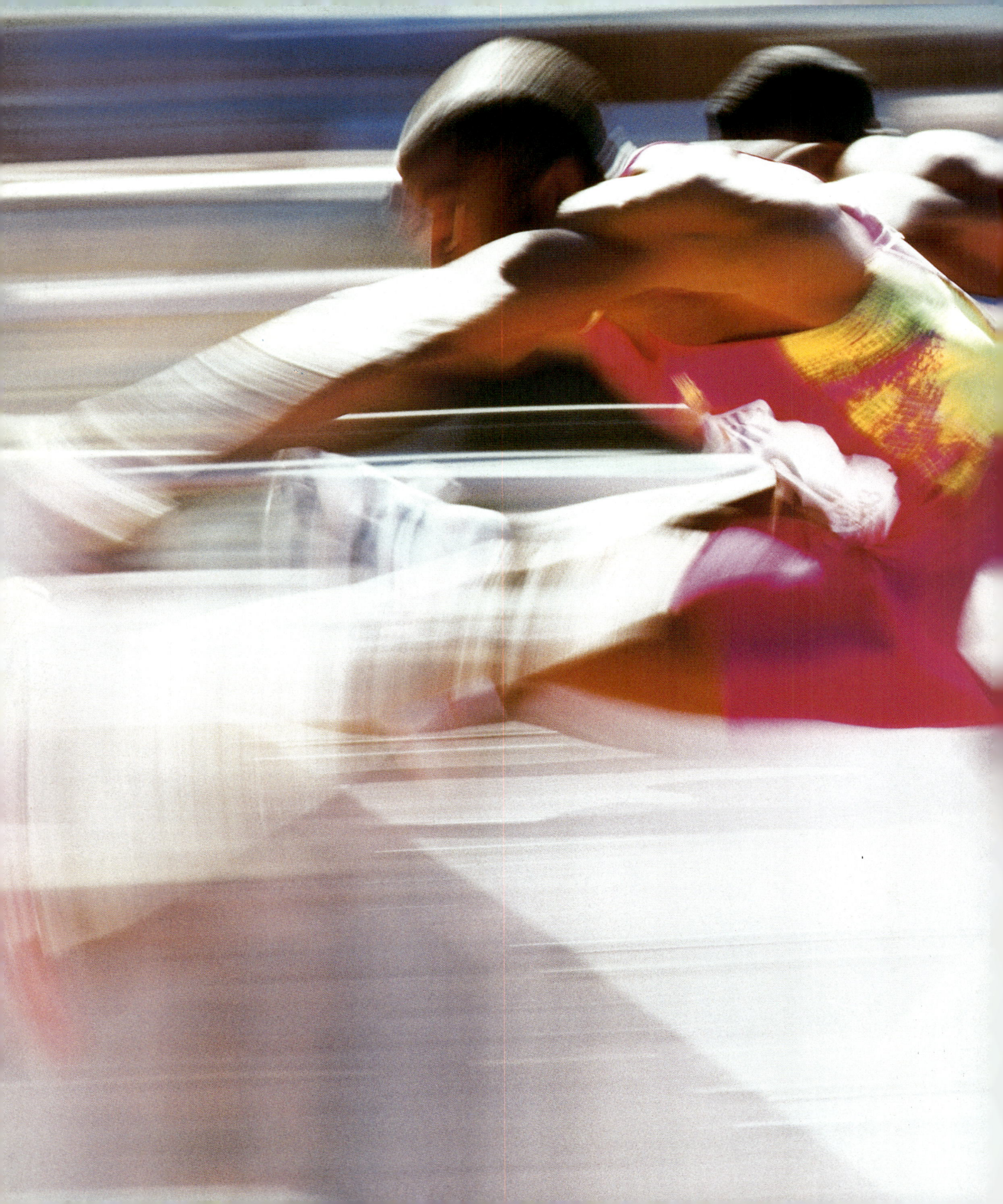

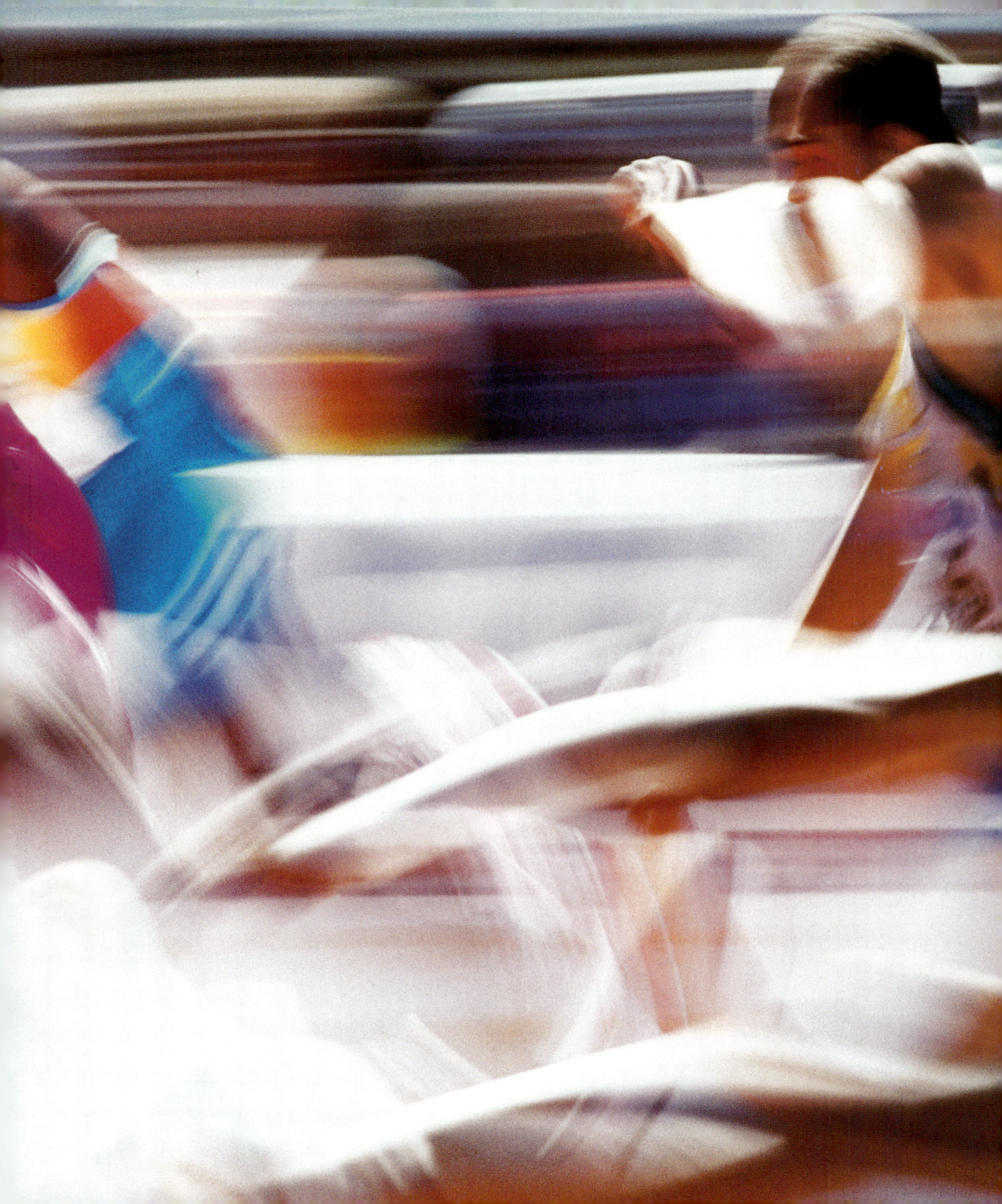

Anatomie

Bien des personnes entreprennent un entraînement de fitness pour améliorer leur condition physique, certes, mais surtout pour modifier leur apparence physique. Si la plupart de nos caractéristiques physiques sont génétiques, comme notre taille ou notre type de constitution (voir chapitre *Entraînement programmé*), l'adulte a néanmoins la possibilité, par un entraînement bien ciblé, de modifier son aspect extérieur. Il peut, d'une part, réduire sa proportion de graisse corporelle et, d'autre part, augmenter sa masse musculaire.

Même si cet ouvrage sur le fitness n'a pas la prétention de se substituer à un moniteur de sport compétent, ce chapitre devrait vous aider à comprendre les règles qui régissent la capacité fonctionnelle du corps. La connaissance de ces règles permet, à long terme, non seulement d'optimiser ses exercices, mais aussi d'éviter les erreurs. Et cela s'applique aussi bien aux exercices de force qu'à ceux destinés à améliorer la mobilité articulaire. A cet effet, ce chapitre consacré à l'anatomie se contentera de traiter de l'appareil locomoteur.

Nous aborderons d'abord en détail les principaux muscles squelettiques, c'est-à-dire la conformation et la fonction des muscles striés (ceux affectés aux fonctions de relation). Après un aperçu du squelette, nous décrirons les articulations ; celle du genou en particulier sera ensuite abordée. Enfin, nous expliquerons, à titre d'exemple, quelques principes biomécaniques permettant de comprendre les forces entrant en jeu dans l'appareil locomoteur.

La musculature du corps humain

La principale particularité de la cellule musculaire est sa capacité à se contracter (contractilité). Les muscles squelettiques, encore appelés muscles striés, sont contrôlables par l'homme, alors que les deux autres types de tissus musculaires, le muscle cardiaque et les muscles lisses, ne dépendent pas de sa volonté. La faculté de la cellule musculaire à se contracter tient à la constitution particulière du muscle (illustration 1). Les plus petites structures de la cellule musculaire sont des protéines filamenteuses qui se glissent les unes entre les autres.

Les muscles squelettiques importants pour la locomotion constituent, chez l'adulte, 40 % à 50 % de la masse corporelle totale, soit environ 30 kg pour un homme de 70 kg. Avec l'âge, la proportion muscles/poids corporel se modifie au détriment de la musculature. Ainsi, un homme de 70 ans n'a plus, en moyenne, que 23 kg de muscles. Cette réduction est due en partie aux modi-

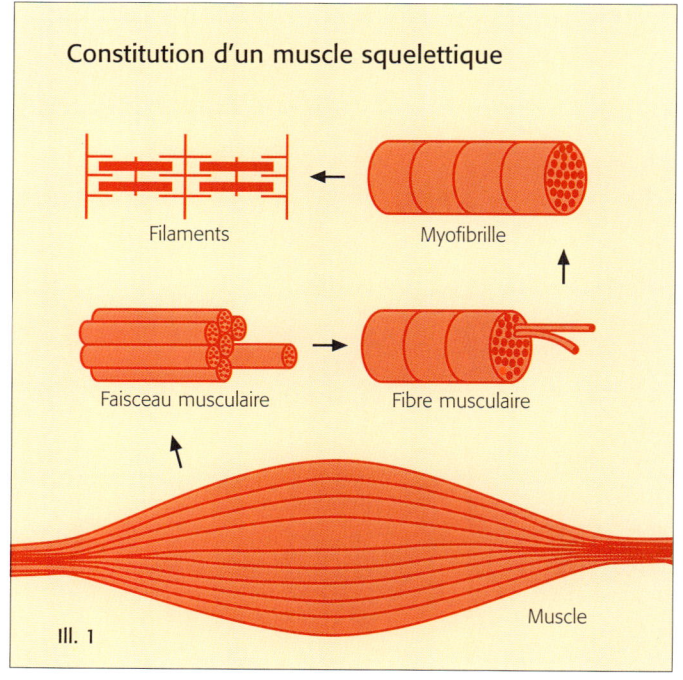

Ill. 1

fications hormonales mais, avant tout, à un manque de sollicitation et, par conséquent, à une absence de stimulation.

Rôle des muscles striés

Les muscles du dos et de l'abdomen forment le corset musculaire participant à la stabilisation de la colonne vertébrale et permettant la position verticale. On comprend bien qu'il faille pour cela une musculature puissante. La fonction des muscles striés, outre l'extension de la colonne vertébrale, comprend les mouvements des omoplates et de la ceinture scapulaire, ceux des extrémités supérieures, ainsi que la flexion latérale, la rotation et la flexion interne du tronc.

Unités fonctionnelles

Ainsi que nous l'avons vu au chapitre *Renforcement musculaire,* chaque mouvement implique la participation de plusieurs muscles. La musculature de l'homme se divise donc en plusieurs unités fonctionnelles associées en groupes musculaires. Ce sont :

- la zone des membres supérieurs et des épaules ;
- la tête et le cou, ainsi que la cage thoracique jusqu'à la cinquième *vertèbre dorsale ;*
- la cage thoracique, de la cinquième à la douzième vertèbre dorsale, ainsi que la zone lombaire, le bassin et les hanches ;
- le bas de la colonne vertébrale (lombaires), la ceinture pelvienne et les jambes.

Les mouvements des bras (flexion et extension du coude, mouvements latéraux, vers l'avant et vers l'arrière, élévation, abaissement et rotation) impliquent les muscles des bras, de la poitrine et des épaules. Les muscles jambiers et fessiers sont particulièrement importants pour la position du bassin, pour soulager les hanches, pour stabiliser l'articulation des genoux, pour la flexion et l'extension des hanches et de l'articulation des genoux. Les mouvements latéraux des jambes impliquent exactement les mêmes unités fonctionnelles que lorsque l'on se hisse sur la pointe des pieds.

Consommation d'énergie

Non sollicités, les muscles consomment environ un cinquième de l'énergie qu'ils dépensent au repos. Dans l'effort sportif, ils en consomment jusqu'à 90 %. C'est pourquoi l'entraînement sportif est indispensable, non seulement pour le maintien de la mobilité, mais aussi pour la régulation du poids. Car si l'entraînement provoque une prise de masse musculaire - par le biais de l'entraînement aux poids, par exemple -, il produit également un effet d'activation du métabolisme, même au repos.

Aperçu des muscles squelettiques

Sur les quelque 400 muscles squelettiques que comprend le corps humain, nous n'en présenterons ici qu'une petite partie, à savoir les plus importants dans la fonction locomotrice.

Leur raccordement aux articulations correspondantes (points d'insertion) n'est pas toujours évident sur les illustrations car certains franchissent plusieurs articulations. Les pages suivantes indiquent en images les muscles sélectionnés, leur insertion, leur origine et leur fonction.

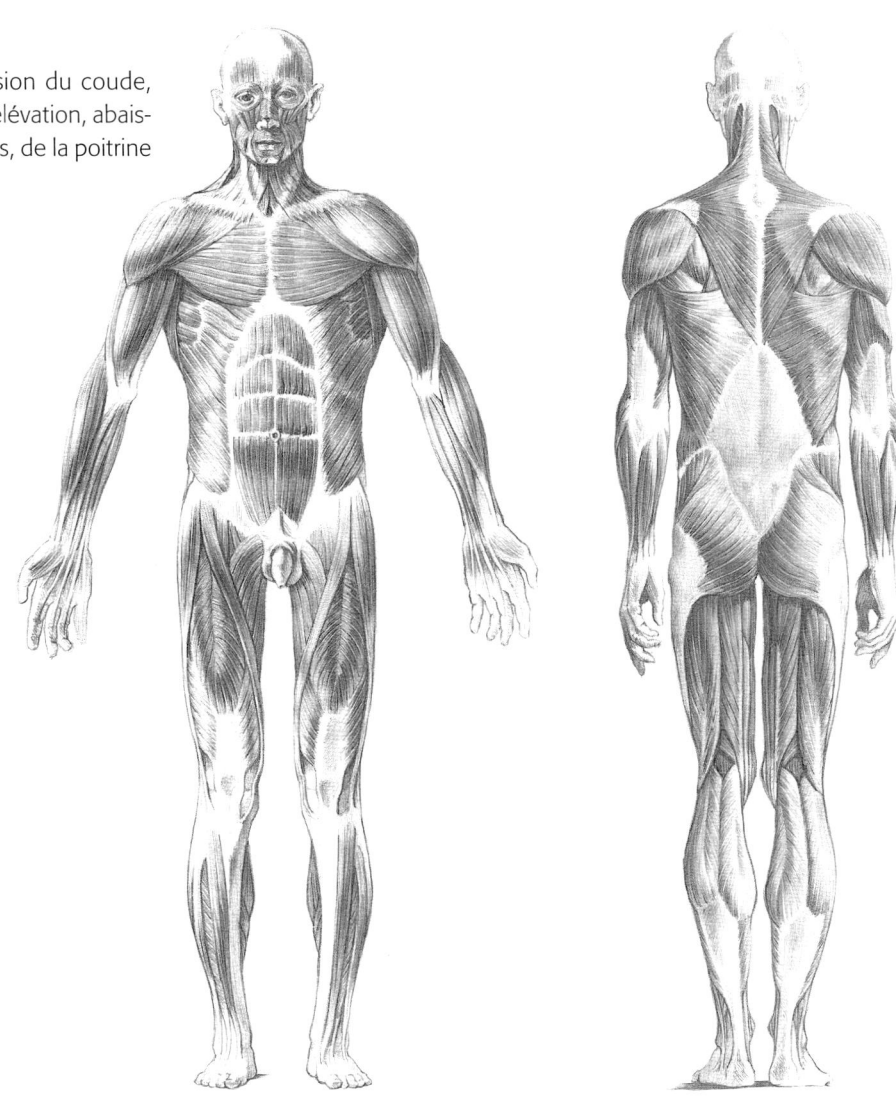

Muscles de l'articulation de l'épaule

1. Muscle grand dorsal (m. latissimus dorsi)
- Origine : le grand dorsal trouve son origine sur les apophyses épineuses des six dernières vertèbres dorsales et de toutes les vertèbres lombaires, sur le sacrum et sur la crête iliaque.
- Insertion : dans la coulisse bicipitale de l'humérus.
- Fonction : le grand dorsal abaisse le bras, effectue la rotation interne et l'adduction du bras et le tire vers l'arrière (rétropulsion).

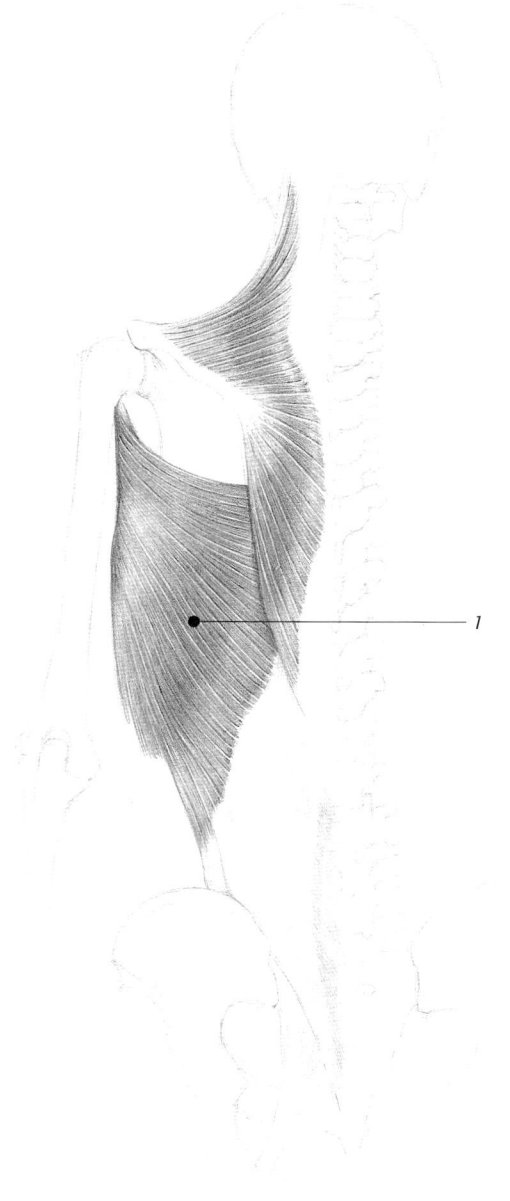
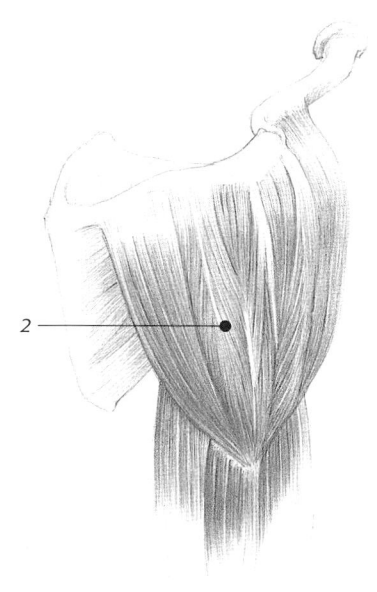
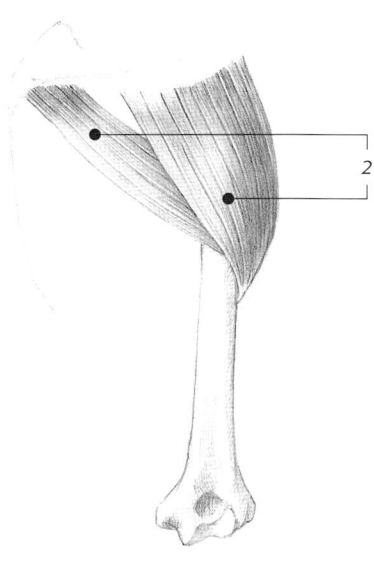

2. Muscle deltoïde (m. deltoidus)
- Origine : le deltoïde se compose de trois faisceaux qui trouvent tous trois leur origine respective sur la clavicule, l'acromion et l'épine de l'omoplate.
- Insertion : les trois faisceaux s'insèrent sur la face interne de l'humérus.
- Fonction : le faisceau antérieur du deltoïde assure l'élévation du bras vers l'avant (antépulsion) et sa rotation interne ; son faisceau postérieur assure l'élévation du bras vers l'arrière (rétropulsion) et sa rotation externe ; son faisceau moyen assure l'élévation latérale du bras (abduction). Outre ces fonctions dynamiques, le deltoïde participe à la stabilité de l'articulation de l'épaule.

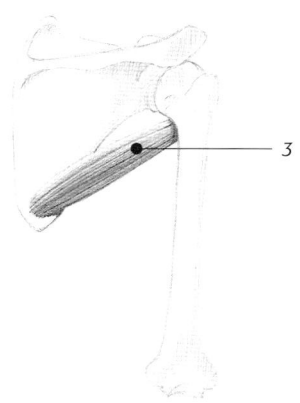
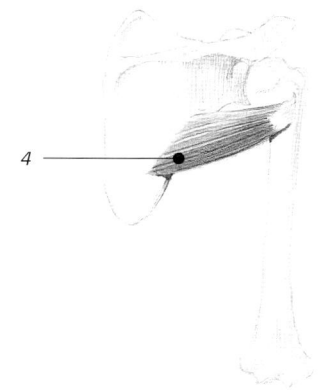
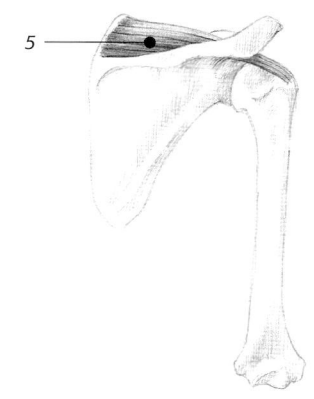

3. Muscle grand rond (m. teres major)
• Origine : deux tiers externes et inférieurs de l'omoplate.
• Insertion : dans la coulisse bicipitale de l'humérus.
• Fonction : le grand rond assure l'adduction, la rotation interne et la rétropulsion du bras.

4. Muscle petit rond (m. teres minor)
• Origine : bord externe de l'omoplate.
• Insertion : grosse tubérosité de l'humérus.
• Fonction : le petit rond assure l'adduction, la rotation externe et la rétropulsion du bras.

5. Muscle sus-épineux (m. supraspinatus)
• Origine : fosse sus-épineuse de l'omoplate.
• Insertion : grosse tubérosité de l'humérus au pôle supérieur.
• Fonction : le sus-épineux assure l'abduction du bras et, avec ses parties postérieures, sa rotation externe.

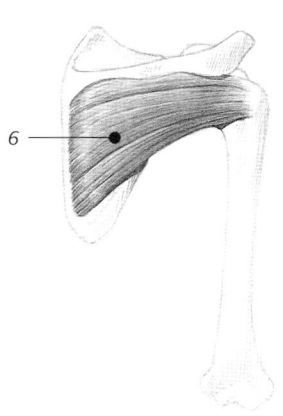
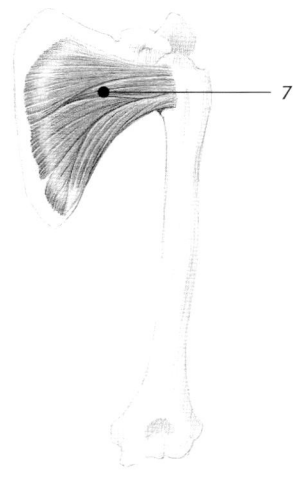
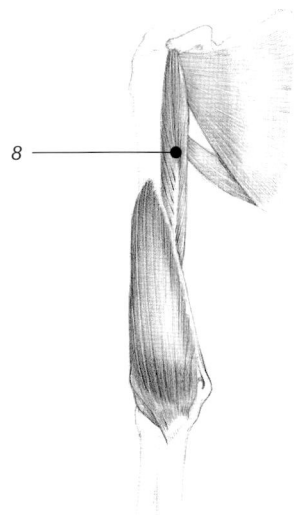

6. Muscle sous-épineux (m. infraspinatus)
• Origine : fosse sous-épineuse de l'omoplate.
• Insertion : grosse tubérosité de l'humérus.
• Fonction : le sous-épineux assure l'abduction du bras avec sa partie supérieure, sa traction avec sa partie inférieure et sa rotation externe.

7. Muscle sous-scapulaire (m. subscapularis)
• Origine : face antérieure de l'omoplate.
• Insertion : petite tubérosité de l'humérus.
• Fonction : le sous-scapulaire assure la rotation interne du bras et la traction du bras levé vers le bas. Il est abducteur du bras avec sa partie supérieure et adducteur avec sa partie inférieure.

8. Muscle coraco-brachial (m. coracobrachialis)
• Origine : apophyse coracoïde.
• Insertion : face antéro-interne de l'humérus (à la partie moyenne).
• Fonction : le coraco-brachial assure l'antépulsion, l'adduction et la rotation interne du bras levé.

ANATOMIE

Muscles de l'articulation de l'épaule

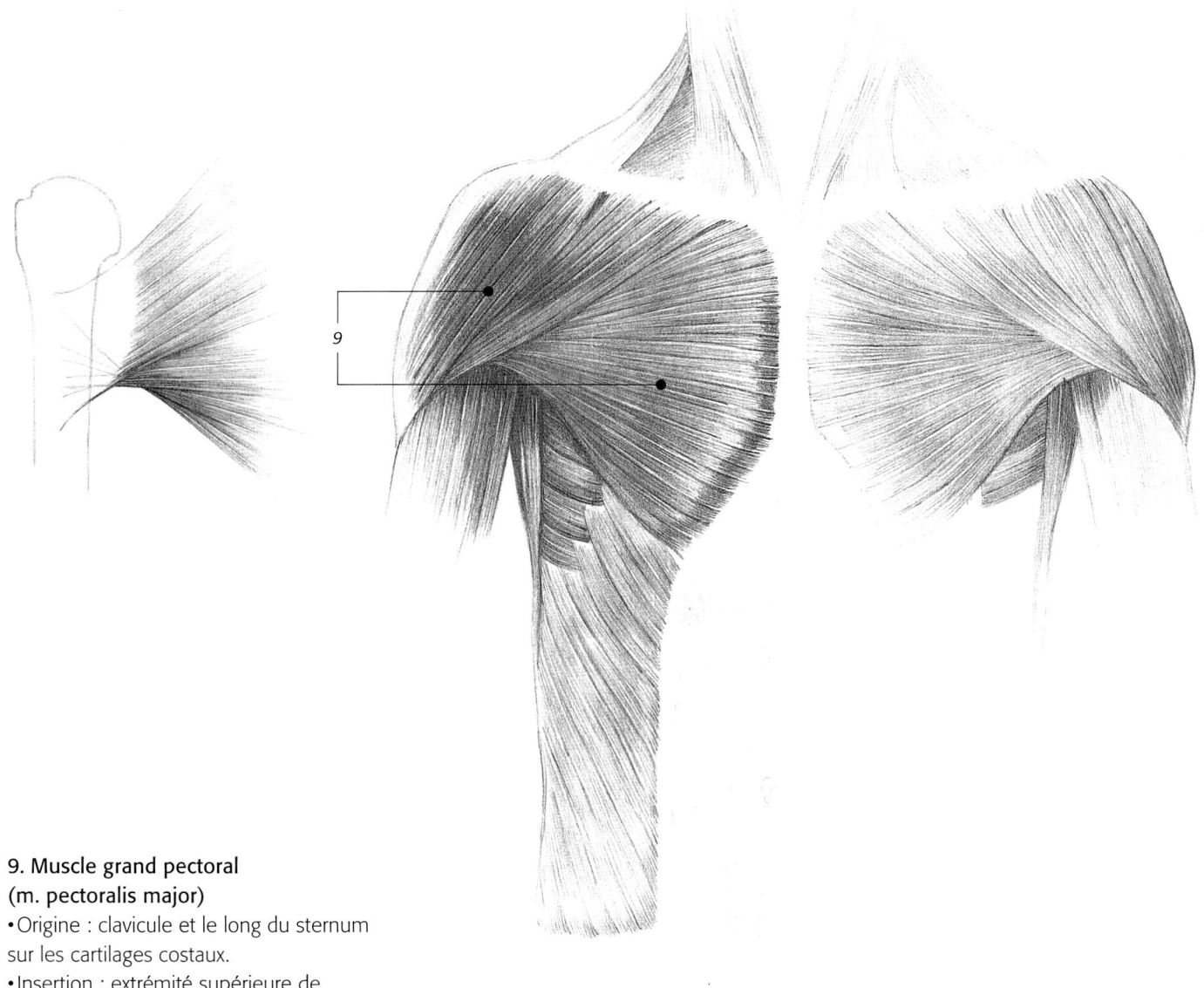

**9. Muscle grand pectoral
(m. pectoralis major)**
- Origine : clavicule et le long du sternum sur les cartilages costaux.
- Insertion : extrémité supérieure de l'humérus (sur la crête externe de la coulisse bicipitale).
- Fonction : l'ensemble des fibres du grand pectoral effectue l'adduction et la rotation interne du bras. Les fibres supérieures sont responsables de l'antépulsion du bras. Les fibres inférieures assurent le retour du mouvement. Le muscle assure par ailleurs la rotation du bras vers l'intérieur.

Muscles de la ceinture scapulaire

10. Muscle rhomboïde (m. rhomboideus)
- Origine : la grande partie trouve son origine sur les apophyses épineuses des quatre premières vertèbres dorsales ; la petite partie trouve son origine sur les apophyses épineuses des deux dernières vertèbres cervicales.
- Insertion : bord interne de l'omoplate.
- Fonction : le rhomboïde entraîne l'omoplate en adduction et la tire vers le haut, en direction de la colonne vertébrale.

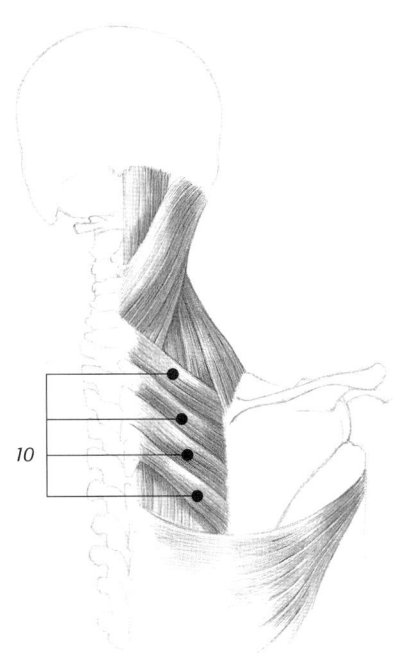

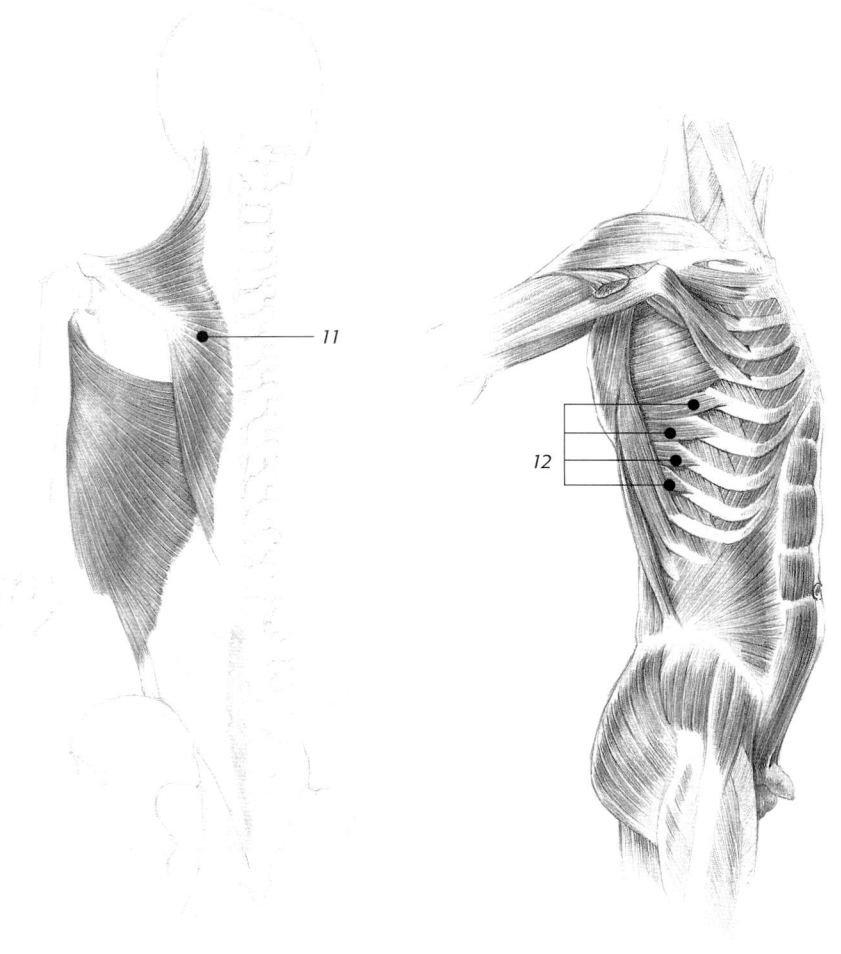

11. Muscle trapèze (m. trapezius)
- Origine : base de l'occiput, apophyses épineuses des vertèbres cervicales et dorsales.
- Insertion : clavicule, acromion, épines de l'omoplate.
- Fonction : la partie supérieure du trapèze élève les épaules et la clavicule et, lorsqu'il y a contraction unilatérale, tourne la tête du côté opposé. Il contribue aussi à la rotation de l'omoplate. La partie moyenne effectue l'adduction des omoplates vers la colonne vertébrale. La partie inférieure abaisse les épaules et assure la rotation de l'omoplate.

12. Muscle grand dentelé (m. serratus anterior)
- Origine : de la 1re côte à la 9e côte.
- Insertion : sur la face antérieure de l'omoplate, le long du bord interne.
- Fonction : le grand dentelé plaque l'omoplate contre le thorax. Sa partie supérieure assure l'élévation de l'omoplate ; sa partie moyenne éloigne les omoplates ; sa partie inférieure tire vers l'avant l'angle inférieur de l'omoplate. Lorsque l'omoplate est fixe, il participe à la respiration en soulevant les côtes.

Muscles de l'articulation du coude

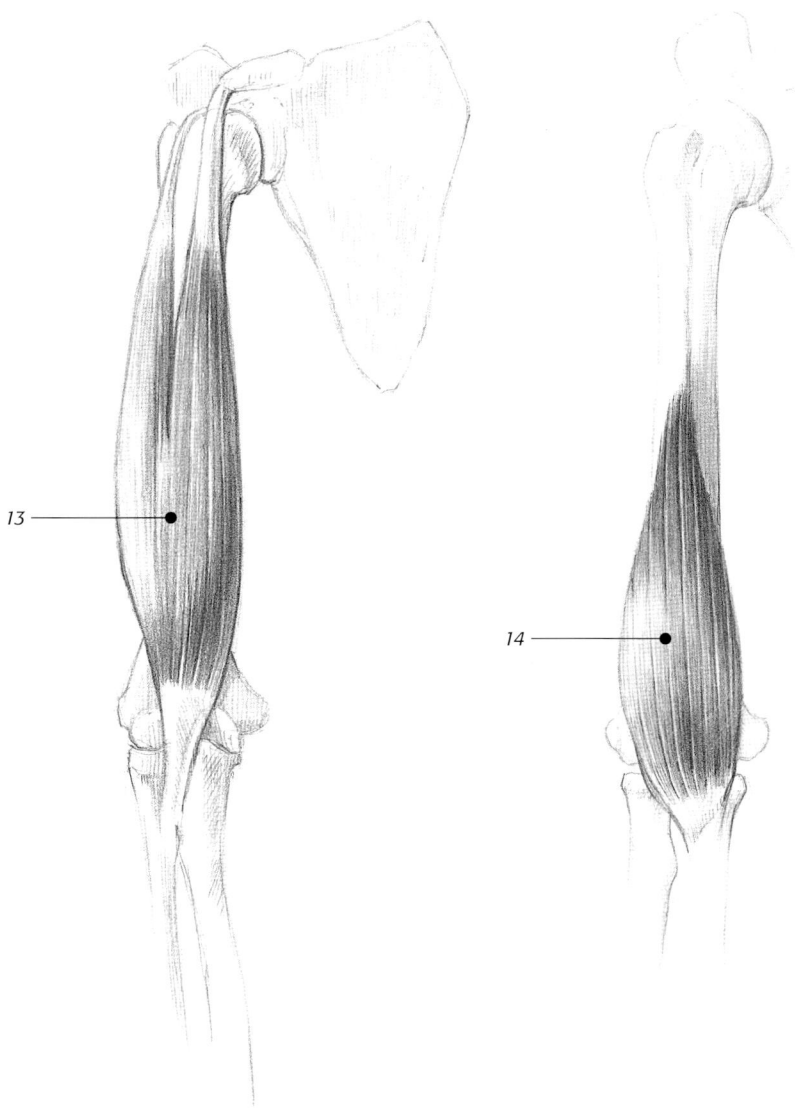

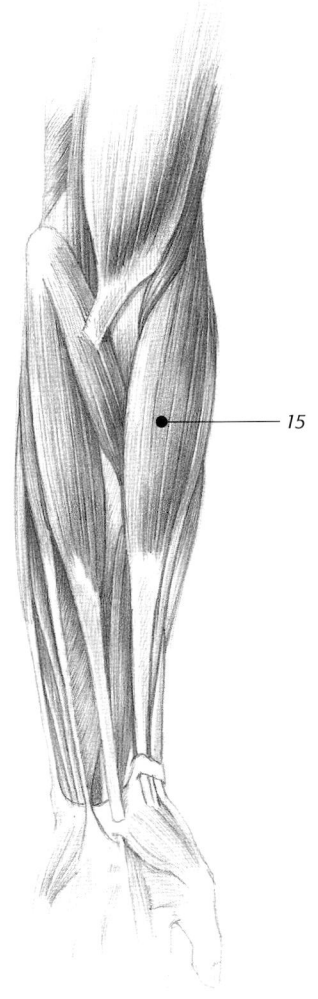

**15. Muscle long supinateur
(m. brachioradialis)**
- Origine : bord externe de l'humérus.
- Insertion : apophyse styloïde du radius.
- Fonction : flexion de l'avant-bras sur le bras (articulation du coude).

**13. Muscle biceps brachial
(m. biceps brachii)**
- Origine : apophyse coracoïde (court biceps) et au-dessus de la cavité glénoïde de l'omoplate (long biceps).
- Insertion : haut du radius (tubérosité bicipitale).
- Fonction : au niveau de l'épaule, il participe à l'antépulsion du bras. Au niveau du coude, il fait la flexion de l'avant-bras et la rotation externe (supination) de l'avant-bras.

**14. Muscle brachial antérieur
(m. brachialis)**
- Origine : face antérieure de l'humérus (moitié inférieure).
- Insertion : apophyse coronoïde du cubitus.
- Fonction : flexion de l'avant-bras sur le bras (articulation du coude).

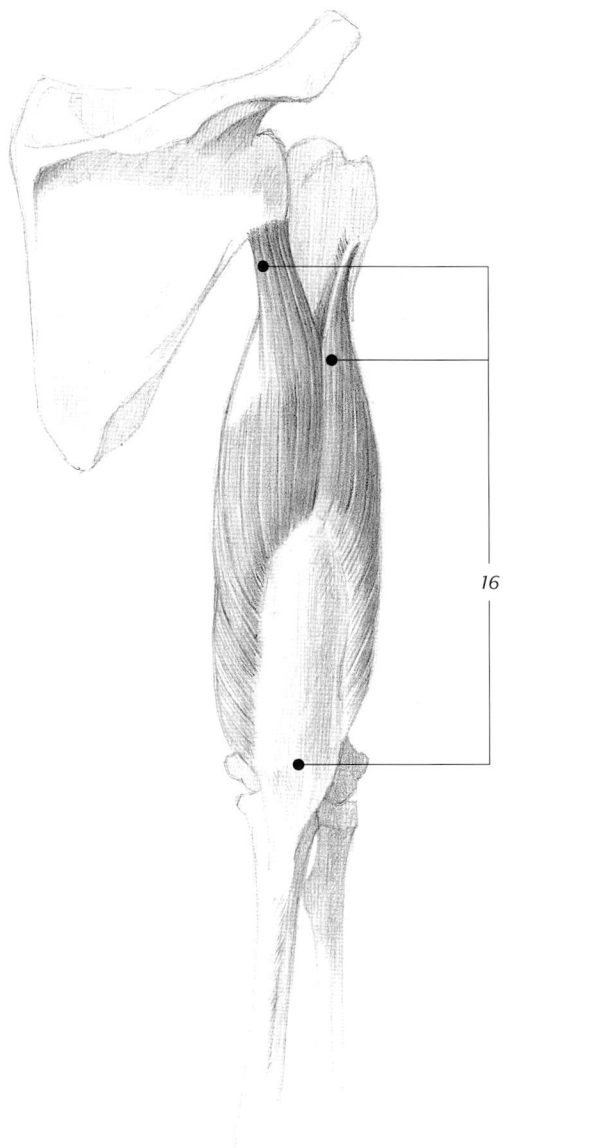
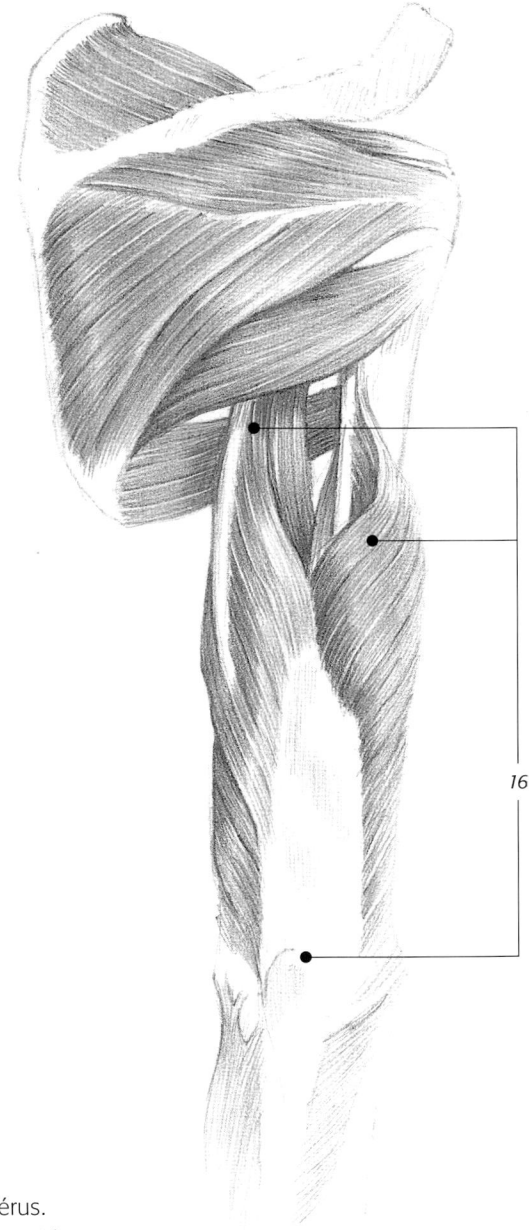

16. Muscle triceps brachial (m. triceps brachii) - à gauche : couche musculaire profonde ; à droite : couche musculaire moyenne
• Origine : la longue portion trouve son origine sur la petite tubérosité située sous la cavité glénoïde de l'omoplate ; les portions moyenne et latérale la trouvent sur la face postérieure de l'humérus.
• Insertion : olécrane (extrémité supérieure du cubitus).
• Fonction : le triceps brachial assure l'extension de l'articulation du coude et, avec sa longue portion, conduit le bras vers l'arrière dans l'articulation de l'épaule.

ANATOMIE

Muscles de l'articulation du poignet

17. Muscles *grand palmaire* et 18. Muscle *cubital* antérieur (mm. flexores carpi radialis et ulnaris)
• Origine : le grand palmaire trouve son origine sur le cartilage interne de l'humérus. Une des deux portions du cubital antérieur trouve son origine sur le cartilage interne de l'humérus et l'autre sur l'olécrane du cubitus.
• Insertion : le grand palmaire s'insère sur la base de l'os métacarpien de l'index et le cubital antérieur sur la base de l'os métacarpien de l'auriculaire.
• Fonction : leur principale fonction est la flexion du poignet.

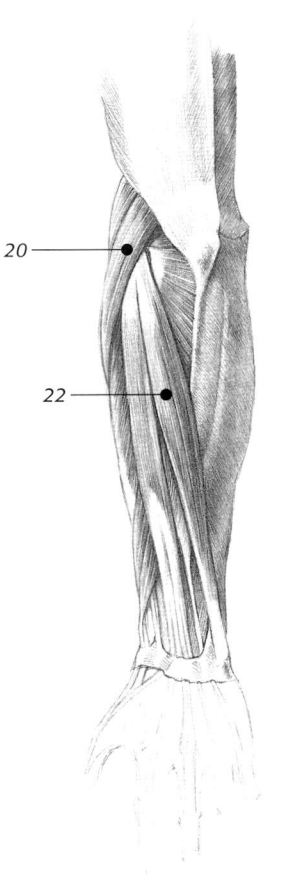
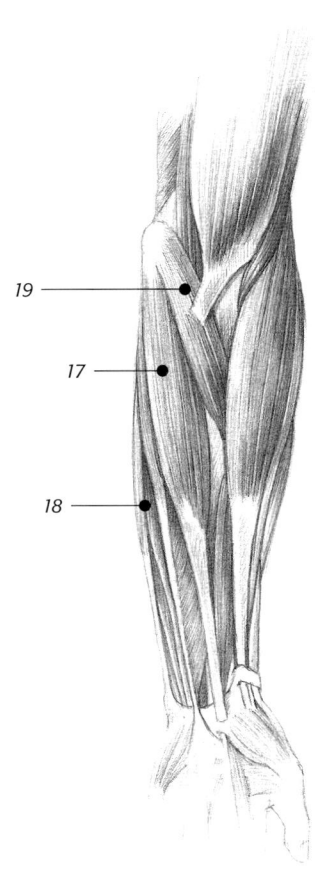
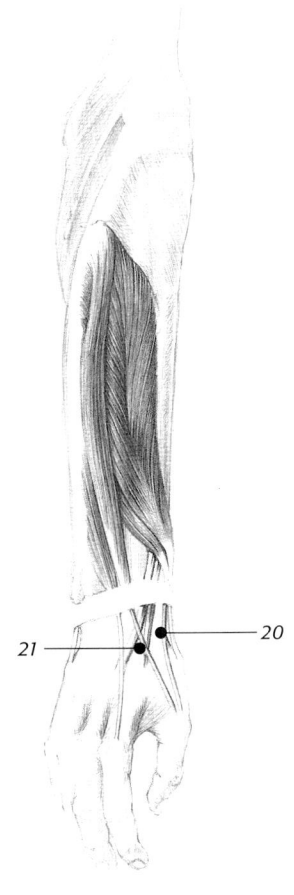

19. Muscle rond pronateur (m. pronator teres)
• Origine : il trouve son origine sur la surface articulaire interne de l'humérus et sur l'apophyse coronoïde du cubitus.
• Insertion : partie moyenne du radius.
• Fonction : le rond pronateur contribue à la flexion de l'avant-bras dans l'articulation du coude et assure sa rotation interne, ce qui a pour effet de tourner la paume de la main vers le bas et le dos de la main vers le haut.

20. Muscle premier radial (m. extensor carpi radialis)
21. Muscle deuxième radial (m. extensor carpi radialis brevis)
22. Muscle cubital postérieur (m. extensor carpi ulnaris)
• Origine : les trois muscles trouvent leur origine sur la surface articulaire externe de l'humérus.
• Insertion : le premier radial s'insère sur la base de l'os métacarpien de l'index ; le deuxième radial sur la base de l'os métacarpien du majeur ; le cubital postérieur sur la base de l'os métacarpien de l'auriculaire.
• Fonction : outre leur fonction d'extension du poignet, ils sont abducteurs de la main vers le radius.

Muscles abdominaux et lombaires

23. Muscle petit oblique (m. obliquus internus abdominis) - couche musculaire profonde
- Origine : crête iliaque, arcade fémorale et aponévrose lombaire.
- Insertion : de la 9e côte à la 12e côte, ligne blanche.
- Fonction : en contraction complète, il assure la flexion du tronc vers l'avant. En contraction unilatérale, il assure l'inclinaison latérale et la rotation du tronc du côté en question.

24. Muscle grand droit de l'abdomen (m. rectus abdominis) - couche musculaire moyenne
- Origine : pubis.
- Insertion : cartilages de la 5e côte à la 7e côte et appendice xiphoïde du sternum.
- Fonction : si le bassin est fixe, le grand droit de l'abdomen fléchit le tronc vers l'avant ; si le thorax est fixe, il soulève le bassin.

25. Muscle carré des lombes (m. quadratus lumborum) - couche musculaire profonde
- Origine : crête iliaque.
- Insertion : 12e côte, apophyses transverses des vertèbres lombaires.
- Fonction : contracté dans sa totalité, le carré des lombes assure l'extension du tronc. Contracté d'un seul côté, il effectue l'inclinaison latérale du côté de sa contraction.

26. Muscle grand oblique de l'abdomen (m. obliquus externus abdominis) - couche musculaire moyenne
- Origine : face externe de la 5e côte à la 12e côte.
- Insertion : crête iliaque, arcade fémorale, petite tubérosité du pubis, ligne blanche.
- Fonction : complètement contracté, le grand oblique de l'abdomen contribue à la flexion du tronc vers l'avant. Contracté d'un seul côté, il assure la rotation du tronc vers le côté opposé. Ainsi, la partie droite du grand oblique assure la rotation du tronc vers la gauche et la partie gauche sa rotation vers la droite.

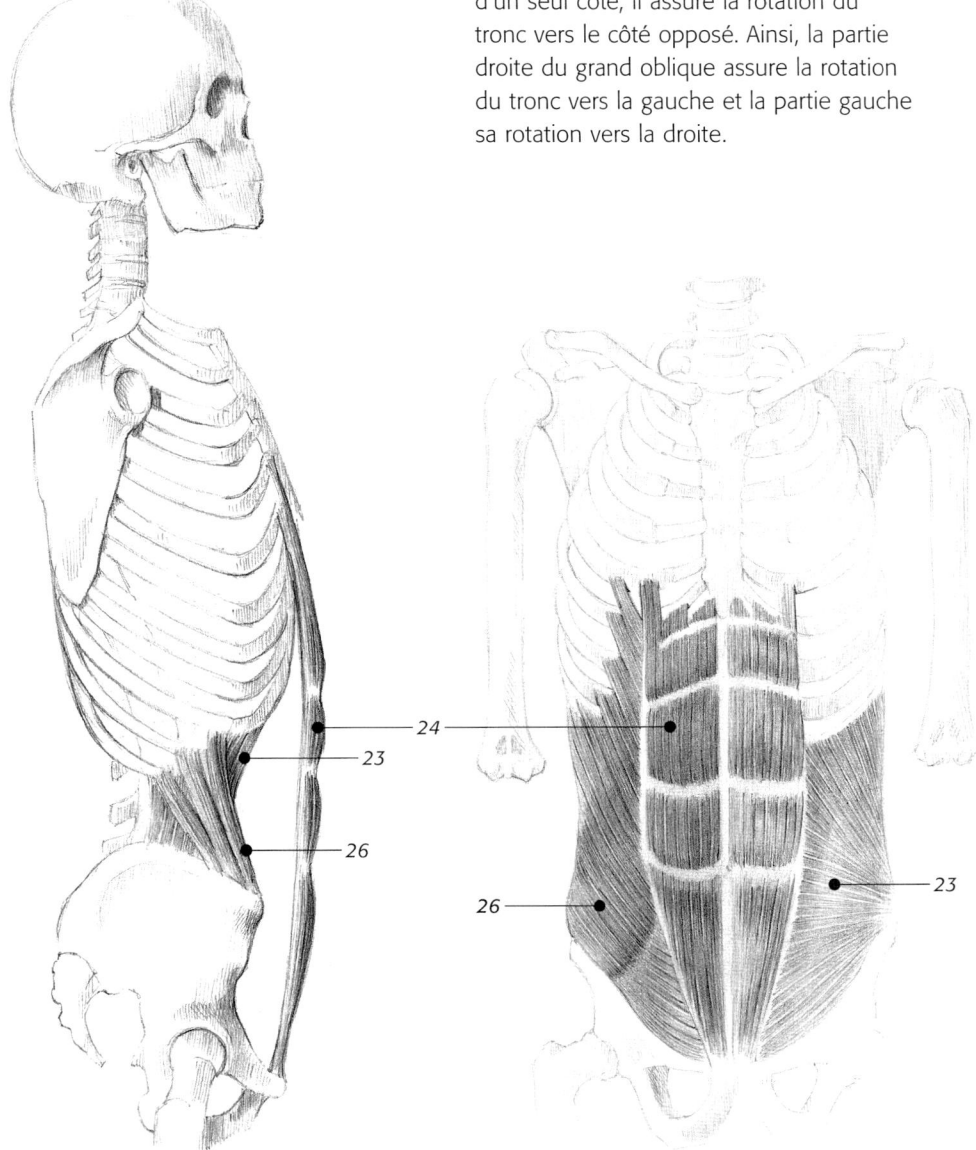

Muscles de l'articulation de la hanche

27. Muscle psoas iliaque (m. iliopsoas)
- Origine : il se compose du muscle psoas, qui trouve son origine sur la dernière vertèbre dorsale et sur les quatre premières vertèbres lombaires, et du muscle iliaque, qui trouve son origine sur la face interne de la fosse iliaque et sur la partie antéro-supérieure de l'épine iliaque.
- Insertion : petit trochanter du fémur.
- Fonction : il fléchit la hanche, c'est-à-dire qu'il amène la cuisse vers l'avant avec une légère adduction et rotation externe du fémur.

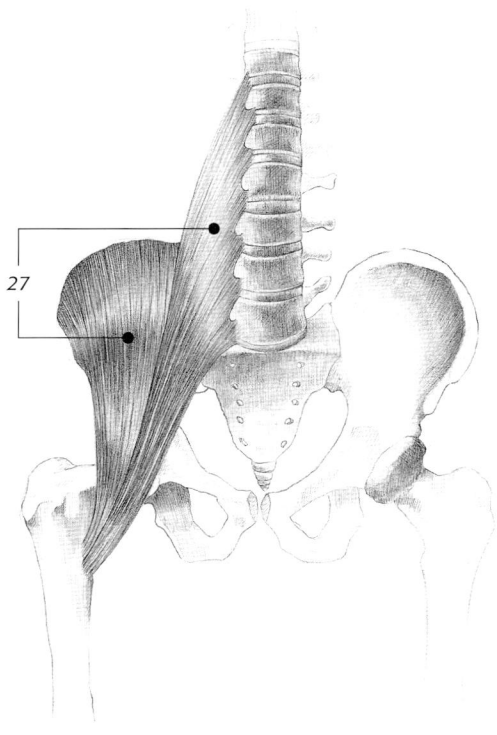
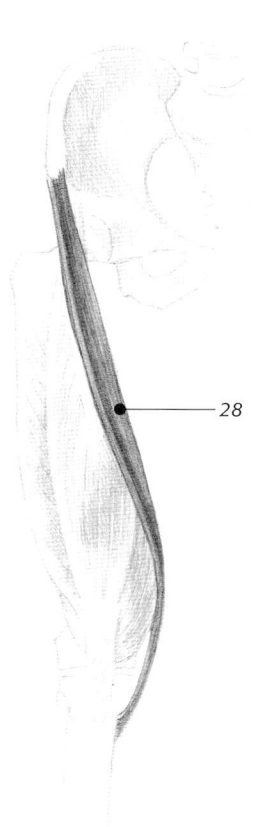
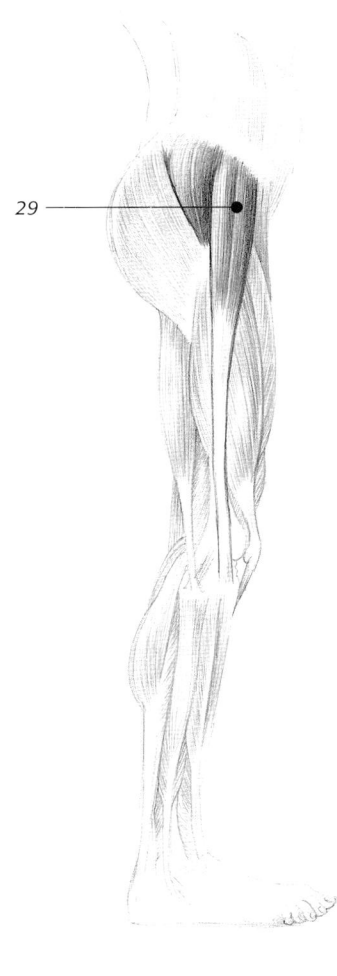

28. Muscle couturier (m. sartorius)
- Origine : partie antéro-supérieure de l'épine iliaque.
- Insertion : face interne de l'extrémité supérieure du tibia.
- Fonction : le couturier assure la flexion de la hanche et du genou. Il est abducteur de la cuisse et assure sa rotation externe. Genou fléchi, il est aussi rotateur interne. D'une longueur de 50 cm, c'est le plus long muscle de l'homme.

29. Muscle tenseur du fascia-lata (m. tensor fasciae latae)
- Origine : face antéro-supérieure de l'épine iliaque.
- Insertion : sur le fascia-lata, qui est une longue bande fibreuse qui parcourt la face externe et qui se termine sur le plateau tibial.
- Fonction : le tenseur du fascia-lata est fléchisseur de la hanche et abducteur de la cuisse.

30. Muscle pectiné (m. pectineus)
- Origine : pubis.
- Insertion : partie supérieure du fémur (sur la ligne âpre).
- Fonction : le pectiné assure l'adduction de la cuisse et participe à la flexion et à la rotation externe de la hanche.

31. Muscle petit adducteur (m. adductor brevis)
- Origine : branche inférieure du pubis.
- Insertion : tiers supérieur de la ligne âpre.
- Fonction : le petit adducteur fait l'adduction de la cuisse et participe à la rotation externe de celle-ci.

32. Muscle moyen adducteur (m. adductor longus)
- Origine : sous la tubérosité ischio-pubienne.
- Insertion : tiers moyen de la ligne âpre interne.
- Fonction : le long adducteur assure l'adduction de la cuisse et participe à la flexion de la hanche.

33. Muscle grand adducteur (m. adductor magnus)
- Origine : branche ischio-pubienne et face inférieure de la tubérosité ischiatique (partie coudée de l'ischion).
- Insertion : une partie s'insère sur la lèvre interne de la ligne âpre, l'autre sur l'articulation fémorale interne.
- Fonction : le grand adducteur assure l'adduction et la rotation interne de la cuisse.

34. Muscle droit interne (m. gracilis)
- Origine : bord de la branche inférieure du pubis.
- Insertion : bord interne de la patte d'oie du tibia.
- Fonction : le droit interne effectue l'adduction et la rotation interne de la cuisse. Il agit également sur le genou, qu'il entraîne en flexion.

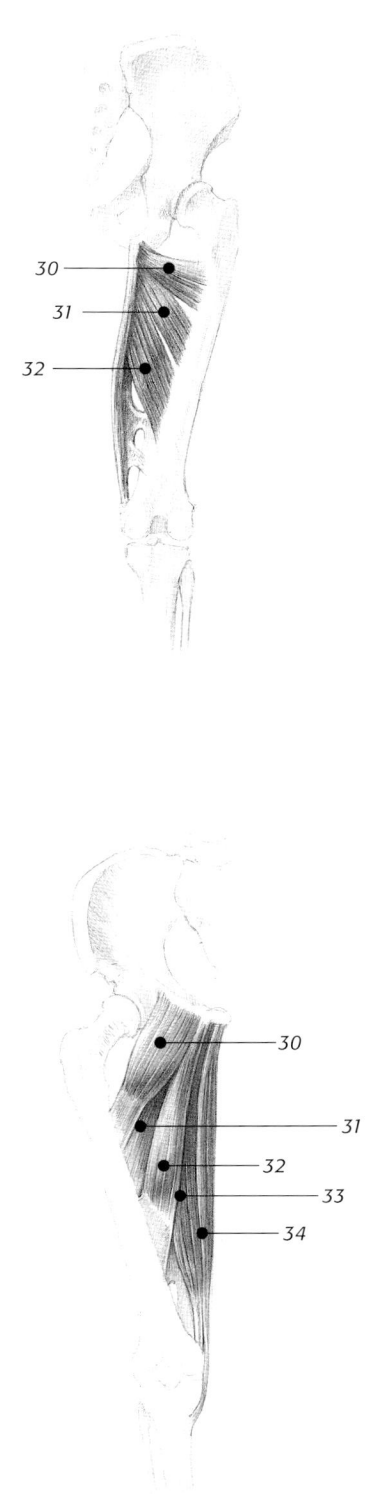

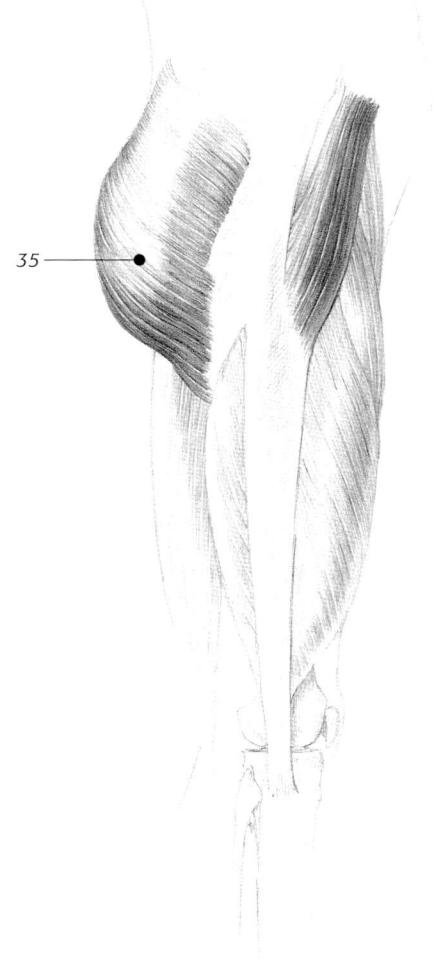

35. Muscle grand fessier (m. glutaeus maximus)
- Origine : ilion, sacrum, coccyx et ligament sacro-sciatique.
- Insertion : le plan superficiel se termine sur le fascia-lata de la cuisse, le plan profond sur la crête externe de la ligne âpre du fémur (partie haute).
- Fonction : sa fonction est l'extension de la hanche. Sa partie supérieure assure l'abduction de la cuisse, sa partie inférieure l'extension de la cuisse. Il est aussi rotateur externe de la jambe. Il fait partie des muscles les plus puissants de l'homme.

Muscles de l'articulation du genou

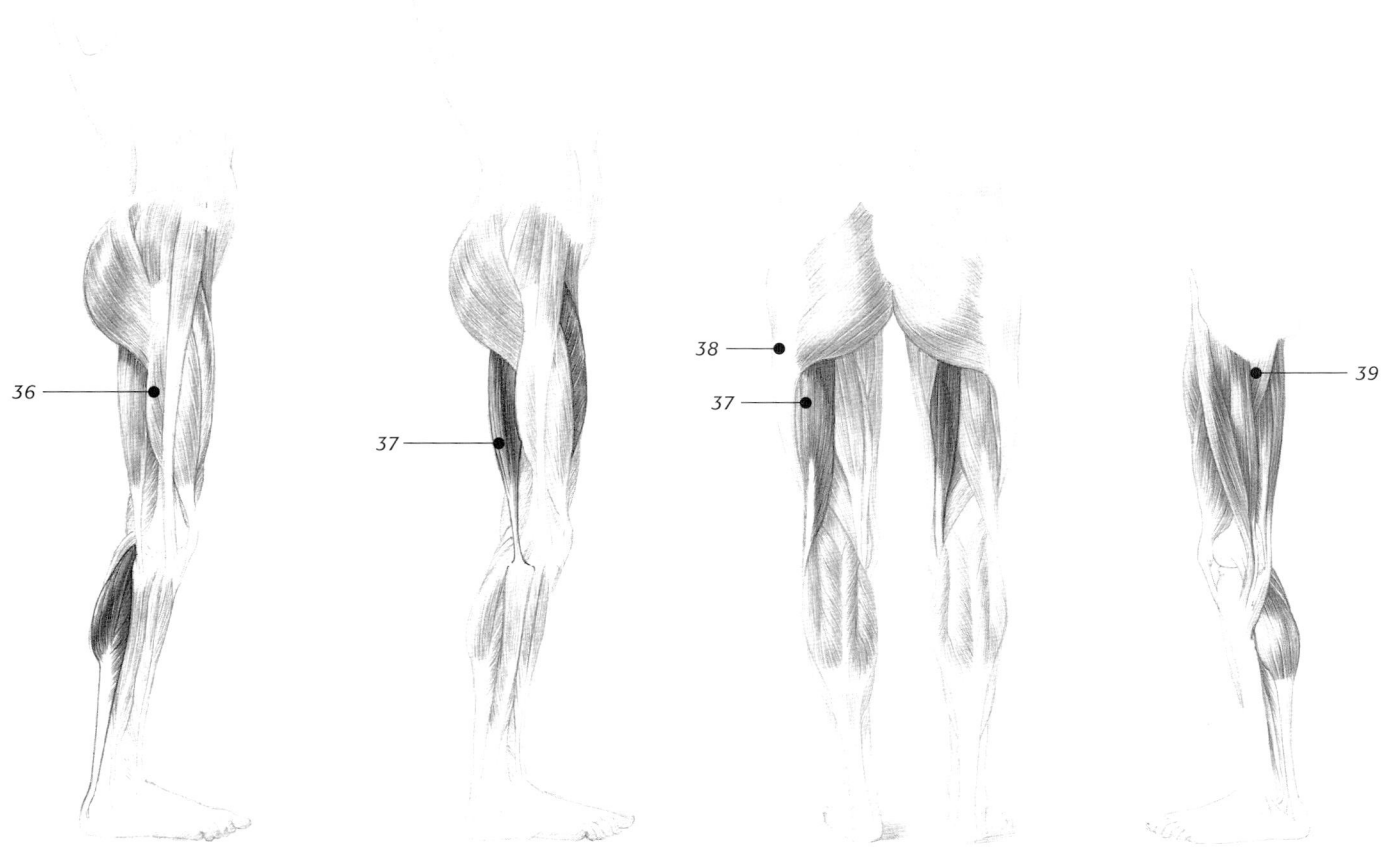

36. Muscle quadriceps (m. quadriceps femoris)
• Origine : une partie (le droit antérieur - m. rectus femoris) trouve son origine sur la face antéro-inférieure de l'épine iliaque et le bord antérieur de la cavité glénoïde de la hanche. Les trois autres chefs, vaste interne, vaste externe et crural (mm. vastus medialis, lateralis et intermedius) trouvent leur origine sur différents points du fémur.
• Insertion : sur la tubérosité tibiale, au-dessus du tendon rotulien.
• Fonction : tend le genou. Le droit antérieur, avec le muscle grand droit de l'abdomen, fléchit l'articulation de la hanche.

37. Muscle biceps crural (m. biceps femoris)
• Origine : la longue portion trouve son origine sur la tubérosité ischiatique (ischion), la courte portion sur la lèvre latérale de la ligne âpre.
• Insertion : tête du péroné.
• Fonction : lorsque la jambe est tendue, le biceps crural contribue à l'extension de la hanche. Il fléchit le genou et assure la rotation externe de la jambe fléchie. Avec le demi-tendineux et le demi-membraneux, le biceps crural constitue le groupe musculaire des ischio-jambiers.

38. Muscle demi-tendineux (m. semitendinosus)
• Origine : tubérosité ischiatique (ischion).
• Insertion : tibia (sur la patte d'oie).
• Fonction : jambe tendue, il contribue à l'extension de la hanche. Il fléchit le genou, assure la rotation interne de la jambe fléchie.

39. Muscle demi-membraneux (m. semimembranosus)
• Origine : tubérosité ischiatique (ischion).
• Insertion : face interne de la surface articulaire du tibia (plateau tibial).
• Fonction : jambe tendue, il contribue à l'extension de la hanche. Il fléchit le genou, assure la rotation interne de la jambe fléchie. Situé sous le demi-tendineux, il est un peu plus puissant que ce dernier.

Muscles de l'articulation tibio-tarsienne

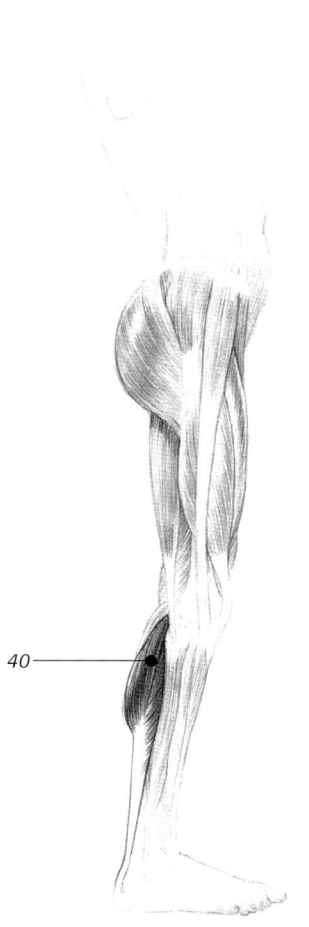

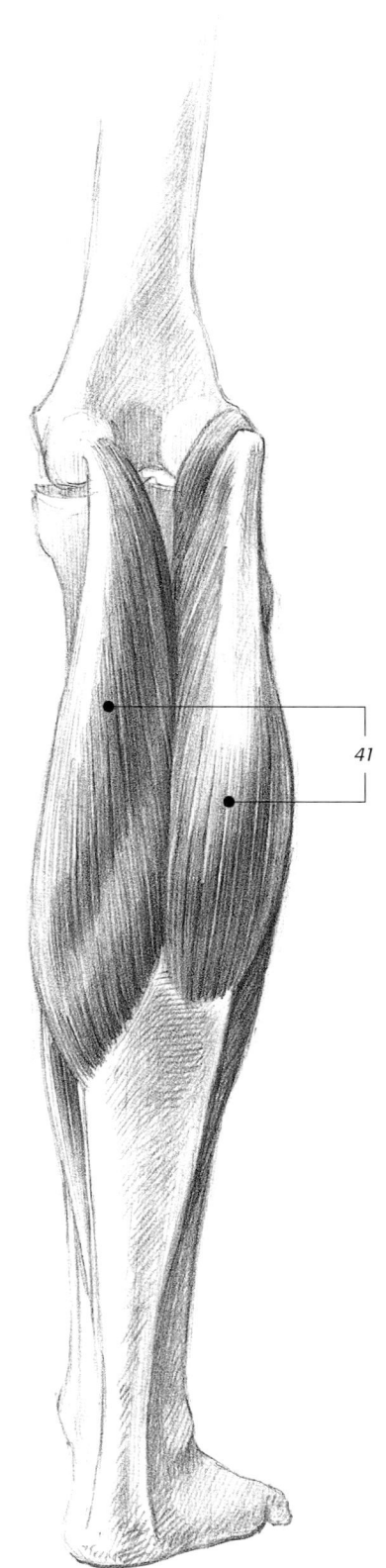

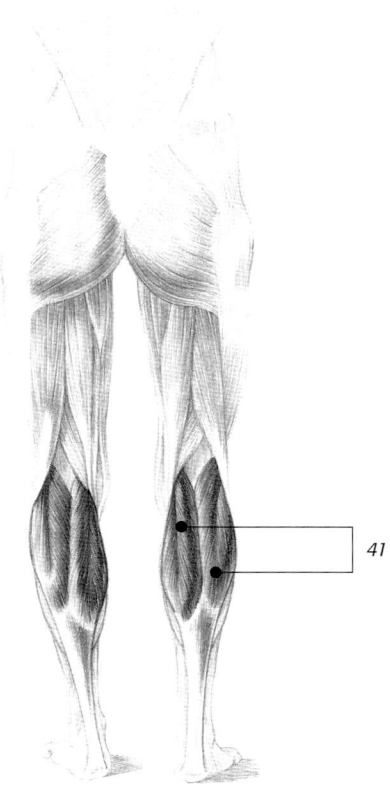

40. Muscle soléaire (m. soleus)
- Origine : tête du péroné et face postérieure du tibia.
- Insertion : sur le calcanéum, par l'intermédiaire du tendon d'Achille.
- Fonction : le soléaire fait l'extension du pied.

41. Muscles jumeaux (m. gastrocnemius)
- Origine : surface articulaire, interne ou externe, du fémur (condyles).
- Insertion : sur le calcanéum, par l'intermédiaire du tendon d'Achille.
- Fonction : les jumeaux assurent l'extension du pied et fléchissent le genou. Avec le muscle soléaire, ils constituent un groupe musculaire appelé triceps sural (m. triceps surae) car ils s'insèrent tous trois sur le calcanéum par l'intermédiaire du tendon d'Achille.

Le squelette humain

Le système osseux du corps humain se compose de plus de 200 os (voir illustrations ci-dessous). Ceux-ci sont reliés les uns aux autres soit par des articulations immobiles, soit par des articulations mobiles. Avec les muscles et les ligaments, cette charpente osseuse assure le maintien et la stabilité du corps humain. Parallèlement, elle lui permet de se mouvoir et sert de levier à la musculature qui lui est rattachée. Enfin, certains os ont une fonction évidente de protection : par exemple, les os de la boîte crânienne protègent le cerveau.

La colonne vertébrale ou rachis

La colonne vertébrale, avec sa forme de double « S » (vue de profil), sert de puissant amortisseur (voir ci-dessous, à droite). Sa fonction principale est de permettre au corps la flexion, l'inclinaison latérale et la rotation. Elle se compose de 24 vertèbres mobiles reliées entre elles, soit 5 lombaires, 12 dorsales (parfois appelées thoraciques) et 7 cervicales, et de 9 ou 10 vertèbres soudées entre elles formant le sacrum et le coccyx.

La partie antérieure d'une vertèbre constitue le corps vertébral, tandis que la partie postérieure porte le nom d'arc postérieur. Entre les corps vertébraux s'intercalent les disques intervertébraux. L'arc postérieur et le corps vertébral circonscrivent un orifice appelé trou vertébral, ou canal vertébral, ou trou rachidien. La superposition des canaux vertébraux forme le canal rachidien, ou canal médullaire, traversé par la moelle épinière. L'arc postérieur présente à droite et à gauche deux apophyses transverses et, à l'arrière, une apophyse épineuse (voir illustration page suivante).

Ces apophyses sont le point d'insertion des différents muscles extenseurs du dos qui participent à la mobilité active de la colonne vertébrale. Entre les arcs postérieurs de deux corps vertébraux

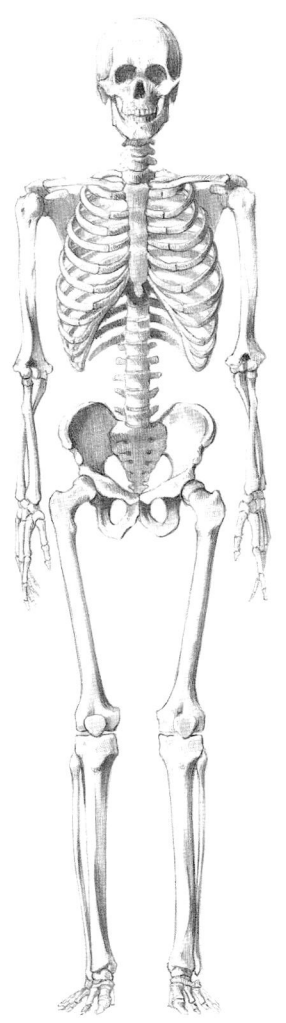
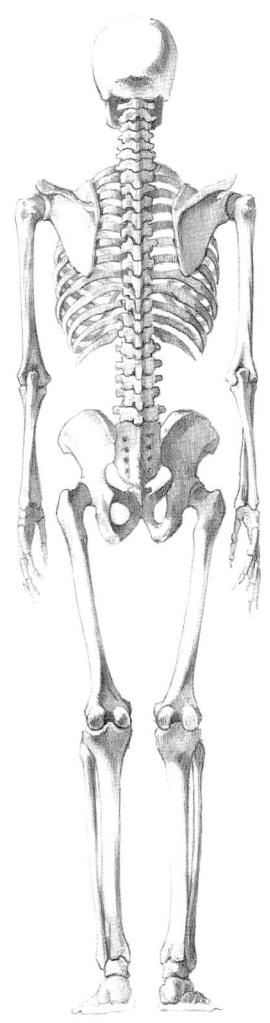
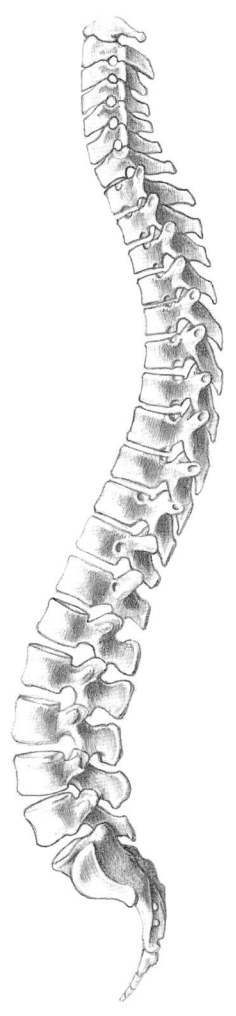

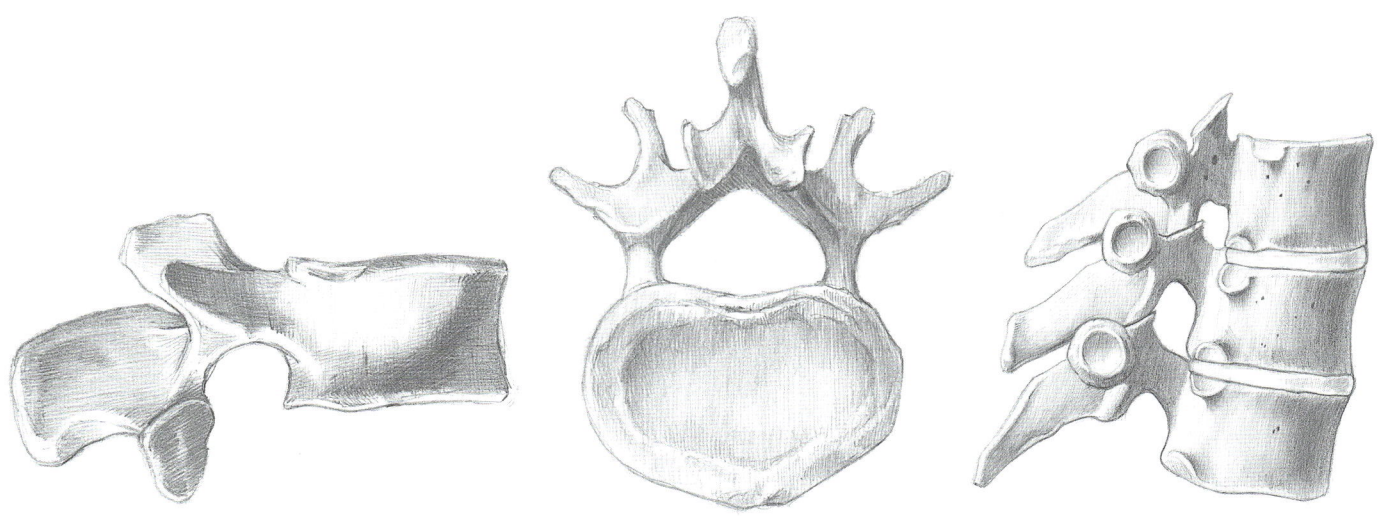

voisins se trouve un trou de conjugaison par lequel les nerfs rachidiens quittent le canal médullaire (voir ci-dessus). Le rétrécissement de ce trou de conjugaison, par suite de l'endommagement d'un disque intervertébral ou d'une modification de la structure osseuse due à une affection ou à une blessure, peut provoquer des lésions ou des troubles comme le lumbago et la sciatique.

Les disques intervertébraux sont des éléments particulièrement remarquables de la colonne vertébrale (fig. 2). Ce sont des fibrocartilages dont le noyau central (le noyau pulpeux), de consistance gélatineuse, absorbe les pressions extérieures, amortit les chocs et empêche le frottement des vertèbres entre elles. Lorsque la pression se situe dans l'axe de la colonne, les disques constituent de puissants amortisseurs. Lors des efforts effectués en position dos rond, le noyau du disque est poussé vers l'arrière, en direction de la moelle. Dans cette zone postérieure se produisent de très importantes forces de traction (T), tandis que dans la partie antérieure, proche du ventre, l'anneau fibreux du disque est fortement comprimé (C). La plus grave conséquence d'une telle surcharge est ce que l'on appelle l'hernie discale. L'anneau fibreux de l'arrière du disque, près de la moelle, se fissure et le noyau glisse vers le canal rachidien. C'est pourquoi il est impératif de ne pas se tenir dos rond lors d'exercices de force. De par sa forme, la colonne vertébrale n'absorbe les pressions que si elle est sollicitée dans son axe. Lors d'un entraînement, il faut tenir compte des éventuelles déformations et maladies de la colonne vertébrale. Si l'on souffre de quelconques problèmes de l'appareil locomoteur, il convient d'en parler à son médecin ou à un spécialiste de la gymnastique médicale avant d'entreprendre tout programme. Cela permet de déterminer les exercices conseillés, sur lesquels il faut mettre l'accent, et ceux qui sont interdits. On ne peut établir son programme soi-même que si l'on ne souffre d'aucun trouble.

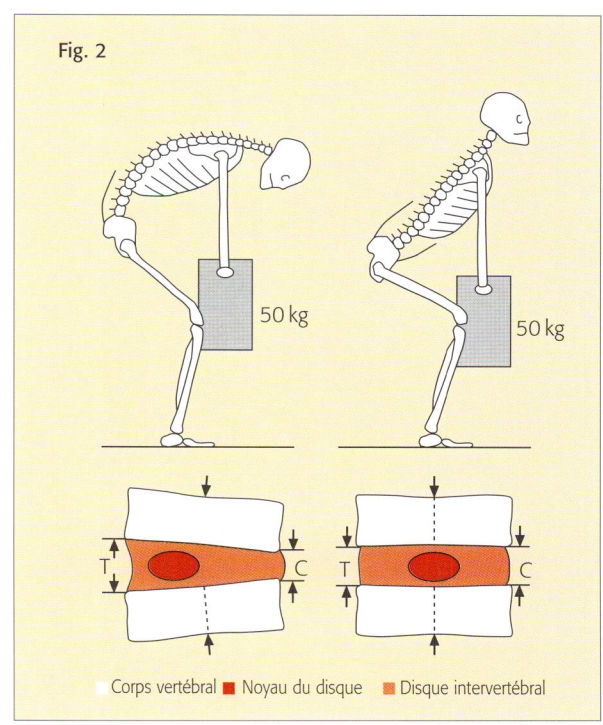

Fig. 2

Les articulations

Les os soudés entre eux assurent la stabilité du système osseux mais n'influent que très peu sur la mobilité du corps. Les articulations situées entre le tibia et le péroné, d'une part, et entre le sacrum et le coccyx, d'autre part, sont deux exemples de cette forme de liaison quasi rigide : la première est un ligament passant au milieu du pubis et se présentant sous la forme d'un cartilage fibreux ; la deuxième est une ossification.

Pour bien comprendre ce que sont le mouvement et les liaisons fonctionnelles, il est essentiel de connaître le fonctionnement des articulations, interfaces mobiles entre deux os. On distingue trois sortes d'articulations, dont l'amplitude diffère. Malgré des formes et des ampleurs de mouvement diverses, toutes les articulations vraies, à savoir les articulations mobiles, appartiennent à un même type de base (Fig. 3).

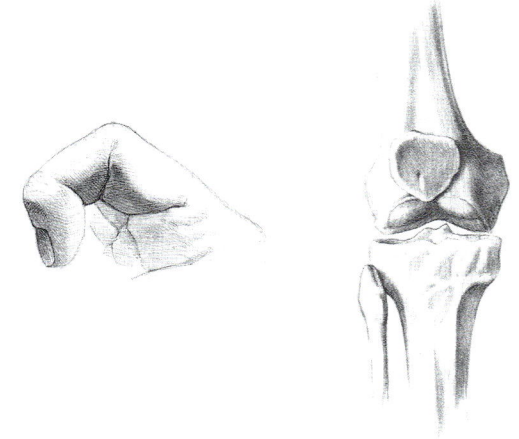

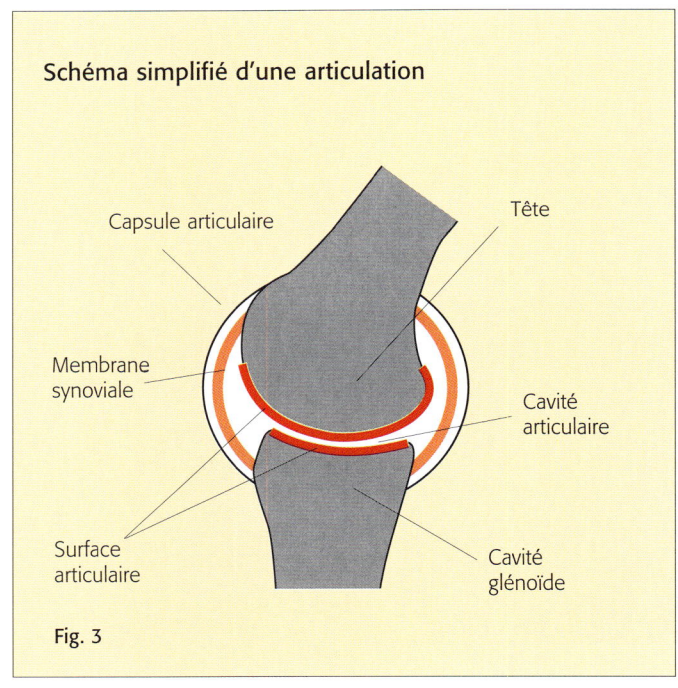

Fig. 3

La surface articulaire, ou cartilage articulaire, sert à amortir les charges écrasantes, mais aussi à réduire le frottement entre les pièces osseuses. La synovie, ou liquide synovial, est le liquide lubrifiant des surfaces articulaires. Elle se trouve dans la cavité articulaire, encore appelée cavité synoviale, et se forme dans la membrane synoviale de la capsule articulaire. Absorbée par le cartilage, surtout en cas de pression et d'aspiration, elle renforce la couche amortissante et alimente le tissu articulaire.

Mouvements fonctionnels

D'un point de vue médical, toute activité sportive doit tenir compte de la fonctionnalité des mouvements, à savoir des possibilités de mouvements articulaires, de la fonction des muscles impliqués et de l'effet souhaité de l'exercice. Mais il faut encore considérer les modifications dues à des déséquilibres musculaires et la structure biomécanique de la musculature. En effet, certains groupes musculaires assurent les mouvements actifs, d'autres ne concernent que le travail de maintien : il faut donc intégrer tous ces critères lorsque l'on choisit une méthode d'entraînement. Un choix erroné de structures dynamiques, une méthode inappropriée et un mépris des liaisons fonctionnelles sont dangereux. La description d'une articulation particulière, la rotule, apportera quelques éclaircissements sur ces points.

La rotule

On ne prend conscience que l'on a des articulations que lorsque l'une d'elles, pour une raison ou pour une autre, devient douloureuse. Et le genou est de celles qui se rappellent le plus souvent à notre bon souvenir. Il est non seulement la plus grosse, mais aussi la plus compliquée et la plus sensible des articulations du corps humain. Le genou comprend en effet quelques structures très particulières qui le distinguent des autres articulations : la rotule et les ménisques. Les explications qui suivent sont destinées à faire comprendre pourquoi il faut absolument ménager le genou qui, au même titre que la colonne vertébrale, est exposé à bien des dangers si on ne l'utilise pas correctement.

La conformation particulière de l'articulation du genou s'explique par les deux fonctions distinctes qu'il doit remplir. L'une est d'assurer, en extension, la stabilité de la jambe et l'autre, en flexion, sa mobilité. Plus de 90 % du poids du corps est porté sur le genou en extension. La conformation de celui-ci permet une surface de contact particulièrement importante entre le fémur et le tibia pour une répartition maximale des pressions. Dans cette position d'extension, le ménisque joue lui aussi un rôle prépondérant car, relié au tibia, il rétablit la concordance entre le fémur et le tibia, aux formes inégales. Épaisse lame fibrocartilagineuse, le ménisque est un amortisseur supplémentaire entre les deux extrémités articulaires. Compte tenu de l'énorme poids que supporte le genou, cela contribue donc à ménager et à soulager la surface articulaire elle-même. Les seuls mouvements possibles du genou sont la flexion et l'extension, ce qui renforce la stabilité nécessaire.

En position fléchie, la surface de contact du genou est nettement réduite par la forte courbure de la face postérieure de la surface articulaire du fémur. De plus, le genou fléchi permet également une rotation axiale. Il est compréhensible que le genou fléchi ne doit pas supporter le poids du corps car, dans cette position, une liberté de mouvement accrue est plus avantageuse qu'une grande stabilité.

La rotule (patella en latin) est la particularité la plus marquante du genou. Il s'agit d'un os articulé avec la face antérieure du fémur, situé sous le tendon du muscle quadriceps (tendon rotulien). Outre son rôle de protection mécanique, la rotule remplit d'autres fonctions importantes. Ainsi, la puissance des muscles extenseurs de la cuisse ne s'exerce que dans un sens très précis car la rotule s'adapte de façon optimale à l'échancrure située entre les surfaces articulaires (condyles) externe et interne du fémur. De plus, cette puissance est renforcée par les rapports de levier correspondants par l'intermédiaire de la rotule, car le tendon d'insertion du muscle peut de ce fait être éloigné du point de rotation du genou.

La rotule a pour autre fonction primordiale de contribuer à freiner un mouvement de flexion du genou. Elle joue alors un rôle de segment de frein (fig. 4). Plus la force exercée sur la rotule par l'extenseur de la cuisse est grande, ou plus un mouvement est freiné avec brutalité, plus la pression d'appui entre la face interne de la rotule et la surface articulaire du fémur est importante. Dans cette opération, bien entendu, c'est le cartilage qui reçoit le surcroît de charge. Enfin, lorsque l'angle de flexion du genou est supérieur à 90°, la rotule perd largement son contact avec la surface articulaire interne, de sorte que la quasi-totalité de la pression est répartie sur la zone externe de son cartilage et sur celui de la surface articulaire externe. Ce principe, et le fait que la force de freinage de la rotule se produit exclusivement dans l'articulation lorsque l'angle de flexion est supérieur à 90° (elle ne s'exerce qu'en partie sur l'articulation pour un angle moindre) induisent que dans

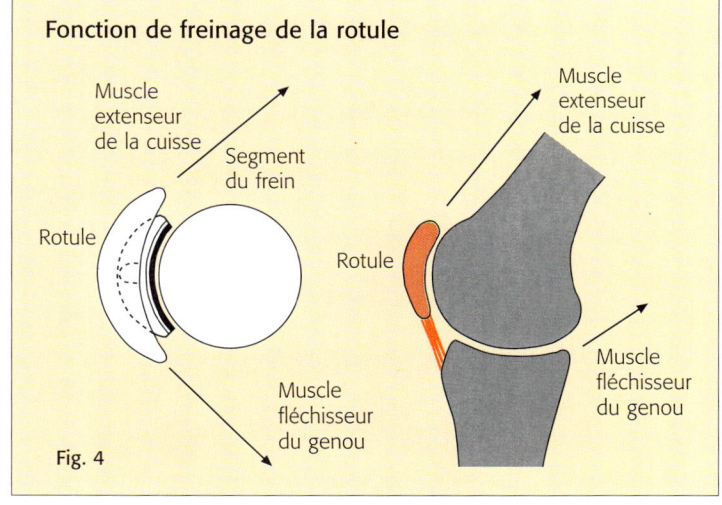

Fig. 4 — Fonction de freinage de la rotule

les exercices d'extension du genou - dont les exercices RM 43 à RM 46 du chapitre *Renforcement musculaire (squat, squat barre devant, presse à cuisses, extension de la jambe)* –, il ne faut jamais dépasser un angle de 90°.

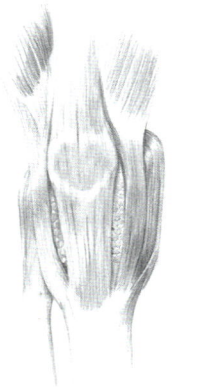
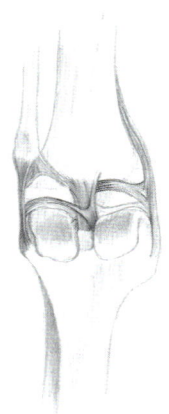

Biomécanique

Chaque succession de mouvements fait intervenir de multiples forces obéissant à des lois précises. Une compréhension globale et une prise en compte de ces lois permettent de ménager non seulement ses articulations lors d'un entraînement de musculation, mais aussi ses forces lors d'un entraînement d'endurance. Il est utile aussi de reconnaître quelles charges, parfois exceptionnelles, pèsent sur l'appareil locomoteur passif dans certaines techniques de lever, ceci afin d'éviter des erreurs.

Le graphique ci-dessous montre dans quelle mesure les forces exercées sont déterminées dès le départ par la proximité du poids à lever. Il indique les forces, représentées par des flèches, ainsi que leur grandeur et leur direction. Un poids de 10 kg est soumis à une force de gravité d'environ 100 *newtons*. Le newton est l'unité de mesure d'une force : appliquée à la verticale du sol, l'intensité d'une force est égale à dix fois le poids employé. Lorsqu'une force est appliquée à une certaine distance sur un point, elle exerce sur lui ce que l'on appelle un moment d'inertie, résultante du produit de l'intensité de la force appliquée et de la longueur du bras de levier. Lorsque deux forces opposées sont appliquées sur un même point, elles sont en équilibre si les deux produits de la longueur du bras de levier par la force sont égaux.

A poids égal, et pour un levier plus long, le moment d'inertie augmente, de même que la force appliquée sur les structures concernées. Pour la musculation et l'entraînement à l'endurance, il en résulte qu'il faut toujours déplacer les poids ou les parties du corps le plus près possible du corps, d'une part pour ne pas surcharger l'appareil locomoteur et, d'autre part pour économiser son énergie.

En station debout et immobile, un grand nombre de leviers et de forces doivent être en équilibre les uns par rapport aux autres pour que le corps ne bouge pas. Tout corps immobile présente un point auquel il peut se suspendre de façon à ce que, quelle que soit la rotation exercée sur lui, il se trouve toujours en équilibre : ce point est ce que l'on appelle le centre de gravité. Le centre de gravité du haut du corps est situé sur son axe de déformation en avant de la colonne vertébrale et, selon la conformation du corps, plus ou moins éloigné en avant de la hanche. En station debout, les muscles extenseurs du dos et les fessiers sont donc nécessaires pour produire un équilibre immobile (Fig. 6). Si le centre de gravité est déplacé vers l'avant par flexion du corps droit au niveau de la hanche, les forces exercées pour maintenir l'équilibre croissent selon un multiple de la valeur de départ (Fig. 7).

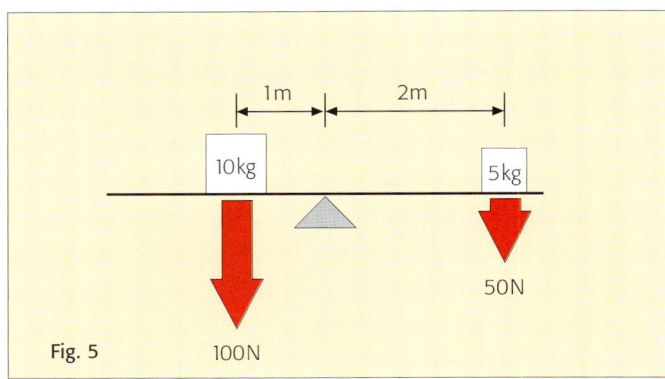

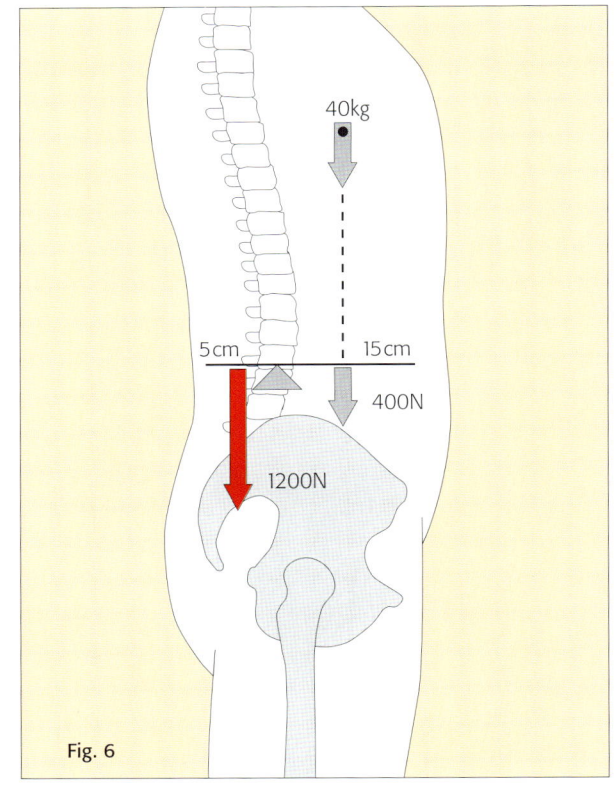

En haut : équilibre de forces entre deux charges inégales. Situées à des distances différentes de l'axe fixe, elles développent toutes deux le même moment d'inertie. Le produit de la force par la distance à l'axe fixe est égal. Par exemple, 100 newtons x 1 m = 50 newtons x 2 m.

À droite : forces exercées sur la musculature du dos pour équilibrer le centre de gravité du corps : si le centre de gravité du haut du corps, en tant qu'axe fixe, est situé en avant des vertèbres trois fois plus loin que la musculature dorsale derrière cet axe, la force de traction que doit exercer la musculature est trois fois plus élevée que celle générée par le poids du haut du corps.

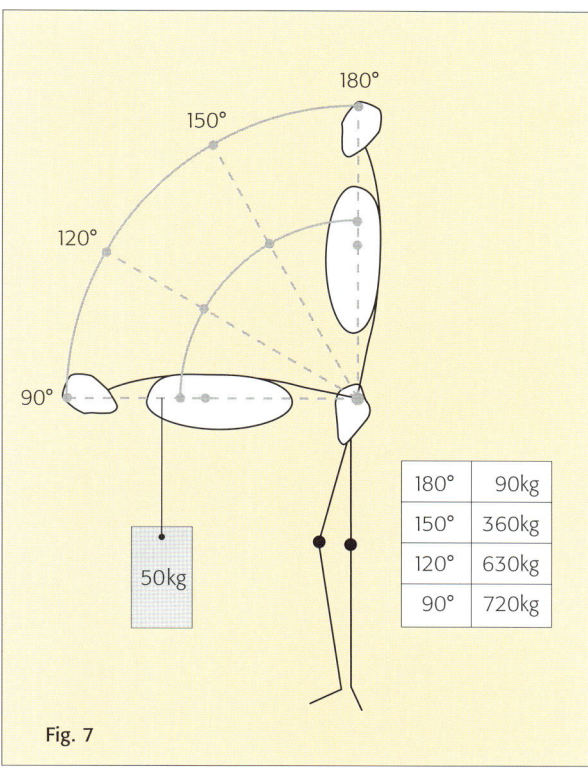

Pour savoir quels muscles sont impliqués, et selon quelle intensité, il faut connaître leur point d'insertion et leur origine mais aussi les principes de la biomécanique, dont, au minimum, les concepts de moment d'inertie et de centre de gravité expliqués plus haut. Par exemple, si l'on soulève un poids en fléchissant l'avant-bras vers le haut, la puissance avec laquelle chaque muscle participe au mouvement varie selon la façon de lever le poids. Si, en soulevant la charge, le coude se déplace vers l'arrière (Fig. 8a), le bras de levier entre l'axe de déformation du poids (juste sous l'articulation de l'épaule) et l'axe fixe du coude diminue. Avec ce mode de lever, du fait de la longueur relativement courte du levier, les muscles fléchisseurs du bras subissent une charge moindre que dans la figure suivante (Fig. 8b). Dans cette deuxième figure, le bras de levier est nettement plus long et la charge sur l'épaule plus élevée : entre le centre de gravité du poids et le point de rotation de l'épaule, le bras de levier est plus long et le moment d'inertie dans l'épaule est plus élevé. Dans la première figure, en revanche, le centre de gravité du poids est juste sous l'axe de rotation de l'épaule, de sorte que le moment d'inertie de l'épaule et sa sollicitation sont presque nuls. Enfin, si le bras est posé sur un plan incliné de type banc Larry Scott (Fig. 8c), ses muscles fléchisseurs sont sollicités au maximum, tandis que les muscles et l'articulation de l'épaule sont soulagés par la fixité et par le bras en appui. Cet exemple illustre bien le fait que des connaissances en biomécanique sont très utiles pour choisir l'exercice correspondant exactement à l'objectif d'entraînement visé.

En haut : charge appliquée sur les vertèbres lombaires lorsque l'on porte un poids, selon l'angle d'inclinaison de la colonne vertébrale.

En bas : différentes charges appliquées sur l'articulation de l'épaule et du coude selon la technique de lever, et déplacement du centre de gravité du corps qui en résulte.

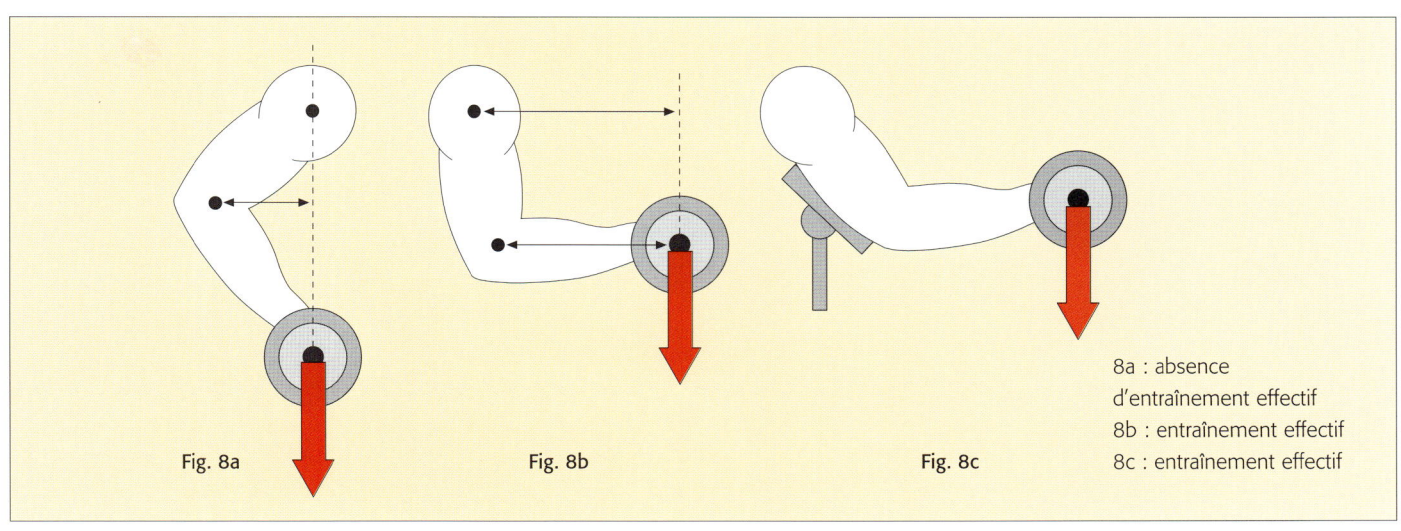

ANATOMIE

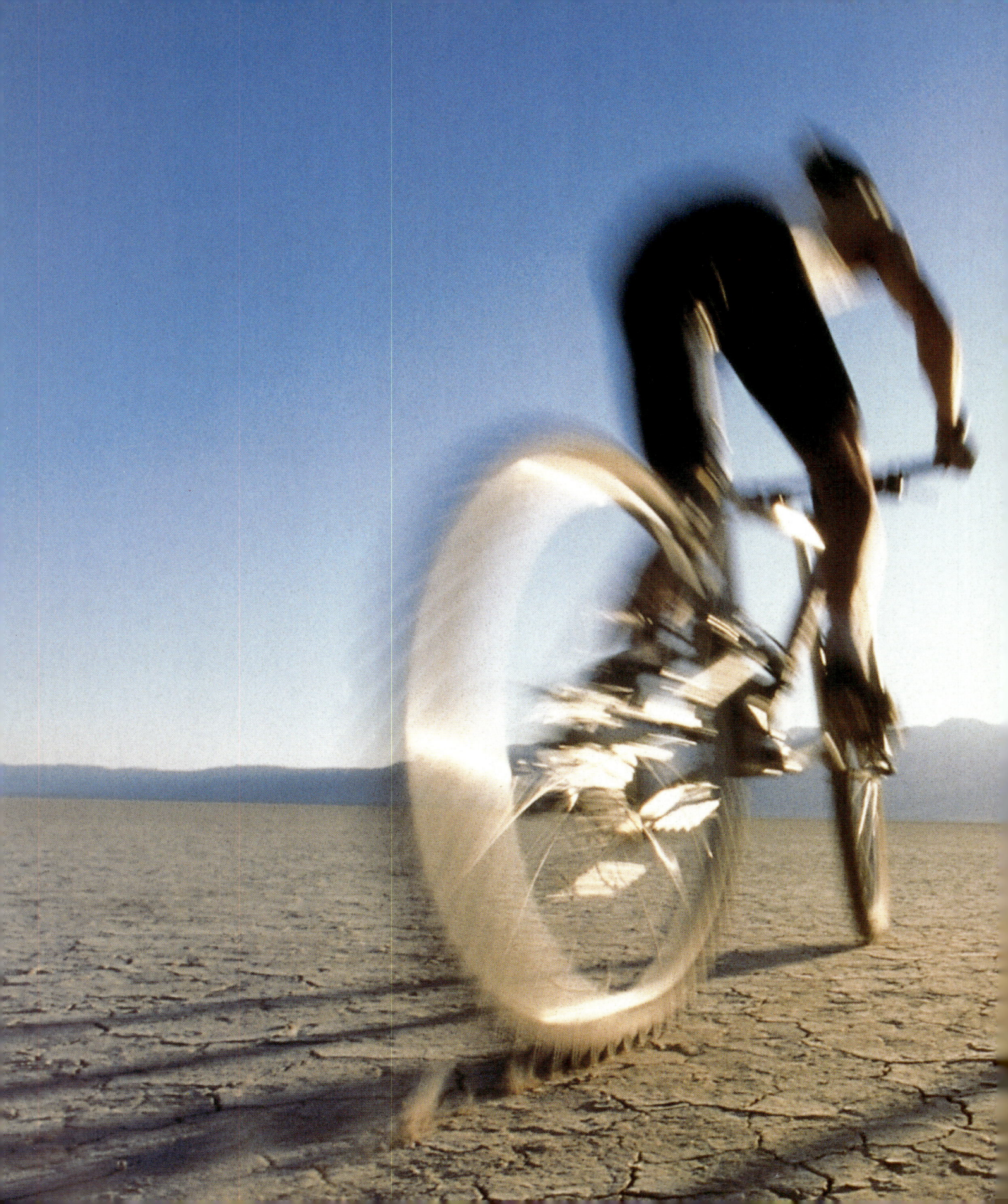

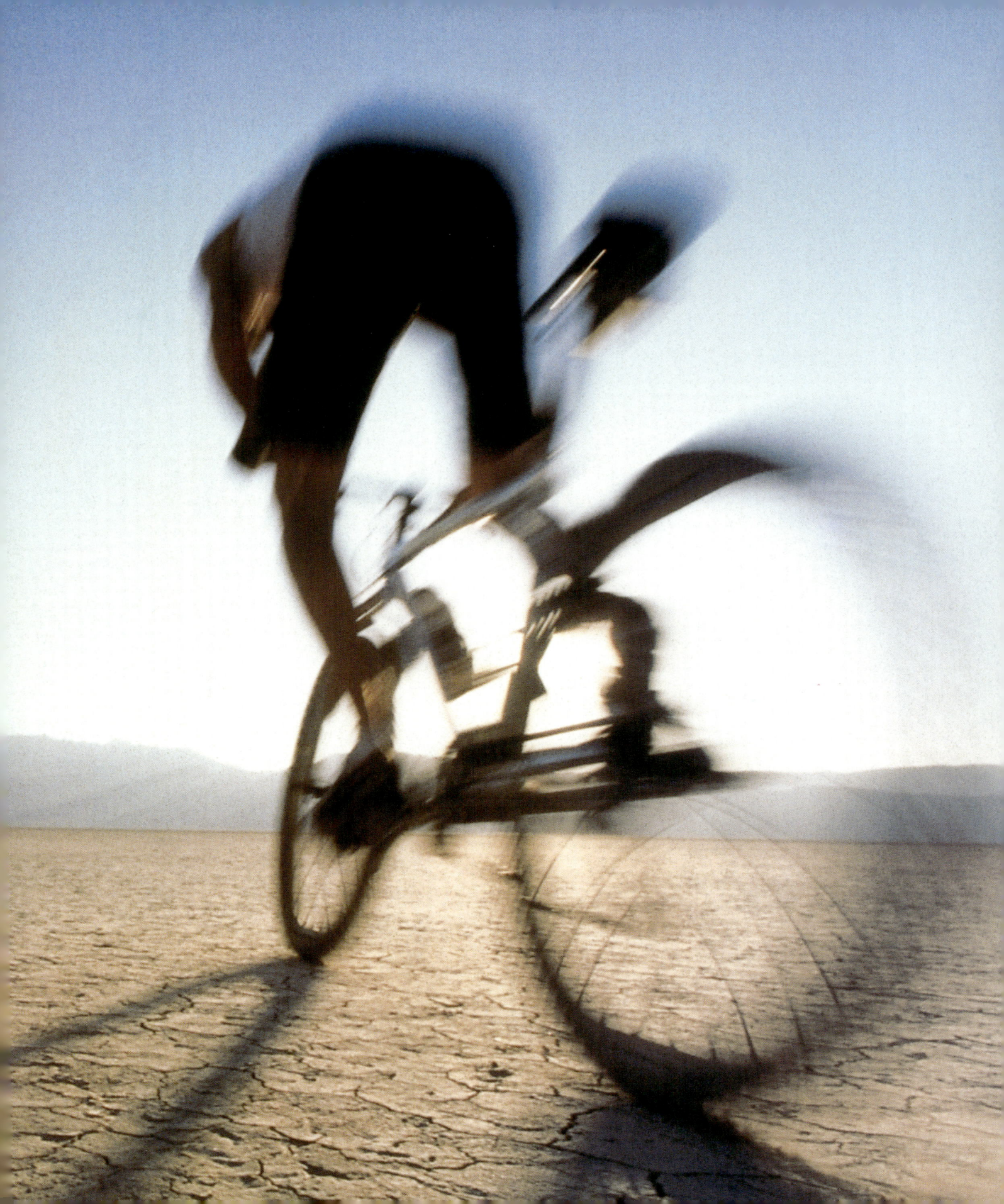

Programme

Objectif

Ces recommandations doivent vous encourager à mettre en pratique les résolutions que vous avez prises et bien planifiées. Concernant la musculation, nous avons repris la grille de planification du chapitre *Entraînement programmé*. En vous aidant de cette grille, vous n'aurez aucune difficulté à établir votre propre programme selon la méthode du tableau des performances individuelles (TPI). Néanmoins, il est toujours souhaitable de se faire conseiller par un entraîneur expérimenté. Les programmes sont divisés en trois cycles de base :

Macrocycle — programme d'entraînement à long terme
Mésocycle — programme d'entraînement à moyen terme
Microcycle — programme d'entraînement à court terme

Les mésocycles et les microcycles sont toujours présentés ensemble dans un même tableau. Ce tableau fournit aussi le programme d'entraînement au sens conventionnel du terme : grâce au tableau du mésocycle, qui détaille chaque unité d'entraînement (dans un microcycle), vous connaissez le déroulement précis de votre entraînement, du début à la fin. Concernant la phase d'initiation, il n'y a pas lieu d'établir un macrocycle puisqu'elle ne couvre que quatre à six semaines d'entraînement. Le principe est que, dans un mésocycle de quatre à six semaines d'entraînement de musculation (voir chapitre *Entraînement programmé*), vous pouvez déjà travailler pour améliorer votre force et votre endurance ou pour prendre de la masse musculaire.

Conditions de base

Planifiez votre entraînement à long terme en alternant régulièrement les différentes formes d'effort : endurance, prise de masse musculaire et force. Si vous établissez un macrocycle sur un semestre ou sur une année, prévoyez dans votre objectif la fréquence et l'ordre de chaque mésocycle. Si votre priorité est la prise de masse musculaire, le macrocycle suivant (pour un individu de niveau avancé) devra comporter, par exemple, deux cycles de musculation, suivis d'un cycle de force et d'un cycle d'endurance : cela vous laissera davantage de temps pour l'entraînement visant la prise de volume musculaire. Si vous voulez privilégier une amélioration équilibrée de tous les composants, voici l'ordre dans lequel chaque mésocycle au sein d'un macrocycle devra être exécuté :

1. Endurance
2. Prise de masse musculaire
3. Force

Cet ordre permet au métabolisme l'adaptation optimale visée à chaque cycle correspondant. D'abord, la capacité du muscle à résister à l'acide lactique est améliorée grâce au cycle d'endurance. Ensuite, le cycle prise de masse musculaire impose des stimuli plus forts et plus homogènes sans formation excessive d'acide lactique. Enfin, le cycle force permet une meilleure coordination entre le tissu musculaire qui a augmenté et les nerfs impliqués. Si vous avez accompli les trois mésocycles en quatre à six semaines, vous pouvez répéter le tout en commençant par un cycle d'endurance.

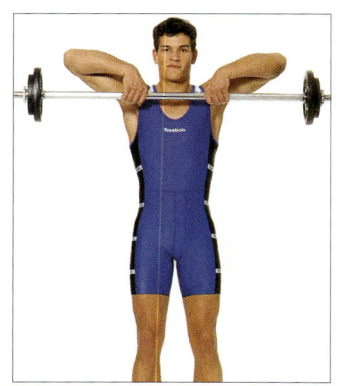 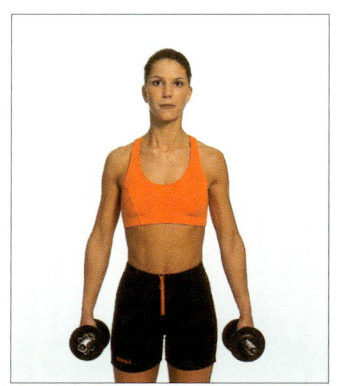 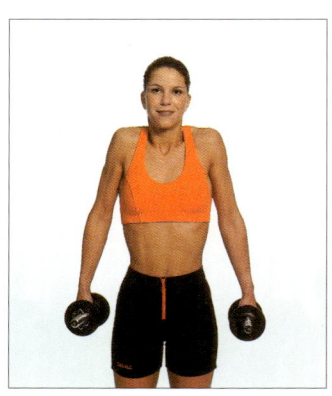

Du fait des différentes exigences d'ordre métabolique, il faut respecter certaines conditions de base au sein de chaque cycle.

Mésocycle endurance

Nombre de répétitions : 15 à 25. Repos entre les séries : 1 minute 30 à 2 minutes. Type de contraction du muscle : auxotonique ou isotonique. Vitesse d'exécution du mouvement : lent à rapide et sans à-coup. Choix de l'exercice : si possible, entraînement combiné aux machines et aux haltères.

Mésocycle prise de masse musculaire

Nombre de répétitions : 10 à 12. Repos entre les séries : 45 à 90 secondes. Type de contraction du muscle : isotonique, c'est-à-dire le plus homogène possible et sans verrouillage articulaire. Vitesse d'exécution du mouvement : lente et sans à-coup. Choix de l'exercice : de préférence, sur des appareils avec came ou mouvements isolés impliquant une seule articulation comme le curl en concentration ou le kickback.

Mésocycle force

Nombre de répétitions : 5 à 8. Repos entre les séries : 3 à 5 minutes. Type de contraction du muscle : auxotonique, c'est-à-dire avec le rythme de travail « habituel », courtes phases de maintien à la fin du mouvement. Vitesse d'exécution du mouvement « explosive » : on essaie d'accélérer le mouvement dès son départ ; dès que le mouvement gagne en rapidité par amélioration des effets de levier, on le retient à nouveau pour ne produire aucun élan ; dans l'ensemble, rapide et sans à-coup. Choix de l'exercice : de préférence, exercices avec haltères impliquant plusieurs articulations ou appareils à poulie pour les exercices de tirage.

Phase d'initiation

Durée en mois : 0 à 1,5
Partie du corps entraînée : ensemble du corps
Fréquence d'entraînement par semaine : 2 à 3
Nombre d'exercices par groupe musculaire : 1 à 2
Nombre de séries par exercice : 1 à 2
Répétitions par série : 10 à 12
Intensité en pourcentage du TPI : faible, c'est-à-dire que l'on utilise des poids légers de sorte que, à la fin de chaque série, on devrait être encore capable d'exécuter quelques répétitions supplémentaires. La détermination des poids à employer ne nécessite aucun test TPI.

De quoi s'agit-il ? Ces premières semaines d'entraînement ne visent pas à améliorer les performances mais à se familiariser avec un entraînement régulier, à apprendre et essayer quelques exercices de base, ainsi qu'à contrôler la régularité de son rythme et sa technique respiratoire. Tous les grands groupes musculaires (par exemple, cuisses, dos, pectoraux) sont directement sollicités au moyen d'un exercice, alors que les petits groupes musculaires (par exemple, bras ou mollets) ne travaillent qu'indirectement au travers de l'un des exercices impliquant les grands groupes. A cet effet, il est important de comprendre le concept d'« exercice par groupe musculaire » : soit il s'agit de faire travailler un muscle précis au moyen d'un exercice déterminé, de sorte qu'il devient le muscle de travail, soit on fait intervenir un muscle dans un exercice dans le but de faire travailler un autre muscle. Ainsi, en faisant suivre la phase d'initiation par la phase débutant, on peut faire travailler l'ensemble du corps sur une période de six à huit semaines. Pendant les quatre à six semaines de la phase d'initiation, il est souhaitable de se faire aider régulièrement par un moniteur qui saura vérifier et corriger l'exécution des exercices.

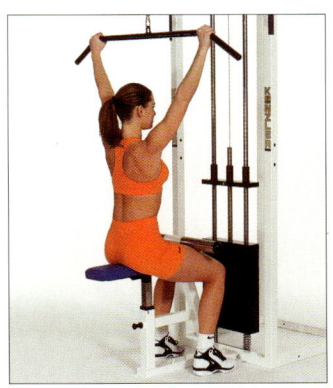 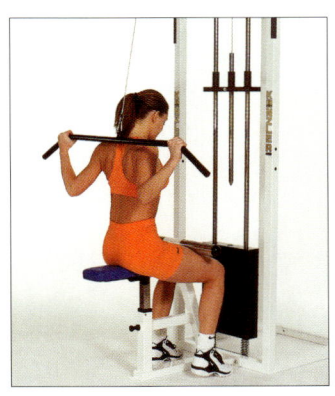 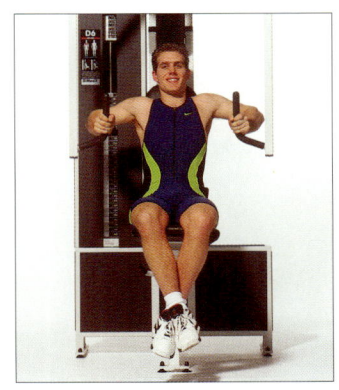 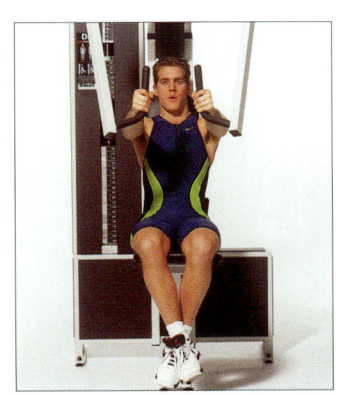

Débutant/sujet non entraîné

Durée en mois : 1,5 à 6
Partie du corps entraînée : ensemble du corps
Fréquence d'entraînement par semaine : 2
Nombre d'exercices par groupe musculaire : 1 à 2
Nombre de séries par exercice : 1 à 2
Répétitions par série : minimum 8, maximum 15
Intensité en pourcentage du TPI : 50 à 70 %

De quoi s'agit-il ? À cette étape, vous avez déjà une idée de votre niveau. Il convient alors de faire particulièrement attention à bien exécuter le test. Tout d'abord, échauffez-vous, puis procédez au test en vous faisant aider par un partenaire ou par un moniteur. Pour le premier mésocycle, il est indispensable d'exécuter les mêmes exercices que ceux de la phase d'initiation. Au cours des premières semaines d'entraînement, le débutant a toujours l'impression de rester en dessous de ses capacités. En règle générale, il pourrait utiliser, à la suite du test, des charges plus lourdes que celles choisies pour les premiers mois d'entraînement. Cependant, et pour ne pas « mettre la barre trop haut », il est important de rappeler ici les différentes vitesses d'adaptation entre les muscles et les tissus alimentés de façon passive comme les tendons, les ligaments ou les cartilages. Si vous laissez à ces structures de l'appareil locomoteur, alimentées plus lentement, la possibilité de s'adapter progressivement aux sollicitations imposées par l'entraînement, et à l'accroissement de l'effort, vous êtes assuré d'accomplir des progrès continus en évitant qu'une blessure ne vous oblige à vous arrêter. Les premiers mois d'entraînement de cette phase débutant consistent à élargir le spectre des exercices, mais permettent aussi de bien sentir les différents types de contractions (isotonique, auxotonique et explosive).

Expérimenté

Durée en mois : 6 à 12
Partie du corps entraînée : ensemble du corps ou 2 modules
Fréquence d'entraînement par semaine : 2 à 3
Nombre d'exercices par groupe musculaire : 2
Nombre de séries par exercice : 2
Répétitions par série : minimum 8, maximum 20
Intensité en pourcentage du TPI : 60 à 80 %

De quoi s'agit-il ? En tant que sujet expérimenté, vous avez déjà au moins six mois d'entraînement. Il vous faut maintenant diviser votre programme, c'est-à-dire suivre un programme en deux modules, à condition que vous ayez l'intention de vous entraîner trois fois par semaine. Or, à ce stade, il se peut que les sollicitations imposées aux grands groupes musculaires comme les cuisses ou le dos soient déjà trop élevées. Il devient alors plus difficile de récupérer complètement et de surcompenser. En répartissant le travail des différents groupes musculaires sur plusieurs jours, on prolonge le temps de récupération. Si, en revanche, vous conservez le principe de deux séances par semaine, cette répartition n'a plus aucun sens car elle ne permet de travailler l'ensemble de la musculature qu'une seule fois par semaine. Si vous tenez à diviser votre entraînement par groupe musculaire en deux séances hebdomadaires, faites-vous aider par un moniteur. Une fois que vous aurez mis en pratique votre premier module, vous saurez mieux comment procéder. Il s'agit donc de s'entraîner trois fois par semaine en dissociant, d'une part, les exercices des fléchisseurs du bras de ceux du dos et, d'autre part, les exercices des extenseurs du bras de ceux du torse et des épaules. De cette façon, les petits muscles (qui récupèrent plus rapidement) seront chaque semaine plus souvent sollicités que les grands muscles, qui ont besoin d'un temps de récupération plus long.

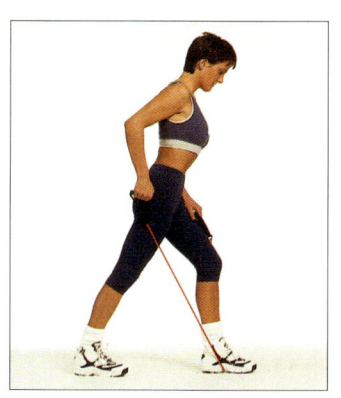
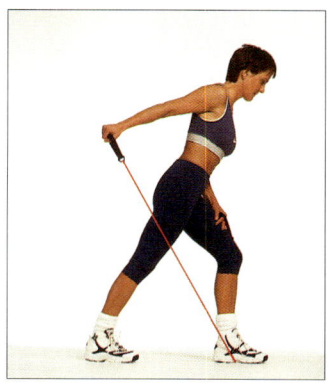
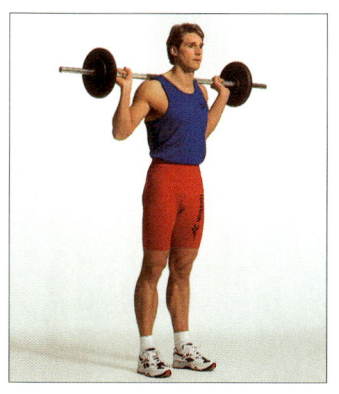
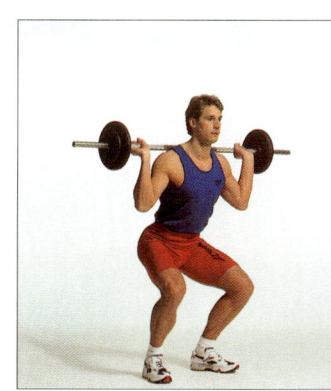

Avancé

Durée en mois : 12 à 36
Partie du corps entraînée : 2 modules
Fréquence d'entraînement par semaine : 3 à 4
Nombre d'exercices par groupe musculaire : 2 à 3
Nombre de séries par exercice : 2 à 3
Répétitions par série : minimum 5, maximum 25
Intensité en pourcentage du TPI : 70 à 90 %

Si vous vous entraînez régulièrement depuis au moins un an selon la méthode TPI, votre appareil locomoteur passif a maintenant effectué les adaptations nécessaires pour que vous puissiez utiliser vos muscles à plein rendement. Dans ce programme, cette étape sera franchie dans les dernières semaines, lorsque l'intensité atteindra 90 % du maximum de votre tableau des performances individuelles (TPI). Néanmoins, il peut se produire qu'en procédant aux augmentations de poids prévues pour la dernière ou les deux dernières semaines, vous ne puissiez pas venir à bout de la totalité des répétitions. Dans un tel cas, il y a plusieurs façons de procéder. La plus simple est de n'exécuter que le nombre de répétitions pour lesquelles vous conservez une technique correcte. La plus efficace est de vous faire aider par un partenaire pour terminer le nombre de répétitions prévu dans le programme. À cet effet, le partenaire doit se placer de façon à pouvoir soutenir, avec sa propre force, soit directement la barre de l'appareil, soit votre corps. Toutefois, même si vous trouvez que ces répétitions forcées sont très efficaces, ne tentez surtout pas de prolonger cette forme d'entraînement au-delà de ce qui a été prévu. Vous risqueriez un surentraînement. N'oubliez jamais qu'un effort continu ne doit pas être forcé mais s'effectuer par paliers.

Entraînement en vue de performances

Durée en mois : 36 et plus
Partie du corps entraînée : 2 ou 3 modules
Fréquence d'entraînement par semaine : 4 à 6
Nombre d'exercices par groupe musculaire : 2 à 4
Nombre de séries par exercice : 3 à 4
Répétitions par série : minimum 5, maximum 25
Intensité en pourcentage du TPI : 80 à 100 %

De quoi s'agit-il ? Vous avez maintenant atteint la phase d'entraînement en vue de performances et vous êtes votre meilleur observateur. Après au moins trois ans d'entraînement régulier, vous avez nettement amélioré vos capacités corporelles et vous sentez parfaitement les exercices et l'état de confort de votre corps. Lors de cette étape, vous allez connaître vos premières stagnations de performance durables. Vous pouvez maintenant faire tranquillement votre propre expérimentation et vous n'avez plus besoin de la grille pour pousser votre organisme encore plus loin. Ici encore, l'entraînement selon la méthode TPI est une base solide et va vous permettre d'autres progrès mesurables. L'intensité de vos dernières semaines d'entraînement ne dépendra que de votre capacité fonctionnelle. Dans chaque cycle d'entraînement, vous pouvez l'augmenter jusqu'à ce que vous ne soyez plus en mesure de terminer le nombre de répétitions prévu. En règle générale, cela se produira autour des 90 à 95 % de votre TPI. Cela dit, vous pouvez aussi suivre cet entraînement en vue de performances même si vous ne voulez pas ou ne pouvez pas vous entraîner quatre à six fois par semaine et si vous n'avez pas l'intention de participer à des compétitions. Dans cette phase, il s'agit de tester vos propres limites et de les repousser le plus possible grâce au programme d'entraînement proposé ici.

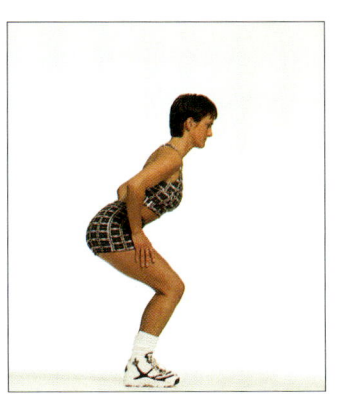
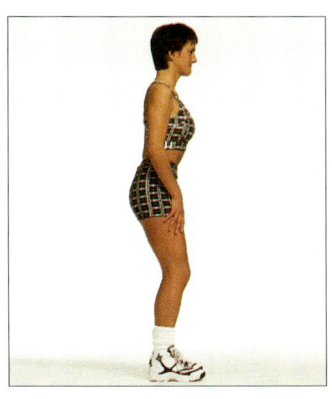
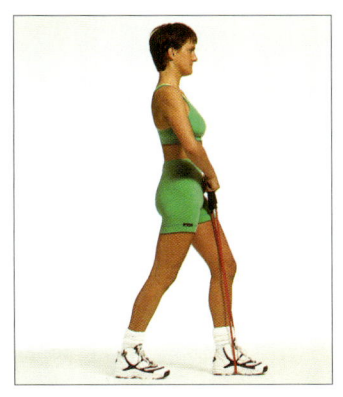
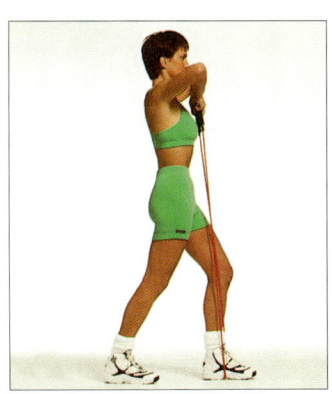

Planification de l'entraînement

Les exemples qui suivent devraient vous éclairer encore un peu plus sur la méthode. Essayez de continuer à suivre les instructions en vous aidant des principes de base expliqués dans ce chapitre et d'établir votre propre macrocycle.

Rappel : avant de pouvoir déterminer les charges à employer pour chaque semaine d'entraînement, il faut effectuer un test TPI (tableau des performances individuelles) pour chacun des exercices. Il fournira le nombre de répétitions nécessaire pour chaque domaine d'entraînement sélectionné et, par conséquent, pour les exigences métaboliques correspondantes. Ensuite, calculez l'intensité d'entraînement pour les quatre à six semaines qui suivent (mésocycle), pour chaque exercice. Avant d'exécuter le test TPI, n'oubliez pas de procéder à un échauffement général et spécifique. Effectuez maintenant chaque exercice avec un poids qui vous permettra, selon vous, de réaliser la totalité des répétitions prévues. Pour vous faciliter l'interprétation des résultats du test, nous avons reproduit ici la grille d'entraînement programmé selon la méthode TPI.

+ *Le système d'entraînement de tout le corps signifie que les muscles les plus importants sont tous sollicités, directement ou indirectement, lors d'une unité d'entraînement.*

* *Dans l'entraînement en deux modules, l'unité d'entraînement ne sollicite pas tous les groupes musculaires. En revanche, le travail est réparti sur deux unités d'entraînement ou davantage. On distingue alors le programme A du programme B. Pour une fréquence de quatre séances par semaine, un sportif de niveau avancé optant pour le système à deux modules effectuera un programme A portant sur les abdominaux, les cuisses, le dos et les biceps, et un programme B concernant les lombaires, les pectoraux, les épaules et les triceps.*

\# *Les intensités indiquées ne se réfèrent pas à une performance maximale donnée mais à une meilleure performance au cours d'un certain nombre de répétitions.*

Grille de programmation optimale de l'entraînement selon la méthode TPI

	Phase d'initiation	Débutant	Sujet entraîné	Avancé	Expérimenté
Durée en mois	jusqu'à 1,5	1,5 à 6	6 à 12	12 à 36	36 et plus
Système d'entraînement	tout le corps +	tout le corps +	tout le corps + et deux modules*	deux modules*	deux et trois modules*
Fréquence par semaine	2	2	2 à 3	3 à 4	4 à 6
Nombre d'exercices par groupe musculaire	1 à 2	1 à 2	2	2 à 3	2 à 4
Nombre de séries par exercice	1 à 2	1 à 2	2	2 à 3	3 à 4
Répétitions par série	10 à 12	min 8, max 15	min 8, max 20	min 5, max 25	min 5, max 25
Intensité en % du TPI	faible	50 à 70 #	60 à 80 #	70 à 90 #	80 à 100 #

Macrocycle pour niveau avancé

	Mésocycle 1	Mésocycle 2	Mésocycle 3	Mésocycle 4	Mésocycle 5
Durée du mésocycle	4 semaines	4 semaines	4 semaines	4 semaines	4 semaines
Objectif	hypertrophie	hypertrophie	force maximale	endurance à l'effort	hypertrophie
Système d'entraînement	deux modules*	deux modules*	deux modules*	deux modules*	deux modules*
Fréquence par semaine	3 à 4	3 à 4	3 à 4	3 à 4	3 à 4
Nombre d'exercices par groupe musculaire	2 à 3	2 à 3	2 à 3	2 à 3	2 à 3
Nombre de séries par exercice	2 à 3	2 à 3	2 à 3	2 à 3	2 à 3
Nombre de répétitions par série	12	10	5	15	10
Temps de repos entre les séries	2 min	2 min	2 min	2 min	1 min
Intensité en % du TPI	70 à 90 #	70 à 90 #	70 à 90 #	70 à 90 #	70 à 90 #
Type de contraction du muscle	auxotonique	isotonique	auxotonique	auxotonique	isotonique
Vitesse d'exécution du mouvement	rapide et sans à-coup	lente et sans à-coup	explosive, rapide et sans à-coup	lente et sans à-coup	lente et sans à-coup

En utilisant les informations fournies par la grille de la méthode TPI, on peut passer du macrocycle de niveau avancé proposé ci-dessus à n'importe quel autre niveau.

N'oubliez pas que les conditions indiquées pour chaque niveau résultent d'une grille. Selon chaque cas individuel, il se peut que l'on veuille, ou que l'on doive, s'écarter de ces conditions de base. Par exemple, un athlète qui s'entraîne depuis des années à un autre sport passera plus rapidement d'un niveau à l'autre que quelqu'un qui n'a pas la possibilité de s'entraîner quatre à six fois par semaine. Une bonne planification de votre entraînement grâce à la grille de la méthode TPI vous permettra de profiter au maximum du principe de l'amélioration des performances par la surcompensation. A cet effet, il est important de respecter la fréquence d'entraînement préconisée, mais aussi, et surtout, l'intensité indiquée semaine par semaine.

Exemples de programme

Le tableau ci-contre fournit un exemple de test TPI pour un débutant. Le tableau ci-dessous vous indiquera comment utiliser les résultats du test pour établir un programme de plusieurs semaines. Enfin, la page suivante propose un exemple de programme de niveau avancé en deux modules. Ces programmes A et B sont donnés à titre indicatif pour des modules de six semaines chacun.

Niveau : femme non entraînée
Période : du 17 juillet au 26 août
Mésocycle : n° 2
Intensité en % du TPI : 50 à 70
Unité d'entraînement : n° 1
Répétitions par série : 10 à 12
Fréquence d'entraînement par semaine : 2
Nombre de séries par exercice : 1 à 2
Temps de repos : 1 minute
Type de contraction du muscle : isotonique
Exécution des mouvements : lente, sans à-coup.

Exemple de test TPI

	N° d'exercice	Intitulé	Poids de test	Nombre de répétitions
Ventre	RM37	Machine à abdominaux	30 kg	10
Extenseurs du dos	RM42	Extension de la hanche	sans poids ajouté	12
Jambes	RM45	Presse à cuisses ##	80 kg	10
Adducteurs	RM49	Adduction, position assise	25 kg	11
Abducteurs	RM50	Abduction, position assise	20 kg	12
Fléchisseurs de la jambe	RM48	Flexion des jambes, position assise	25 kg	10
Dos	RM9	Tirage à la poulie haute devant le corps	25 kg	11
Torse	RM14	Presse à pectoraux	20 kg	12

Programme d'entraînement : niveau débutant

	N° d'exercice	Intitulé	1re semaine	2e semaine	3e semaine	4e semaine	5e semaine	6e semaine
Abdominaux	RM37	Machine à abdominaux						
Extenseurs du dos	RM42	Extension de la hanche						
Cuisses	RM45	Presse à cuisses ##	50 % = 40 kg	52,5 % = 42,5 kg	55 % = 45 kg	60 % = 47,5 kg	65 % = 52,5 kg	70 % = 50 kg
Adducteurs	RM49	Adduction, position assise						
Fléchisseurs de la jambe	RM48	Flexion des jambes, position assise						
Dos	RM9	Tirage à la poulie haute devant le corps						
Pectoraux	RM14	Presse à pectoraux						

Dans l'exemple de test TPI proposé, le sujet n'a pas pu effectuer le même nombre de répétitions pour chaque exercice en raison des différents degrés de difficulté. Cela signifie qu'au cours des six semaines suivantes, il devra effectuer le même nombre de répétitions que lors du test. Les poids d'entraînement pour chaque exercice sont calculés en fonction de ceux établis pour le test et ont été arrondis ici à 100 % (voir l'exemple presse à cuisses ##). Avant de pouvoir commencer votre première séance selon la méthode TPI, vous devez inscrire, suivant les consignes, les résultats du test pour les exercices choisis et les reporter sur le tableau du programme d'entraînement.

Exemple de programme d'entraînement de niveau avancé à deux modules

Niveau : femme de niveau avancé
Période : du 23 mars au 6 mai
Mésocycle : n° 1
Intensité en % du TPI : 70 à 90
Unités d'entraînement n°s : A + B
Répétitions par série : 10 à 12
Fréquence d'entraînement par semaine : 3 à 4
Nombre de séries par exercice : 2 à 3
Temps de repos : 2 minutes
Type de contraction du muscle : auxotonique
Exécution des mouvements : rapide et sans à-coup.

Pour planifier vos propres programmes d'entraînement, vous trouverez des fiches de travail en annexe.

Programme d'entraînement niveau avancé : 2 modules/programme A

	N° d'exercice	Intitulé	1re semaine	2e semaine	3e semaine	4e semaine	5e semaine	6e semaine
Ventre	RM35	Machine à abdominaux						
Jambes	RM43	Squat						
Fléchisseurs de la jambe	RM47	Flexion des jambes, position couchée						
Adducteurs	RM51	Adduction, position debout						
Dos	RM9	Tirage à la poulie haute devant le corps						
Dos	RM8	Tirage nuque à la poulie haute						
Extenseurs du bras	RM24	Extensions des bras à la poulie haute						

Programme d'entraînement niveau avancé : 2 modules/programme B

	N° d'exercice	Intitulé	1re semaine	2e semaine	3e semaine	4e semaine	5e semaine	6e semaine
Extenseurs du dos	RM40	Extension du dos à la machine						
Ventre	RM36	Abdominaux en oblique						
Torse	RM13	Développé sur banc incliné						
Torse	RM17	Écarté latéral						
Épaules	RM1	Élévation latérale						
Épaules	RM3	Rétropulsion en position inclinée						
Fléchisseurs du bras	RM19	Curls avec petits haltères, position assise						

Ces exemples ne sont donnés qu'à titre de suggestion. Chaque fois que vous aurez terminé un mésocycle, vous saurez tirer vos propres enseignements sur la façon de poursuivre au mieux votre programme. N'oubliez pas de vous échauffer pendant 8 à 12 minutes avant chaque entraînement de musculation, de récupérer une fois que vous avez terminé, et d'effectuer aussi votre entraînement d'endurance et vos exercices d'assouplissement. Pour intégrer toutes ces composantes dans votre entraînement, il est souhaitable de les noter dans votre programme au même titre que les exercices de musculation. Quant aux exercices de stretching, choisissez ceux qui étirent les muscles qui ont travaillé.

Alternatives à l'entraînement aux appareils

Si vous n'avez pas la possibilité de vous inscrire dans un club de fitness moderne, vous pouvez tout de même obtenir de bons résultats avec les exercices de gymnastique (exercices G) proposés dans cet ouvrage. Toutefois, cette méthode ne permet pas d'établir un tableau des performances individuelles très précis car les différents degrés de résistance sont plus difficiles à affiner qu'avec des appareils munis de poids réglables, de barres ou d'haltères. En ce qui concerne les élastiques comme les extenseurs ou les tubes, vous pouvez varier les degrés de difficulté. Pour les exercices exécutés uniquement avec le poids du corps ou une partie de celui-ci, il est possible, dans une certaine mesure, de contrôler les efforts fournis. Par exemple, si vous êtes de niveau avancé et que vous parvenez à exécuter 20 pompes (exercice G8), vous ferez 3 séries de 14 répétitions (= 70 %) la première semaine, de 15 répétitions la deuxième semaine, de 16 répétitions la troisième semaine, de 17 répétitions la quatrième semaine et de 18 répétitions la cinquième semaine (= 90 %). Lors des exercices de gymnastique, n'oubliez pas non plus les principes de base de l'entraînement de musculation, c'est-à-dire l'exécution lente et contrôlée de chaque exercice et une respiration correcte. Pour tous les exercices, respectez la position initiale indiquée et suivez bien les instructions. En matière de gymnastique, seuls les exercices d'endurance nécessitent entre 15 et 25 répétitions. Les exercices de musculation aux appareils pour lesquels le nombre de répétitions doit être situé entre cinq et huit, avec des résistances variables, ne sont pas faciles à remplacer par des exercices de gymnastique. Le tableau ci-après indique toutefois les correspondances possibles entre les exercices aux appareils et les exercices de gymnastique. Pour la plupart d'entre eux, il vous faudra des accessoires tels que tubes, élastiques, step, petits haltères, etc.

●[1] *Les exercices G23 à G29 ne peuvent être exécutés qu'avec un partenaire.*
●[2] *Ces exercices ne sont qu'en partie équivalents aux exercices RM correspondants.*
●[3] *Il n'existe aucune correspondance pour les exercices RM35, RM36 et RM39 car ce sont déjà des exercices de gymnastique. L'exercice de remplacement de RM37 est RM35 (exercice sans appareil) et celui de RM38 est RM36 (également sans appareil).*

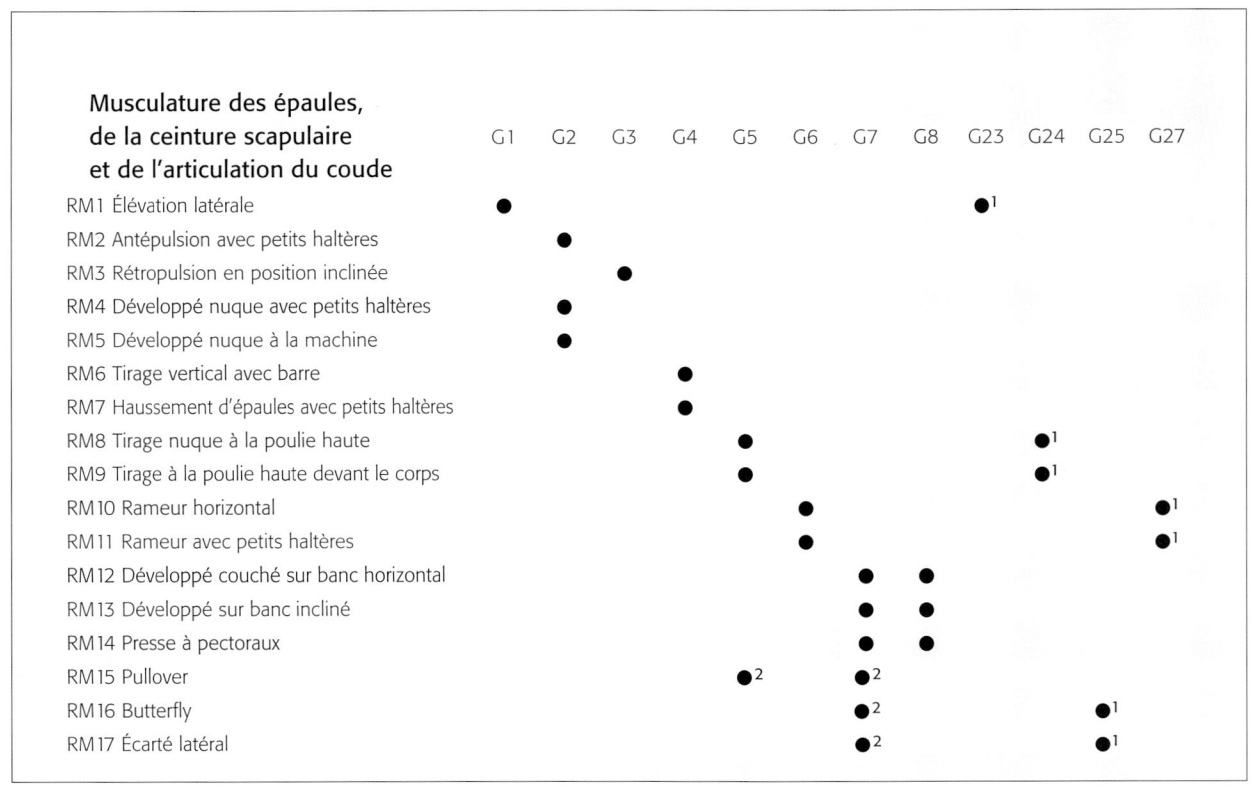

Musculature de l'articulation du coude

	G7	G8	G9	G10	G11	G12	G13	G14	G17	G18	G19	G20	G21	G22	G26	G27	G28	G29
RM18 Curl avec barre droite			●			●												
RM19 Curl avec petits haltères, position assise			●			●												
RM20 Curl avec petits haltères, debout			●			●												
RM21 Curl au banc Larry Scott			●			●												
RM22 Curl en concentration			●			●												
RM23 Machine à biceps			●			●												
RM24 Extension des bras à la poulie haute				●		●												
RM25 Extension au-dessus de la tête avec petit haltère				●		●												
RM26 Kickback				●														
RM27 Développé sur banc, prise serrée	●[2]	●[2]			●													
RM28 Machine à dip					●													
RM29 Extension, position couchée (barre au front)				●		●												
RM30 Extension avec petit haltère, position couchée				●		●												

Musculature du poignet

	G7	G8	G9	G10	G11	G12	G13	G14	G17	G18	G19	G20	G21	G22	G26	G27	G28	G29
RM31 Flexion du poignet avec barre				●[2]														
RM32 Flexion du poignet avec petit haltère				●[2]														
RM33 Extension du poignet avec barre				●[2]														
RM34 Extension du poignet avec petit haltère				●[2]														

Abdominaux et muscles tenseurs de la colonne vertébrale

	G7	G8	G9	G10	G11	G12	G13	G14	G17	G18	G19	G20	G21	G22	G26	G27	G28	G29
RM35-RM39[3] Abdominaux																		
RM40 Extension du dos à la machine							●	●	●									
RM41 Banc romain							●	●	●									
RM42 Extension de la hanche							●	●	●									

Musculature des articulations de la hanche, du genou et de la cheville

	G7	G8	G9	G10	G11	G12	G13	G14	G17	G18	G19	G20	G21	G22	G26	G27	G28	G29
RM43 Squat									●								●[1]	
RM44 Squat barre devant									●								●[1]	
RM45 Presse à cuisses									●								●[1]	
RM46 Extension des jambes									●[2]	●[2]							●[1/2]	
RM47 Flexion des jambes, position couchée											●[2]					●[1]		
RM48 Flexion des jambes, position assise											●[2]					●[1]		

Musculature de l'articulation de la hanche

	G7	G8	G9	G10	G11	G12	G13	G14	G17	G18	G19	G20	G21	G22	G26	G27	G28	G29
RM49 Adduction, position assise											●							●[1]
RM50 Abduction, position assise												●						●[1]
RM51 Adduction, position debout											●							●
RM52 Abduction, position debout												●						●
RM53 Extension arrière de la cuisse									●	●								

Musculature tibio-tarsienne

	G7	G8	G9	G10	G11	G12	G13	G14	G17	G18	G19	G20	G21	G22	G26	G27	G28	G29
RM54 Presse à mollets														●				

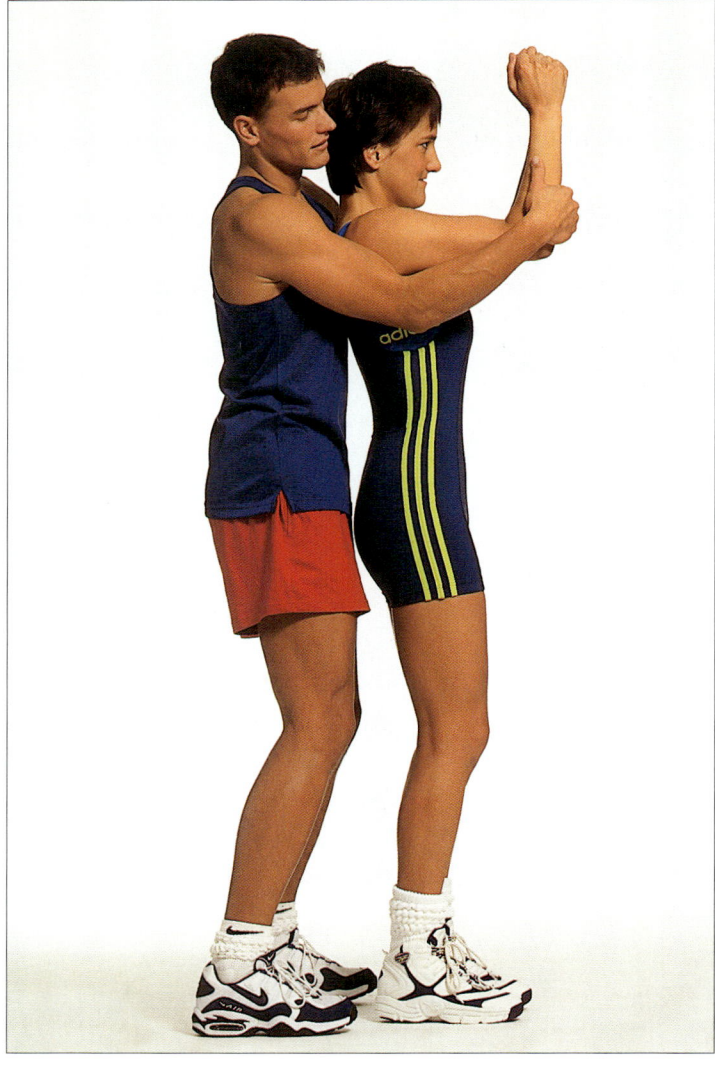

Programmes à deux

Un entraînement programmé fondé sur un tableau des performances individuelles n'a de sens que si l'on peut doser très exactement les efforts à fournir. Cela est possible soit avec des accessoires comme les extenseurs ou les tubes, soit par des exercices utilisant tout ou partie du poids corporel. Font partie de ces derniers les exercices exécutés avec un partenaire (G23 à G29 de la liste d'exercices). Il est tout à fait possible de s'entraîner à deux, non seulement pour les exercices de gymnastique mais aussi sur des appareils ou avec des haltères, dans un club de fitness ou chez soi. La différence est que l'on ne peut pas faire les exercices en même temps, mais chacun son tour. Cela présente toutefois un net avantage : dans les situations où un poids commence à se faire lourd, on s'aide mutuellement.

Il est néanmoins difficile d'établir un programme d'entraînement commun pour deux individus très différents l'un de l'autre car il est impossible de tenir compte des forces, des faiblesses et des objectifs de chacun. C'est pourquoi, à défaut d'avoir les mêmes forces et faiblesses, il faudrait que les deux partenaires aient au moins les mêmes objectifs.

En tout état de cause, s'entraîner à deux est toujours motivant. Et si votre partenaire n'est pas quelqu'un de très proche dans votre vie privée, vous serez moins tenté de manquer l'une ou l'autre unité d'entraînement : si vous lui faites faux bond, c'est aussi sa séance d'entraînement que vous gâchez. Travailler avec un partenaire permet de s'encourager mutuellement et de profiter à deux de moments de détente bien mérités.

Entraînement complémentaire à un autre sport

Pour la plupart d'entre nous, l'entraînement fitness, tel qu'il est décrit dans cet ouvrage, est aujourd'hui un sport à part entière. D'autres n'y voient qu'un complément à leur « véritable » entraînement sportif. Ce sont, par exemple, les adeptes de sports de ballon comme le football, le basket-ball, le handball ou le volleyball, mais aussi le tennis, le squash, le badminton ou le golf. Or, les sportifs qui pratiquent l'une de ces activités courent le risque, s'ils ne suivent pas un entraînement complémentaire ou compensateur, de sursolliciter telle ou telle partie de leur appareil locomoteur. Au pire, cela peut entraîner des lésions ou des blessures. Au mieux, ils risquent de souffrir de l'un des déséquilibres musculaires que nous avons déjà mentionnés.

Les athlètes pratiquant des sports visant aux performances suivent généralement un entraînement complémentaire pour améliorer, par des stimuli différents, les fonctions impliquées dans la performance recherchée. Mais le danger est d'aggraver encore les déséquilibres. Par exemple, si le sport pratiqué à haut niveau ne fait travailler qu'une partie du corps, il n'est pas judicieux de recourir au fitness pour renforcer encore cette partie. L'objectif d'un entraînement de compensation est, au contraire, de faire travailler les parties faibles du corps pour les amener au même niveau que les parties fortes. Le même principe s'applique lorsque certains groupes musculaires sont plus développés que d'autres, comme les cuisses chez le footballeur. Dans ce cas, l'entraînement complémentaire sera concentré sur la moitié supérieure du corps.

Le mieux est de faire tester par une personne compétente la mobilité des groupes musculaires les plus sollicités lors du sport que vous pratiquez : en premier lieu, les fléchisseurs de la hanche, les extenseurs de la cuisse, le groupe musculaire des ischio-jambiers et, sauf pour le football, les pectoraux. Si vous n'avez pas de moniteur à votre disposition, testez vous-même votre souplesse avec votre partenaire d'entraînement en vous aidant des tests des fonctions musculaires du chapitre *Entraînement programmé.*

S'entraîner avec plaisir

Peut-être avez-vous déjà essayé l'un des exercices de cet ouvrage, peut-être même avez-vous franchi une étape supplémentaire et déjà établi un programme d'entraînement fondé sur votre condition physique et sur vos objectifs personnels. Et peut-être ne voulez-vous commencer votre entraînement qu'après avoir lu l'ensemble de ce manuel. Si votre souhait est d'améliorer votre forme à long terme et de façon durable, votre entraînement vous procurera du plaisir. Contrairement aux différents sports de ballon et à bien d'autres sports, le but suprême de l'entraînement de fitness n'est en aucune façon de mesurer ses forces à celles d'un adversaire. Le seul adversaire à « terrasser » dans le fitness, c'est vous-même.

Car il faut pour cette discipline une motivation que l'on voit rarement dans les autres sports : améliorer en continu ses performances dans tous les secteurs des capacités motrices et, de surcroît, modifier sa silhouette.

Pour que votre motivation survive à la première semaine d'entraînement, il vous est indispensable de découvrir le plaisir du mouvement et de l'activité corporelle. Parallèlement à la musculation, faites un essai avec différents sports d'endurance et choisissez celui qui vous apporte le plus de satisfaction. Si votre entraînement vous ennuie, essayez autre chose. Par exemple, associez régulièrement les exercices de force et de souplesse, toutes les quatre à six semaines, avec un nouveau programme. Pour votre entraînement d'endurance, alternez la méthode en continu et la méthode par intervalles. Peut-être vous amusez-vous déjà à mesurer votre performance à l'endurance en faisant de petits concours avec d'autres personnes. Même en musculation, il est possible de se mesurer, amicalement, bien sûr, avec son partenaire. Mais, surtout, ne vous écartez pas de votre programme. Si votre motivation baisse, accordez-vous une à deux semaines de repos. Et utilisez les connaissances acquises au long de ce manuel pour mener une vie active. En définitive, à quoi servent les connaissances, si ce n'est à s'en servir ?

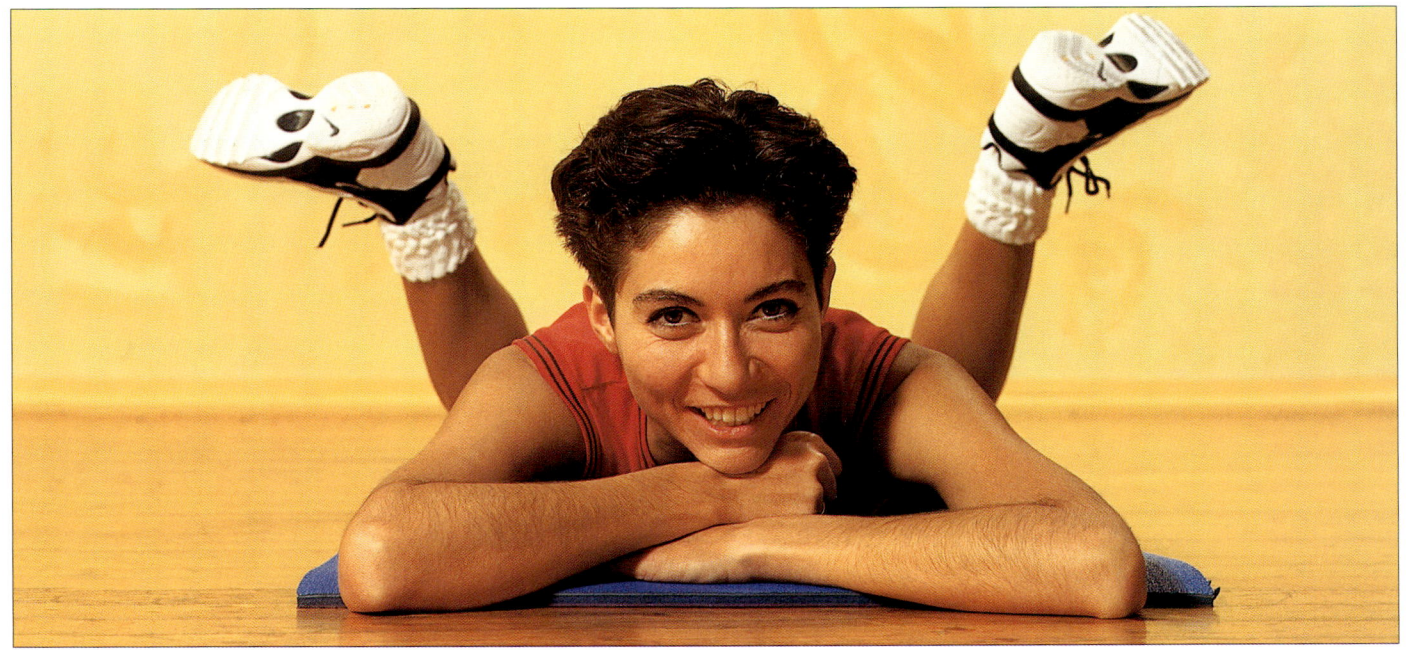

Modèles de fiches de travail

Test TPI

N° d'exercice	Intitulé	Poids de test	Nombre de répétitions

Programme de musculation

N° d'exercice	Intitulé	1re semaine	2e semaine	3e semaine	4e semaine	5e semaine	6e semaine

Journal d'entraînement

Date ☐   Poids corporel ☐

Entraînement

Zone musculaire	Exercice	Nbre de séries	Répétition	Poids par série
☐	☐	☐	☐	☐ ☐ ☐ ☐
☐	☐	☐	☐	☐ ☐ ☐ ☐
☐	☐	☐	☐	☐ ☐ ☐ ☐
☐	☐	☐	☐	☐ ☐ ☐ ☐
☐	☐	☐	☐	☐ ☐ ☐ ☐
☐	☐	☐	☐	☐ ☐ ☐ ☐
☐	☐	☐	☐	☐ ☐ ☐ ☐
☐	☐	☐	☐	☐ ☐ ☐ ☐

Durée de l'entraînement ☐

Activités aérobies

Appareil/type de sport	Durée	Effort en watts/niveau	Pouls initial	Pouls intermédiaire	Pouls final	Pouls au repos
☐	☐	☐	☐	☐	☐	☐
☐	☐	☐	☐	☐	☐	☐
☐	☐	☐	☐	☐	☐	☐
☐	☐	☐	☐	☐	☐	☐
☐	☐	☐	☐	☐	☐	☐
☐	☐	☐	☐	☐	☐	☐

Durée totale de l'entraînement ☐

Phases de repos

De	à	Durée	Remarques
☐	☐	☐	☐
☐	☐	☐	
	Total	☐	

Glossaire

Abduction : mouvement d'un segment de la jambe du centre vers l'extérieur du corps.

ABEC : norme de qualité des roulements à billes. L'échelle ABEC va de 1 à 9. Plus le degré est élevé, meilleure est la qualité du roulement à billes.

Acide lactique : produit final de la dégradation du glucose en l'absence d'oxygène.

Adduction : mouvement d'un segment de la jambe de l'extérieur vers le centre du corps.

Adénosine triphosphate (ATP) : source primaire de l'énergie musculaire. La dégradation de l'ATP libère de l'énergie que les cellules musculaires utilisent directement pour la contraction musculaire.

Adrénaline : hormone dont la sécrétion est renforcée, par exemple, en situation de stress ou lors d'une importante activité musculaire. Elle produit, entre autres effets, une accélération des battements cardiaques et une hausse de la pression sanguine.

Agoniste : muscle qui, par une contraction active, contribue à un mouvement précis.

Alimentation ovo-lacto végétarienne : l'alimentation ovo-lacto végétarienne inclut, outre les végétaux, les œufs, le lait et les produits laitiers.

Amorti-air : système spécial d'amortissement de certaines chaussures.
La texture du matériau ressemble à de l'éponge. Les cavités sont remplies d'air ou de gaz.

Amorti-gel : système d'amortisseur liquide de certaines chaussures.

Amplitude : mesure du déploiement maximal d'une partie du corps lors d'un mouvement.
Par exemple, profondeur atteinte par la jambe sous la surface de l'eau dans les battements de crawl.

Analyse d'impédance bioélectrique : analyse destinée à mesurer le pourcentage de graisse corporelle. Elle consiste à faire passer dans le corps un faible courant, dont la vitesse et la résistance permettent de calculer le pourcentage de graisse corporelle selon des formules spécifiques.

Antagoniste : muscle ayant une action contraire sur celle d'un autre muscle (agoniste).

Appareil circulatoire : partie de la circulation sanguine qui irrigue l'ensemble du corps sauf les poumons.
Le terme circulation désigne le parcours du sang en provenance et en direction du cœur.

Appareil locomoteur passif : il s'agit des os, des cartilages et des ligaments. Ils ont une fonction statique et de stabilisation.

Aqua-jogging : désigne diverses formes de course dans l'eau. Il se pratique dans la mer, l'eau arrivant à la hauteur des chevilles ou, par exemple, dans le grand bassin d'une piscine, le corps n'étant pas en contact avec le sol. Dans ce dernier cas, on porte une veste spéciale qui permet de se tenir droit. Cet exercice physique, qui soulage les articulations, se pratique notamment en rééducation.

Atrophie : perte/fonte musculaire.

Attaque par la pointe : en course, le pied est posé pointe d'abord.

Attaque par le talon en course, le pied est posé talon d'abord.

Barre coudée : barre en zig-zag. Elle permet différentes prises et contribue à soulager l'articulation du poignet lors de divers exercices du bras.

Beat : cadence musicale. En aérobic, chaque battement correspond à un pas. Exception : en « funk-aerobic ».

Bêtabloquant : médicament permettant d'abaisser la pression artérielle et de ralentir et stabiliser le rythme cardiaque. Il inhibe l'effet de deux hormones : l'adrénaline et la noradrénaline. Les bêtabloquants figurent sur la liste des produits dopants.

Booties : chaussettes qui, enfilées sur des chaussures de sport, permettent de glisser.

Bpm : battements par minute. Le nombre de bpm donne le tempo musical et, ainsi, l'intensité de l'exercice. En step, les morceaux de musique doivent être de 118 à 122 bpm.

Broca, Paul : chirurgien et anthropologue français (1824-1880) qui a développé une formule permettant de calculer le poids corporel idéal.

Came : disque permettant un transfert de force afin d'équilibrer les rapports de levier lors d'un mouvement portant sur un muscle particulier. Ainsi, la tension ne varie pas, contrairement à ce qui se produit dans un mouvement naturel, mais conserve à peu près la même valeur pendant toute la durée de l'exercice.

Capacité d'absorption d'oxygène : quantité d'oxygène que l'organisme peut absorber, exprimée en litres par minute.

Capillarisation : développement des vaisseaux capillaires. Ceux-ci constituent la plus petite ramification entre les vaisseaux en direction et en provenance du cœur.

Cellule musculaire : la cellule musculaire correspond à la fibre musculaire. D'un point de vue mécanique, elle possède la faculté de se contracter.

Centre de gravité du corps : le centre de gravité du corps est un point imaginaire auquel on pourrait se suspendre sans déséquilibrer le corps, même en faisant tourner et pivoter celui-ci.

Chaînes protidiques : éléments des protides, appelés acides aminés, s'enchaînant les uns aux autres pour remplir des fonctions spécifiques.

Chorégraphie : (grec) art de composer, de décrire et dessiner des pas et figures de danse destinés à un ballet.

Climber : appareil fixe d'entraînement à l'endurance de tout le corps. Il simule les mouvements du grimper.

Contraction (FC MAX) : raccourcissement du muscle par tension. Le muscle se contracte.

Contraction musculaire auxotonique : tandis que la longueur du muscle diminue, la contraction musculaire augmente.

Contraction musculaire isométrique : la longueur du muscle ne change pas, mais la contrainte musculaire augmente.

Contraction musculaire isotonique : le muscle raccourcit, mais la contrainte reste constante.

Cooper, Kenneth : médecin de l'armée de l'air américaine, « père de l'entraînement aérobie ». Il a développé un test de performance portant son nom, ainsi qu'un programme d'entraînement à l'endurance — destiné notamment aux astronautes — pour la prévention des maladies cardiovasculaires.

Coordination : activité combinée du système nerveux et des muscles squelettiques lors d'un mouvement déterminé.

Shadow-boxing : en boxe, mouvement d'esquive.

Coupe transversale du muscle : surface d'un muscle coupé dans le sens contraire des fibres.

Courbe de flexion élastique : contrainte de base du matériau entre la pointe et l'arrière du ski. Elle permet une répartition optimale de la pression du poids et de la force répulsive produites.

Créatine phosphate : réserve énergétique du corps utilisée pour reconstituer l'ATP.

Crochet : en boxe, coup demi-circulaire. Il sert à « occuper » l'adversaire et à le maintenir à distance.

Glossaire

Croissance de la densité musculaire : grossissement d'un muscle par accroissement tissulaire de chaque fibre musculaire, sans augmentation numérique.

Crossrobic : appareil fixe destiné à entraîner tout le corps à une endurance effective.

Curl : mouvement de flexion comme, par exemple, le fléchissement du bras ou de la jambe.

Cycliste : short de sport moulant.

Déséquilibre musculaire : déséquilibre des muscles antagonistes, principalement dû à un affaiblissement et à un raccourcissement du muscle.

Détente musculaire progressive/ relaxation : technique de détente musculaire mise au point par le docteur Edmund Jacobson (1885-1976). Elle consiste à contracter activement le muscle puis à le relâcher consciemment jusqu'à la totale relaxation.
En prenant ainsi conscience de son corps, on parvient à déceler toute contracture de façon précoce et à l'éliminer rapidement.

Diabète sucré : maladie due à un trouble du métabolisme hydrocarboné.

Dureté de ski : la dureté d'un ski influence le comportement à la glisse et à l'empreinte de celui-ci. La bonne dureté dépend du poids corporel, de la puissance des jambes et de la longueur du ski. Cette dureté – souple, moyenne, dure – s'évalue au moyen de tableaux et de tests.

Duromètre : degré de dureté de la roue d'un roller.

Eau de déshydrogénation : la décomposition des hydrates de carbone, des graisses et des protéines dans les cellules après une prise alimentaire d'environ 2 500 kcal libère environ 300 ml d'eau.
Elle provient de la dégradation et de la transformation des macronutriments en leurs molécules élémentaires.

Effort maximal : force arbitraire la plus élevée que l'on peut exercer contre une force extérieure.

Élastique : bande de caoutchouc élastique, de différents degrés de dureté, utilisée dans certains exercices de gymnastique.

Endurance : capacité physique et psychique de résistance à la fatigue d'un sportif lors de l'application de forces équivalentes à au moins un tiers de la capacité fonctionnelle totale.

Endurance courte : travail de capacité compris entre 35 secondes et 2 minutes.

Endurance longue durée : entre 7 et 30 minutes pour le travail d'endurance de niveau I ; entre 30 et 90 minutes pour le niveau II et plus de 90 minutes pour le niveau III.

Endurance moyenne : travail d'endurance durant entre 2 et 10 minutes.

Entraînement à la compétition : sollicitation identique à la compétition, en une seule phase, d'une intensité maximale.

Entraînement continu : effort d'endurance prolongé et sans interruption.

Enzyme : substance protéique qui accélère les réactions chimiques des organismes vivants.

Ergomètre à poignée : appareil fixe d'entraînement cardiovasculaire qui isole les bras et qui fait travailler la ceinture scapulaire.

Eutonie : du grec eu = bien, agréablement, et tonos = tension.
Méthode occidentale (créée par Gerda Alexander) destinée à connaître son unité corporelle. L'eutonie est un processus dynamique que l'on doit renouveler sans cesse pour que ses effets soient durables. Il s'agit de sentir et de ressentir son corps par des mouvements réduits au minimum. Cela permet de prendre conscience de ses blocages et de les éliminer.

Extensif : désigne un entraînement long mais de faible intensité (60 à 80 % de la fréquence cardiaque maximale).

Fart de glisse : l'emploi de fart permet de réduire au minimum la résistance du ski au glissement. Selon la qualité de la neige, le skieur choisira différents types de farts.

Fart de retenue : il permet de repousser la neige et doit donc posséder un coefficient d'adhérence élevé sans trop freiner le ski en phase de glissement.

FC MAX : fréquence cardiaque maximale.

Feldenkrais, Moshe : physicien et ingénieur israëlien (1904-1984). Fondateur de la méthode d'autotraitement « Prise de conscience par le mouvement » pour améliorer le maintien et la connaissance des tensions musculaires inutiles, ainsi que de la méthode de traitement de l'« Intégration fonctionnelle ».

Fibre musculaire : struture élémentaire du muscle squelettique. Elle correspond à une cellule et possède la faculté mécanique de se contracter (contractilité).

Fibrille musculaire (ou myofibrille) : chaîne protidique du muscle.

Fixx, James F. : après avoir publié en 1977 le best-seller international The Complete Book of Running, il est devenu le « pape du jogging ».
Décédé le 20 juin 1984, à l'âge de 52 ans, en pratiquant son jogging, sa mort a fait sensation dans le monde entier.

Force : en physique, la masse multipliée par la vitesse. En sport, capacité de la musculature à résister à une force extérieure : tenir, surmonter ou freiner.

Force centrifuge : force partant du centre d'un mouvement de rotation et dirigée vers l'extérieur.

Force instantanée : capacité, dans le temps minimal, à porter un coup le plus fort possible.

Formule de Broca : formule permettant de calculer le poids corporel optimal et idéal en fonction de la taille corporelle.

Frame : monture des rollers.

Fréquence cardiaque : nombre de pulsations cardiaques par minute.

Fréquence cardiaque d'entraînement : pouls lors d'un effort d'endurance.

Fréquence cardiaque maximale : valeur théorique maximale de la fréquence cardiaque. Elle équivaut à 220 pulsations par minute, diminuées de l'âge de l'individu.

Mental : de l'esprit.

Fréquence de mouvement : par exemple, un pas par unité de temps.

Fuseau neuro-musculaire : organe sensitif du muscle qui enregistre la longueur du muscle et ses modifications.

Glucose : sucre alimentant la musculature et pouvant être dégradé avec ou sans oxygène.
Le type d'énergie qu'il fournit dépend en fait de l'importance des besoins énergétiques et de la durée du travail.

Hardboots : chaussures à coque dure munies d'une coque extérieure et d'un chausson intérieur amovible.

Heel-stop : manœuvre de freinage avec frein au talon (roller).

Hg : symbole du mercure. L'unité de mesure mmHg (millimètre de mercure) est employée pour mesurer la pression sanguine.

High impact : les mouvements de high impact renforcent le travail articulaire. Les formes typiques de ces mouvements sont la course et le saut. Les mouvements de high impact se reconnaissent au fait que les deux pieds quittent un instant le sol (phase de vol).

Hypertension : tension artérielle excessive.

Hypertrophie : augmentation du volume du tissu cellulaire.

GLOSSAIRE

Glossaire

	Dans le cas des cellules musculaires, elle fait grossir le muscle.
Hypotension :	tension artérielle insuffisante.
Indice de masse corporelle (IMC) ou indice de Quételet :	mesure de la masse corporelle correspondant au poids (en kg) divisé par la taille (en m²).
Insertion :	point d'attache du muscle sur un os mobile se trouvant en général éloigné du centre du corps.
Jacobson, Edmund :	médecin spécialiste des maladies internes (1885-1976). Il a développé la méthode de relaxation musculaire progressive, qu'il a présentée en 1938 à l'université de Chicago. Auteur de nombreux travaux et ouvrages scientifiques sur les effets de la tension psychique sur la condition physique, dont l'un intitulé La Relaxation progressive en théorie et en pratique.
Kilocalorie (kcal) :	unité de mesure énergétique des aliments, mais également du travail, de l'énergie et de la chaleur. Une kilocalorie est la quantité de chaleur nécessaire pour, par exemple, élever de 1 °C un litre d'eau.
Kilojoule (kJ) :	unité de mesure de la valeur calorique. Dans le langage courant, elle n'a pas réussi à s'imposer sur l'ancienne unité de mesure « kilocalorie ». Coefficient de conversion : 1 kilocalorie correspond à environ 4,186 kilojoules.
Lactate :	sel de l'acide lactique, produit par la dégradation d'hydrates de carbone en absence d'oxygène, et stocké dans les muscles. La suracidification des cellules inhibant les réactions chimiques responsables de l'apport énergétique, il faut cesser le travail corporel.
Liaisons phosphates :	liaisons chimiques libérant de l'énergie par dégradation d'une particule de phosphate.
Low impact :	Le concept de low impact (faible impact) permet un travail de ménagement des articulations. Lors des mouvements de low impact, un pied reste toujours sur le sol. Par exemple, marcher sur place.
Macrobiotique :	régime alimentaire dans lequel les aliments sont divisés en dix catégories. Il trouve son origine dans le bouddhisme zen.
Macrocycle :	programme d'entraînement de longue durée. Il se compose de plusieurs mésocycles et peut durer plusieurs mois.
Maladies de la civilisation :	maladies favorisées par le comportement ou par l'environnement. Par exemple, troubles cardiovasculaires dégénératifs, hypertension artérielle et infarctus.
Mesure par infrarouge :	détermination de la proportion de graisse corporelle au moyen d'un rayonnement infrarouge.
Mesure de la masse adipeuse :	méthode permettant de déterminer la proportion de graisse corporelle. À l'aide d'une pince spéciale, on mesure l'épaisseur de plusieurs plis cutanés, notamment au niveau du biceps, du triceps, du ventre ou de la taille. Un tableau permet ensuite d'établir la proportion de graisse corporelle à partir des valeurs obtenues.
Métabolisme :	échanges physico-chimiques qui s'accomplissent dans tous les tissus de l'organisme vivant (dépenses énergétiques, échanges, nutrition).
Métabolisme de base, ou basal (MB) :	quantité de chaleur que produit par heure et par mètre carré de la surface du corps un sujet à jeun et au repos.
Mésocycle :	partie d'un programme d'entraînement qui regroupe de façon générale 3 à 5 ou 6 microcycles (programme correspondant à une semaine d'entraînement).
Microcycle :	la plus petite partie d'un programme d'entraînement. Elle regroupe les unités d'entraînement (séances) d'une semaine.

Micronutriments : principes actifs nécessaires au maintien des fonctions vitale. Par exemple, vitamines, hormones, acides gras essentiels et acides aminés.

Mobilité articulaire : voir Souplesse.

Muscles phasiques : leur fonction principale est d'exécuter les mouvements dynamiques. Lors d'efforts incorrects et lorsqu'ils ne sont pas suffisament sollicités, ces muscles s'atrophient.

Musculature : outre les muscles squelettiques, soumis à la volonté de l'homme, qui relient deux os unis par une articulation, il existe aussi des muscles lisses et un muscle cardiaque qui, eux, ne dépendent pas de la volonté de l'homme.

Musculature tonique : sa fonction principale est le maintien du corps. Lorsqu'il y a surcharge, par exemple, elle réagit en augmentant la tension musculaire, ce qui raccourcit le muscle.

Nerfs : les nerfs et le système nerveux ont pour rôle, avec les hormones, de réguler et de coordonner la fonction de tous les organes du corps.

Newton : unité de mesure de force.

Noradrénaline : hormone très proche de l'adrénaline par sa composition. Elle produit certains effets identiques comme, par exemple, l'élévation de la pression sanguine, mais aussi des effets plus faibles, voire contraires, comme l'abaissement de la fréquence cardiaque.

Organe tendineux de Golgi : organe sensitif du tendon servant de capteur de tension instantanée du tendon et de la modification de celle-ci.

Paddles : sorte de « nageoires pour les mains » remplissant diverses fonctions en natation. Ces plaques en plastique augmentent la surface des mains, ce qui permet au nageur d'améliorer sa technique, une mauvaise position entraînant un mouvement de roulis. De plus, nager avec ces palettes nécessite davantage de force et améliore la propulsion.

Pédalage : pour un pédalage techniquement parfait, il faut imprimer une traction et une pression verticales égales sur la manivelle du pédalier. Le mouvement en est ainsi plus efficace.

Péristaltisme : mouvements involontaires de l'intestin se traduisant par des ondes de contractions musculaires propulsant son contenu.

Perte énergétique : lorsqu'il n'y a pas utilisation complète des nutriments au cours du processus de la digestion, une partie de l'énergie contenue dans les aliments est perdue.

Physionomie : expressions et traits du visage propres à chaque individu.

Physiologique : qui se rapporte au corps.

Pince à plis : appareil de mesure de l'épaisseur des plis cutanés. À l'aide du tableau correspondant, il permet de déterminer la proportion de graisse corporelle.

Position à quatre pattes : position de base dans laquelle les mains et les genoux reposent sur le sol, le dos étant bien droit.

Position en U : position dans laquelle les bras sont parallèles au sol et les avant-bras fléchis à angle droit sur les bras.

Poussée d'Archimède : force verticale, de bas en haut, subie par un corps plongé dans un liquide. C'est elle qui nous permet de flotter à la surface de l'eau.

Prévention/ préventif : mesures visant à empêcher l'apparition d'une maladie ou sa réapparition.

Processus énergétique aérobie : en présence d'oxygène, la dégradation du glucose ou des graisses produit de l'énergie.

Glossaire

Processus énergétique anaérobie lactique : énergie produite par la dégradation des hydrates de carbone, en l'absence d'oxygène. Outre l'ATP, cette dégradation produit du lactate qui conduit à la saturation du muscle en acide, puis à l'interruption de l'activité musculaire.

Proportion de graisse corporelle : total de la graisse corporelle par rapport au poids du corps.

Pull-buoy : bouée légère en mousse. Placée entre les cuisses, elle permet une position horizontale stable du corps dans l'eau. Pendant l'entraînement, le nageur peut ainsi se concentrer sur le travail de ses bras.

Punch : en boxe, droite de la main active.

Purine : la purine apportée par l'alimentation est transformée par le métabolisme humain en acide urique qui se dépose dans les reins, les articulations et les tendons.
En cas de concentration élevée, elle peut provoquer des calculs rénaux et la goutte.

Radial : qui se rapporte au radius.

Rapidité : d'une part, capacité à réagir à un stimulus ou à un signal dans le temps le plus court possible ; d'autre part, capacité à effectuer des mouvements le plus vite possible lorsque l'on est soumis à des forces extérieures.

Rayons UV : rayons ultraviolets. Les UV naturels (A et B) font rougir et bronzer la peau.

Réflexe : contraction automatique d'un muscle provoquée par un signal des fuseaux neuro-musculaires à la moelle épinière.

Régénération : rétablissement de la pleine capacité fonctionnelle de l'organisme.

Régime dissocié : principe alimentaire consistant à ne pas absorber d'hydrates de carbone et de protéines au cours d'un même repas.
Il en existe aujourd'hui de nombreuses variantes.
Régime scientifiquement non fondé.

Répétition : exécution complète d'un exercice, de la position de départ à la position d'arrivée. Par exemple, lever un poids et le reposer.

Répétition forcée : aide apportée par un partenaire lorsque l'on n'a plus la force de terminer seul, et correctement, un exercice.

Rockering : Réglage de la hauteur des roues.

RTH : Rapport taille/hanches.

Rubberband : élastique en boucle fermée utilisé pour augmenter la résistance à l'effort dans certains exercices de gymnastique. Existe en différents degrés de dureté.

Série : succession d'élévations et d'abaissements d'une résistance sans longue interruption. En matière de fitness, le nombre de répétitions par série est compris entre 5 et 25.

Série de répétitions : effort d'endurance intensif et répété incluant des pauses.

Sheldon, William Herbert : médecin et psychologue américain, né le 19 novembre 1889 à Warwick. Professeur à l'université de Columbia (New York), où il fut directeur du Constitution Laboratory à partir de 1946.
Il a établi une typologie morpho-physio-psychologique distinguant trois dimensions physiques correspondant à trois dimensions psychiques.

Slide : tapis glissant en matière synthétique ou en résine.

Softboots : chaussures très confortables en nylon ou en cuir synthétique.

Solution hypertonique : solution dont les particules dissoutes sont supérieures à celles du sang.

Solution hypotonique : solution dont les particules dissoutes sont inférieures à celles du sang.

Solution isotonique : solution dont les particules dissoutes sont égales à celles du sang.

Souplesse : capacité à effectuer des mouvements de grande amplitude par sa propre force ou sous l'action de forces extérieures exercées sur une ou plusieurs articulations.

Step : plateforme réglable en hauteur sur laquelle on monte et on descend.

Supination : rotation vers l'extérieur. Pour l'avant-bras, par exemple, la paume de la main est tournée vers le haut et le dos de la main vers le bas.

Surcompensation : renforcement des structures et amélioration des fonctions de l'organisme en réponse à une stimulation excessive.

Surentraînement : si le temps de récupération est insuffisant entre deux phases d'entraînement, l'organisme s'affaiblit.
L'état de surentraînement se reconnaît à un pouls élevé au repos et à une baisse des performances.

Surface articulaire : extrémité articulaire d'un os (le fémur, par exemple.
Loi de l'augmentation de charge ondulatoire : changement d'intensité de charge (faible, moyenne, élevée) permettant d'empêcher une stagnation de la performance

Synergistes : se dit de deux muscles qui, en se contractant en même temps, exécutent un même mouvement dans une articulation.

Synovie : liquide lubrifiant d'une articulation, produit par la membrane intérieure de la capsule articulaire, la bourse séreuse et la gaine tendineuse.

Système cardiopulmonaire : désigne le système cardiovasculaire, les poumons et les vaisseaux en provenance et en direction du cœur.

Système coronarien : se compose des artères coronaires, qui naissent de la crosse de l'aorte, des veines et des capillaires qui alimentent le muscle cardiaque en sang oxygéné.

Tonus musculaire : état de tension active de la musculature.

Training autogène : technique de relaxation par autosuggestion.

Transfert controlatéral : effet obtenu sur certaines structures en faisant travailler le côté opposé du corps.
Ce principe est particulièrement intéressant en gymnastique médicale car il permet, par exemple, d'entraîner les parties du corps immobilisées en faisant travailler le côté opposé non malade.
En matière d'endurance, il permet d'obtenir une hausse générale de la capacité d'endurance aérobie si au moins 1/6 de la masse musculaire totale effectue un travail aérobie. Mais cette application ne peut alors être considérée comme un transfert controlatéral au sens conventionnel du terme.

Travail dynamique actif : contraction musculaire. En travaillant, le muscle raccourcit puis s'allonge.

Travail musculaire concentrique/ phase de mouvement positive : la contrainte augmentant, le muscle raccourcit pour résister à une force extérieure ; phase de mouvement positive lors du lever d'un poids.

Travail musculaire excentrique/phase de mouvement négative : contraction musculaire. Le muscle s'allonge en résistant à la force extérieure ; mouvement vers le bas ou mouvement négatif lors d'un exercice de force.

Travail musculaire statique : le muscle se contracte sans raccourcir pour résister à une force extérieure.

Travail par intervalles : alternance voulue de phases de travail et de phases de récupération.
Cette dernière ne constitue qu'un repos incomplet, la fréquence cardiaque étant le critère de repos.

Glossaire

Tube : bande ou tuyau en caoutchouc présentant une poignée à chaque extrémité. Existe en différents degrés de dureté.

Ulnaire : qui se rapporte au cubitus.

Uppercut : en boxe, coup de poing de bas en haut.

V-Step : mouvement d'aérobic formant un V.

Végétarisme : régime alimentaire excluant toute viande. Le régime ovo-lacto végétarien autorise la consommation de produits animaux comme le lait, les produits laitiers et les œufs, tandis que le régime végétalien les exclut, de même que le miel.

Vélo de course : vélo spécialement conçu pour la course. Ses principales caractéristiques sont des pneus étroits, un cadre plus léger mais plus solide, et une assise sportive.

Vélo de ville : bicyclette devant légalement être équipée de lumières, d'un porte-bagages, de garde-boue, etc…

Vertèbre thoracique : vertèbre dorsale.

Visualisation : représentation mentale d'un événement réel ou anticipé.

Vo2max : consommation maximale d'oxygène. C'est le critère de base de la capacité d'endurance.

Volume courant par minute : nombre de litres d'air inspiré et expiré par minute, en situation de repos.

Volume mitochondrial : les mitochondries sont de petits organites renfermant des enzymes productrices d'énergie et d'oxygène. On les appelle les « centrales énergétiques de la cellule ».

VTC : vélo utilisé à la fois sur route, dans les champs et en forêt. Caractéristiques : grand cadre, roues plus grandes et plus fines que celles du VTT.

VTT : bicyclette spéciale pour la forêt et les terrains difficiles. Caractéristiques : cadre bas, tubes résistants, petites roues à gros pneus, guidon large.

Watt : unité de mesure de puissance.

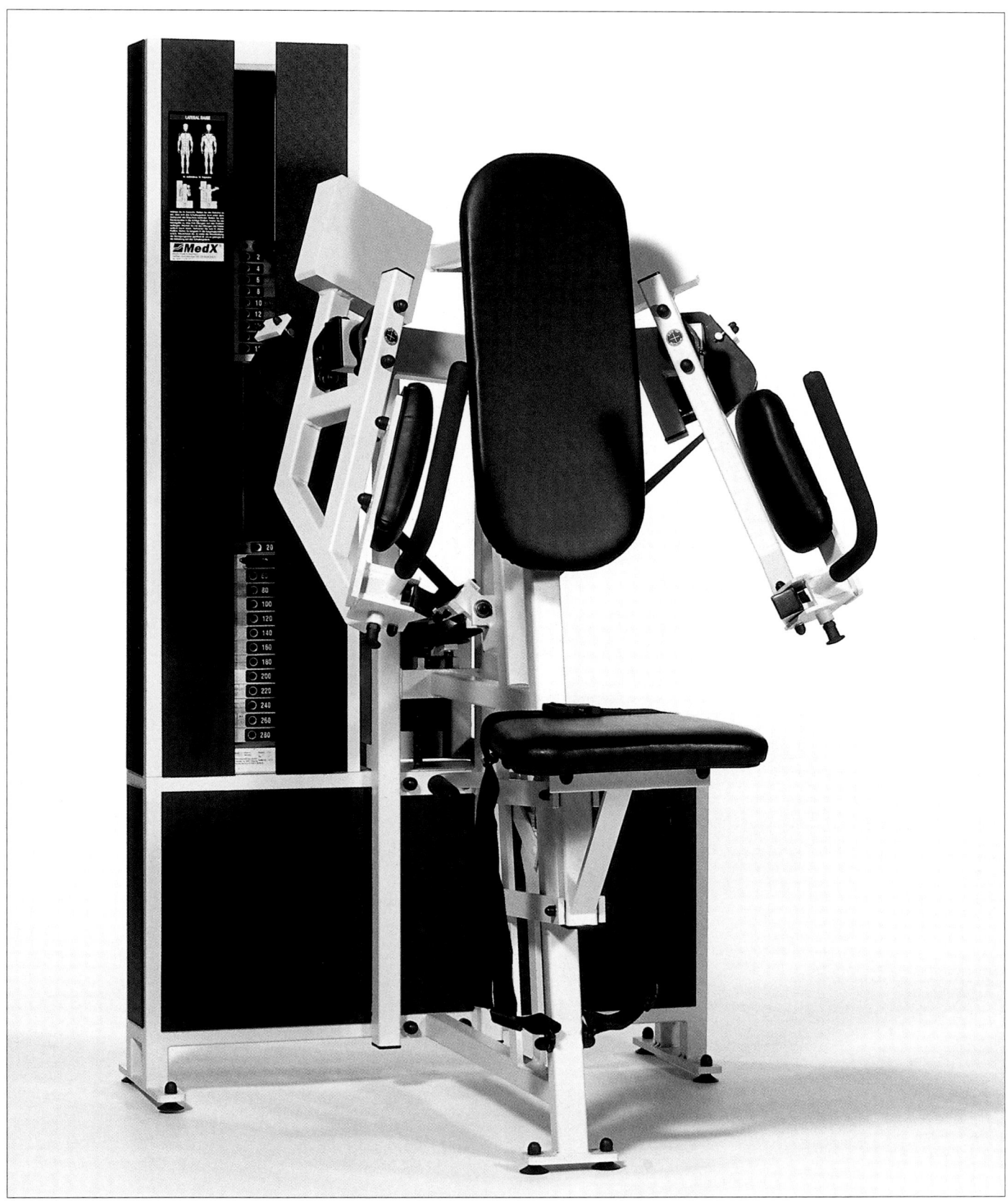

343

Index

Abdominaux (exercice) *98, 99*, voir aussi Muscles
Abduction (exercices) *117, 119*
Abduction (exercice avec partenaire) *157*
Acide linoléique *281*
Acides aminés *283-284, 292-293*
Acides gras *281-282*
Adducteurs (étirement des) *235, 236, 237*
Adduction (exercices) *116, 118, 144*
Adduction (exercice avec partenaire) *157*
Aérobic *206-211*
   - box-aérobic *211*
   - chaussures *206-207*
   - équipement *206-207*
   - musique (choix de la) *207*
   - slide (tapis glissant spécial) *210*
   - slide-aérobic *210-211*
   - step-aérobic *208-209*
   - techniques *208-211*
   - vêtements *207*
Aérodynamisme
   - bicyclette *169*
Agoniste, muscle *41*
Alcool *271, 277*
Alimentation *274-295*
   - voir aussi Produits complets *288-289*
Amaigrissement, voir Perdre du poids
Amélioration des performances *39*
   - voir aussi Entraînement programmé
Amortissement des chocs (systèmes d') *173*
Anatomie *298-317*
   - voir aussi Muscles, Musculature
Antagoniste, muscle *41*
Antépulsion avec petits haltères (exercice) *52*
Antépulsion avec tube (exercices) *128-129*
Appareils (différents types d') *44-45*
Apport énergétique *271-273*
Aqua-jogging *184*
Aqua-training *185*
Arrondir le dos, à quatre pattes *252*
Articulation du genou *314-315*
Articulations *39, 41, 46, 219, 247, 314-315*
   - articulation du genou *314-315*
   - mouvements fonctionnels *314*
Articulations (problèmes d') *164*
Assouplissement (exercices)
   - exercices *226-245*
   - généralités *37, 219-223*
   - liste d'exercices *222-223*
ATP (adénosine triphosphate) *259*
Aviron *216-217*, voir Rameur

Banc arrière *140*
Banc incliné (exercices) *53, 69, 85*
Banc Larry Scott (exercice) *80, 84*
Banc plat (exercices) *66, 68, 73, 76, 85, 86, 90-91*
Banc romain (exercice) *106*
Barre coudée *77*
Bassin (bascule du) *253*
Bassin (déplacement du) *254*

Besoins énergétiques *277-278*
Blanc d'œuf, voir Protéines
Bicyclette
   - cadre (réglage) *166*
   - guidon (réglage) *167*
   - position assise *167*
   - position du corps *169*
   - réglage du vélo *167*
   - selle (réglage de la hauteur) *167*
   - selle (réglage de l'inclinaison) *167*
   - tachymètre *165*
   - technique *168-169*
   - vélo de course *166*
   - vélo statique *171*
   - VTT et Mountain-Bike *166*
   - voir aussi Cyclisme
Boissons *260, 285, 290*
Box-aérobic *211*
Bras (exercice avec partenaire) *153*
Bras en U (exercices) *130, 152*
Butterfly (exercice à deux) *152*
Butterfly (exercices) *74-75, 152*

Came *43, 45*
Capacité aux performances *260*
Capacité d'effort *260*
Cardio-training (appareil de mesure) *173, 212*
Cardio-training en extérieur *216-217*
Cardio-training en salle *212-214*
Cartilage *39*
Cartilage (alimentation du) *247*
Chaussures
   - aérobic *206-207*
   - amortissement des chocs (système d') *173*
   - cyclisme *165*
   - jogging *178-179*
   - marche *173*
   - ski de fond *202*
   - voir aussi Rollers
Cholestérol *284*
Circulation : voir appareil cardiovasculaire
Colonne vertébrale *247, 312-313*
   - région lombaire *68*
Combustion des graisses *271-273*
Compétition *39*
Compléments alimentaires *292-293*
Compression d'Arnold *55*
Conscience du corps *140, 247*
Contraction réflexe (muscles) *219*
Contrôle de l'entraînement *34*
Cool-Down, voir Récupération
Coordination des mouvements *38*
Couché latéral (exercices) *147, 148*
Course ("à l'économie") *181*
Course (entraînement) *178*
Course (style) *179, 182*
Créatine phosphate *259*
Crossing-Effect *212*
Cross-training *212-217*
   - cardio-cross-training en extérieur *216-217*

   - cardio-cross-training en salle *212-214*
   - groupes de performances *213-217*
   - programme d'entraînement *213-217*
Cuisses (exercice à deux) *154-155*
Curl au banc Larry Scott (exercice) *83*
Curl avec petits haltères (exercice) *78, 79*
Curl avec tube (exercice) *136*
Curl en concentration (exercice) *80*
Cyclisme *164-171, 216*
   - accessoires *165*
   - aérodynamisme *169*
   - cadre (réglage) *166*
   - casque de protection *165*
   - chaussures *165*
   - cuissard *165*
   - équipement *166*
   - force centrifuge *169*
   - freinage *169*
   - guidon (réglage) *167*
   - maillot *165*
   - pédalage (technique) *168*
   - phase d'échauffement *170*
   - phase de cool-down (récupération) *170*
   - position du corps *169*
   - position assise *167*
   - programme d'entraînement *170*
   - récupération (cool-down) *170*
   - réglage du vélo *167*
   - résistance de l'air *169*
   - selle (réglage de la hauteur) *167*
   - selle (réglage de l'inclinaison) *167*
   - spinning *171*
   - technique *168-169*
   - tachymètre *165*
   - vélo de course *166*
   - vélo statique *171*
   - vêtements *164-165*
   - VTT et Mountain-Bike *166*

Dépenses énergétiques des muscles *299*
Déséquilibre musculaire *42, 221-222*
Détente, voir Relaxation, Mesures régénératrices
Développé couché (exercices) *68, 86-87, 134*
Développé nuque *54*
Développé sur banc incliné *69*
Diagnostic initial *12-13, 17*
Dips (exercice) *88, 138*, voir aussi Machine à
Disposition aux performances *38*
Disque intervertébral *313*
Données relatives à la santé *17*
Duromètre *195*

Eau dans l'organisme *285*
Écarté latéral (exercice) *76*
Échauffement *37, 38-39*
   - échauffement mental *39*
Élévation de la jambe à quatre pattes (exercice) *146*
Élévation du bassin (exercice) *104*
Élévation jambe/bras en diagonale en couché ven-

tral (exercice) *141*
Élévation latérale (exercices) *50-51, 126-127*
Endurance (entraînement à l') *37, 159-161*
  - périodes d'entraînement *28*
  - programme *161*
  - réduction de poids *271-272*
Entraînement aux poids *29-33*
Entraînement des abducteurs, couché *148*
Entraînement des adducteurs, couché *147*
Entraînement programmé *12-35, 186-187, 320-331*
Enzymes *273*
Épaules (exercice avec partenaire) *150*
Épaules (exercices de rotation) *256*
Équipement de protection
  - cyclisme *165*
  - roller en ligne *192-195*
Étirement de la hanche (exercice) *239-240*
Étirement des abdominaux (exercice) *237*
Étirement des extenseurs du dos *232*
Étirement des fessiers (exercice) *238*
Étirement des fléchisseurs de la jambe (exercice) *241-242*
Étirement des fléchisseurs du poignet (exercice) *230*
Étirement des muscles antérieurs du tronc (exercice) *233*
Étirement des muscles du dos (exercice) *231*
Étirement des muscles latéraux du tronc (exercice) *234*
Étirement des pectoraux *228*
Étirement des triceps (exercice) *229*
Étirement du jambier antérieur *245*
Étirement du mollet *243-244*
Étirement et assouplissement (exercices) *222, 245*
Excès de poids *164*, voir Perdre du poids
Exercices avec partenaire *149, 150-157, 330*
Extendeurs, voir Came
Extension, couché *89-91*
Extension arrière de la cuisse (exercices) *120-121*
Extension de la hanche (exercice) *107*
Extension des bras *83, 137*
Extension des bras (exercices) *83, 137*
Extension des bras avec tube, voir Kickback
Extension des jambes (exercice) *113, 142*
Extension du buste en couché ventral (exercice) *139*
Extension du dos à la machine (exercice) *105*
Extension du poignet *96-97*
Extension musculaire
  - capacité d' *219*
  - dynamique *219-221*
  - méthodes *220-221*
  - post-isométrique *221*
  - statique *219-221*

Fente avant *145*
Fibres alimentaires *280, 288-289*
Fibres naturelles *180*
Flexion des genoux, voir Squat

Flexion des jambes (exercice) *114, 115, 143*
Flexion du poignet (exercice) *92-95*
Flyings, voir Écarté latéral
Fréquence cardiaque *159*
Fuseaux neuromusculaires *219*

Glucose, voir Hydrates de carbone
Golgi (organe tendineux de) *220*
Graisses *277, 281-282, 288*
Gymnastique *125-157, 328-329*
  - exercices *126-157*
  - position de base *125*
  - règles d'or *125*
  - voir aussi Aérobic

Haltères *44*
  - voir aussi Haltères longs, Haltères courts
Haltères courts *50-55, 59, 66-21, 73, 76, 78, 79, 81, 84, 85, 90-91, 94-95, 97, 125*
Haltères longs (exercices) *57, 58, 68, 69, 77, 80, 86-87, 92-93, 96, 108-111*
Hanches (exercices de rotation) *255*
Harvard-Step-Test *21*
Haussement d'épaules avec petits haltères (exercice) *59*
Hernie discale *313*
Hydrates de carbone *259, 271, 277, 279-280, 293*

IMC (Indice Masse Corporelle) *14*
Inclinaison de la tête (exercice) *226*

Jacobson, Edmund *262*
Jambes (exercice avec partenaire) *154*
Jogging *172, 178-183*
  - attaque du pied *181*
  - centre de gravité *181*
  - chaussures *178-179*
  - équipement *178-179*
  - longueur de l'enjambée *181*
  - pas de course *181*
  - phases de la course *182*
  - position du corps *181*
  - problèmes de pieds *179*
  - programme d'entraînement *183*
  - respiration *182*
  - styles *179, 182*
  - techniques *181-182*
  - vêtements *180*
Jogging en ligne *199*
Journal d'entraînement *34*

Kickback (exercice) *137*
Kilocalorie *277*
Kilojoule *277*
Kollath, Werner *291*

Lactate et acide lactique *259*
Lanières en caoutchouc, voir Rubberband
Leg presse (exercice), voir Presse à cuisses *112*

Liste des exercices *46-47, 222-223*
  - assouplissement *222-245*
  - gymnastique *126-157*
  - mobilisation *248-257*
  - renforcement musculaire *46-123*
Lubrification des articulations *39*

Machine à abdominaux *100-101*
Machine à biceps (exercices) *82*
Machine à dips (appareil à dorsaux et pectoraux) *88*
Macrobiotique *275, 291*
Maîtrise de l'élément Eau, voir Natation
Maladies de civilisation *164*
Marche *172-177*
  - chaussures *173*
  - équipement *173*
  - marche accélérée (Power-Walking) *177*
  - marche avec haltères (Wogging) *177*
  - phase d'échauffement *176*
  - phase d'effort *176*
  - phase de récupération (cool-down) *176*
  - position du corps *174*
  - techniques *174*
  - vêtements *173*
Marche à bâtons *205*
Mensurations *15*
Mesure de la tension artérielle *17*
Mesures régénératrices *37, 260-265*
Métabolisme *268-273*
Méthode des performances individuelles (TPI)
  - diagnostic *19, 29-33*
  - planification de l'entraînement *324-326-327*
Méthodes d'entraînement semi-spécifiques *205*
Méthodes des intervalles *183, 187*
Minéraux *277, 285, 286, 288-289, 292*
Mobilisation *247-257*
  - exercices *248-257*
Morphotypes *16-17*
Motivation *331*
Mountain-bike et VTT *166*
Mouvements fonctionnels *314*
Muscles (musculus) *219*
  - muscle biceps brachial (m. biceps brachii) *58, A 304*
  - muscle biceps crural (m. biceps femoris) *106, 114, 115, A 310*
  - muscle brachial (m. brachialis) *77, 78, 79, 80, 81, 82, A 304*
  - muscle brachial antérieur (m. brachioradialis) *78, 79, 80, 81, 82, A 304*
  - muscle carré des lombes (m. quadratus lumborum) *A 307*
  - muscle coraco-brachial (m. coracobrachialis) *A 301*
  - muscle couturier (m. sartorius) *A 308*
  - muscle deltoïde (m. deltoidus) *50, 52, 53, 54, 56, 64, 66, 68, 69, 70, 74, 76, A 300*
  - muscle demi-membraneux (m. semimembra-

INDEX

Index

nosus) *106, 114, 115, A 310*
- muscle demi-tendineux (m. semitendinosus) *106, 114, 115, A 310*
- muscle droit interne (m. graciles) *116, 118, A 309*
- muscle grand dentelé (m. serratus anterior) *A 303*
- muscle grand dorsal (m. latissimus dorsi) *53, 60, 62, 63, 64, 65, 66, 67, 72, 88, A 300*
- muscle grand droit de l'abdomen (m. rectus abdominis) *98, 99, 100, 102, 104, 109, 110, A 307*
- muscle grand fessier (m. glutaeus maximus) *105, 106, 107, 108, 110, 112, 116, 117, 118, 119, 120, A 309*
- muscle grand pectoral (m. pectoralis major) *68, 69, 70, 72, 74, 76, 86, 88, A 302*
- muscle pectiné (m. pectineus) *116, 118, A 309*
- muscle petit pectoral (m.pectoralis minor) *68, 69, 70, 74, 76*
- muscle psoas iliaque (m. iliopsoas) *68, A 308*
- muscle quadriceps crural (m. quadriceps femoris) *108, 110, 112, 113, A 310*
- muscle rhomboïde (m. rhomboideus) *53, 58, 60, 62, 64, 66, 68, 88, A 303*
- muscle rond pronateur (m. pronator teres) *A 306*
- muscle soléaire (m. soleus) *108, 110, 112, 122, A 311*
- muscle sous-épineux (m. infraspinatus) *61, A 301*
- muscle sous-scapulaire (m. subscapularis) *A 301*
- muscle sus-épineux (m. supraspinatus) *A 301*
- muscle tenseur du fascia-lata (m. tensor fasciae latae) *A 308*
- muscle transverse (m. transversus abdominis) *98, 99, 100, 102, 104, 109, 110*
- muscle trapèze (m. trapezius) *53, 54, 56, 58, 60, 62, 64, 66, 126, A 303*
- muscle triceps brachial (m. triceps brachii) *54, 56, 57, 68, 69, 70, 73, 83, 84, 85, 86, 88, 89, 90, A 305*
- muscles érecteurs spinaux *61, 105, 106, 107, 108, 110*
- muscles extenseurs du poignet (Mm. extensores carpi ulnaris et radialis) *96, 97, A 306*
- muscles fléchisseurs du poignet (Mm. flexores carpi radialis et ulnaris) *92, 94, A 306*
- muscles grand oblique interne et externe de l'abdomen (Mm. obliquus externus et internus abdominis) *98, 99, 100, 102, 104, 109, 110, A 307*
- muscles grand rond et petit rond (Mm. teres major et minor) *61, A 301*
- muscles jumeaux (m. gastrocnemius) *114, 115, 122, A 311*
- muscles petit adducteur, long adducteur et grand adducteur (m. adductores brevis, longus et magnus) *116, 118, 144, A 309*
- voir aussi Musculature
Musculation *25, 269-270, 320*, voir Renforcement musculaire
Musculature *41-43, 221-222, A 298-311*
- abdominaux *298*
- consommation d'énergie *299*
- constitution d'un muscle *298*
- échauffement *38-39*
- effort maximal *27*
- hypertrophie *27*
- muscles squelettiques *298-299*
- muscles striés *298-299*
- musculature de l'articulation de l'épaule *300-302*
- musculature de l'articulation de la hanche *46, 308-309*
- musculature de l'articulation du genou *46, 310*
- musculature de l'articulation du poignet *46, 306*
- musculature de l'articulation tibio-tarsienne *46, 311*
- musculature de la ceinture scapulaire *46, 303*
- musculature de la colonne vertébrale *46, 307*
- musculature des épaules *46*
- musculature du buste *72, 88*
- musculature du coude *46, 304-305*
- musculature du dos *298*
- musculature du torse *72, 88*
- myocarde *160*
- phasique *42, 221*
- raccourcissement musculaire *221*
- récupération (cool-down) *259*
- relaxation musculaire *262-263*
- test de souplesse *22-24*
- tonique *42, 221*
- unités fonctionnelles *299*
- voir aussi Muscles
Myocarde, voir Musculature

Natation *184-191*
- brasse *190*
- crawl *188-189*
- entraînement *186-187*
- équipement *185*
- intensité (augmentation de l') *187*
- maîtrise de l'élément Eau *185*
- méthode des intervalles *187*
- paddles *185*
- palmes *185*
- papillon (nage dite) *191*
- planches *185*
- poussée d'Archimède *185*
- pull-buoys *185*
- techniques à mouvement alterné *188-189*
- techniques à mouvement simultané *190-191*
Newton *316*
Nuque (exercices)
- développé nuque *54*
- tirage nuque à la poulie haute *60*
Oxygène *259*

Paddles *185*
Papillon, voir Natation
Partie supérieure du dos (exercice à deux) *151*
Pectoraux, voir Muscles
Perdre du poids *25, 268-295*
Petits haltères (exercices) *50-55, 59, 66-21, 73, 76, 78, 79, 81, 84, 85, 90-91, 94-95, 97, 125*
Phase d'effort
- cyclisme *170*
- marche (walking) *176*
Physiothérapie (applications) *260*
Pieds
- déformations *179*
- douleurs *179*
Planches *185*
Planification de l'entraînement *26, 320-331*
- avancé *322, 325*
- débutant / sujet non entraîné *322*
- expérimenté *322*
- macrocycle *320, 325*
- mésocycle *320-321, 325*
- microcycle *320*
- phase d'orientation *321-322*
- recherche de performances *322*
- voir aussi Programme d'entraînement, Entraînement programmé
Poids *13-14*
Pompe *135*
Position de prise
- pronation (voir Prise "haute")
- pronosupination (voir Prise "neutre")
- supination (voir Prise "basse")
Poulie haute *83*
Poussée d'Archimède *185*
Power-walking, voir Marche
Pendule des bras *257*
Presse à cuisses (exercice avec partenaire) *156*
Presse à cuisses *112*
Presse à mollets *122-123*
Presse à pectoraux (exercices) *70-71*
Presse frontale (exercices) *90-91*, voir Extension, couché, barre au front
Prévention *159*
Prise basse (supination) *63*
Prise de conscience du corps *140, 247*
Prise haute (pronation) *82*
Prise neutre (pronosupination) *63, 78*
Produits complets *288-289*
Programmation de l'effort selon la méthode TPI *29-33*
Programme minimal *183*
Programme optimal *183*
Proportion de graisse corporelle *14*
Protéines *271, 277, 283-284, 290*
Pullbuoys *185*
Pullover (exercices) *72-73*

Purine *284*
Rameur (exercice)
- exercices *58, 64-67, 131, 133*
- voir aussi Aviron, Tirage vertical
Rapport tour de taille/ tour de hanches (Waist to Hip Rate) *15*
Récupération (Cool-Down)
- cyclisme *170*
- généralités *37, 259-265*
- marche *176*
Régime *274-276, 293*
Régime dissocié *275*
Règles d'or *125*
- assouplissement *222*
- endurance *161*
- gymnastique *125*
- renforcement musculaire *44*
Règles de comportement en roller *199*
Relaxation *260-263*
Relaxation musculaire progressive *262-263*
Relaxation respiratoire *261*
Renforcement musculaire *37, 41-47, 50-123*
- atrophies *42*
- échauffement *38-39*
- endurance à l'effort *27*
- exercices *50-123*
- liste des exercices *46-47*
- périodes d'entraînement *27*
- planification de l'entraînement *320-321*
- respiration *44*
- terminologie *43*
- voir aussi Appareils
Répétition *43*
Réserves énergétiques *260*
Respiration *222*
- jogging *182*
- renforcement musculaire *44*
Rétropulsion en position inclinée *53*
Roller en ligne *192-199*
- arrêt sur gazon *198*
- équipement *192-193*
- frein au talon *197-198*
- freinage *195*
- hardboots *193*
- jogging en ligne *199*
- pas de base *196*
- position de base *196*
- position des bras *196*
- programme d'entraînement *199*
- rail (Frame) *194*
- règles de comportement *199*
- rockering *194*
- rollers *193*
- roulements à bille *194*
- roulettes *194*
- soft-boots *193*
- technique générale *196-198*
- tenue du corps *196*
- vitesse (technique) *196*
Roller-ski *205*

Rollers (patins) *192*, voir Roller en ligne
Rotation de la taille (exercices) *102-103*
Rubberband *44, 45, 330*
- exercices *142-143*

Sauna *264-265*
Schwarzenegger, Arnold *55*
Sédentarité *164*
Sentiment d'équilibre *140*
Série *43*
Sérotonine *292-293*
Skates (voir aussi rollers) *193-195*
Ski de fond *200-205, 216*
- bâtons *202*
- chaussures *202*
- courbe de flexion *202*
- équipement *200-202*
- fart de retenue *201*
- farts *200-201*
- fixations *202*
- flexibilité *202*
- méthodes d'entraînement semi-spécifiques *205*
- pas alternatif *203-204*
- programme d'entraînement *205*
- risque de traumatismes *205*
- skis à farter *200*
- skis de skating *201-202*
- skis sans fart *201*
- techniques *203-204*
- vêtements *200-201*
Slide *205, 210-211*
Sommeil *260-261*
Souplesse *219*
Spinning, voir, Vélo statique, (Indoor cycling)
Sport d'endurance *178*
Squat *108-111, 144*
Squat barre devant *110-111*
Squelette *41, 312-313*
- colonne vertébrale *312-313*
- région lombaire *68*
Step *208*
- exercices *134, 149*
Step-aérobic *208-209*
Stretching *219, 220, 221*
Sucreries *288*
Supination *78*
Surcharge de la colonne vertébrale *313*
Surentraînement *26*
Synergiste *41*
Synovie *247*
Système cardiovasculaire
- action sur le *159*
- fonctionnement *160*
Système cardiovasculaire *160*

Techniques à mouvement alterné *188-189*
Techniques de lever *316-317*
Tendons *41, 219, 221*
Test de Cooper *20*

Test de force *18*
Test d'endurance *20-21*
Test de souplesse *22-24*
Tête et cou (exercices) *227, 248-251*
Théories de la faim *276*
Tirage nuque (exercice) *132*
Tirage nuque à la poulie haute (exercice) *60, 61*
Tirage vertical avec barre *58*
Tissu conjonctif *247*
Tonus musculaire *259*
Traction simultanée, voir natation
Training intégral *172*
Transfert controlatéral *212*
Transformation de l'énergie *277*
Traumatismes (risques de) *205*
Travail musculaire *43*
- auxotonique
- isométrique
- isotonique
Travail musculaire (processus du) *43, 219-222, 320-321*
- concentrique *43*
- dynamique *43*
- excentrique *43*
- statique *43*
Tryptophane *292-293*
Tube *44, 45, 330*
- exercices *126-129, 131, 134, 136, 137*

Unité d'entraînement *37*

Végétarisme *275*
Vélo statique (indoor-cycling) *171*
Vérification des appareils *44*
Vêtements
- aérobic *206-207*
- bandes réfléchissantes *180*
- cyclisme *164-165*
- jogging *180*
- marche *173*
- natation *185*
- roller en ligne *192-193*
- ski de fond *200-202*
- (voir aussi chaussures, équipement de protection)
Visualisation *39*
Vitamines *277, 286-287, 288-289, 292*

Walking *172-177*, voir Marche
Walking-test *175-176*
Wogging *177*, voir Marche

Les pages suivies d'un "A" dans la rubrique "Muscles" font référence au chapitre Anatomie.

Bibliographie

Fitness en général

Bonnel, F. : Muscle et sport, exploration, traumatologie, pathologie, musculation, culturisme, Springer 1992

Caravano, P. : Pratique de la culture physique et de la musculation, Vigot 1993

Hirni, G. : Maîtrise du corps à la portée de tous, gymnastique corrective et de maintien, musculation, stretching, relaxation, GAP 1995

Koch, A./Gournay, C. : La forme illustrée de A à Z, la Sirène 1995

Pia, M. : Préparation physique et mentale du sport, stretching, musculation, mental, diététique, Amphora 1990

Weineck, J. : Biologie du sport, Vigot 1998

Weineck, J. : Manuel d'entraînement, Vigot 1997

Fitness toutes catégories

Battista, E./Vivès, J. : Exercices de gymnastique (souplesse et force), Vigot

Braechle, T./Earle, R. : Programme fitness musculation, Vigot 1996

Browne, D./Henderson, J. : Programme fitness course à pied, Vigot 1996

Carmichael, C./Burke, E. : Fitness cyclisme, Vigot 1997

Case, L. : Fitness aquagym, Vigot 1998

Ceas, B./Leefsma, F./Quillet, J./Ugione, U. : Aérobic et stretching, Vigot

Davide Bordoni, B. : Fitness et body-building, De Vecchi 1998

Frugier, E./Choque, J./Waymel, T. : Le guide du fitness dynamique, aérobic, step, hip-hop, hi-low, Amphora 1998

Hort, W./Flöthner, R. : Les bases scientifiques de la musculation et de la traumatologie musculaire, Vigot

Jacenda, J. : Programme fitness entraînement multisport, Vigot 1996

Kos, B./Teply, Z./Volrab, R. : Gymnastique : 1 200 exercices, Vigot

Lambert, G. : La musculation, Vigot

Nottingham, S./Fedel, F. : Fitness roller, Vigot 1998

Musculation

Baechle, T./Earle, R. : Programme fitness musculation, Vigot 1996

Demeilles, L. : Exercices de musculation, Jibena

Kleser, W. : La musculation, Tricorne 1985

Laidet, L./Jelena, F. : La bible de la musculation, Néo 1996

Lamarque, J.-M./Ostermeyer, F. : La gymnastique aquatique, remise en forme par le jogging aquatique, Désiris 1995

Luzenfichter, A./Drubigny, A. : La musculation pour tous les sportifs, Laffont 1992

Mazereau, P. : Gymnastique et musculation, exercices pour cou, jambes, abdominaux, lombaires et obliques, De Vecchi 1998

Mazereau, P. : Gymnastique et musculation, exercices pour cuisses, hanches, fessiers, De Vecchi 1998

Redondo, B. : Gymnastique d'équilibre, musculation isométrique, mise en éveil des réflexes posturaux, gymnastique de maintien, Chiron 1988

Renault, A. : Musculation pratique, Amphora 1997

Endurance

Auste, N. : Entraînement à l'endurance, Vigot 1996

Billat, V. : Bases physiologiques de l'endurance de la théorie à la pratique, De Boeck Université

Costill, D.-L. : La course de fond, approche scientifique, Vigot

Gacon, G./Durand, D. : La course d'endurance, CRDP de Bourgogne 1987

Fox, E.-L./Mathews, D.-K. : Intervalle training, Vigot

Matveiev, L.-P. : Aspects fondamentaux de l'entraînement, Vigot

Methiaz, A. : Le ski de fond, Vigot

Villiger Beat : R. Gym, l'endurance, théorie et pratique, Masson 1992

Cyclisme

Angeli, M. : Cours de cyclisme sportif, De Vecchi 1994

Delore, M./Thevenet, B. : Cyclisme, Amphora 1992

Haushalter, G. : Cyclisme et performance, Chiron 1990

Noret, A./Bailly, L. : Le cyclisme, Vigot

Jogging, Course à pied

Chevalier, R. : Le jogging, Ed. de l'Homme 1975

Cottereau, S. : Encyclopédie pratique du jogging, S. Cottereau 1985

Delore, M. : Courir, du jogging au marathon, Amphora 1996

Escande, J.-P. : Le jogging en 10 leçons, Hachette Littératures 1979

Galloway, J. : Jogging et course de fond, Amphora 1986

Hervet, R./Bohain, L.-Y. : La marche (de la randonnée à la compétition), Vigot

Monti, C. : Le jogging, De Vecchi 1995

Saint-Jean, J. : Santé et joie de vivre par le jogging, Lidec 1974

Sarrazin, C.-G./Chamberland, C. : Marche tonique et jogging, vitalité et santé, Jouvence 1997

Natation

Bon, D. : Cours de natation, De Vecchi 1996

Chollet, D. : Approche scientifique de la natation sportive, bases biomécaniques, techniques et psychophysiologiques, apprentissage, évaluation et correction des techniques de nage, Vigot 1997

Costill, D./Maglischo, E./Richardson, A. : La natation, Vigot 1994

Counsilman, J.E. : La natation de compétition, Vigot 1986
Gal, N. : Savoir nager, une pédagogie de la natation, Revue EPS 1995
Natation, Hachette Pratique 1995
Gierhi, J. : La natation, Hachette-CIL 1991
Pedroletti, M. : Natation du débutant à l'international, exercices pratiques, Amphora 1991
Pedroletti, M. : Natation performance, méthodologie et programmes d'entraînement, Amphora 1997

Roller
Calmet, C. : Roller, Minerva 1998
Grelon, B. : Cours de roller-skating, De Vecchi 1997
Houvion, P. : Roller, EPA 1997
Polidori, J. : Roller in-lines skates, Ed. du Plaisancier 1998
Roller, de la technique de base au perfectionnement, Hachette Pratique 1997
Roller skating, Nathan 1998

Stretching, Mobilisation, Détente
Anderson, B. : Le stretching, Solar sport
Balk, A. : Guide du stretching, Vigot 1997
Blanquat, C./Vernet, M. : Le sport et les étirements, Erès
Cova, A.-M. : Cours de stretching pour tous, De Vecchi 1998
Dr Ehrenfried, L. : De l'éducation du corps à l'équilibre de l'esprit, Aubier-Montaigne
Dr Feldenkrais, M. : La conscience du corps, Robert Laffont
Evans, M. : Le stretching, Manise 1998
Heckli, G. : Stretching pour tous, une gymnastique contemporaine et sereine, Ellebore 1988
Moreau, J.-P. : Le stretching ou la gymnastique de l'instinct, Sand 1991
Moreau, J.-P. : Stretching postural, Sand
Pia, M. : Stretching au service des sportifs, Amphora 1994
Raisin, L. : Stretching facile, Marabout 1997
Redondo, B. : Gymnastique d'équilibre, Chiron sport
Roy, M. : De la relaxation au stretching, Ellebore 1990
Sendowski, Y. : Gymnastique douce, Dangles
Solveborn : Le stretching du sportif, Chiron sport
Souchard, P.-E. : Le stretching global actif, Désiris 1996
Spead, S. : ABC de la respiration, Aubier
Sternad, D. : Pratique du stretching, Vigot 1990
Tobias/Stewart : Relaxation et stretching, Solar
Tobias, M./Sullivan, J.-P. : Le grand livre du stretching, Solar 1993
Waymel, T. : Pratique et techniques du stretching, Ellebore 1998

Alimentation
Bour, H./Derot, M. : Guide pratique de diététique, Baillère Éditeur
Brouns, F. : Les besoins nutritionnels, Masson 1993
Catani, M./Costedoat, M. : Alimentation et performances sportives, précis d'alimentation biologique, Jouvence 1992
Craplet, C. : Nutrition, alimentation et sport, Vigot 1985
Dally, A./Robert, G./Robert, P. : Entraînement et alimentation du sportif, Amphora 1989
Debuigne, G. : Alimentation du sportif et de l'homme moderne, Ed. Amphora
Dr Guierre, G. : Les aliments à prédominance énergétique, I.H.M.N. Édition
Randoin, L. : Tables de composition des aliments, Ed. J. Lanore
Fiévet-Izard, M. : L'alimentation saine et équilibrée, De Vecchi 1998
Katch, F./Mc Ardle, WD. : Nutrition, masse corporelle et activité physique, Vigot
Maillol, P. : L'Alimentation du nageur, Chiron 1991 Riché, D. : L'alimentation du sportif en 80 questions, Vigot 1998
Tremouères, J./Serville, Y./Jacquot, R. : Manuel élémentaire d'alimentation humaine, E.S.F. Éditeur

Anatomie
Ardle/Katch, M. : Physiologie de l'activité physique, énergie, nutrition et performance, Vigot
Bouchet/Cuilleret : Anatomie topographie, descriptive et fonctionnelle, SIMEP Éditions
Brizon, J./Castaing, J. : Les feuillets d'anatomie, Librairie Maloine
Calais-Germain, B. : Anatomie pour le mouvement
Fox, E.-L./Mathews, D.K. : Bases physiologiques de l'activité sportive, Vigot
Hay, J.-G. : Biomécanique des techniques sportives, Vigot
Kahle, W./Leonhard, H./Platze, W. : Anatomie, Flammarion
Kapandji, A. : Physiologie articulaire 1, 2, 3, Librairie Maloine
Karpovith, P./Sinning, W. : Physiologie de l'activité musculaire, Vigot
Kendall/Wadswcrth : Les muscles, Ed. Maloine
Le grand atlas d'anatomie, Auzou 1997
Silbernagl, S./Despopoulos, A. : Atlas de poche de physiologie, Flammarion médecine sciences 1992
Sobotta : Atlas d'anatomie, Librairie Maloine
Weineck, J. : Anatomie fonctionnelle du sportif, Masson 1984
Weineck, J. : Anatomie fonctionnelle du sportif, Masson 1984
Wirhed, R. : Anatomie et science du geste sportif, Vigot 1985

Remerciements

L'éditeur, Oliver Barteck, remercie cordialement :
Heide Ecker-Rosendahl, propriétaire du Club Heide Rosendahl, pour avoir mis à disposition les salles nécessaires aux travaux sur cet ouvrage, et ses collaborateurs pour leur soutien dans les moments difficiles. Johannes Marx, propriétaire de la BSA-Akademie, pour son soutien à tous les niveaux, et ses collaborateurs pour leur aide précieuse. Irmgard Elsner et Jürgen Schulzki ont fait preuve de beaucoup d'intuition pendant les prises de vue.

Il tient tout particulièrement à exprimer sa gratitude aux personnes suivantes : son épouse Kerstin, son fils Timo et le reste de sa famille, Mutschka, Frank, Jürgen, Natascha, Sascha et Ulla ; Erika Busch-Ostermann, Alex Morkramer et ses amis Gunnar et Tina, Justyna, Susanne Haag et Klaus Grochowiak.

La maison d'édition, l'éditeur et les photographes remercient les personnes et les sociétés suivantes pour leur participation et leur soutien pendant les prises de vue : Herzogenaurach - Adidas AG - Antje Baron, Cologne - Barbara Siever, Cologne - Bodyshop, Cologne - Competition Line GmbH, Detmold - Falke Gruppe, Schmallenberg - Frank Herlet, Cologne - Haleko GmbH, Hambourg - Kieser Training, Cologne - Künzler Sportgeräte GmbH, Winterbach - Life Fitness, Unterschleißheim - Move In, Cologne - Nike International, Morfelden - Olaf Wull Nickel, Kürten - Omega Sports, Cologne - Pedale-Radsport, Etzbach - Polar Electro GmbH, Büttelborn - Proficolor Mindermann, Cologne - Puma AG, Herzogenaurach - Radfieber, Cologne - Reebok Deutschland GmbH, Oberhaching - RSH Maschinenbau GmbH, Dieburg - Ruprecht Stempell, Cologne - Sportesse, Essen - SSZ Köln Wahn e. V., département Tir à l'Arc, Cologne - Stage 24, Cologne - Sültzal Familiensauna, Lohmar - TAG Textilausrüstungs-Gesellschaft Schroers GmbH & Co. KG, Krefeld - Tanita Europe GmbH, Sindelfingen - TSD GmbH, Willich - Veloladen, Bergisch Gladbach.

La maison d'édition remercie enfin :
Jürgen Wolf, moniteur diplômé de ski de fond et propriétaire du Rehazentrum, Neckar-Odenwald, pour sa précieuse collaboration au chapitre Ski de fond ;
Thomas Ristow, Kirsten Skacel et Susanne Kolb pour leur travail de révision des textes d'auteurs.

Auteurs

Oliver Barteck (né en 1967), nutritionniste diplômé, travaille depuis sa jeunesse sur la théorie et la pratique de l'entraînement fitness. Lorsque le fitness n'était encore qu'un entraînement aux poids, il s'est aperçu de l'intérêt qu'il y avait à s'entraîner également à l'endurance et à l'assouplissement. Ces huit dernières années, il a ainsi collaboré à la création de plusieurs clubs de fitness multifonctions. Gérant d'un club, Oliver Barteck travaille également au BSA-Lehrzentrum, un institut d'envergure européenne spécialisé dans la formation de moniteurs de fitness. Il collabore enfin à la revue spécialisée *Bodylife Trainer* et participe en tant qu'intervenant aux congrès sur le fitness.

Erika Busch-Ostermann (née en 1956) est professeur de sport et de gymnastique dans un lycée, animatrice de cours de formation sportive et conseillère en matière d'hygiène et d'alimentation. Elle s'occupe par ailleurs de la conception et de la réalisation de projets dans le domaine de la santé et de la formation pour adultes. Auteur de différentes publications, elle a participé à cet ouvrage en tant que consultante.

Knuth Kröger (né en 1965) a fait des études de sport à l'université de Sarrebrück et a suivi une formation complémentaire de fitness management. Depuis 1993, il est chargé de cours à la BSA-Akademie. Il est également intervenant dans des congrès internationaux sur le fitness et travaille en tant que conseiller pour différentes entreprises pharmaceutiques. Auteur d'ouvrages et moniteur indépendant de gymnastique d'entretien et d'aérobic de compétition, il a rédigé le chapitre *Entraînement d'endurance* de cet ouvrage.

Alex Morkramer (née en 1967), titulaire d'une maîtrise d'anglais, d'allemand, et de pédagogie, s'est familiarisée pendant plusieurs années avec la théorie et la pratique du fitness, et termine actuellement une formation continue de monitrice, licence R, au ESA-Lehrzentrum. Alex Morkramer a contribué à cet ouvrage en tant qu'auteur des chapitres *Assouplissement*, *Mobilisation* et *Récupération*.

Simon Oswald (né en 1969) a étudié le sport (en particulier la natation et le football) et les mathématiques à Fribourg-en-Brisgau et à l'École supérieure du sport de Cologne. Il est aujourd'hui enseignant stagiaire dans un lycée. C'est à Simon Oswald que revient le chapitre *Natation*.

Dr. Gunnar Wöbke (né en 1967), nutritionniste diplômé, s'est spécialisé pendant son cursus et son doctorat sur les rapports entre le sport et l'alimentation. Jusqu'en 1995, il jouait dans la ligue allemande de basket-ball. Depuis 1997, il est gérant d'une agence de marketing sportif. On lui doit le chapitre *Alimentation* du présent manuel.

Crédits photographiques

Vu leur grand nombre, toutes les photographies ne peuvent être énumérées ici.
Les clichés sont de Irmgard Elsner et Jürgen Schulzki, sauf ceux qui ont été aimablement mis à notre disposition ou réalisés par :

© Food Foto, Cologne : p. 284 (en bas).
© Mark Gamba, Origon : p. 6-7, p. 40-41, p. 162-163, p. 208-209, p. 266-267, p. 296-297.
© Jump, Hambourg : p. 200 à 204.
© Könemann Verlagsgesellschaft mbH, Cologne - Photos : Ruprecht Stempell: p. 269, p. 272, p. 274 -275, p. 289 (2). Photos : Günter Beer : p. 276 (en haut), p. 277 (en haut), p. 281 (en bas), p. 289 (3) ; Fuis & Büschel GbR - Photos : p. 283, p. 289 (2) tirée de Arbeitsbuch zum Diabetiker-Lehrprogramm, Mayence 1985.
© Novo-Nordiak, p. 280.
© Horst Müller Pressebilddienst GmbH, Düsseldorf, p. 8.
© Schwinn International, p. 171.

Pictogrammes : Claudia Faber : p. 167 à 209 - Illustrations : Claudia Faber : p. 308 (à gauche) ; András Szunyoghy, p. 299 à 307, p. 308 (centre, à droite) à 313 (en haut), p. 314 (en haut, à droite), p. 315 (en bas, à gauche).
Tous droits réservés © Könemann Verlagsgesellschaft mbH, Cologne.

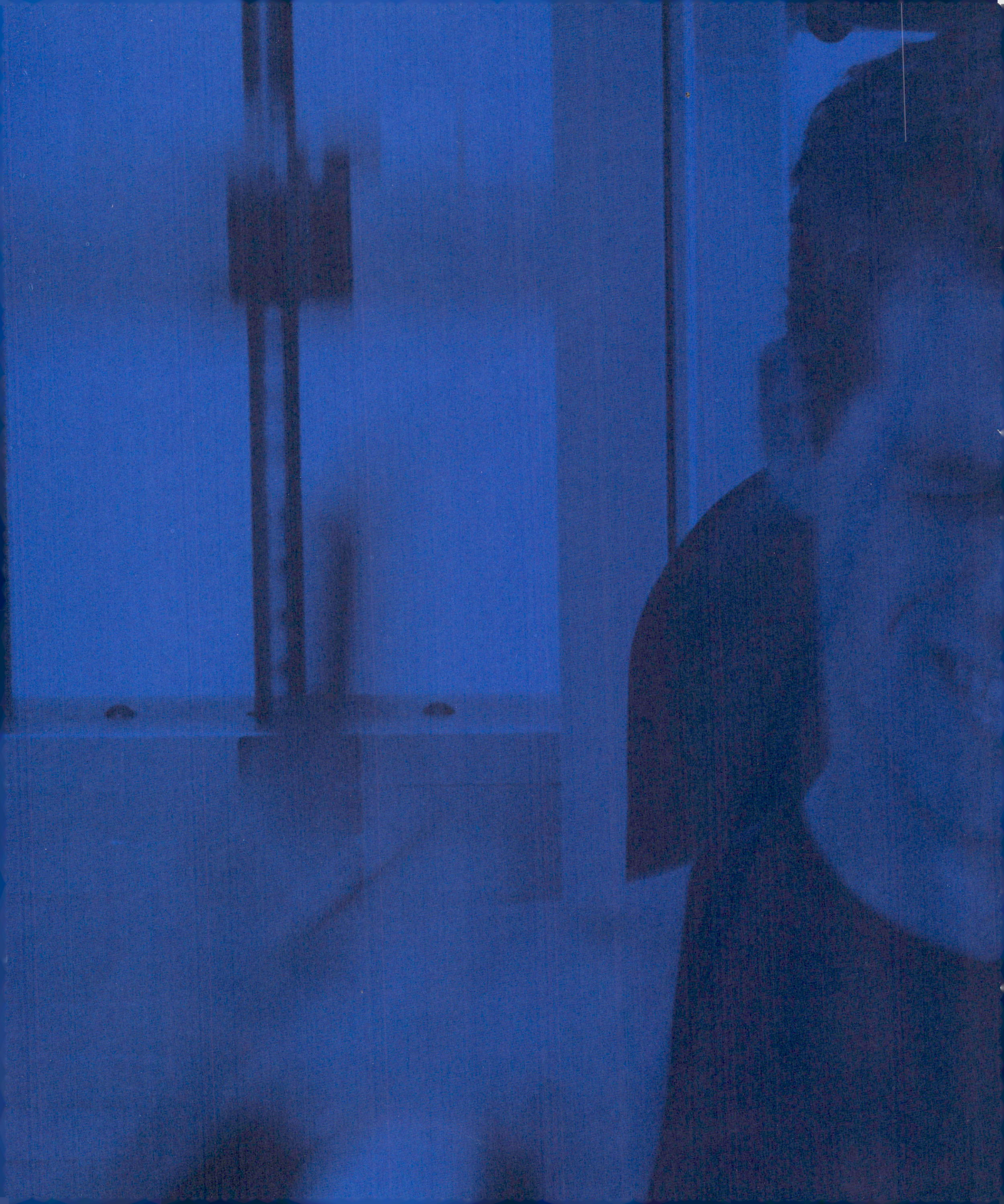